決定版！

完全図解

介護リスクマネジメント

トラブル対策編

著者 山田 滋　監修 三好春樹 下山名月
編集協力 東田 勉

講談社
介護Library

まえがき　――介護現場にはもともとトラブルになりやすい事故が多い

最近、それまではトラブルにならなかったような事故が家族トラブルに発展するケースが目に見えて増えてきました。事故を巡って苦情申し立てや訴訟になっているケースを見ると、その原因には大きく2つあることがわかります。

1つ目は、事故が起きた際に最低限必要な家族への説明がまったく行われていない場合です。このような措置時代の体質を引きずっている施設には、本来すべき対応をやってくださいとしか言いようがありません。

興味深いのは2つ目の原因です。

もともとトラブルになりやすい事故であるにもかかわらず特別な備えをしておらず、家族対応が場当たり的になり、相手の感情を害してしまうようなケースです。

たとえば、要介護5の寝たきりに近い利用者の上腕がいつの間にか骨折していたというような事故がこれに当たります。家族は「動けない母がどうして骨折するの？　調べてください」と施設に迫り、トラブルに発展します。

このように、基本的な事故防止活動がきちんとできていても、家族とトラブルになるケースがたくさんあります。もともとトラブルになりやすい事故なのですから、事故後にはどのように対応すべきかをあらかじめ決めておく必要があります。私たちは30種類以上のケースについて、個別に事故後の家族対応マニュアルをつくりました。これに従って対応した場合、事故が起きても家族とのトラブルはほとんど回避できます。

事故後の対応に限らず、日常のサービスや個人情報などをめぐるクレームが頻発しますから、トラブルへの発展を未然に防止する対応手順をルール化しておかなければなりません。事故防止対策と同様に、トラブルが発生してから慌てて対応を考えたのでは遅いのです。

入所者の足の裏に傷があって出血しており、息子さんが「職員による虐待ではないか」と訴えてきたケースがありました。施設長が「虐待などあるわけないでしょう」と突っぱねたため、大きなトラブルになり、国保連へ苦情を申し立てる結果になりました。施設長はなぜこのような対応をしてしまったのでしょうか？

どの業界でも社員の不正を疑われるクレームは発生します。ですから、管理者用のマニュアルには必ず社員の不正が疑われた場合の管理者の対応方法が載っています。トラブルを未然に防止するための対応手順がマニュアル化されていなければ、自分の判断で適切な対応ができるわけがないのです。

また、社会福祉法人をはじめとした介護事業者には、施設や事業所間のトラブル情報が共有されておらず、ある施設で起きたトラブルがほかの施設で再発するケースが多く見受けられます。法人内の仕組みを至急整える必要があるでしょう。

私たちは、各都道府県の国保連に寄せられた苦情相談白書や、実際に介護現場で家族との間に発生しているトラブル事例を収集・分析し、トラブル予防のためのマニュアルをたくさん作成してきました。

本書では、事故後の家族対応や日常のクレーム対応などのトラブル対策のほかにも、個人情報を巡るトラブル対策や、感染症対策、大規模災害対策、虐待防止対策についても、具体的な対応策をまとめました。ぜひ、現場の職員の方も一緒にご覧いただきたいと思います。

山田　滋

監修のことば ——介護現場で起こるトラブルの遠因を探る

老人介護に関わっている私たちの役割は、介護保険法で定められた、身体介護と生活援助だけではありません。高齢者の知恵や文化、戦争体験を次の世代に伝えていくことも介護の仕事でしょう。

さらに、右肩上がりの成長至上主義のこの世の中に、老いや死というものがあるのだということをちゃんと知らしめることも、大切な任務になってきました。

なにしろ、現代の日本人は、老いも死も存在しないかのように考え、振る舞っています。実際に、利用者の家族、息子や娘たちの中には、親の老いも死も認めることができない人がたくさん存在します。

幸いにも長生きすれば、歩くことも難しくなりますし転倒もします。それが自然なのですが、老いを認めないとなると、誰かのせいだということになります。

「適切な介護が行われていないからだ」「ちゃんとした医療やリハビリを受けていないからだ」と。

しかし、老化を進行させない介護や、死を逃れられる医療やリハビリは存在しません。病気ならともかく、老いも死も、抵抗するものではなく受け入れるものなのです。

現在介護現場で起こっているトラブルの遠因は、こうした、老いと死という自然を受け入れない時代の思潮にあると言っていいでしょう。

だとすると、私たち介護関係者の役割は、この時代の思潮に異を唱え、老いと死の現場から、時代の欺瞞《ぎまん》を暴くことなのかもしれません。

いやぁ、大変な仕事だ。

一方で、トラブルになって当然と思わせるような介護もたくさん存在しています。同じ業界人としては恥ずかしい話ですが、とても専門職として給料をもらっているとは思えないような介護もあるのです。

私は『介護職よ、給料分の仕事をしよう』（雲母書房）という本を出しています。これは、もっと働けという意味ではないし、安月給なんだから適当にやろう、ということでももちろんありません。

高いとは言えない介護職の給料ですが、それでも、アジアのほかの国々と比べれば、うらやましがられるほどのお金をもらっているのですから、少なくとも、老人をダメにするような介護だけはやめようよ、と訴えているのです。

その老人をダメにしている介護の大半もまた、成長至上主義や科学至上主義によるものが多いのです。

自然な老いや死を認めようとせず、それをあってはならないものとして扱い、科学の力で抵抗しようと考えているような介護です。

そこでは、老いていくことや死はあってはならないことと考えられていますから、そう見られている高齢者が自己肯定感を持てるわけがありません。最後まで「自立」を強制され、それができない自分を否定して死んでいくことになるのです。

老いていくことへの嫌悪に基づいた「自立」の強制は、自然としての人間への否定です。

さらに、非常識な介護職によるダメな介護もあります。しかし、介護に向かない人でも雇わざるをえないのが介護業界の現況です。質の向上を叫ぶ厚労省よ、介護職の待遇をよくせよ。そうすればすぐにでも向上するから。この介護現場の切実な叫びを、監修の言葉に代えます。

三好春樹

本書の特色と役立て方

利用者とのトラブルを防ぐために

介護は人を相手にした仕事です。利用者にはさまざまな人がいるので、性格や相性による摩擦は避けられず、トラブル回避はむしろ業務の一部と化しています。そんな日常的な心づかいの中でも、特に気を配りたいのが家族との関係。本書は介護事業所がどうしても避けたい家族とのトラブル対策を中心とした、これまでになかった解説書です

大問題に発展させない工夫が満載

利用者や家族から寄せられる指摘や意見は、業務を改善させる大切な財産です。問題は、それが強めのクレームであった場合ですが、このクレームへの対応がその後を大きく左右します。多くの施設ではクレームを過小評価し、危機的なトラブルへと発展させてしまうのです。本書はその分岐点を詳述し、問題を大きくしない工夫を紹介します

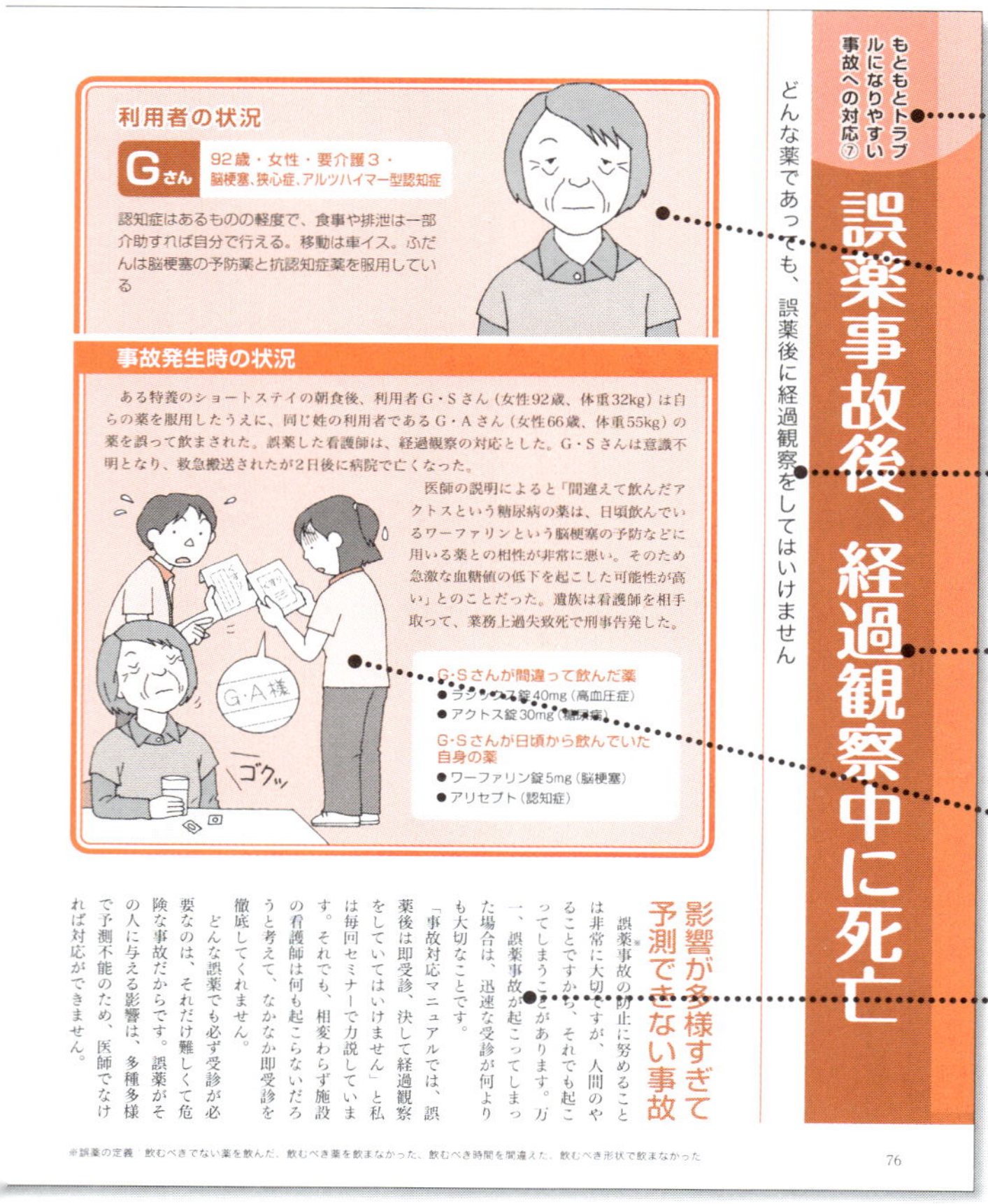

もともとトラブルになりやすい事故への対応⑦

誤薬事故後、経過観察中に死亡

どんな薬であっても、誤薬後に経過観察をしてはいけません

利用者の状況

Gさん　92歳・女性・要介護3・脳梗塞、狭心症、アルツハイマー型認知症

認知症はあるものの軽度で、食事や排泄は一部介助すれば自分で行える。移動は車イス。ふだんは脳梗塞の予防薬と抗認知症薬を服用している

事故発生時の状況

ある特養のショートステイの朝食後、利用者G・Sさん（女性92歳、体重32kg）は自らの薬を服用したうえに、同じ姓の利用者であるG・Aさん（女性66歳、体重55kg）の薬を誤って飲まされた。誤薬した看護師は、経過観察の対応とした。G・Sさんは意識不明となり、救急搬送されたが2日後に病院で亡くなった。

医師の説明によると「間違えて飲んだアクトスという糖尿病の薬は、日頃飲んでいるワーファリンという脳梗塞の予防などに用いる薬との相性が非常に悪い。そのため急激な血糖値の低下を起こした可能性が高い」とのことだった。遺族は看護師を相手取って、業務上過失致死で刑事告発した。

G・Sさんが間違って飲んだ薬
- ラシックス錠40mg（高血圧症）
- アクトス錠30mg（糖尿病）

G・Sさんが日頃から飲んでいた自身の薬
- ワーファリン錠5mg（脳梗塞）
- アリセプト（認知症）

影響が多様すぎて予測できない事故

誤薬※事故の防止に努めることは非常に大切ですが、人間のやることですから、それでも起こってしまうことがあります。万一、誤薬事故が起こってしまった場合は、迅速な受診が何よりも大切なことです。

「事故対応マニュアルでは、誤薬後は即受診、決して経過観察をしていてはいけません」と私は毎回セミナーで力説しています。それでも、相変わらず施設の看護師は何も起こらないだろうと考えて、なかなか即受診を徹底してくれません。

どんな誤薬でも必ず受診が必要なのは、それだけ難しくて危険な事故だからです。誤薬がその人に与える影響は、多種多様で予測不能のため、医師でなければ対応ができません。

※誤薬の定義：飲むべきでない薬を飲んだ、飲むべき薬を飲まなかった、飲むべき時間を間違えた、飲むべき形状で飲まなかった

76

❶ 区分がわかりやすい

タイトル前に章内の区分を示し、順番を把握しやすくしています

❷ 事例を示して具体的に

トラブル対策が一般論にならないように、全て事例で示しています

❸ コンパクトなリード付き

タイトル横にリード（導入文）を付け、本文に入りやすくしました

❹ 構成はどれも見開き単位

全ての内容が見開き単位（2ページか4ページ）なので、すぐに探せます

❺ 豊富なイラスト入り

「完全図解」の名に恥じないよう、全編に豊富なイラストを入れました

❻ とてもわかりやすい本文

「完全図解」シリーズに共通する、とてもわかりやすい本文です

各章の特徴

第1章

トラブルを防ぐには、家族対応に関するマニュアルづくりが必要であることを述べた章です。本書の基本的な考え方も示してあります

第2章

トラブルに発展させないクレーム対応について学ぶ章です。ここでしっかり対応しないと、あとあと大きなトラブルに発展してしまいます

第3章

全国5ヵ所の介護現場を回り、利用者や家族とトラブルにならないための工夫を取材しました。さまざまな施設で参考になるヒントが満載です

豊富な事例で現場に対応力がつく

新人に仕事を覚えてもらう場合、現場で体験させて体で覚えてもらったら効果が上がった、ということがよくあります。しかし「ことトラブルに関しては」実際にトラブルを起こすわけにはいきません。そこで役立つのが、本書の多彩な事例です。改善策を伏せて職員間でディスカッションすると、いざというときの対応力が身につきます

災害や感染症などの対策も掲載

東日本大震災のような大災害が起こると、介護事業所は特殊な役割を担います。また大規模な感染症が発生した場合も、施設の負う責任は民間企業の比ではありません。本書では、個人情報の取り扱いや虐待の防止を含め、介護事業所が負わなければならない責務の重大さを指摘し、万一のときにどう対応すればいいか、事例に沿って解説します

⑦ 対応の良し悪しを明確に

よい対応と悪い対応を並べ、ひと目で比較できるようにしました

⑧ 詳しい解説は別枠で

本文だけでは説明できない細かな内容は、コラムで詳述してあります

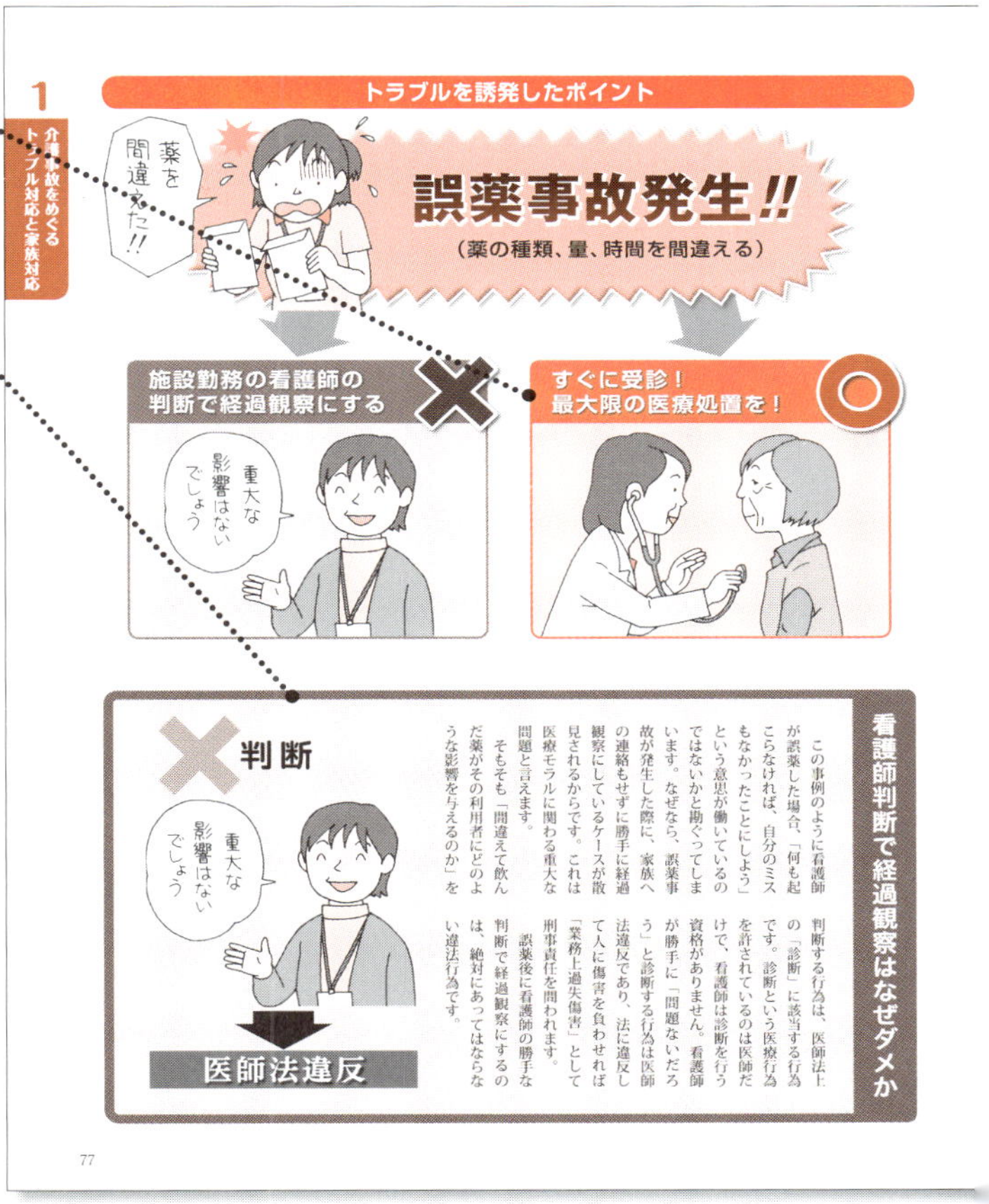

1
トラブル対応と家族対応
トラブルを誘発したポイント
薬を間違えた!!
誤薬事故発生!!
(薬の種類、量、時間を間違える)
施設勤務の看護師の判断で経過観察にする
重大な影響はないでしょう
すぐに受診！最大限の医療処置を！
判断
重大な影響はないでしょう
医師法違反
看護師判断で経過観察はなぜダメか
この事例のように看護師が誤薬した場合、「何も起こらなければ、自分のミスもなかったことにしよう」という意思が働いているのではないかと勘ぐってしまいます。なぜなら、誤薬事故が発生した際に、家族への連絡もせずに勝手に経過観察にしているケースが散見されるからです。これは医療モラルに関わる重大な問題と言えます。
そもそも「間違えて飲んだ薬がその利用者にどのような影響を与えるのか」を判断する行為は、医師法上の「診断」に該当する行為です。診断という医療行為を許されているのは医師だけで、看護師は診断を行う資格がありません。看護師が勝手に「問題ないだろう」と診断する行為は医師法違反であり、法に違反して人に傷害を負わせれば「業務上過失傷害」として刑事責任を問われます。
誤薬後に看護師の勝手な判断で経過観察にするのは、絶対にあってはならない違法行為です。
77

事故防止編も同時刊行！

本書と同時に『完全図解　介護リスクマネジメント　事故防止編』も刊行しました。2冊常備して、リスクマネジメントをより完璧なものにしてください

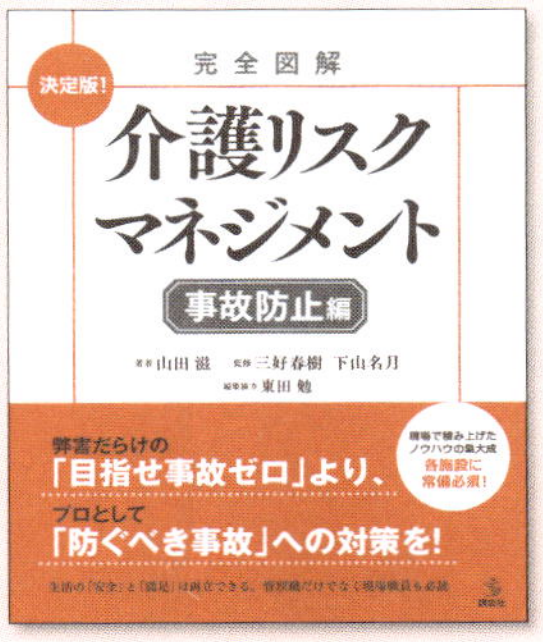

決定版!
完全図解
介護リスクマネジメント
事故防止編
著者 山田 滋　監修 三好春樹 下山名月
編集協力 東田 勉
弊害だらけの「目指せ事故ゼロ」より、
プロとして「防ぐべき事故」への対策を!
現場で積み上げたノウハウの集大成
各施設に常備必須!

定価：本体3200円（税別）

第4章 介護現場における個人情報に関する章です。個人情報保護法が注目されがちですが、介護現場にはもっと重大な守秘義務があることを学びます

第5章 大規模な災害が起こったら、利用者をどう守ればいいのでしょうか。東日本大震災の教訓をもとに、事前対策や被害軽減策などを紹介します

第6章 介護施設における感染症対策について学ぶ章です。病院とは違う介護施設ならではの感染症対策を身につけ、万一の場合に備えてください

第7章 虐待にまつわるトラブル対応についてまとめた章です。高齢者虐待防止法が示す虐待の内容を正確に知り、虐待は犯罪であることを学びましょう

介護の目的は「自立支援」であると思われているが

× すべての要介護者は「自立」を目指さなければならない

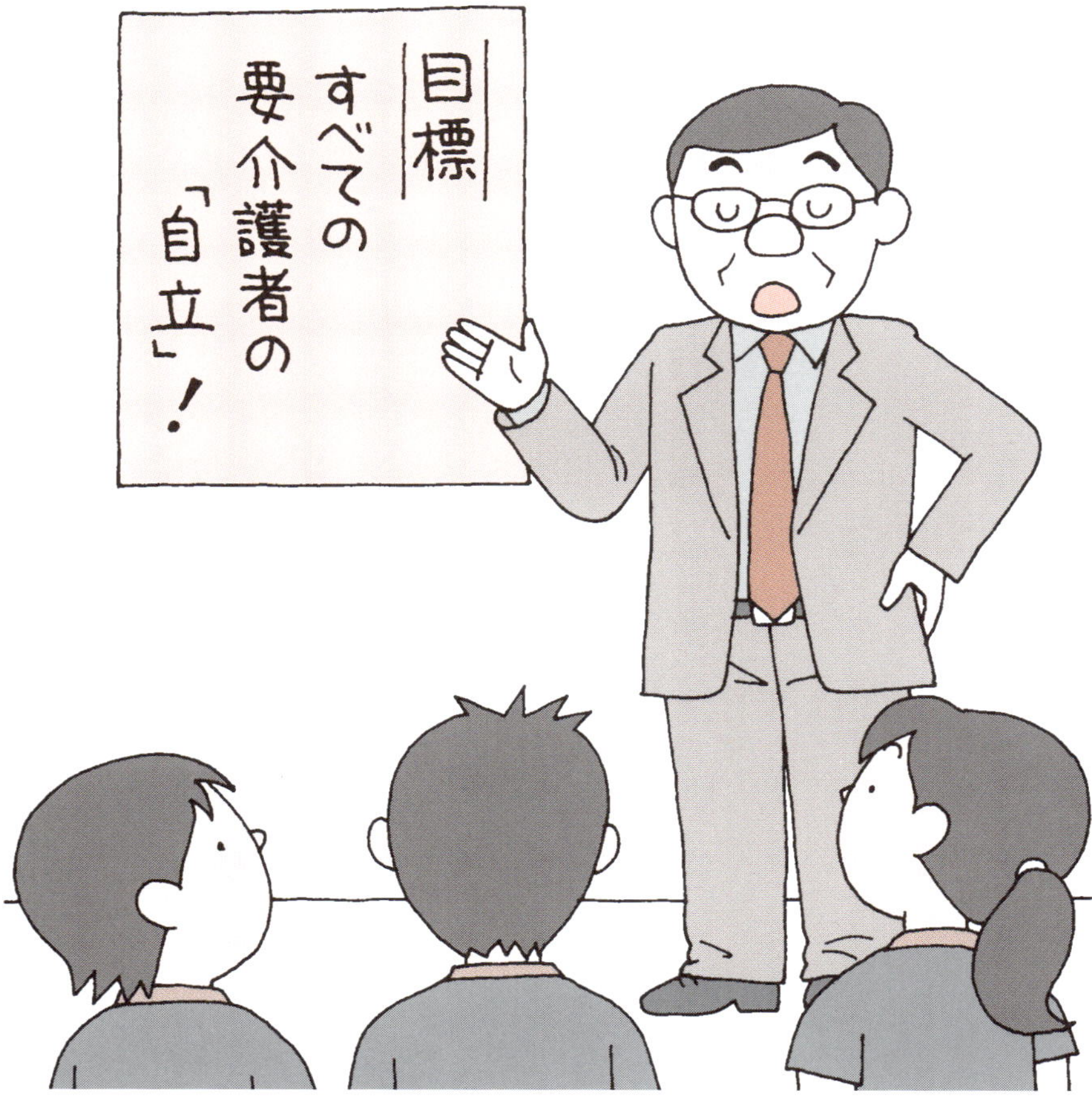
目標
すべての要介護者の「自立」!

自己決定は大切だができない人もいる

介護保険法はこの法律の目的が本人の「自立支援」を目指すものだと書いてあります。しかし、利用者は自立できないから要介護状態になったのです。そのうえ加齢は毎年進行しますから、90歳の人に自立と言うのはムリがあります。退院したばかりの人や比較的若いうちに生活が不活発になった高齢者は自立を目指してもらってもいいでしょう。できない人にまで強制すべきではありません。

自立支援は、よく自己決定と混同されます。自己決定とは、１９８２年に採択されたデンマークの名高い「高齢者三原則（①生活の継続、②自己決定、③残存能力の活用）」で知られるようになった概念です。それ自体は尊重されるべきですが、利用者から「一

○「適度な依存」を実現するのがあるべき介護の姿

介護が目指すべきは「共同決定」そのほうが実情に合っている

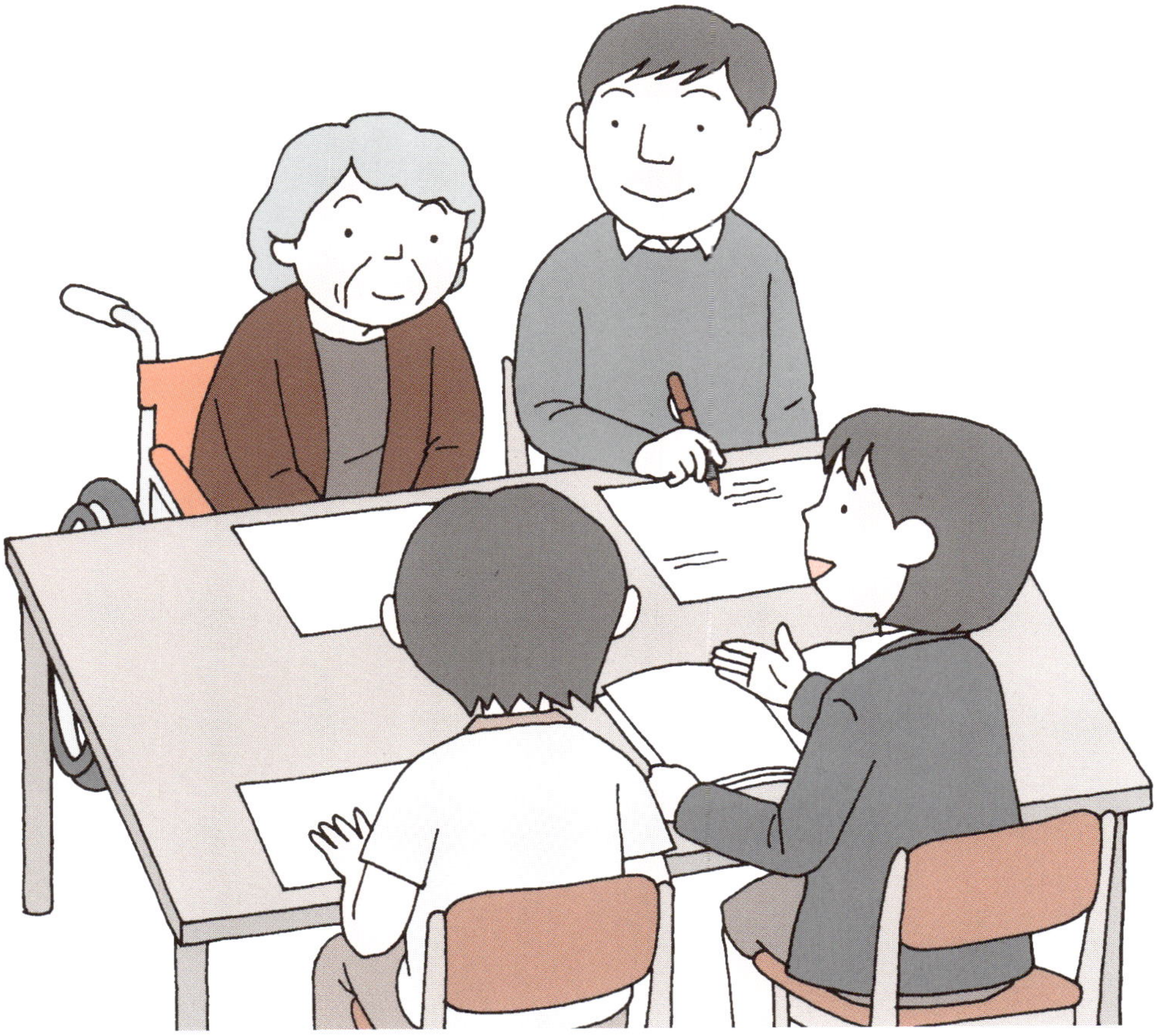

生風呂に入りたくない」「もう死にたい」と言われて、自己決定だからと鵜呑みにすることはできません。

本書の監修者三好春樹は、「自己決定が大切であることはいうまでもないが、介護の場面ではだれがどう関わるかによって自己決定は大きく変わってしまう。つまり、自己とは確固としたものではなく、関係的に存在している（実用介護事典）」として、自己決定よりも共同決定が日本人には向いていると指摘しています。

また、「それが、日本人は個人として成熟していない、などと批判されるのだが、私はそれは文化の違いにすぎないと思っている。世界の一部でしかない欧米の文化では、自立した個人であることが人間の条件みたいだが、日本を含む世界の大半の地域では、関係の中での相互依存が人間の在りようなのである（老人介護常識の誤り）」とも言っています。「適度な依存」が介護なのだと考えましょう。

個別リハの重要性が強調されるあまり
集団でのリハは古いとされるが

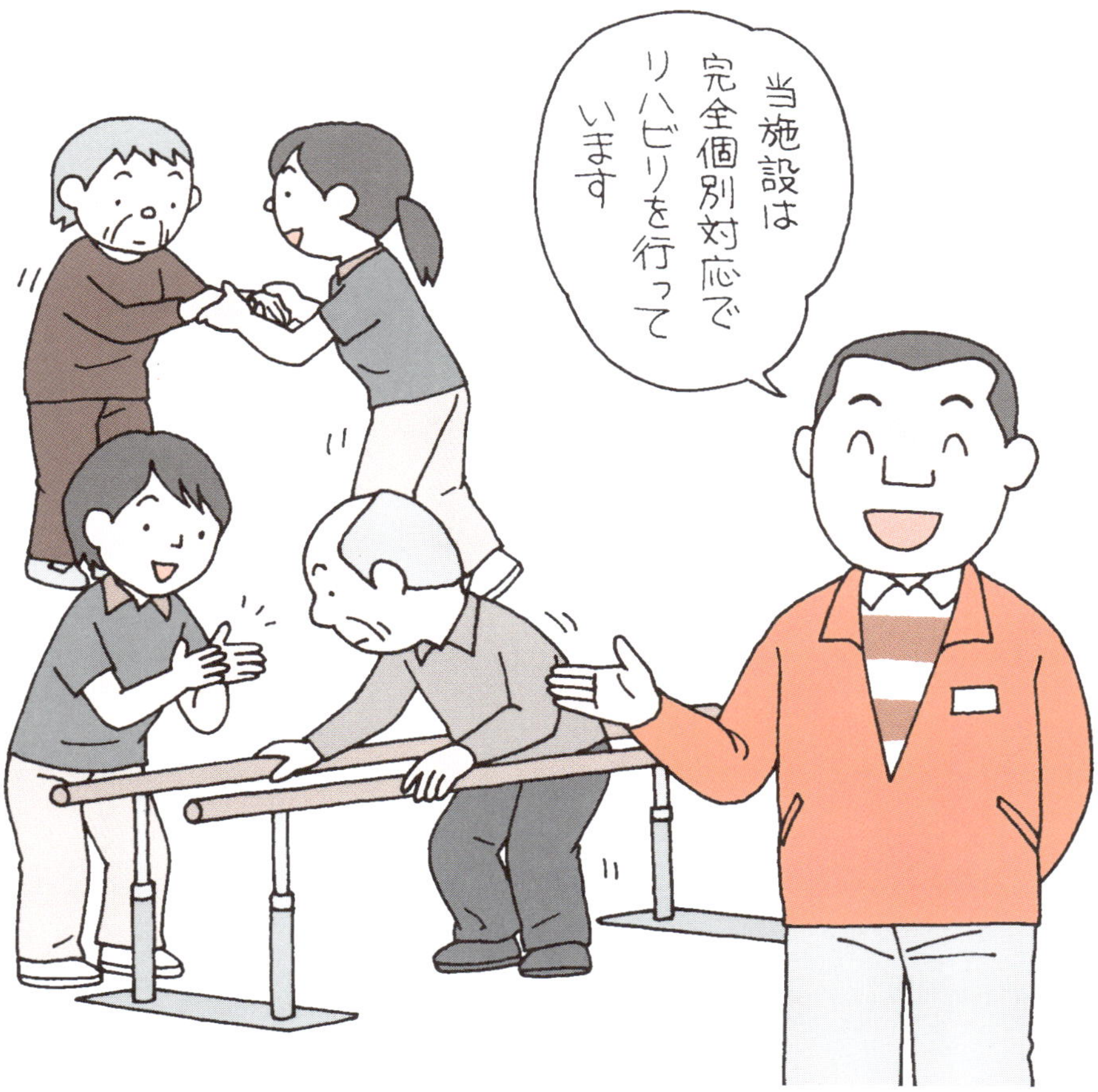
当施設は
完全個別対応で
リハビリを行って
います

✕ 個別ケアが大切だから集団でのケアは行わない

職員の能力が問われる集団でのケア

リハビリの世界では、一時個別ケア（1対1のリハビリ）の大切さが叫ばれました。その結果、1対1で行う訓練ばかりが奨励され、集団的なことさえしなければいいのだという間違った考えが広まりました。

その被害を受けたのが、遊びリテーションでした。遊びリテーションとは「遊び」と「リハビリテーション」を組み合わせた造語です。その名通り無味乾燥なリハビリとは異なり、遊びの要素が強いので、訓練意欲のないお年寄りを巻き込むことができます。

たとえば、障害が重く認知症の深いお年寄りであっても、参加してゲームに熱中すると思わず体が動き、大きな声が出て笑顔になるのです。

介護職はお年寄りの個性を見極めて

○ お年寄りの個性は集団の中でこそ光るもの

遊びリテーションを始めとする集団リハは いつの時代でもお年寄りに効果的

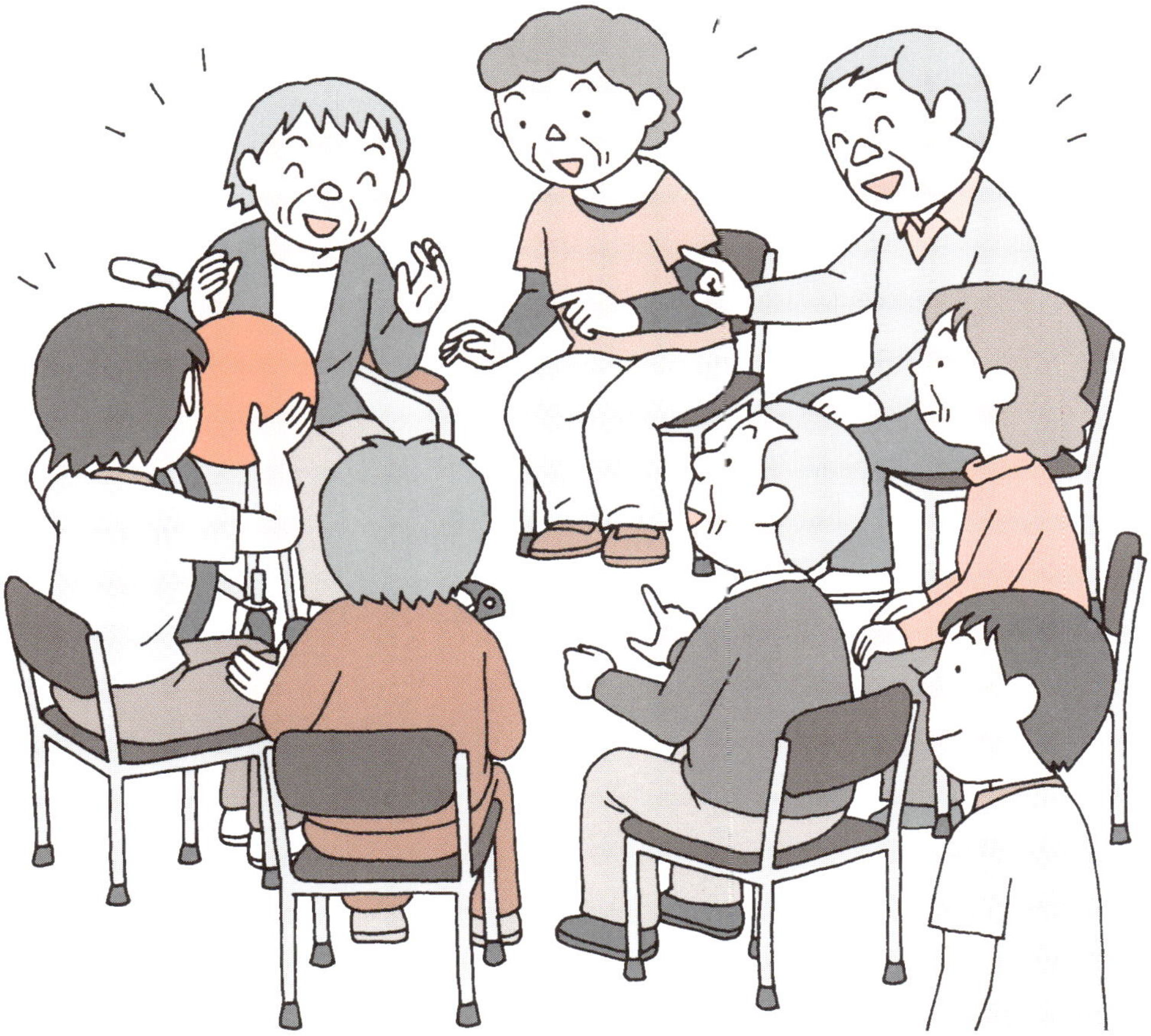

ケアを行う必要がありますが、お年寄りの個性は集団の中でこそ引き立ちます。思いもかけなかった利用者の一面を見て驚くのが、遊びリテーションの醍醐味と言えるでしょう。

物送りゲームを例にとると、風船や軽いボールをお年寄りに受け渡してもらいますが、手の動きが不自由な人がいると、いつも同じ人のところで落ちてしまいます。それではゲームが続きませんし、落とした人が「あなたのせいで負けたのだ」と言われると、二度と出てこなくなる可能性もあります。そこで、手の動きが不自由な人の両サイドには動きがいいお年寄りを配するなど、お年寄りの並べ方やルールを工夫するのです。

これには、職員の力量が大いに問われます。本当の個別ケアとは、お年寄りを隔離して訓練を行うことではなく、遊びリテーションのように、集団の中で個性を発揮してもらうことでなければなりません。

× 設備の整った広くて大きな施設がいい施設だ

外観や内装がホテルのようだと
手厚いサービスが受けられそうだが

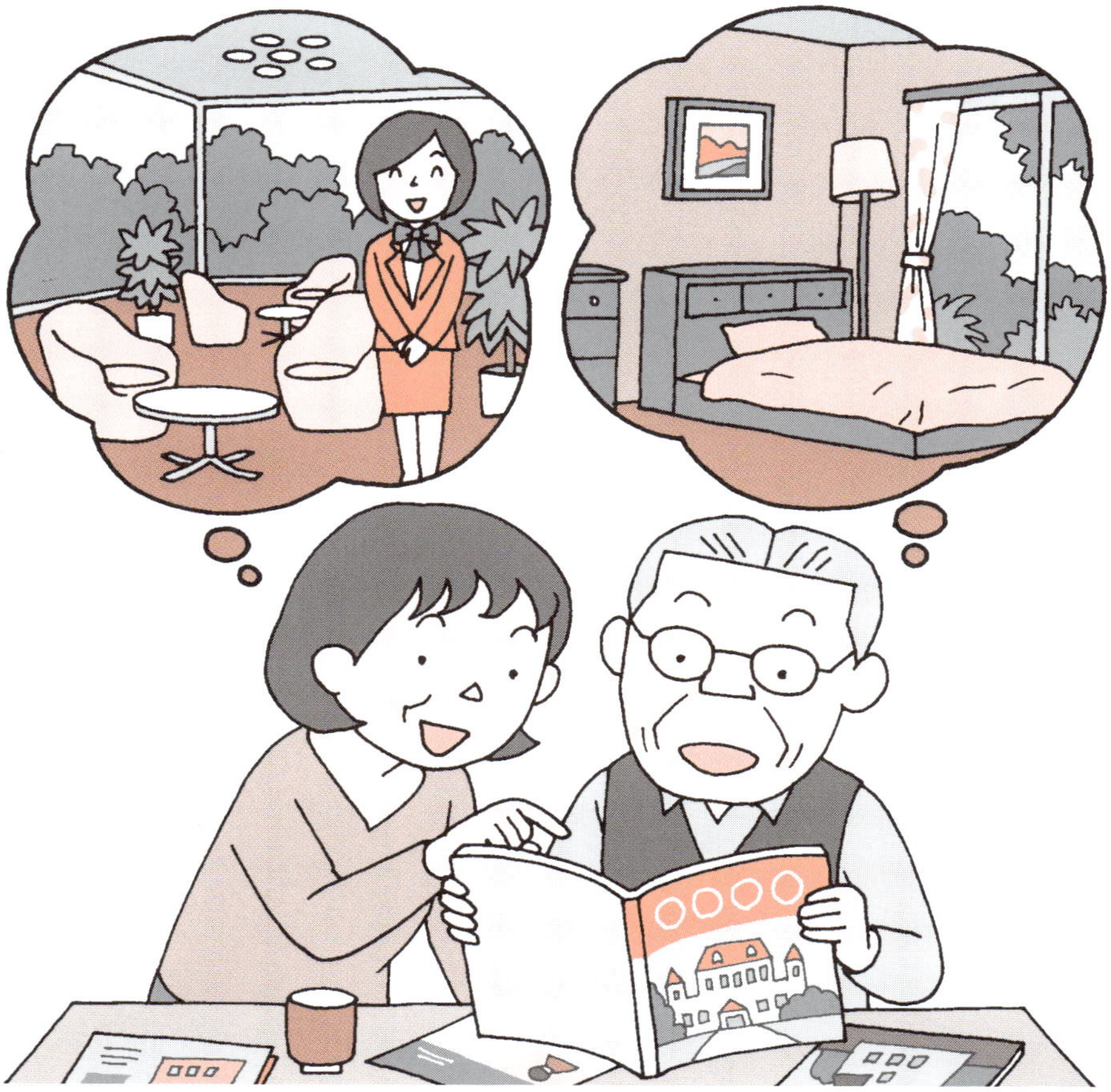

三大介護で判断する必要がある

介護もサービス業の一種だという考えから、病院で「患者様」と呼ぶことが流行ったように、「利用者様」「○○様」と敬称で呼ぶ施設もあります。接遇のマナーを向上させ、ホテルマンのような身だしなみや接客態度を義務づけている施設もあります。

介護施設を見学した際、接客が立派であったりホテルのような豪華な内装が施されていると、手厚いケアが受けられそうな気がするものです。逆に民家を使った宅老所ではみすぼらしく見えて、親や配偶者を預けるのが心配になってしまいます。

確かに、外観や設備、職員の接遇は大切な要素ですが、介護施設の価値はそれだけで決まるものではありません。何よりもまず、ケアの質が大切で

施設の良し悪しは規模ではなくケアの質で決まる

管理主義が行きすぎずイヤがることをしないほうが大切

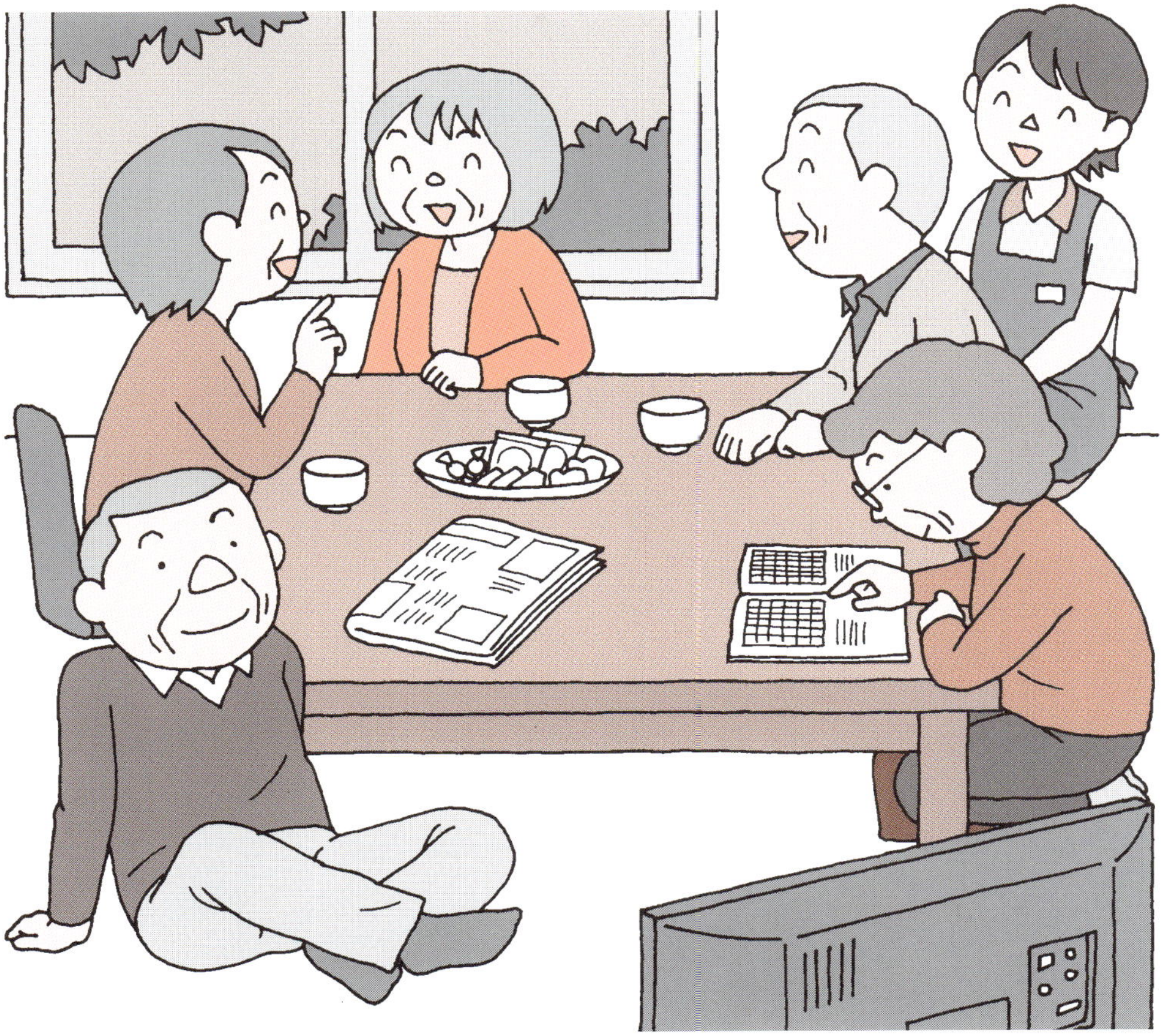

す。特に、食事、排泄、入浴の三大介護がきちんとできていないようでは、外見だけを立派に整えても何の意味もありません。

施設の良し悪しを見分けるときは、表面的なことと同時に、ケアの中身を注目するようにしましょう。排泄介助や入浴介助はなかなか見せてもらえないでしょうが、食事介助は簡単に見学させてもらえるので、観察のポイントを覚えておくと便利です。

まず、車イスで食事をさせていないかどうかを見てください。車イスは移動の道具なので、食事中は食堂の椅子に移乗させなければなりません。食べこぼし用のエプロンを多用している施設も要注意です。これを使う前に、食べこぼさないよう前傾姿勢に導く必要があります。職員がバタバタ走り回らず、館内にゆったりした時間が流れているのも大切な条件です。詳しくは『事故防止編』第7章「安全な介護の技術」を参照してください。

「介護の誤解」に陥らないための大前提

×効率的な介護を行うためには分業がいちばんだ

ベルトコンベア式の入浴方式では入浴を楽しむことができない

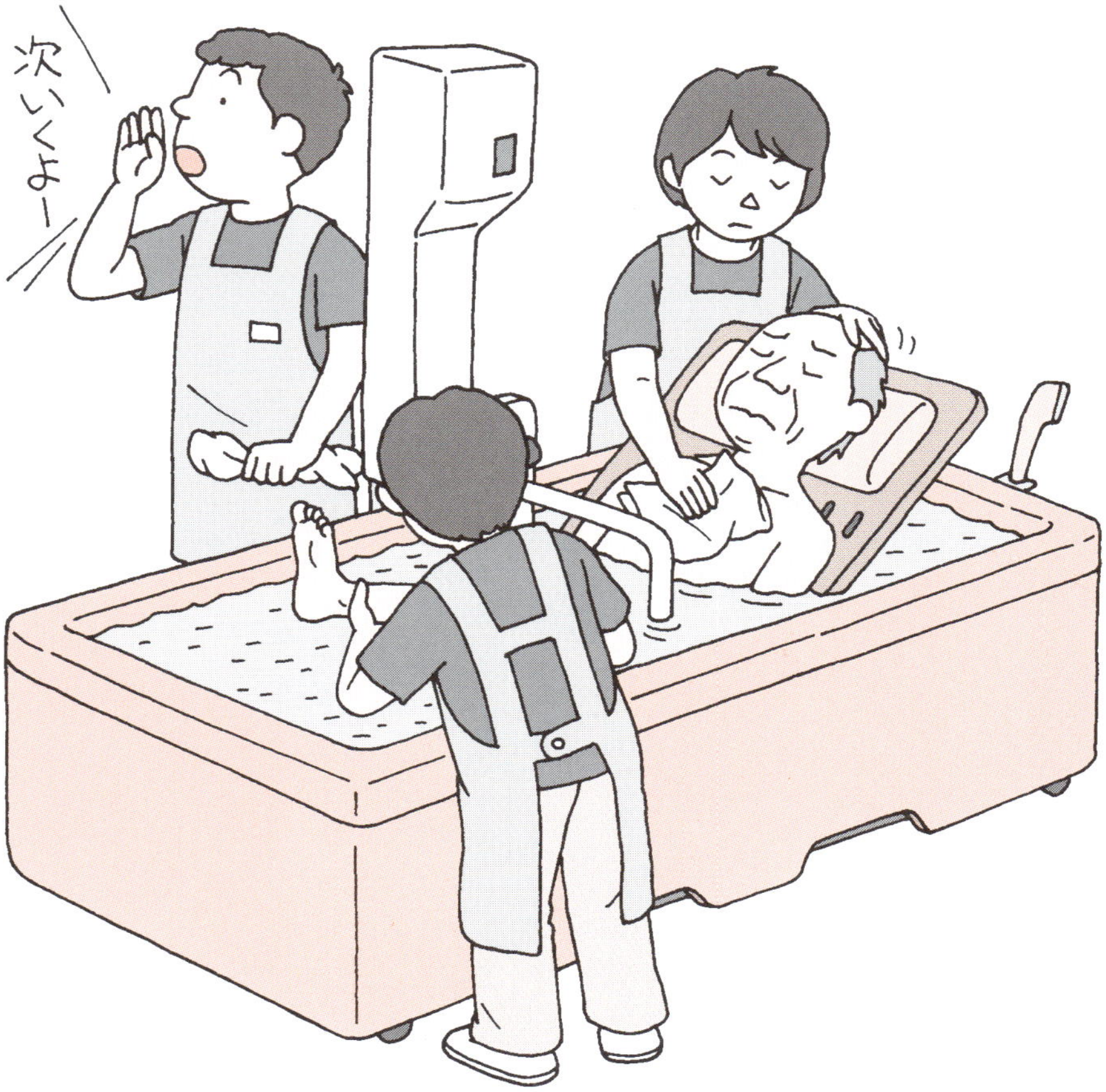

工場のような分業は介護には向かない

たとえば入浴介助を例にとって分業の是非を考えてみましょう。流れ作業で入浴介助を行うと、①居室からお年寄りをストレッチャーに乗せて脱衣所へ運ぶ人、②脱衣所で服を脱がせる人（作業する職員の手が空かないように裸で待たされます）、③浴室の中で「はい、次。はい、次」と洗う人、④脱衣所で体をふいて服を着せる人、⑤ストレッチャーに乗せて居室へ運ぶ人、という流れになります。

これではまるでベルトコンベアに乗っているお年寄りを洗う「人体洗浄工場」です。午前中に20人を入浴させるとなると、「さあ、16番目が終わった、次は17番目だ」と、お年寄りが番号になってしまいます。

これでは入浴ケアとは呼べません。

○ 介護が作業になるとお年寄りは元気でいられない

1対1の個浴でお年寄りの昔話に耳を傾けよう

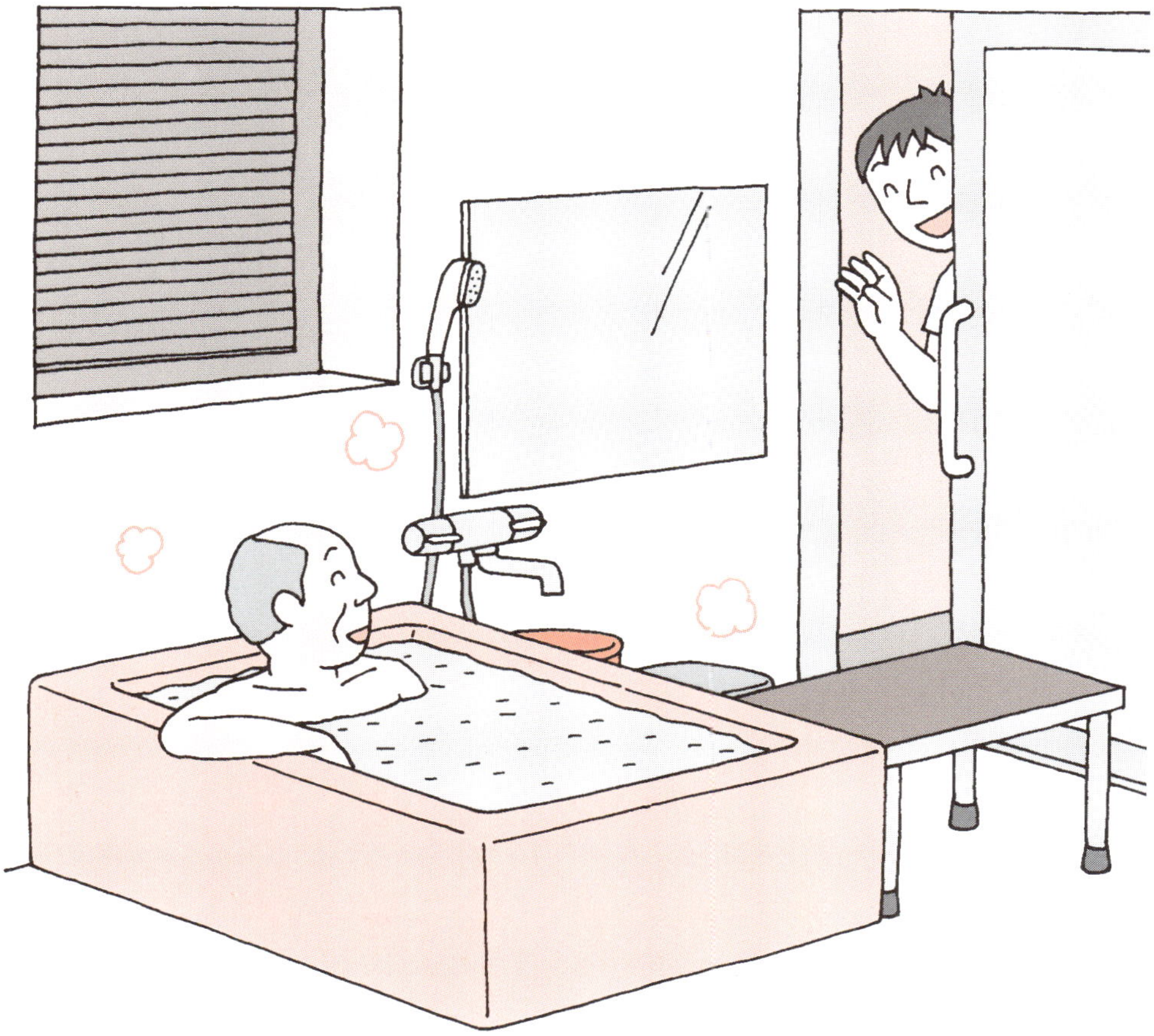

分担して作業している職員は楽しくありませんし、お年寄りも入浴を楽しむことができません。

一方、家庭用の個浴を使った1対1の入浴ケアを行うと、介護量が少なくてすむうえ、会話を楽しむ余裕が出てきます。①お年寄りと一緒に居室から脱衣所へ行く、②脱衣する、③入浴介助を行う、④体をふいて着衣する、⑤居室かリビングへ戻って水分を摂ってもらう（ここで入浴に関する記録をつける）を一人の職員が行うのです。しばらく様子を見てから次のお年寄りを呼びに行きますが、こうすると1人のお年寄りに関わる時間が長くなり、その間会話が弾みます。

お年寄りにとって、入浴はかけがえのない娯楽です。長年続けてきた入浴方法とかけ離れた分業方式は、お年寄りを「不穏」に追い込む原因になりかねません。入浴に限らず、効率優先で介護が作業になると、お年寄りは元気でいられなくなるものです。

目次　完全図解 介護リスクマネジメント トラブル対策編

第2章　介護現場におけるクレーム対応

第3章 トラブルにしない現場の工夫

第4章 介護現場における個人情報をめぐるトラブル

第5章 介護現場における大規模災害対策

第6章 介護施設における感染症対策

協力者一覧

【取材協力】（50音順）

ＮＰＯ法人 グレースケア機構
介護老人保健施設 志木瑞穂の里
社会福祉法人 青葉福祉会
総合ケアセンター 駒場苑
宅老所 いしいさん家

【特別協力】（50音順・敬称略）

石川裕梨 （社会福祉法人 甲有会 理事長）
河野敦子 （社会福祉法人 練馬区社会福祉事業団 サービス向上担当課長）
竹田一雄 （社会福祉法人 若竹大寿会 理事長）
鳥海房江 （特別養護老人ホーム 清水坂あじさい荘 元副施設長）
寺西久子 （大喜デイサービスセンター 元施設長）
野上美千代（宅老所はじめのいっぽ 施設長）
宮田澄子 （介護老人保健施設 ごぎょうの里 施設長）

社会福祉法人 甲有会の皆様
社会福祉法人 練馬区社会福祉事業団の皆様
社会福祉法人 横浜市福祉サービス協会の皆様
社会福祉法人 若竹大寿会の皆様
特別養護老人ホーム 清水坂あじさい荘の皆様
特別養護老人ホーム 野庭苑の皆様

*肩書は取材時のもので統一しました。また、本文中に掲載した連絡先や情報は2018年1月現在のものです。
電話連絡の際には、インターネットなどで事前に番号をご確認ください。

装幀　山原 望
本文イラスト　松本 剛
本文デザイン・図版　長橋誓子

第1章

介護事故をめぐるトラブル対応と家族対応

第1章のポイント

家族対応もマニュアル化

家族への対応がより重要な時代に

2000年に介護保険法が施行され、17年以上が経過しました。それまでの「家族介護が当たり前の時代」は終わり、現在は「介護のプロが責任を持って介護してくれる時代」です。こうした時代背景に後押しされて、「施設で事故が起きた以上、黙っている家族はいない」という厳しい時代になったことを認識しなければなりません。

さて、第1章のテーマは「介護事故が起こった際の家族対応について」です。この章の前半では、どうして介護事故が家族と施設の間でトラブルにつながるのかを考えます。

続いては、事故が起きた場合の具体的な家族対応の方法についてです。ここでマニュアル化のポイントや、大まかな流れを掴みましょう。

第1章の最後は、トラブルになりやすい事故の具体例です。実際に起こった事故の家族対応について、問題点や解決策を細かく見ていきましょう。

第1章のポイント

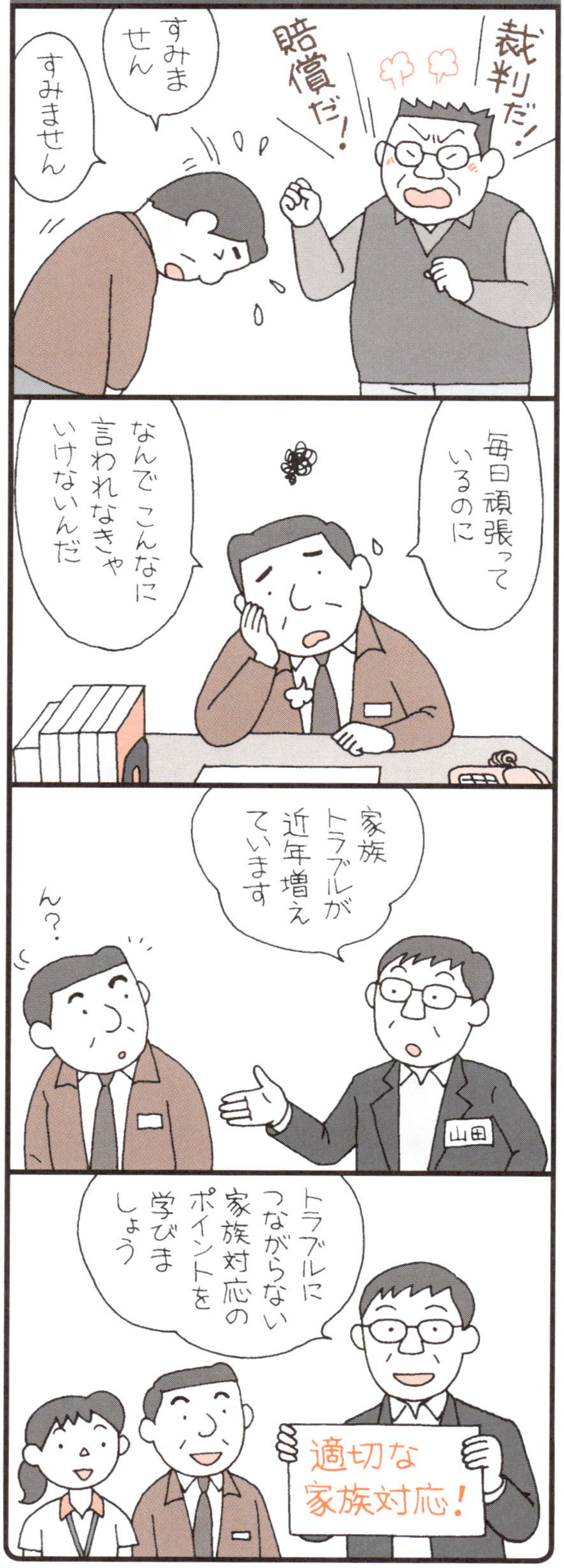

裁判だ！
賠償だ！
すみません
すみません
毎日頑張っているのに
なんでこんなに言われなきゃいけないんだ
家族トラブルが近年増えています
ん？
山田
トラブルにつながらない家族対応のポイントを学びましょう
適切な家族対応！

テーマ	内容	掲載ページ
事故をめぐる家族トラブルの急増	何気ない事故が、どうして大きな家族トラブルにつながってしまうのでしょうか。その原因について整理します	26→35ページ
事故後家族対応マニュアルの実際	家族への配慮を必要とする場面では、誰がどのような行動をとるべきなのでしょうか。そのポイントについて学びます	36→51ページ
もともとトラブルになりやすい事故への対応	実際に起こった「トラブルにつながりやすい事故」の具体例を参考に、正しい家族対応について考えます	52→83ページ

権利意識が芽生えた利用者の家族

介護業界では家族トラブルやクレーム、民事裁判が増えています

介護保険サービスの利用者数の推移

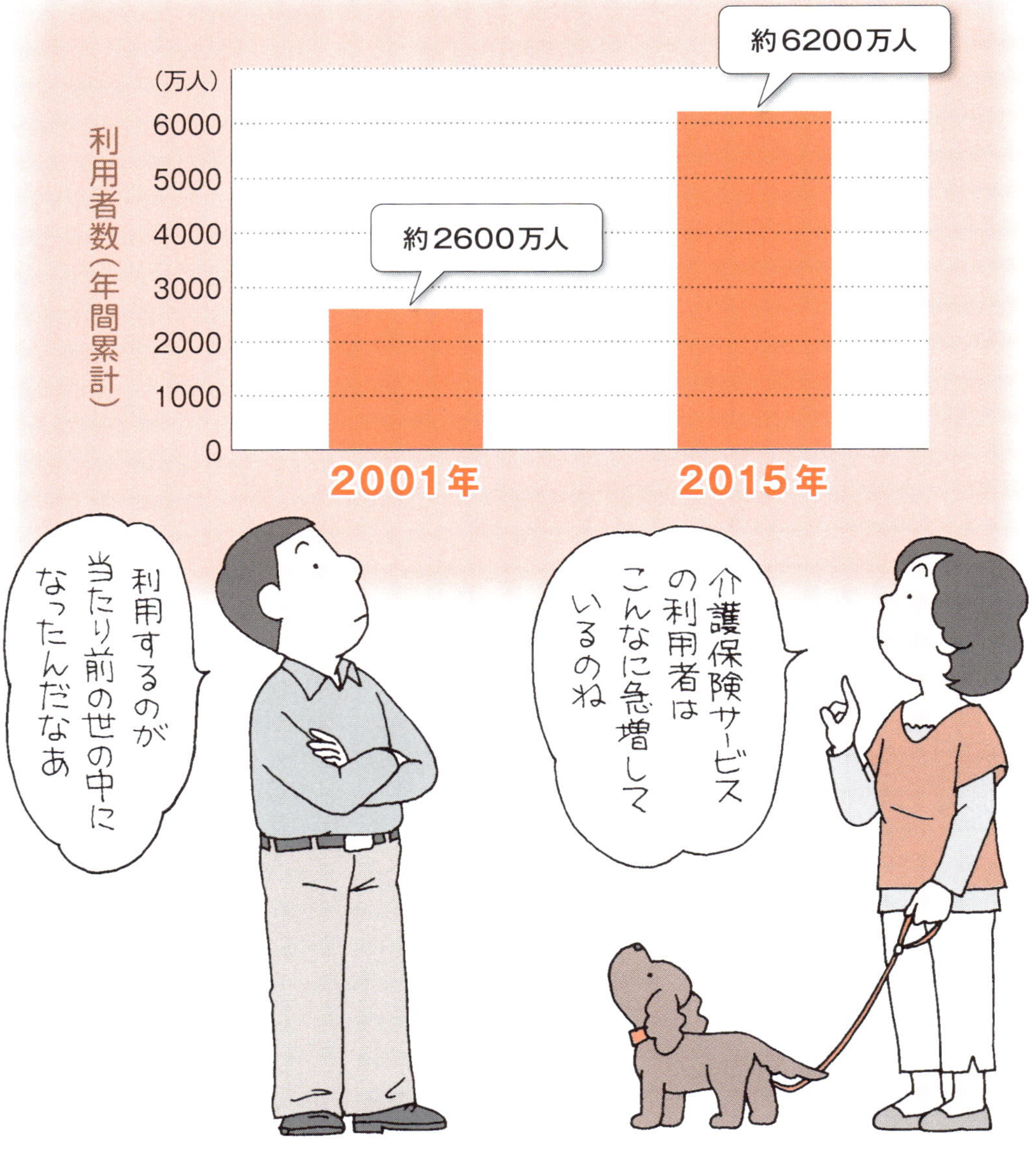

（万人）
利用者数（年間累計）
6000
5000
4000
3000
2000
1000
0
約2600万人
約6200万人
2001年
2015年
介護保険サービスの利用者はこんなに急増しているのね
利用するのが当たり前の世の中になったんだなあ

家族トラブルが増える時代背景

介護保険サービスがスタートする前は、介護は福祉分野で行われていました。それが2000年の介護保険の登場により、介護は福祉から「契約」「職業」へと変化を遂げたのです。

当初は利用者数が少なかった介護保険サービスも、近年ではすっかり社会に浸透しました。それに伴って、利用者側は「保険料や自己負担分を支払っている」という顧客意識が強くなってきたようです。

一方の介護業界は人材不足で、現場は一般のサービス業並みの意識を育てる余裕がありません。権利意識が芽生えた利用者側と、余裕がなく職業意識の低い介護業界との間にギャップが生じているのです。ここにトラブルの背景があります。

事故が原因で家族トラブルになる理由

場当たり的に対応している

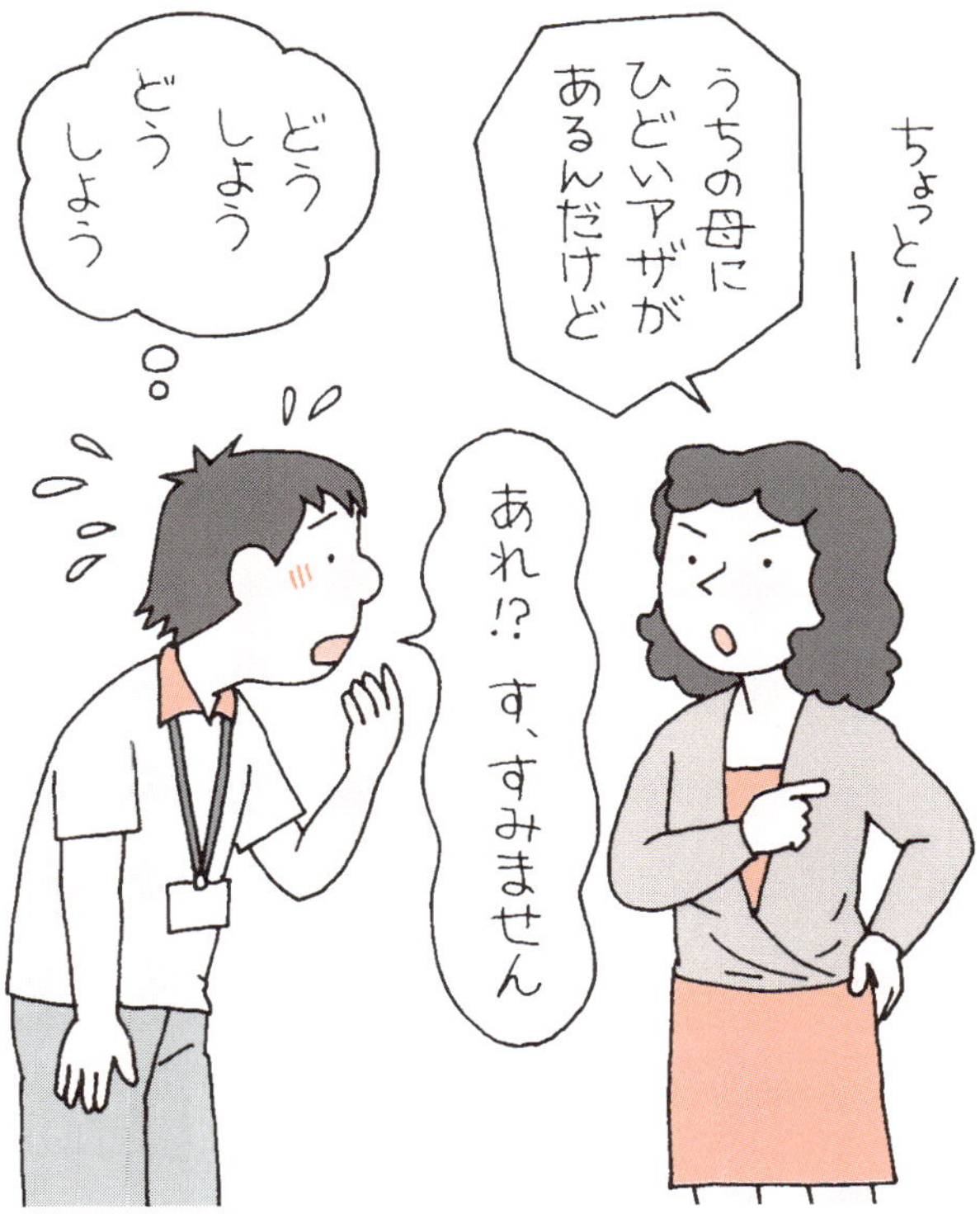
ちょっと!
うちの母にひどいアザがあるんだけど
どうしようどうしよう
あれ!? す、すみません

事故が起きたときの対応の手順を決めていない施設も問題です。対応が難しい事故が発生したときに、「どうしよう」と困っても遅いのです。トラブルになりやすい事故は対応手順をルール化して、現場の職員をしっかり教育しておく必要があります

最低限の家族対応ができていない

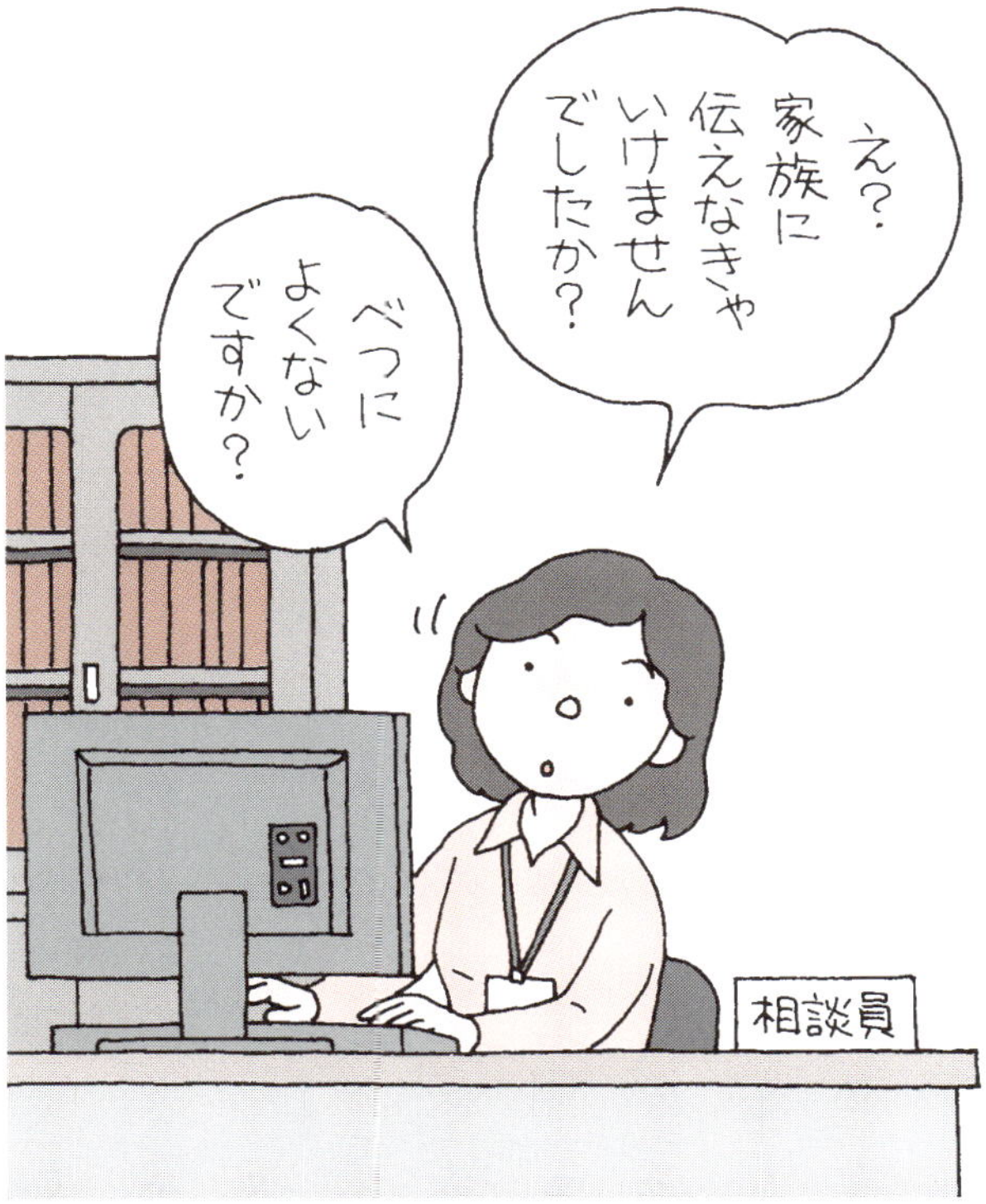
え? 家族に伝えなきゃいけませんでしたか?
べつによくないですか?
相談員

事故が起こった際に、「誰が」「いつ」「どのように対応する」といった基本的な対応方法が確立されていない介護事業者が少なくありません。事故の際には、それぞれの立場のスタッフが「自分がやるべき対応」を理解し、責任をもって行動できるようにしておくことが大切です

家族トラブルにつながるポイント

家族とのトラブルを回避する方策は、介護事業者の努力にかかっています。国保連（88ページ参照）に苦情が寄せられた事例を見ると、事故自体は今までも発生していたようなものがほとんどです。それなのに大きなトラブルに発展してしまう施設には、大きく分けて2つの原因があると考えられます。

1つ目は「事業者としてやるべき最低限の家族対応ができていないから」です。事故が起きた際の最低限やるべき基本的な対応をしていない施設は、いざというときに家族の心情を損なうようなミスを犯しています。

2つ目は「トラブルになりやすい事故に、場当たり的に対応しているから」です。同じ事故でも、「トラブルにつながりやすく対応が難しい事故」があります。そういう事故に対しては、対応方針や対応手順を明確にしておくことが大切です。その都度、場当たり的に対応しているようではいけません。

最低限の家族対応ができていない

トラブルを回避するために何が必要なのかを理解していますか

介護業界の「法令違反と受け取られかねない対応」

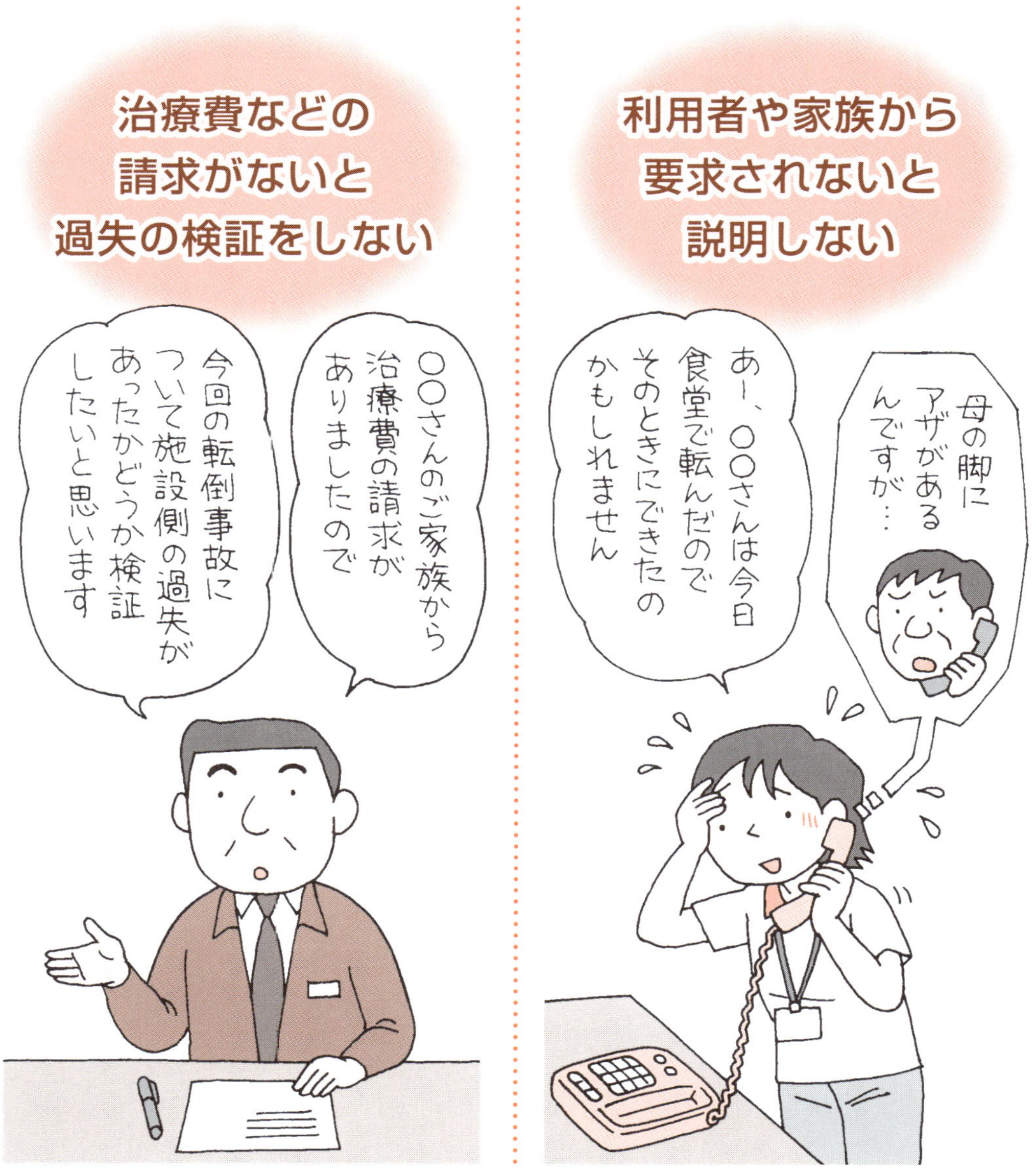
利用者や家族から要求されないと説明しない
母の脚にアザがあるんですが…
あー、○○さんは今日食堂で転んだのでそのときにできたのかもしれません
治療費などの請求がないと過失の検証をしない
○○さんのご家族から治療費の請求がありましたので
今回の転倒事故について施設側の過失があったかどうか検証したいと思います

介護施設がすべき最低限の対応とは

介護業界は事故が起きやすいにもかかわらず、事故に対する備えが不十分で、残念ながら最低限の対応もできていない事業者が少なくありません。では、介護事故が起きた際にとるべき「最低限の対応」とはどのような対応を指すのでしょうか。

「利用者本人や、家族が納得できる対応のこと」だと思いますか？　実は、上のイラストにあるように、「家族が納得する」どころか、法令違反と受け取られてもおかしくないようなひどい対応をしている事業者がたくさんあるのが現実です。

では、法令において、介護事故に対して事業者はどのように対応すべきだと定められているのかを見てみましょう。

介護保険事業者に関する法令

介護業界の事故に対する法的責任

1 介護保険法　指定介護老人福祉施設の人員、設備及び運営に関する基準（平成11年3月31日厚生省令第39号）第35条

「指定介護老人福祉施設は、入所者に対する指定介護福祉施設サービスの提供により賠償すべき事故が発生した場合は、損害賠償を速やかに行わなければならない」

2 介護保険法　指定居宅サービス等の事業の人員、設備及び運営に関する基準（平成11年3月31日厚生省令第37号）第37条

「指定訪問介護の提供により賠償すべき事故が発生した場合は、損害賠償を速やかに行わなければならない（通所介護へ準用）」

　賠償すべき事故とは、介護事業者側に過失がある「防ぐことができる事故」のことを言います。防ぎようがない事故については、基本的に法的責任は発生しません。
　しかしながら、いくら「防ぎようがない事故だったから」といって、家族が納得できないような対応をするのは問題です。
　仮に賠償責任はなくとも、起こった事故に対してきちんと対応をする義務はあります。この義務を怠ったために、怒った家族から訴えられるケースが後を絶たないのです。

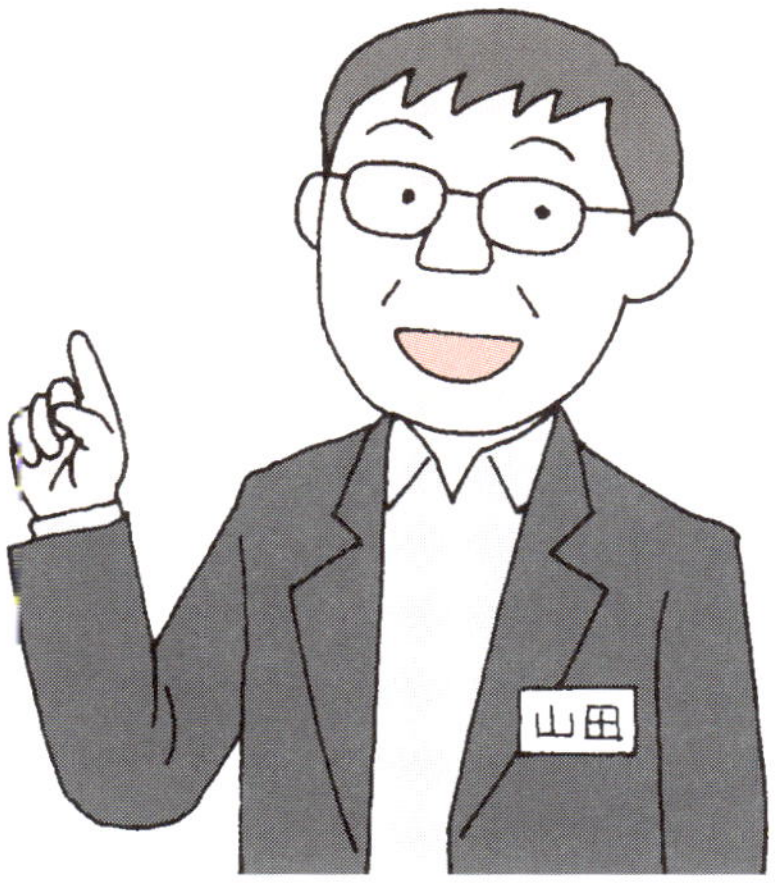

とは、おもに「介護保険法」とそれに伴う「厚生労働省令」などのことです。そこでは「賠償すべき事故が発生した場合は、損害賠償を速《すみ》やかに行わなければならない」と定められています。つまり、「家族からの問い合わせや賠償請求がなくとも、賠償責任が発生するような事故が起こった際には自発的に家族に伝え、手続きを進めなければならない」ということです。

　一般的な契約では、「一方が相手側の過失に気づいて請求しないと、損害賠償は発生しない」ことになっています。しかし介護事業者が提供するサービスでの事故は、「過失があったか」「過失と事故の因果関係」などの詳しい情報を利用者側が掴むことは困難です。施設入所中の認知症の利用者の場合、事故でケガをしても家族は知らないでいる可能性もあります。

　ですから、法令においては、介護事業者側と利用者側の情報量のバランスを考慮し、「過失があるのであれば、自ら損害賠償を行わなければならない」と定めてあるのです。

最低限の家族対応ができていない

事故対応体制チェックシート

事故を大きなトラブルにつなげないための体制をチェックしましょう

No.	事故対応体制	check
1	事故後の標準的な家族対応の手順をマニュアル化している	□
2	事故直後に、看護と介護で事故状況把握の確認や推定を行っている	□
3	事故後の対応についての記録方法がルール化されている	□
4	経過観察の判断基準や観察手順がルール化されている	□
5	事故直後に「事故に関する家族対応の手順」を家族にていねいに説明している	□
6	事故原因の究明や施設の過失責任について綿密な検討を行っている	□
7	事故原因や過失責任に関する家族への説明の場を設けている	□
8	事故に関する過失が明確な場合、謝罪や補償の対応を迅速に行っている	□
9	苦情申し立てや訴訟などのトラブルになりやすい事故の内容を把握している	□
10	事故がトラブルに発展する原因を把握し、対策をルール化している	□
11	過失の有無など法的な判断が難しい事故に対して、アドバイスが迅速に受けられる	□
12	トラブルになりやすい事故への対応における管理者の役割を明確にしている	□
13	骨折部位からの事故状況の推定や感染症の対応など、医療的なアドバイスが受けられる	□
14	事故後の利用者の処遇や社会的支援などに詳しいスタッフがいる	□
15	利用者のクレームに対して、地域包括支援センターやケアマネなどと連携ができている	□
16	クレーム対応や接遇の職員研修を定期的に行っている	□
17	要求の高い家族への対応について、相談員やケアマネが熟知している	□
18	威圧的な要求や困難な要求への対応方法を、管理者が理解し実践できる	□
19	トラブルが大きくなる前に役割を分担できる法人本部対応の体制ができている	□
20	本部では不当要求などに対応できるよう、弁護士や警察との連携体制ができている	□

基本対応チェックと事前説明の方法

法令違反にならないように家族に説明さえすれば、「最低限の対応はできている事業者だ」と言えるのでしょうか。それは違います。「法令違反ではない」というラインで満足されてしまっては、安心してサービスを利用することができません。

では、「事故後の家族対応がどの程度できているか」を、上の表でチェックしてみましょう。このシートのNo.8までが、「最低限できていてほしい家族対応」です。この8項中でまだできていない部分がある場合は、早急に対応しましょう。

たとえば利用者が転倒して骨折する事故が起こった場合、皆さんの施設ではどのような対応をしているでしょうか。家族に対する説明は、誰がどのタイミングで行いますか。その説明のためには、誰がいつまでにどの

入所時に資料を使って家族に説明する（抜粋）

私たち介護職員は、利用者様の事故防止に取り組んでいます。ご家族の皆様のご協力をお願いします

入所後間もない時期に転倒する危険性

入所したばかりの時期は、施設の環境に慣れないため転倒の危険性が高くなります

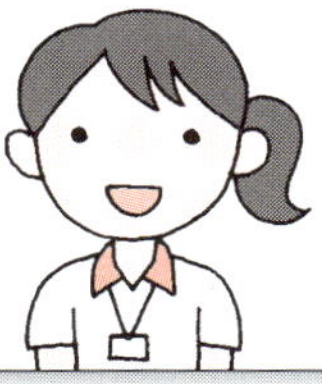

入所後、落ち着くまでの間は、歩行ができる入居者様にも付き添いをさせていただきます

ご家族へのお願い

ご家族からも歩行やベッド上の動作に対して注意を喚起してください。また、しばらく転倒に気をつけるようお話しください

認知症のある入所者様の危険性

認知症がある入所者様は、ご自分の転倒の危険を忘れて無理に歩いてしまうので、転倒しやすくなります

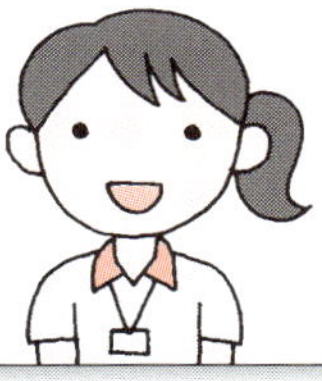

ベッドに離床センサーを設置したり、大腿骨保護パッドの着用などで対応いたします

ご家族へのお願い

ご自宅に近い居室環境にすると落ち着くことがあります。私物の持ち込みや配置の相談などについて、ご協力をお願いします

歩行補助具を使用して転倒する危険性

杖や歩行器などを使用しても、必ずしも転倒を防げるわけではありません

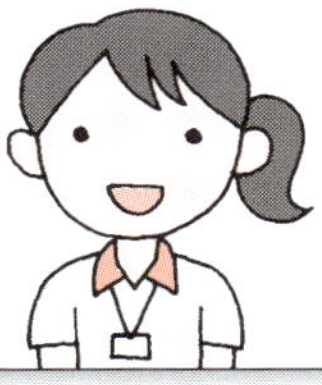

より適切な歩行補助具を使用できるよう、入所者様に合っているかどうか専門家から助言をもらっています

ご家族へのお願い

歩行補助具を過信せず、移動するときには介護職員にその都度声をかけていただけるよう、ご家族からもお話しください

ような報告書をつくりますか。こうした家族対応をしっかり検討して手順化しておかないと、家族には「誠意のない対応」に見えてしまうのです。

　一方で、事故が起こる前にしておくべき大切な家族対応もあります。それは、利用を開始する際に行う「介護保険サービスを利用するとは、どういうことか」を理解してもらうための説明です。

　家族には「プロに預けるのだから安心」と考えている人が少なくありません。しかし実際は、スタッフが24時間つきっきりで見守るわけにはいきません。家族には、サービス中に避けられない危険があることを理解してもらうことが大切です。

　そのためには、上の資料のように「避けられない危険があること」「事故を防ぐために事業者が行っている事故防止策」「家族にお願いしたい協力」の3つをセットで伝えましょう。こうすると「利用者の安全のために、家族と事業者が両輪となって共に支えよう」という意識づくりができるのです。

トラブルになりやすい事故への備え

家族とのトラブルにならないように、段階を踏んで対策を立てましょう

STEP1 トラブルになりやすい事故を把握する

事故報告書にないようなことで、今まで家族との間で困ったことについて全職員からアンケートをとる

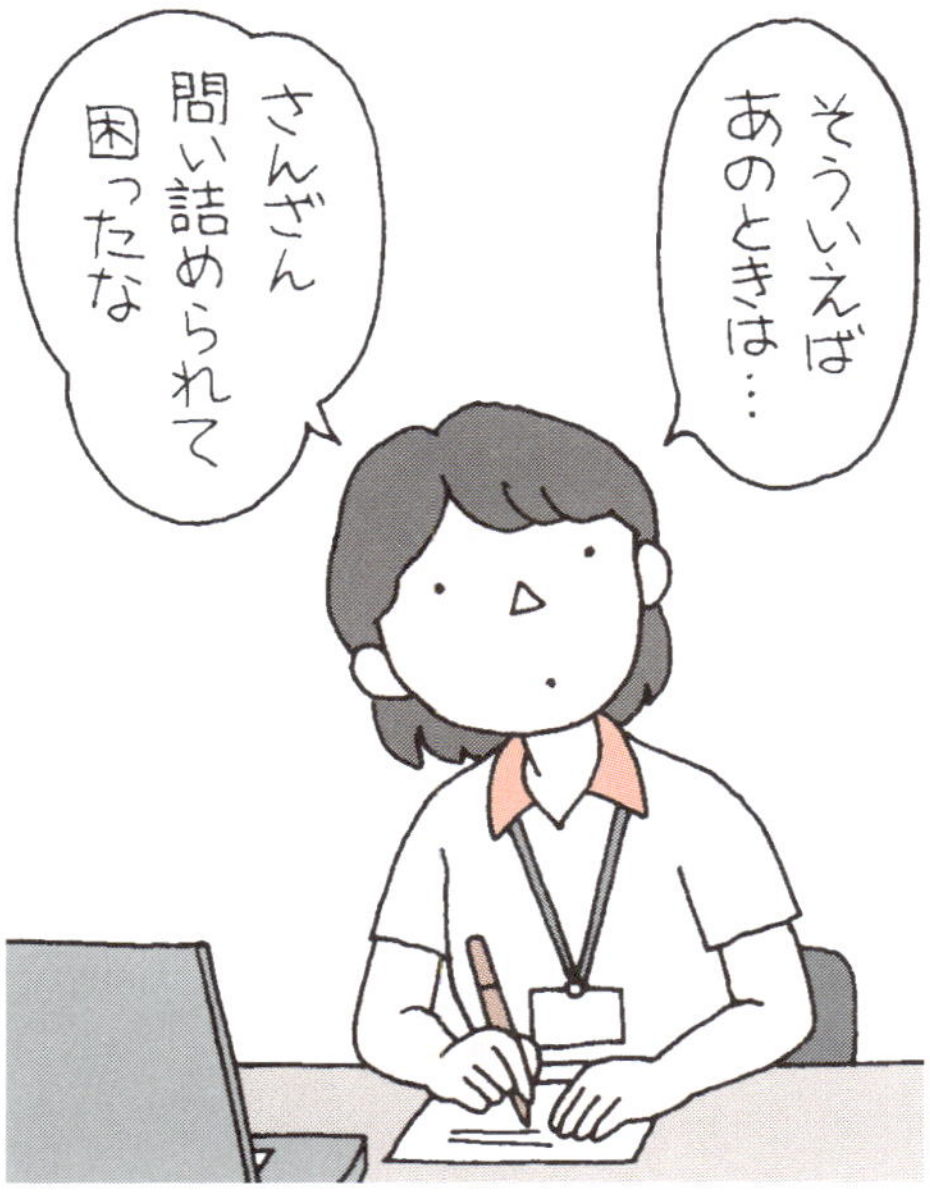
そういえば あのときは…
さんざん 問い詰められて 困ったな

法人内の全ての部署で、今まで家族トラブルにつながってしまった事故の報告書を集めて検証する

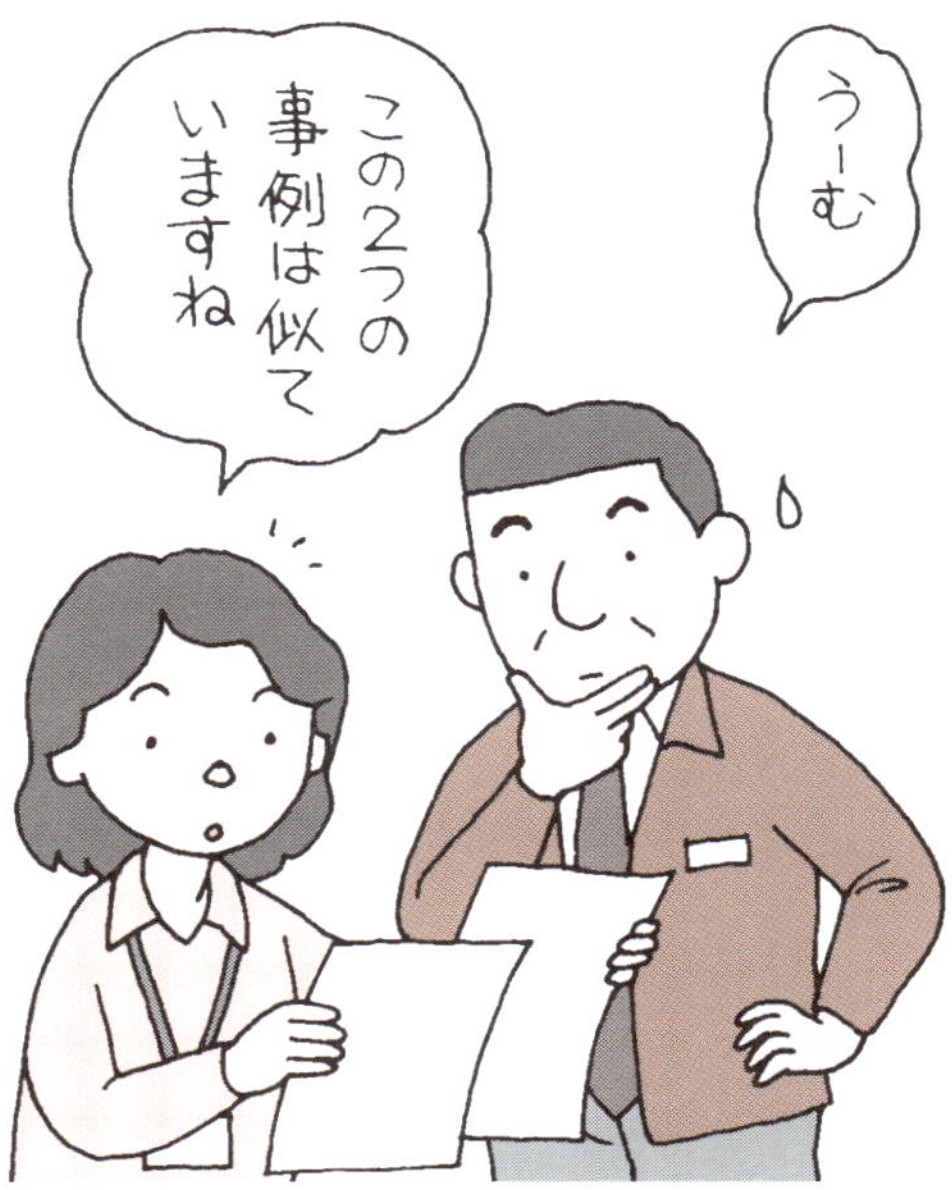
うーむ
この2つの 事例は似て いますね

まずは法人内での情報収集から

介護事故が起こったときに行うべき最低限の家族対応ができるようになったら、今度はトラブルになりやすい事故に対して備えましょう。

トラブルになりやすい事故に対して一から対策を立てる場合、いったい何から手をつけたらいいのでしょうか。まずは、「どういう事故が家族トラブルにつながりやすいのか」を把握する必要があります。

それには施設や部署の枠組みを超えて、法人内で今まで家族トラブルにつながった事故の報告書を全て集めることです。それらを見比べていると、共通点やトラブルにつながりやすいポイントが見えてきます。ポイントが見えてくれば、対策も立てやすくなるものです。

新しい法人であまり事例が集まらない場合などは、スタッフにアンケート調査をする方法もあります。ほかの施設で経験した家族トラブルや、今までの困った経験などを集めれば貴重な資料となるでしょう。

続いて、それらの情報をもとに、「家族対応マニュアル」の充実を図ります。家族トラブルへの対応は、施設内における横の連携が重要です。相談員が1人で頭を抱えているようではいけません。相談員、施設長、介護主任、看護師の四者がそれぞれの立場と知識を活かして、家族に納得してもらえるよう協力する体制を整えましょう。

四者の連携を整えるには、まずはそれぞれの役割と重要性の確認が必要です。33ページを参考にしながら、事故が起きた際にどの部分に誰が責任を持つのかを明記しましょう。

STEP2 幹部の連携について確認する

問題は１人で抱え込まない。幹部はそれぞれの役割において、施設全体のために協力すべきだと認識すること

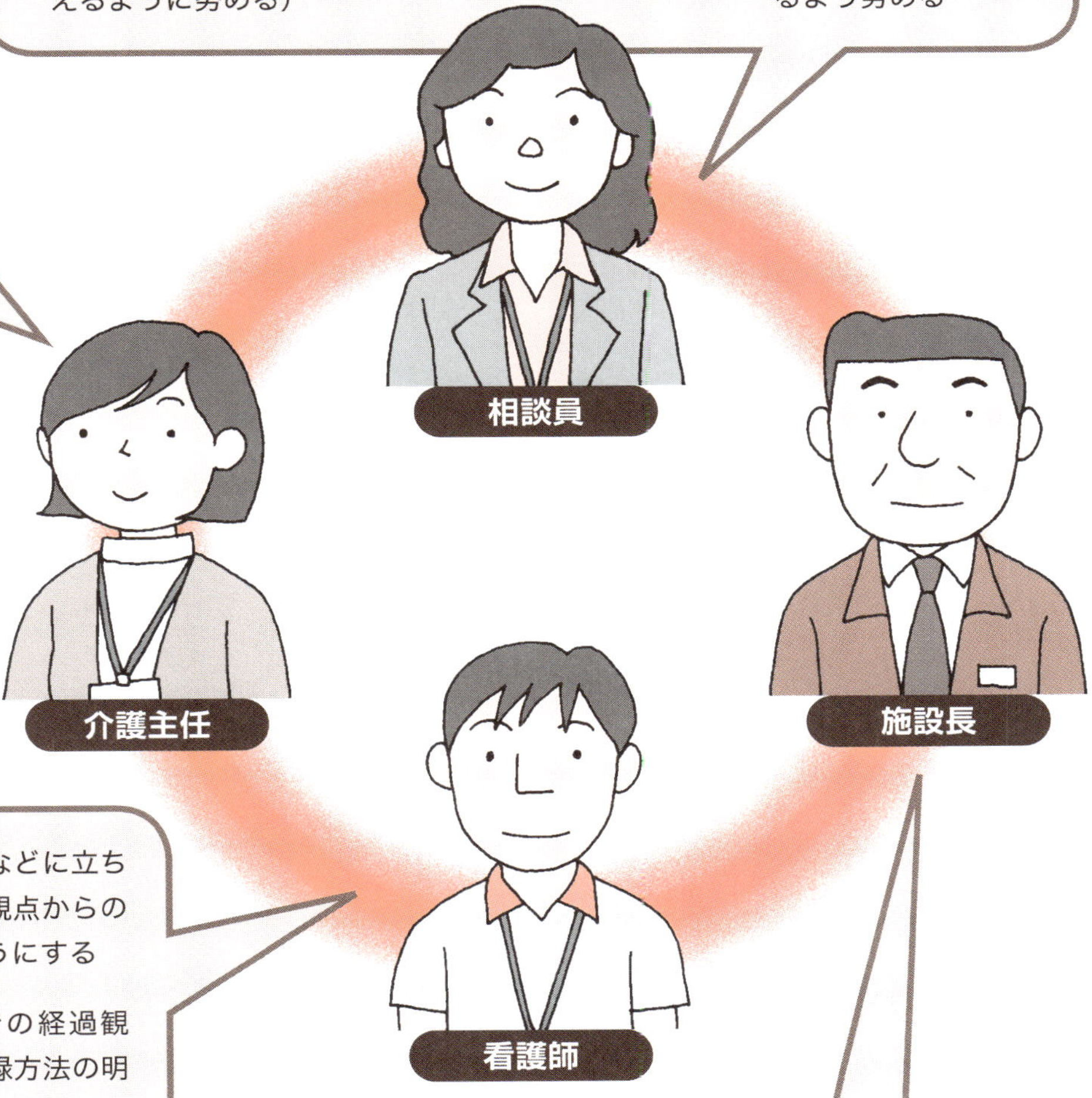

相談員

- 入所時に施設生活やリスクの説明、事務的な手続きを行う（このときに、事故に関する基礎知識や施設に対するよい印象を持ってもらえるように努める）
- 事故が起こった場合は、書類の作成やとりまとめ、弁護士や保険会社との交渉などの事務的作業は積極的に引き受ける
- 家族とのトラブルが起きた際の総合窓口を担当する
- ほかの施設のトラブル情報などを把握するよう努める

介護主任

- トラブルの原因からケース別のトラブル対策案など、現場の意見や経験をもとに話し合う中心となる
- 事故原因の分析と再発防止策の説明方法などについてしっかり体系化し、現場に伝えるパイプ役となる
- 相談員にトラブルが持ち込まれたら、現場の状況把握や説明などに積極的に協力する

看護師

- 事故状況の検証などに立ち会い、医療的な観点からの意見を伝えるようにする
- 転倒事故などでの経過観察方法や観察記録方法の明確化などを中心になって考え、とりまとめに協力する
- 医師から説明を聞き、現場や事故処理の担当者に医学的観点からわかりやすく伝えるよう努力する

施設長

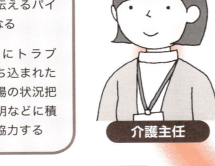

- 実際に事故が起こった際は、なるべく早く現場に駆けつけてスタッフから詳しい話を聞き、そのうえで家族にていねいに説明する
- 基本的にはその後の対応や家族に対する報告などは、施設長が前面に立って行うようにすると家族の心証がいい

トラブルになりやすい事故への備え

STEP 3 キーパーソン以外の重要人物を把握する

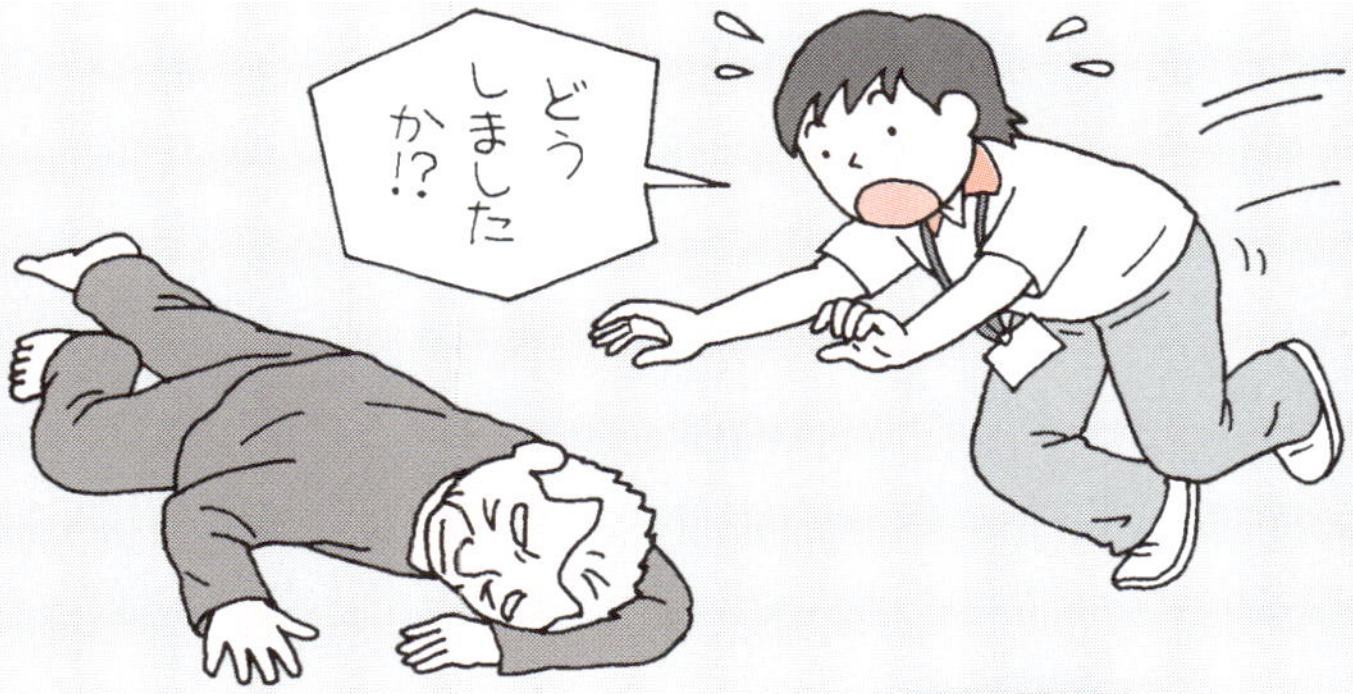
どうしましたか!?

特養に入所して間もないAさん（男性90歳）には認知症があり、転倒しているところを発見されました。大腿骨を骨折しており、入院と手術が必要とのことです。

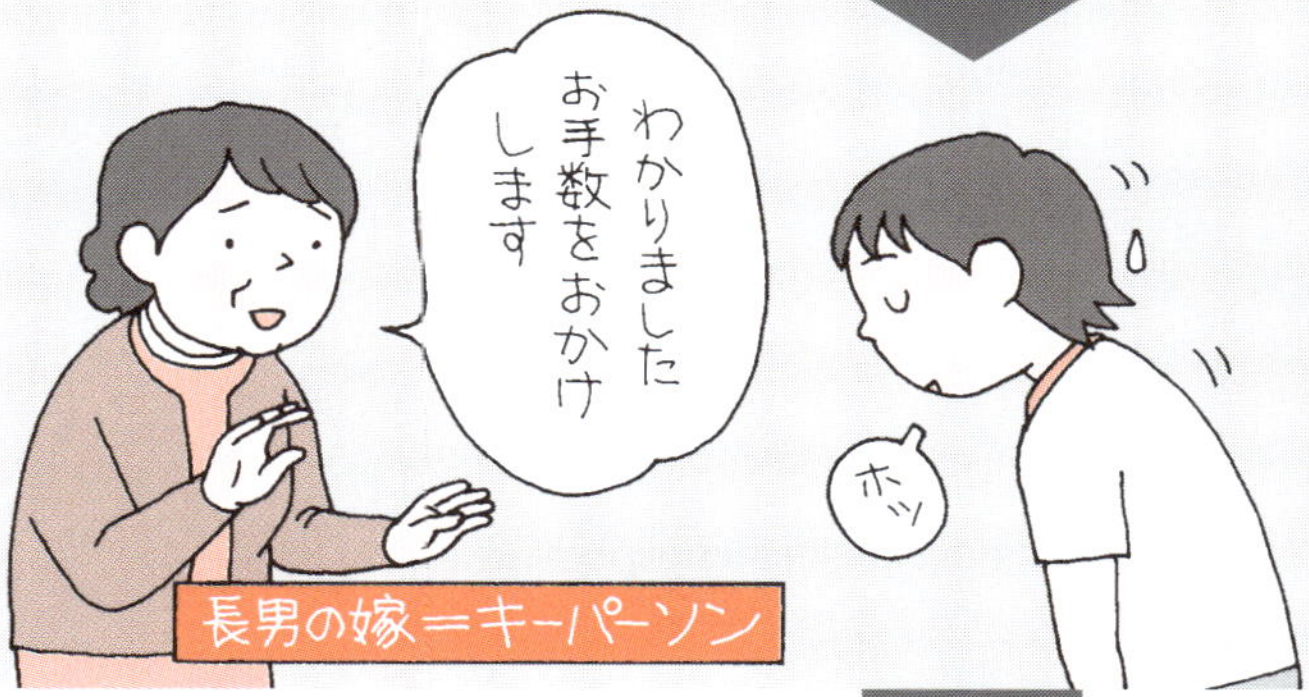
わかりました
お手数をおかけします
ホッ
長男の嫁＝キーパーソン

事故に対して、キーパーソンである息子さんの奥様は「家でも何度も転倒していたので仕方がない」と理解してくれたのですが……。

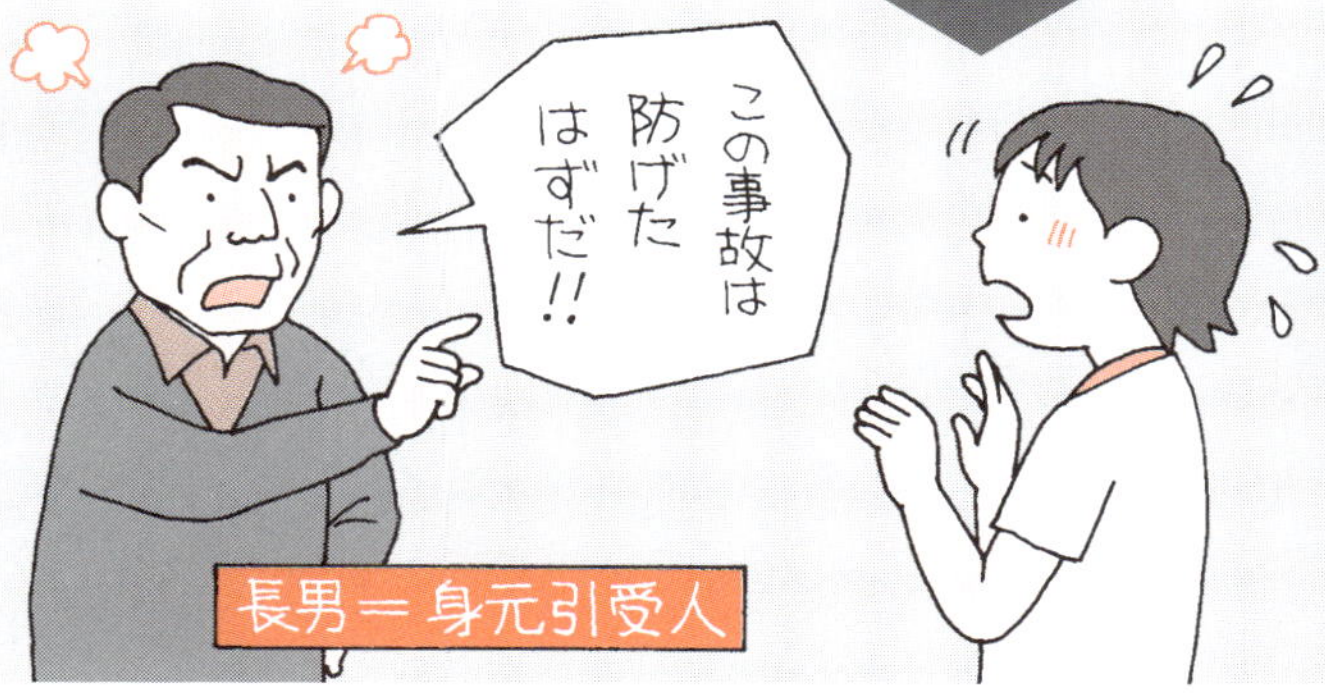
この事故は防げたはずだ!!
長男＝身元引受人

事故後最初の土曜日に、突然、長男が施設に怒鳴り込んできました。「納得できない。ちゃんと見守ってくれれば事故は防げたはずだ」とのことでした。相談員が「防ぐことが難しい事故でした」とていねいに説明しましたが、長男は国保連に苦情を申し立てました。

キーパーソン対応が逆効果になる

トラブルになりやすい事故への備えとして、盲点なのがキーパーソンへの対応です。

施設に入所する際には、家族の中から身元引受人を選びます。これはおもに利用者の代理人の役割を担う人物で、多くの場合は配偶者や実子です。

一方で、入所する際には緊急連絡先となる家族を数名書いてもらいます。この緊急連絡先の1番目に名前が載っている人がキーパーソンです。キーパーソンには日常の細々とした連絡をし、緊急事態の際には真っ先に連絡を入れます。

この身元引受人とキーパーソンが同一人物の場合は、問題ありません。気をつけなければいけないのは、身元引受人とキーパーソンが違う場合です。

実際には、身元引受人は会社勤めなどをしている長男で、キ

キーパーソンの立場を理解する

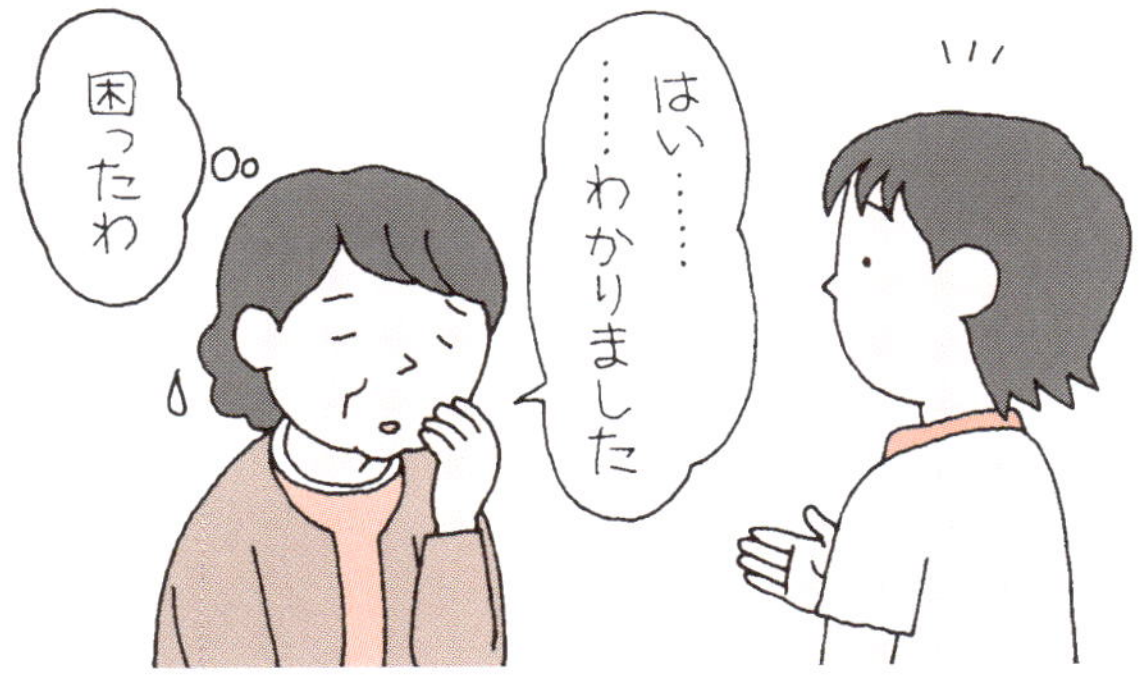
はい……
……わかりました
困ったわ

キーパーソンは家族の中で、もっとも施設に対して強い要求がしにくい立場の人と言えます。日頃施設に対してお世話になっているという意識が強いうえに、入所を拒否されたら、いちばん困るのは在宅で介護をする奥様だからです

キーパーソンと身元引受人が違う場合はチェックしておく

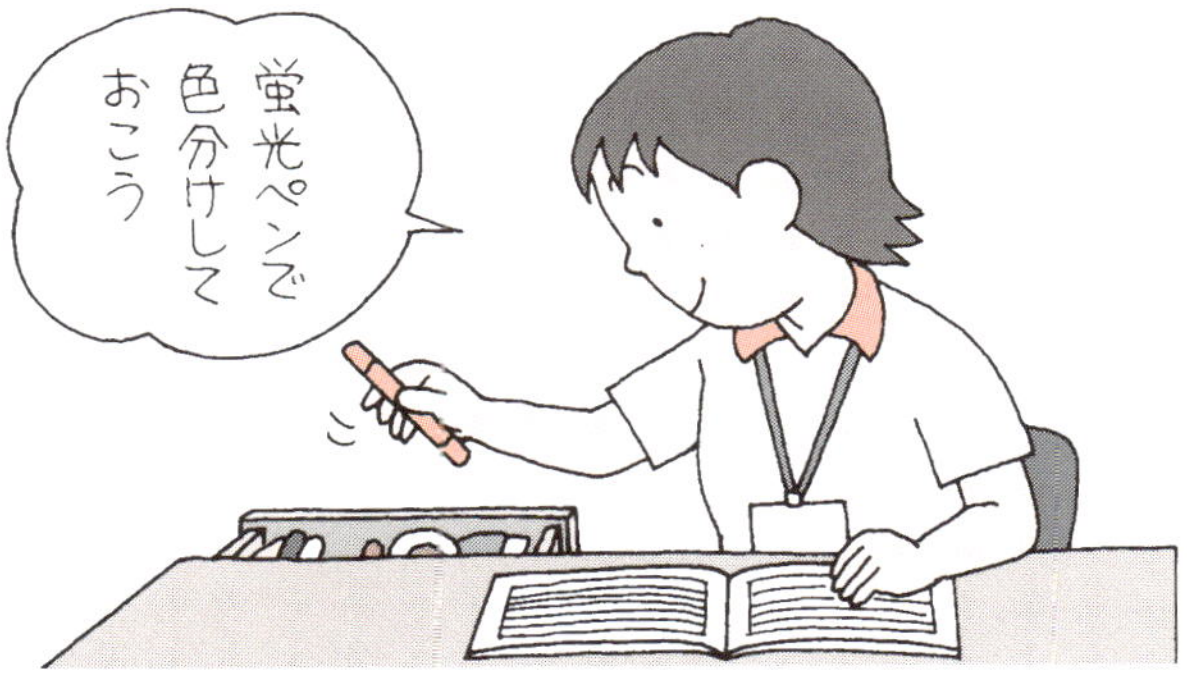
蛍光ペンで色分けしておこう

日常において施設と家族との間で連絡窓口になっている人と、身元引受人が違う場合は要注意です。いざというときにすぐにわかるよう、あらかじめ資料を色分けするなどの工夫をしておきましょう

事故時だけでなく、その他重要な局面でも身元引受人に説明を

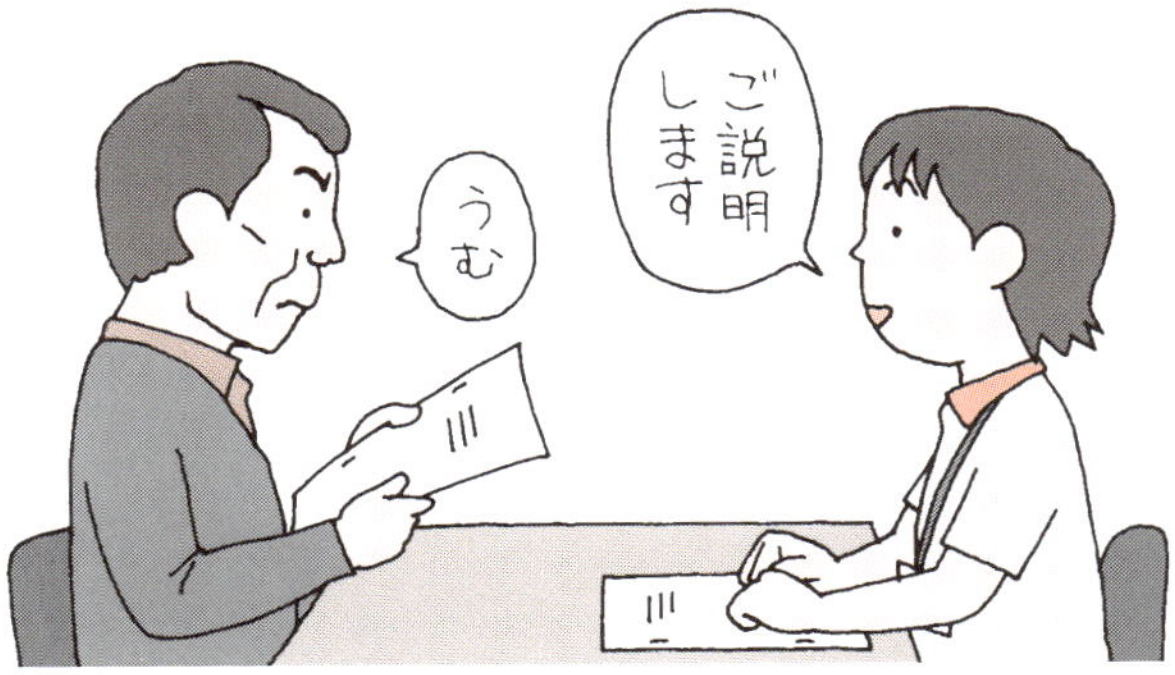
ご説明します
うむ

終末期のケア、体調や身体機能の著しい変化、長期入院による退所、感染症への感染、施設利用の自己負担金の変更などの重要な局面では、キーパーソンだけでなく必ず身元引受人に対してもていねいな説明を行いましょう

本当に信頼関係を築くべき相手は身元引受人のほう

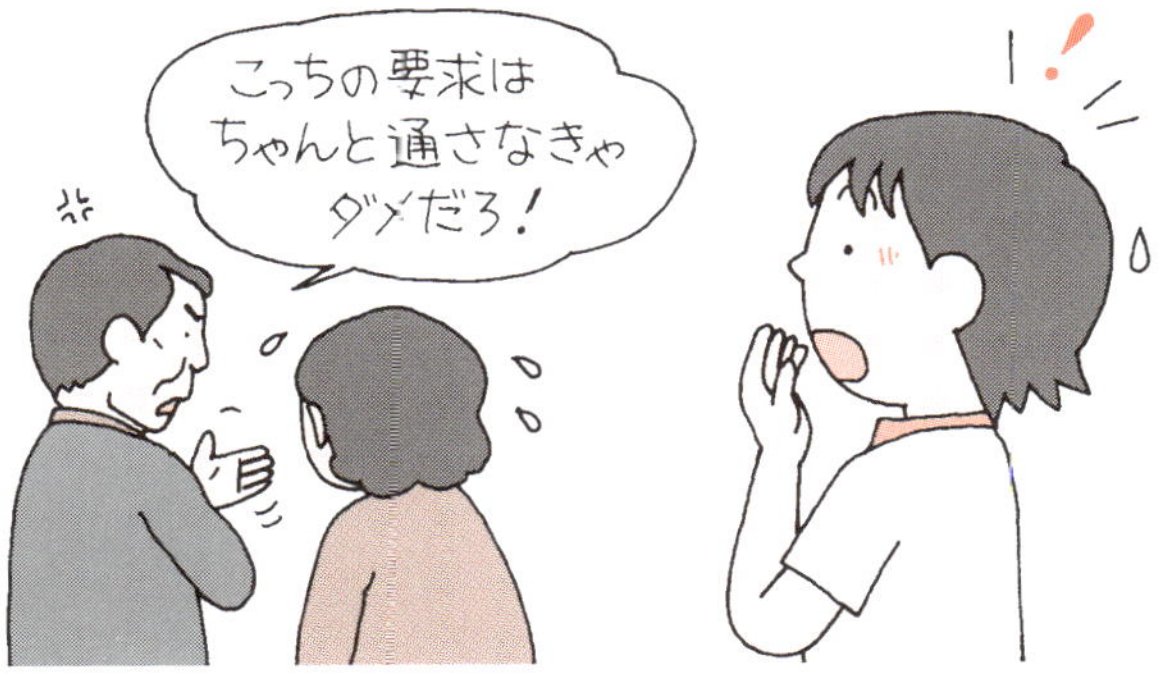
こっちの要求はちゃんと通さなきゃダメだろ！

日頃キーパーソンとばかり信頼関係を築いて「家族との人間関係づくりはできている」と思っていては危険です。いざというときに重要な決定を行うのは身元引受人ですから、日頃から身元引受人にも信頼してもらう努力をしましょう

ーパーソンはその奥様というケースが多く見受けられます。利用者に対してもっとも強い思いがあるのは長男なのに、日頃は仕事で忙しいので細かい対応を妻に任せているというパターンです。このケースだと、一般的に施設はキーパーソンである奥様と人間関係を築きます。

しかし、奥様は身元引受人とは違って決定権がありません。そのうえ、在宅で介護の苦労を経験しているので、「施設にお世話になっている」という意識が強くなりがちです。このような奥様は、施設に対して物わかりがいいため、施設は「関係良好」と安心してしまいます。

ところが、いざというときに重要な決定を行うのは身元引受人である長男です。事故の説明や過失による補償などの重要な話を、日頃から連絡をとり合っている奥様だけにしてはいけません。身元引受人である長男は、施設のこの態度から、自分をないがしろにしている印象を受けてしまいます。重要な局面で身元引受人を軽視しないよう、十分注意しましょう。

家族対応の基本的な流れ

通常、介護事故が起こったあとはどのようなことを心がければいいのでしょうか

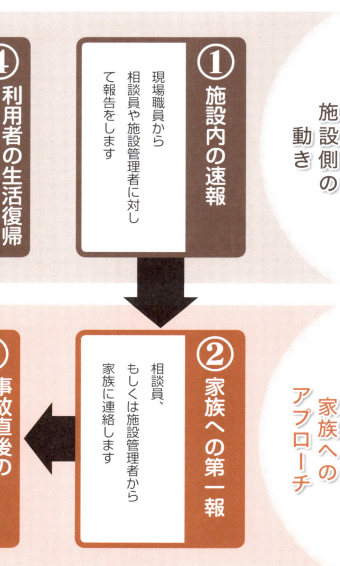

やるべきことを時系列で見ていくと

施設側の動き

① 施設内の速報
現場職員から相談員や施設管理者に対して報告をします

④ 利用者の生活復帰に対する協力
利用者が生活復帰を果たすために施設は何ができるかを話し合います

家族へのアプローチ

② 家族への第一報
相談員、もしくは施設管理者から家族に連絡します

③ 事故直後の家族への説明
事故発生の状況や医師からの説明など、今わかっていることを家族に伝えます

利用者や家族が納得する対応とは

ここまでのテーマは「事故をめぐる家族トラブルの急増」でした。介護事故が家族トラブルに発展するポイントについて、詳しく紹介してきました。

ここからのテーマは「事故後家族対応マニュアルの実際」です。介護事故が起きた際の家族対応について、具体的に見ていきましょう。

事故が起こった際の具体的な流れをまとめたのが、上のチャートです。事故発生時は現場はバタバタしますから、「次に何をするべきか」をあらかじめ決めておく必要があります。こうしたマニュアルがないと場当たり的な対応になってしまい、家族対応に不手際が起こってしまうものです。

事故後の家族対応において注

⑤ 事故状況再検証
事故の翌日には現場検証を行い、事故を詳しく調査します

→

⑥ 自治体への報告
自治体に事故報告をします

→

⑦ 調査報告書作成
5日程度十分時間をかけて、書類にまとめます

→

⑧ 保険会社への報告
施設が契約している保険会社に連絡します

↓

⑨ 利用者宅にて家族との面談
家族に最終的な報告と相談をするため、利用者宅を訪問します

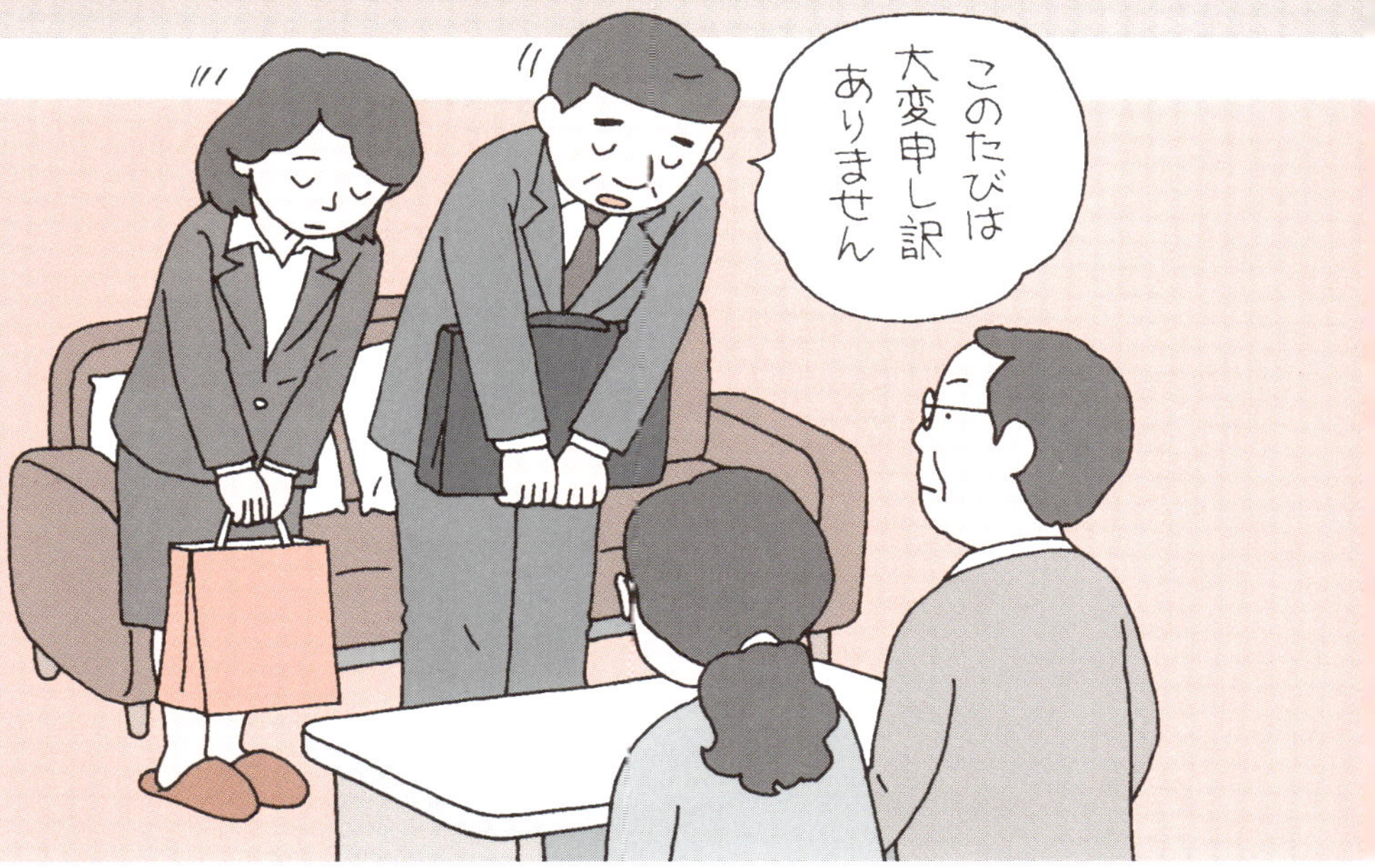
このたびは大変申し訳ありません

意するべきポイントは、38～39ページにまとめました。

介護事業者側にまず理解してもらいたいことは、事故が起こったことで、家族は「今後どうなってしまうんだろう」という強い不安の中にいるという点です。そんなときに施設側が中途半端な説明しかしないと、「こちらから何か言わないと、そのままにするつもりなんじゃないだろうか」などと、疑心暗鬼になってしまいます。一度家族にこうした不信感を与えてしまうと、あとになって信頼を回復するのは非常に困難です。

家族に安心してもらうためには、「正式な調査結果や補償の話は、10日後に行います」といったように、今後の経過について、家族に聞かれる前に提示する必要があります。そして、仮に10日後に家族に説明を行うためには、現場の事故原因の調査は4～5日以内に完了しなければ間に合いません。

家族の不安を和らげる対応をするためには、何よりも事業者側が対応手順を明確にして行動することが大切です。

家族対応の基本的な流れ

事故後の家族対応で注意すべきポイント

Point!

① 施設内の速報

- 現場で事故対処に関わった職員から相談員やケアマネジャー、施設管理者などに事故報告を入れる
- ここでの報告は急ぐので、口頭で行う
- 内容、時間、場所などを詳しく伝える

② 家族への第一報

- 受診の前に必ず家族に連絡を入れ、受診の了解を得る（救急搬送を除く）
- この電話で伝えるのは、本人の状態、受診の判断のみとする
- 詳しい事故報告は受診後に行う旨を伝える

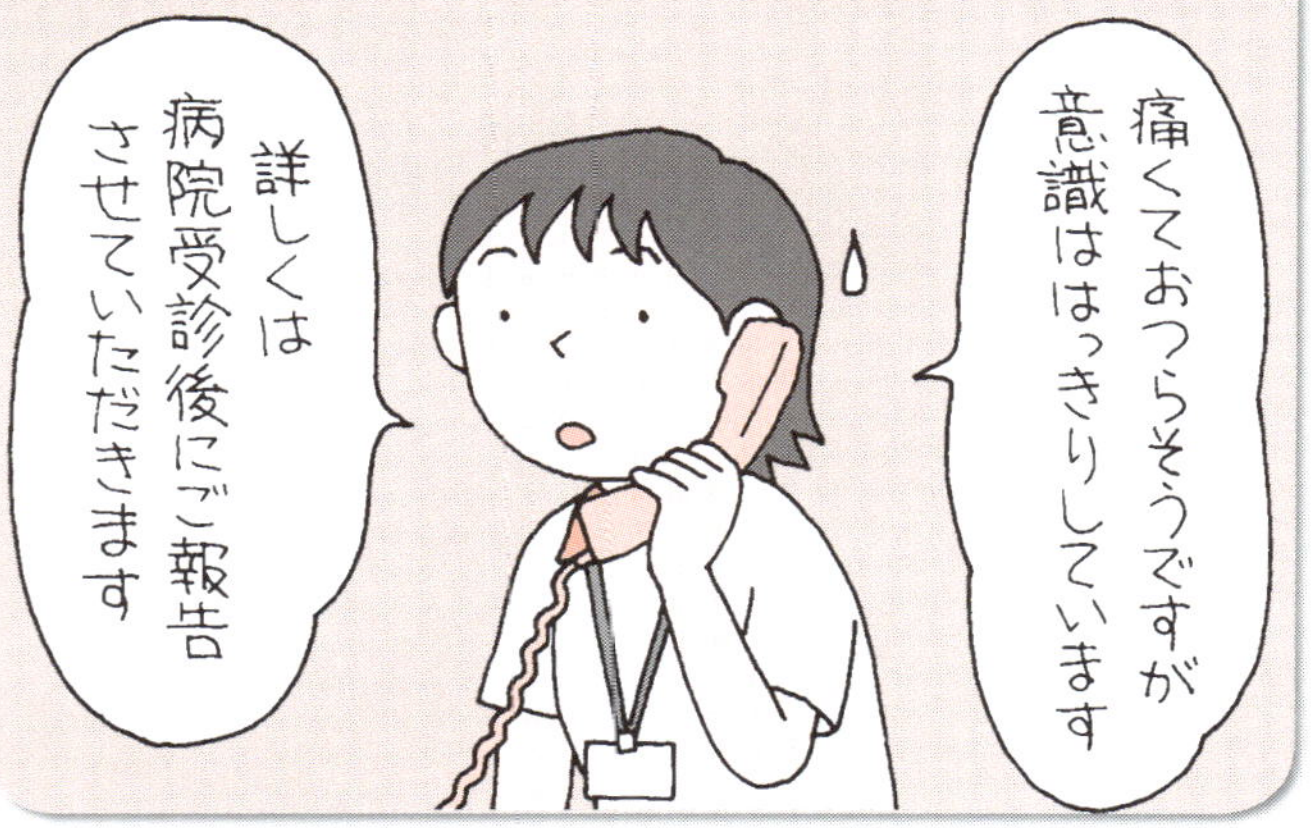
痛くておつらそうですが
意識ははっきりしています
詳しくは
病院受診後にご報告
させていただきます

③ 事故直後の家族への説明

- 入院を要する事故の場合、相談員だけでなく施設管理者も病院に急行する
- 現場職員からの報告と医師から受けた説明を、施設管理者から家族に説明する
- 事故原因や過失の有無など、事故の詳細については後日あらためて行うことを約束する（事故後1週間～10日以内）

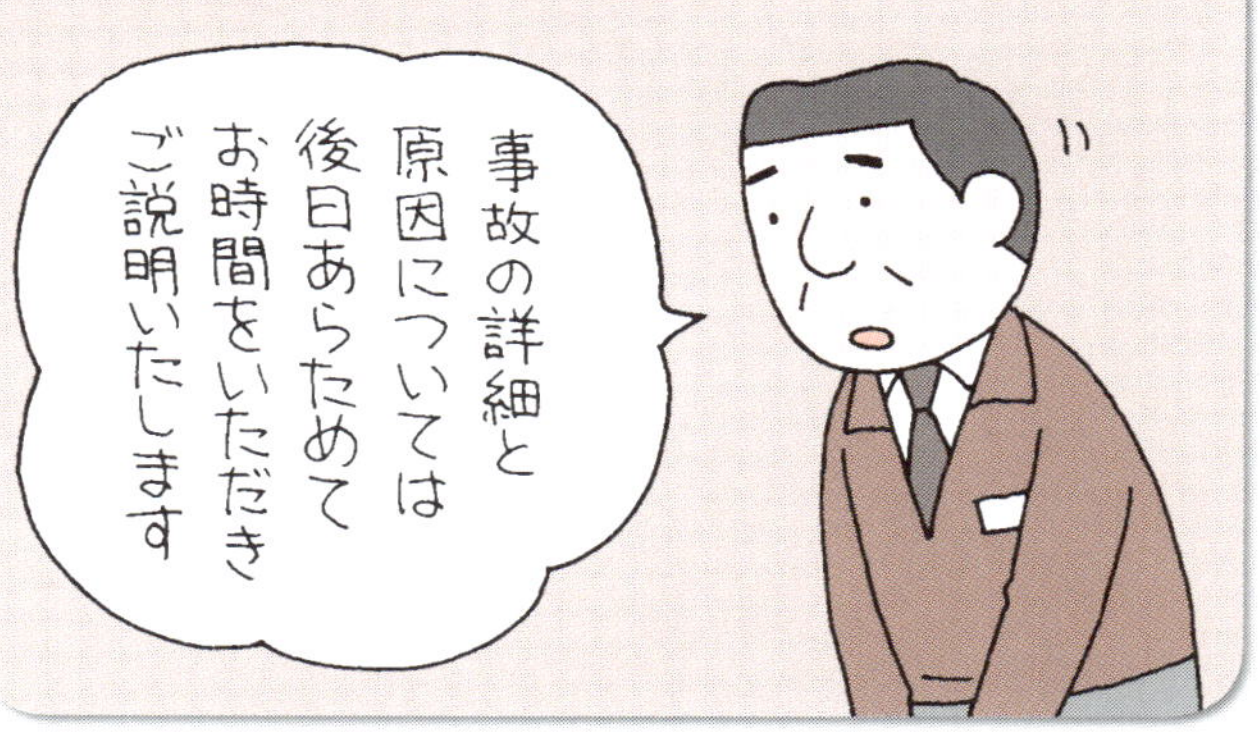
事故の詳細と
原因については
後日あらためて
お時間をいただき
ご説明いたします

④ 利用者の生活復帰に対する協力

- 職員・医師・ケアマネジャーで、今後の治療方針や対応方法などについてよく話し合う
- 利用者や家族は、起きてしまった事故に対する不満だけでなく、今後の「不安」が大きいことを理解する
- 生活復帰に対して施設ができることを積極的に提案し、サポートする姿勢を見せて安心してもらう

⑤ 事故状況再検証

- 施設管理者は現場職員に対し、事故調査と報告書の提出を指示する
- 家族への報告を考え、期限は事故後5日程度
- 報告内容は以下の5点
  - ・事故前の利用者の様子
  - ・事故の発生状況
  - ・事故発生時の対処
  - ・事故原因
  - ・再発防止策
- 事故状況が不明でも、状況を推定して必ず上記5点を洗い出す

⑥ 自治体への報告

- 事故が起きた場合は、自治体に迅速（2日以内）に報告する
- 「速報」と「詳細」に分ける場合、詳細には「原因」や「再発防止策」を明記する

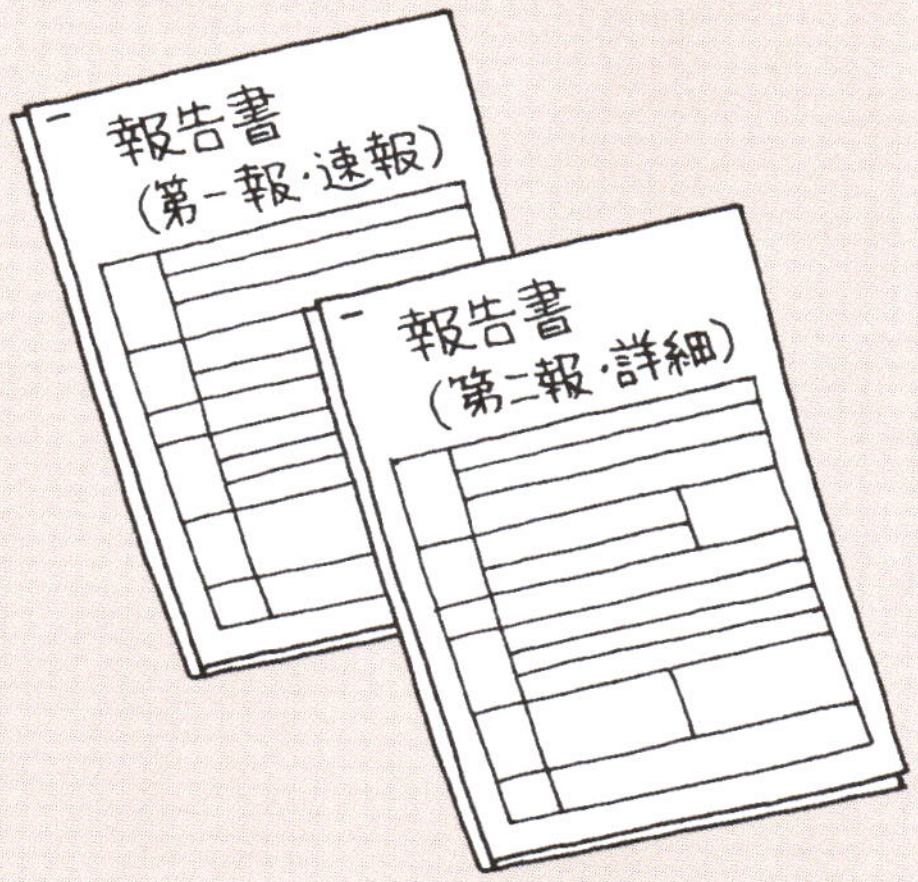

⑦ 調査報告書作成

- 現場が提出した報告書をもとに、施設の過失の有無について判断する
- 責任の所在の判断が難しい場合は、弁護士などの専門家に相談する
- 弁護士に相談した場合、家族への事故説明の際に弁護士の氏名を必ず伝える

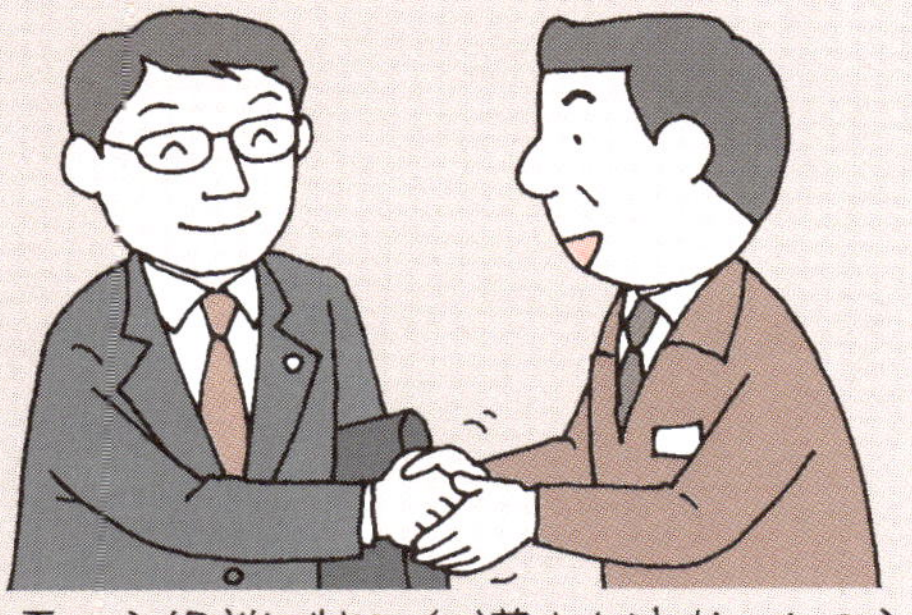

日頃から相談できる弁護士を決めておこう

⑧ 保険会社への報告

- 保険会社に対しては事故後すぐに連絡を入れ、少しでも過失があると思ったら補償内容を担当者と話し合う

⑨ 利用者宅にて家族との面談

- 家族に最終的な説明・報告・相談をするために、施設管理者（場合によっては相談員、もしくは現場の介護主任も同行する）が利用者宅を訪問する

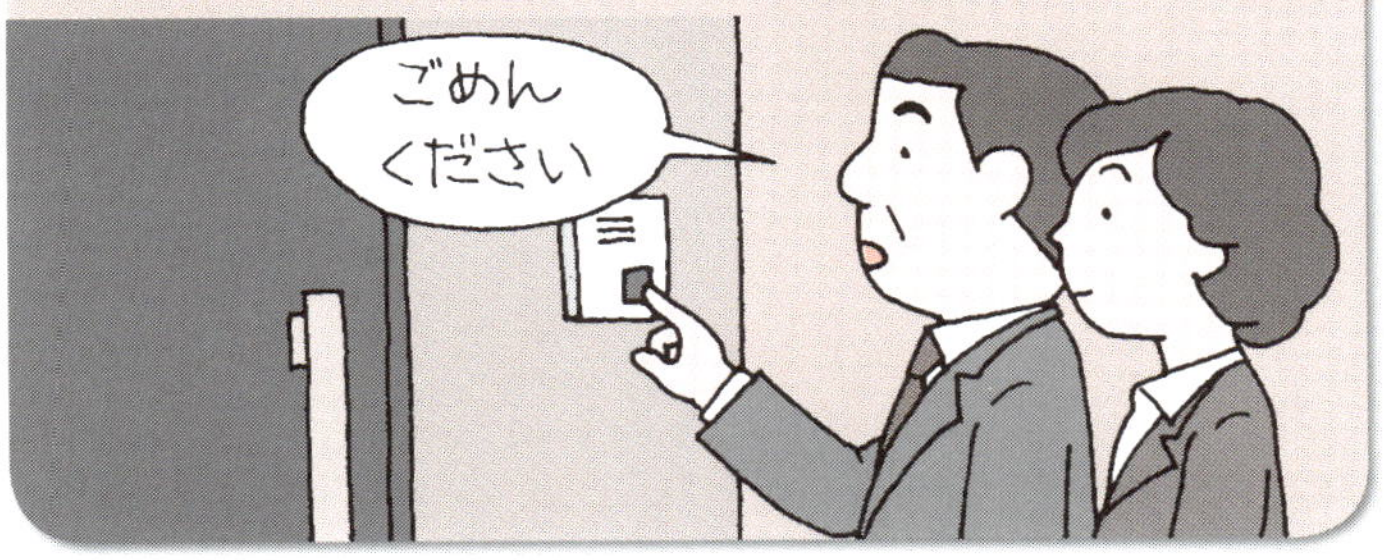

トラブルになりやすい事故対応

どのような場面でもめごとになるのか、事故対応マニュアルに入れ込みます

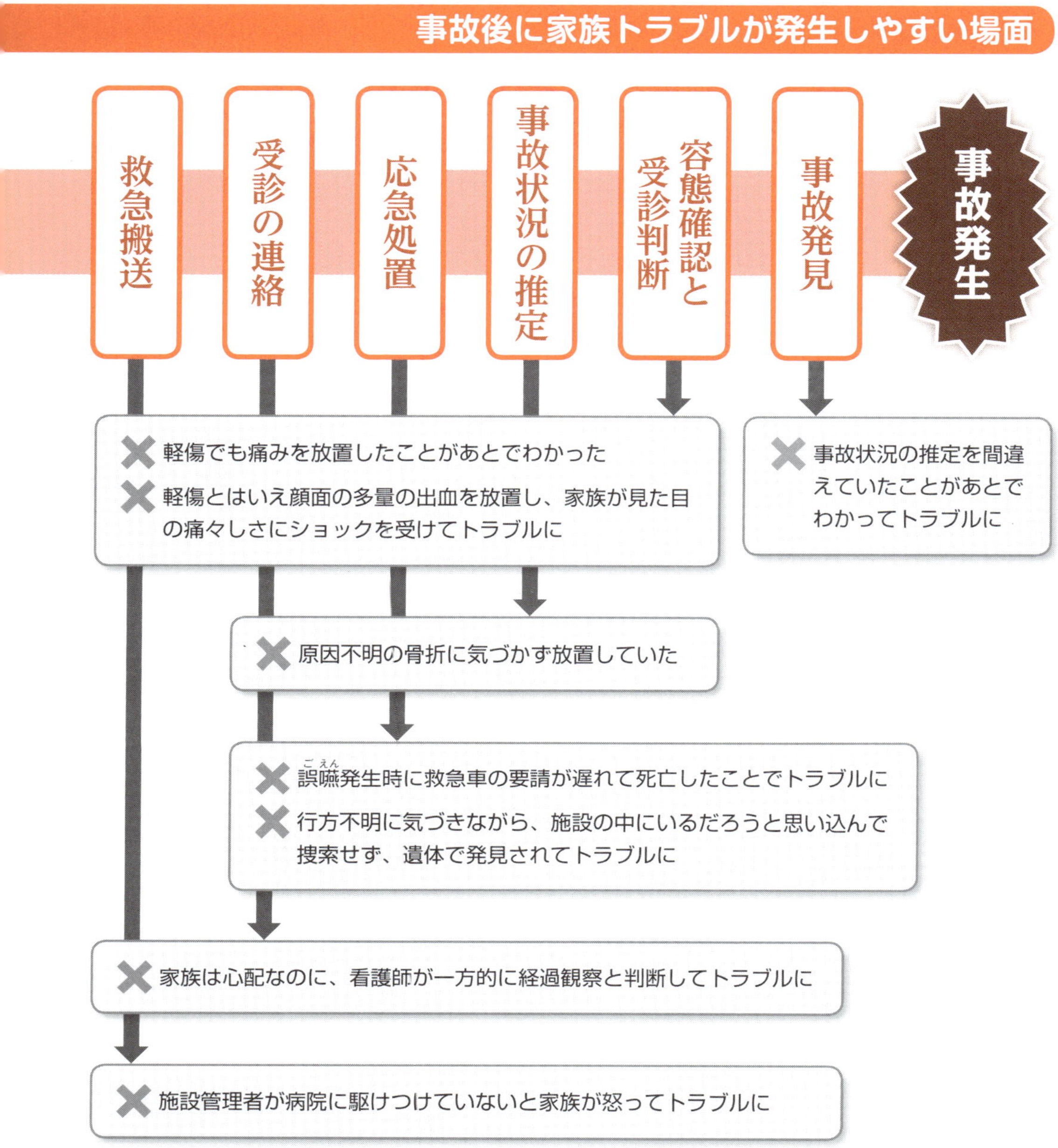

事故後に家族トラブルが発生しやすい場面
事故発生
事故発見
容態確認と受診判断
事故状況の推定
応急処置
受診の連絡
救急搬送
✕ 事故状況の推定を間違えていたことがあとでわかってトラブルに
✕ 軽傷でも痛みを放置したことがあとでわかった
✕ 軽傷とはいえ顔面の多量の出血を放置し、家族が見た目の痛々しさにショックを受けてトラブルに
✕ 原因不明の骨折に気づかず放置していた
✕ 誤嚥《ごえん》発生時に救急車の要請が遅れて死亡したことでトラブルに
✕ 行方不明に気づきながら、施設の中にいるだろうと思い込んで捜索せず、遺体で発見されてトラブルに
✕ 家族は心配なのに、看護師が一方的に経過観察と判断してトラブルに
✕ 施設管理者が病院に駆けつけていないと家族が怒ってトラブルに

トラブルの原因はこんなにたくさん

32ページの「トラブルになりやすい事故への備え」において、これまで法人内で家族とトラブルになった事故を全て洗い出すことをおすすめしました。こうした「代表的なトラブルになりやすい事故」を時系列でまとめた一例が、上の図です。これを見るとわかるように、事故後はこんなにたくさんのトラブルの種が散らばっています。

こうして問題になった事故を並べてみると、事故の大きさは軽傷から死亡事故までさまざまです。死亡事故などの重大事故が家族トラブルに発展しやすいことは、当然理解できます。では、軽傷なのに家族トラブルに発展してしまうのはどうしてでしょうか。上の図では「容態確認と受診判断」が原因で起きた

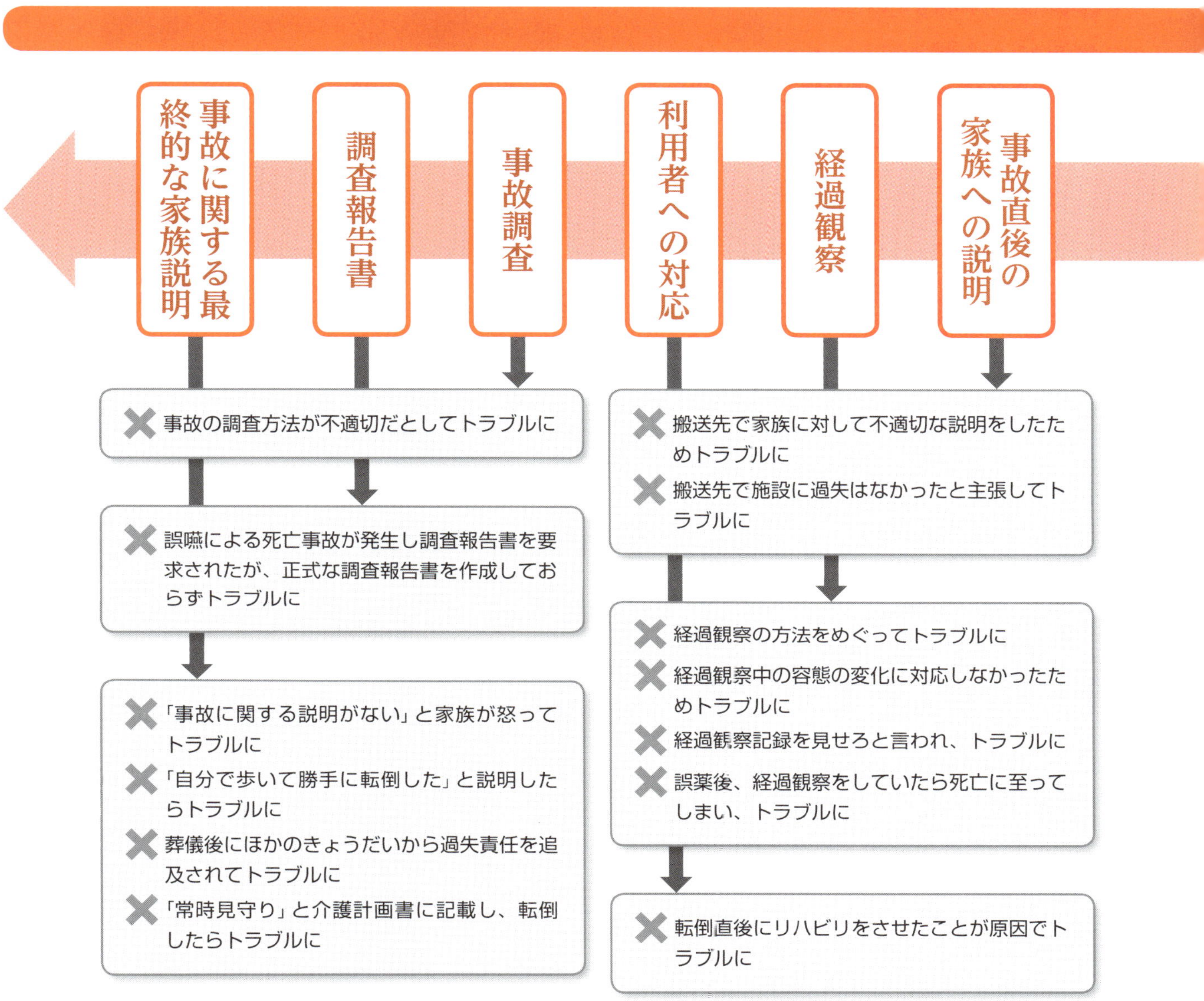
事故直後の家族への説明
経過観察
利用者への対応
事故調査
調査報告書
事故に関する最終的な家族説明
搬送先で家族に対して不適切な説明をしたためトラブルに
搬送先で施設に過失はなかったと主張してトラブルに
経過観察の方法をめぐってトラブルに
経過観察中の容態の変化に対応しなかったためトラブルに
経過観察記録を見せろと言われ、トラブルに
誤薬後、経過観察をしていたら死亡に至ってしまい、トラブルに
転倒直後にリハビリをさせたことが原因でトラブルに
事故の調査方法が不適切だとしてトラブルに
誤嚥による死亡事故が発生し調査報告書を要求されたが、正式な調査報告書を作成しておらずトラブルに
「事故に関する説明がない」と家族が怒ってトラブルに
「自分で歩いて勝手に転倒した」と説明したらトラブルに
葬儀後にほかのきょうだいから過失責任を追及されてトラブルに
「常時見守り」と介護計画書に記載し、転倒したらトラブルに

2つのトラブルがそれに当たるので、検証してみましょう。

　看護師が容態確認を行い、受診するかどうかなどを判断するときに重視するのは「軽傷か、重症か」という医学的観点です。しかし家族にとっては、医学的観点と同じくらい感情的な観点も大切だと言えます。

　たとえ医学的に見て重症でなくても、大切な家族が長時間痛みに耐えていたと知ったら「放っておかれてかわいそう」と怒りが湧くものです。痛みやかゆみなどの不快感は、利用者の気持ちになって親身に対応するよう心がけましょう。

　また、顔面のケガも注意が必要です。そのケガがひざにできていれば気にしないような軽傷でも、顔面にあると痛そうに見えて家族はショックを受けます。このように「ケガが顔面にあるので目立つ場合」や「出血が多くて大ケガに見える場合」は、家族がショックを受けやすい状況です。医学的に見て軽傷であっても、家族の感情面を考慮して受診するようマニュアルに明記するといいでしょう。

トラブルになりやすい事故対応

トラブルに発展しやすい条件と対策

施設側の対応に誠意が感じられず、不信感が生まれてしまうケース

↓

36～39ページの家族対応を徹底する

事故発生時の対処を明確に記録できていないことで、信頼を失ってしまうケース

↓

43ページを参考に、緊急時も記録をとることをマニュアル化する

緊急時に適切で迅速な判断と対応ができなかったことを、あとになって悔やむ家族から責められるケース

↓

43ページを参考に、緊急時対応マニュアルを整備する

マニュアルは結局シンプルがベスト

前ページのトラブルに発展したケースを見ると、トラブルの原因は大きく3つに分かれることがわかります。それが上の「施設側の対応に誠意が感じられない」「事故発生時の対処を明確に記録できていない」「緊急時に適切で迅速な判断と対応ができなかった」の3つです。

1つ目の「施設側の対応に誠意が感じられない」というのは、前ページの「施設管理者が病院に駆けつけていない」「搬送先で施設に過失はなかったと主張」に当たります。家族に納得してもらうためのポイントについては、すでに36～39ページで紹介したとおりです。これを参考に、家族対応マニュアルを作成しましょう。

2つ目の「明確に記録できていない」ためのトラブルに該当するのは、前ページの「経過観察記録の開示要求」や「調査報告書の要求」などです。あとで正確な報告書を作成するためには、事故時に正確な記録を残しておく必要があります。43ページを参考に、必要な情報をマニュアル化しましょう。

3つ目の緊急時の判断は、非常に難しい問題です。前ページでは、「救急車の要請が遅れて死亡」や「誤薬後に経過観察をして死亡」に当たります。つまり緊急時の対応というのは、判断を間違えれば命に関わるようなデリケートな問題です。43ページを参考に「緊急時対応マニュアル」を作成し、経験の浅い職員でも対応できるように準備しておきましょう。

緊急時対応マニュアルは、シンプルがいちばんです。緊急事態で焦っているときに、長々とした文章を読む余裕はありません。「やるべきこと」の動作を具体的に、順番どおりに記載するようにしましょう。

緊急時対応マニュアル（一例）

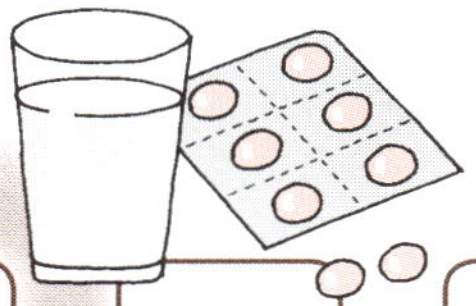

誤薬事故対応マニュアル

利用者誤薬（事故発生）

↓

看護師に報告し、誤薬した薬の内容を確認

↓

相談員に連絡

↓

相談員から家族に連絡し、報告

↓

医療機関を受診し、医師の指示を仰ぐ

↓

指示内容を看護師が実施

↓

相談員から家族に連絡し、一連の内容を説明する

↓

相談員が市町村の担当課に事故報告書を提出する

夜間に利用者の容態が急変した場合は……（生死に関わるとき！）

- 容態急変を認知したら、夜勤者パートナーやほかのフロアの夜勤者と状況を判断し、バイタルチェックをする（体温・血圧・脈拍などを確認し、カルテに記入）

↓

- 利用者を静養室に移動させる

↓

- 気道確保（枕を外し、顎《あご》を上に引いて気道確保、または側臥位《そくがい》）

↓

- 酸素2ℓ吸入。心肺停止の場合は心肺蘇生開始！

↓

- 医務室カウンターにあるカルテを見る。最初のページに書いてある搬送先を確認

↓

- 救急車要請（119番に電話。要請時間、到着、出発、病院到着の時刻を記録する）

↓

- 搬送先の病院に電話し、救急外来につないでもらう
- 利用者ID番号（診察券番号）がカルテの最初のページに書いてあるのでそれを伝え、状況報告とこれから救急搬送することを伝える

↓

- 医師・相談員・施設管理者に報告する
- 守衛に連絡し、正門・正面玄関を開けてもらい救急車の誘導を依頼する

↓

- 救急車到着。看護師がいれば看護師が、間に合わなければ夜勤の介護職が同乗する
- 医務室より利用者のカルテを持参する
- 連絡用の現金も持参する

※パートナーの夜勤者とよく話し合って連携をとり、冷静に行動してください
※時間の記録をその都度しっかりとってください

管理者は何をすべきか

事故が起こったときに管理者がどう対応するかで、事態は大きく変わります

一般的な事故時に管理者がするべきこと

判断

トラブルに発展しそうな事故が発生したら、管理者が自分の責任において「対応方針」「事業者の法的責任」などの重要な判断を迅速かつ的確に行う

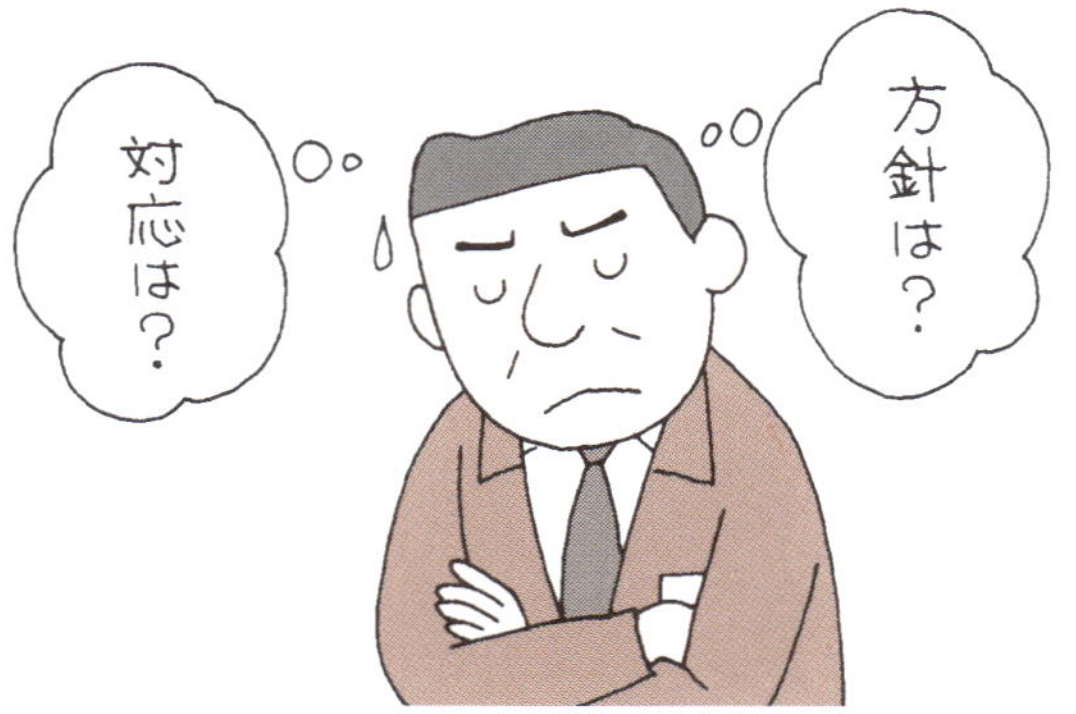
方針は？
対応は？

指示

管理者は対応方針を決定したら、幹部職員に対して具体的な指示を出す。その都度家族の反応などを確認し、現場の職員任せにせず、最終責任を自分で持つ

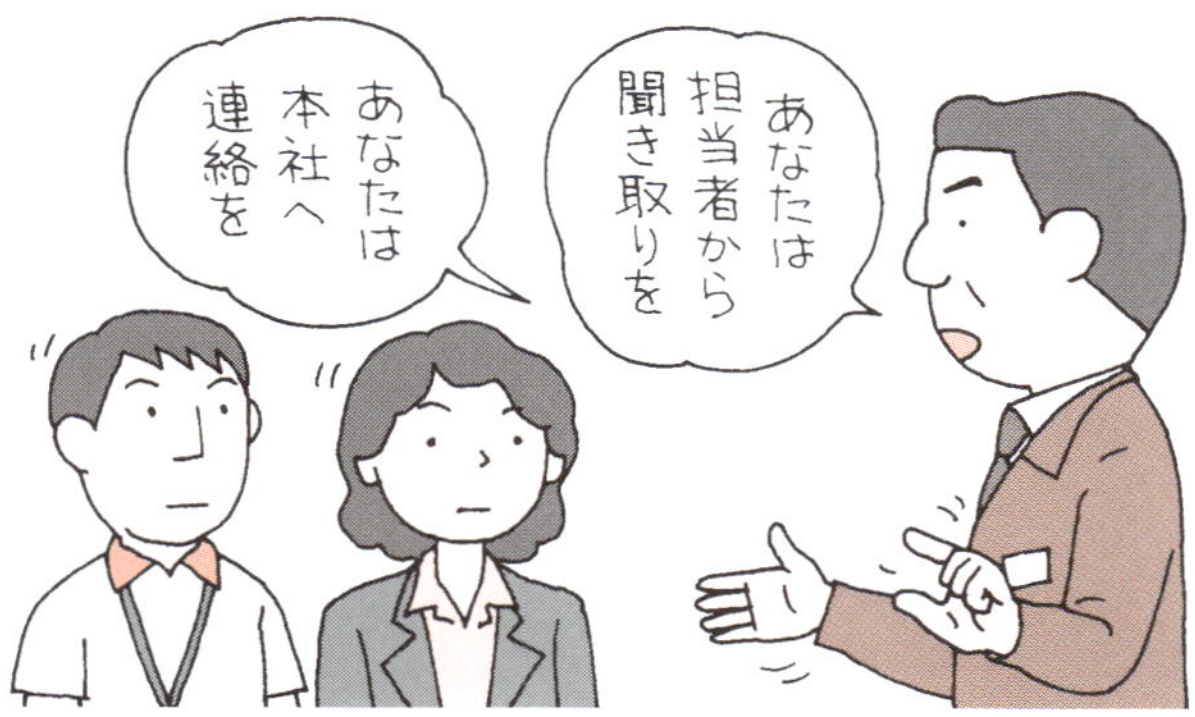
あなたは担当者から聞き取りを
あなたは本社へ連絡を

行動

管理者はお客様の矢面《やおもて》に立って行動する。特に謝罪・事故の補償の説明など重要な局面では、職員に任せず、自らが行う

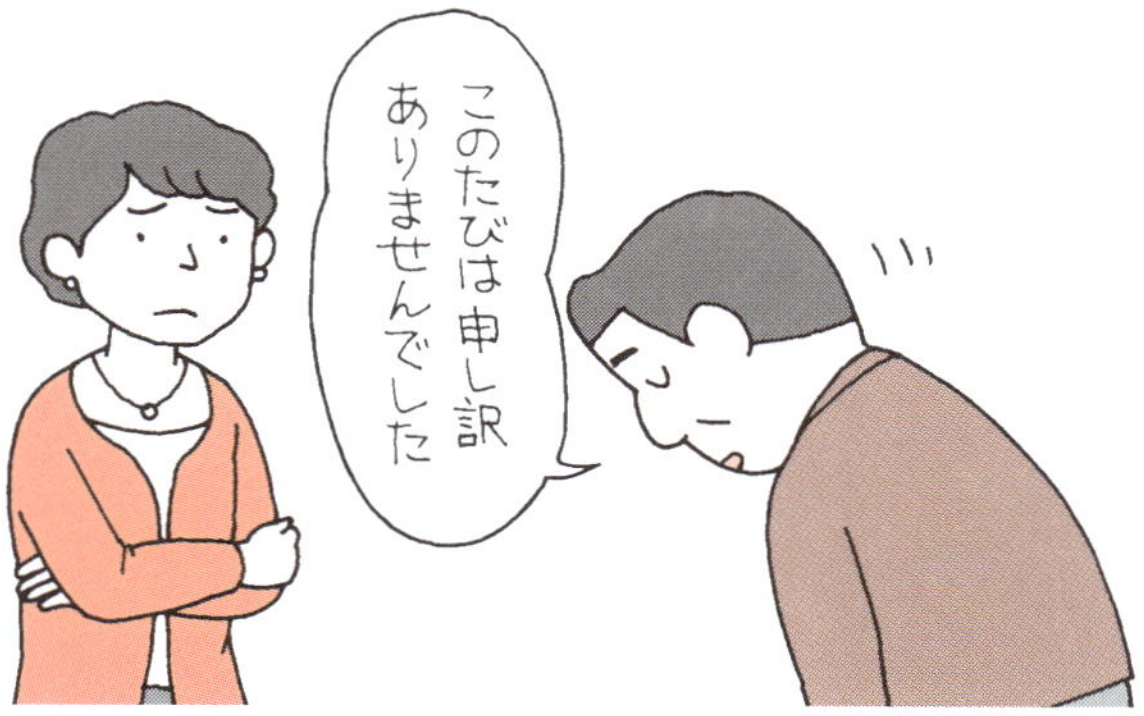
このたびは申し訳ありませんでした

トラブルを防ぐ管理者の行動とは

介護事故が起きたときに現場の職員が謝罪するのと、管理者（責任者）が謝罪するのとでは、家族に与える印象がまったく違います。やはり管理者が出てくることで伝わる誠意や、収まる感情があるものです。

管理者のとった行動によって、事態は大きく変わります。緊急時で混乱していても決して当事者のせいにせず、最終責任は管理者にあることを意識して行動することが大切です。

管理者はトラブルを防止するために、日頃からトラブルに発展しやすい事態を想定し、備えておくよう心がけましょう。そして事故が起きてしまったときは、上記の「判断」「指示」「行動」をもって、管理者の役割を果たすことが大切です。

不当要求に対して管理者がするべきこと

矢面に立つ

交渉の経過で、明らかに根拠のない不当な金銭要求などがあれば、犯罪性が問われる難しい問題です。現場の職員に対応を任せず、すぐに管理者に交代する

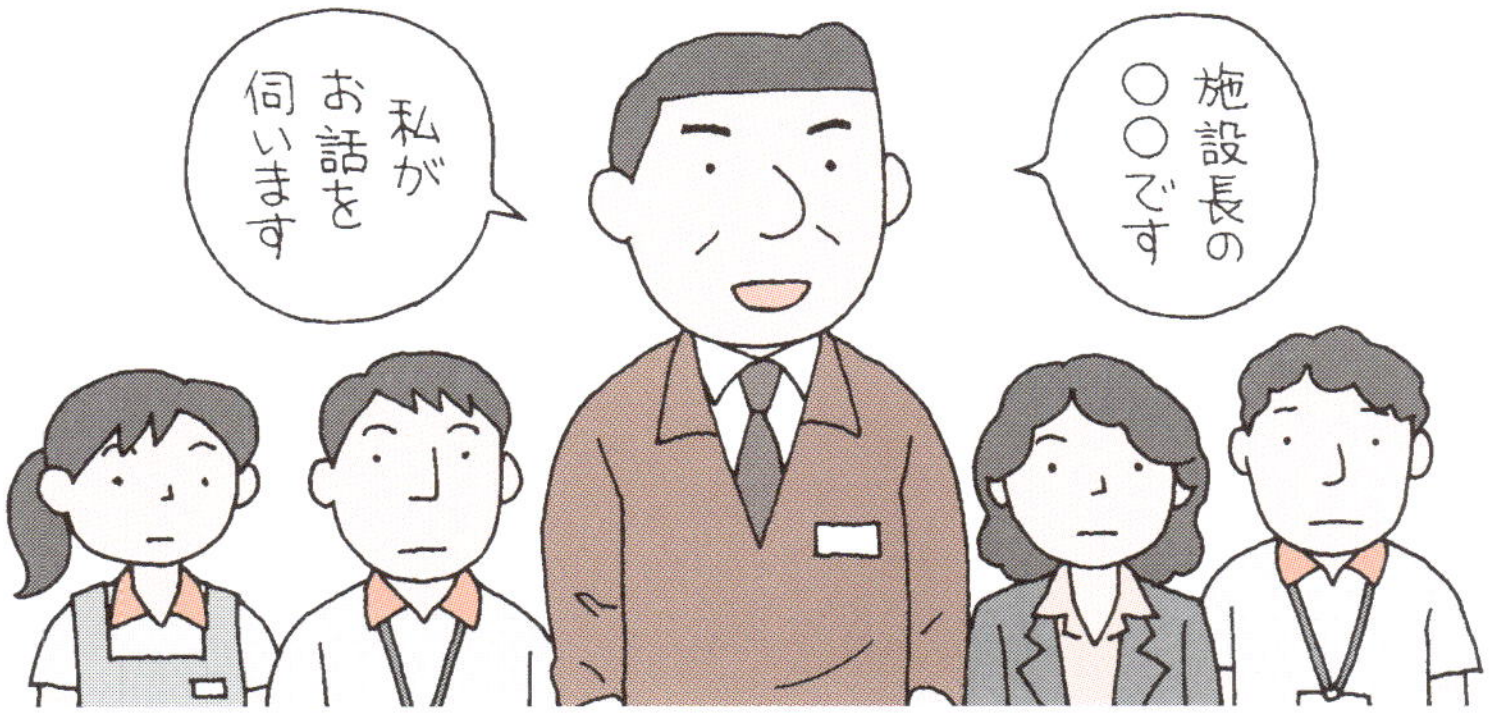
施設長の○○です
私がお話を伺います

断固拒否する

相手の話をよく聞き、誠心誠意謝罪をすることは非常に大切。しかし、相手の要求が異常値に入った場合は安易に受け入れず、規則にのっとって断固拒否する必要がある

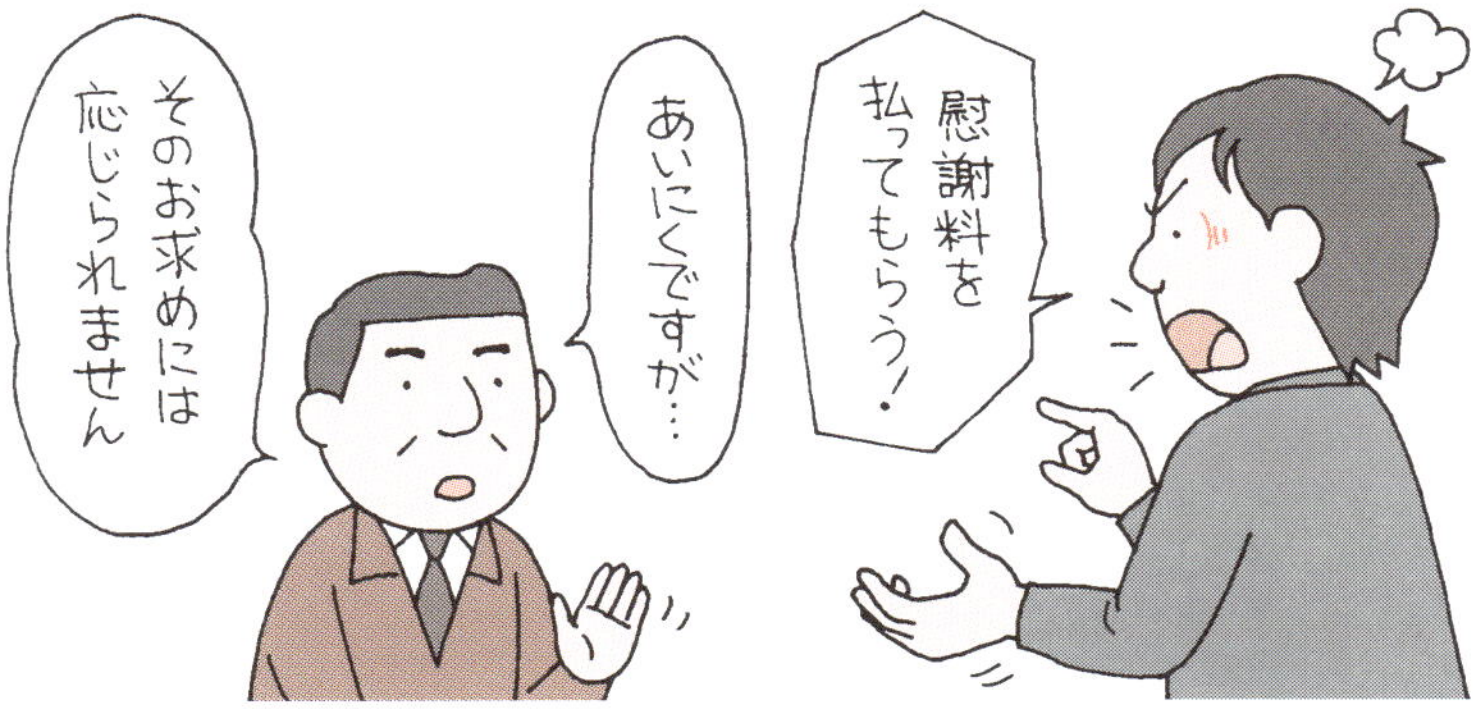
慰謝料を払ってもらう！
あいにくですが…
そのお求めには応じられません

弁護士や警察に相談

相手の要求が不当要求の域だと認識したら、犯罪性があることを相手に伝える。そのうえで問題が解決しないようなら、顧問弁護士や警察に早めに相談して対策を立てる

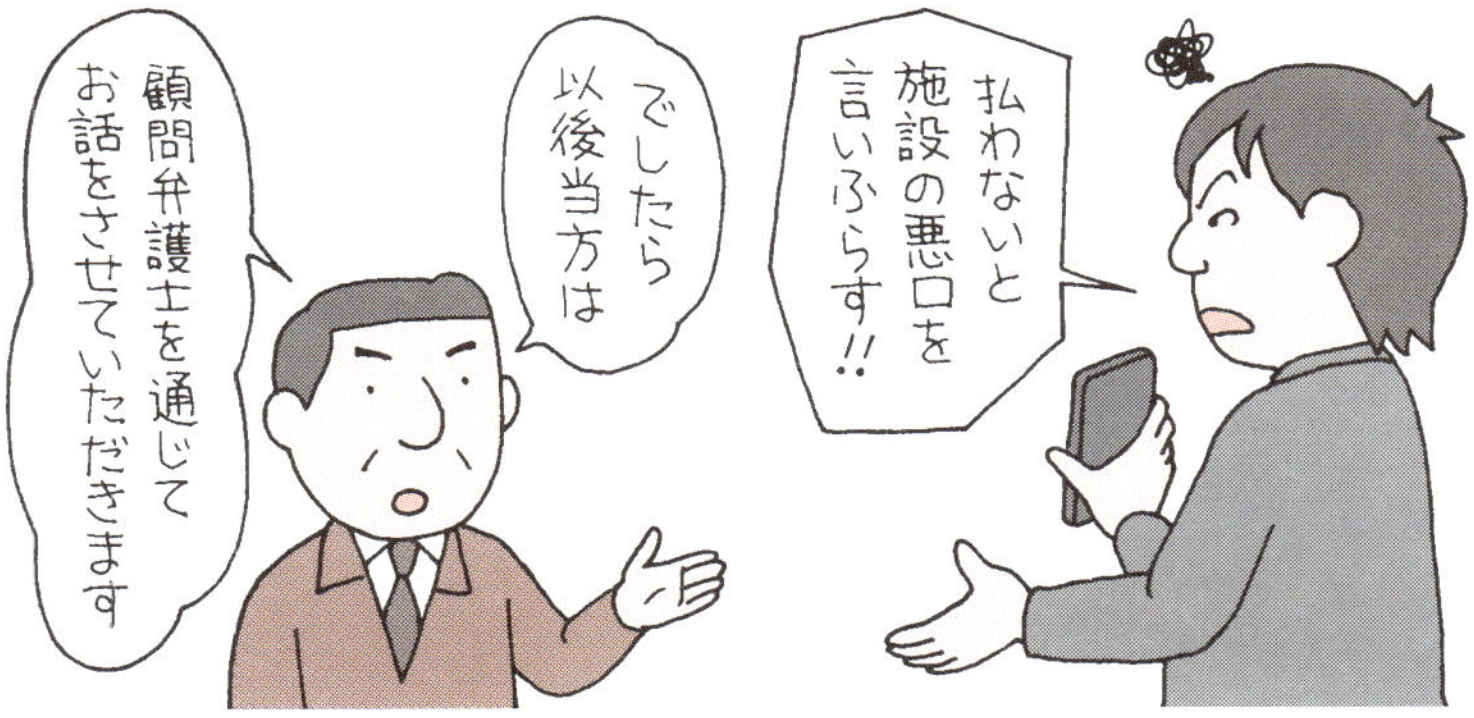
払わないと施設の悪口を言いふらす!!
でしたら以後当方は
顧問弁護士を通じてお話をさせていただきます

金銭を要求されたときの対応

事故が起きた際は相手が納得できるように説明責任を果たし、必要があれば賠償などにも速やかに応じたいものです。

しかし、時には正当な主張の範囲を超え、不当な金銭要求をしてくる家族もいます。事故を起こした責任があるとはいえ、不当な要求まで受け入れてしまってはいけません。

説明や交渉を進める中で不当要求に発展した場合は、必ず管理者が直接交渉するようにしましょう。こうした難しい判断を、相談員任せにしているようではいけません。

不当要求だと認識したら、これは強迫に当たる要求であることを相手に通知し、安易に相手の要求を受け入れるような発言をしないことが大切です。その後の家族との交渉は、弁護士や警察と相談しながら進めましょう。管理者にも手に余る場合は、早めに本部対応に切り替えます。いたずらに引きのばさないことが大切です。

管理者は何をすべきか

ケーススタディ：訪問介護の利用者がわいせつ行為

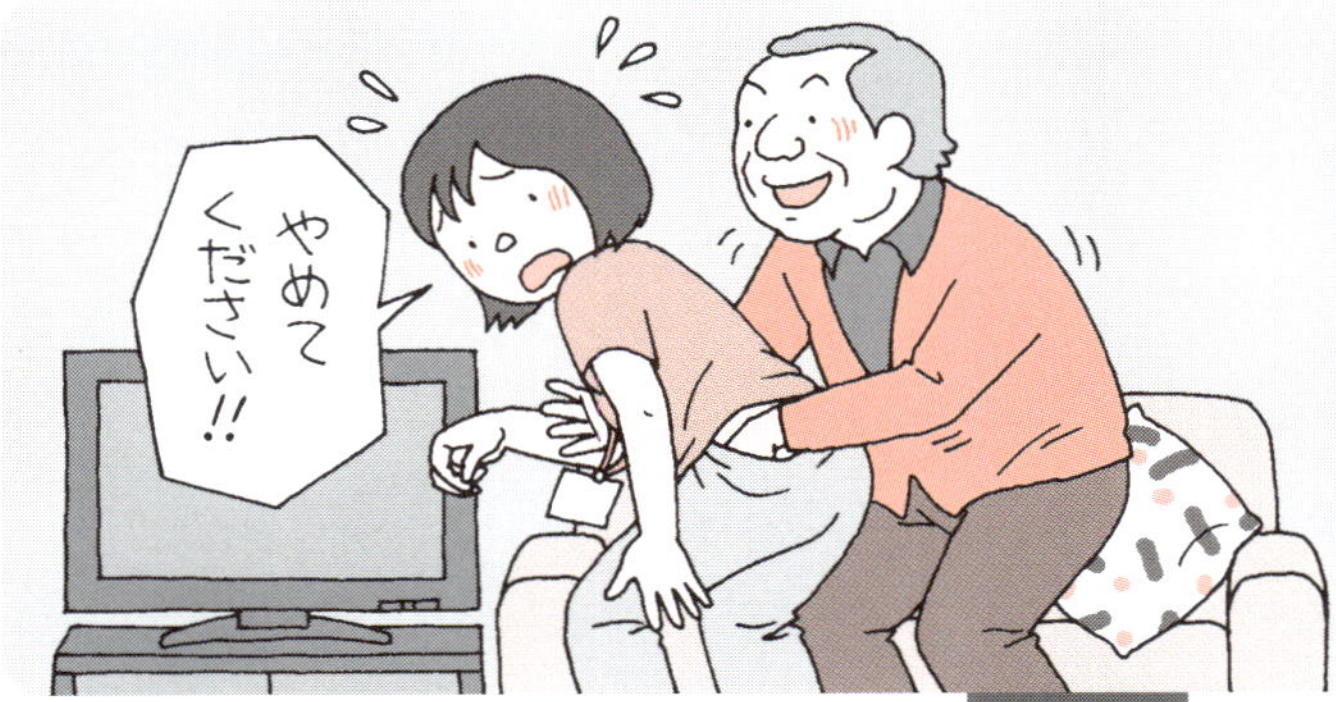

訪問介護の利用者Bさん（男性66歳）は、糖尿病やうつ病などの疾患があります。そんなBさんがある日突然、介護士の臀部《でんぶ》に触れて「きみって素敵だね」とささやいたのです。別の日には、下着の中に手を入れてきました。「やめてください」と伝えても、あれこれと言い訳をしている状態です。

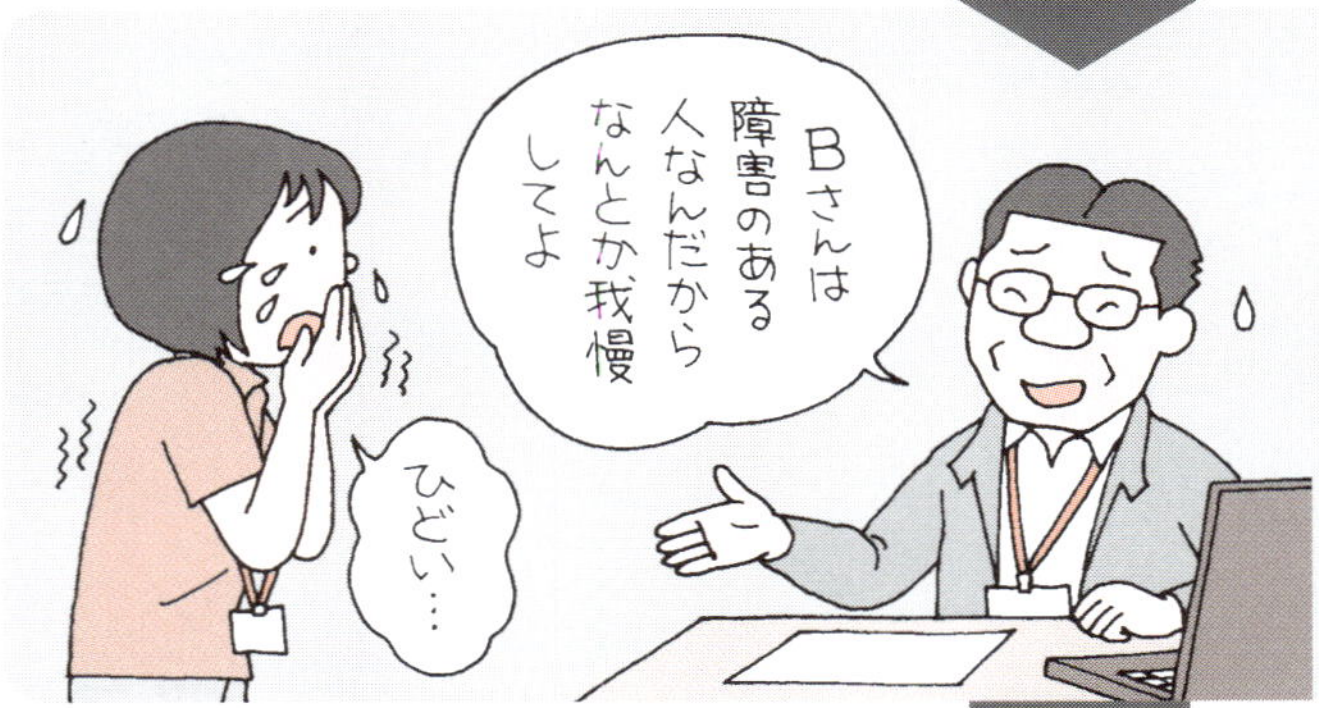
Bさんは障害のある人なんだからなんとか我慢してよ
ひどい…

介護士は事業所に戻ると所長に報告しました。しかし所長は困ったようなそぶりで「Bさんは障害があるから１人で暮らすことはできない。なんとか我慢してほしい。次は危ないと思ったら逃げればいい」と説得してきたのです。頭にきた介護士は、そのまま退職しました。

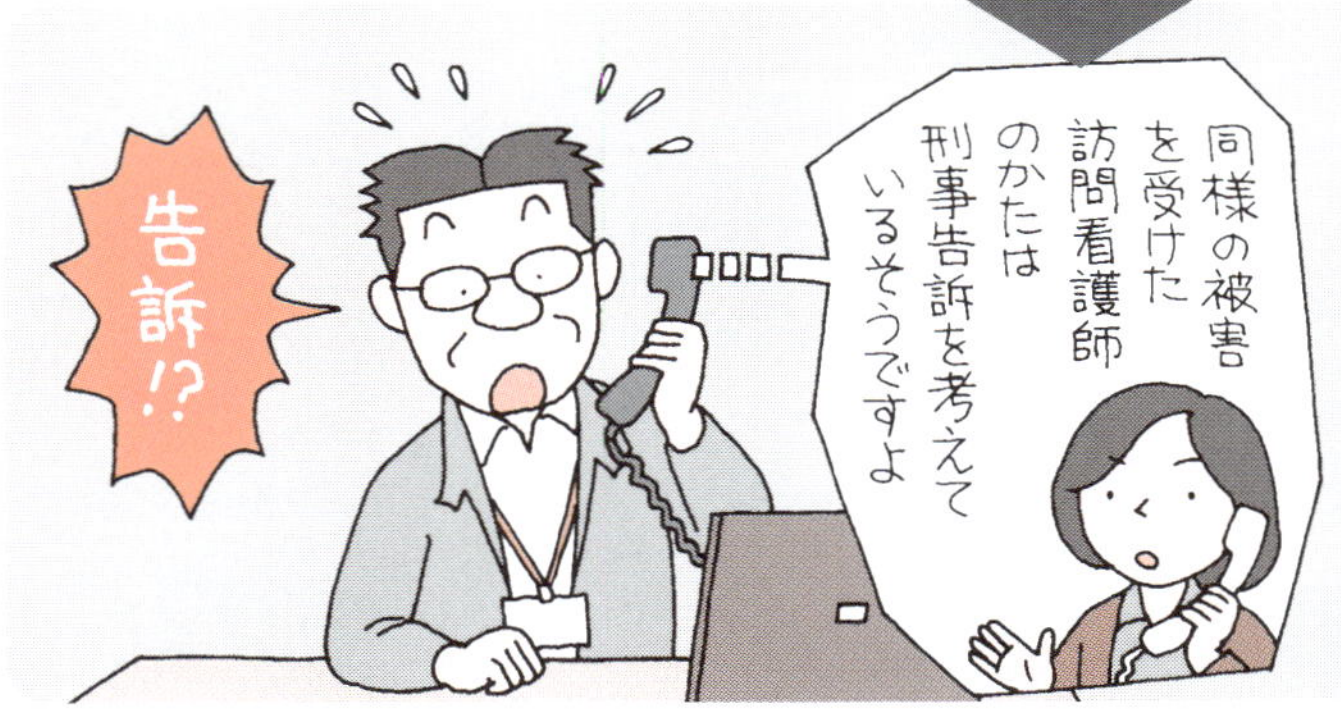
告訴!?
同様の被害を受けた訪問看護師のかたは刑事告訴を考えているそうですよ

それから数ヵ月後、訪問介護の事業所にケアマネジャーから電話が入りました。なんとある訪問看護ステーションが、Bさんに対して強制わいせつ罪で刑事告訴を考えているとのことでした。所長は利用者個人を告訴するという事態は考えつかなかったので、腰が抜けるほど驚きました。

こんなに違う介護と看護の対応

問題が起こったときに管理者がどう行動するかによって、職員を守ることも傷つけてしまうこともあります。上に挙げたケースは、その代表例です。

利用者Bさんは、訪問介護と訪問看護の両方を利用していました。そして介護士と看護師の両方に、わいせつ行為に及んだのです。Bさんはうつ病などの精神疾患はありましたが、認知症ではありません。正常な判断力がある状態と言えます。

問題は、事業所の職員がわいせつ行為にあった際、介護の所長と看護の所長の対応が正反対に分かれたことです。介護の所長が「我慢してほしい」と職員を説得したのに対し、看護の所長はBさんの刑事告訴を検討しました。介護業界は医療業界より、職員の権利に対する意識が低いのが現状です。

職員を守るために管理者がとるべき行動

サービス提供の拒否

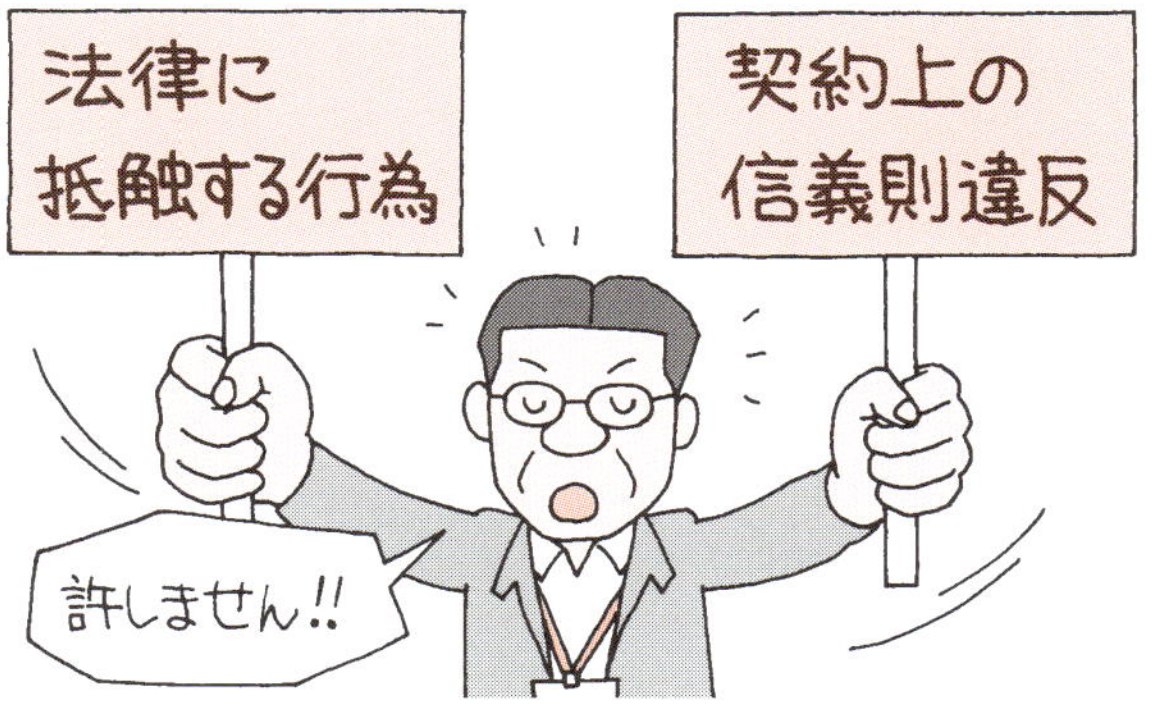
法律に
抵触する行為
契約上の
信義則違反
許しません!!

「契約上の信義則違反（契約相手の信頼を裏切る行為）」と「法律に抵触する行為（特に犯罪行為）」があった場合はサービスの提供を拒否するなど、基準を明確にしておきましょう。職員を守るには、規則から整備することです

警察に相談する

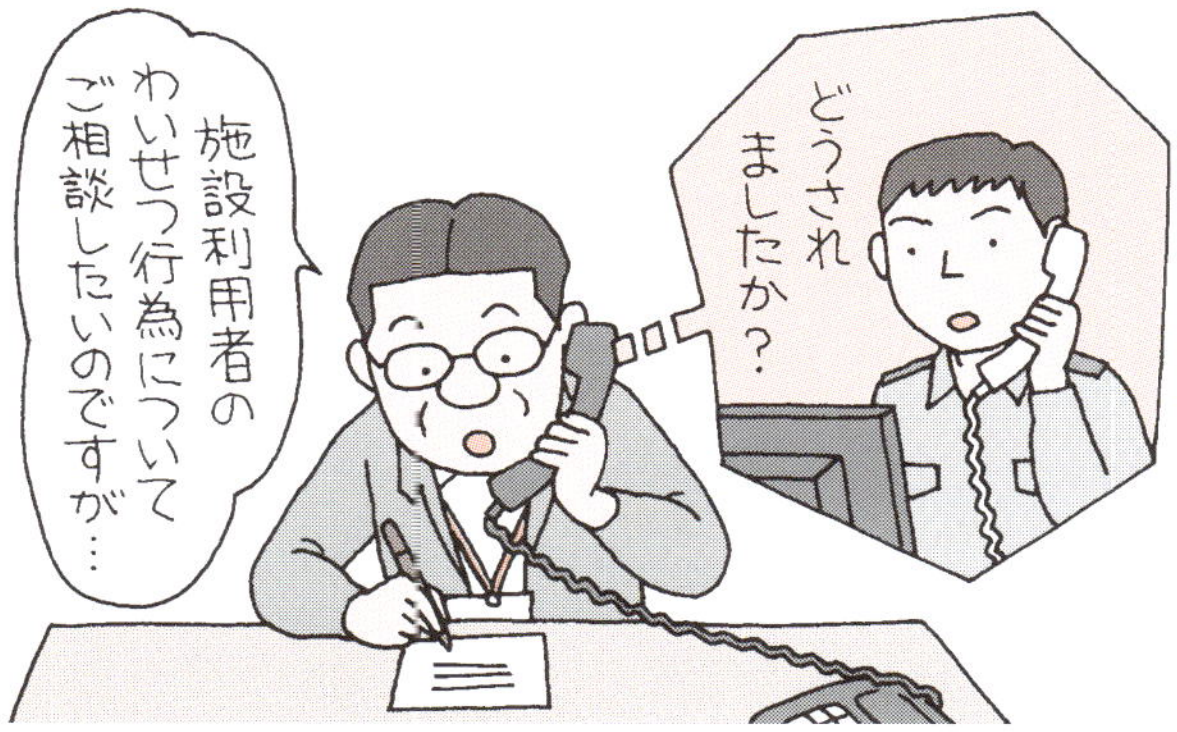
どうされましたか？
施設利用者のわいせつ行為についてご相談したいのですが…

警察にBさんの実名を出して相談しましょう。相談するときは、具体的に説明して問題の重大さをしっかり伝えることが大切です。また、刑事告訴をする際に必要な書面や手続きについて聞き、準備をするといいでしょう

2名体制にして警察とも連携

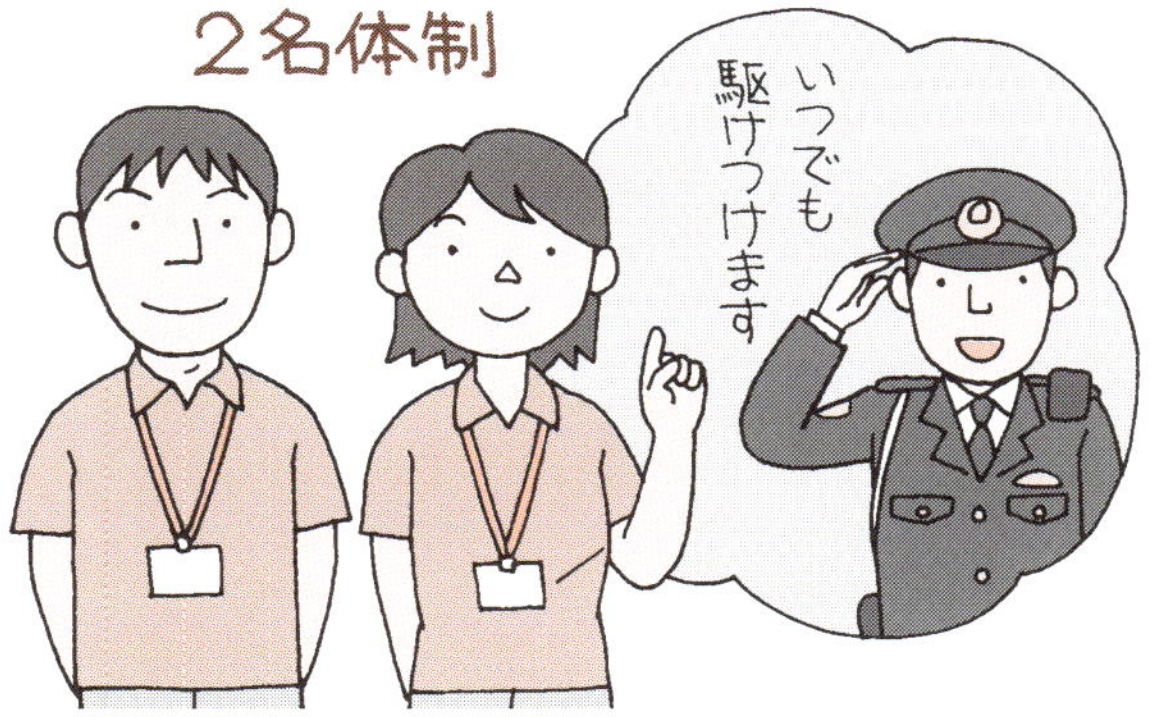
2名体制
いつでも駆けつけます

Bさんがわいせつ行為をしないことを条件にサービスを再開する場合も、当面は2名体制で行いましょう。また、不審なことが起きたらすぐに警察へ救援を求めることを周知徹底し、警察にも協力をお願いしておくと安心です

公的機関と連携する

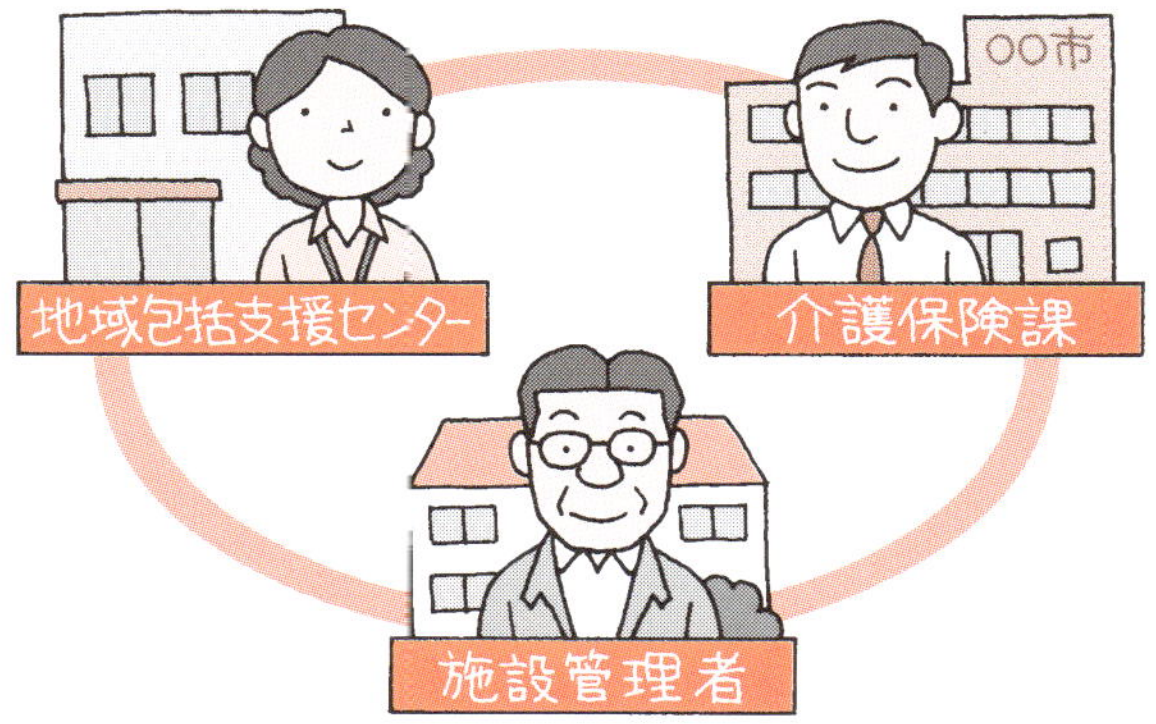
○○市
地域包括支援センター
介護保険課
施設管理者

事業者だけで抱え込まず、市区町村の介護保険課や地域包括支援センターと連携しましょう。介護を受けられなくなるかもしれない旨や、それでは生活できないという現状を利用者に伝え、間に入って調整してもらうといいでしょう

職員の権利を守るのは管理者の役割

では、訪問介護事業所の所長はどのような行動をとれば職員を守れたのでしょうか。

まず、「これは強制わいせつ罪という犯罪行為である」と認識できなかったことが問題です。本人に対処させるのではなく、警察や行政に相談をして強制力をもってその行為をやめさせるように動くべきでした。性犯罪の被害に遭っている職員に我慢させるのは、あまりに無責任な対応と言えます。

介護業界の管理者も「サービス提供拒否の基準」を明確にし、従業員の権利を守るのは務めだという意識を持つことが大切です。そのためには日頃から問題を事業所だけで抱え込まず、警察や市区町村の介護保険課、地域包括支援センターと連携するようにしましょう。

今回の場合は行政の担当者から利用者に対する説得や説明をお願いし、安心して介護できる環境が整うまでは、サービスの提供を拒否するべきでした。

訴訟になるケースから学ぶ

利用者側とのトラブルから訴訟に発展した場合、どうなるかを見てみましょう

ケース 1　15分間の空白は施設側の過失

特別養護老人ホームでの誤嚥死亡事故（横浜地裁）

利用者のＣさんは、多発性脳梗塞と重度の認知症で全介助を必要とする73歳の男性。ショートステイを3日間利用していた。3日目の朝食後に薬を飲ませたところ、その直後にＣさんに異変が起こった。異変を発見したのは午前8時25分頃で、8時40分頃に救急車を要請。8時50分頃に救急車が到着したときには、すでに息絶えた状態であった。

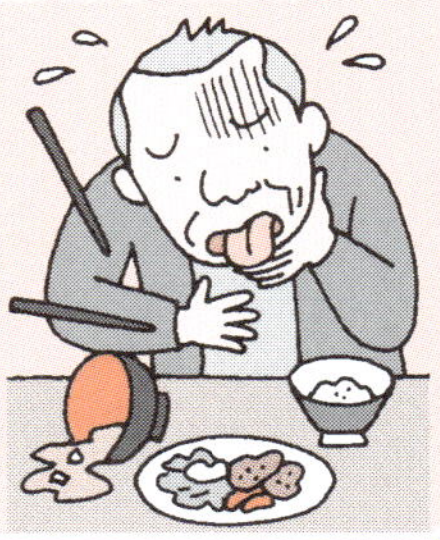

争点

争点❶ 死因は誤嚥か

- 異変を察知したときに、いったい何が原因なのかを特定することが難しかった
- 食後に異変が起こったものの、死因と食事との因果関係は本当にあったのか

争点❷ 応急処置

- 救急車を呼んではいるが、救急車を呼ぶまでの処置が適切であったかどうか
- 救急車を迅速に手配できたか
- その他、緊急時の対応に問題がなかったかどうか
- 「適切な処置」の中身である吸引などは、介護職員の業務範囲を超えるものであり、義務とは言えないのではないか

判決　職員の過失を認め、総額2200万円の損害賠償請求を認めた

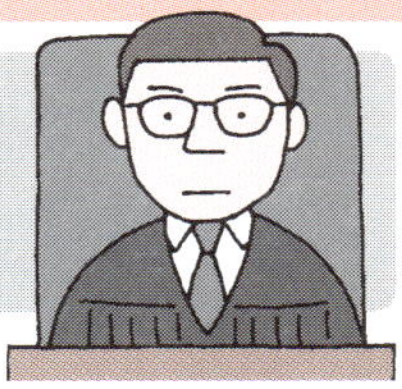

判決理由①

死因は誤嚥と確定

- Ｃさんは食事の際に飲み込みが悪く、口に溜め込んで時間がかかることがわかっていたこと。
  異変が朝食直後に起きていること。
  この２点から考えて、Ｃさんの異変を発見したときに真っ先に誤嚥を疑うべきであった
- 救急隊員の応急処置において、口腔内から異物が発見されていること。
  検死をした医師の診察結果でも気道に異物が発見され、死因は窒息と断定されている

この２点からも死因は誤嚥で確定する

判決理由②

応急処置に職員の過失あり

- 誤嚥事故が起こっているにもかかわらず、職員は吸引器を取りに行くことをしなかった
- 仮に、速やかに背中を叩くなどの方法をとっていたら、Ｃさんを救命できた可能性は大きい
- 午前8時25分頃に異変を発見しながら、8時40分頃まで救急車を呼ばなかったのは対応として遅すぎる
- 緊急時にまず家族に連絡して指示を仰ぐという硬直した体制をとっていたことも問題

ケース2 施設側が予測すべき利用者の危険

介護老人保健施設での入所者転倒による骨折事故（福島地裁）

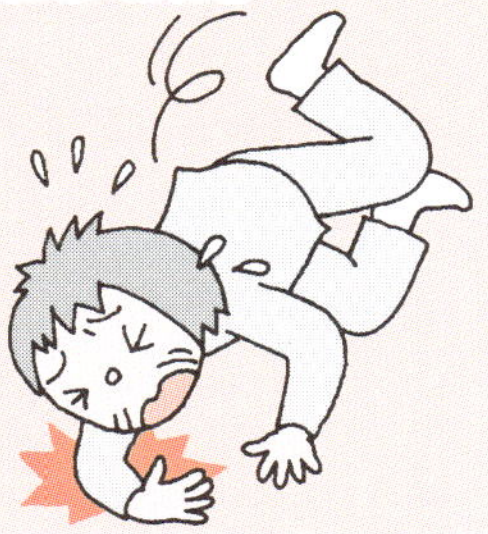

介護老人保健施設に入所していた当時95歳の女性であるDさんが、自室のポータブルトイレの中の排泄物を捨てにいこうとした。汚物処理場に入る際、出入り口の仕切りにつまずいて転倒し、骨折したという事案である。Dさんはそれまで要介護2であったが、事故により要介護3になった。

ポータブルトイレがしっかり清掃されていれば起こらなかった事故だとして、社会福祉法人に対して約1054万円を請求した。

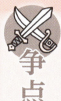

争点

争点❶ ポータブルトイレの清掃を怠ったことが事故の原因

- 1日2回、定時で行われるポータブルトイレの清掃が施設の業務マニュアルに記載されている
- 定期清掃が実施されていなかったため、利用者が捨てにいこうとしてしまったのであり、事故との因果関係がある

争点❷ ポータブルトイレの清掃は事故と直接の因果関係はない

- ポータブルトイレの定時清掃を怠ったとしても、利用者は職員を呼び出して処理させることができたはず
- 直接原因はDさんが自らの意思で排泄物を捨てにいったことだ

判決 職員の過失を一部認め、慰謝料100万円と付き添い費用210万円など、計537万円の支払いを命じた

判決理由①

ポータブルトイレの定時清掃を怠ったことと事故との間に、相当因果関係が認められる

- 居室内に置かれたポータブルトイレで、中身が廃棄・清掃されないままであれば不快である
- 不自由な体であれ、老人がこれを汚物処理場まで運んで処理・清掃したいと考えるのは当然である
- 契約の段階で介護ケアサービスの内容として、入所者のポータブルトイレの清掃を定時に行うべき義務があった。
  したがって、事業者側は債務不履行責任（契約違反）を負う

判決理由②

介護マニュアルが遵守されていなかった点も考慮

- 事業者側は「利用者は職員に頼んで処理してもらうことができたはずである」と主張するが、そもそも「ポータブルトイレの定時清掃を行う」という介護マニュアルが遵守されていなかった状況がある
- たとえ利用者がポータブルトイレの清掃を頼んだとしても、職員がただちにかつ快くこれに応じて処理していたかどうかは不明であると言わなければならない
- したがって、ポータブルトイレの定時清掃を行う義務に違反したことと事故との間の相当因果関係を否定することはできない

訴訟になるケースから学ぶ

介護事故裁判において賠償責任が生じる基準

1 予見可能性

- 介護の専門家として、その事故が予見できたかどうか
- 注意を払っていたかどうか

2 結果回避義務

- 事故という結果を回避するために、適切な措置をあらかじめ講じていたかどうか

3 債務不履行責任

- 事業者が契約上の義務をしっかり果たしていたかどうか（契約に違反する行為はなかったかどうか）
- 債務不履行で損害賠償請求を受けた場合は、事業者は「自らに責任がなかったこと」を証明しない限り、責任を負うことになる

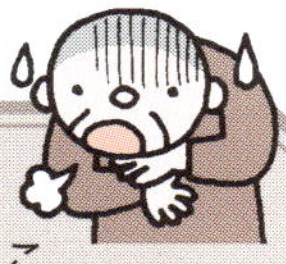

誤嚥死亡事故の場合

この事故では、誤嚥事故が起こったことが争点ではない。あくまで「誤嚥が死亡に至ってしまう」という結果を回避するために、適切な処置がなされなかったという「結果回避義務」を怠ったために法的責任を問われた。

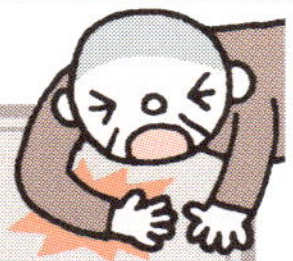

転倒骨折事故の場合

この事故では、契約書に「定時でポータブルトイレの清掃を行う」と明記されていた。そのため「債務不履行責任」による賠償請求が認められた。

ただし、定時清掃が具体的に規定されていなくても、結果回避義務などによって法的責任を問われた可能性が高い。

2つの裁判から見えてくること

介護事故の中の何割かは、事業者と家族との間でトラブルに発展してしまいます。そしてトラブルに発展した事故の中の何割かが、訴訟にまで発展してしまうのです。

訴訟に発展するまでこじれた事案というのは、多くの場合施設の対応に問題があります。「事故時の対応があまりにお粗末で納得がいかない」とか「事故後の家族対応に失礼があり、家族の感情が傷ついてしまった」などがおもな原因です。

訴訟になると「予見可能性」「結果回避義務」「債務不履行責任」などによって法的責任を問われます。残念ながら法的には「介護の世界の常識」や「介護職としての倫理観」などが理解してもらえるとは限りません。ですから裁判にならないためにも、「迅速な事故対応」と「誠

裁判の事例から得られる教訓

過失認定はどちらに転ぶかわからない

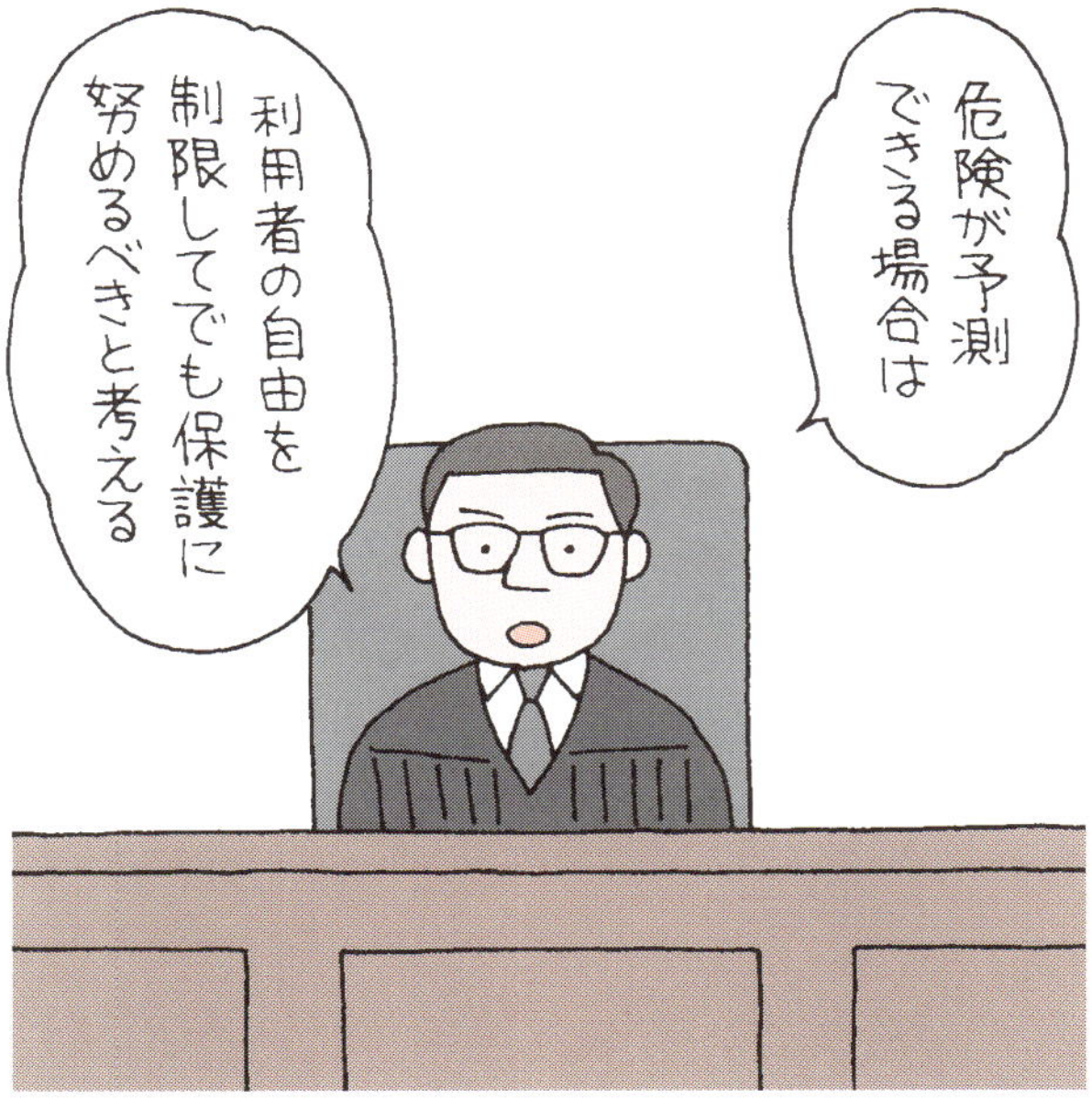
危険が予測できる場合は
利用者の自由を制限してでも保護に努めるべきと考える

介護事故に関する裁判の判決文を読んでいると、介護の世界は司法には理解してもらいにくいことがわかります。人間が人間らしく豊かに暮らすということは、身体拘束や強制などをされずに自由に行動できることが前提となるはずです。お年寄り本人もそれを欲しています。それに対して「事故を防ぐためには利用者の自由を制限してでも、ありとあらゆる対策を講じなければならない」という裁判所の考え方との間には大きな隔たりがあるのが現状です。現在の日本においては、介護事故が裁判に持ち込まれてしまったら、過失認定がどちらに転ぶかわかりません。防ぎようがない事故であっても、法的責任を問われることが大いに考えられます。だからこそ「介護事故をトラブルに発展させない家族対応」が重要であり、急務なのです。

対応の甘さは致命的

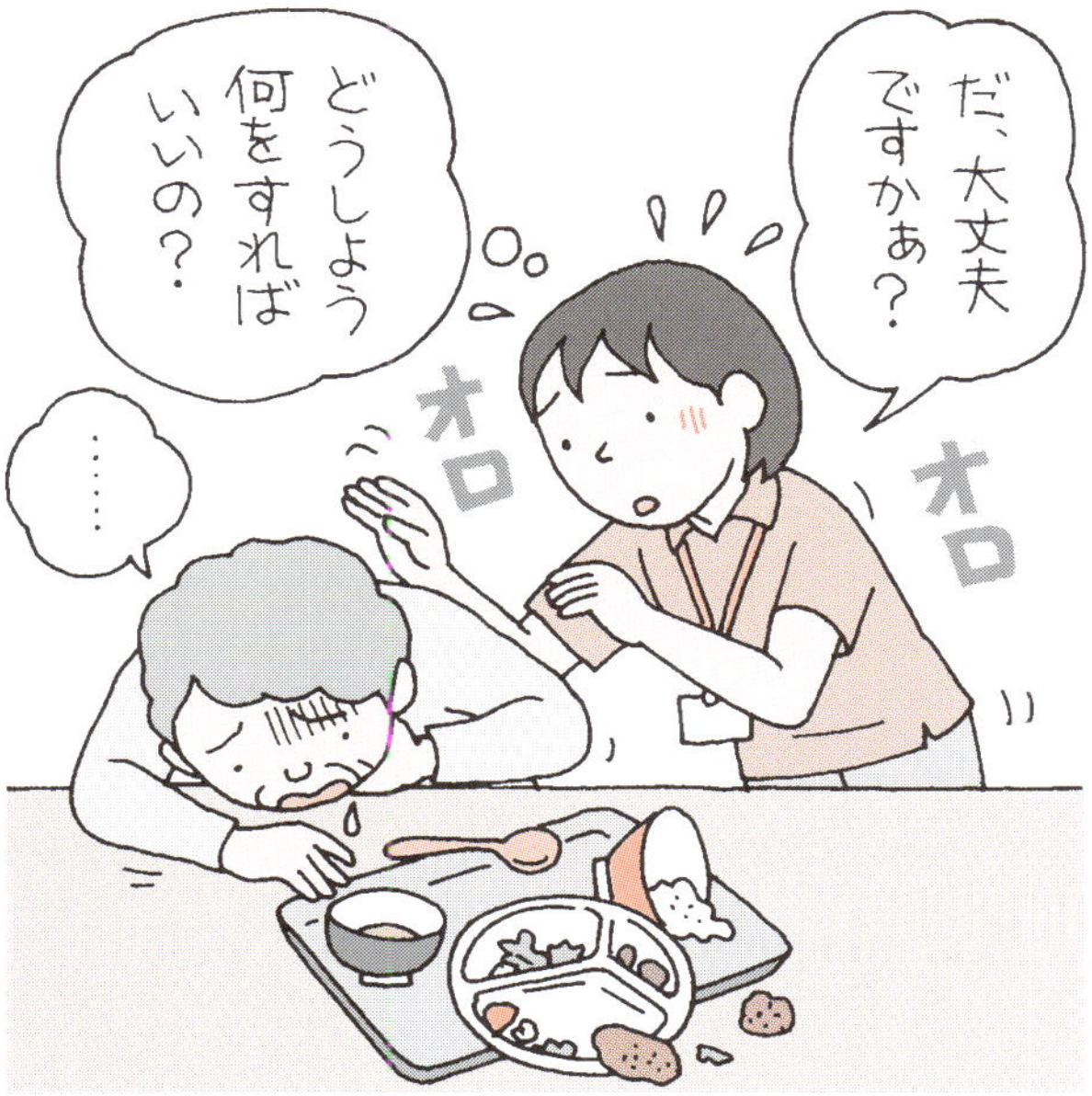
だ、大丈夫ですかぁ？
どうしよう何をすればいいの？
……
オロ
オロ

老人福祉施設の事故トラブル案件で目立つのは、事故発生時の対処の甘さが原因で訴訟に発展している事案です。事故後の処置が万全であったかどうかの判断には、処置に当たった人の能力や経験は考慮されません。職員の能力が足りなければ、処置能力のない人にやらせた施設の過失が問われます。つまり、「施設として万全の処置をとれる体制にあったか」ということのほうが問題になるのです。万全の処置がとれない原因はおもに２つ考えられます。１つ目が「緊急の場合に、誰が何を行うのかの具体的なルール」が決まっていないケースです。２つ目は、新人職員が異変に気づかないケースです。日頃から「新人職員は異変を発見したら１分以内に先輩職員に報告する。報告を受けた職員は……」など、細かく規定しておきましょう。

意が伝わる適切な家族対応」が大切なのです。

事例に挙げた誤嚥死亡事故では、誤嚥への対処が遅かったことに加えて、救急車の要請が遅かったことも過失となりました。誤嚥が起きたとき、吸引を行えば異物を除去できるかもしれません。しかし、吸引が失敗してから救急車を呼んだのでは遅すぎる可能性があります。

この場合「結果回避義務」の観点から言うと、「あらゆる可能性を考慮して対策を立てる」必要があります。つまり吸引が成功した場合は救急車が無駄足になってしまう可能性がありますが、それでも救命可能な早いタイミングで救急車を要請する必要があるわけです。

事例に挙げた転倒骨折事故の判決によると、「利用者が自ら招いた事故であっても、利用者がそのような行為に出ざるをえない環境を施設側がつくっていれば有責になる可能性が高い」ことがわかりました。施設はただ生活を保障するだけでなく、暮らしやすい環境づくりが義務づけられているのです。

ショートステイでの行方不明

起こってしまったときの対応方法について、細かく見てみましょう

利用者の状況

Aさん 81歳・男性・要介護3・アルツハイマー型認知症

身体的障害はなく、生活動作は自立している。認知症は重度で迷惑行為が多いが、娘さん一家が頑張って在宅で介護している。1月5日、初のショートステイに入所。3日間の予定だった

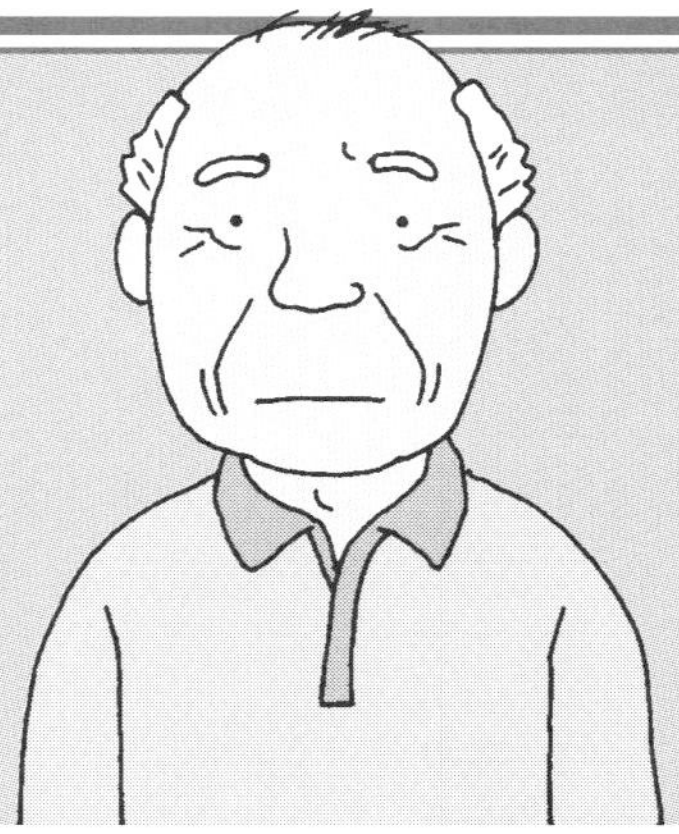

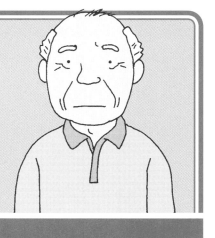

事故発生時の状況

ショートステイに入所した1月5日の夕方から、「家に帰らなければ」と言って出て行こうとした。担当の介護士が「あとで娘さんが迎えに来ますよ」となだめて、午後8時には部屋でベッドに入った。深夜零時に職員が巡回で訪室すると、すでにAさんはベッドにいなかった。

まずフロアを捜したが見つからないので、ほかの職員と施設内を徹底的に捜した。施設の出入り口にはカード式のセキュリティシステムがあり、外に出ることはないだろうと考えたが、午前3時になっても見つからないので、建物の外の敷地内まで範囲を広げて捜した。6時に施設長と事務長に連絡を入れ、施設長の指示で家族の了解を得てから、警察に捜索願を出した。

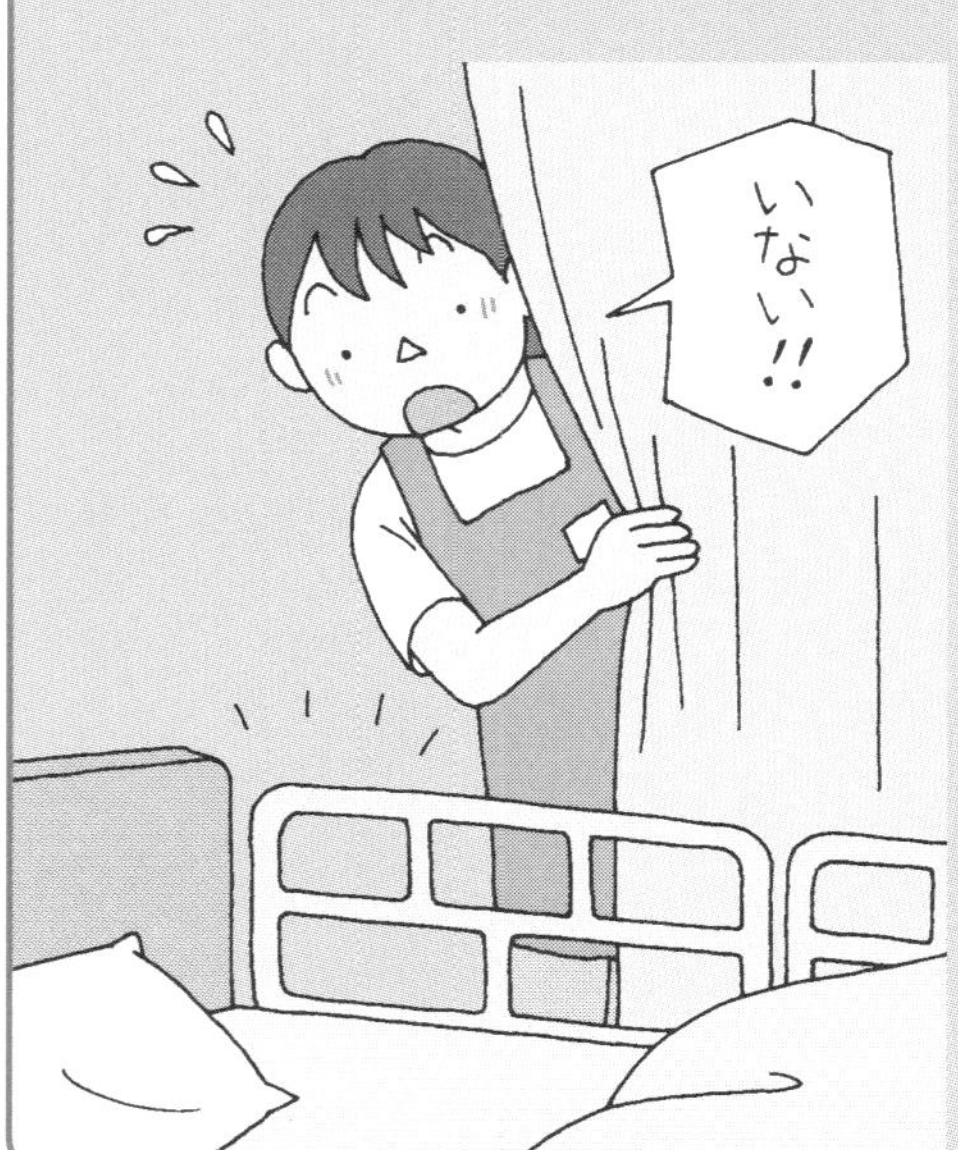

結局Aさんは午後になってから、施設から200m離れた林の中で遺体で発見された。検死の結果、死亡推定時刻は午前2時半頃。死因は凍死だった。後日、娘さん夫婦が施設に突然現れ、「介護記録を今すぐ見せてほしい」と迫った。「ほかの利用者の氏名や個人情報が記載されているので見せられません」と断ったところ、家族は施設を相手取って訴訟を起こした。

家族を不安の闇に突き落とす事故

トラブルに発展しやすい事故の代表例に「認知症の利用者の行方不明事故」が挙げられます。この行方不明事故というのは、介護現場で起こる事故の中でも家族のショックが非常に大きいケースだからです。

行方不明は、転倒などのよくあるケースとは性質が異なります。行方不明になった本人は、行くあてもなく何時間もさまよい歩き、空腹と心細さで大変な不安に襲われるはずです。家族も、大切な親や配偶者が居場所も生死もわからない状態で、ただ待つしかありません。

これは想像を絶する苦しい時間です。事例のように遺体で発見されることも決して少なくないので、施設としてはあってはならない事故と言えます。

トラブルを誘発したポイント

✕ 事故対応の不適切ポイント

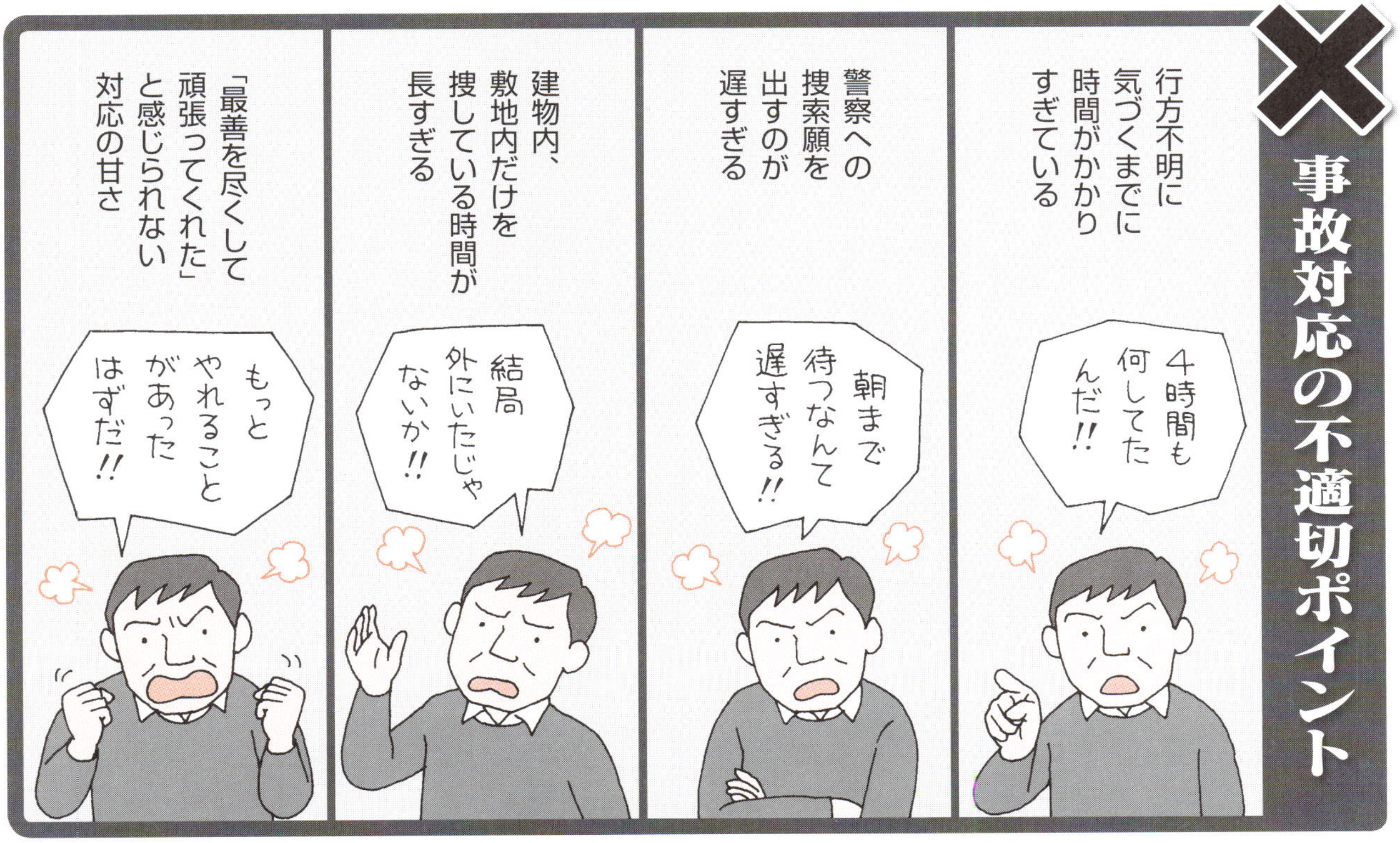
行方不明に気づくまでに時間がかかりすぎている
4時間も何してたんだ!!
警察への捜索願を出すのが遅すぎる
朝まで待つなんて遅すぎる!!
建物内、敷地内だけを捜している時間が長すぎる
結局外にいたじゃないか!!
「最善を尽くして頑張ってくれた」と感じられない対応の甘さ
もっとやれることがあったはずだ!!

✕ 家族対応の不適切ポイント

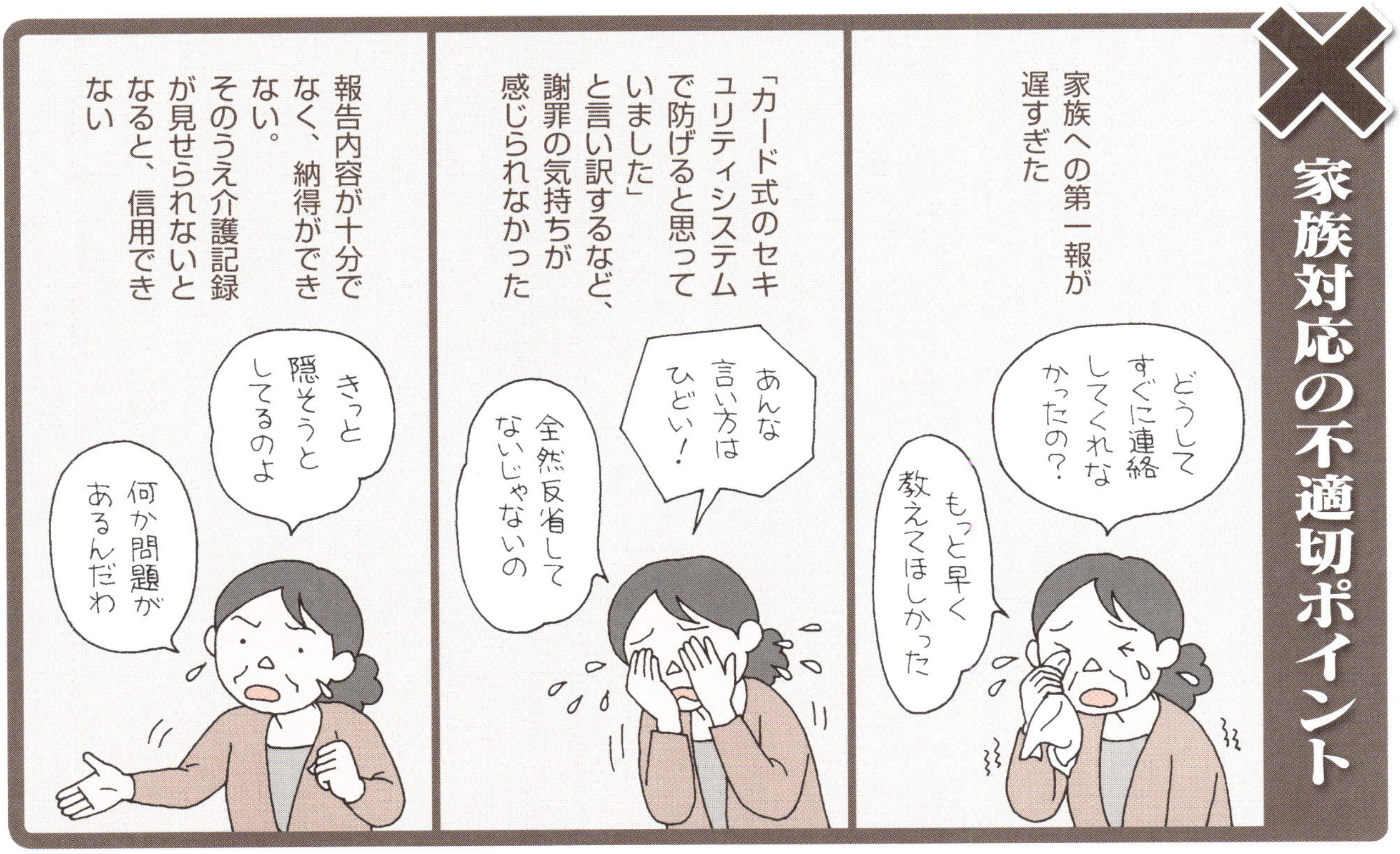
家族への第一報が遅すぎた
どうしてすぐに連絡してくれなかったの?
もっと早く教えてほしかった
「カード式のセキュリティシステムで防げると思っていました」と言い訳するなど、謝罪の気持ちが感じられなかった
あんな言い方はひどい!
全然反省してないじゃないの
報告内容が十分でなく、納得ができない。そのうえ介護記録が見せられないとなると、信用できない
きっと隠そうとしてるのよ
何か問題があるんだわ

ショートステイでの行方不明

このトラブルを回避する事故対応

15分見つからなければ警察へ

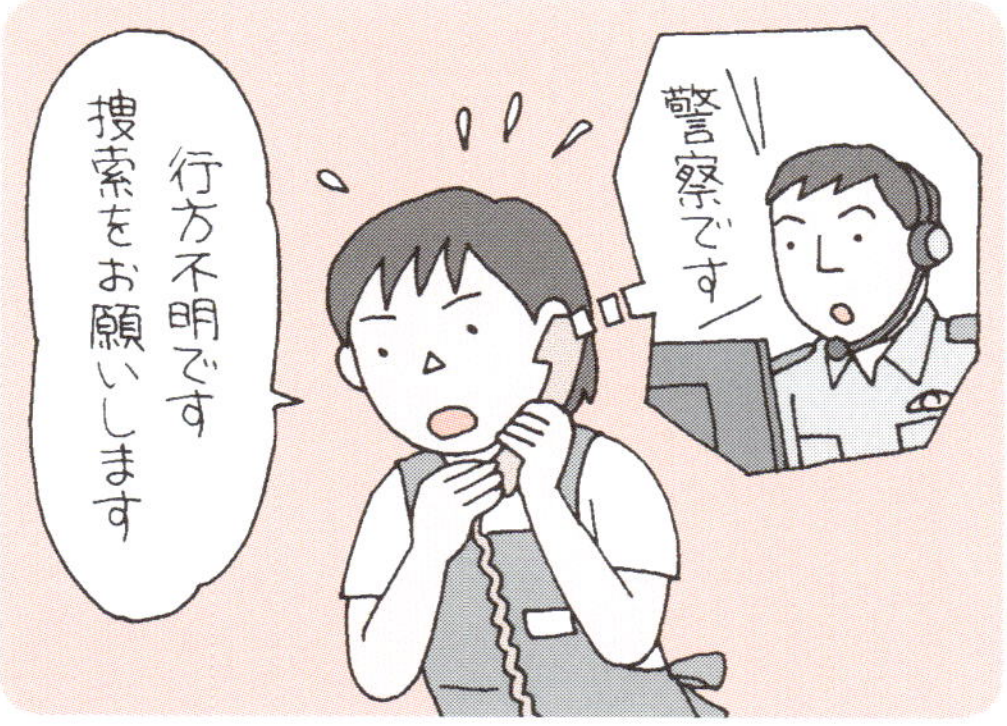
警察です
行方不明です 捜索をお願いします

行方不明事故は、発生直後の時間を無駄にすると、どんどん遠くへ行って見つけにくくなります。行方不明に気づいたら、15分で敷地内の捜索を完了し、警察に連絡して外部の捜索協力を得ることが大切です

巡回の頻度を上げる

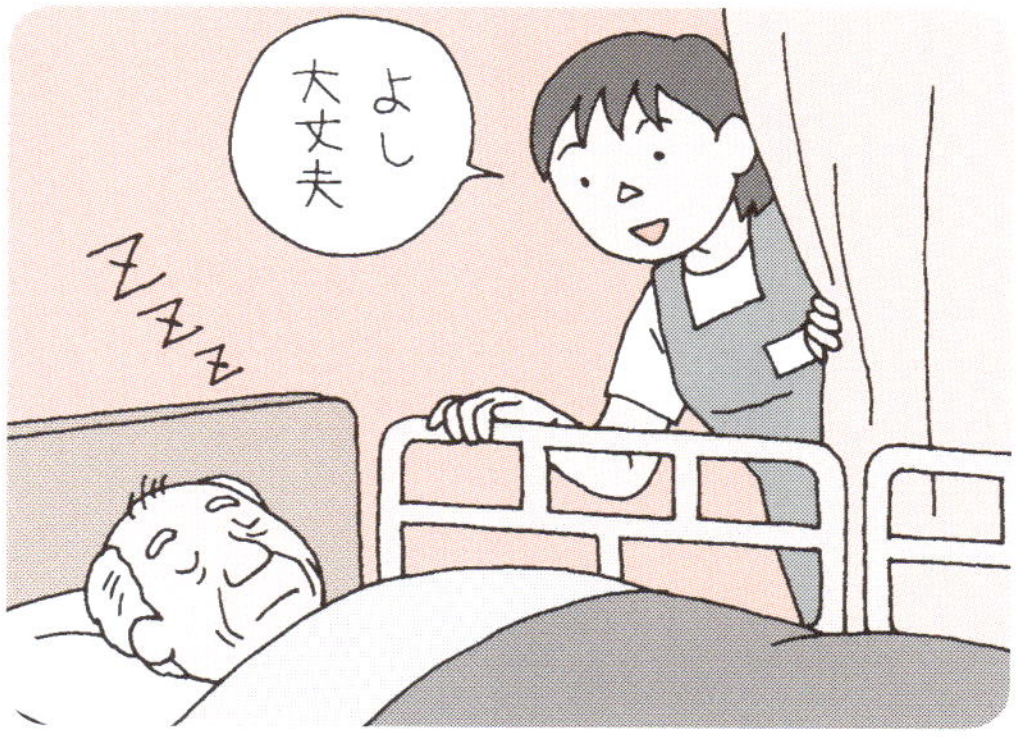
よし 大丈夫
ZZZ

ショートステイは不穏になる利用者が多いので、就寝確認以降1時間おきに巡回する施設もあります。事例の施設もこのペースで巡回していれば、もっと早く行方不明に気づいたはずです

反対

近隣と協力して捜す

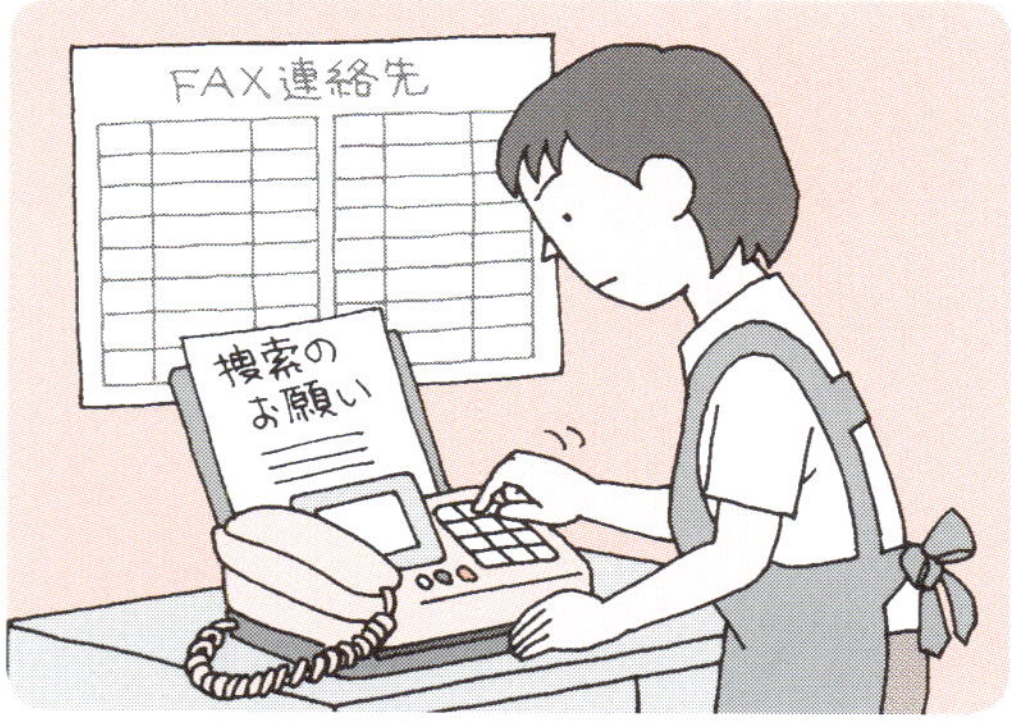
FAX連絡先
捜索のお願い

行方不明事故が発生したら、まずは施設長に知らせます。続いて施設内職員や法人内別施設への応援要請、家族への連絡、警察への届け出の順番です。そこまでできたら、今度は地域※に捜索協力を要請します

セキュリティを過信しない

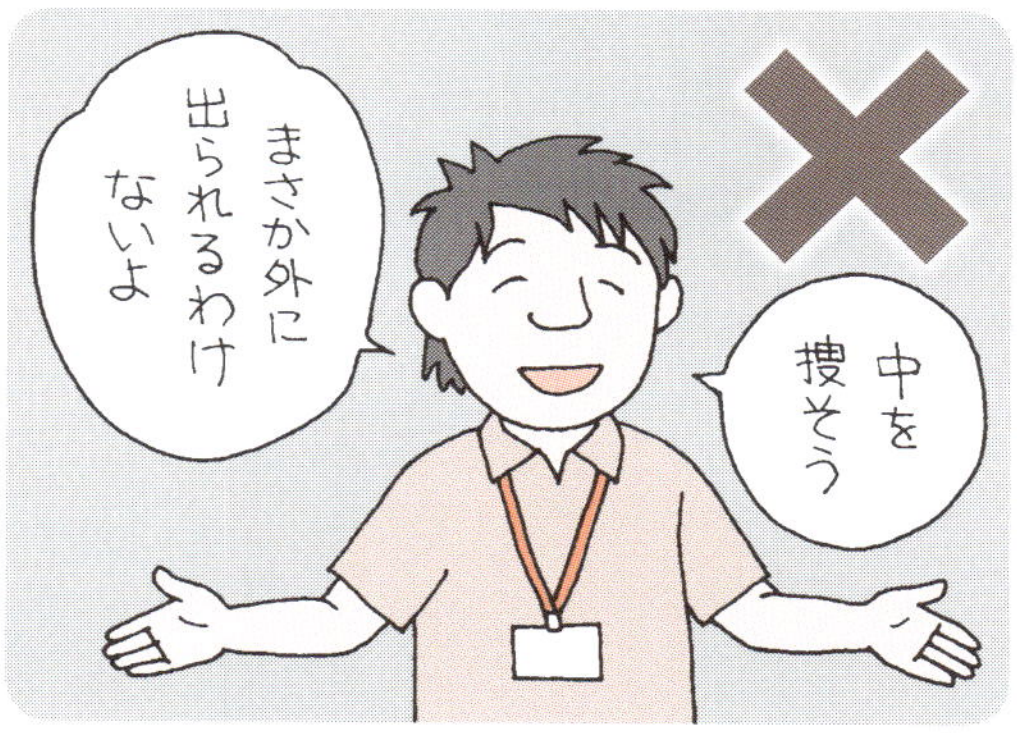
まさか外に出られるわけないよ
中を捜そう

認知症の利用者の行方不明事故は、どんなセキュリティでも完璧には防ぐことができません。ある行方不明事故では、最後まで脱出経路が判明せず、「壁から抜け出した」と言った介護職もいるほどです

家族が納得する対応とは

行方不明事故が起こったときに大切なのは、「行方不明であることを早期に確認したか」と「気がついたときに、万全の対処を行ったか」の2点です。このどちらか一方でも欠けたら、家族の心に大きな不満と不信感が残ります。こうした感情がトラブルの原因になるので、十分な対策が必要です。

行方不明に早く気づくためには、「巡回の頻度を上げる」こと、「セキュリティを過信しない」ことを徹底しましょう。巡回の頻度を上げることで行方不明に早めに気がつき、セキュリティを過信していなければ「大変な事故だ」ということにもすぐ気づけるからです。

万全な対処を行うには、まだ利用者が遠くに行っていない段階で、早めに外部と連携した捜索に切り替えましょう。

※防災無線などで行方不明者の情報を流してもらいましょう

このトラブルを回避する家族対応

15分で家族に連絡し捜索願を出す

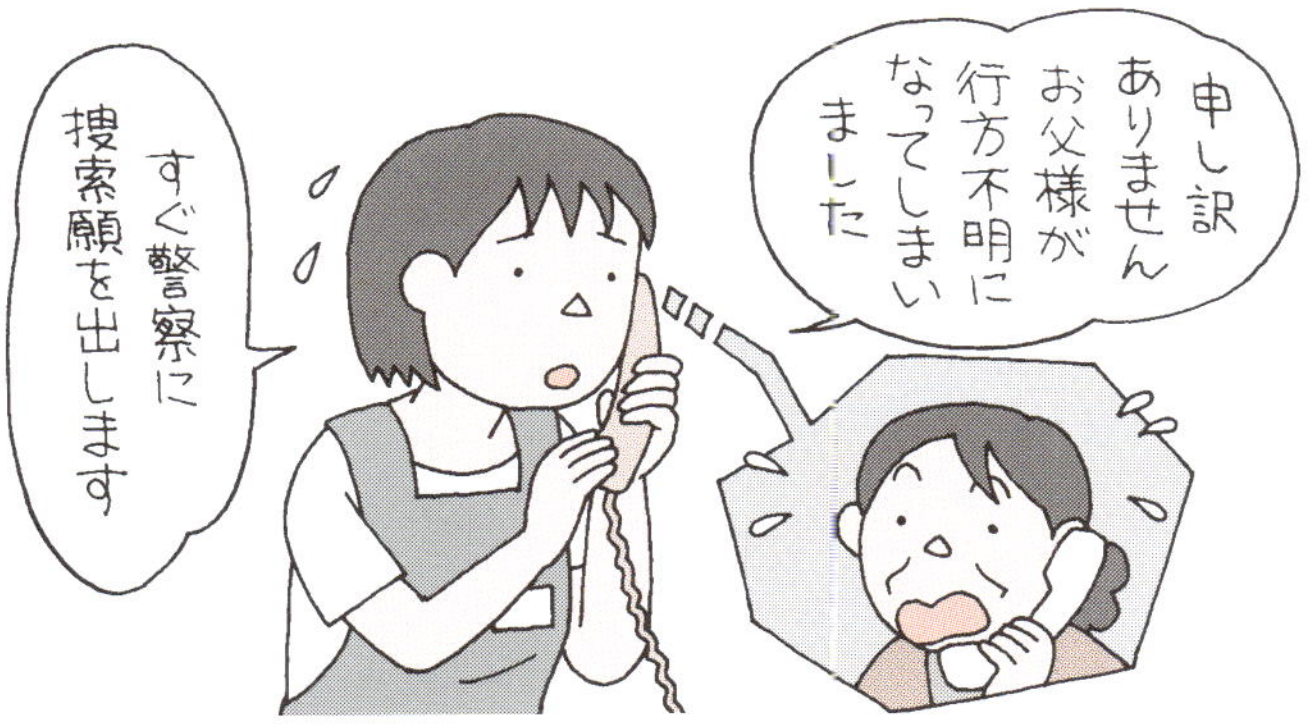
申し訳ありません お父様が行方不明になってしまいました
すぐ警察に捜索願を出します

行方不明事故は、家族への連絡が遅くなりがちです。事業者側としては「ひょっこり帰ってくるかもしれない」と思うと、家族に伝えるのを先延ばしにしたくなります。しかし事例のように死亡事故に至ってしまった場合、朝まで知らされずにいた家族は非常な疎外感と、知らずに寝ていた事実に悲しみを感じるものです。家族には、最初の段階で知らせておくことが誠意の表れだと言えます。

心からの謝罪の気持ちを伝える

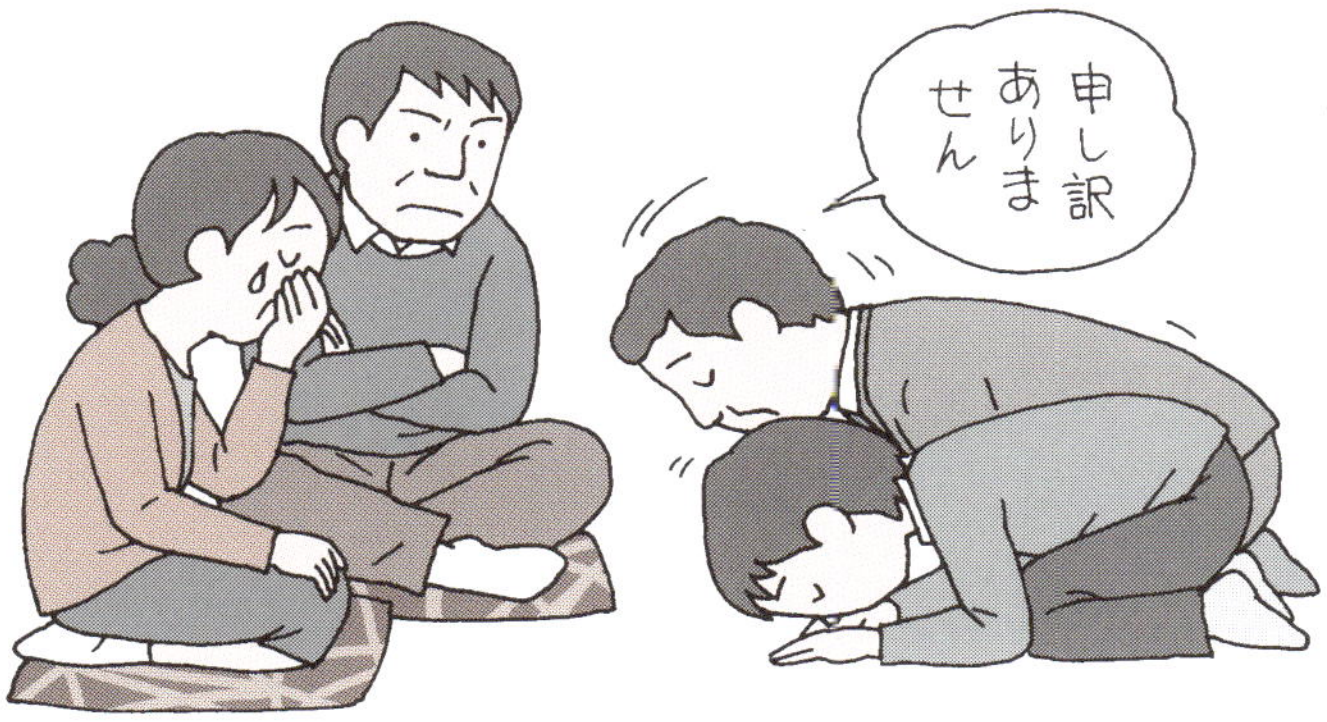
申し訳ありません

行方不明事故は発見されるまでの長い時間を、本人も家族も非常に苦しい思いですごします。だからこそ事業者側は相手の心痛を理解し、心からの謝罪の気持ちを相手に伝えることが大切です。たった一度の謝罪で「きちんと謝罪した。やるべきことはやった」などと思ってはいけません。相手の気持ちが収まるまで、何度でも謝罪の気持ちを伝え続ける必要があります。

都合が悪いことも含め、全てを報告する

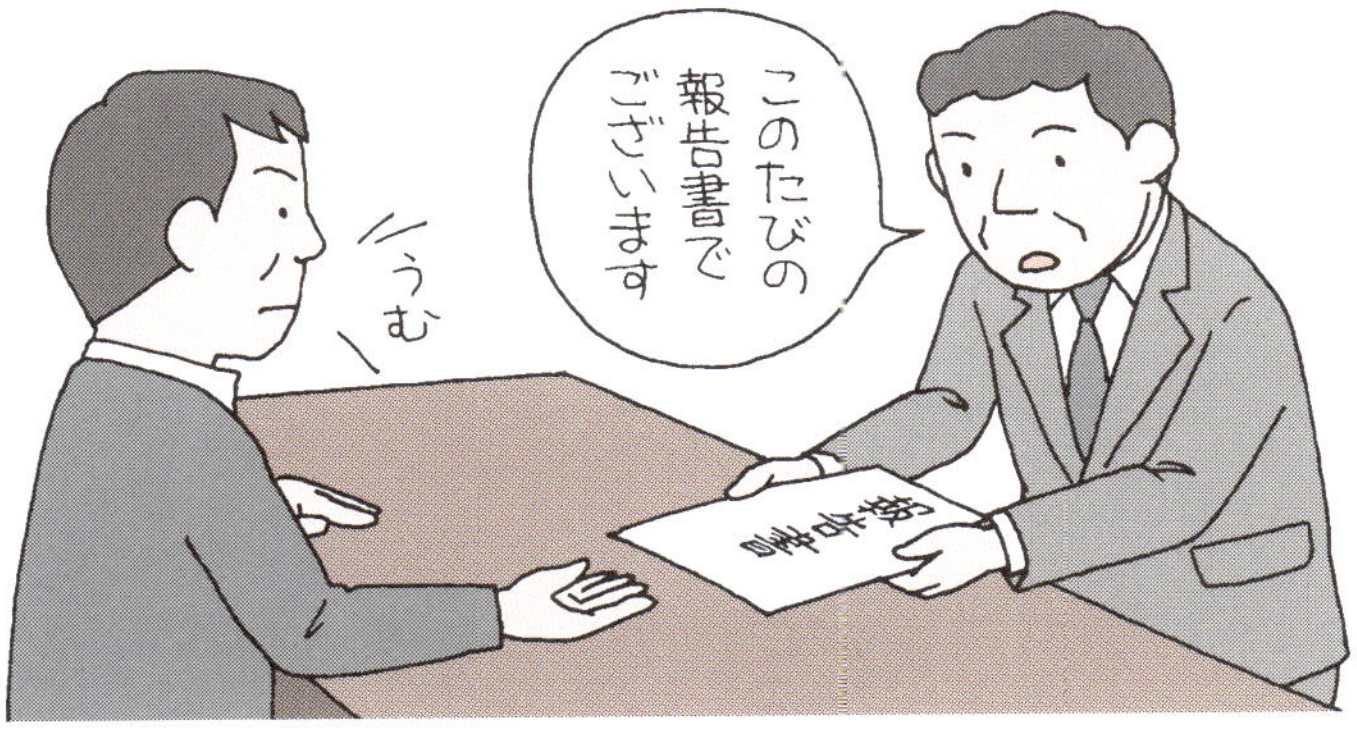
このたびの報告書でございます
うむ
報告書

行方不明事故は、ただでさえ精神的なショックが大きい事故です。仮に無事に見つかっても、後日事業者側からしっかりと文書で報告をする必要があります。その際、自分たちに都合が悪い情報も全て包み隠さず記入することが大切です。また、報告書を渡す場合は、心からの謝罪の言葉を添えましょう。場合によっては施設長だけでなく、理事長や経営者も同行して謝罪しましょう。

謝罪の方法や言葉は何よりも大切

私が今まで関わってきた介護施設の皆さんを見ていると、事故発生時の謝罪の方法が甘いように感じられます。もっと相手の受けた苦痛がどれほどのものだったのかを深く受け止めたうえで、相手に気持ちが伝わる謝罪を真剣に考えてほしいものです。治療費や新聞広告費などを補償しても、発見されるまでの精神的苦痛を補填することはできないのですから。

このたびは私どもの不始末で、お父様とご家族様に大変なご心痛を与えてしまいましたことを、心からお詫び申し上げます。本当に申し訳ありませんでした。私どもがお父様を見失ってしまったあと、お父様がどんなに心細い思いをなさったことか。また、ご家族様がどんなに心を痛められたことか。とても言葉で謝罪してすむことではありません。

ストレッチャーの転倒で死亡事故

介護用機器の構造上の欠陥で起きた事故について見てみましょう

利用者の状況

Bさん 78歳・女性・要介護5・くも膜下出血、脳血管性認知症

くも膜下出血の後遺症により、移動・食事・排泄など全介助。脳血管性認知症もあるので、口頭での説明で物事を理解することは難しい状態。便失禁・尿失禁あり

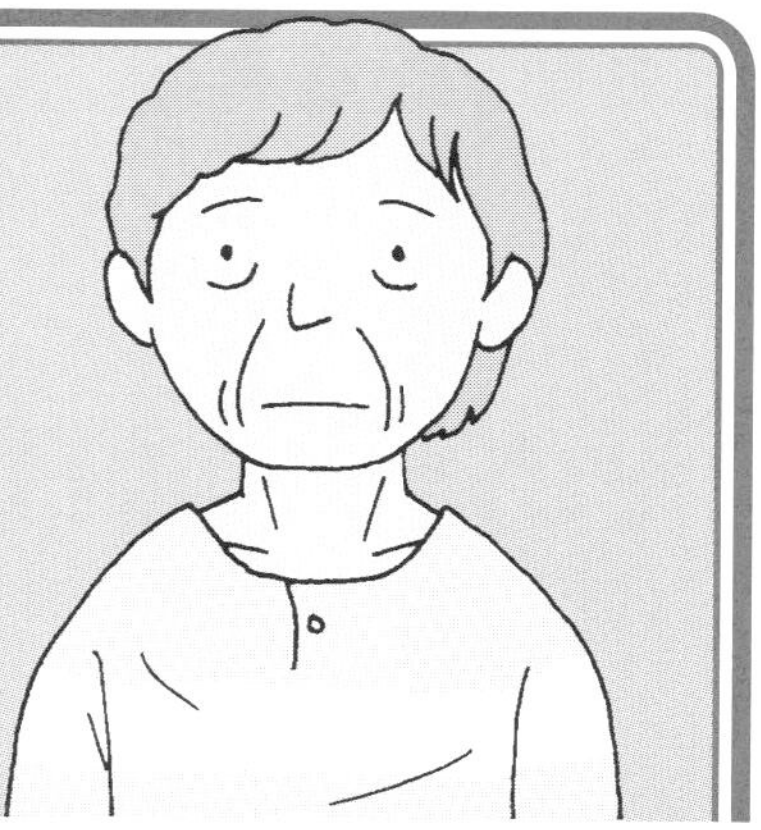

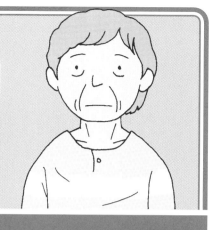

事故発生時の状況

ある特養の入浴中に、機械浴のストレッチャーが利用者を乗せたまま転倒。利用者は頭部を強打し、救急搬送されたが搬送先の病院で亡くなった。当初は職員のミスが原因だと判断され、施設が全面的に賠償する意向だった。

しかしその後、法人内のほかの施設でも同様の事故が起きていることがわかった。検証した結果、このストレッチャーは脚が内側に付いているため、利用者が台の端に寄ると倒れやすい構造であった。製造業者に問い合わせたところ、「タイヤが横を向いていると転倒しやすくなる。洗体作業をするときはタイヤを縦向きにして使用してほしい」という回答だった。

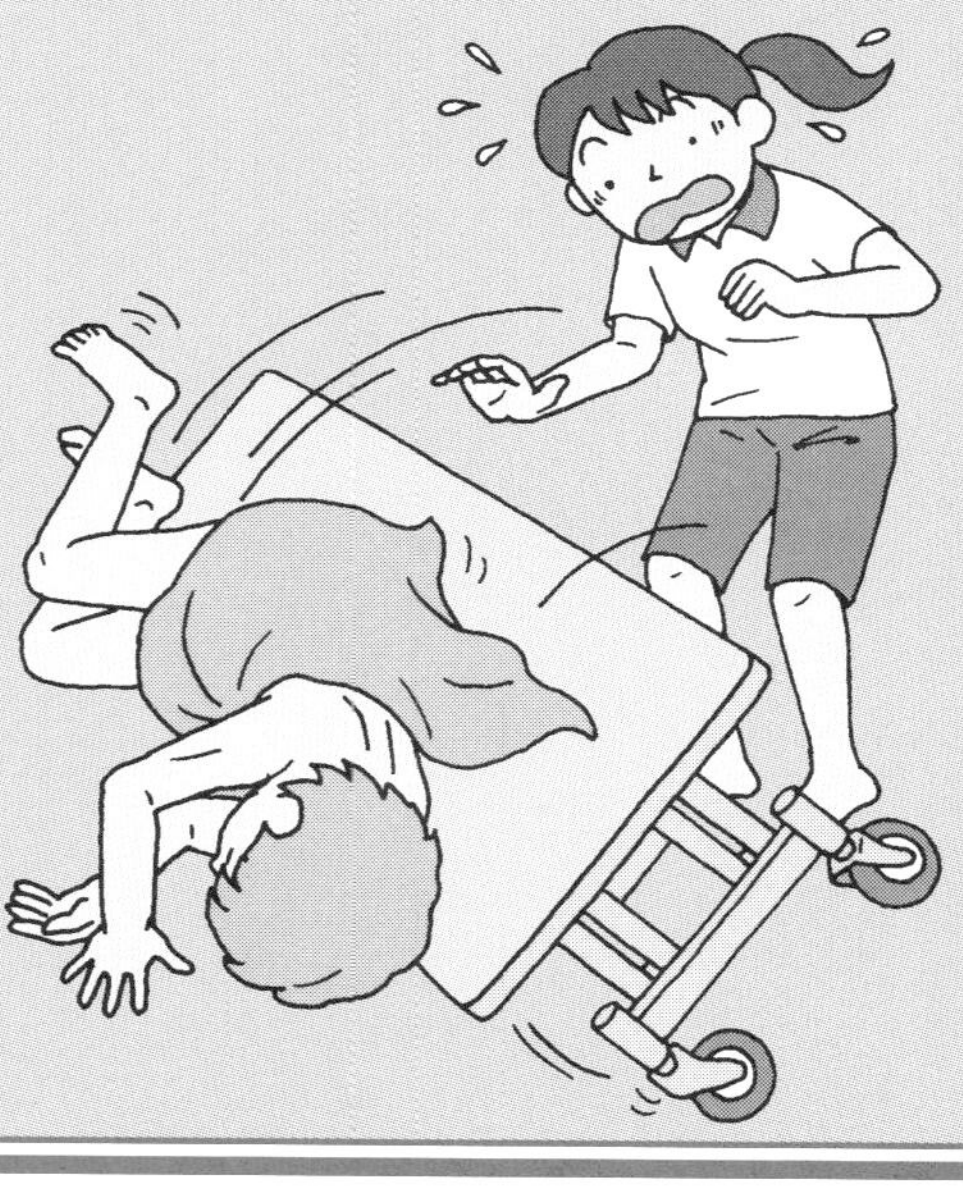

法人では「このストレッチャーに構造上の欠陥があるので、事故は製造業者の責任である」と判断した。この判断を受けて被害者家族に対して「事故の原因はストレッチャーの欠陥にあるので、賠償金は製造業者に請求してほしい」と説明した。すると家族はその対応を不満に思い、施設に対して訴訟を起こした。

責任の所在がわかりにくい事故

この事例は介護機器の構造上の欠陥が原因の事故ですが、こうした「責任の所在がわかりにくい事故」はトラブルに発展しやすい事故だと言えます。

施設側に明らかな過失がある場合には、施設側も誠心誠意謝罪します。賠償の話も、多くの場合は施設側から積極的に提示するでしょう。施設側の反省と謝罪を受け取ることで、被害者や家族は悲しみや怒りを何とか消化していきます。

一方で「責任の所在がわかりにくい事故」が起こると、施設側は「自分たちに過失はなかった」と考えるので、謝罪の意識が前面に出ません。被害者側からするとその態度が無責任に思えて怒りが湧き起こり、トラブルに発展するのです。

トラブルを誘発したポイント

転倒しやすい不安定な構造が事故原因

この事故に対する製造業者の回答は「ストレッチャーのタイヤが横を向いていると転倒しやすくなる。洗体作業をするときはタイヤを縦向きにして使用してほしい」ということだった。しかし移動するたびにタイヤの向きを確認することは、業務効率を著しく悪化させるので現実的ではない。

しかも根本的な原因は、ストレッチャーの脚が内側に寄っていることにある。ストレッチャーの脚を外側に付けることはコスト面・技術面からも可能であり、製品の機能も損なわれない。よって製品の構造上の欠陥が事故原因であると言える。

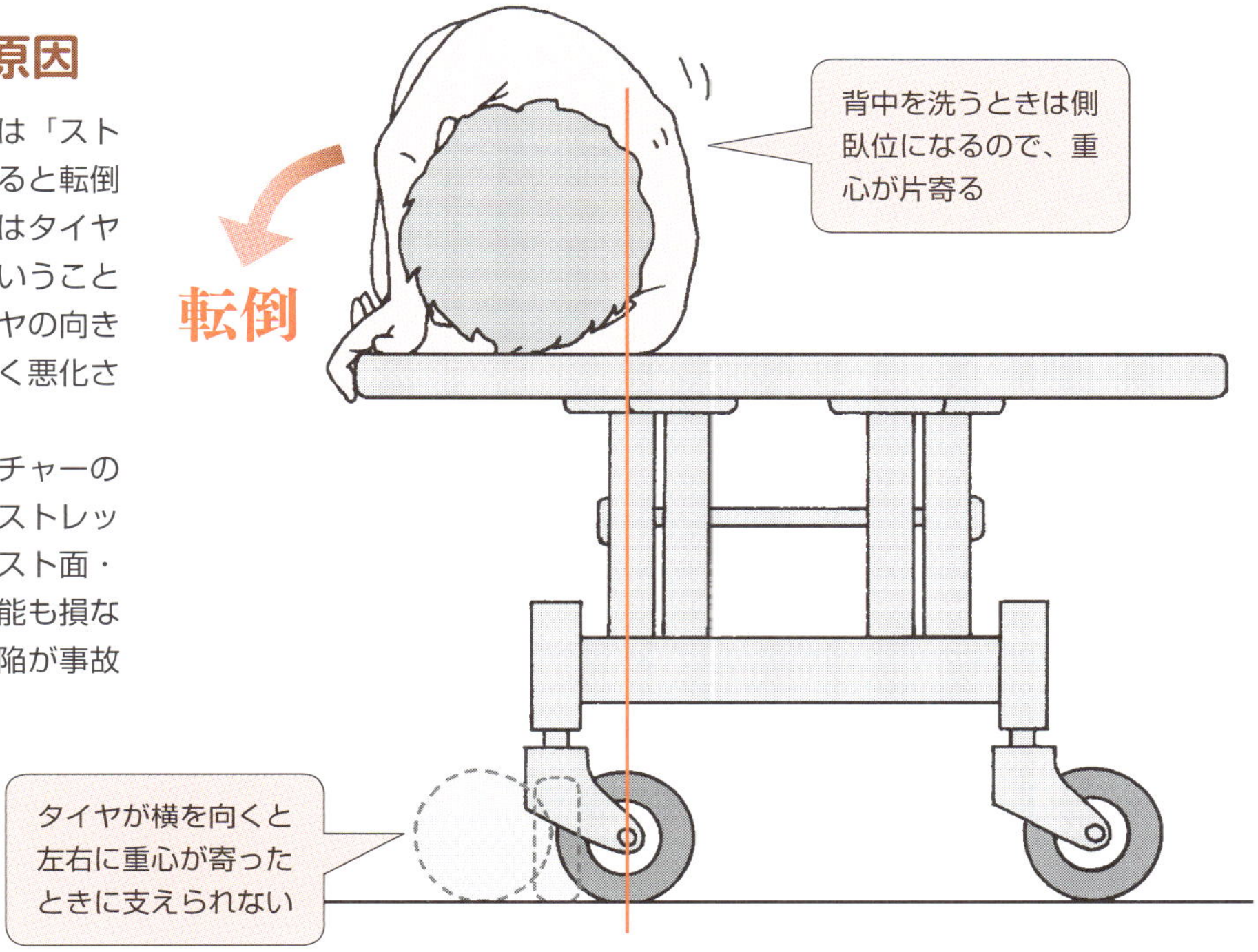
背中を洗うときは側臥位になるので、重心が片寄る
転倒
タイヤが横を向くと左右に重心が寄ったときに支えられない

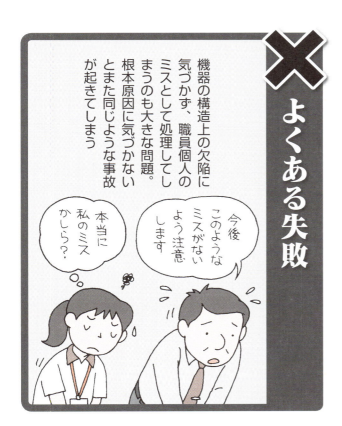

よくある失敗

機器の構造上の欠陥に気づかず、職員個人のミスとして処理してしまうのも大きな問題。根本原因に気づかないとまた同じような事故が起きてしまう

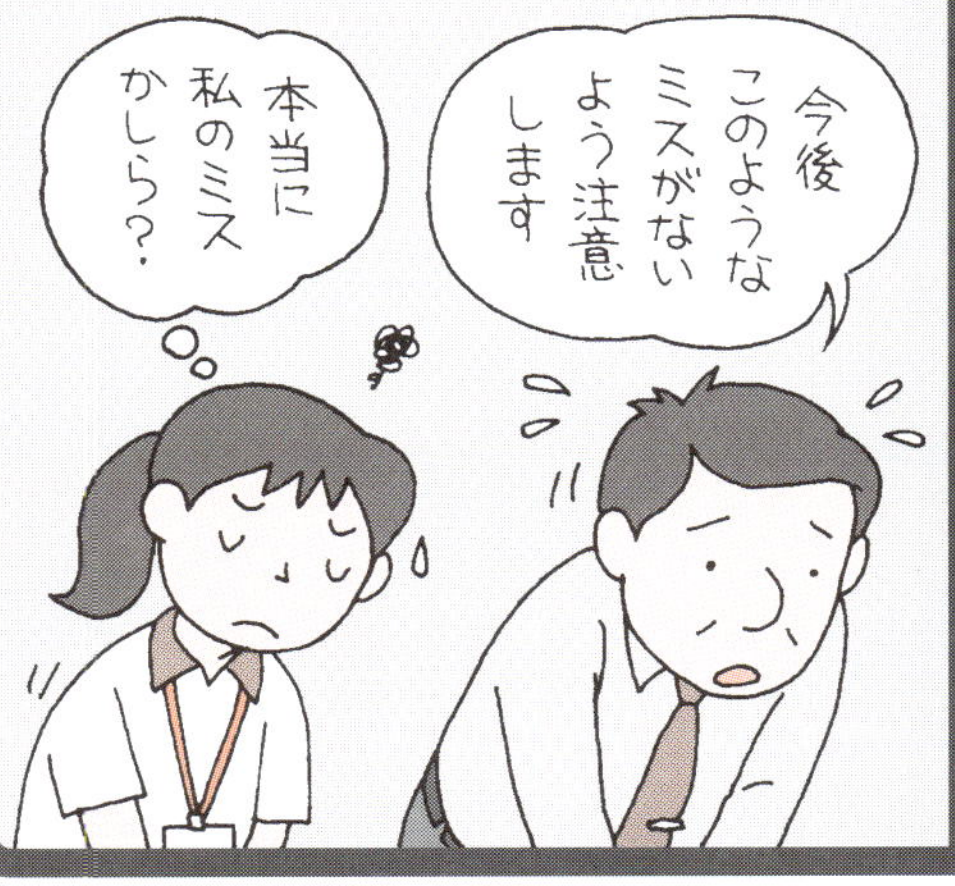
今後このようなミスがないよう注意します
本当に私のミスかしら？

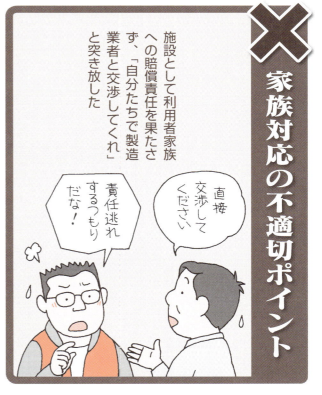

家族対応の不適切ポイント

施設として利用者家族への賠償責任を果たさず、「自分たちで製造業者と交渉してくれ」と突き放した

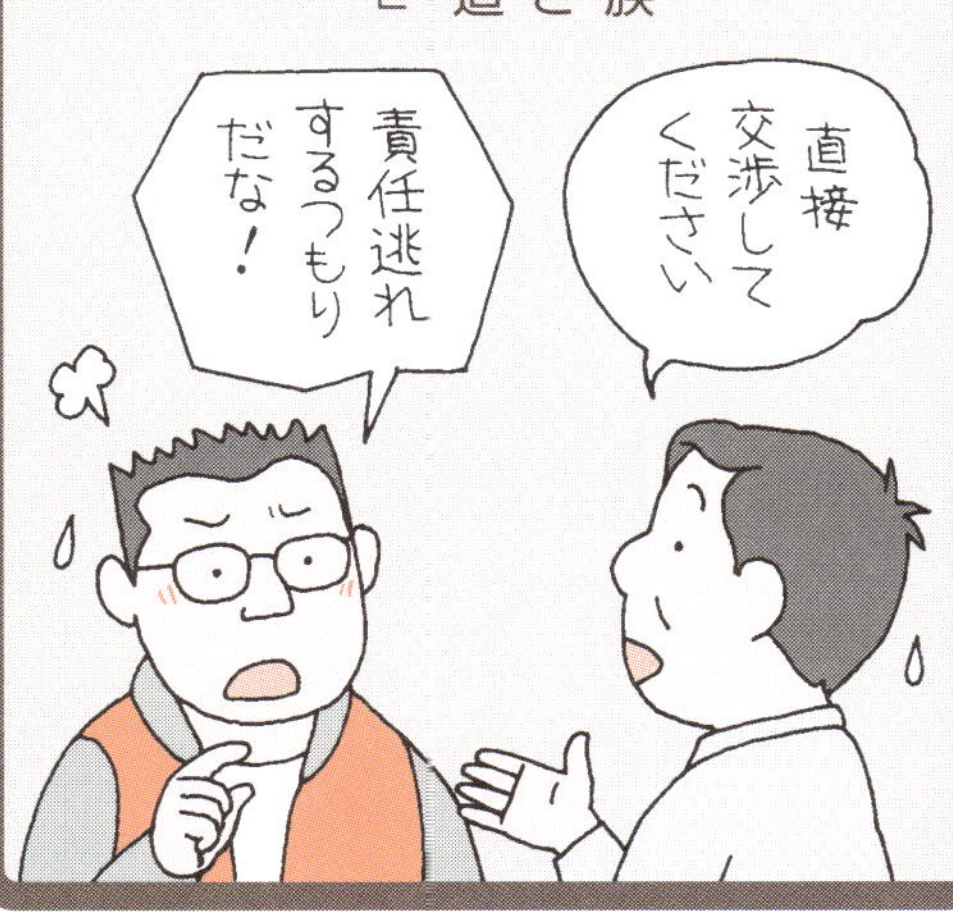
直接交渉してください
責任逃れするつもりだな！

ストレッチャーの転倒で死亡事故

欠陥製品が原因の事故への対処

欠陥製品が原因でも、多くの場合は職員の取り扱いミスとして処理されているのが現状です。いざというときに介護機器の欠陥に気づけるように、日頃から機器の安全性に対して高い関心を持ちましょう。

まずは、常に注意深く機器を点検することです。そして、少しでも「不便だな」「危ないな」と感じる部分があったら、そのままにしないで製造業者に対して改善を求めましょう。

製品の欠陥が原因で事故が起きてしまった場合は、製造業者（または輸入業者）に通知しなくてはなりません。これは同じような被害が拡大しないように、改正消費生活用製品安全法で義務づけられているからです。

通知を受けた製造・輸入業者は、原因調査を行い、必要があれば製品を回収します。

このトラブルを回避する事故対応・家族対応

施設と製造業者とのやりとり

施設内部での詳しい調査

事故状況の詳しい調査を行う。機器の構造上の欠陥が原因の場合は、この段階で詳細にまとめる

↓

製造業者に対して、被害情報を通知する

改正消費生活用製品安全法に基づき、製造業者に対して被害情報を通知する。

この法律は被害の拡大を防ぐために施行されたもので、消費者を守るために義務づけられている

家族への対応

家族に対して事故の説明と謝罪を行う

事故の調査が終わったら、なるべく早く家族に詳細な報告を行う。機器の構造上の欠陥が原因であった場合は、その内容をていねいに説明して理解を求める。

たとえ施設側に過失がなくとも、施設に預けたことで利用者が事故に遭った事実は変わらないので、誠心誠意、謝罪する

製造業者による原因調査

被害情報の通知を受けた製造業者は、原因調査を行うことが義務づけられている

必要があれば、製造業者による被害の公表と製品回収

製造業者の調査によって欠陥が認められた場合は、被害拡大防止のために公表と製品回収を行う

利用者に支払った賠償金と同額を、製造業者に賠償請求

製品の欠陥が明らかであれば、施設は製造業者に対して製造物責任法に基づいて賠償金相当額を求償することができる。ただし、職員の扱いミス等があれば減額される

利用者・家族に対して施設側から賠償金等の支払い

施設は利用者との契約において「安全なサービスを提供する義務（安全配慮義務）」を負っている。そのため、たとえ施設が使用していた介護機器に明らかな欠陥があったとしても、施設には利用者に対する賠償責任が発生する。すぐに保険会社や必要があれば弁護士と連絡をとり、賠償金を支払う

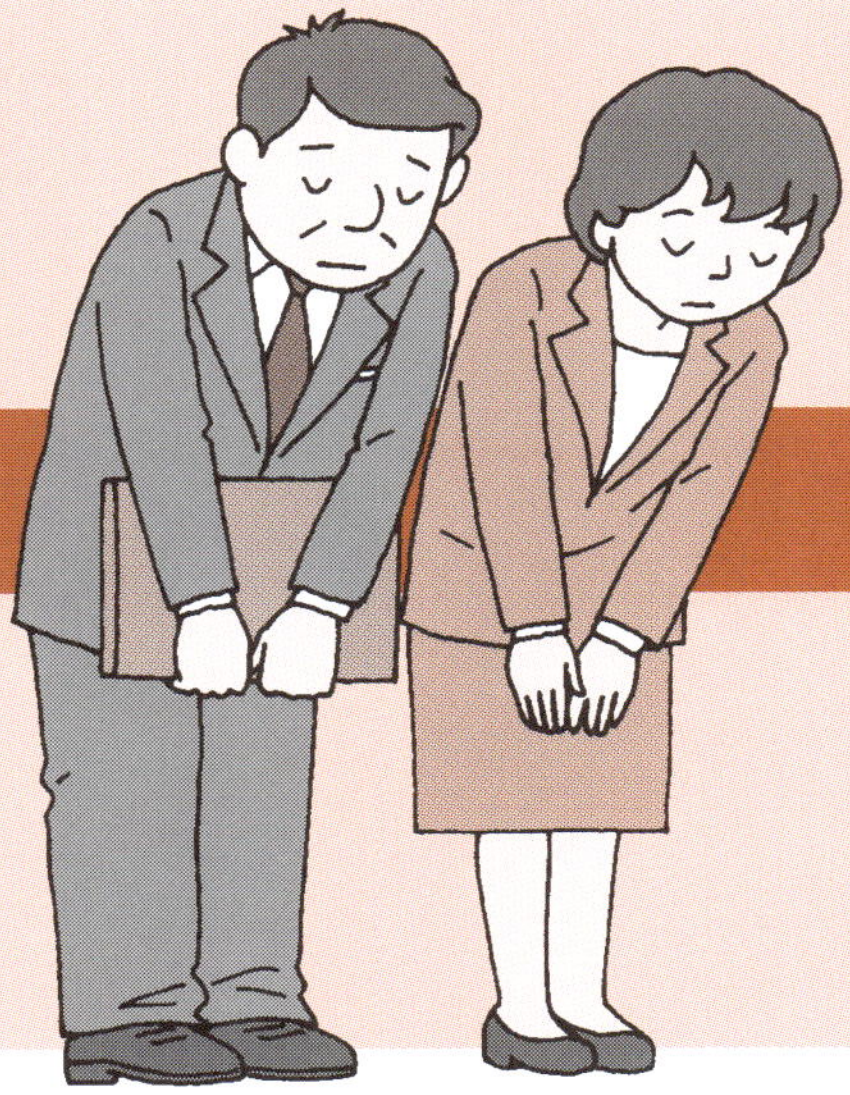

まずは施設側の賠償責任を優先

たとえ施設が使用していた介護機器に明らかな欠陥があったとしても、施設には利用者に対する賠償責任が発生します。なぜなら施設は「安全配慮義務」といって、安全なサービスを提供する義務を負っているからです。万一、事故が起きて利用者が安全でない状況にさらされたのであれば、債務不履行責任（契約違反）として賠償責任が発生します。

たとえ欠陥製品が原因の事故であると判断しても、施設側は間違っても「施設に過失はないから、製造業者と交渉してほしい」などと責任転嫁をしてはいけません。あくまで利用者に対する賠償責任は、施設が負っているのです。

まずは、施設から利用者に対して適切な賠償責任を果たしましょう。利用者に対する賠償が決着したら、製造業者に対してそれと同額の賠償請求を行うというのが、こういう場合の正しい順序です。

原因不明のケガ

ケガの程度は軽くても、利用者家族への印象が非常に悪い事故です

利用者の状況

Cさん 95歳・女性・要介護5・脳梗塞、大腿骨骨折、糖尿病、重度認知症

脳梗塞の後遺症により、移動は車イスを使用。食事は認知症の影響もあり全介助。入浴は機械浴を使用しており、移乗などは全て2人介助の必要がある

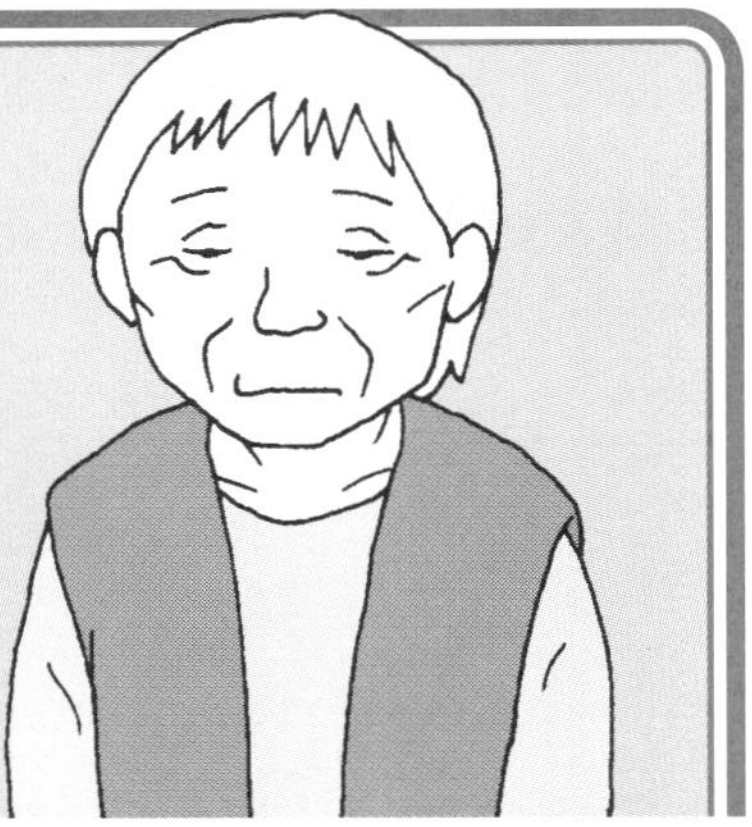

事故発生時の状況

面会に来た息子さんが利用者の足の爪を切ろうとしてリハビリシューズを脱がせたら、左足の靴下に出血の跡を発見した。介護職を呼んで確認してみると、第二指の裏が横に切れていた。介護職は、すぐに看護師を呼んで手当てをした。息子さんは「靴下と靴をはいているのに、どうしてこんな場所が切れるのか」と尋ねた。看護師は「午前中の入浴介助のときに切ったのではないか」と答えて部屋をあとにした。納得がいかない息子さんはフロア主任を呼んで質問したが、「入浴後に足の指までタオルでふくので、傷があればそのときに気づくはずだ。入浴中にできた傷ではないだろう」と答え、結局原因はわからなかった。

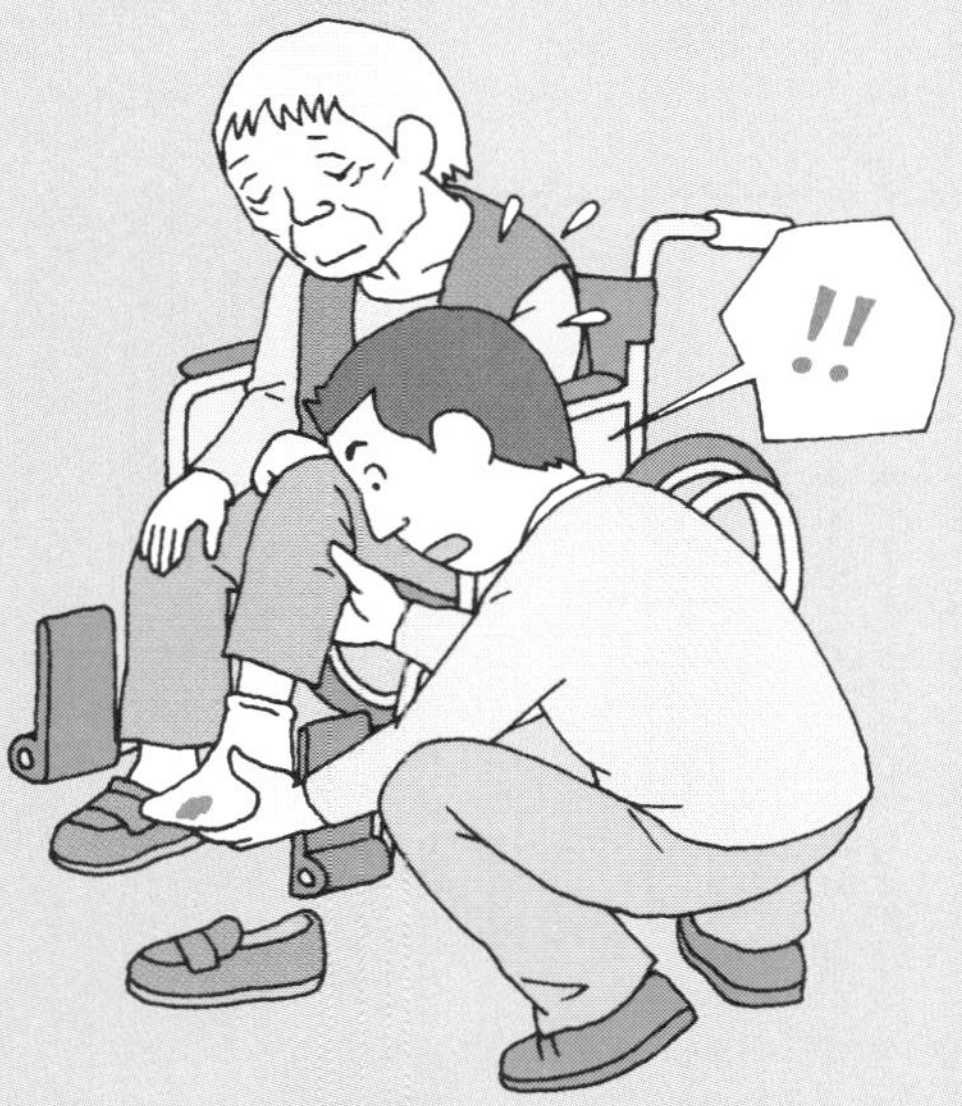

翌日息子さんは施設を訪れ、看護師とフロア主任に原因を尋ねた。しかし特に調査をしていなかったため、両者とも「わからない」と答えた。怒った息子さんは施設長に面会し、「誰かがわざと切ったのではないか」と言った。施設長は驚いて「そんな職員はいません」と断言した。息子さんはその後、国保連に「虐待の疑いがある」と苦情の申し立てを行った。

虐待が連想されるデリケートな事故

生活をしている限り、人間は傷やアザを完全に避けることはできません。どんなに気をつけていても、ちょっとした弾みでできることがあります。特に脳梗塞の既往症がある利用者は、血液凝固阻止薬を服用していることがあるので、ちょっとした打撲でも大きなアザになってしまいがちです。

しかしながら、「いつの間にかケガをしていた」というケースは、よくトラブルにつながります。特に、認知症で自発動作の少ない利用者に傷が発見された場合は要注意です。不審なケガは、「介助ミスでできたのだろう」と推測されたり、「故意にやったのではないか」などと虐待を連想して、家族が疑心暗鬼になってしまうのです。

トラブルを誘発したポイント

原因究明が中途半端で終わってしまった

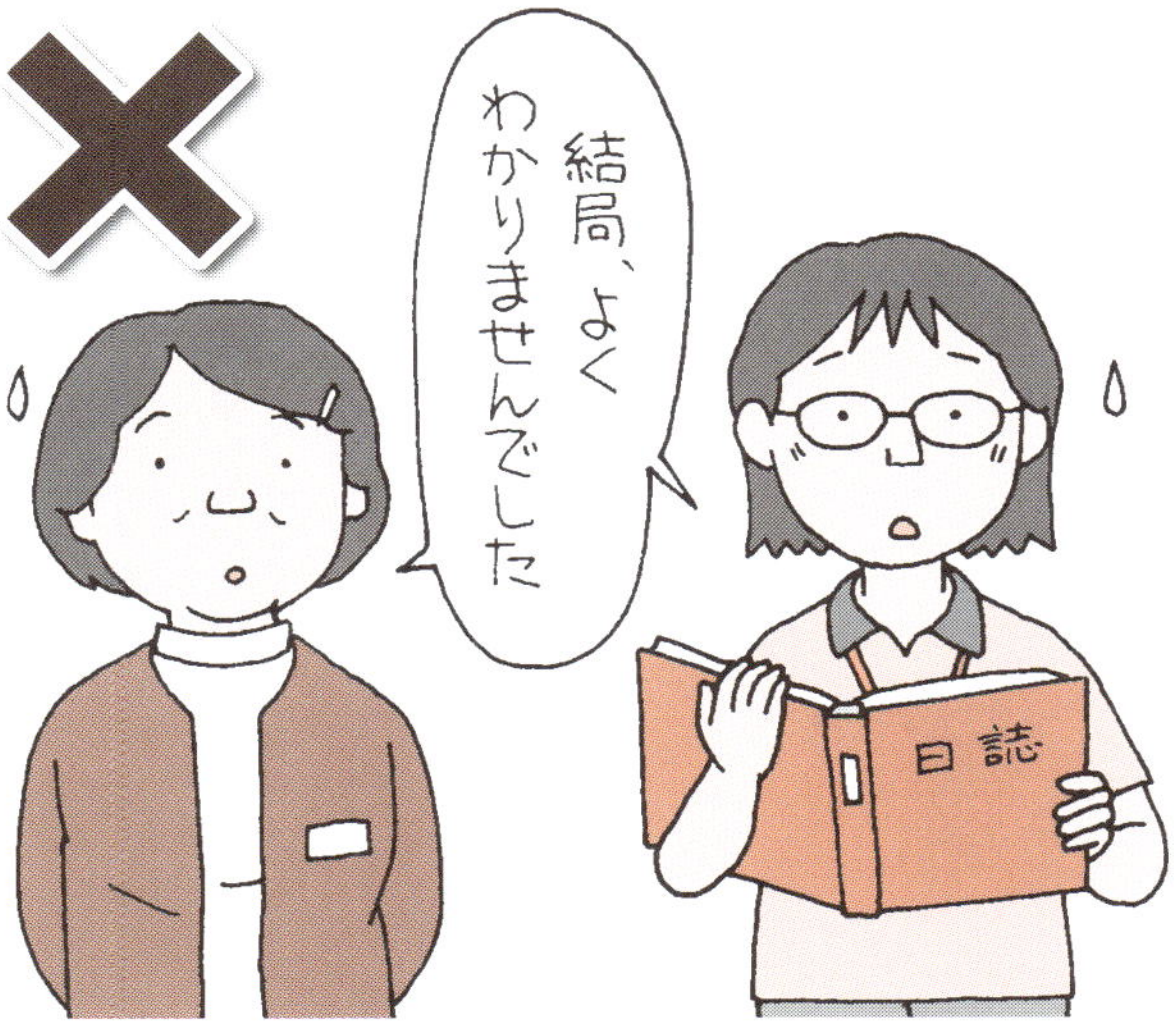
結局、よくわかりませんでした
日誌

どんな小さなケガであっても、家族が先に発見してしまった場合は大きな問題です。最後まで本当の原因がわからなかったとしても、施設側からとことん原因究明をしようという姿勢を見せる必要があります

家族が先に発見してしまった

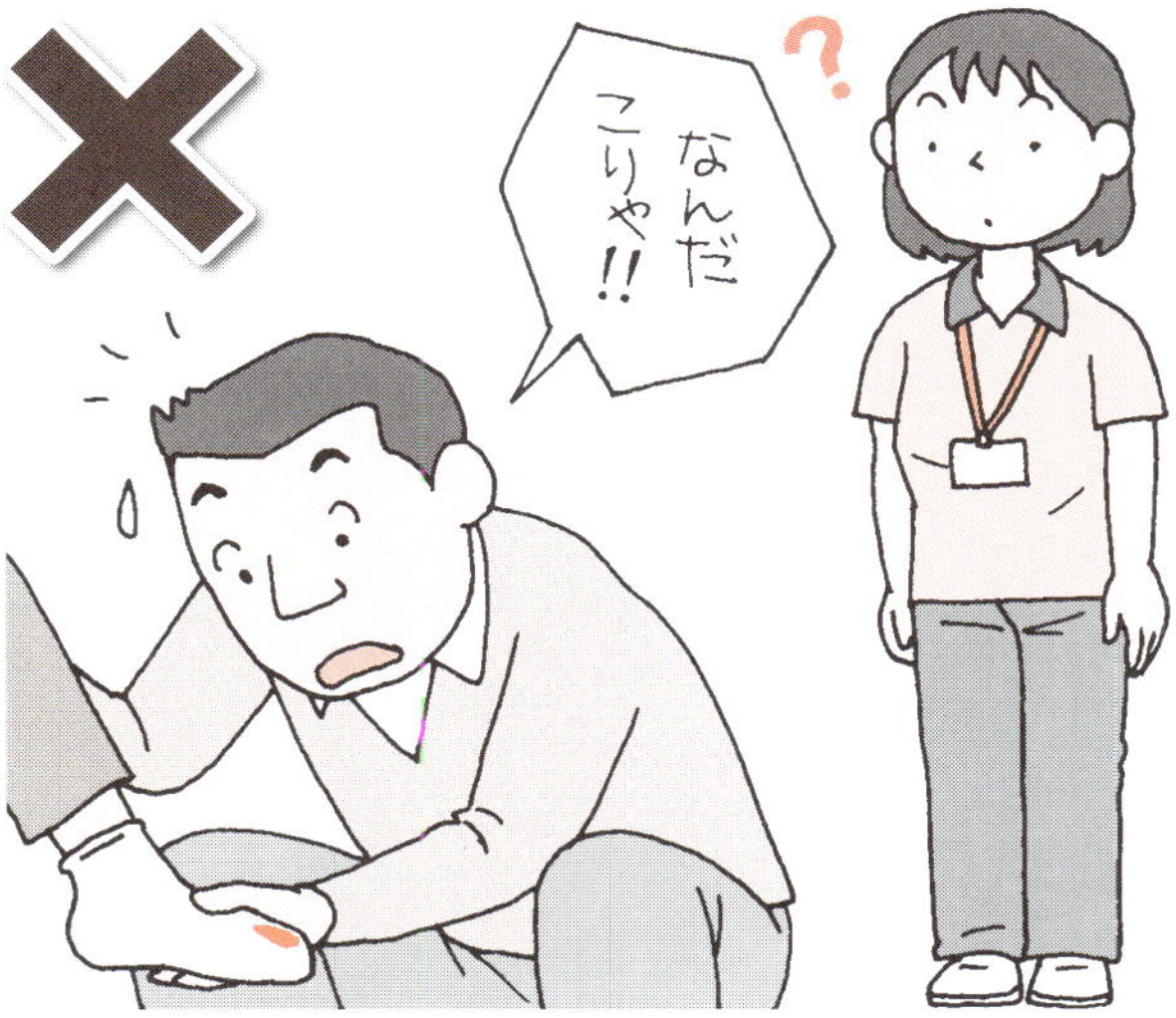
なんだこりゃ!!

施設から謝罪と説明を受けてから見るケガと、何の説明もなしに発見するケガでは印象がまったく違います。ケガがあることもショックなうえに、「気にかけてもらえていないのではないか」と感じてショックが倍増するからです

家族の心配に寄り添う対応ができなかった

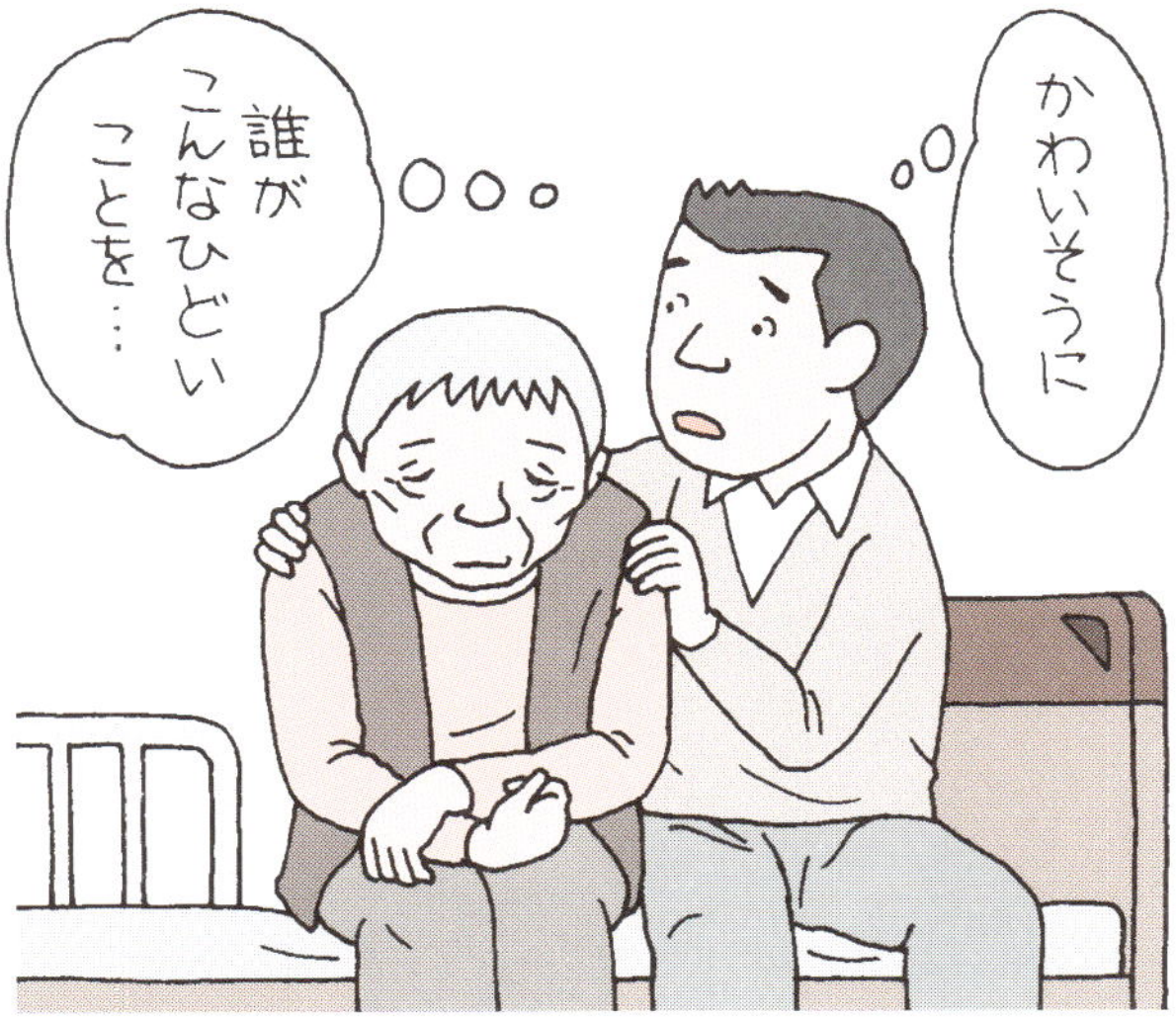
誰がこんなひどいことを…
かわいそうに

「もしかしたら見えないところで粗雑に扱われているのではないか」と疑心暗鬼になる家族の心境は、とてもつらいものです。その心配を払拭し、信頼を取り戻す対応ができなければトラブルにつながります

「虐待はない」と、調査もせずに突っぱねてしまった

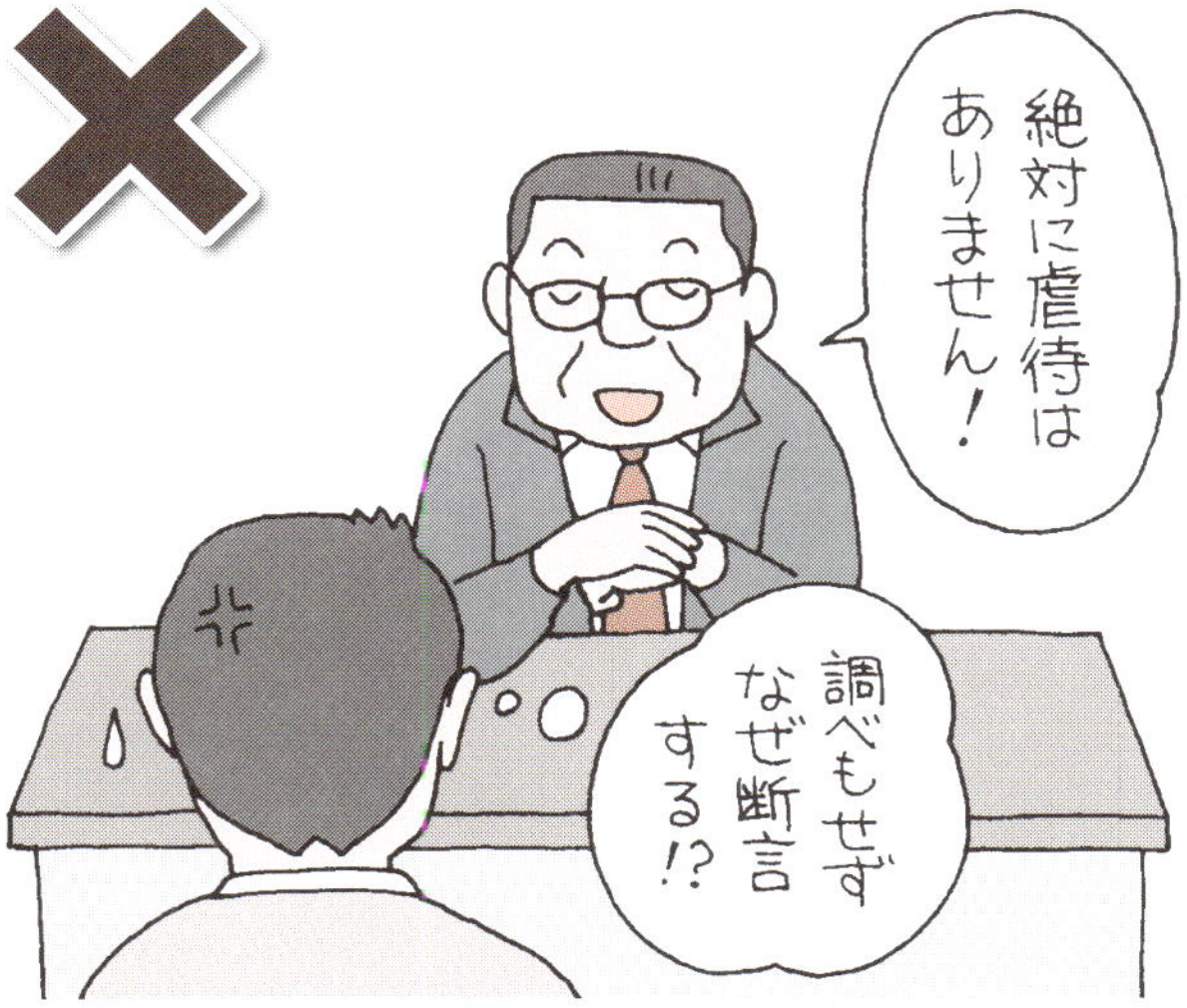
絶対に虐待はありません!
調べもせずなぜ断言する!?

虐待を疑われている事態を、軽くとらえてはいけません。「虐待はない」と言えるのは、誰が見ても納得できるくらいしっかりと調査してからです。さもないと「隠ぺいしているのでは」と、いっそう疑われます

原因不明のケガ

家族と一緒になり原因を考える姿勢

家族が原因不明のケガを発見した場合は、まず看護師と相談員でケガの状態を確認します。このとき、デイサービスの利用者から帰宅後に電話で問い合わせがあった場合はどうしたらいいでしょうか。その場合は、手間であっても看護師が利用者宅を訪ねましょう。

次は原因の調査です。まずケガの状態から「どんなものに接触してできたか」を推測します。次に「介助動作の中で、実際にぶつかる危険性のあるもの」の推測です。「この動作でぶつかったのではないだろうか」など、実際に介助動作を行いながら考えます。

決定的な原因が発見できなくても、真剣に探す姿勢が大切です。家族も同席して一緒に原因を探せると、より納得してもらいやすくなります。

家族が納得する原因究明方法

① 受傷状況を推測する

どのようなものと接触してできたのか？

傷の形状と接触状況

傷の形状	他物との接触の仕方
広く浅い擦り傷	ザラザラしたものに触れた
線状に浅い擦り傷	先の尖ったものに軽く触れた
線状の深い傷	尖ったもので強く引っ掻いた
裂傷	打撃・ねじれ・皮膚の引きつりによる
切り傷	ナイフなどの鋭利な刃物で切る
刺し傷	針などの尖ったもので刺される

内出血の形状と衝突物

内出血の形状	他物との衝突の仕方
小さくくっきりしている	先の尖ったものに衝突してできた内出血
広くぼんやりしている	丸みのあるものに衝突してできた内出血
細くくっきりしている	挟んだり、つねるなどしてできた内出血

② 受傷原因を検討する

実際にぶつかったのはどこの何だろう？

どんなものにぶつかったのかを推測したら、実際にぶつかる危険性のあるものを探します。介助動作を職員同士で実際に行ってみて、「ここにぶつけたのではないか」などの原因を検討します。ある程度原因が絞れたら、家族を交えて検討するのも有効です。

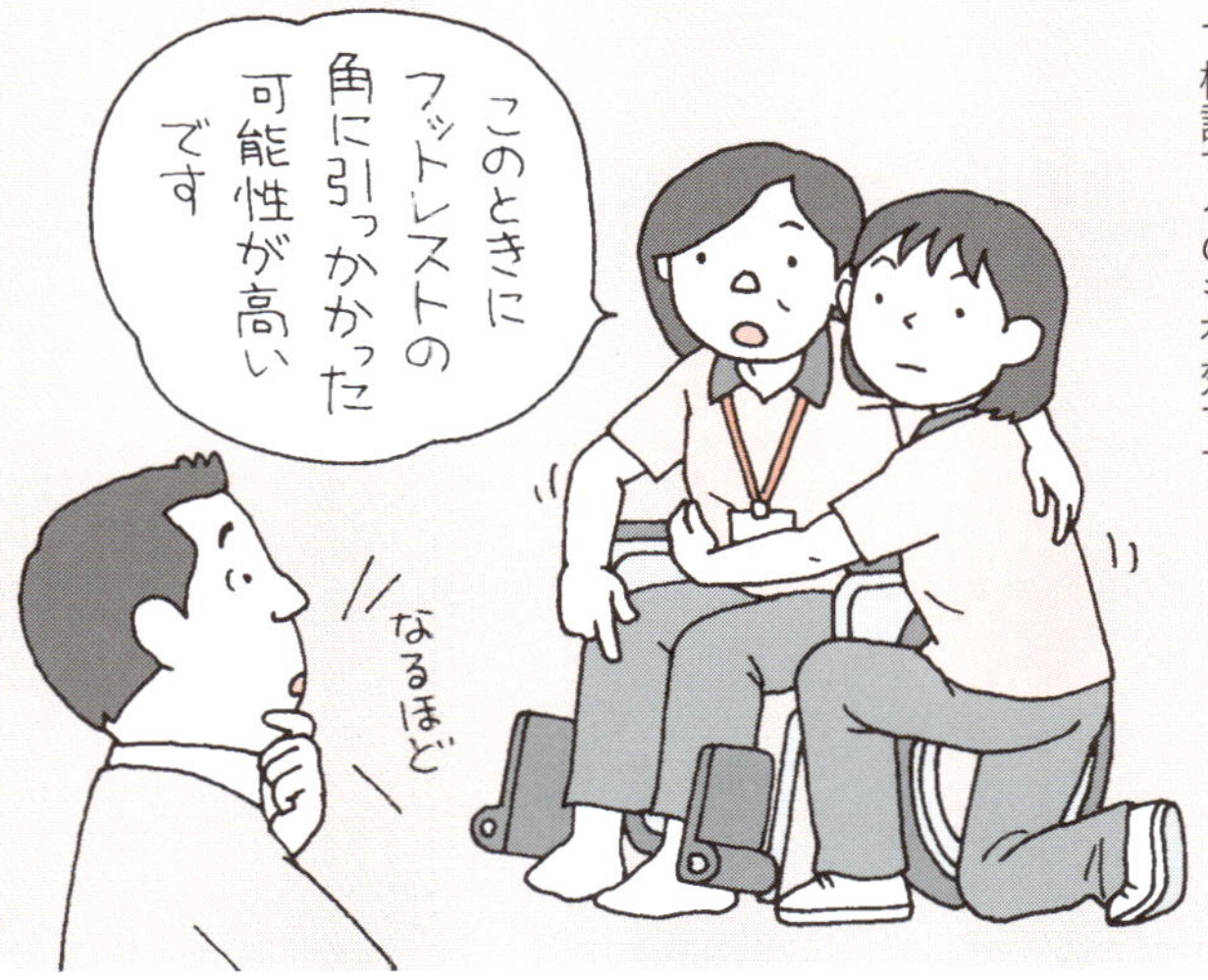
このときにフットレストの角に引っかかった可能性が高いです
なるほど

原因不明のケガを発見したときの正しい対応方法

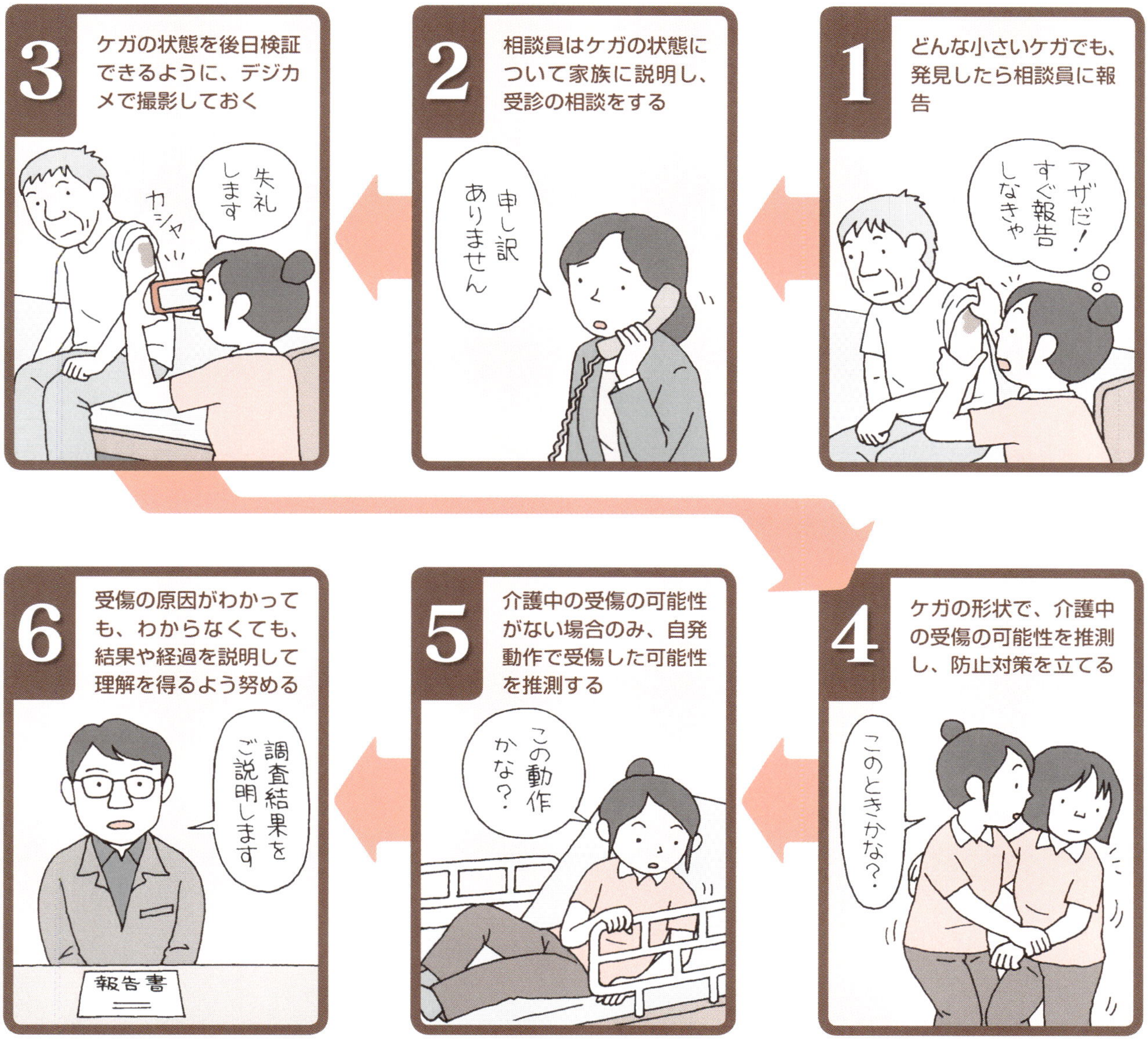
1
どんな小さいケガでも、発見したら相談員に報告
アザだ！
すぐ報告しなきゃ
2
相談員はケガの状態について家族に説明し、受診の相談をする
申し訳ありません
3
ケガの状態を後日検証できるように、デジカメで撮影しておく
失礼します
カシャ
4
ケガの形状で、介護中の受傷の可能性を推測し、防止対策を立てる
このときかな？
5
介護中の受傷の可能性がない場合のみ、自発動作で受傷した可能性を推測する
この動作かな？
6
受傷の原因がわかっても、わからなくても、結果や経過を説明して理解を得るよう努める
調査結果をご説明します
報告書

上のチャートは、原因不明のケガに対する適切な対応をまとめたものです。

まずは、真っ先に気づいた職員が、相談員に報告します。ケガに気づいても「たいしたことはない」と勝手に判断して報告しないことがありますが、トラブルの原因になるので絶対にいけません。

報告を受けたら、すぐに行うべきことは、相談員から家族への説明です。ていねいに説明して、受診の可否を相談します。

受診や手当てが一段落したら、今度はケガの原因検証です。原因検証については、まずは介護中に受傷したことを前提に考えます。自発動作がある人が自分でぶつけた可能性を考えるのは、介助動作の検証をしても原因がわからなかった場合だけです。この順番を逆にすると、介護中の事故の可能性を棚に上げた無責任な対応に見えてしまいます。

検証が終わったら、家族への報告です。原因がわからなくても、ていねいな説明で理解を得るよう努めます。

車イスから突然立ち上がって転倒

防ぎようがない事故も、介護計画書の書き方によっては過失になってしまいます

利用者の状況

Dさん 87歳・女性・要介護2・脳梗塞、左片マヒ（軽度）、重度認知症

歩行は自立しているが、軽度の左片マヒがあるために不安定。重度の認知症があり、入浴や排泄は介助が必要。週に2日、デイサービスを利用している

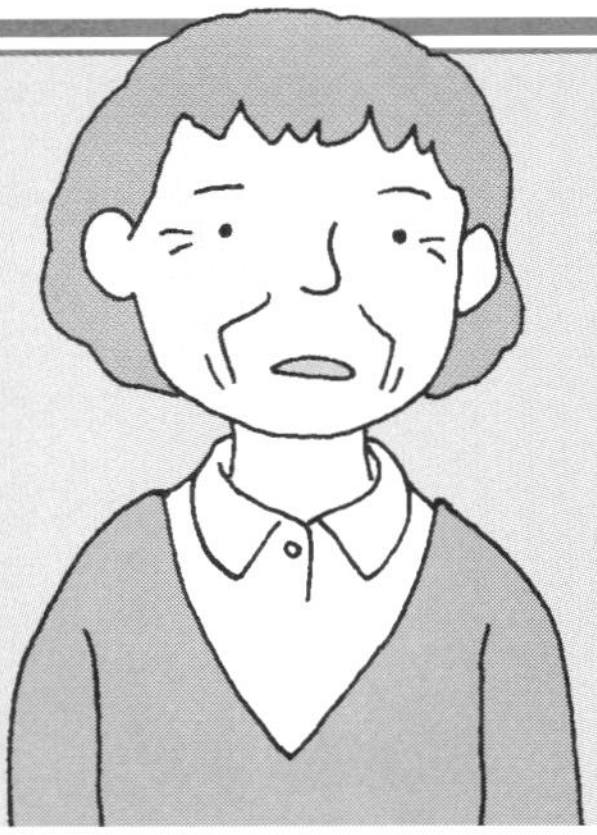

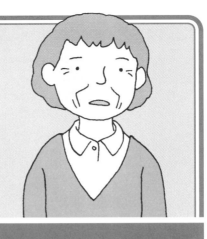

事故発生時の状況

Dさんは歩行が安定しないにもかかわらず、突然車イスから立ち上がってしまうことがある。危険なので職員はなるべく目を離さないようにしていた。ある日、利用者帰宅の時間帯で6人いる職員がバタバタしていたときに、突然Dさんが車イスから立ち上がったと思ったらそのまま転倒した。体の右側から転倒し、右腕を床にぶつけた。近くに職員はいたが、ほかの利用者の帰り支度をしていたので転倒を防げなかった。

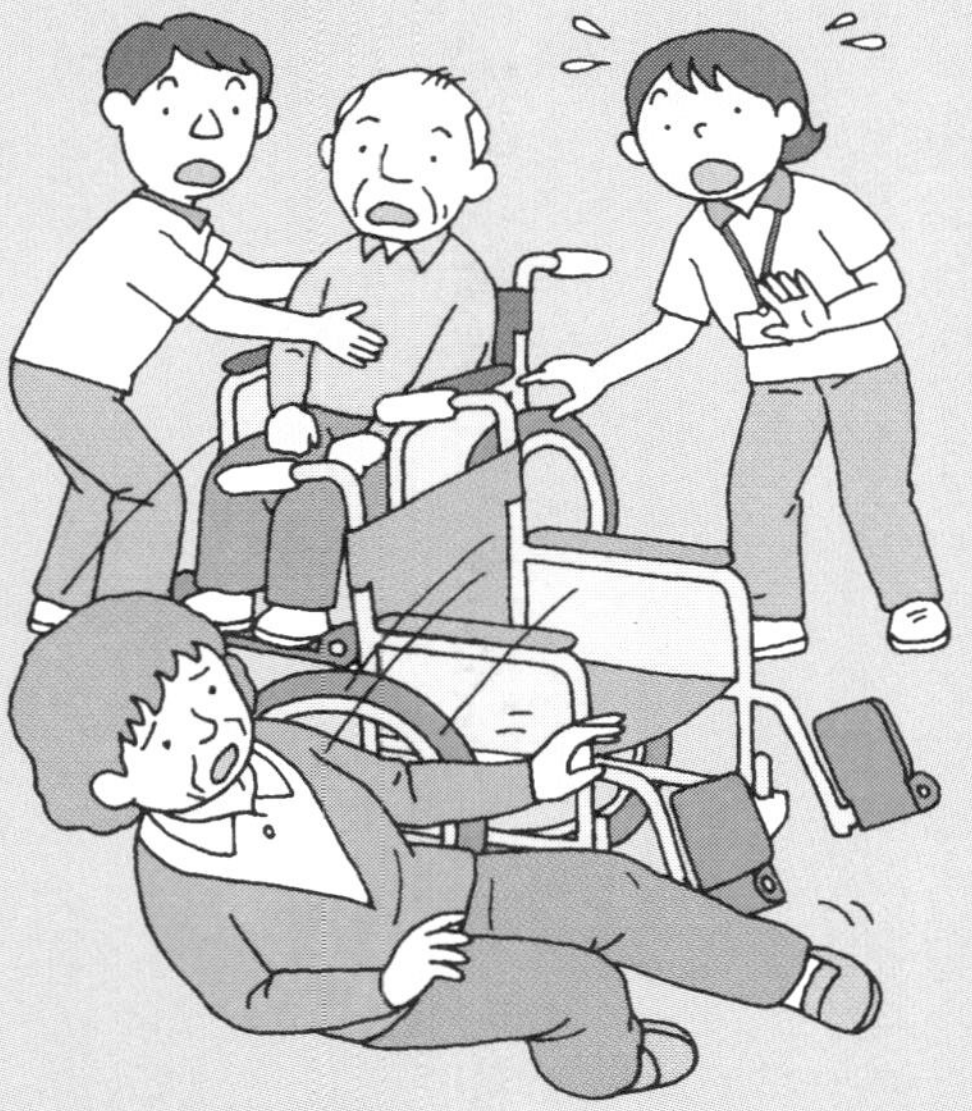

看護師が確認すると、右腕に痛みがあるようだった。バイタルチェックでは、血圧134／84、脈拍56。すぐに家族に電話し、状況報告と謝罪をしたうえで病院での受診許可をいただいた。

その結果、右手首骨折で全治6～8週間と診断された。

受診後、説明と謝罪のために施設長と相談員が利用者宅を訪問。すると長女が「通所介護計画書では〝歩行は見守りが必要〟と書かれている。転倒したのは見守りを欠かしたことが原因で、施設の過失だ」として、治療費と通院介助を求めた。施設は、その要求を受け入れざるをえなかった。

過失はないのに賠償責任が発生

この事例の場合、転倒を防ぐことは非常に困難です。立ち上がってそのまま転倒してしまうという事故は、本当に瞬間的に起こります。防げるのは「利用者が立ち上がったときにたまたま職員が近くで見ていて、運よく転倒する前に駆け寄って支えることができた」というケースのみです。常識的に考えて、非常に確率が低いことがわかります。

こういう「防ぎようがない事故」は、厳密に言えば施設側に過失はありません。しかし、家族は「契約違反※のために起きた事故だ」と認識します。つまりこの事故は、「施設側に過失はないのに、家族との認識のズレによって賠償責任が発生してしまった事故」と言えるのです。

※介護計画書の内容は「契約事項」とみなされます

トラブルを誘発したポイント

介護計画書に、実際にはできないことを書いてしまった

DさんのADL評価は「歩行は自立しているが不安定」でした。そこで、「移動するときは歩行介助までしなくても、見守り程度で大丈夫」と考え、「歩行は見守りが必要」と書いてしまいました。デイサービスを利用している間、1秒たりとも目を離さずに見守ることは不可能です。いつ歩行が始まるかわからない以上、この表現では「実際にはできないこと」を介護計画書に安易に書いてしまったことになります。

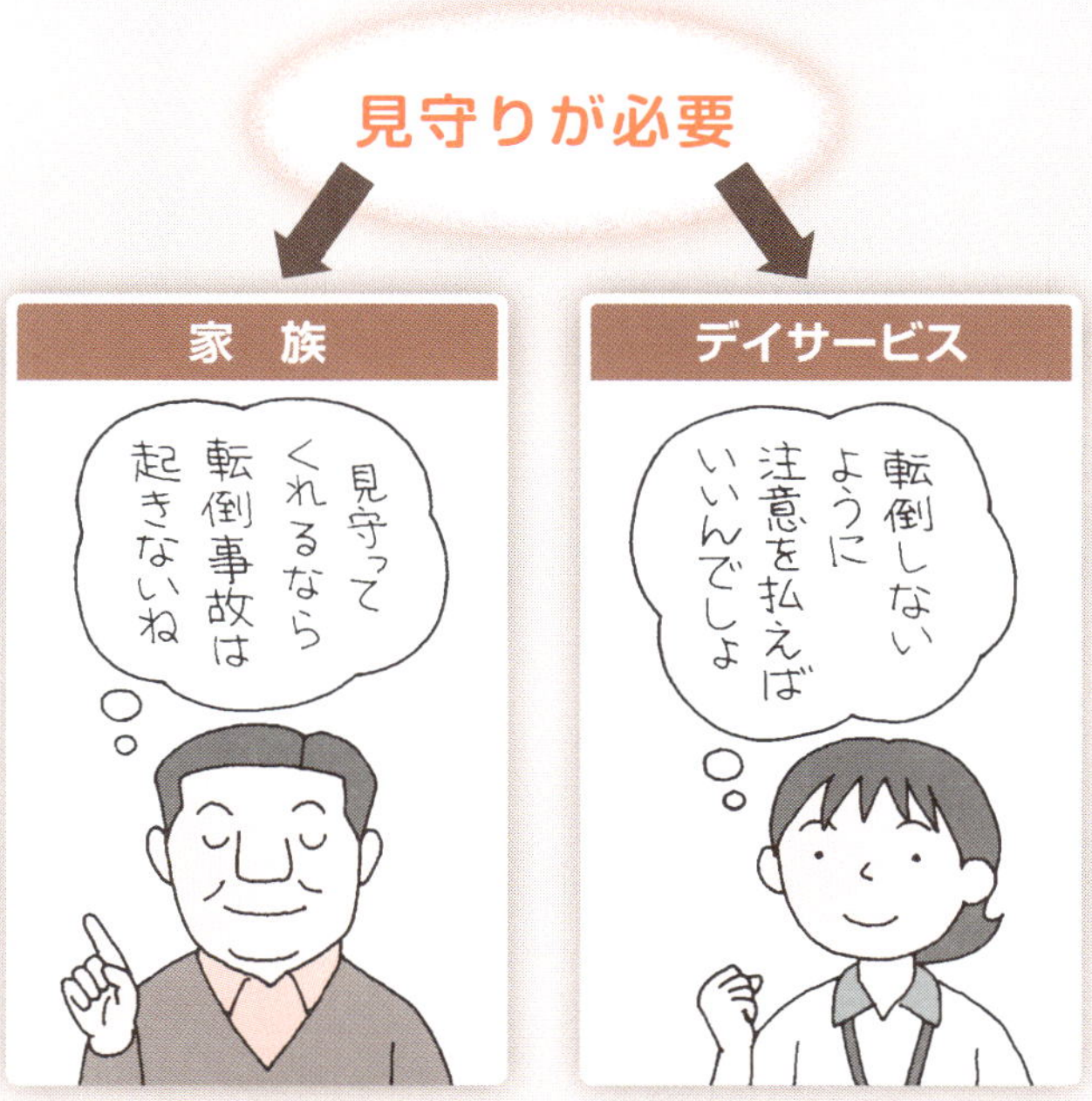
見守りが必要
デイサービス
転倒しないように注意を払えばいいんでしょ
家族
見守ってくれるなら転倒事故は起きないね

突然車イスから立ち上がる根本原因について考えなかった

Dさんの場合、今までも何度か突然車イスから立ち上がることがありました。そのときに「なぜ立とうとするのか」の根本原因を考えず、見守りでしのごうと考えてしまったことも、事故の原因の一つです。そもそも見守りだけでは立ち上がりを防ぐことはできません。立ち上がろうとするからには、「座っていたくない理由」があるはずです。その理由を改善できれば、転倒を防ぐことができたかもしれません。

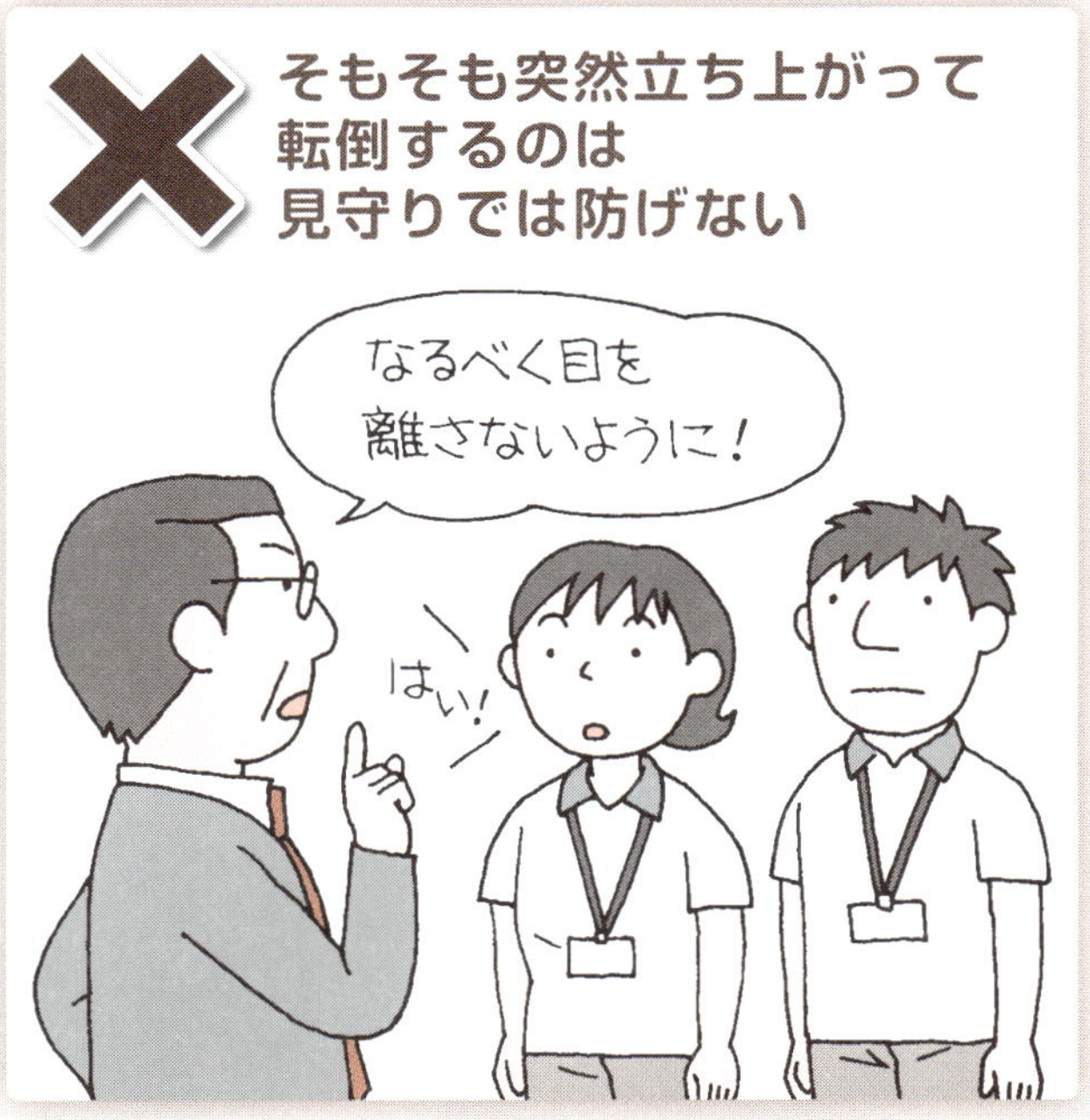
そもそも突然立ち上がって転倒するのは見守りでは防げない
なるべく目を離さないように!
はい!

車イスから突然立ち上がって転倒

このトラブルを回避する方法

契約のときに、あいまいな表現で家族に誤解を与えないことが大切です。自立歩行で転倒の危険がある利用者には、介護計画書の表記も以下のように気をつける必要があります

歩行時の転倒の危険について

D様は自力で歩行することができますが、非常に不安定です。自宅と異なりスペースの広いデイサービスでは、転倒の危険が大きくなります。

そこで当デイサービスでは、次のような防止対策を検討いたしました。D様の安全な歩行のために、ご家族の皆様のご理解とご協力をお願いします。

ポイント 防げない事故があることを説明する

1. 歩行能力の維持・向上のため、基礎的な運動訓練を行います
2. 立ち上がった瞬間が、もっともバランスを崩しやすく危険です。立ち上がりは瞬間的な動作なので、職員も対応が難しくなります。そこでD様には、立ち上がる際には職員を呼んでいただけるよう、毎回、来所時にお話しします
3. 無理なく立ち上がれる椅子、歩きやすい床、歩行時につかまる手すりなど、安全な歩行環境に配慮しております。しかし100%安全な環境というのは困難ですので、ご理解をお願いします
4. 転倒したときのケガを防ぐため、敷物を敷いた場所にご案内するなど、できる限りの配慮をいたします

ポイント 転倒防止のために施設側が行う事故防止策を説明する

5. 歩行の安定のためには杖、歩きやすい靴、動きやすい服装などが大切です。安全な歩行に適した状態で来所されるよう、ご家族の皆様にもご協力をお願いします

ポイント 転倒防止のために家族に協力してほしい点を説明する

介護計画の表現をあいまいにしない

この事例で施設側に賠償責任が発生した原因は、介護計画書に「歩行は見守りが必要」と書いたことでした。「見守りが必要なのだから、常に職員が見守ってくれているはずだ」ととらえられてしまったのです。

実際には、施設で1人の利用者をずっと見守ることはできません。このように、介護計画書の表現をあいまいにすると、思いもよらない誤解を生んでしまうことがあります。

介護計画書を書くときは、「防げない事故もある」ということを理解してもらうことが大切です。上に、今回のトラブルを防げたであろう介護計画書の一例を挙げました。この介護計画書の「ポイント」を参考にしながら、家族に正確に理解してもらえる介護計画書の作成を目指すといいでしょう。

この事故の防止対策

突然車イスから立ち上がってしまう根本原因は何なのか、考えてみましょう

行きたいところがある

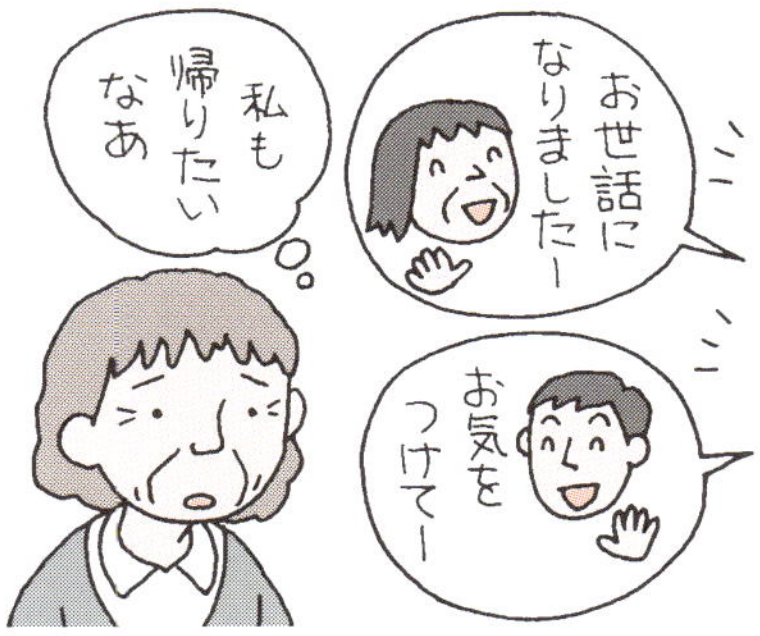
私も帰りたいなあ
お世話になりました～
お気をつけて～

座っていたくない理由の一つが「どこか行きたいところがある」です。Dさんの場合、利用者帰宅の時間帯だったので「私も帰りたい」と焦ってしまった可能性があります

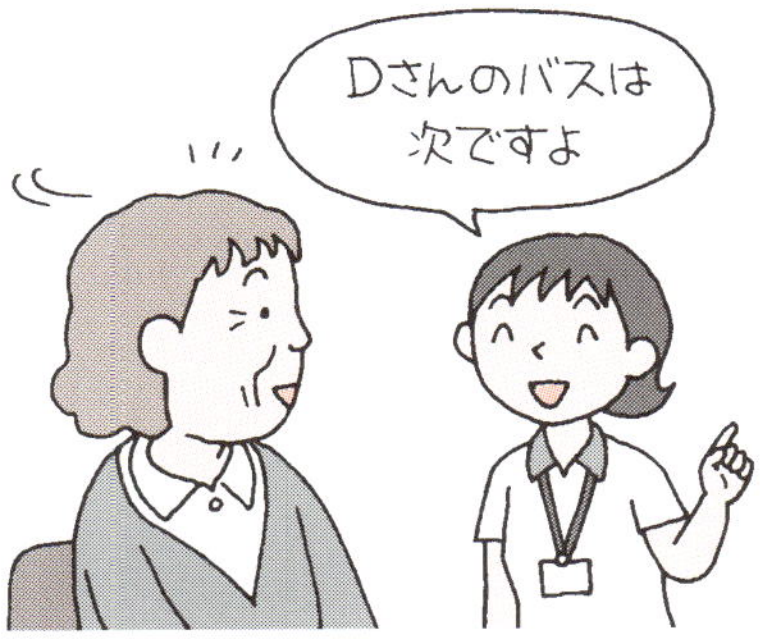
Dさんのバスは次ですよ

利用者が焦りそうな状況の場合、積極的に声かけをすることで焦燥感を和らげる方法も有効です。説明すれば、納得してくれることもあります

尿意・便意がある

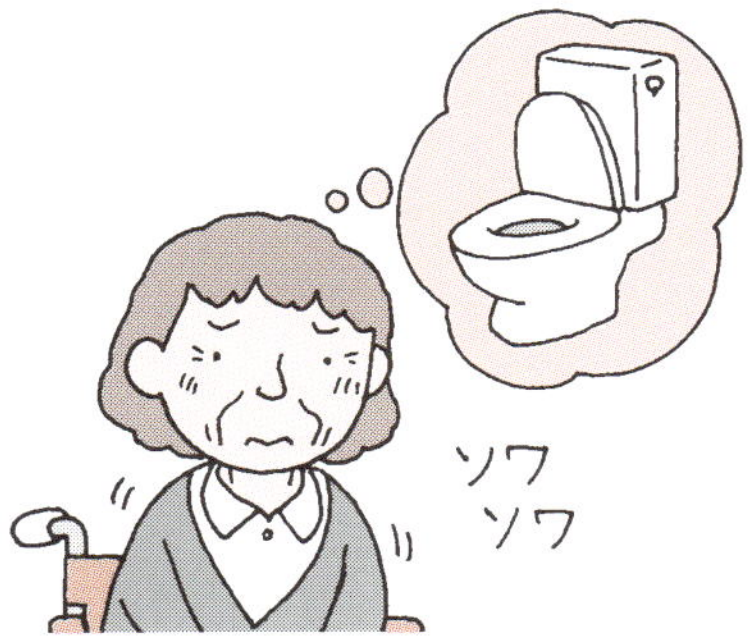
ソワソワ

尿意や便意があるときも、突然立ち上がることがあります。また、オムツを当てている利用者の場合は、オムツ内に排泄した不快感から、急に立ち上がることが多いようです

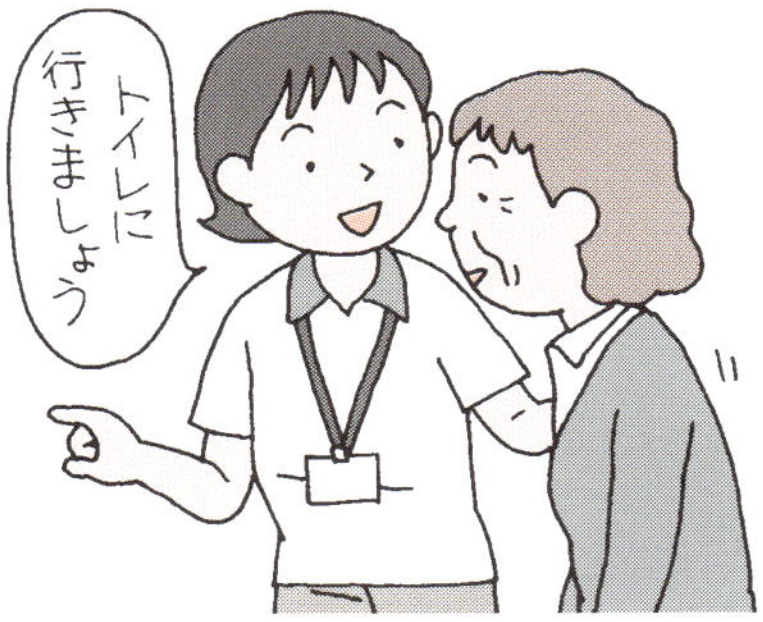
トイレに行きましょう

頻繁に排泄誘導をしたり、オムツを外してポータブルトイレでの排泄を促した施設では、突然立ち上がって転倒する事故が激減しました

座り心地が悪い

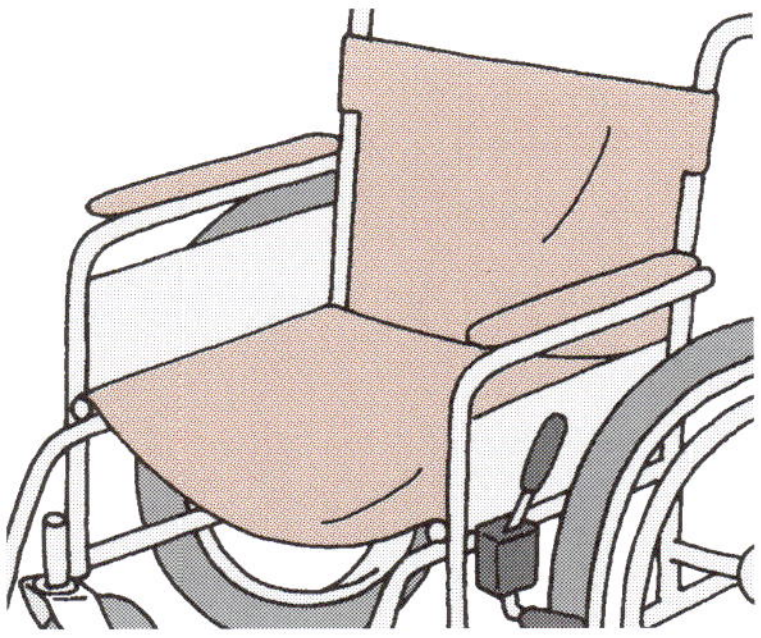

車イスの座面が古くなってたるんでいたりすると、お尻が痛くなることがあります。車イスの座り心地を改善したうえで、ふだんはなるべく椅子に移乗してもらうことが必要です

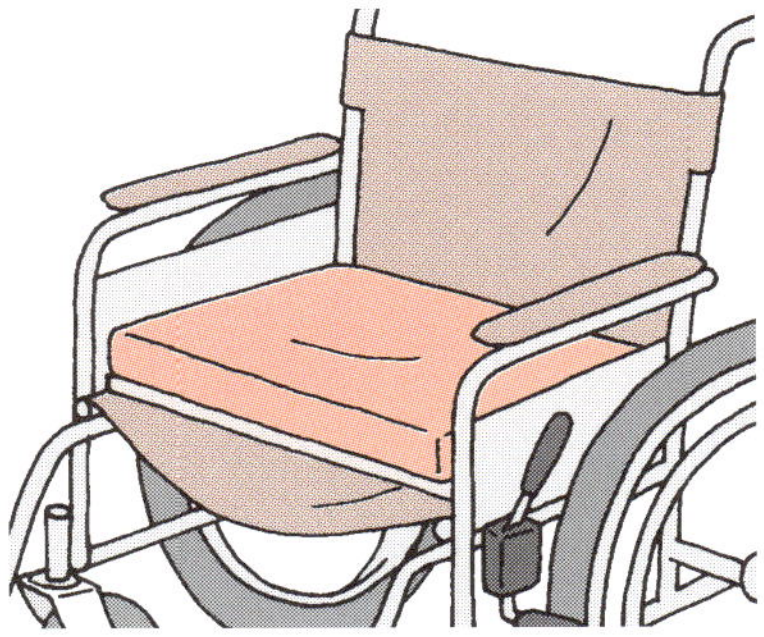

車イスの座面に板を置き、その上に低反発クッションを置くと座り心地が大幅に改善します。背中や腰に痛みがある人は、背中にも当てるといいでしょう

突然立ち上がるおもな原因と対策

介護計画書の記載に誤解を与えるような表現があったことは問題ですが、事故自体についても疑問が残ります。

Dさんは、それまでに何度も車イスから突然立ち上がってしまうことがあったようです。そのときに根本的な原因を考えず、見守りを強化するだけしか対策をとらなかった点についても、問題だったと言えます。このときに立ち上がってしまう根本原因を考えて改善していたら、そもそもこの事故は起きなかったかもしれないのです。

それでは、Dさんが突然立ち上がってしまう原因について考えてみましょう。Dさんが立ち上がってしまうのには、「何かしらの、座っていたくない理由」があるはずです。

しっかり歩けないお年寄りが立ち上がってしまう原因の代表的なものを3つ、上に挙げました。この中から一つひとつ当てはまるものがないか、探してみるべきでした。

もともとトラブルになりやすい事故への対応⑤

ルールを守らない利用者の事故

原因を調べると利用者が悪かった場合、施設の責任になるのでしょうか

利用者の状況

Zさん 90歳・男性・要介護３・認知症、片マヒ

重度の認知症で、生活行為は全体的に介助が必要。嚥下に問題があるので、食事はとろみをつけたソフト食

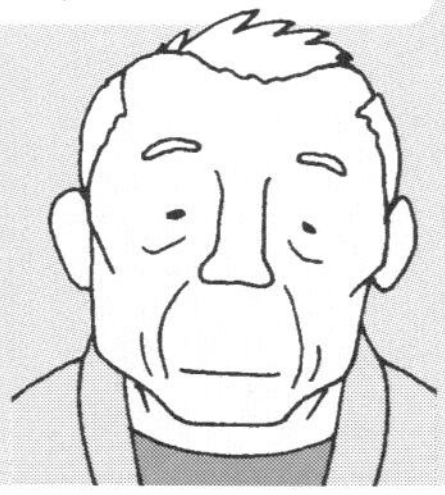

Eさん 82歳・女性・要介護２・高血圧症、腰痛

腰痛の影響で動きに制限があるものの、認知症もなく社交的な性格なのでデイサービスの人気者

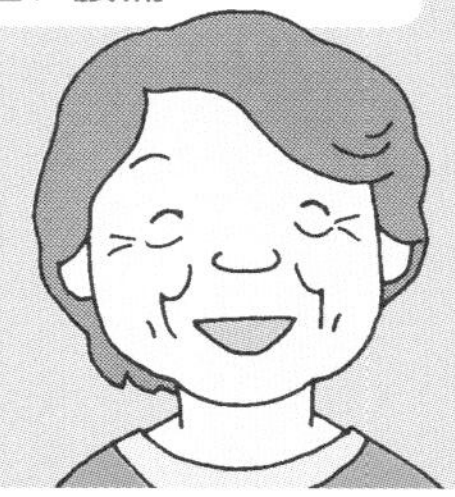

事故発生時の状況

週に3回デイサービスを利用しているEさんは、社交的で明るい性格。認知症もなくしっかりしており、気をつかってみんなに話しかけるので職員やほかの利用者からも好かれている人気者だ。そんな世話好きのEさんには、１つだけ困った習慣がある。それは食べ物の持ち込みが禁止されているデイサービスにお菓子を持ってきては、ほかの利用者に配ってしまうのだ。注意しても直らない。

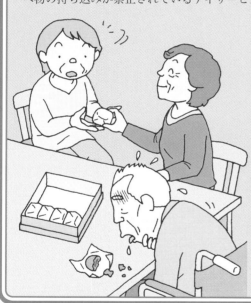

ある日、Eさんが持ってきた饅頭《まんじゅう》をZさんがのどに詰まらせて、救急車で運ばれる騒動が起きた。幸い命に別状はなかったが、非常に危ないところだった。

契約書には「禁止事項に違反して事故が起きた場合、デイサービスは責任を負わない」と明記してある。そのため、今回の事故に関しては規則違反を犯したEさんの家族にZさんへの謝罪と補償をお願いした。Eさんの家族もこれを了承した。

ところが数週間後、Zさんの家族が国保連に苦情を申し立てた。調べたところ、Eさんの家族はどうしたらいいかわからず、Zさんの家族に対して謝罪も補償もしていなかった。

誰が責任をとるか わかりにくい事故

介護施設で起こる事故の多くは、施設側の過失が問題となります。しかしこの事例のように、利用者同士のやりとりの中で起こる事故の過失責任はどう考えたらいいのでしょうか。

この事例では規則違反を犯したEさんの責任ということで、Eさんの家族が補償を行うことになりました。では、実際に裁判になった場合、施設の責任は問われないのでしょうか。

Zさんの家族の怒りは、デイサービスに向かいました。Eさんの家族に補償を丸投げしたデイサービスの態度が、無責任に思えたからです。しかし契約書には「禁止事項違反があったらデイサービスは責任を負わない」と書いてあります。どうしたらよかったのでしょうか。

トラブルを誘発したポイント

ある程度黙認してしまっていた

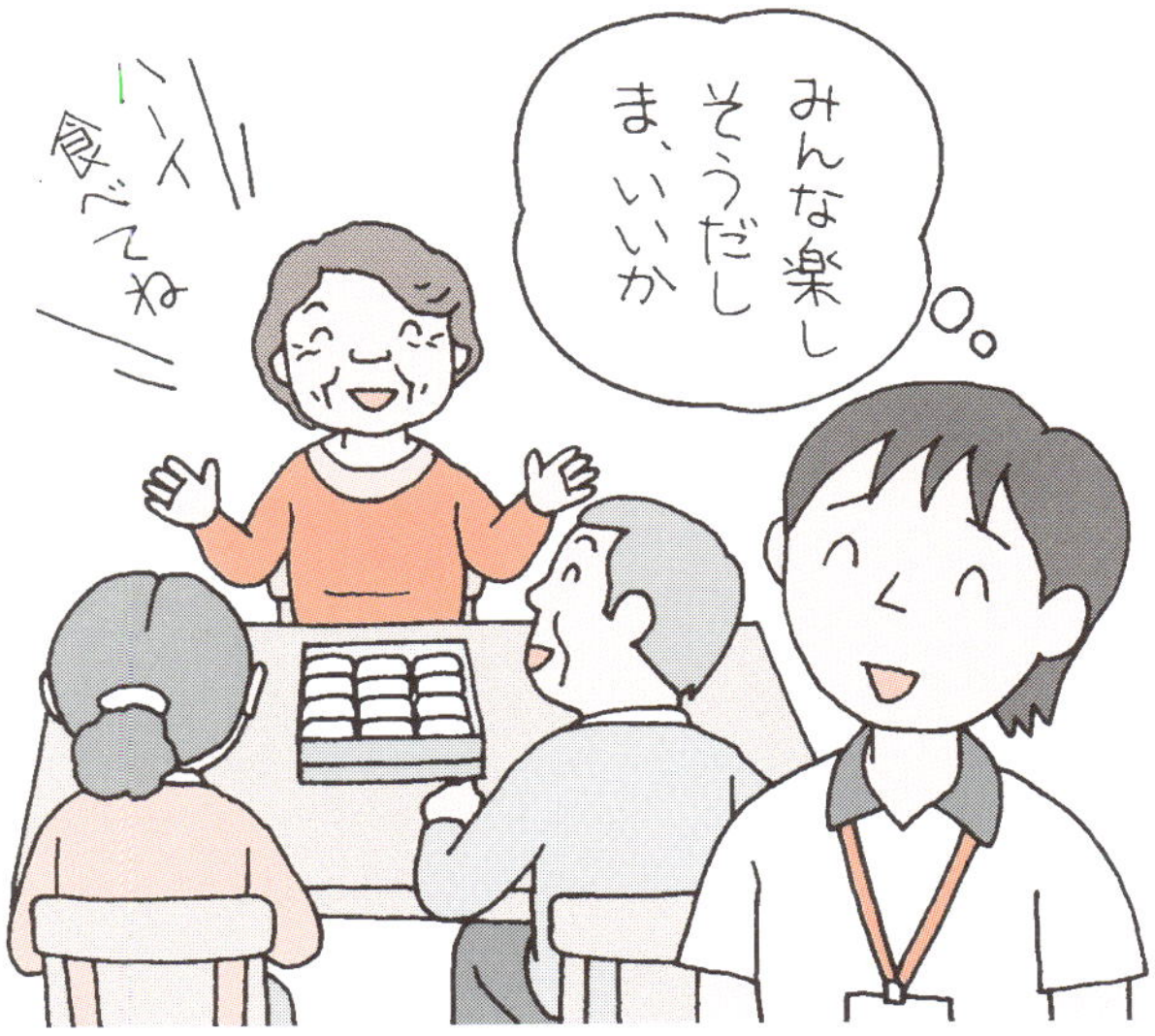
みんな楽しそうだし ま、いいか
ハーイ 食べてね

「悪気はないから」「みんな楽しそうだから」ということで対処が甘かった。お預かりするなどの一歩踏み込んだ対処までは行わなかった

注意喚起の方法が不十分だった

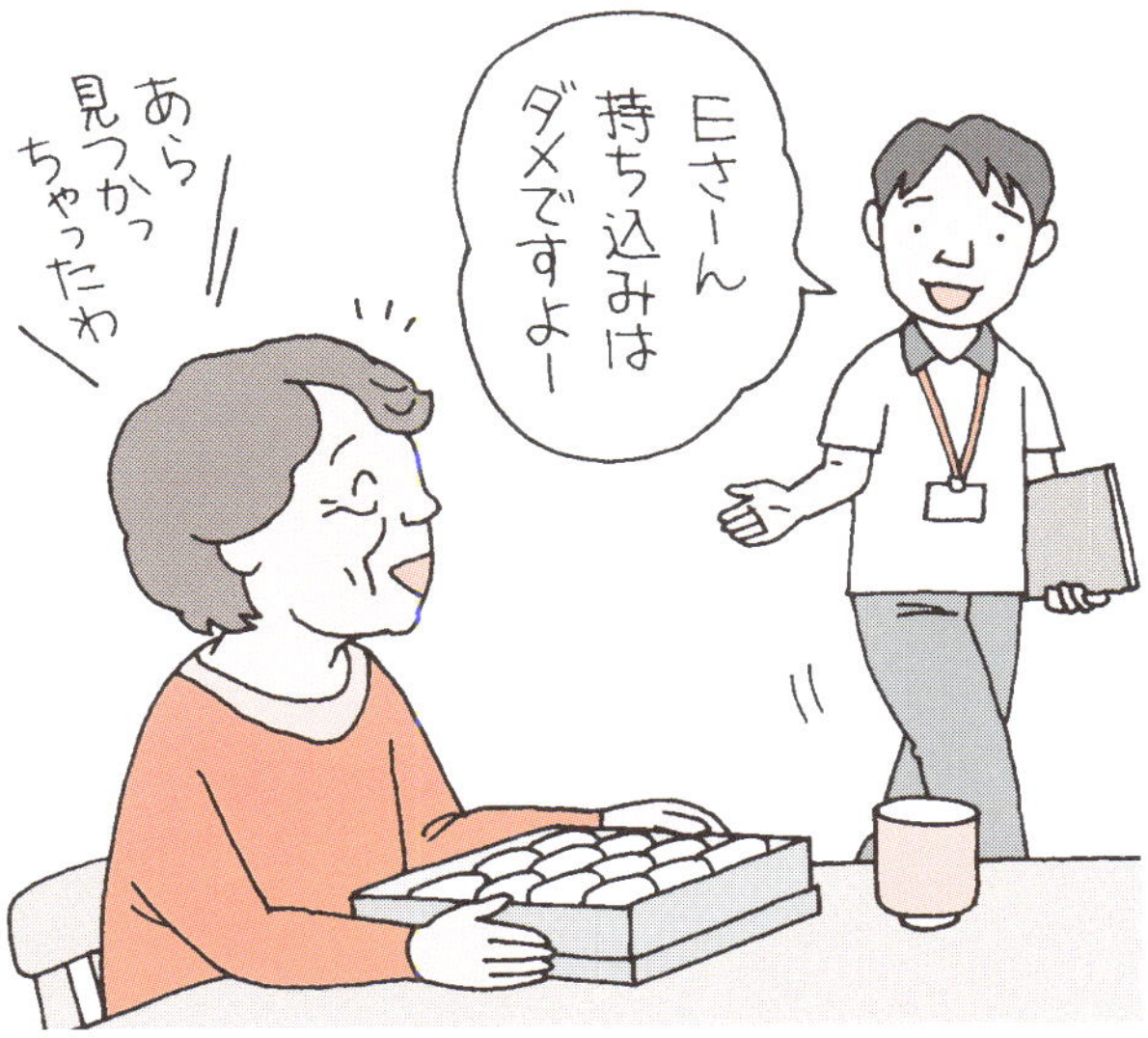
Eさーん 持ち込みは ダメですよー
あら 見つかっちゃったわ

「ダメですよ」「規則です」などの抽象的な説明ばかりで、Eさんが食べ物を持ち込む危険性をしっかり認識できていたか疑問がある

施設の責任について考えなかった

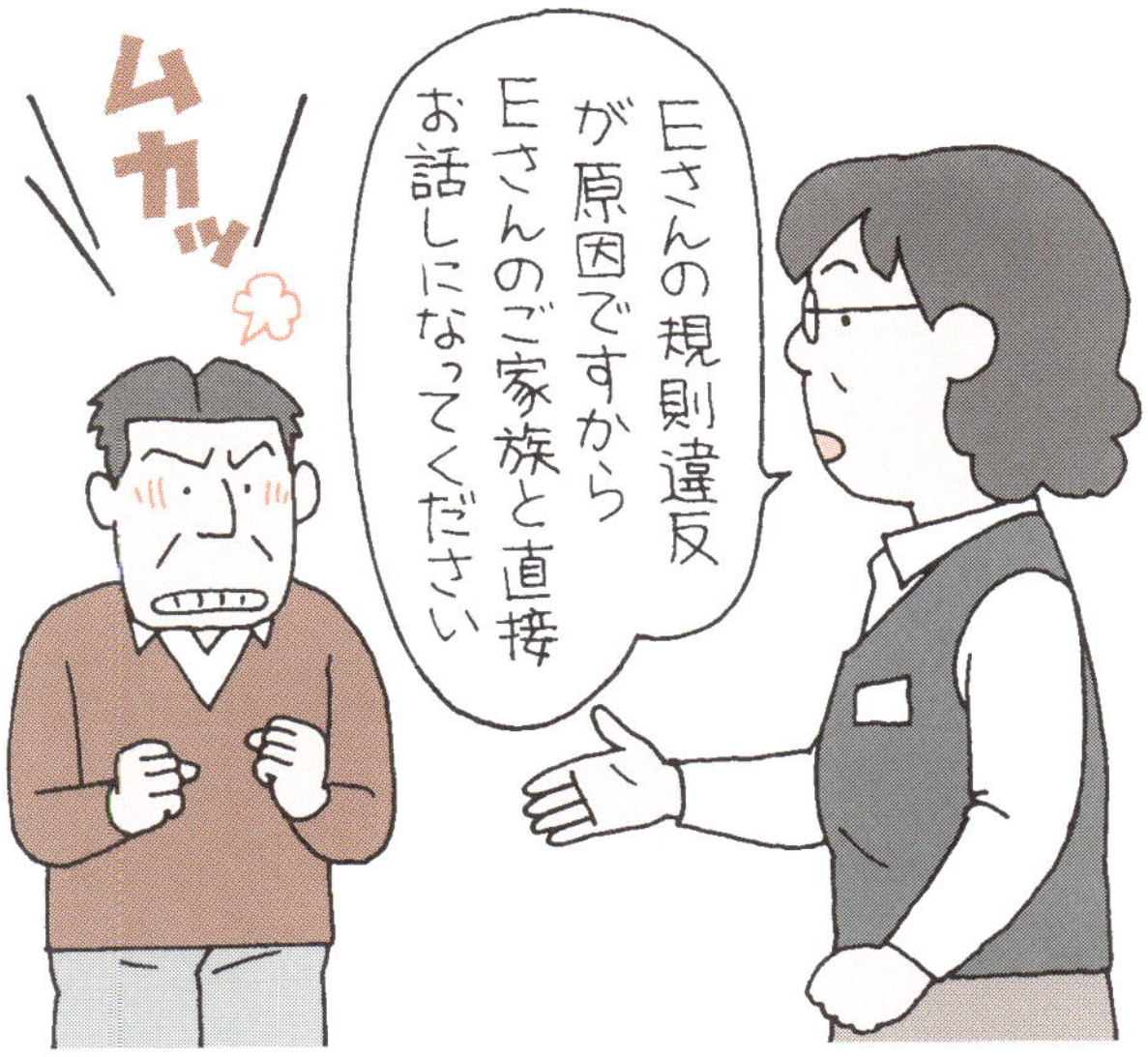
ムカッ
Eさんの規則違反が原因ですから Eさんのご家族と直接お話しになってください

「禁止していたのだから、こちらに落ち度はない」という思いから、被害者やその家族に対する態度が悪く、配慮に欠けていた

契約書があるので安心していた

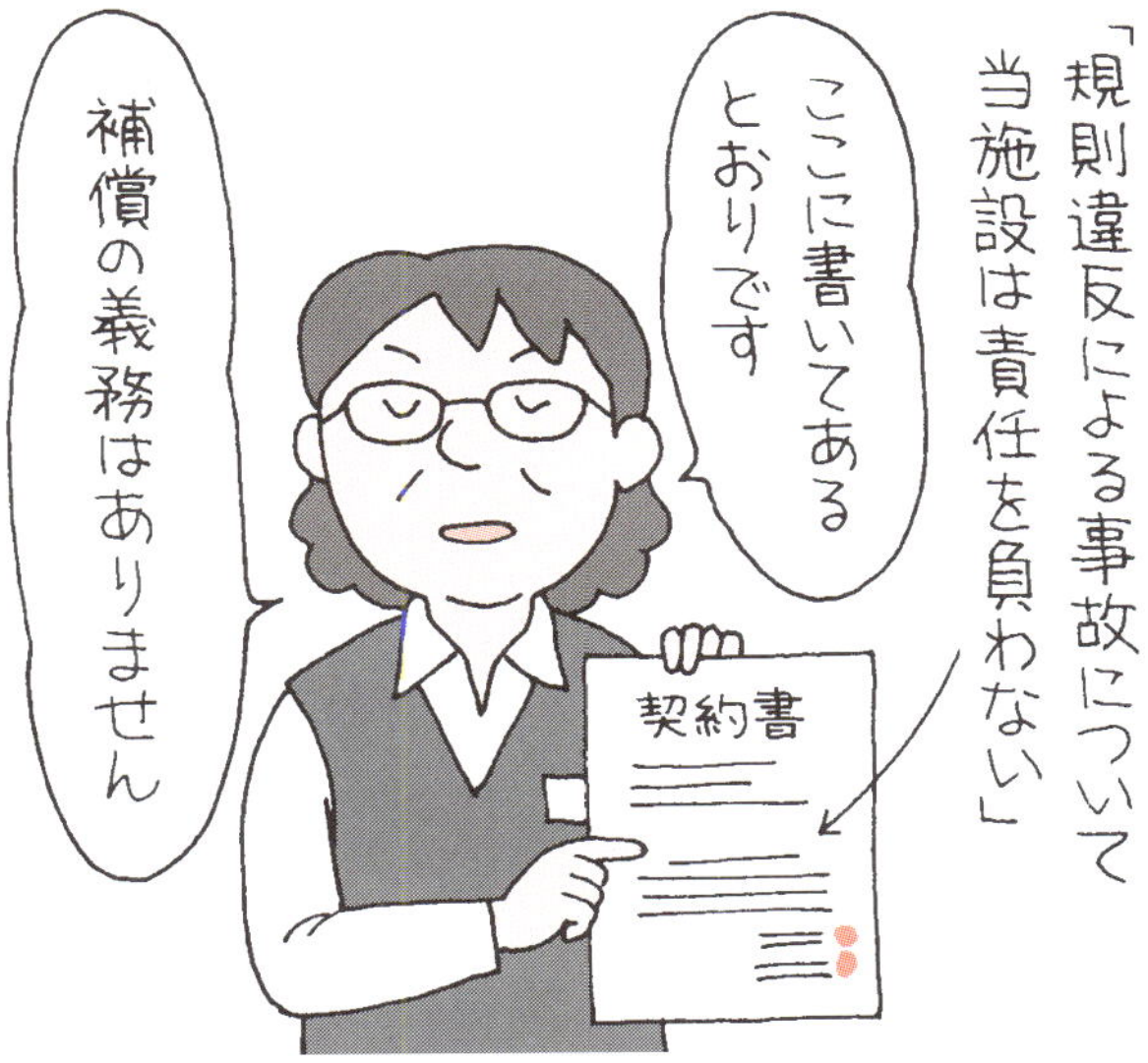
ここに書いてあるとおりです
補償の義務はありません
「規則違反による事故について当施設は責任を負わない」
契約書

契約書に書いてあるから施設側に責任はないと考えて、事故後の補償をいっさい行わなかった。実際に裁判になったら、この主張は通るのか

ルールを守らない利用者の事故

このトラブルを回避する方法

利用者の契約違反や規則違反が原因でも、施設の管理責任が問われることを理解し、真摯に対応しよう

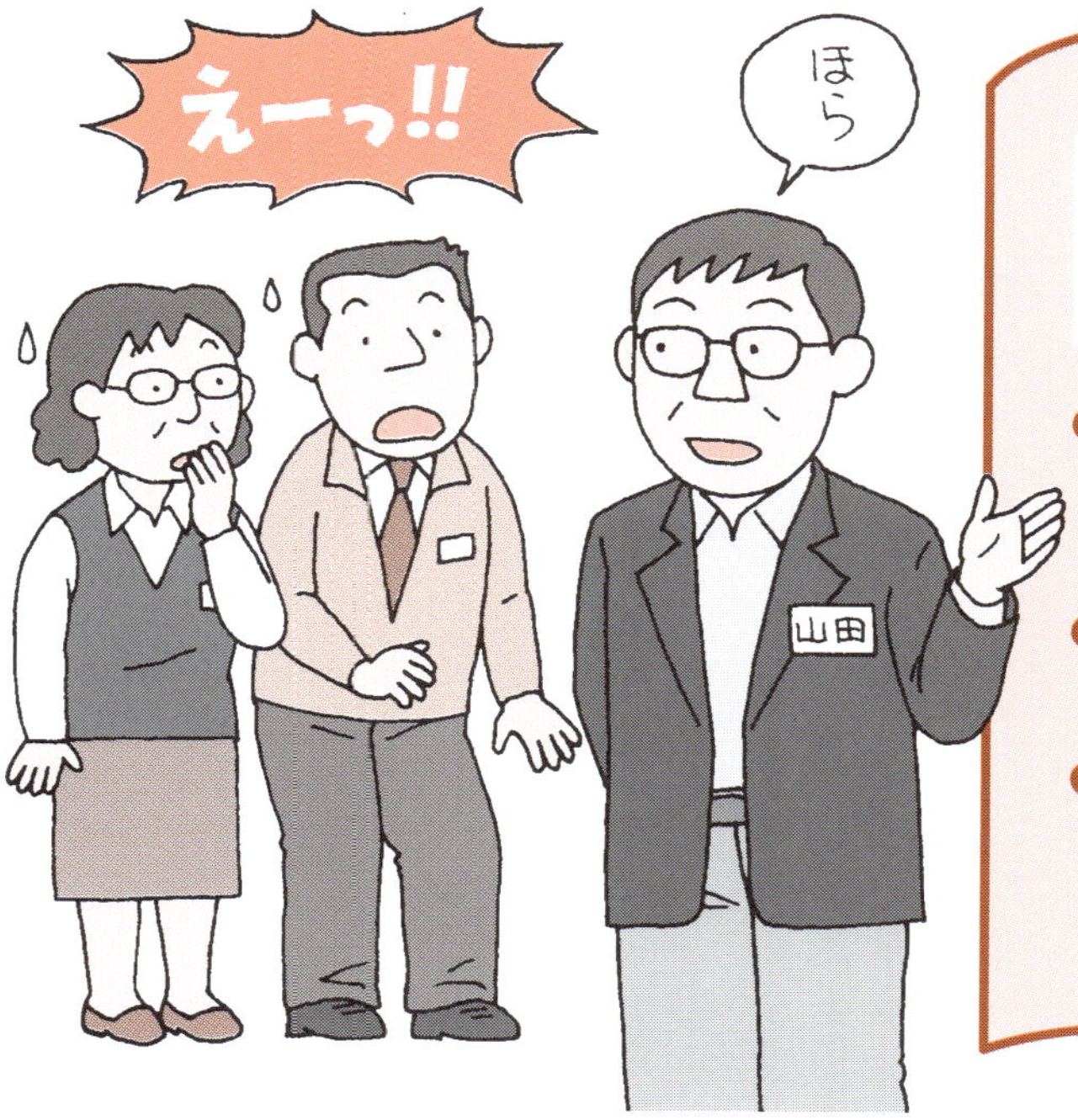

契約が無効とされる事例

- 認知症の利用者の行動・心理症状が原因で事故が起きても、施設は責任を負わないとするもの
- 利用者同士のトラブルについて、施設は責任を負わないとするもの
- 患者が医師の指導に従わずに事故を引き起こした場合、医師または病院は賠償責任をいっさい負わないとするもの

禁止事項を契約書に書いても無効に

この事例がトラブルにつながった原因の一つは、契約書に「禁止事項に違反して事故が起こった場合、デイサービスは責任を負わない」という内容を明記していた点が挙げられます。では、契約書にこうした項目を設けておけば、事故が起こっても本当に施設側は責任を負わなくてすむのでしょうか。

残念ながら実際に事故が起こって裁判などになった場合、事業者の責任を一方的に免除するこうした契約内容は消費者契約法によって無効になります。ですから施設側の対応に過失があれば、契約書の内容にかかわらず責任は問われるのです。

２００１年４月に施行された消費者契約法では、「事業者の債務不履行や不法行為によって生じた賠償責任の一部または全部を免除するような条項を設けて消費者に約束させても無効」と定められています。

そうなると「規則で禁止していたから、規則を破ったEさんの責任だ」という主張は通りそうにありません。問題となるのは、施設側の対応に過失があったかどうかです。

この事例の過失判断は非常に微妙なラインですが、69ページで触れたように注意喚起や事故が起こるまでの対応が不十分だったと考えられます。おそらく裁判になれば、「デイサービスという施設の性質上、禁止していてもお年寄りは食べ物を持ってくる可能性があることを予測して対処する義務がある」という結論が出るでしょう。

ですからまずは、被害者であるZさんと家族に対して、施設が中心となって補償や謝罪を真摯に行う必要があります。

また、再発防止のために71ページのような対策をルール化することも大切です。

この事故を防止する方法

何度もくり返して説明する

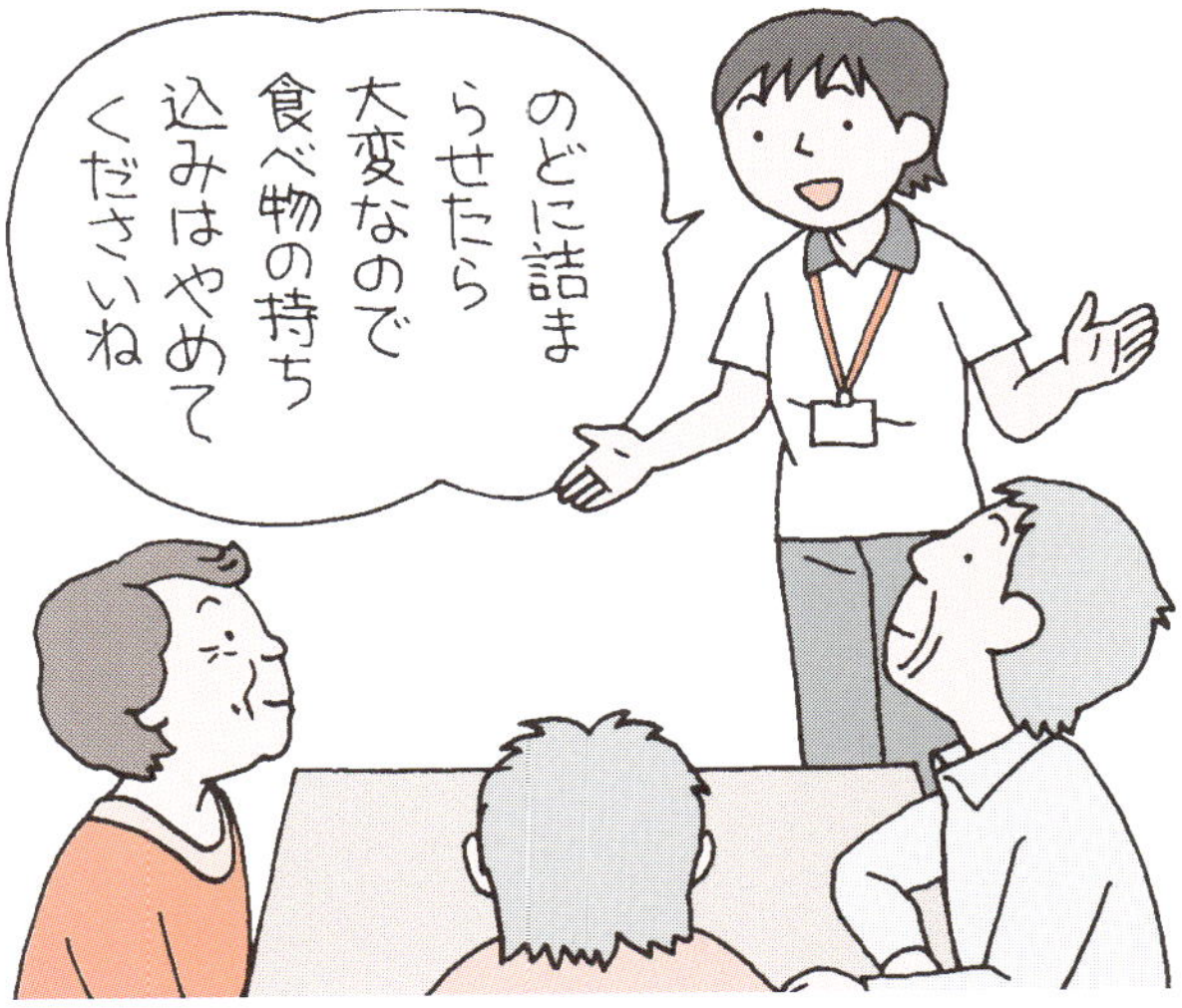
のどに詰まらせたら大変なので食べ物の持ち込みはやめてくださいね

禁止だけでは不十分です。危険なことについては、くり返し注意喚起を行いましょう。「見つけた場合は、衛生面への配慮もありますので、お帰りまで預からせていただきます」などと対応を決めるといいでしょう

危険性をわかりやすく説明する

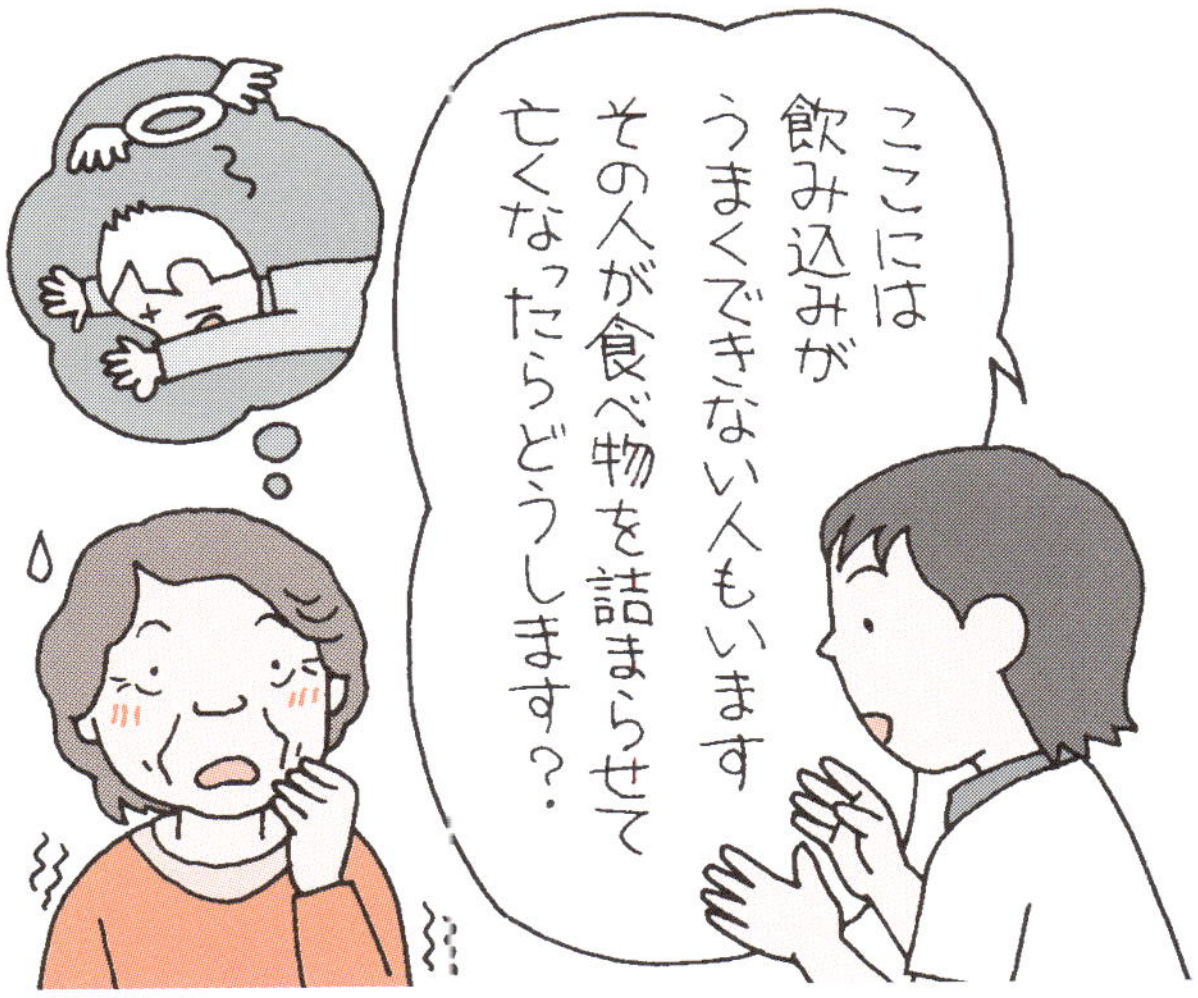
ここには飲み込みがうまくできない人もいます
その人が食べ物を詰まらせて亡くなったらどうします？

認知症がない利用者は、きちんと説明すれば理解してくれます。「どのような人に対するどんな行為が、どのように危険なのか」を具体的に説明するといいでしょう。多くの場合は、納得してやめてくれます

安全なお手伝いをお願いする

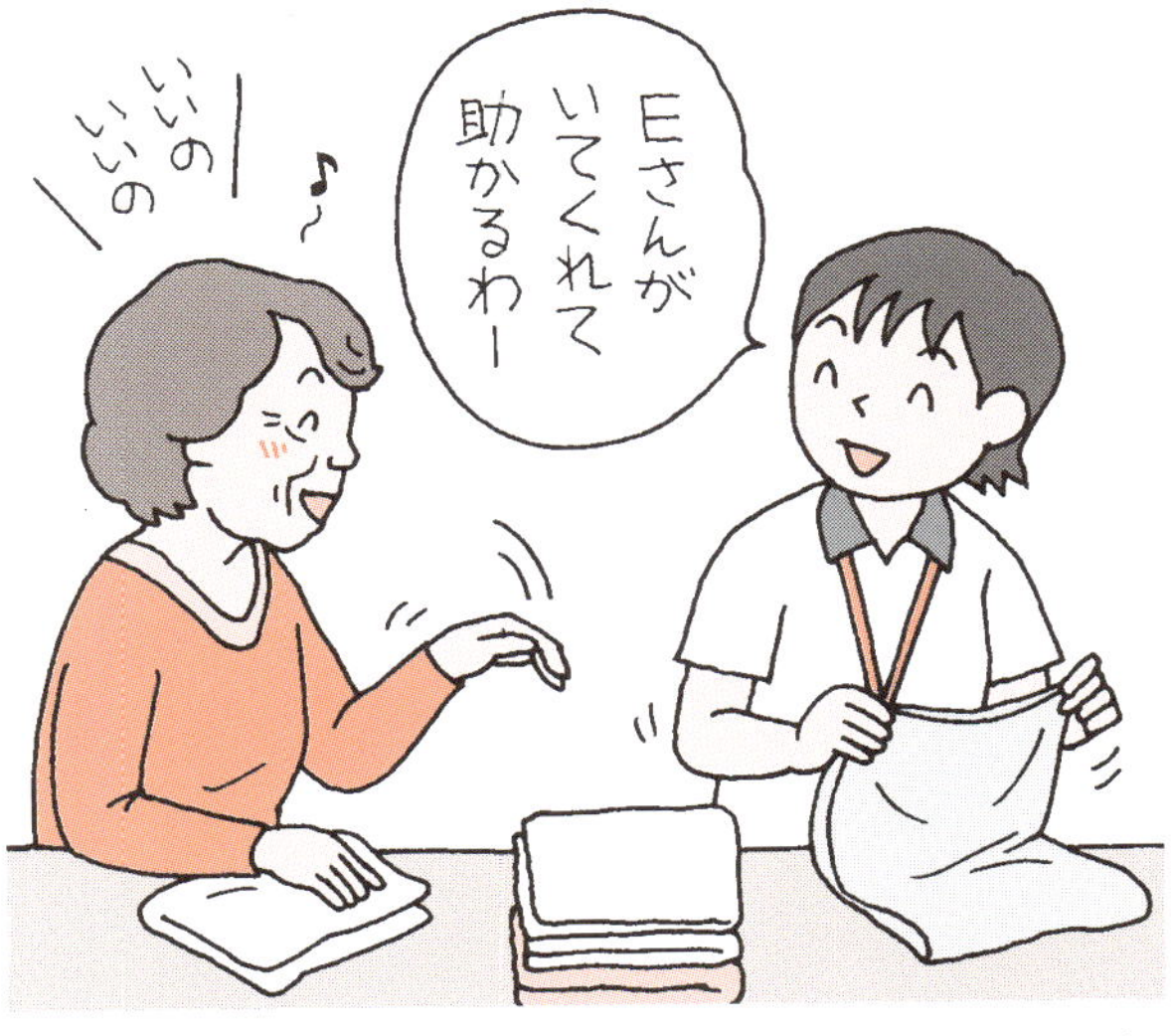
Eさんがいてくれて助かるわー
いいのいいの♪～

「喜んでもらいたい」という気持ちが強い利用者が、食べ物を配ることがあります。そのタイプなら、ほかの安全な作業を手伝ってもらうのも有効です。手伝ってもらったときは、必ず感謝の言葉を添えるようにしましょう

家族にも危険性を理解してもらう

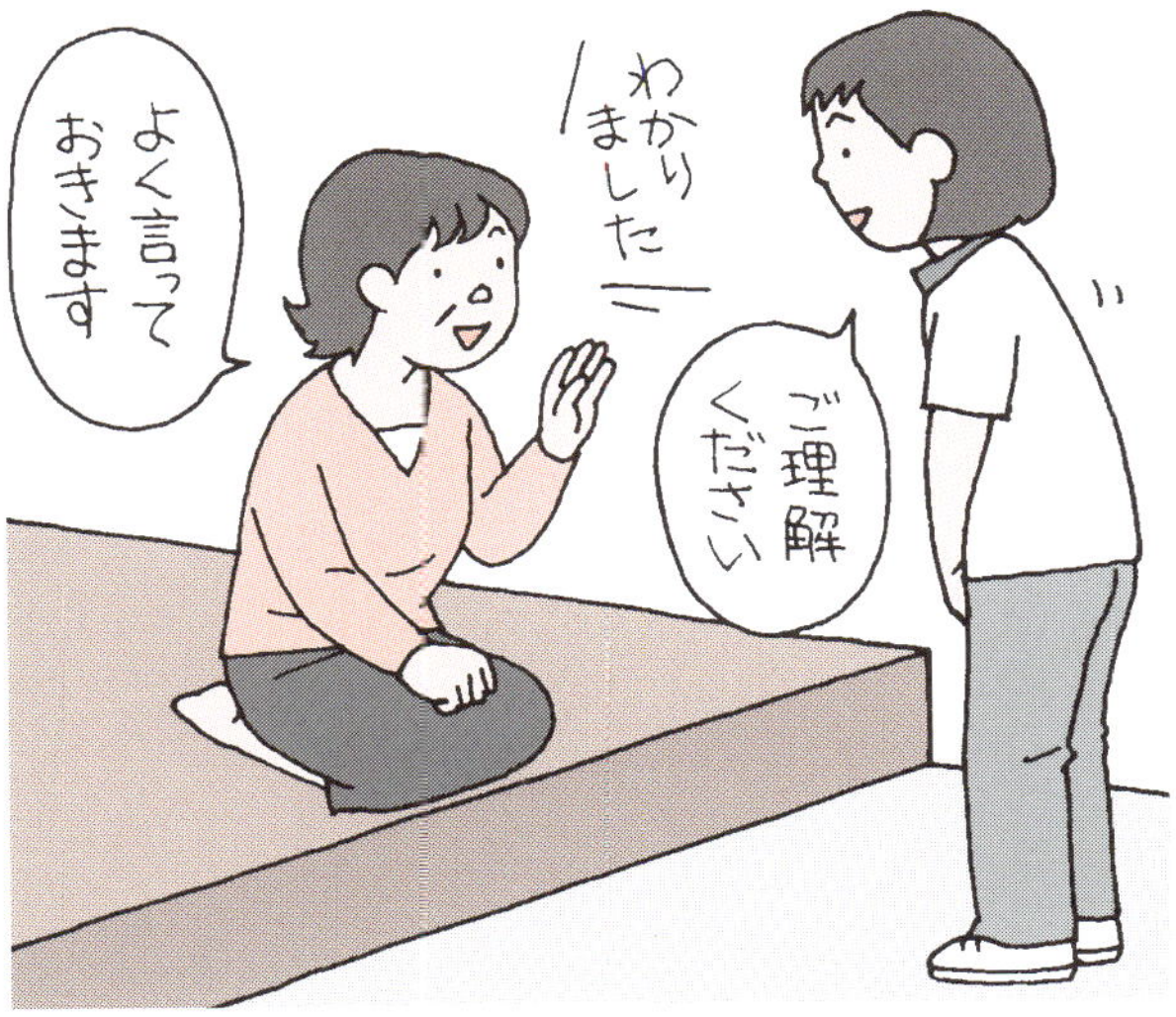
よく言っておきます
わかりました
ご理解ください

本人への注意喚起で収まらない場合、家族に協力を求めるのも有効です。施設に食べ物を持って来る前に、家族でチェックしてもらえると安全性が上がります。発見したら、施設で預かることへの了承もとりましょう

もともとトラブルになりやすい事故への対応⑥

家族が要求する介護方法での事故

「こうしてほしい」と頼まれて事故が起きた場合はどうなるのでしょうか

利用者の状況

Fさん 81歳・女性・要介護5・脳梗塞(2回)、四肢マヒ、前年に胃瘻《いろう》造設

移動は車イスで、更衣・排泄・食事等は全介助。利き腕ではない左腕だけ肩まで上がるものの、あとはほとんど動かない状態。認知症も重度で、常にボーッとしている

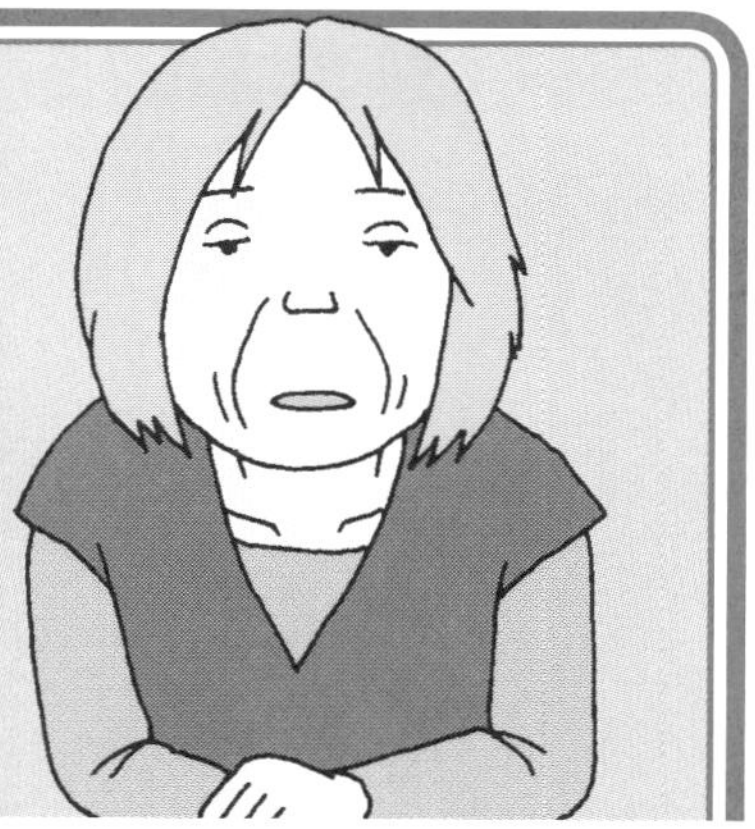

事故発生時の状況

Fさんは前年に胃瘻を造設したものの食べる意欲はあり、これまでは在宅で、次女が経口摂取と経管栄養剤を併用して介助してきた。今回の入所に当たって、次女から「在宅でやっていたときと同じように口から食べさせてほしい」という強い要求があったので、施設はこれを受け入れた。入所後も次女は毎日来所して食事介助を行い、要求も多かった。「主食は全粥《ぜんがゆ》だが、混ぜごはんは利用者の好物なので普通食で出してほしい」という危険な要求もあった。

ある日、次女が旅行に出て食事介助に来なかった。2日目の昼食時に、混ぜごはんを普通食で食べさせたところ、急に苦しそうな顔になった。誤嚥と判断して食事を中止し、タッピングを施行。このとき、かなり吐き出した。それから吸引を施し、それでもむせが長引いたので救急搬送をした。全て迅速に行ったが、Fさんは亡くなった。次女は「施設の責任」と主張してクレームを入れた。施設側は「家族の要求した介助をしたのだから、責任はない」と主張した。このままいくと、家族は裁判に訴える構えだ。

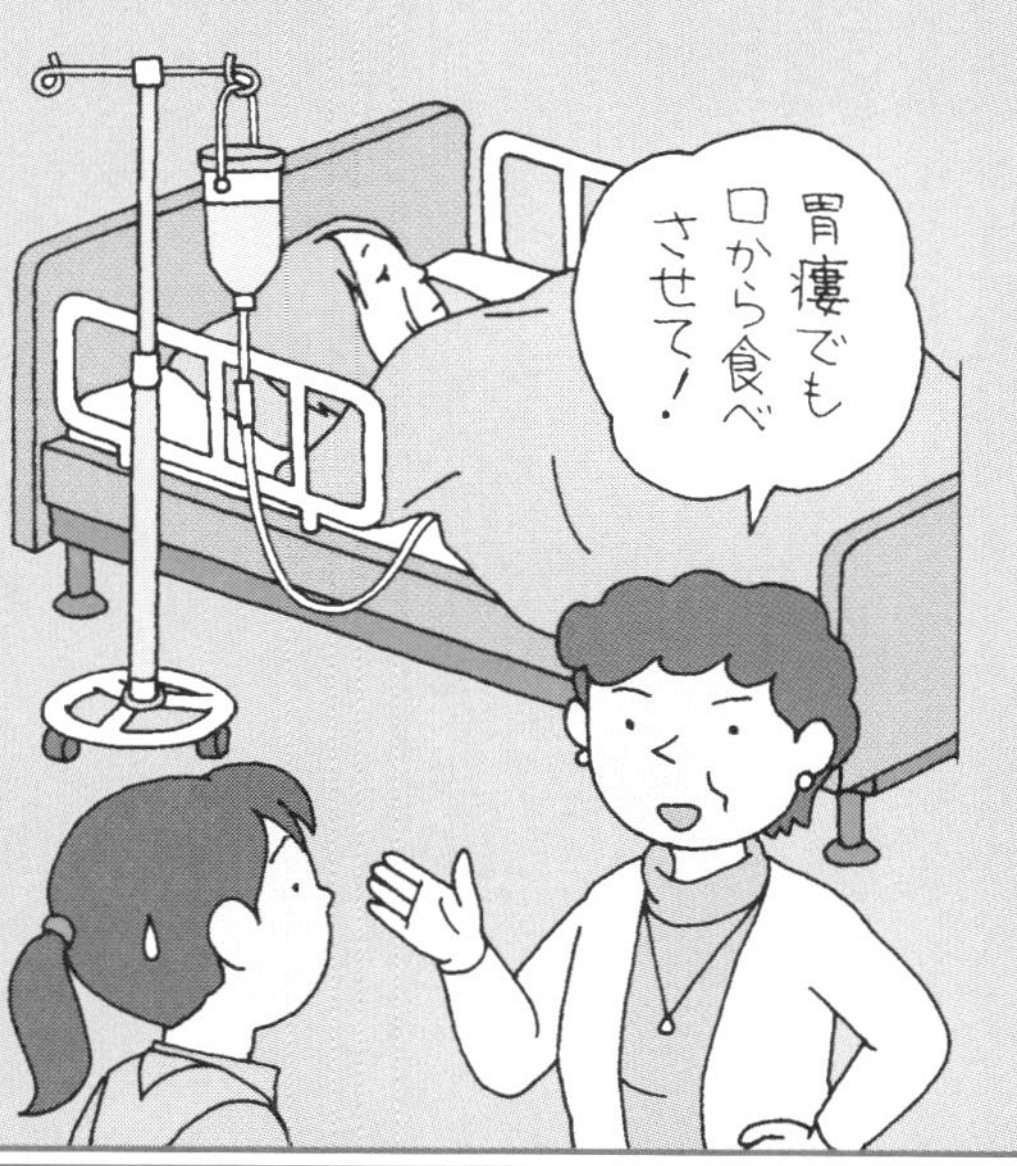
胃瘻でも
口から食べ
させて！

家族の要求でも施設の責任になる

家族が要求する介護方法で事故が起こった場合、施設側の過失になるのでしょうか。

これは、残念ながら施設側の過失になります。なぜなら家族は介護のプロではないので、当然間違えることがあるからです。家族から医学的に見て間違った要求をされた場合は、そのまま受け入れてはいけません。介護のプロである施設のほうに、家族に適切な説明をして説得をする義務が生じます。

なかには利用者への思い入れの強さから、自分のやり方を施設に要求する家族がいるものです。「入浴後はこのクリームを塗ってください」といった小さな要望であれば快く受け入れますが、度を越した要求はきちんと拒否することも大切です。

トラブルを誘発したポイント

✕ 介助方法をめぐって家族と意見が対立したときに、しっかり話し合わずに受け入れてしまった

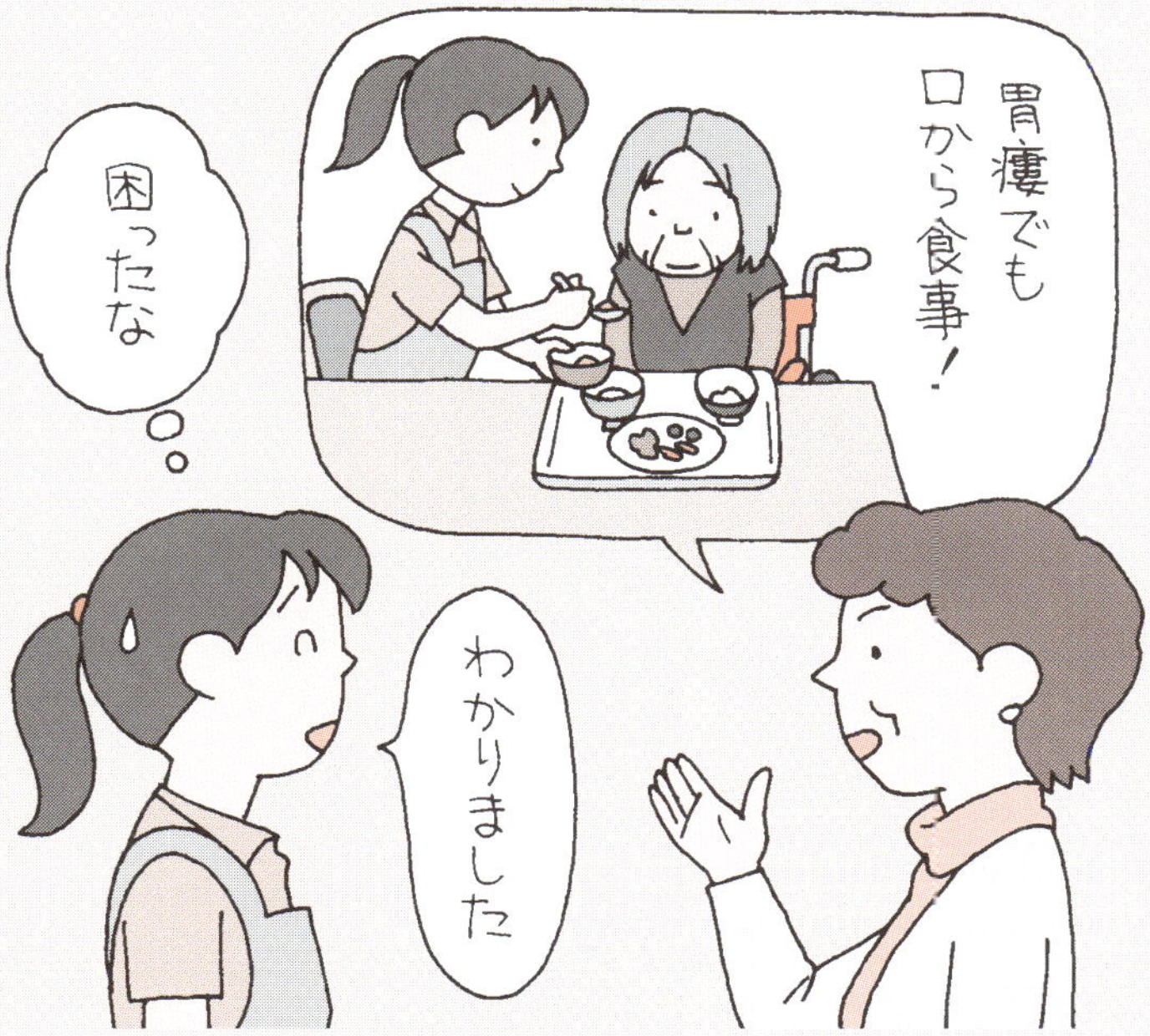
胃瘻でも口から食事！
困ったな
わかりました

胃瘻でも口から食事ができる人はたくさんいます。しかし利用者の身体状況をしっかり確認していない段階で、一方的に家族の主張だけを受け入れるのは危険です。家族の要求は安易に受け入れず、施設側もしっかりと利用者の状況を把握するようにしましょう。

✕ 家族の要求する食形態が医学的に見て問題があったのに、そのまま受け入れてしまった

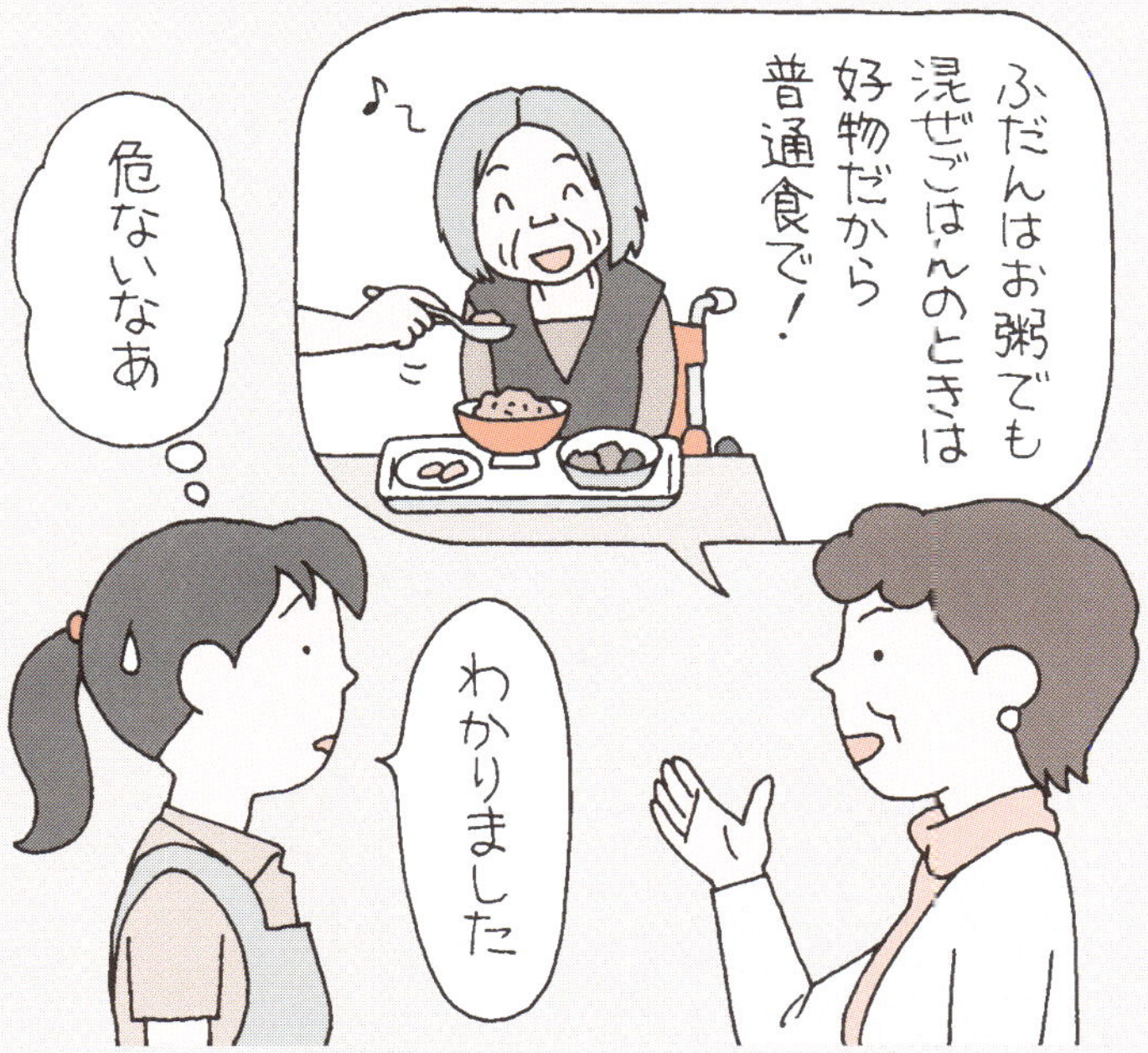
ふだんはお粥でも混ぜごはんのときは好物だから普通食で！
♪
危ないなあ
わかりました

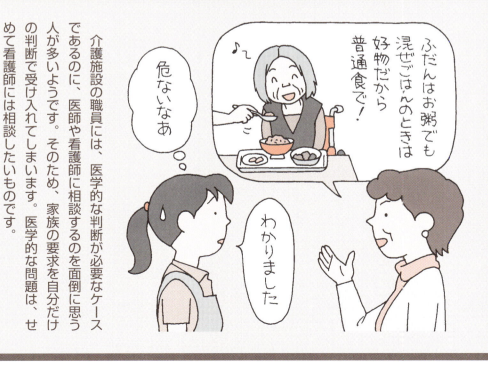

介護施設の職員には、医学的な判断が必要なケースであるのに、医師や看護師に相談するのを面倒に思う人が多いようです。そのため、家族の要求を自分だけの判断で受け入れてしまいます。医学的な問題は、せめて看護師には相談したいものです。

家族が要求する介護方法での事故

強い決意で拒否するべき三大ポイント

本人にとって不適切な場合

要求の内容が本人の苦痛を伴う場合や、介護の専門的な観点から考えて本人に適切でない要求をされた場合

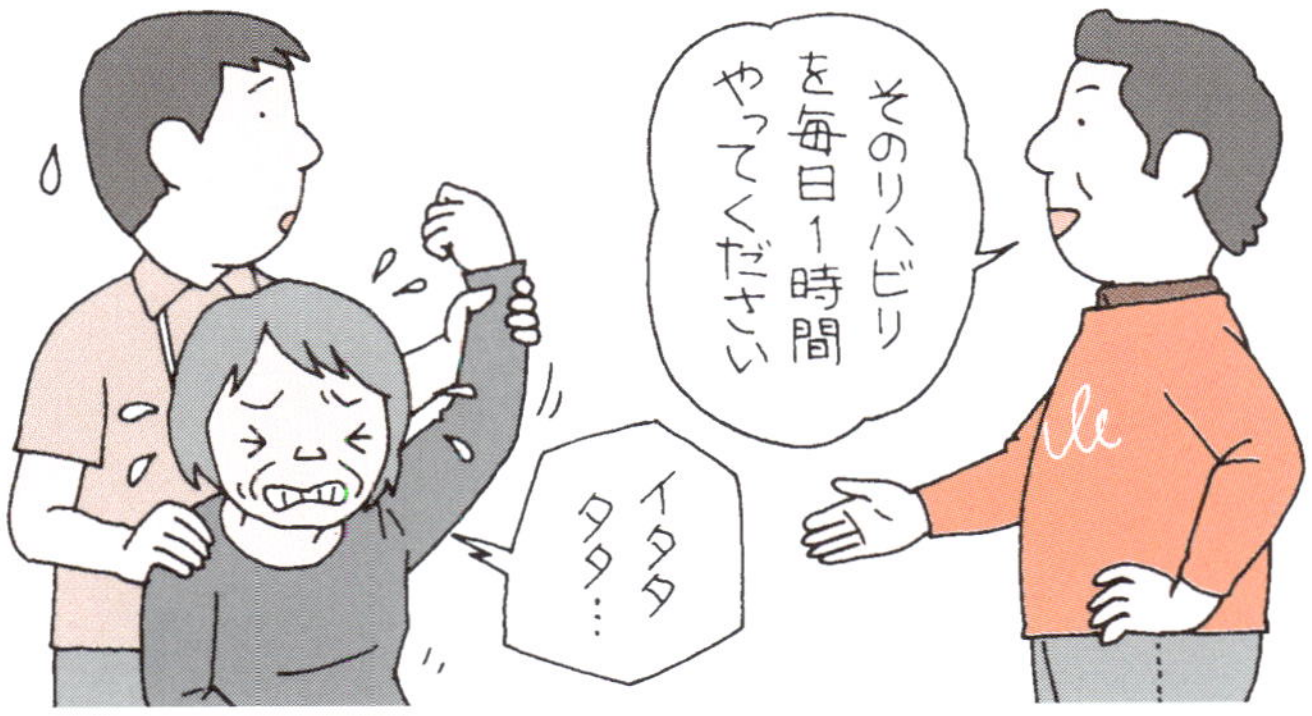
そのリハビリを毎日1時間やってください
イタタタタ…

運営上、対応が不可能なもの

「常時見守りをしてほしい」など施設の運営上、どうしても人員配置ができないような要求をされた場合

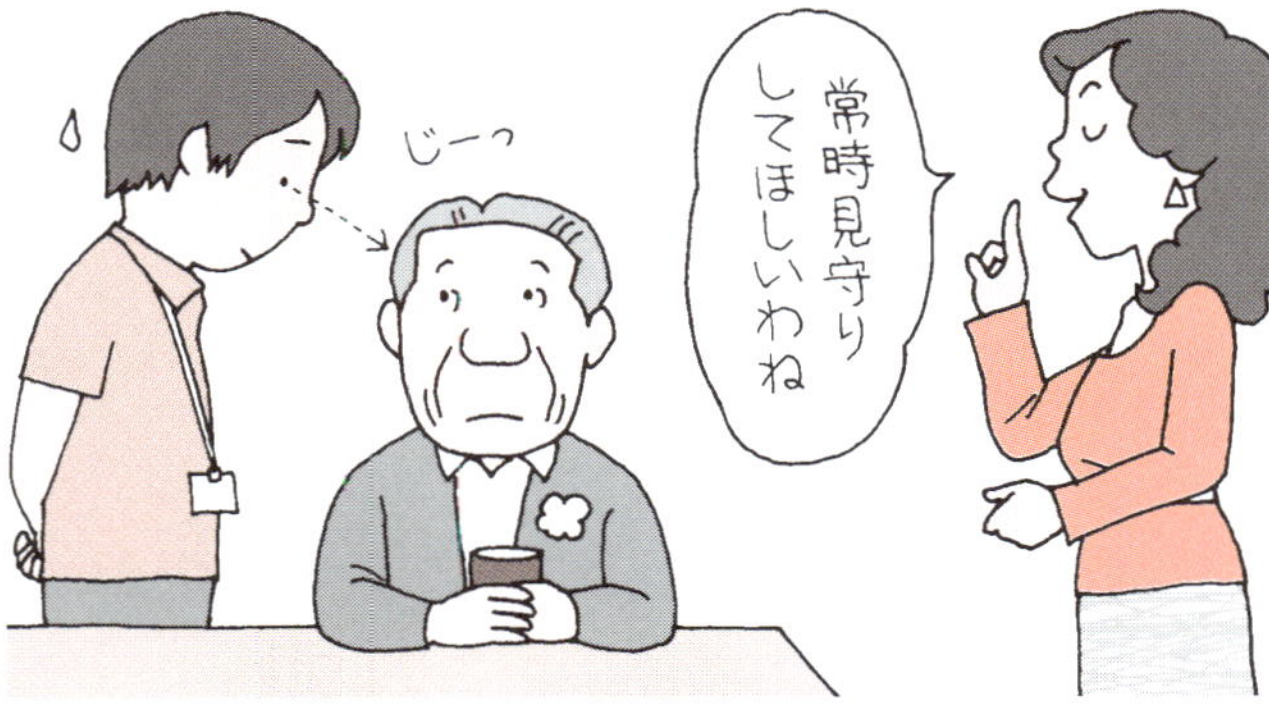
じーっ
常時見守りしてほしいわね

明らかに危険が伴う場合

「口から食べて死ぬなら本望だろうから、おいしい普通食を食べさせてほしい」などの、危険が伴う要求の場合

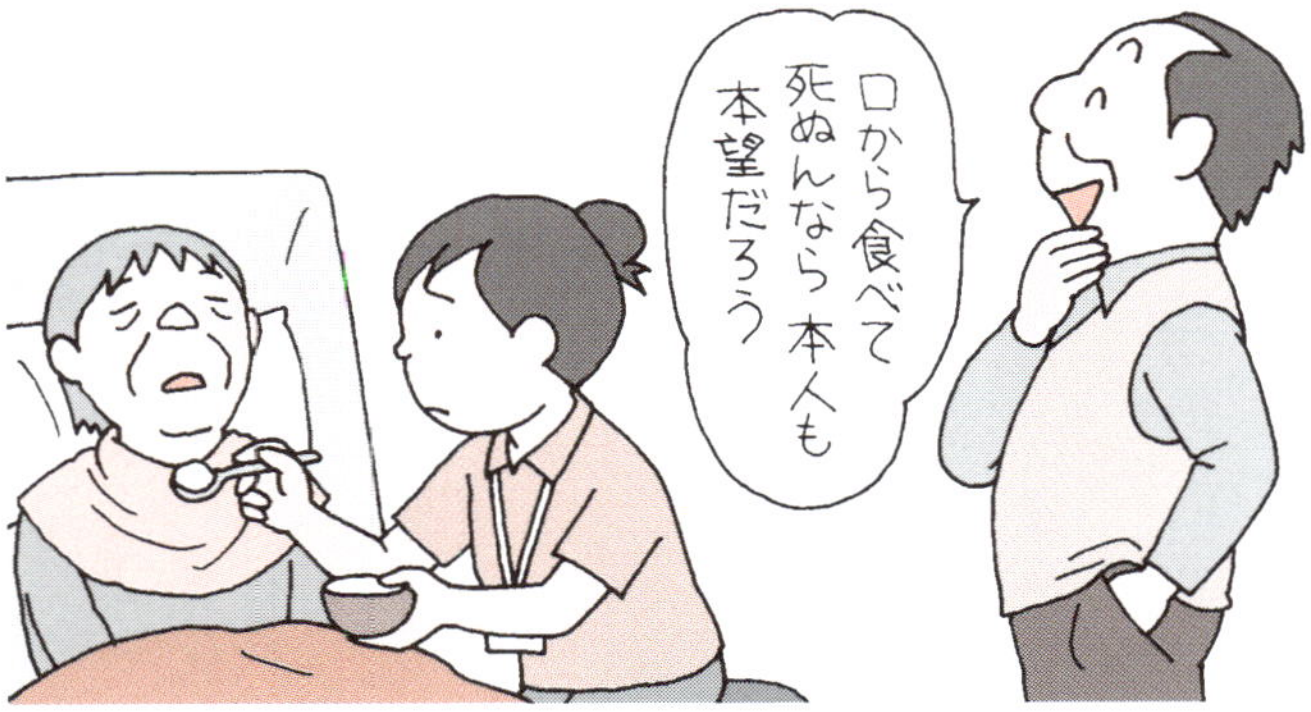
口から食べて死ぬなら本人も本望だろう

受け入れられない基準を決めておく

今回の事例は、度を越した要求に応じたために起こった事故と言えます。本来なら、入所の時点で不適切な部分はお断りするべきだったのです。

家族が1対1で介護する在宅と、限られた職員で多くの利用者の生活と安全を守らなければならない施設とでは条件が違います。せめて、「家族が来て食事介助するときは求められる食形態で出すが、来られないときは施設側が適切だと考える食形態で出す」というところまで持っていくべきでした。

そうなると、「どのような要求は受け入れて、どのような要求は拒否するのか」という基準を決めておく必要があります。私の関わっている施設が「こういう内容の要求は断る」と決めているのが、上記の3つです。ぜひ参考にしてください。

家族と意見が対立したときの説得方法

制度や立場を理解してもらう

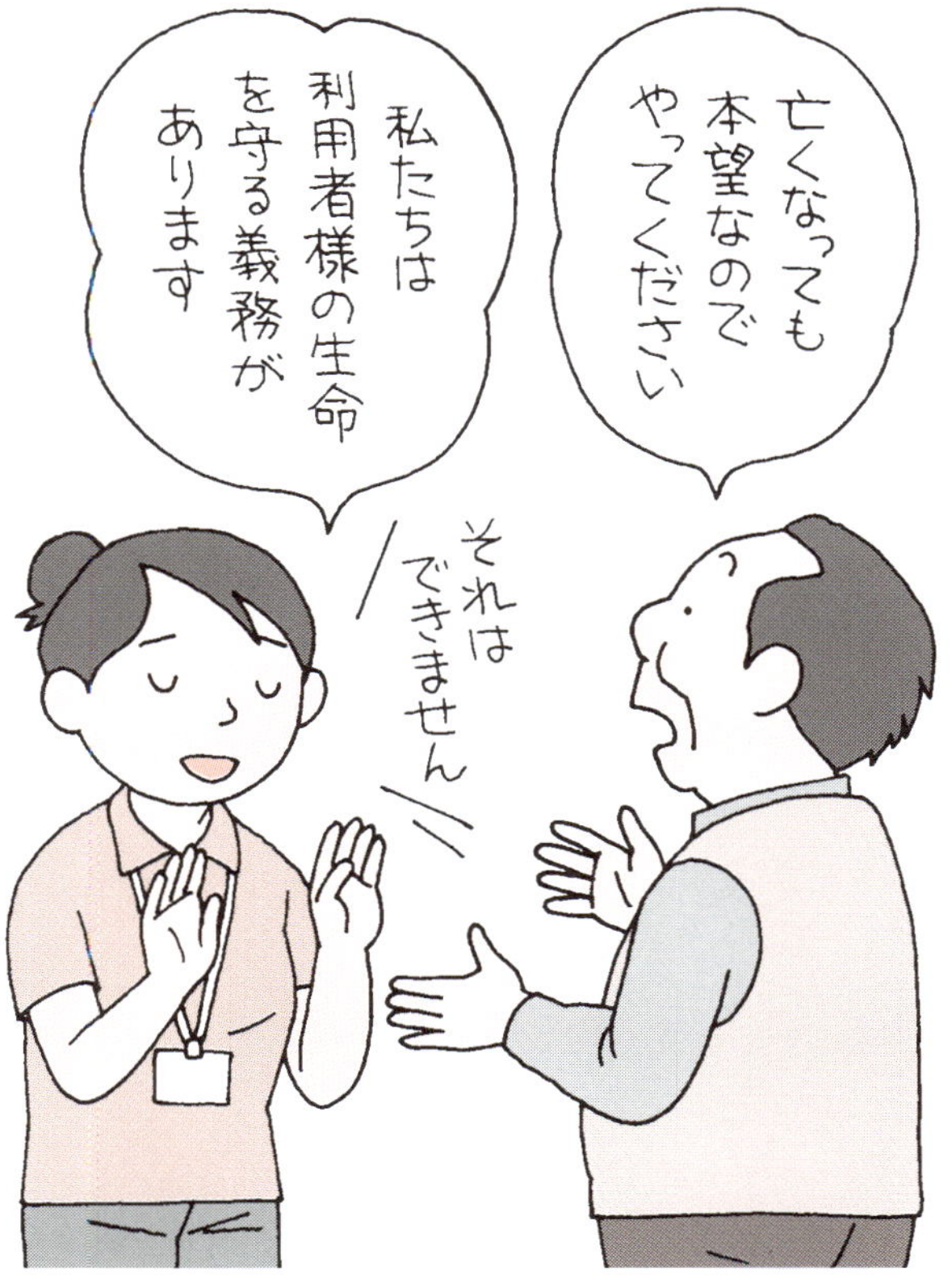
亡くなっても本望なのでやってください
私たちは利用者様の生命を守る義務があります
それはできません

危険と知りつつ強い要求をしてくる家族もいます。本望と言われても、実際に事故が起こったら施設の過失になるのです。こんな場合、「私たちは介護保険制度の指定を受けた事業者なので、利用者様の生命を守る義務があります。危険とわかって行う行為は介護保険法に抵触し、指定取り消しになるので受け入れられません」と説明しましょう。

医師から説明してもらう

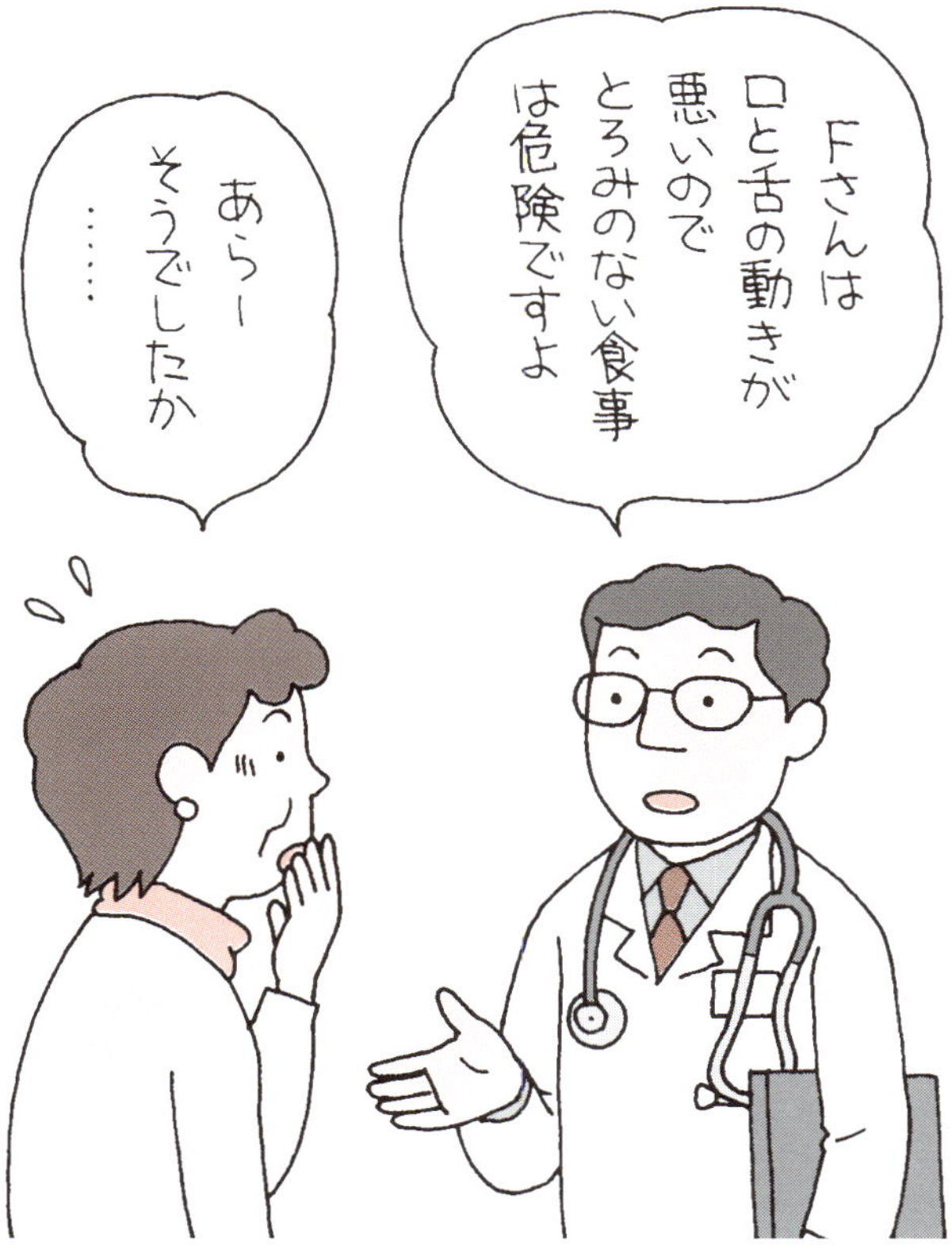
Fさんは口と舌の動きが悪いのでとろみのない食事は危険ですよ
あら～そうでしたか……

家族と施設とで意見が割れてしまったときに、「家族も頑固なら施設も負けずに頑固」ではらちがあきません。お互いの意見を言い合ううちに、関係が悪化してしまいます。このような場合は、施設がお世話になっている医師から説得してもらいましょう。頑固な家族も、医師の意見には納得して従うことが多いものです。

真っ向対立は避け専門家が説得する

多くの介護施設は、施設の方針に合わない要求をしてくる家族に対応するノウハウを持ち合わせていません。そのため意見が対立すると真っ向から自分の意見を主張して、関係が悪化します。かといって、家族の提示する危険を伴う要求に全て応えてしまうのも問題です。

このような場合は、医師の力を借りて説得しましょう。この事例なら、口腔外科や口腔リハビリの専門医がいいでしょう。

今回の家族の要求は「主食は全粥だが、混ぜごはんは好物なので普通食で」というものでした。この場合は口腔関連の医師から「Fさんの嚥下障害の状態から見て、とろみをつけない食事は危険であること」を科学的に説明してもらいます。施設側は「医師の許可がないと対応することはできない」という立場を守るといいでしょう。

「介護保険法に抵触する」といった説明をするのも、相手の気分を害さない方法です。

誤薬事故後、経過観察中に死亡

どんな薬であっても、誤薬後に経過観察をしてはいけません

利用者の状況

Gさん　92歳・女性・要介護3・脳梗塞、狭心症、アルツハイマー型認知症

認知症はあるものの軽度で、食事や排泄は一部介助すれば自分で行える。移動は車イス。ふだんは脳梗塞の予防薬と抗認知症薬を服用している

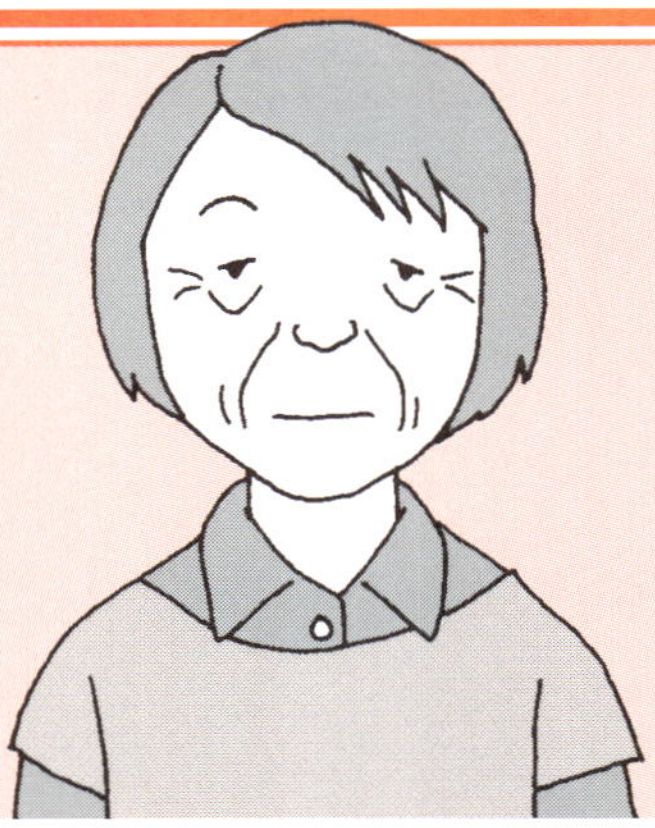

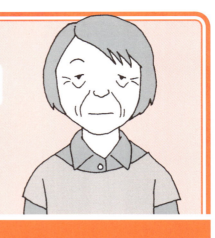

事故発生時の状況

ある特養のショートステイの朝食後、利用者G・Sさん（女性92歳、体重32kg）は自らの薬を服用したうえに、同じ姓の利用者であるG・Aさん（女性66歳、体重55kg）の薬を誤って飲まされた。誤薬した看護師は、経過観察の対応とした。G・Sさんは意識不明となり、救急搬送されたが2日後に病院で亡くなった。

医師の説明によると「間違えて飲んだアクトスという糖尿病の薬は、日頃飲んでいるワーファリンという脳梗塞の予防などに用いる薬との相性が非常に悪い。そのため急激な血糖値の低下を起こした可能性が高い」とのことだった。遺族は看護師を相手取って、業務上過失致死で刑事告発した。

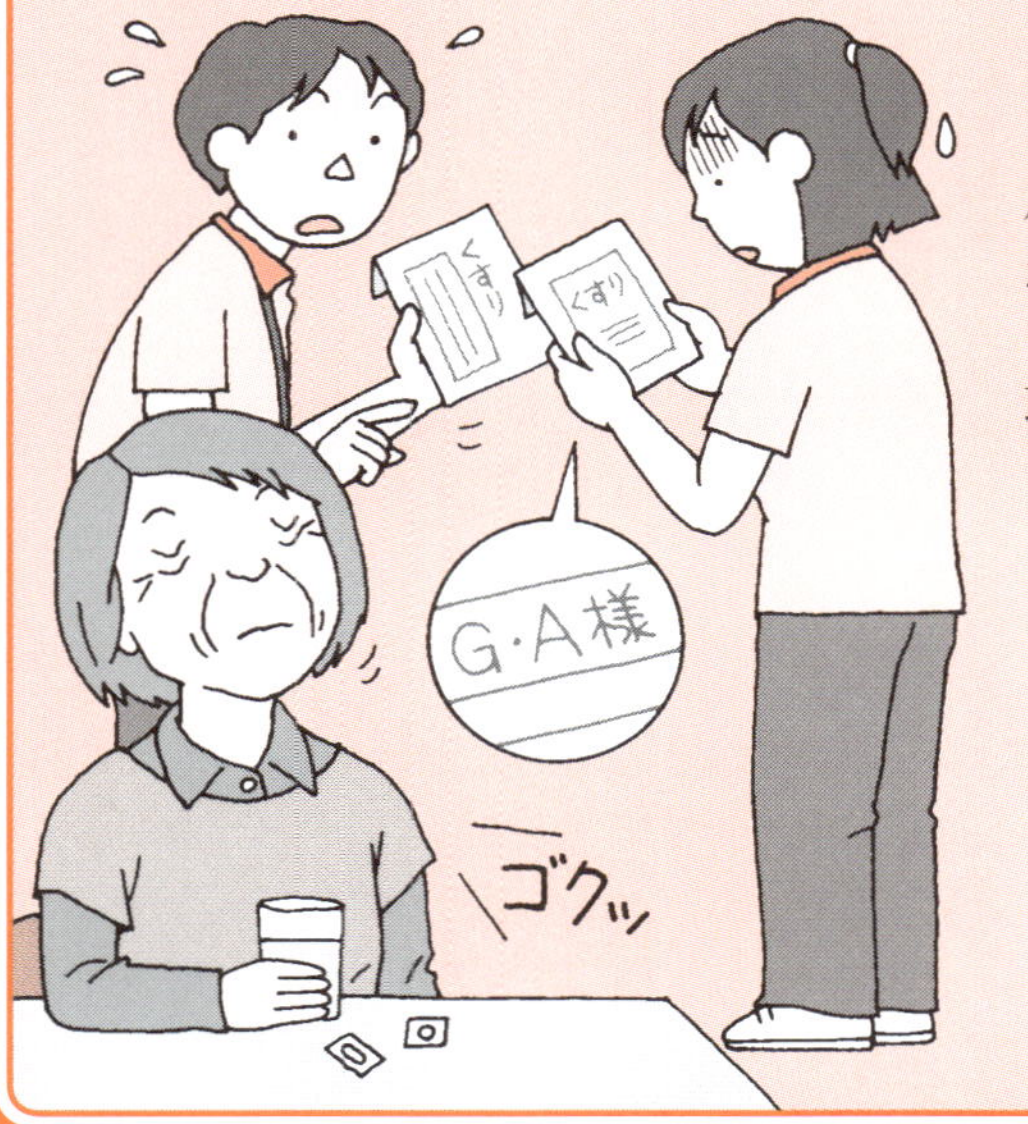

G・Sさんが間違って飲んだ薬
- ラシックス錠40mg（高血圧症）
- アクトス錠30mg（糖尿病）

G・Sさんが日頃から飲んでいた自身の薬
- ワーファリン錠5mg（脳梗塞）
- アリセプト（認知症）

影響が多様すぎて予測できない事故

誤薬※事故の防止に努めることは非常に大切ですが、人間のやることですから、それでも起こってしまうことがあります。万一、誤薬事故が起こってしまった場合は、迅速な受診が何よりも大切なことです。

「事故対応マニュアルでは、誤薬後は即受診、決して経過観察をしていてはいけません」と私は毎回セミナーで力説しています。それでも、相変わらず施設の看護師は何も起こらないだろうと考えて、なかなか即受診を徹底してくれません。

どんな誤薬でも必ず受診が必要なのは、それだけ難しくて危険な事故だからです。誤薬がその人に与える影響は、多種多様で予測不能のため、医師でなければ対応ができません。

※誤薬の定義：飲むべきでない薬を飲んだ、飲むべき薬を飲まなかった、飲むべき時間を間違えた、飲むべき形状で飲まなかった

トラブルを誘発したポイント

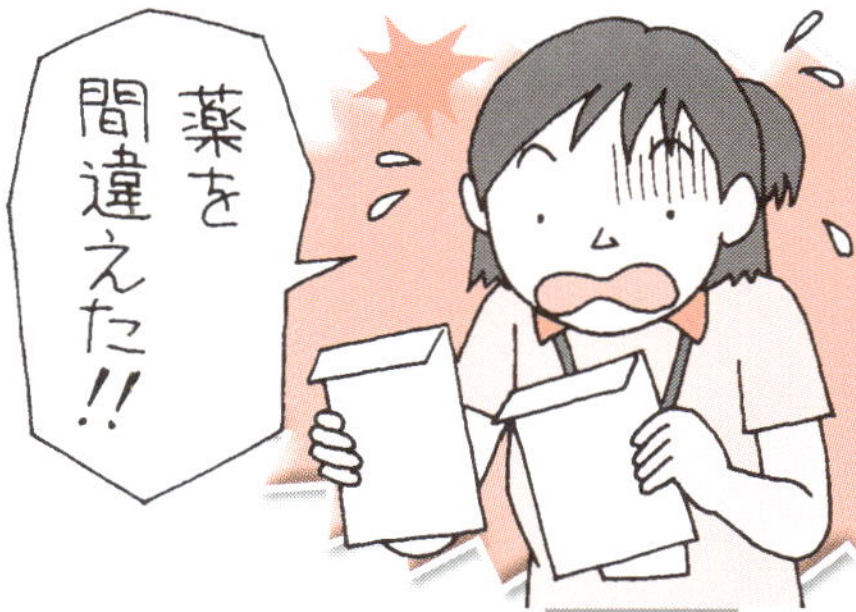
薬を間違えた!!

誤薬事故発生!!

（薬の種類、量、時間を間違える）

施設勤務の看護師の判断で経過観察にする ×

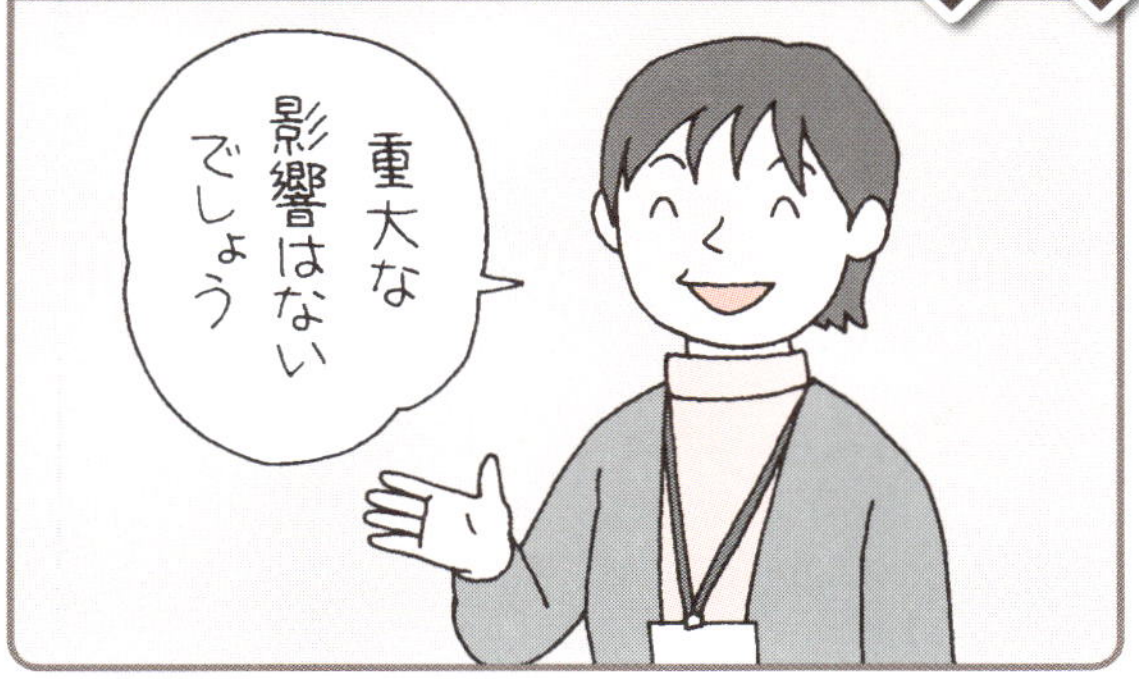
重大な影響はないでしょう

すぐに受診！最大限の医療処置を！ ○

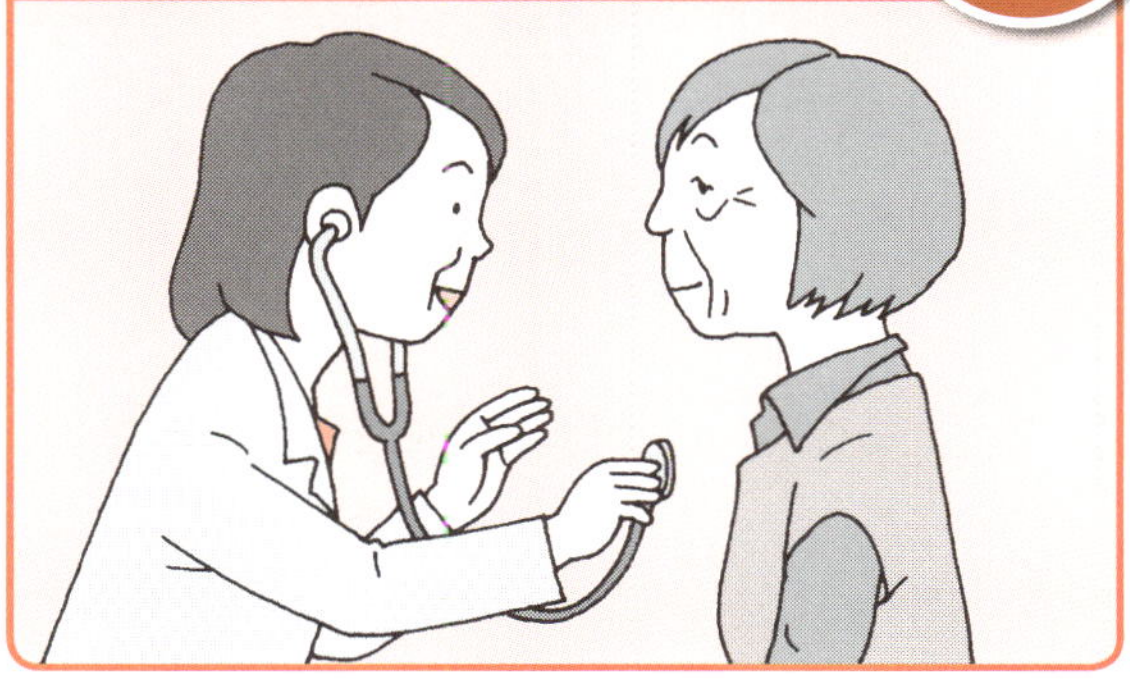

看護師判断で経過観察はなぜダメか

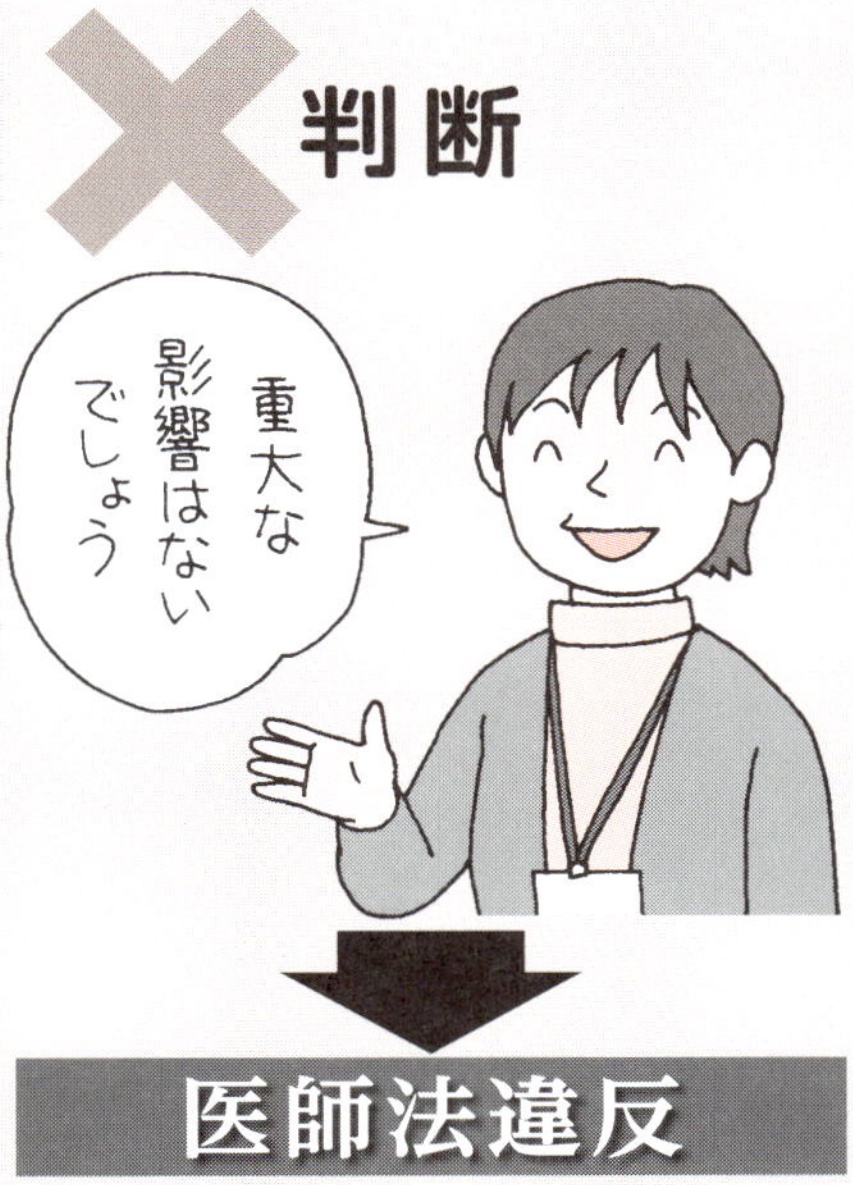
判断
重大な影響はないでしょう
医師法違反

この事例のように看護師が誤薬した場合、「何も起こらなければ、自分のミスもなかったことにしよう」という意思が働いているのではないかと勘ぐってしまいます。なぜなら、誤薬事故が発生した際に、家族への連絡もせずに勝手に経過観察にしているケースが散見されるからです。これは医療モラルに関わる重大な問題と言えます。

そもそも「間違えて飲んだ薬がその利用者にどのような影響を与えるのか」を判断する行為は、医師法上の「診断」に該当する行為です。診断という医療行為を許されているのは医師だけで、看護師は診断を行う資格がありません。看護師が勝手に「問題ないだろう」と診断する行為は医師法違反であり、法に違反して人に傷害を負わせれば「業務上過失傷害」として刑事責任を問われます。

誤薬後に看護師の勝手な判断で経過観察にするのは、絶対にあってはならない違法行為です。

誤薬事故後、経過観察中に死亡

誤薬がその人に与えるおもな影響

1 高血圧症や糖尿病の薬は、正常値の人が飲むと低血圧や低血糖症を引き起こす

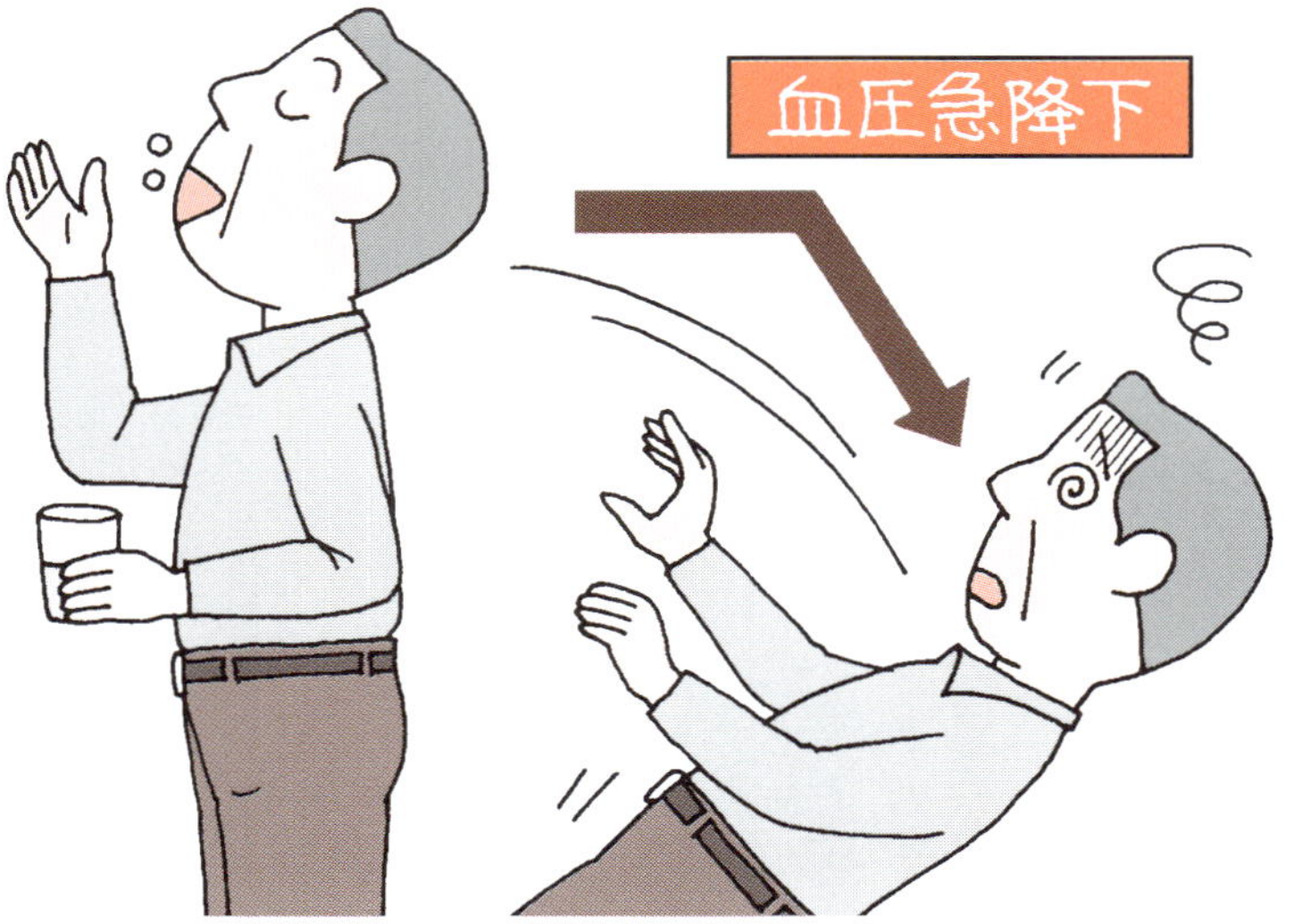

お年寄りが一般的に服用している薬の中には、正常値の人が間違って飲むと危険なものがいくつかあります。その代表的な薬が、高血圧症の人が飲む「血圧降下剤」と、糖尿病の人が飲む「血糖降下剤」の2つです。私たちは突然血圧や血糖値が下がると、意識を失い昏睡《こんすい》状態になることもあります。これらを誤薬した場合は、すぐに医療的な処置が必要です

薬名	効能	薬に添付されている注意書き
ラシックス	血圧降下剤	【慎重投与】 重篤な冠硬化症または脳動脈硬化症のある患者 【高齢者への投与】 心疾患等で浮腫のある高齢者では急激な利尿は急速な血漿《けっしょう》量の減少と血液濃縮をきたし、脳梗塞等の血栓塞栓症を誘発する恐れがある
アクトス	血糖降下剤	【禁忌】 心不全の患者及び心不全の既往歴のある患者 【併用注意】 糖尿病用薬の血糖降下作用を増強する薬剤　β遮断剤、サリチル酸剤、モノアミン酸化酵素阻害剤、フィブラート系の高脂血症治療剤　等 【高齢者への投与】 1日1回15mgから投与を開始し、経過観察しながら慎重に投与する

誤薬が与える影響は複雑で難しい

誤薬がその人に与える影響というのは実に多種多様で、医師でないと対応しきれないことは説明しました。では、実際にどのような影響があるのでしょうか。「どれほど危険か」というのをある程度実感していただくために、誤薬のおもな悪影響について上にまとめてみました。ここに出ている影響が全てではありません。しかし、上の5項目を見るだけでも非常に対応が難しいことはわかっていただけることでしょう。

たとえば今回取り上げた誤薬事故は、大変深刻な事例と言えます。なぜなら、G・Sさんが誤薬させられたG・Aさんの薬の相互作用を調べてみると、かなり危険な飲み合わせであることがわかるからです。

まず1点目。間違えて飲んだ血圧降下剤のラシックスの持つ

2 間違えた薬と自分の薬の相互作用で起こる危険

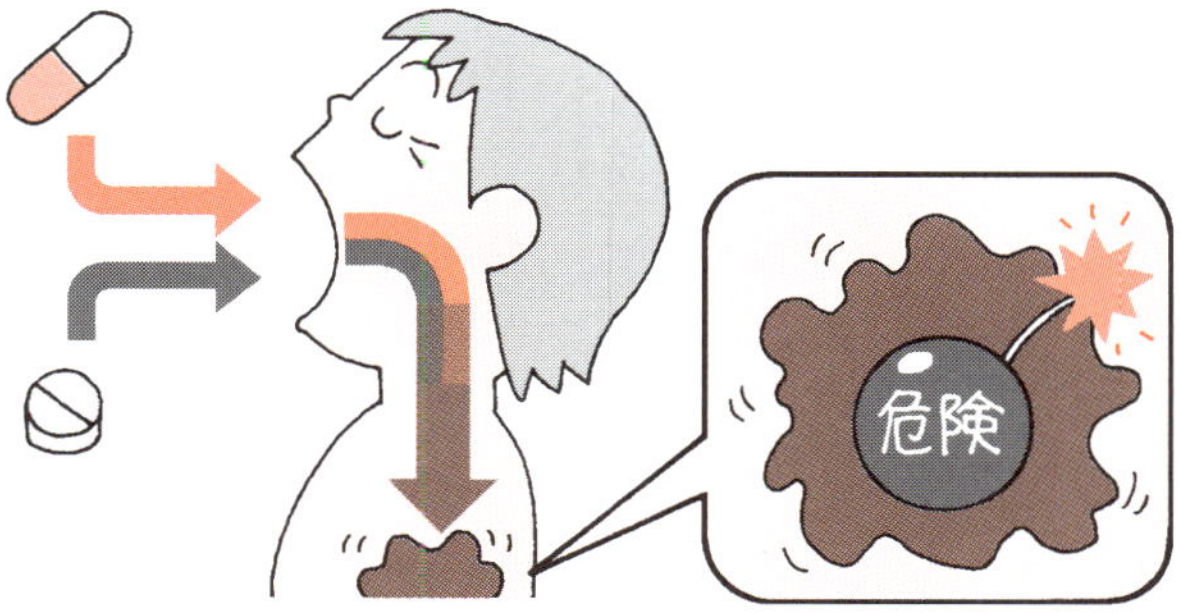

薬には「飲み合わせ」があり、一緒に飲むと副作用が出たり薬効が下がることがあります。薬の相互作用は医師や薬剤師がチェックしているので、処方された場合は問題ありません。しかし、誤薬の相互作用までチェックできる看護師はほとんどいないので注意が必要です

3 間違えた薬の作用が、その人に悪影響を及ぼす

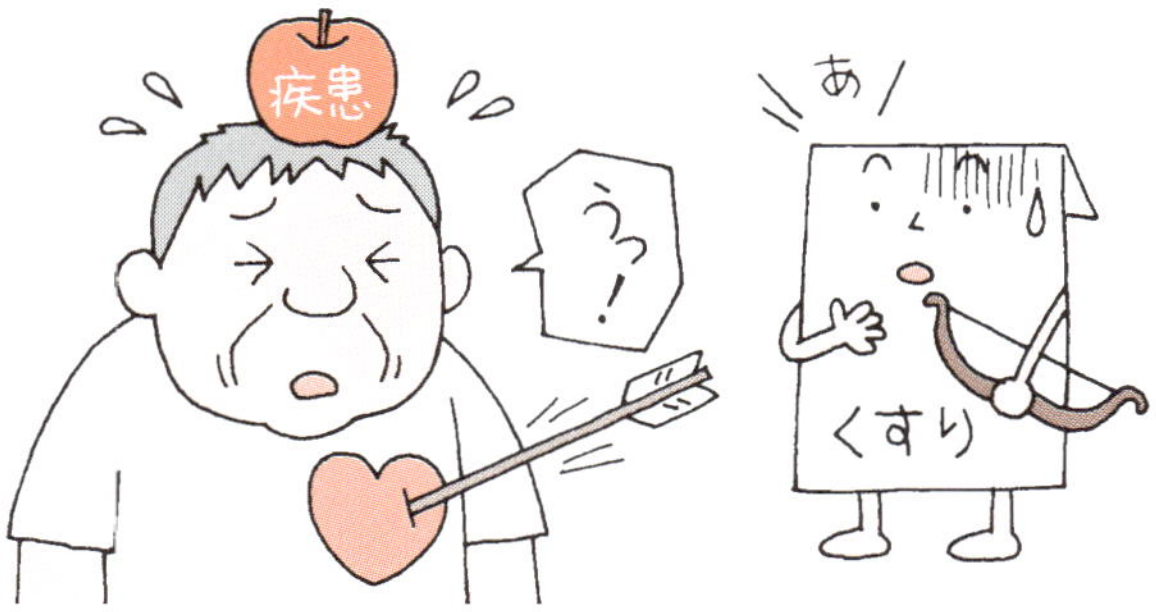

誤薬によって、その人が抱えている疾患に対して悪影響を与えてしまうことがあります。低血圧の人が血圧降下剤を飲めば、異常低血圧になって非常に危険です。この事例ではラシックスもアクトスも心疾患に悪影響を及ぼす可能性があり、要注意とされています

4 年齢や体格差から見て量が多すぎる

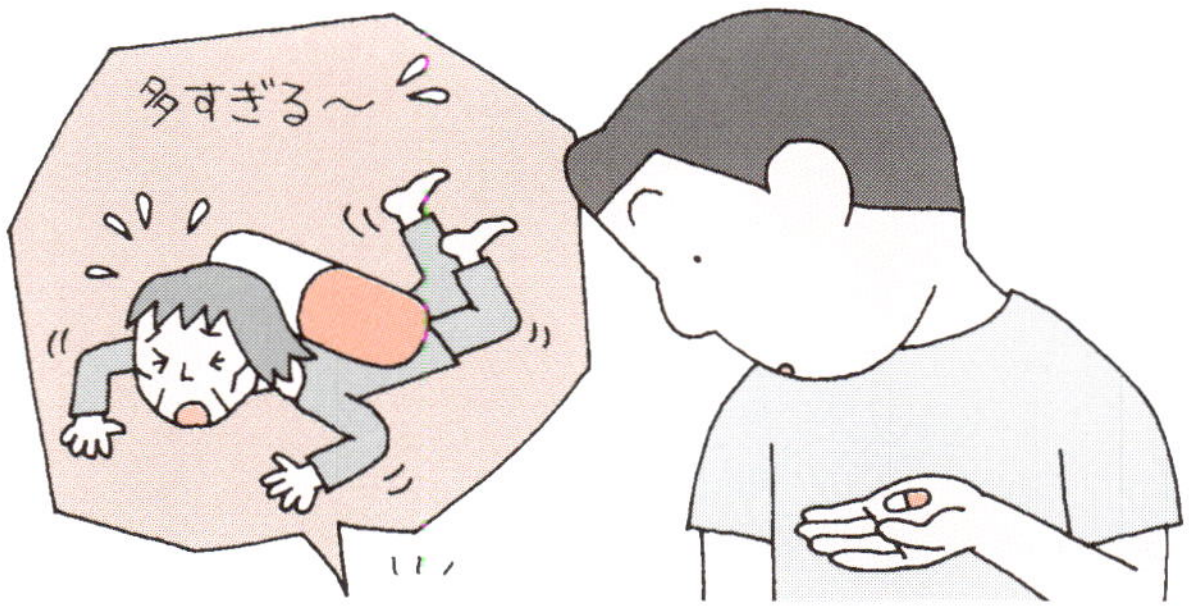

高齢者では体格や年齢によって代謝機能に差があるため、処方量を調節します。一般的には体重が少ない人には量を減らし、65歳と90歳では90歳の人を少量にするものです。事例では誤薬したG・SさんはG・Aさんよりも高齢で体重も少ないので、より危険な誤薬だと言えます

5 薬によっては、いきなり規定量飲むと効きすぎる

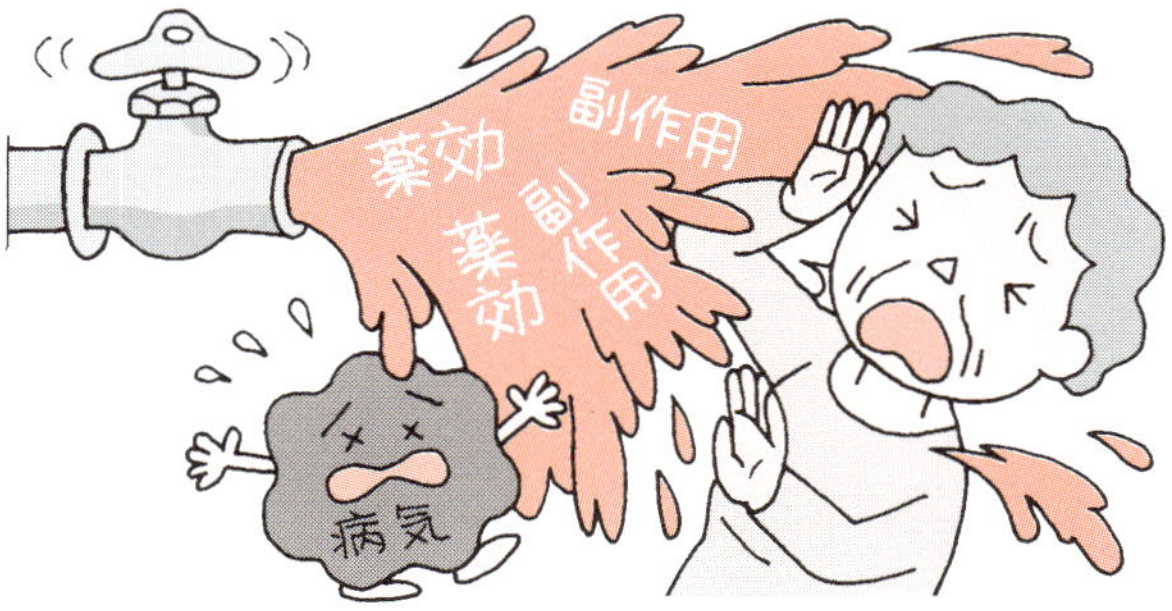

全ての薬には何らかの副作用がありますが、重大な副作用が予想される薬の一部には「○mgから処方を開始して、徐々に規定量まで増やすこと」などの増量規定があります。こういう薬を誤薬してしまうと、副作用がどれだけ出るのかまったく予測がつかないので特に危険です

危険性です。ラシックスは、心疾患のあるG・Sさんにとって血栓塞栓症を起こす危険があります。それに高血圧でないG・Sさんがラシックス錠40㎎(かなり量が多い)を服用すれば、異常低血圧に陥る危険もあります。

2点目は、ワーファリンという脳梗塞の薬を飲んでいる人が、アクトスという糖尿病薬を誤薬した際に起こる危険です。この薬によって血糖降下作用が強くなり、異常低血糖に陥る可能性が高くなります。また、通常15㎎から服用を始めるべき薬をいきなり30㎎服用しているので、急激な低血糖になる可能性がより高くなります。

このように今回の誤薬事故は対処が非常に難しく、医師でも悩んでしまうケースでしょう。しかし看護師は、一般人に対する服薬の影響しか考えていません。経過観察にしたということは、薬の相互作用などに対する知識も、きちんと学んでいなかったのでしょう。

お年寄りの体はデリケートなので、どんな誤薬であっても即受診を徹底しましょう。

夜中に転倒、翌日リハビリを実施

情報がスムーズに関係各所に伝わらないと、大問題になることがあります

利用者の状況

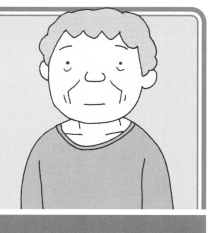

Hさん　77歳・女性・要介護３・
多発性脳梗塞、高血圧症、軽度認知症

認知症は軽度で、食事は見守り程度で普通食を食べている。排泄は一部介助が必要なものの、歩行は一応自立。軽い左片マヒがあるので、リハビリに熱心に取り組んでいる

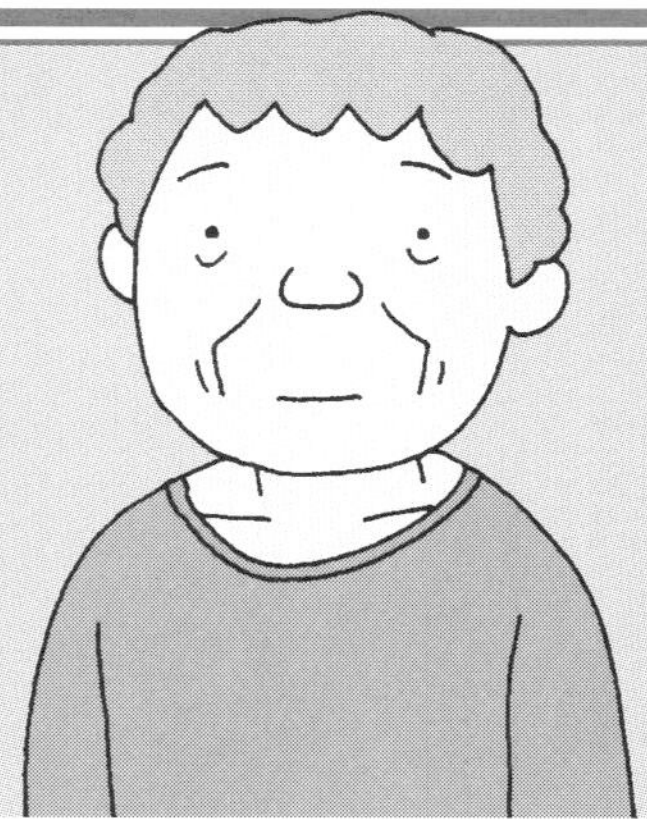

事故発生時の状況

　老健に入所しているHさんは、軽い左片マヒと軽い認知症がある女性利用者。左片マヒは脳梗塞の後遺症で、リハビリに熱心に取り組んでいる。毎日、リハビリの時間を楽しみにしている様子だ。そんなHさんのやる気を、PTも嬉しく思っている。

　ある日の夜中、Hさんはポータブルトイレを使おうとしたらバランスを崩して転倒した。夜勤の看護師は打撲と判断し、湿布薬を貼って翌日まで様子を見ることにした。翌朝の日勤との申し送りの場で、看護師はHさんの転倒と経過観察中であることを口頭で伝えた。相談員は朝になってから家族に事故の連絡をし、痛むようであれば受診するつもりであることを伝えた。

　午前中に家族が様子を見に来ると、Hさんは機能訓練室でPTと一緒に歩行訓練を受けているところだった。家族の抗議でその後念のため受診したところ、なんとマヒ側の左大腿骨にヒビが入っていることが判明した。家族は激怒し、大きなクレームになってしまった。

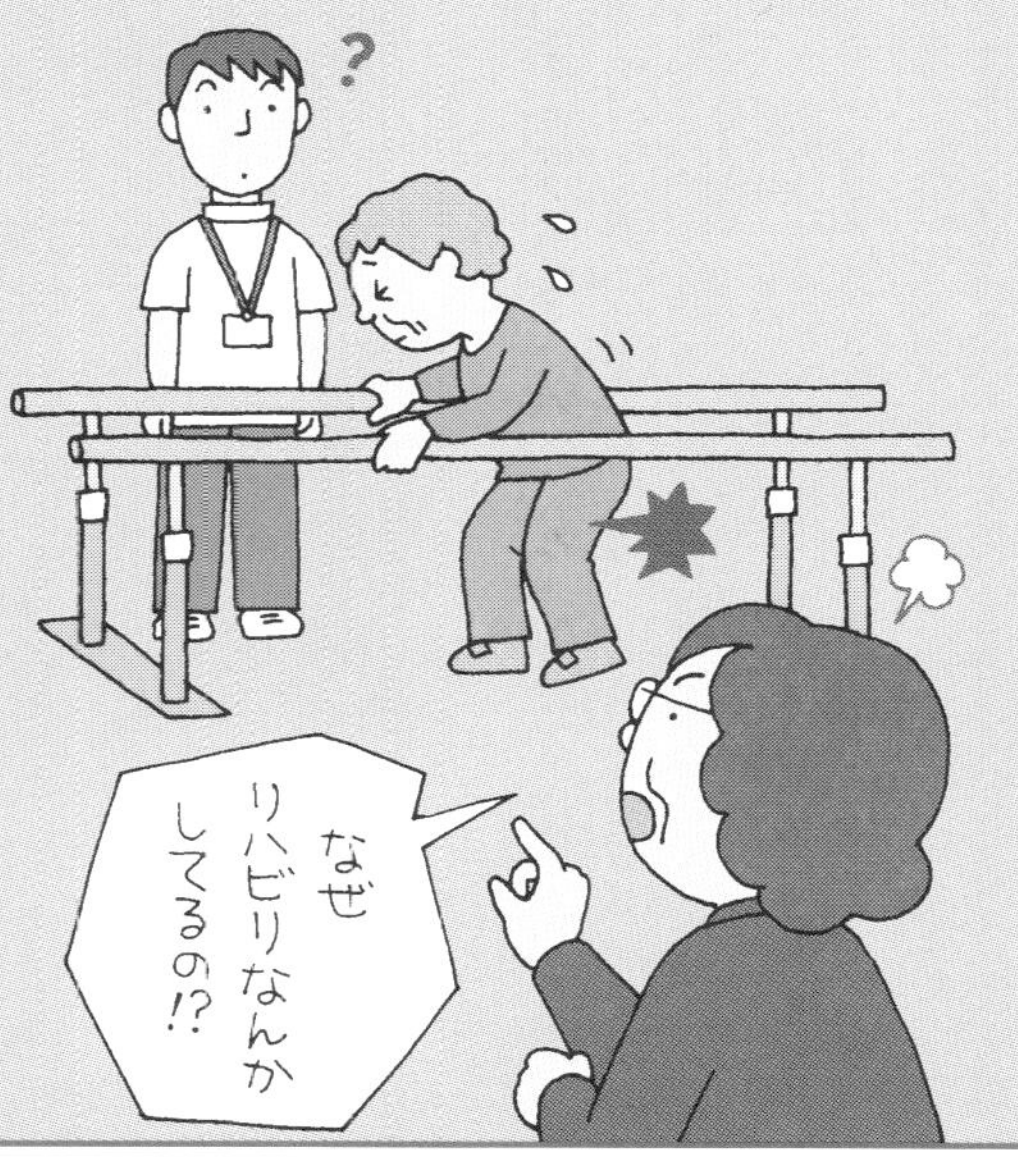
なぜ
リハビリなんか
してるの!?

配慮されていないと感じ傷つく事故

「介護施設でケガをした」というのは、本人や家族にとっては大事件です。体も傷ついていますが、同じように心も傷ついてナイーブな状態になっています。ですから施設の関係者は当然ケガをしている今の身体状況を把握して、特別に配慮してほしいと思うものです。

　そんなとき、職員が利用者のケガを知らずにリハビリをしていたら、家族は施設の管理体制に対して大きな不信感を持つでしょう。それに加え、「大切にしてくれていない」と心情面でも傷ついてしまいます。

　施設内の連絡不足という単純な問題が、家族にとっては「大切な親を粗末に扱われている」と心情面で許しがたい不義理に映ることもあるのです。

トラブルを誘発したポイント

経過観察中の利用者への対応が決まっていない

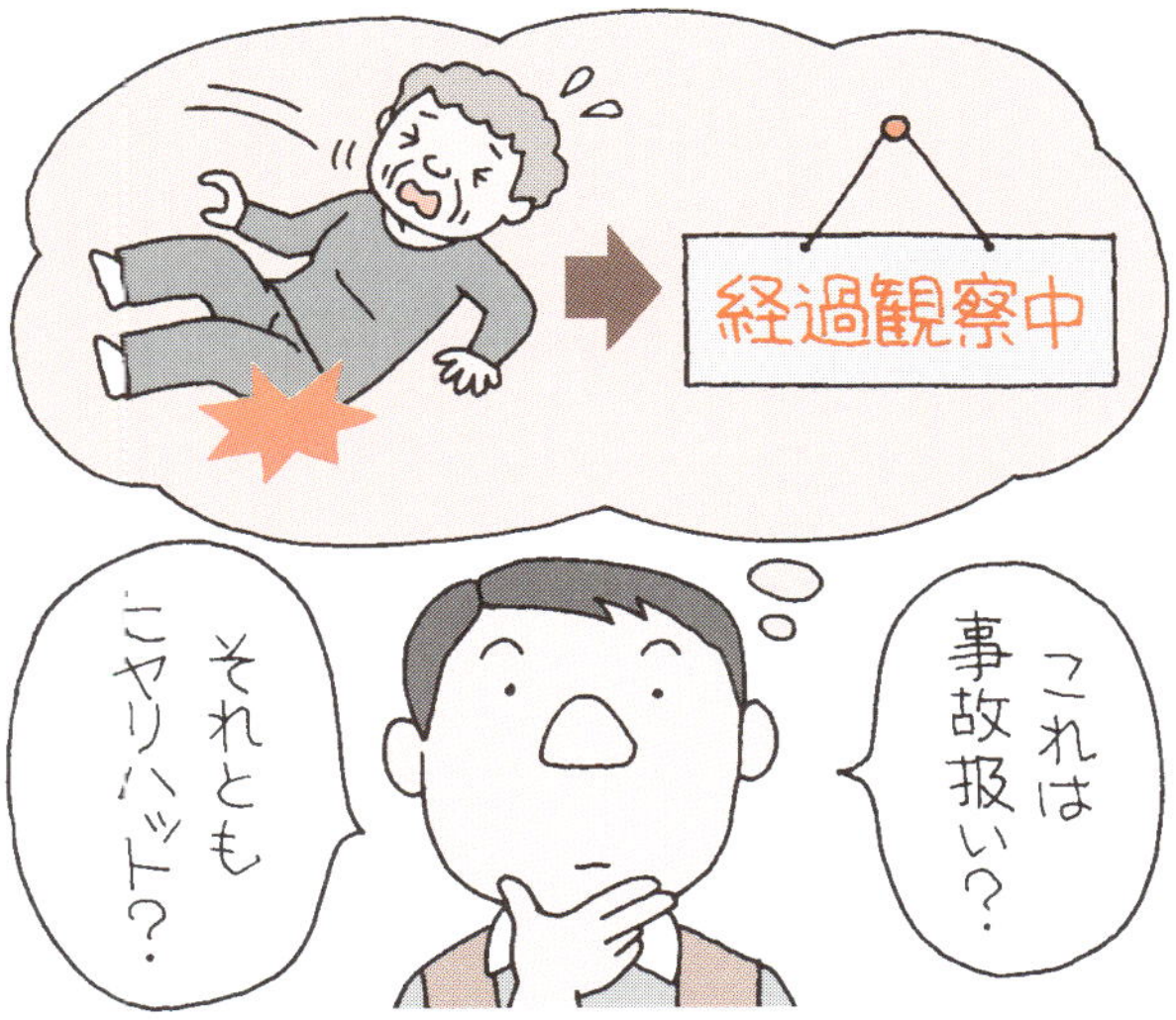

「転倒して、経過観察中」という状態は「結果的に骨折していれば事故」ですが「特に問題がなければヒヤリハット」として扱う施設がほとんどです。また、事故報告書にもヒヤリハットシートにも未記入であることが少なくありません

機能訓練前にPTが利用者の身体状況の確認をしなかった

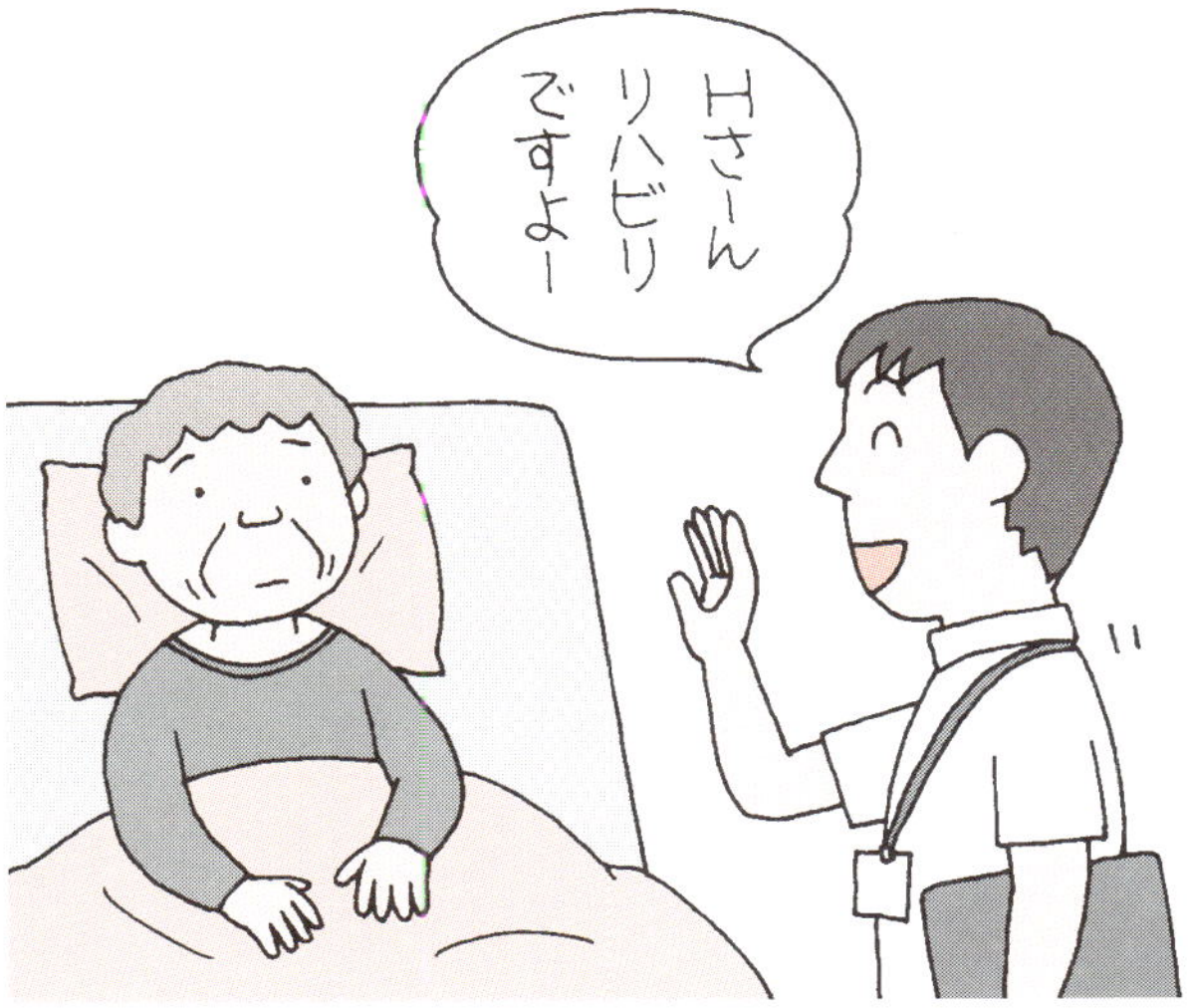
Hさーん リハビリですよー

PTは機能訓練を行う前に、利用者の身体状況を正確に把握する必要があります。体調に問題があれば、リハビリは中止しなければなりません。しかし実際は、毎回機能訓練のたびに全員の全身を完璧にチェックすることは困難です

デイやショートなど、部門ごとに情報が分断されている

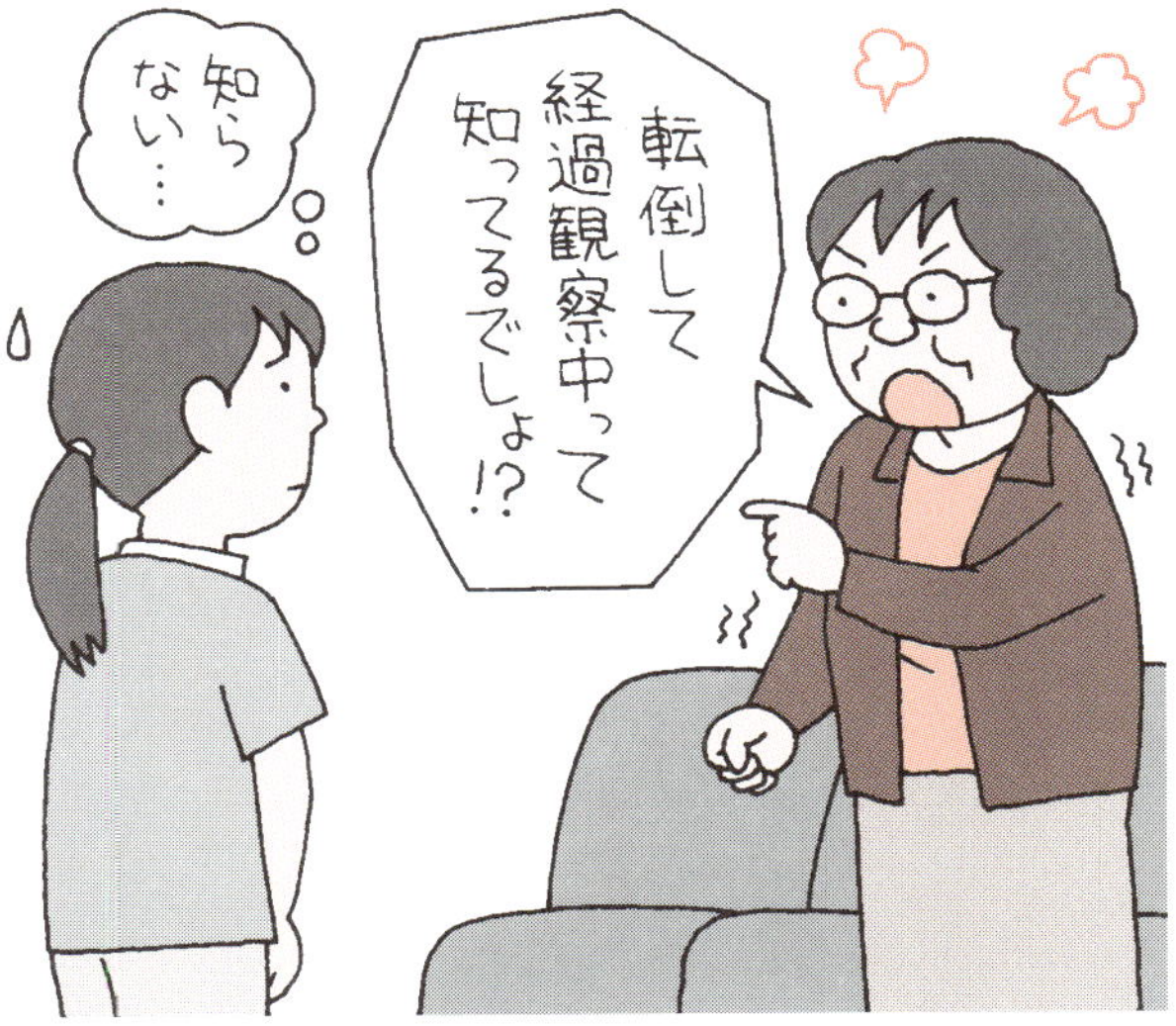
転倒して経過観察中って知ってるでしょ!?
知らない…

併設のデイサービスやショートでも、同様のトラブルが起こることがあります。職種や部門が違っても、利用者から見れば「同じ施設の職員」です。ケガをしているのにレクリエーションやリハビリをすすめると、「配慮がない」と感じます

事故報告のしくみが不完全で新しい事故の情報共有が遅い

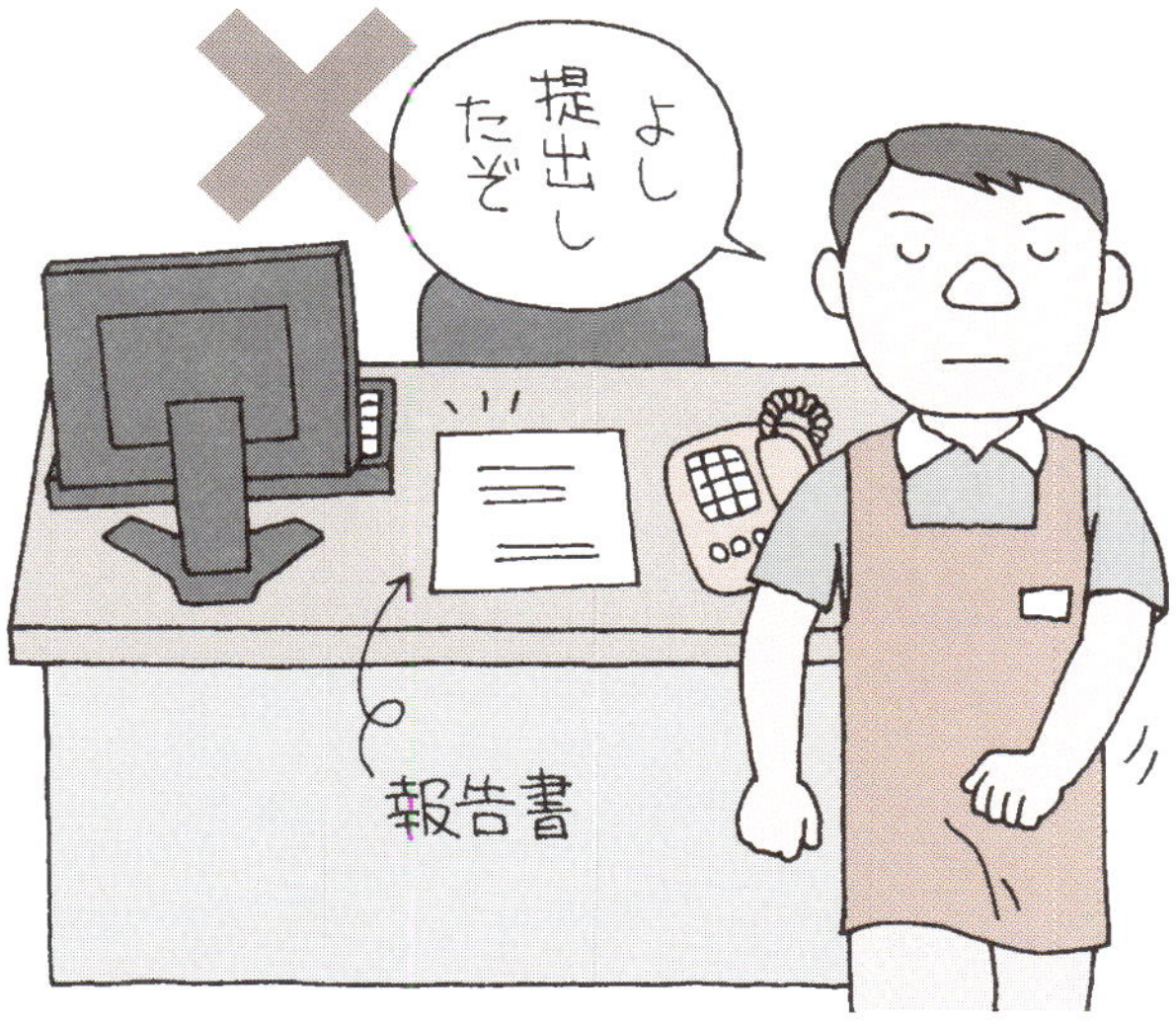
よし提出したぞ
報告書

事故報告書はあっても、事故直後に迅速に情報を共有する機能が欠けている施設が多く見受けられます。事故速報が関係各所にしっかり伝わらないことが、この事例の根本原因です。情報共有のしくみを考え直す必要があります

夜中に転倒、翌日リハビリを実施

このタイプのトラブルを回避する方法

1 ベッドの近くに「○月×日転倒　経過観察中です」などの転倒情報を貼っておく

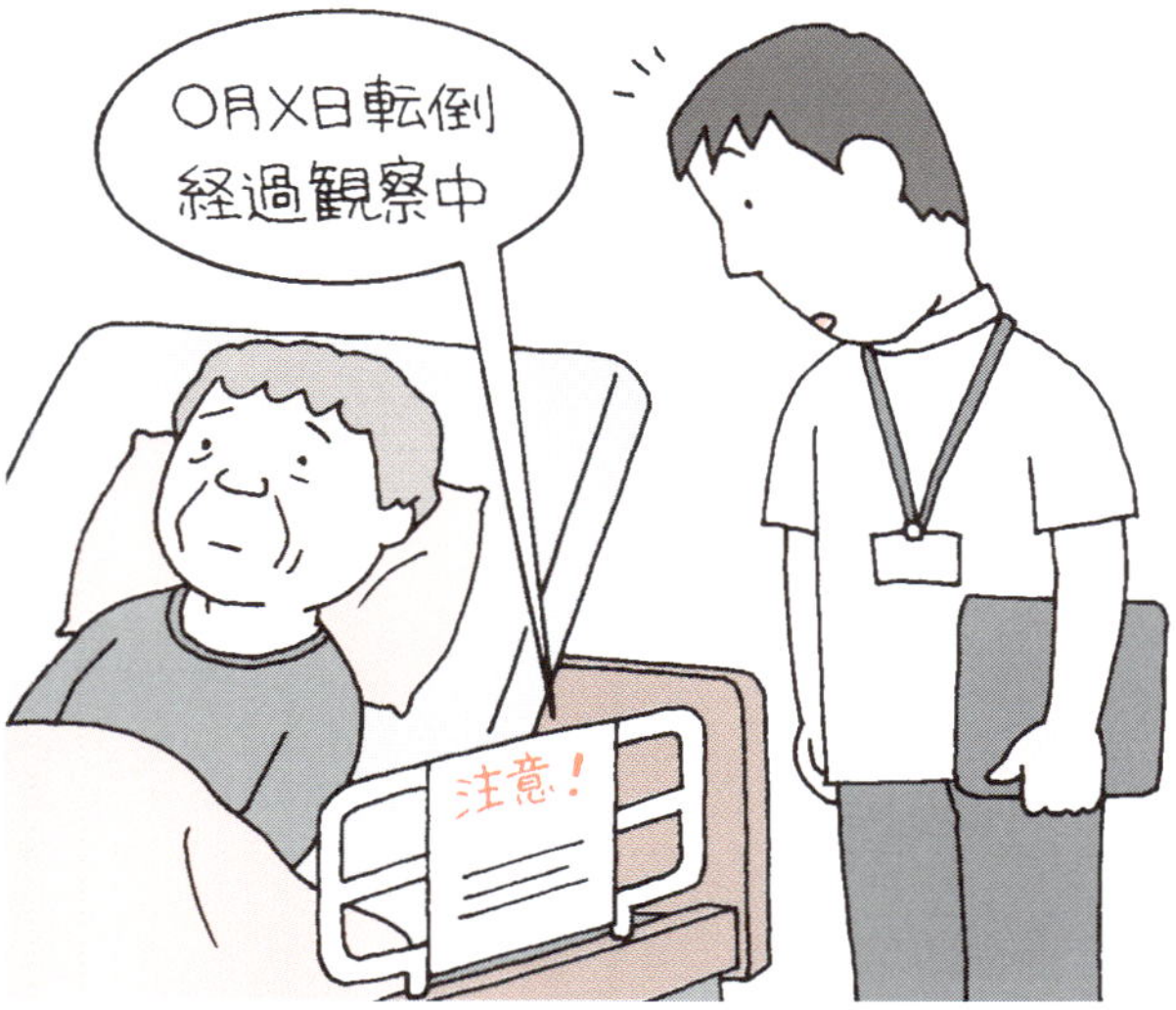

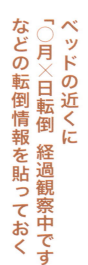

前日の夜に転倒して経過観察中であれば、骨折や頭を強打した可能性もあります。容態が不明確な状態ですから、Hさんに関わる全ての職員が絶えず気にかけるべきです。ベッド付近に転倒の情報を貼っておけば、少なくともリハビリは中止されたことでしょう

2 経過観察の場合は、「事故速報シート」を作成するようにルールを変える

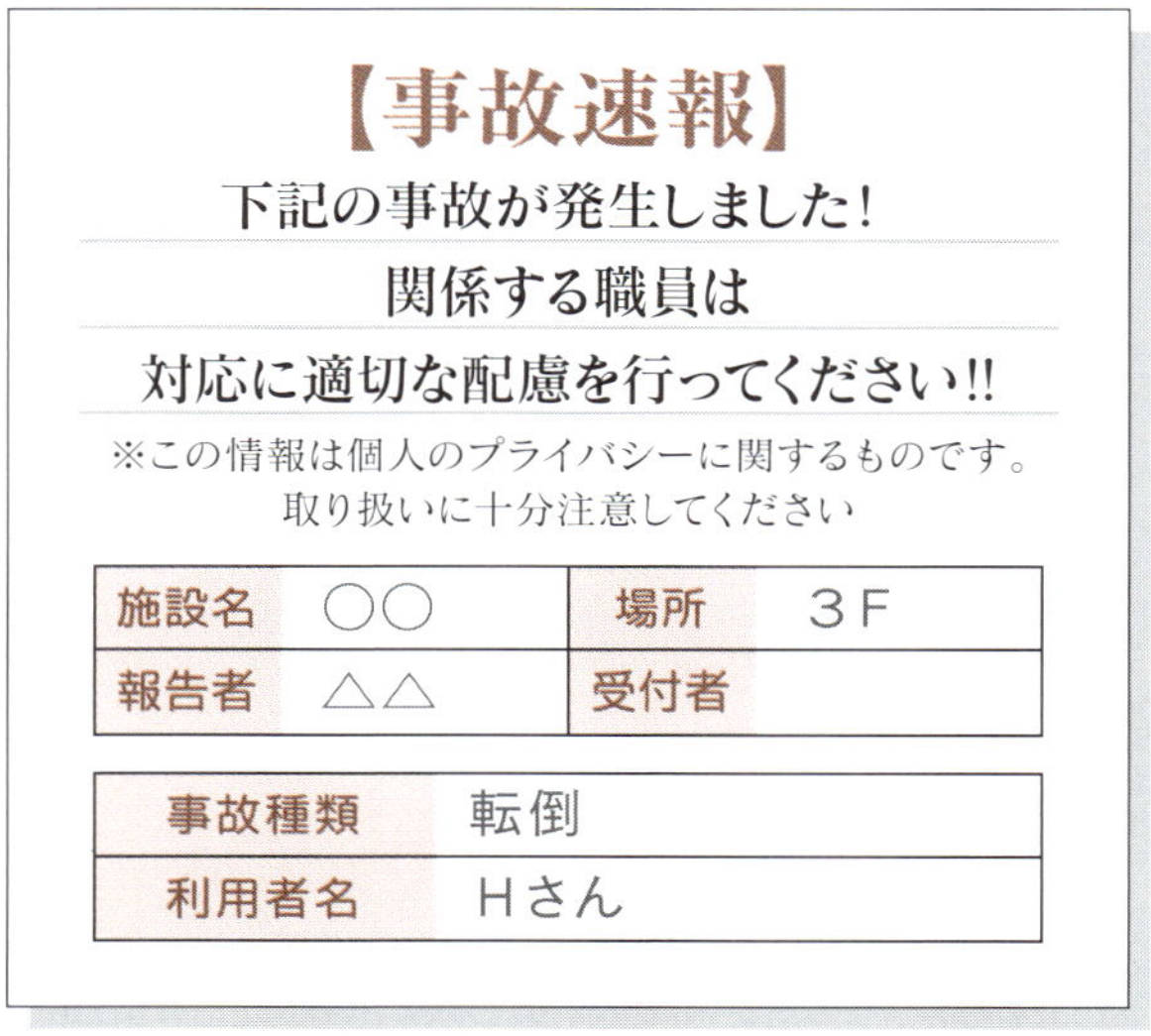
【事故速報】

下記の事故が発生しました！

関係する職員は

対応に適切な配慮を行ってください!!

※この情報は個人のプライバシーに関するものです。
取り扱いに十分注意してください

施設名	○○	場所	3F
報告者	△△	受付者	

事故種類	転倒
利用者名	Hさん

経過観察中などで、事故報告書を書くべきなのかヒヤリハットシートを書くべきなのか迷う場合のために、「事故速報シート」をつくりましょう。これは「転倒はしたものの、口頭の引き継ぎばかりで記録がない」という宙ぶらりんな時間帯をなくすためです。書式は、各施設で工夫してください

情報共有に必要なしくみをルール化

この事例のように「利用者がケガをしたことが施設内で伝わらなかったことによる事故やトラブル」を防ぐには、どうしたらいいのでしょうか。

まずは、ケガをしたという情報がその利用者の関係する人たち全員に伝わるように、情報伝達のしくみをつくり直す必要があります。いちばん簡単で確実な方法は、ケガをした利用者のベッドの近くに経過観察中であることがわかるように貼り紙をすることです。こうしておけば、この利用者に関わる人はひと目で状況を理解できます。

本来、施設内で事故が起きた場合は、すぐに事故報告書が書かれて情報が伝わるはずです。経過観察中は「もし大きなケガでなかったら、ヒヤリハットですむかもしれない」という思いから、事故報告書を書かないで

3 事故速報シートは関係各所にFAXで送り、掲示してもらう

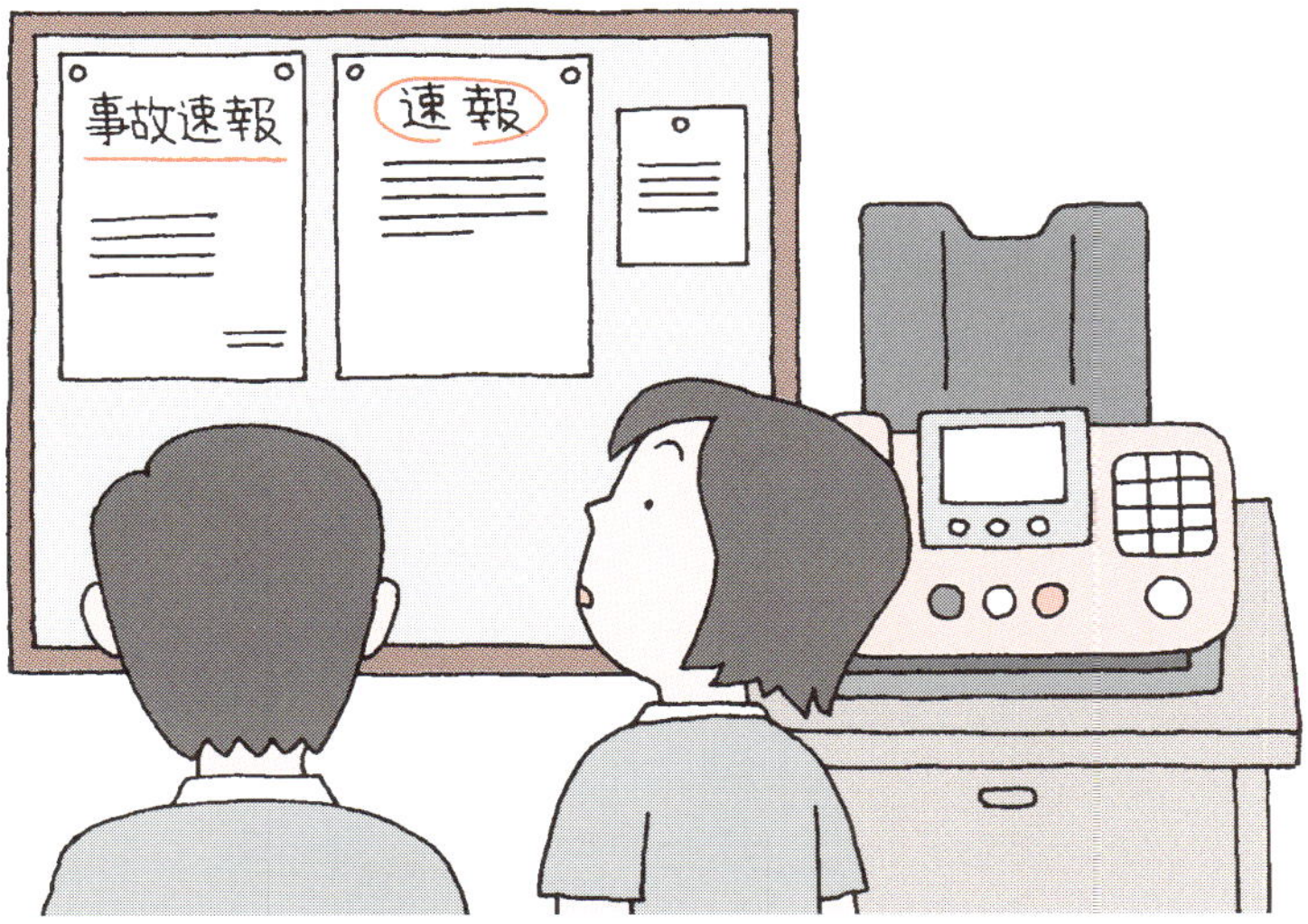
事故速報
速報

事故速報シートを書いたら、ヘルパーステーション、ナースステーション、リハビリ室などの関係する部署全てにFAXで送ります。FAXが来たら、それを掲示するようルール化するといいでしょう。入所の利用者が、併設するデイサービスを利用している場合などは、そちらにも忘れずに送信します

4 夜間の転倒や体調急変は、施設長の携帯等にメールを入れる

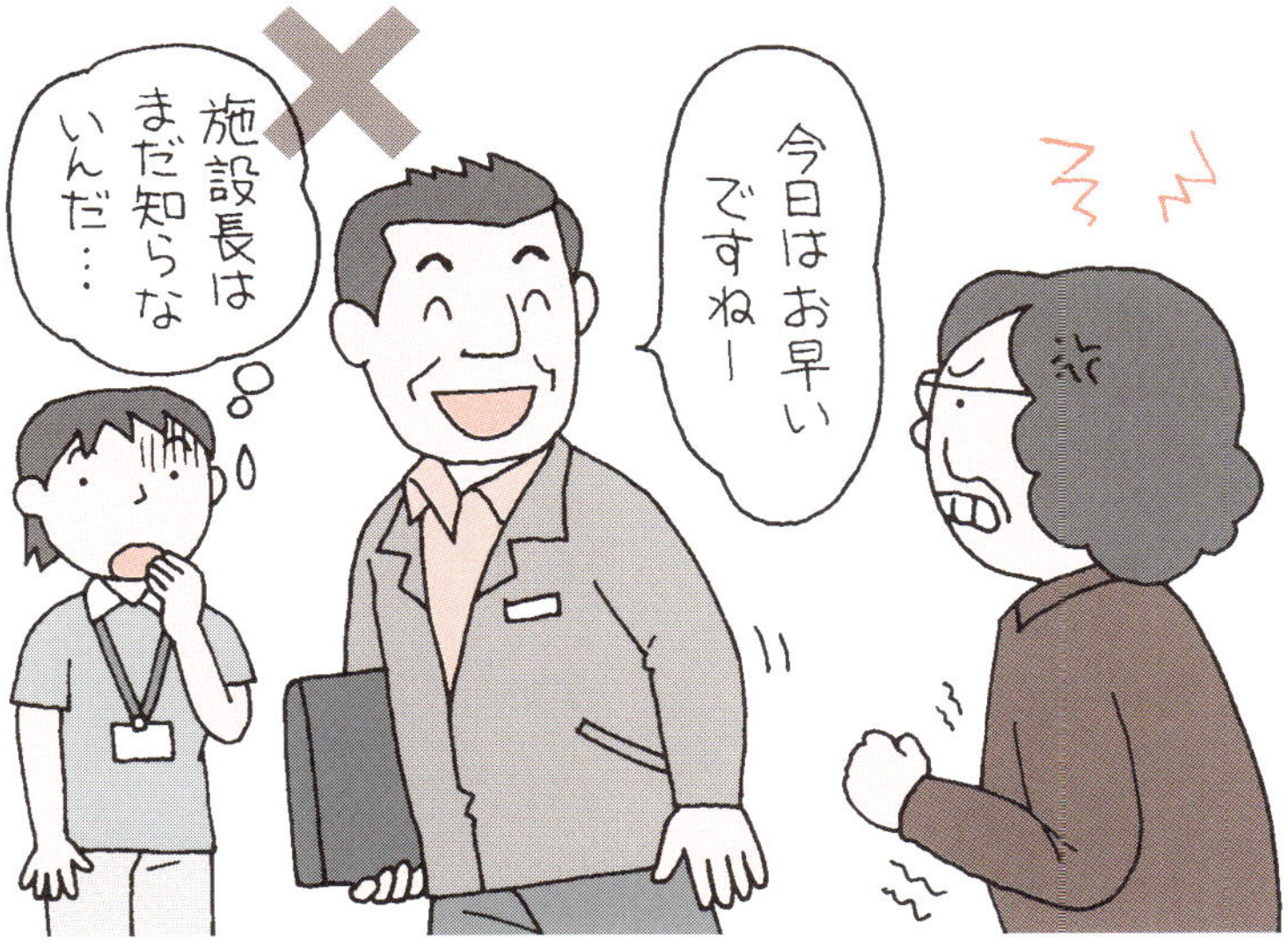
今日はお早いですねー
施設長はまだ知らないんだ…

以前、家族が心配して駆けつけたときに、偶然出勤してきた施設長が、何も知らずに「今日はお早いですね」とふつうに声をかけてしまってクレームに発展してしまったことがあります。事故が起こった場合、夜間であっても施設長にはメールで一報を入れるようにしましょう

待っている場合もあります。しかし、その間にリハビリをしては問題です。転倒して経過観察中だということは、骨折しているかもしれないし、頭部を打ちつけているかもしれません。容態が不明確な状態ですから、本来なら絶えず気にかけるべきなのです。

　そんなときのために、「事故速報シート」を作成しましょう。事故速報シートとは、事故報告書を書くまでの期間に関係各所に配慮してもらうためのシートです。「事故が起きたこと」「関係者は配慮してほしいこと」という内容を事前に印刷しておいて、記入者が簡単な情報を書けばいいようにしておきます。記入内容をなるべく少なくすることが、上手に活用してもらうポイントです。

　この事故速報シートを関係する部署にFAXで送るようにルール化すれば、短時間で必要な人たちに経過観察をしてもらえるようになります。情報さえ伝わっていれば、利用者や家族に配慮のある言葉かけを行うこともできるはずです。

コラム❶

介護保険法とはどんな法律か

介護保険法は、「医療保険」「年金保険」「雇用保険」「労災保険」に次いで5番目に誕生した社会保険で、「介護保険」事業の円滑な運営を図るため、被保険者、事業者、施設、保険給付、費用などについて規定した法律です。１９９７年12月に国会で成立し、２０００年4月から施行されました。

この法律の目的は、自立支援です。冒頭には、加齢に伴い要介護状態になった人が、「尊厳を保持し、その有する能力に応じ自立した日常生活を営むことができるよう」必要なサービスの提供を行うと書いてあります。

介護保険は、社会保険方式による強制保険です。40歳以上の国民が保険料を払い、それと同額の税金を足して財源とします。保険者は市区町村と特別区です。なかには複数の自治体が広域連合をつくって、介護保険事業を共同運営しているところもあります。

介護保険の被保険者は、65歳以上の国民全員（第1号被保険者）と40～64歳の医療保険加入者（第2号被保険者）です。第1号被保険者は、要介護1～5、要支援1、2と認定されると介護保険サービスを受けられます。第2号被保険者は、特定疾病（末期がん、関節リウマチ、初老期における認知症、パーキンソン病関連疾患など）によって介護が必要と認められ、かつ要介護1～5または要支援1、2と認定されなければ、介護保険サービスを使うことができません。

満65歳の誕生日が近づくと、住んでいる市区町村から介護保険の被保険者証が送られてきます。しかし、これはそのままでは使えない保険証です。医療保険のように、交付された保険証を提示するだけでは使えません。介護保険サービスを利用するには、この保険証を添えて市区町村に認定の申請を行う必要があります。

次に必要なのは、認定調査です。認定調査員が自宅（入院中であれば病院）を訪問して調査を行います。その結果、要介護1～5または要支援1、2になると、その区分が記入された被保険者証が再交付されるのです。

こうして介護保険サービスを受けられる立場になった人は、居宅介護支援事業所などのケアマネジャーと一緒にケアプランをつくり、サービスを提供する事業所と利用契約を結びます。介護保険サービスを使うためには、このように複雑な手続きをくり返さなければなりません。

手続きが面倒な介護保険ですが、この法律自体も大変面倒なルールで運用されています。介護保険法は、3年ごとに改正されるのです。スタート当初は5年間の計画をつくって3年ごとに見直していましたが、２００６年度からは3年ごとの計画に変わり、法律もその都度改正されることになりました。最近では２０１５年4月に改正介護保険法が施行され、２０１８年4月には次の改正介護保険法が施行される予定です。

第2章

介護現場における クレーム対応

第2章のポイント

家族の怒りを吸収する

感情的なお客様の対応方法を知ろう

第1章のテーマは、トラブルになりやすい事故の対応方法についてでした。事故が起こった際に、トラブルにつながらないためにはどう動いたらいいのかについて考えました。

続く第2章のテーマは、「すでに感情的になってしまっているお客様に、どうやって対応するか」についてです。

クレームにうまく対応できれば、そのことによって、これまで以上の信頼関係を築くこともできます。反対に怒りがひどくなって、大きなトラブルにつながることもあります。介護事業者の信用問題として、クレーム対応は非常に重要なポイントです。しかし介護業界のクレーム対応の現状は、民間企業と比較すると決してレベルが高いとは言えません。

この章では、現在の介護業界が抱えるクレーム対応の問題点を整理するとともに、正しい対応方法について事例を通して具体的にまとめます。

第2章はこんなあなたへ

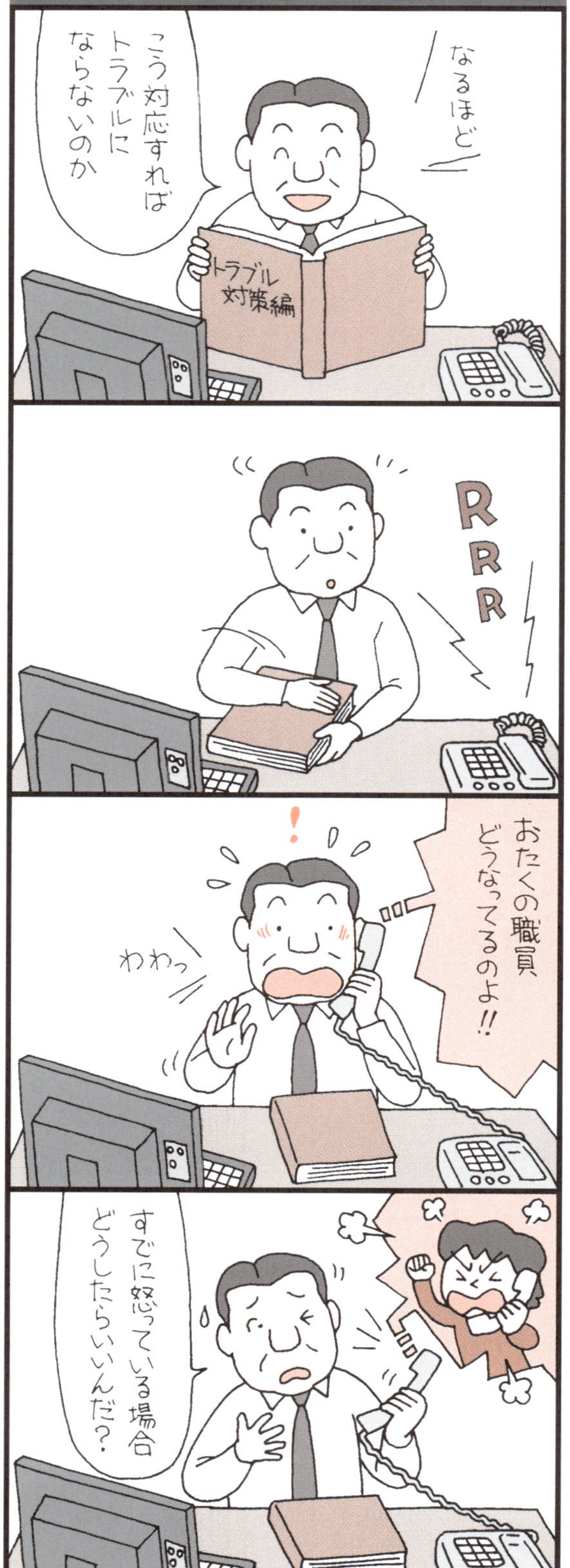

なるほど
こう対応すればトラブルにならないのか
トラブル対策編
RRR
おたくの職員どうなってるのよ!!
わわっ
すでに怒っている場合どうしたらいいんだ?

テーマ	内容	掲載ページ
介護事業者のクレーム対応の現状	介護業界に寄せられるクレームの傾向や原因について分析し、現在一般的に行われているクレーム対応のどこに問題があるのかを考えます	95←88ページ
トラブルを防止するクレーム対応とは	まず大切なのは、クレームを寄せる利用者や家族は何を考え、何を望んでいるかを掴むことです。その後、それらを解決するための対応方法を考えます	109←96ページ
事例で学ぶ正しいクレーム対応	実際に寄せられたクレーム事例を通して、どのように対応すべきかを具体的に考えます	133←110ページ

介護事業者のクレーム対応の現状①

家族は何に対して不満を感じるのか

まずは介護業界に寄せられるクレームの傾向を掴みましょう

国保連に寄せられる介護事故に関する苦情の内訳

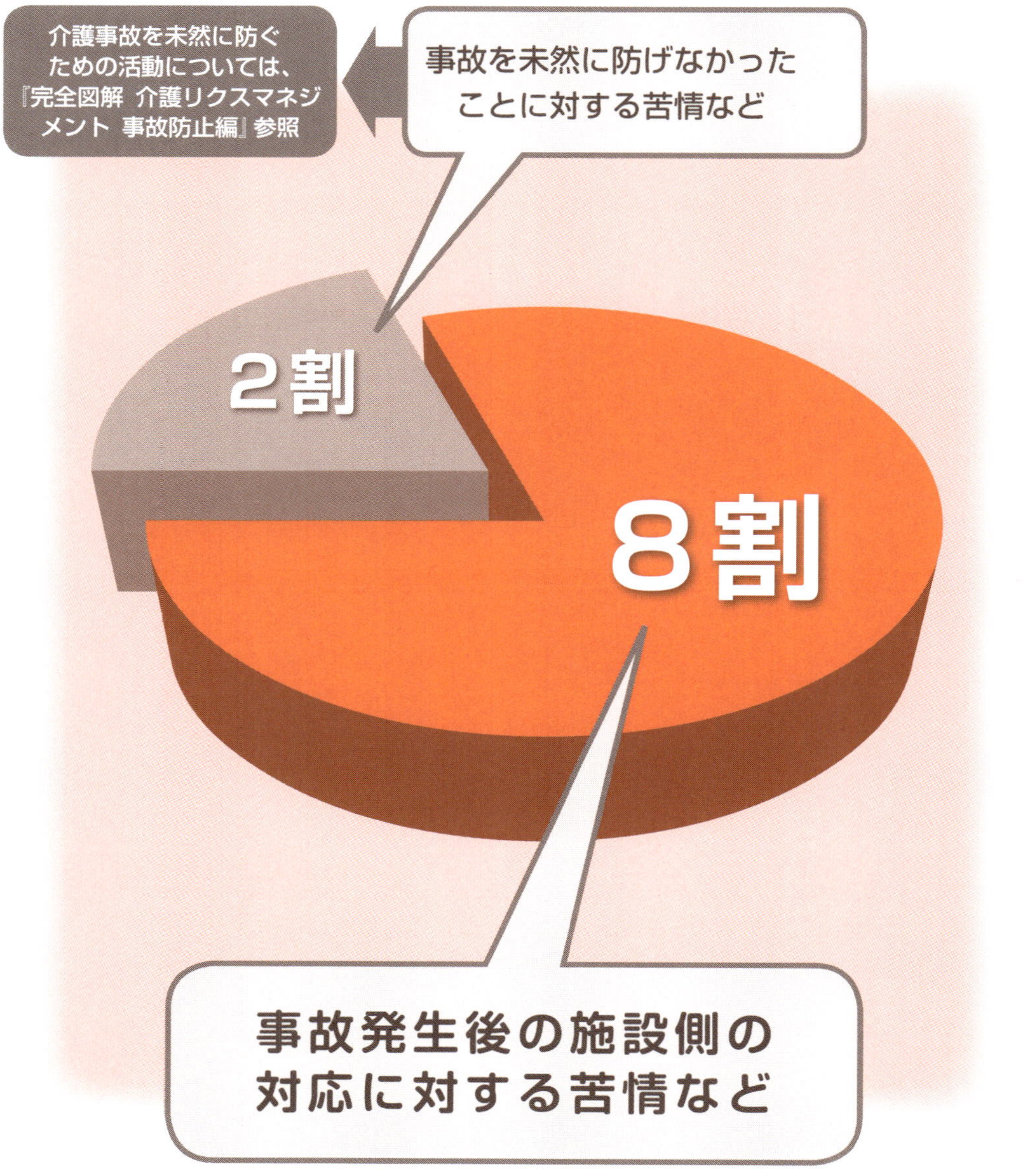
介護事故を未然に防ぐための活動については、『完全図解 介護リクスマネジメント 事故防止編』参照
事故を未然に防げなかったことに対する苦情など
2割
8割
事故発生後の施設側の対応に対する苦情など

苦情実態調査から学べること

介護保険サービスの内容に対する苦情には、解決のしくみづくりを行うよう介護保険法によって定められました。それを受けて、国民健康保険組合連合会(国保連)を窓口にした苦情受付が制度化されたのです。

国保連は苦情を受け付けたらまず、該当する事業者に対して中立の立場から調査に入ります。調査の結果、事業者側の対応に問題があると判断された場合、指導や助言を行うことがおもな役割です。

国保連に寄せられた苦情を分析すると、事故が発生したこと自体に対する苦情はあまり多くありません。事故自体よりも、その後の施設の対応の悪さに対して家族は大きな不満を抱いていることがわかります。

「施設側の対応」をさらに分類すると

事故後の対応姿勢（態度）が悪かった

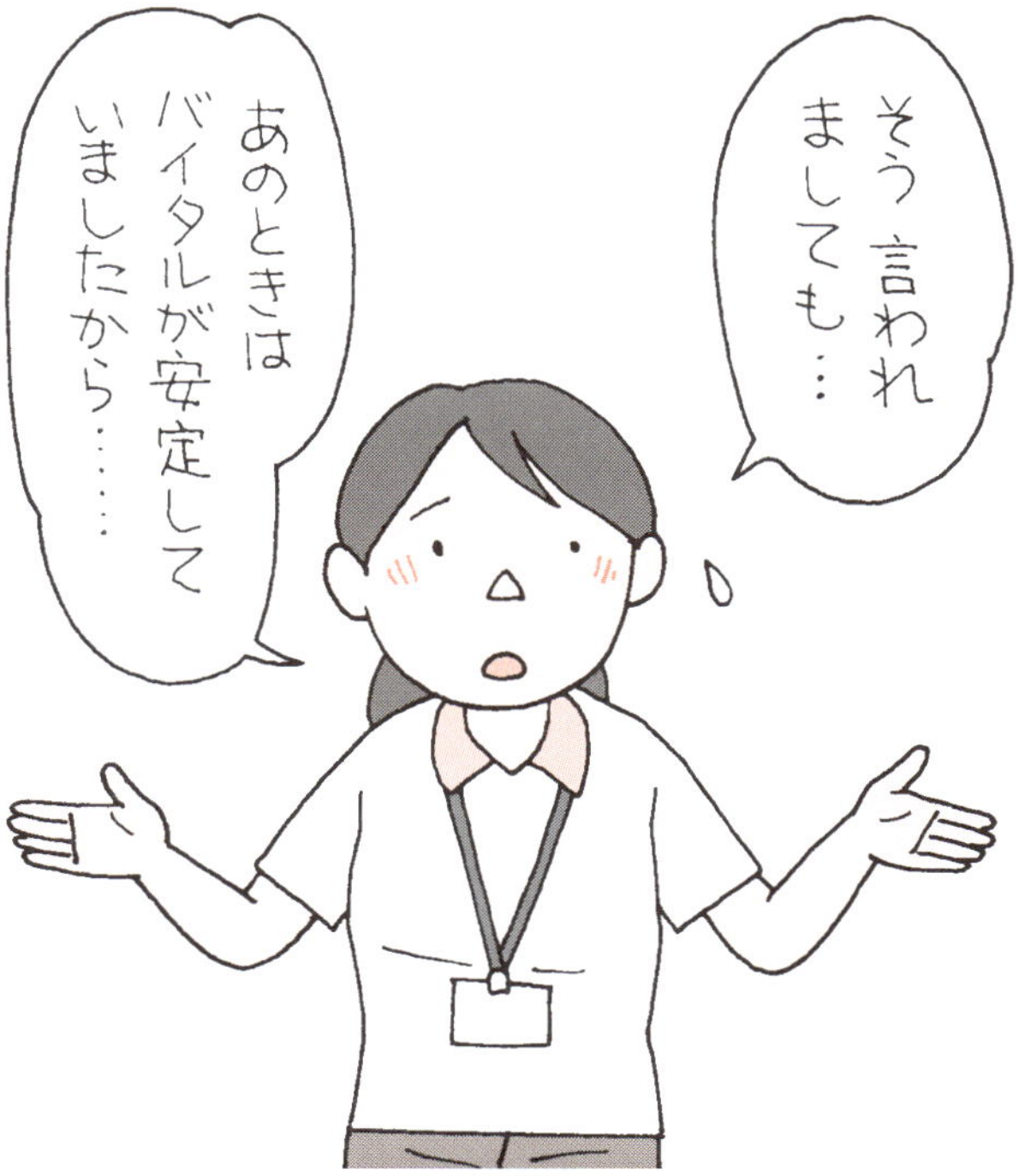
そう言われましても…
あのときはバイタルが安定していましたから……

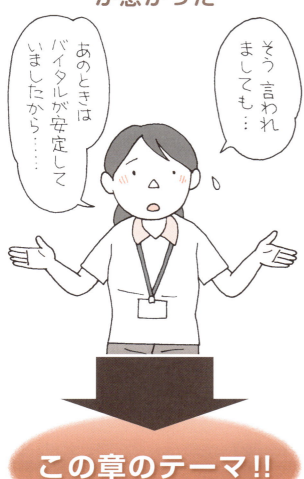

この章のテーマ!!

事故発生時の対処方法が悪かった

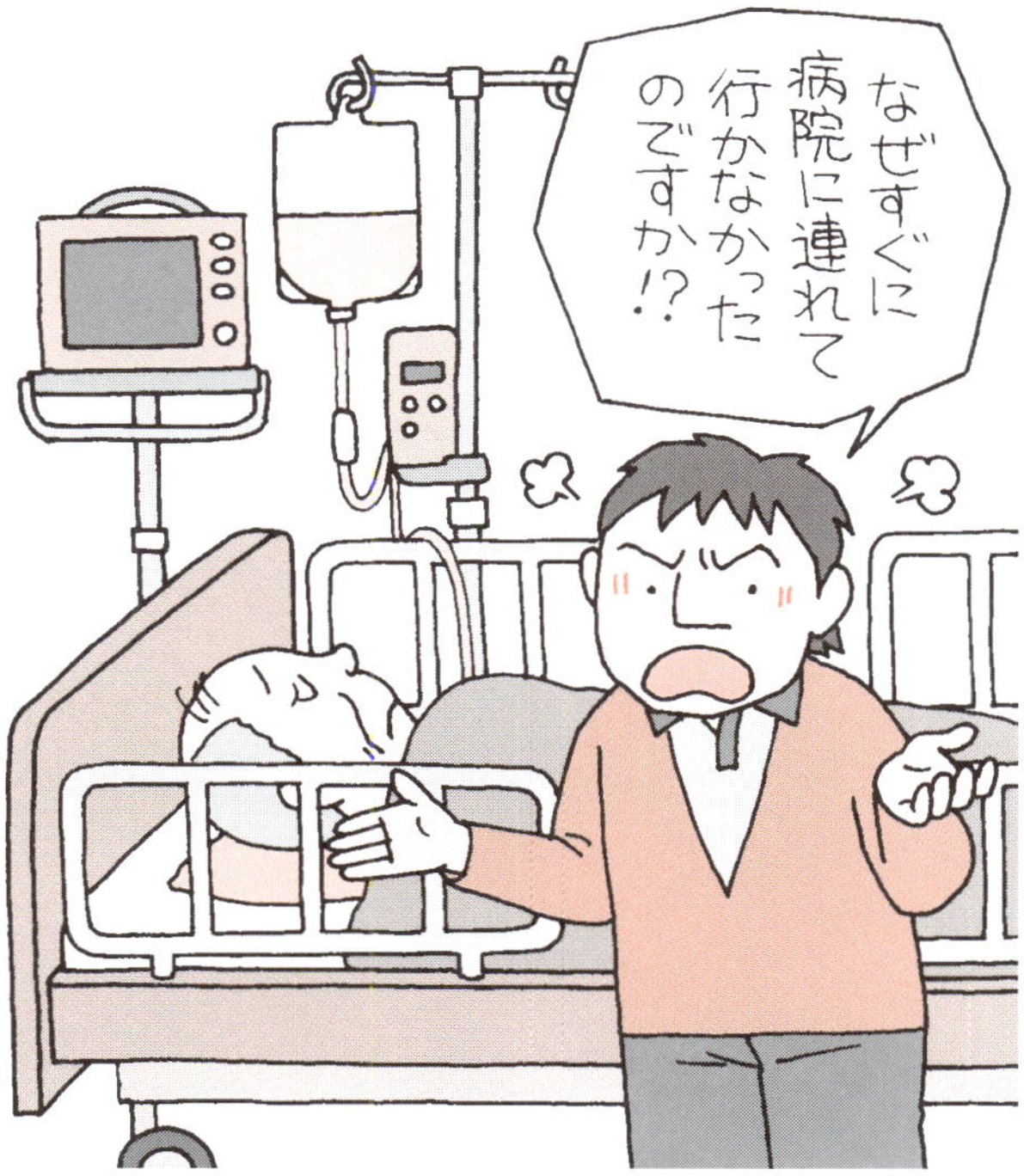

本書第１章参照

クレームをトラブルに発展させない

介護現場で事故が起こった際に、対応を間違えると大きなトラブルにつながることはすでに第1章で見てきました。こうした「適切な事故対応」と同じくらいに大切なのが、「適切なクレーム対応」です。

上のイラストのように、事故対応について不満を訴える家族に対して、詳しい調査もせずに事業者側の正当性を主張するようではいけません。こういう対応をする職員は、おそらくトラブルになったら困ると思って自分たちの正当性を主張したくなるのでしょう。しかし、これでは家族の心情を傷つけてしまい、よけいにトラブルに発展しやすくなってしまいます。

クレーム対応で大切なのは、正当性を相手に理解させることではありません。「どちらが正しいか」をはっきりさせることよりも、「クレームがトラブルにつながらないようにすること」を心がけるほうが、結果としてよい方向に進むものです。

介護事業者のクレーム対応の現状②

「苦情処理」と呼ぶ介護業界の甘さ

「お客様がこちらの対応をどう感じるか」がクレーム対応の出発点です

お客様に与える印象の違い

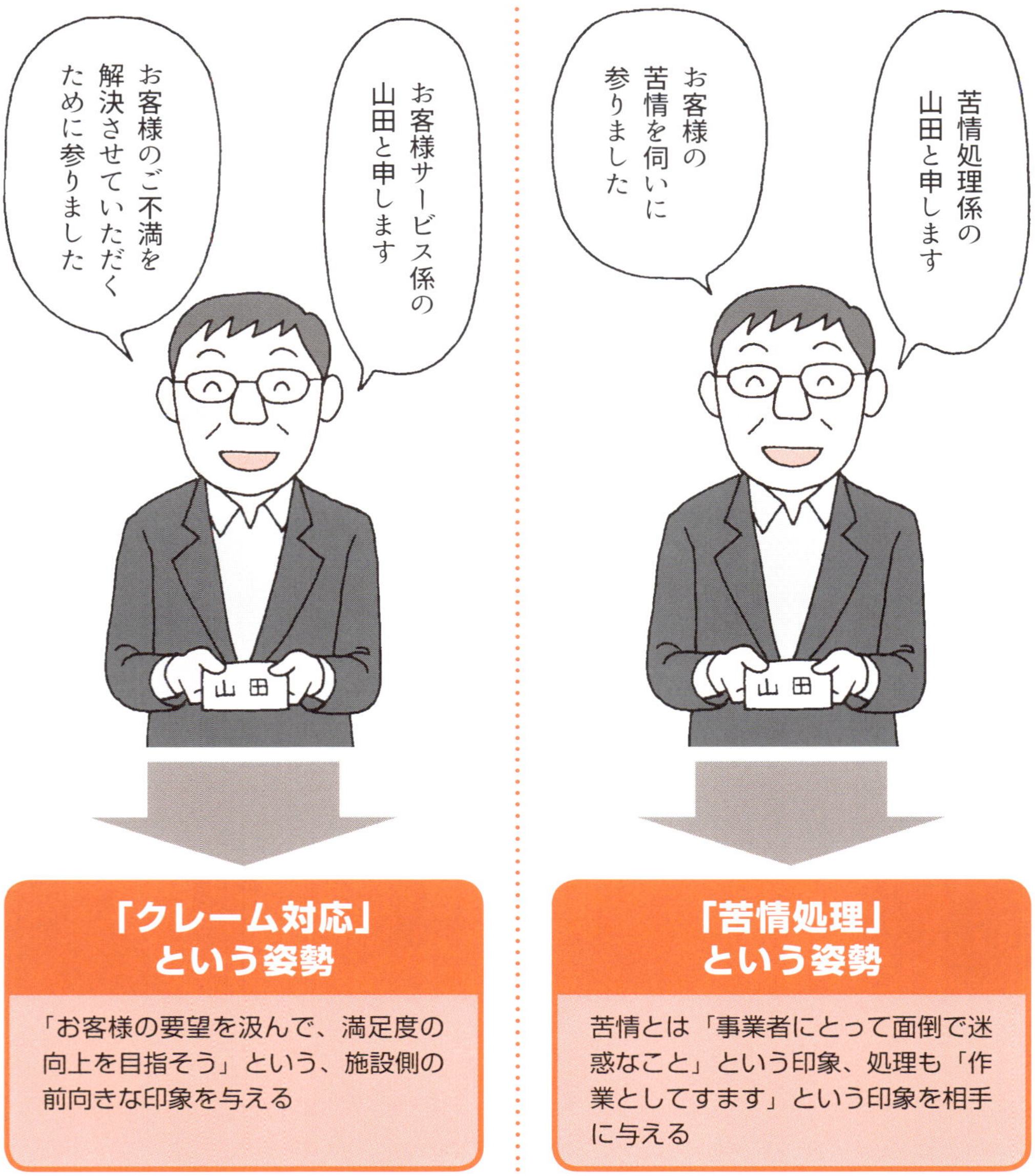
苦情処理係の山田と申します
お客様の苦情を伺いに参りました
山田
「苦情処理」という姿勢
苦情とは「事業者にとって面倒で迷惑なこと」という印象、処理も「作業としてすます」という印象を相手に与える
お客様サービス係の山田と申します
お客様のご不満を解決させていただくために参りました
山田
「クレーム対応」という姿勢
「お客様の要望を汲んで、満足度の向上を目指そう」という、施設側の前向きな印象を与える

顧客意識の低さがトラブルを招く

クレーム対応においてもっとも大切なのは、「クレームに対する事業者の姿勢が、お客様の目にどう映るか」です。

私たちは何も間違ったことはしていないはずだと思い込んでいる施設の職員は、クレーム対応を「事業者側が正しいかどうか」で判断しようとします。しかも、自分たちは悪くないと思っていますから、対応がずさんになりがちです。しかしこれは間違いで、施設の正義や誠意はまったく相手に伝わりません。

そもそも介護業界では、「苦情処理」という用語をよく見かけます。上のイラストを見てもわかるように、お客様の不満を「苦情」と呼ぶのは失礼です。まずは「苦情」という呼び方を改めることから始めましょう。

失礼がないかのチェックポイント

ここに挙げた４例は、一般の民間企業ではまずありえないことばかりです。１つでも当てはまるものがあったら、クレーム対応の基本ができていないと言わざるをえません。クレームを受けた段階でお客様の気分を害してしまっては、まとまる話もまとまらなくなります。早急に改善を図りましょう

応対場所をチェック

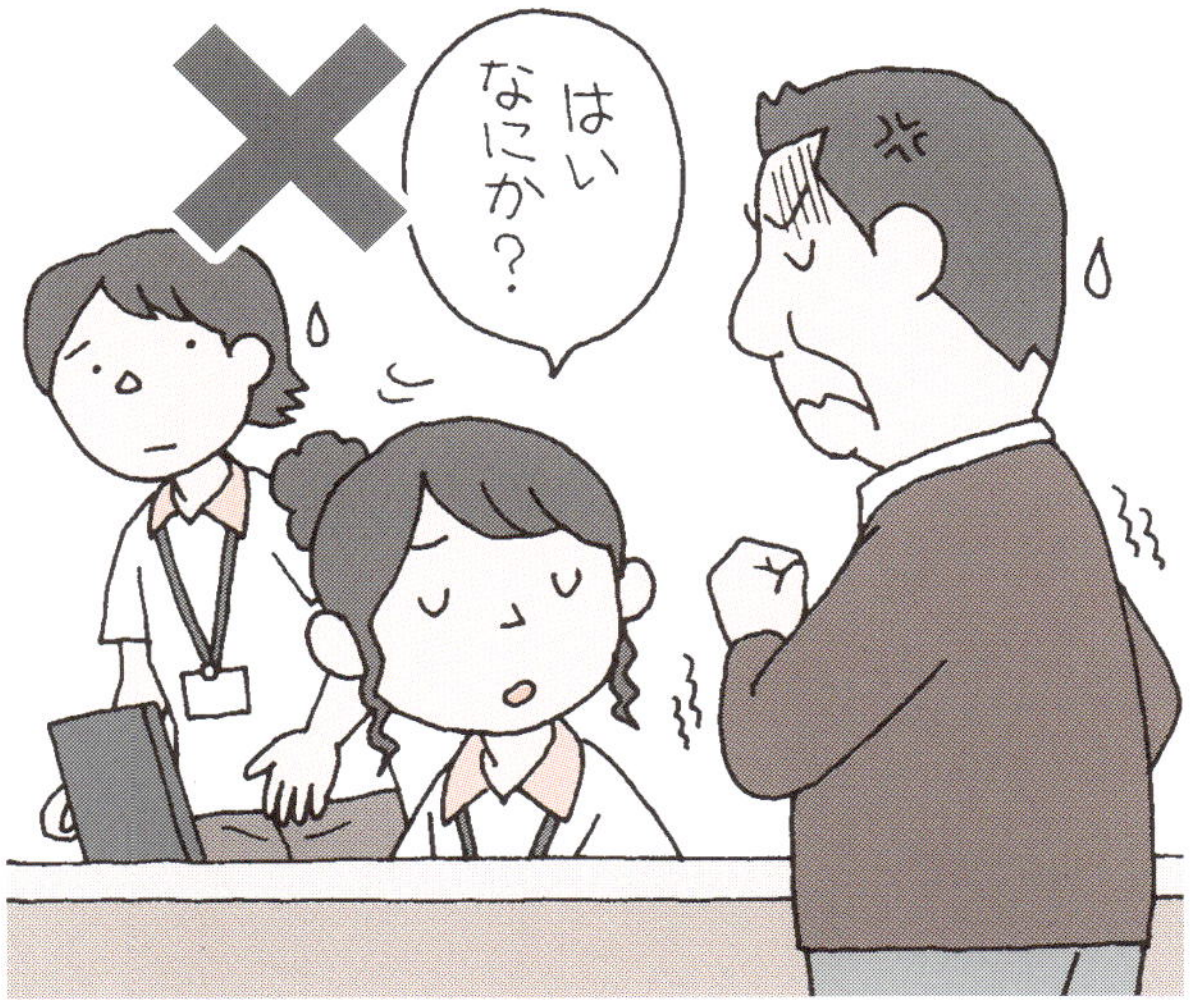
はい
なにか？

クレーム申立者に応対する場所は、適切に選べていますか。カウンターなど人目につきやすい場所や、相手を立たせたままになる場所で応対してはいけません。必ず個室に通して、腰を下ろしてゆっくりとお話を伺う体制を整えましょう

職員間の用語をチェック

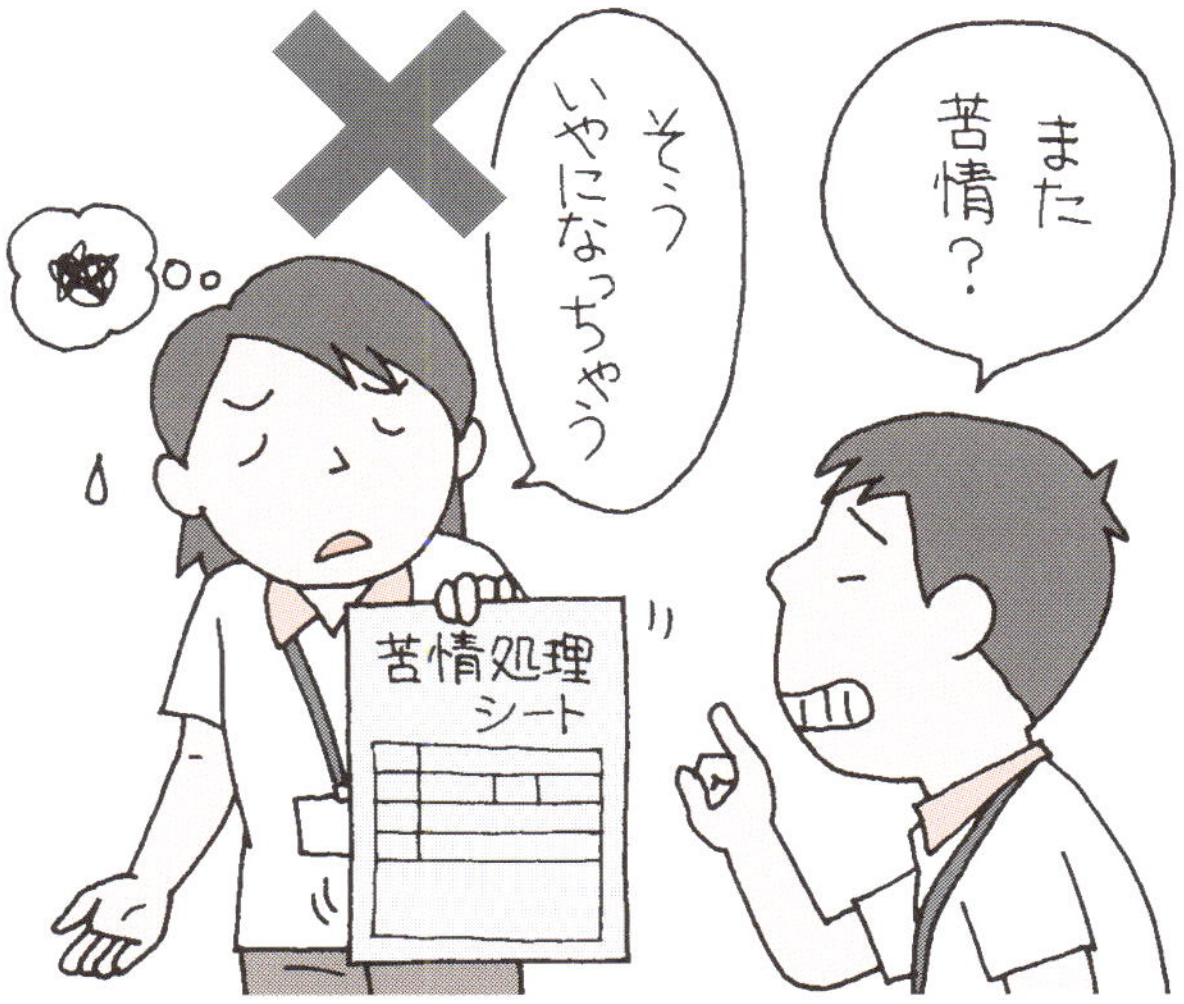
また
苦情？
そう
いやになっちゃう
苦情処理
シート

日頃から「苦情処理」などの用語を職員間で使用してはいけません。使う言葉で、職員の意識がマイナス方向に引き寄せられてしまうからです。もし施設内の文書などでこうした用語を見かけるようであれば、「クレーム対応」に直します

応対者をチェック

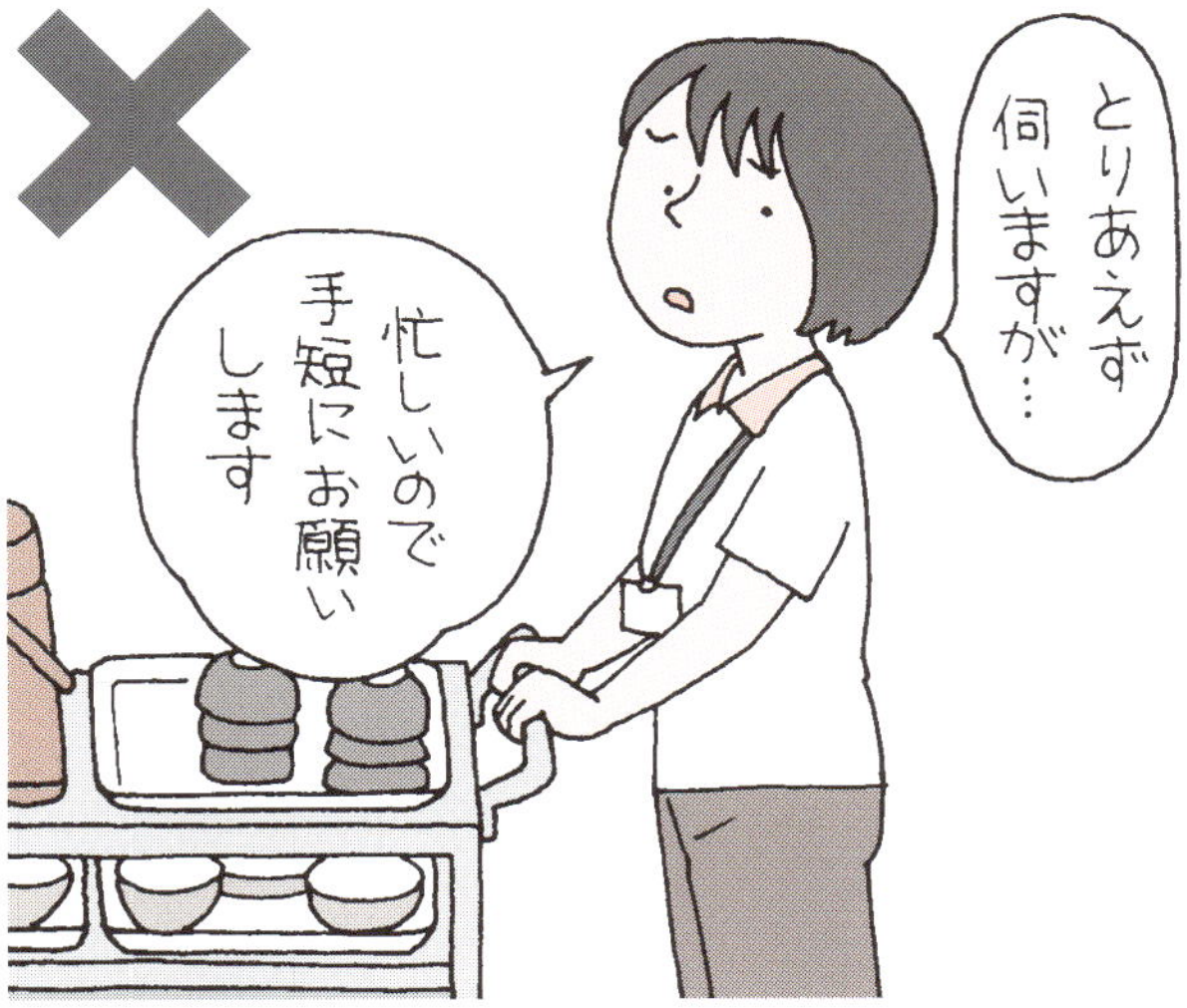
とりあえず
伺いますが…
忙しいので
手短にお願い
します

クレーム対応を「面倒なこと」と軽く考えている施設は、応対者をしっかり決めていないことがあります。そのときに偶然手のあいた人が対応するようではいけません。必ず適切な立場の職員が対応するようルール化することが必要です

表示をチェック

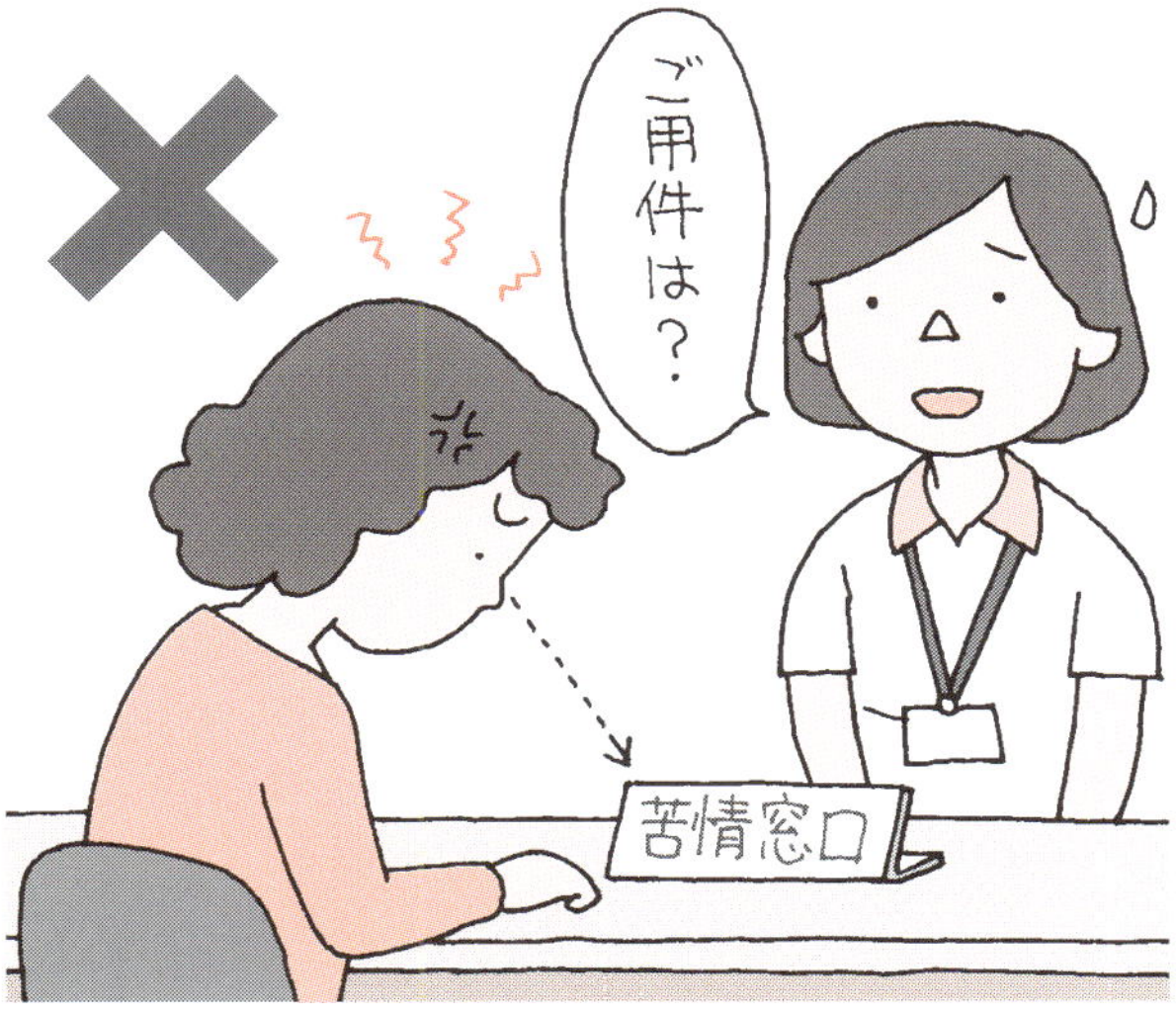
ご用件は？
苦情窓口

せっかく職員間で使う用語を直しても、お客様の目に触れる場所にある表示が「苦情」のままになっているケースがあります。お客様に不快な印象を与える表示はないか、いま一度、施設全体を確認するといいでしょう

介護事業者のクレーム対応の現状③

小さなクレームが大きなトラブルに

では、悪いクレーム対応を例にとって、問題点を整理しましょう

ある特養のクレーム対応事例

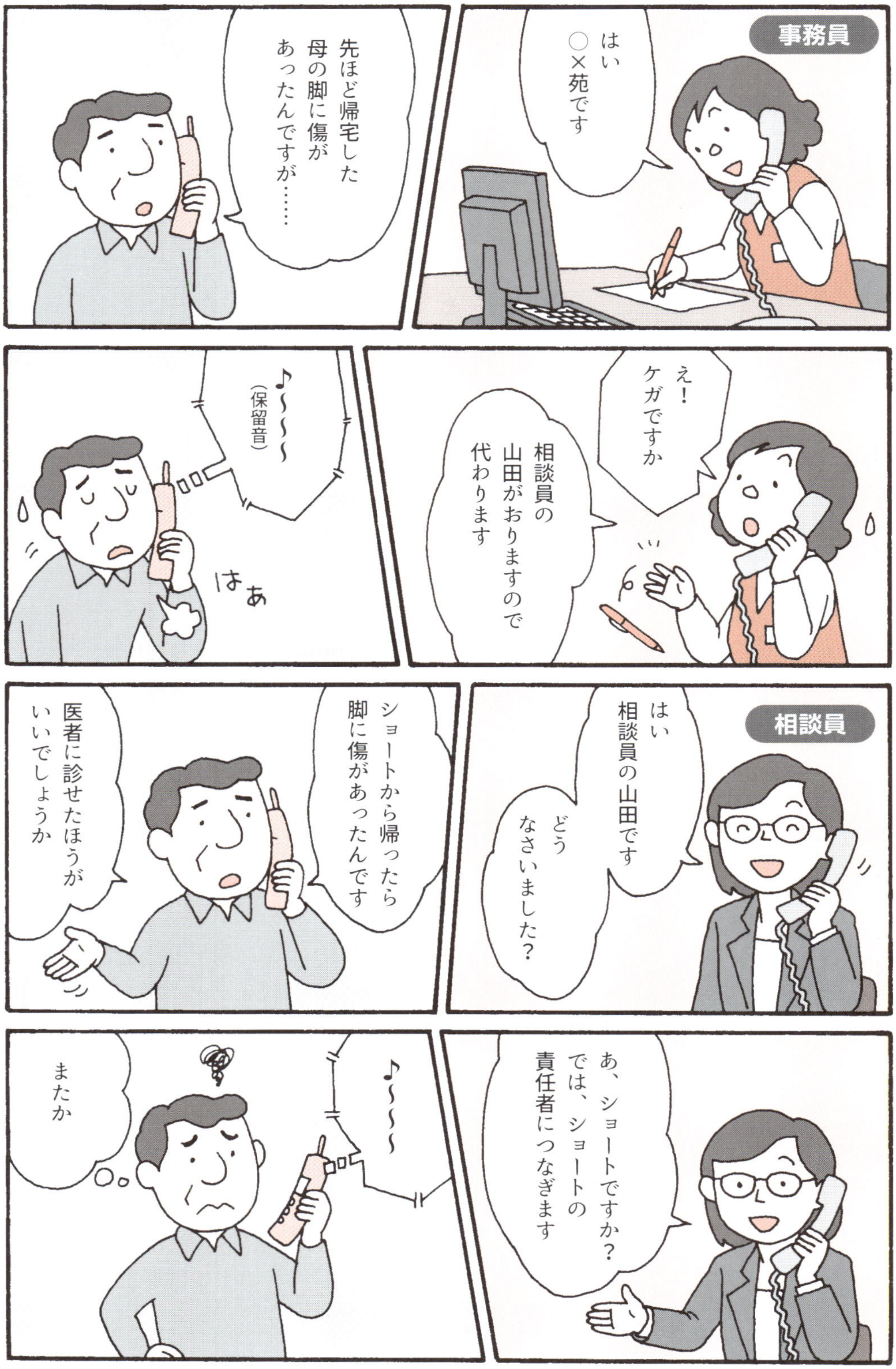

事務員
はい ○×苑です
先ほど帰宅した母の脚に傷があったんですが……
え！ケガですか
相談員の山田がおりますので代わります
♪～～～
(保留音)
はぁ
相談員
はい 相談員の山田です
どうなさいました？
ショートから帰ったら脚に傷があったんです
医者に診せたほうがいいでしょうか
あ、ショートですか？ では、ショートの責任者につなぎます
♪～～～
またか

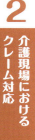

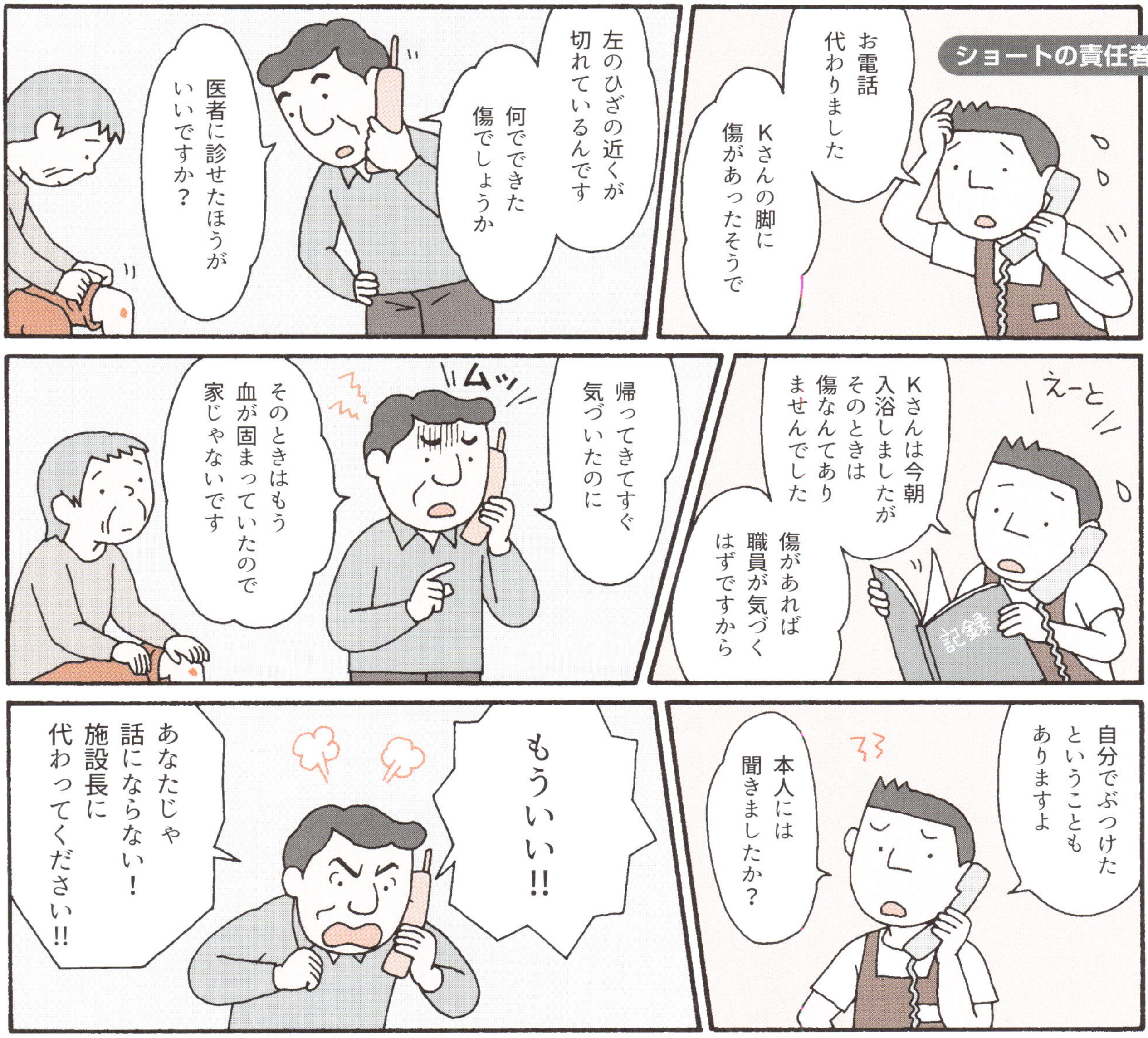
ショートの責任者
お電話代わりました
Kさんの脚に傷があったそうで
左のひざの近くが切れているんです
何でできた傷でしょうか
医者に診せたほうがいいですか？
えーと
Kさんは今朝入浴しましたがそのときは傷なんてありませんでした
傷があれば職員が気づくはずですから
ムッ
帰ってきてすぐ気づいたのに
そのときはもう血が固まっていたので家じゃないです
自分でぶつけたということもありますよ
本人には聞きましたか？
もういい!!
あなたじゃ話にならない！施設長に代わってください!!

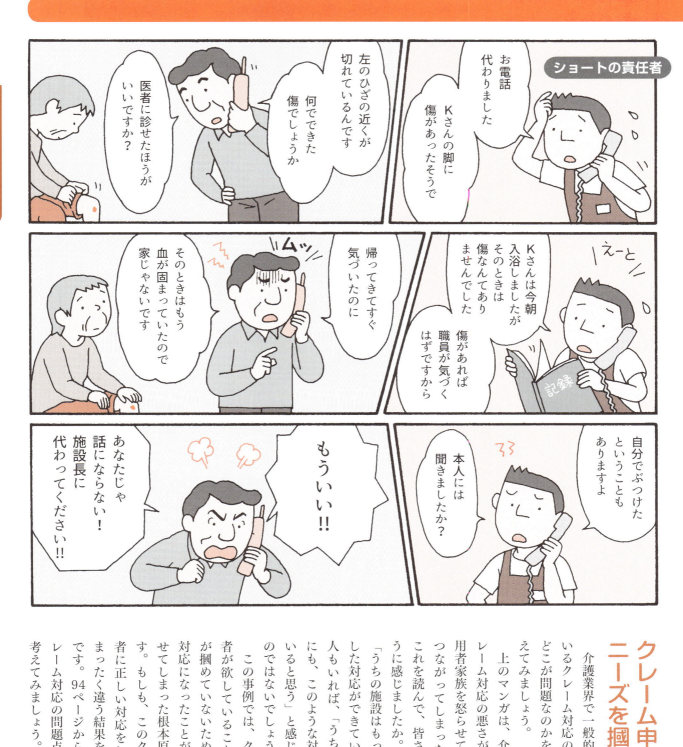

クレーム申立者のニーズを掴む

介護業界で一般的に行われているクレーム対応の、いったいどこが問題なのかを具体的に考えてみましょう。

上のマンガは、介護施設のクレーム対応の悪さが原因で、利用者家族を怒らせてトラブルにつながってしまった事例です。これを読んで、皆さんはどのように感じましたか。

「うちの施設はもっとしっかりした対応ができている」という人もいれば、「うちの施設の中にも、このような対応の職員がいると思う」と感じる人もいるのではないでしょうか。

この事例では、クレーム申立者が欲していること（ニーズ）が掴めていないため、的外れな対応になったことが相手を怒らせてしまった根本原因と言えます。もしも、このクレーム申立者に正しい対応をしていれば、まったく違う結果を生んだはずです。94ページからは、このクレーム対応の問題点を具体的に考えてみましょう。

小さなクレームが大きなトラブルに

問題1 クレームの受付方法が悪い

今回電話に出た職員それぞれの立場・言い分

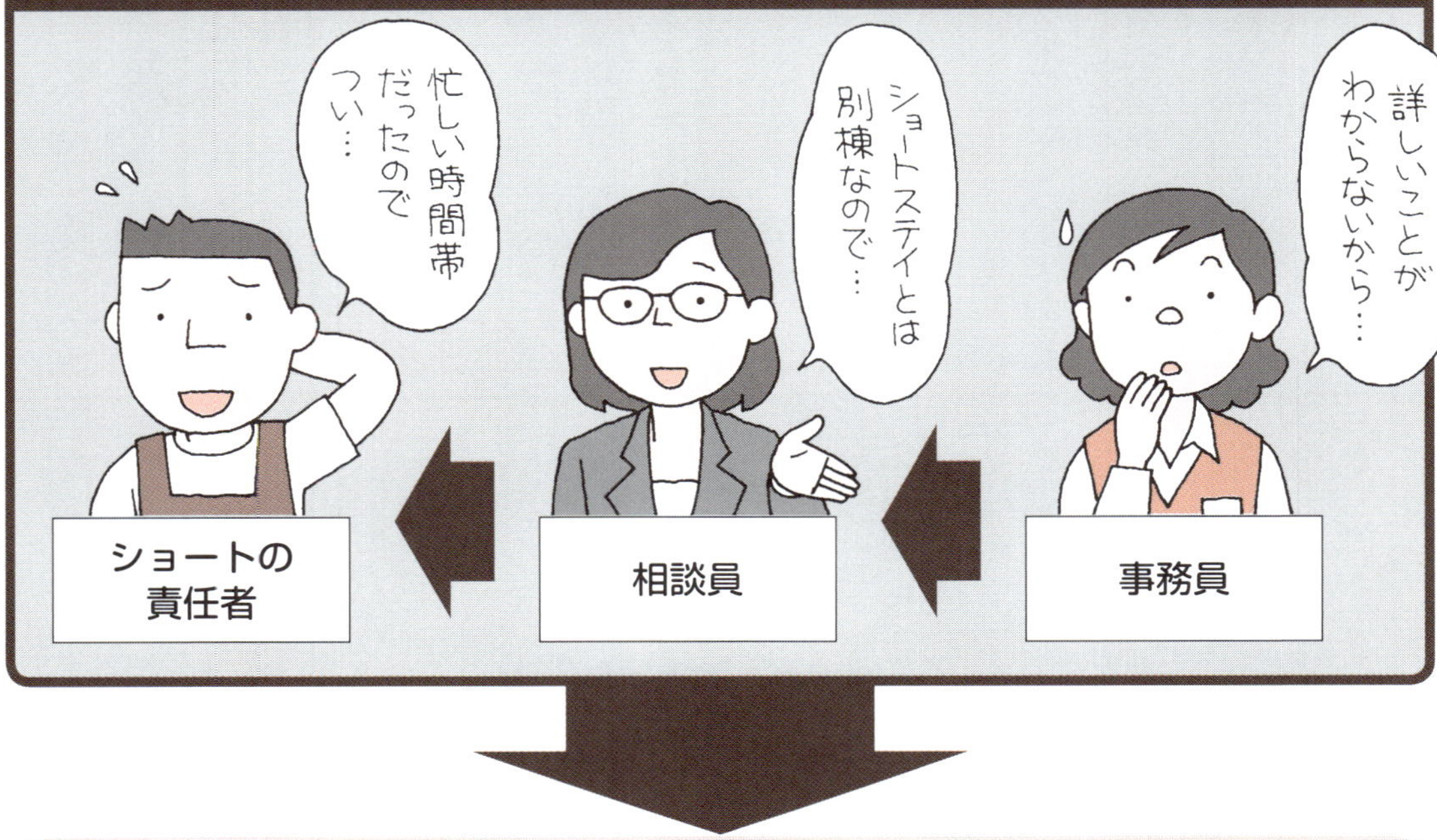
忙しい時間帯だったのでつい…
ショートステイとは別棟なので…
詳しいことがわからないから…
ショートの責任者
相談員
事務員

お客様の立場から見ると……

- きちんと受け付けてもらえずに、たらい回しにされた
- クレーム内容をきちんと聞いてもらえない
- 電話に出た職員が全員「私は関係ない。当事者ではない」と考えていることが伝わってくる
- クレーム受付が悪いと、日頃から無責任な姿勢で介護に当たっている施設なのではないかと感じ、不信感がつのる

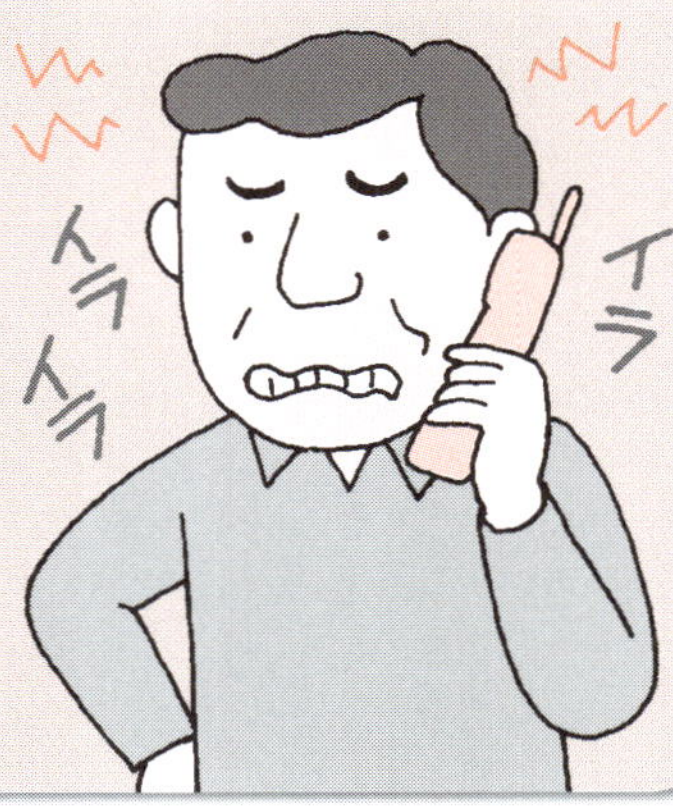
イラ
イラ
イラ

電話のたらい回しはとても不愉快

今回の事例でまず問題だったのが、「クレームの受付方法」です。最初は事務員が電話に出ましたが、その後相談員、ショートの責任者と、次々に電話を代わってしまいました。

それぞれの職員に電話を取り次いだ理由があるのはわかりますが、これではお客様が「たらい回しにされている」と感じるのも仕方のないことです。たらい回しにされると、本人にとっては非常にイヤな気持ちになります。というのも、「面倒なものとして扱われている」「きちんと責任を持って向き合おうとしてくれない」という印象を与えてしまうからです。

職員の立場は、お客様にとっては関係がありません。クレーム受付で無責任な印象を与えないよう、受付方法を確立しておく必要があります。

問題2 対応に誠意が感じられない

ようやくショートステイの責任者が詳しく話を聞いたにもかかわらず、なぜあんなに怒らせてしまったのでしょうか。お客様が怒った原因をひと言で表すなら、「誠意がない施設だ」と思われてしまったからだと考えられます。では、どこが「誠意がない」ように感じさせてしまったのでしょうか

① 謝罪がない

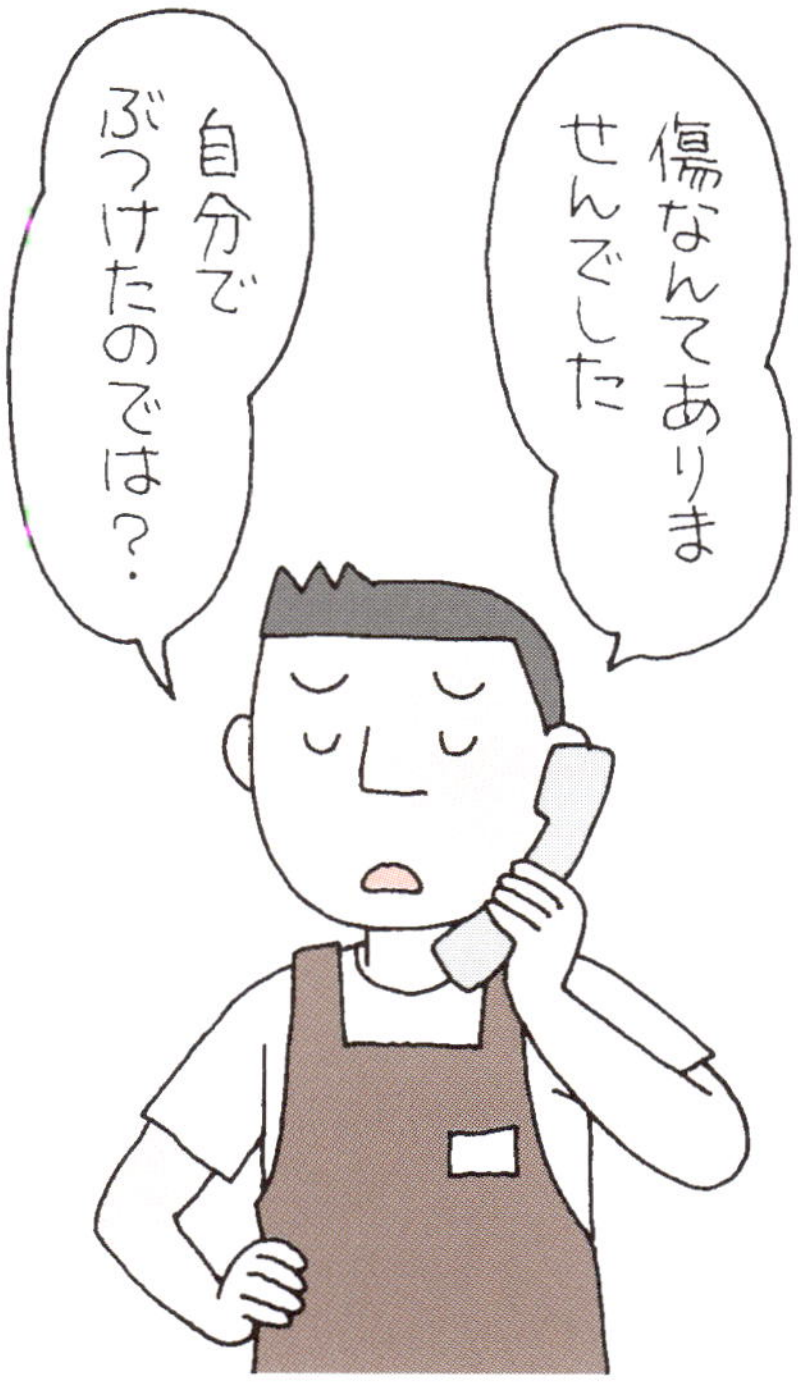
傷なんてありませんでした
自分でぶつけたのでは?

クレームを受けたときに、施設側からの謝罪がないと「誠意がない」と感じやすくなります。

かといって、本当に施設側に責任があるのかどうかわからない時点で謝罪をしてしまっていいのでしょうか。謝罪したことが原因で、あとで不条理に責任を追及されては困ります。

② 話を聞かない

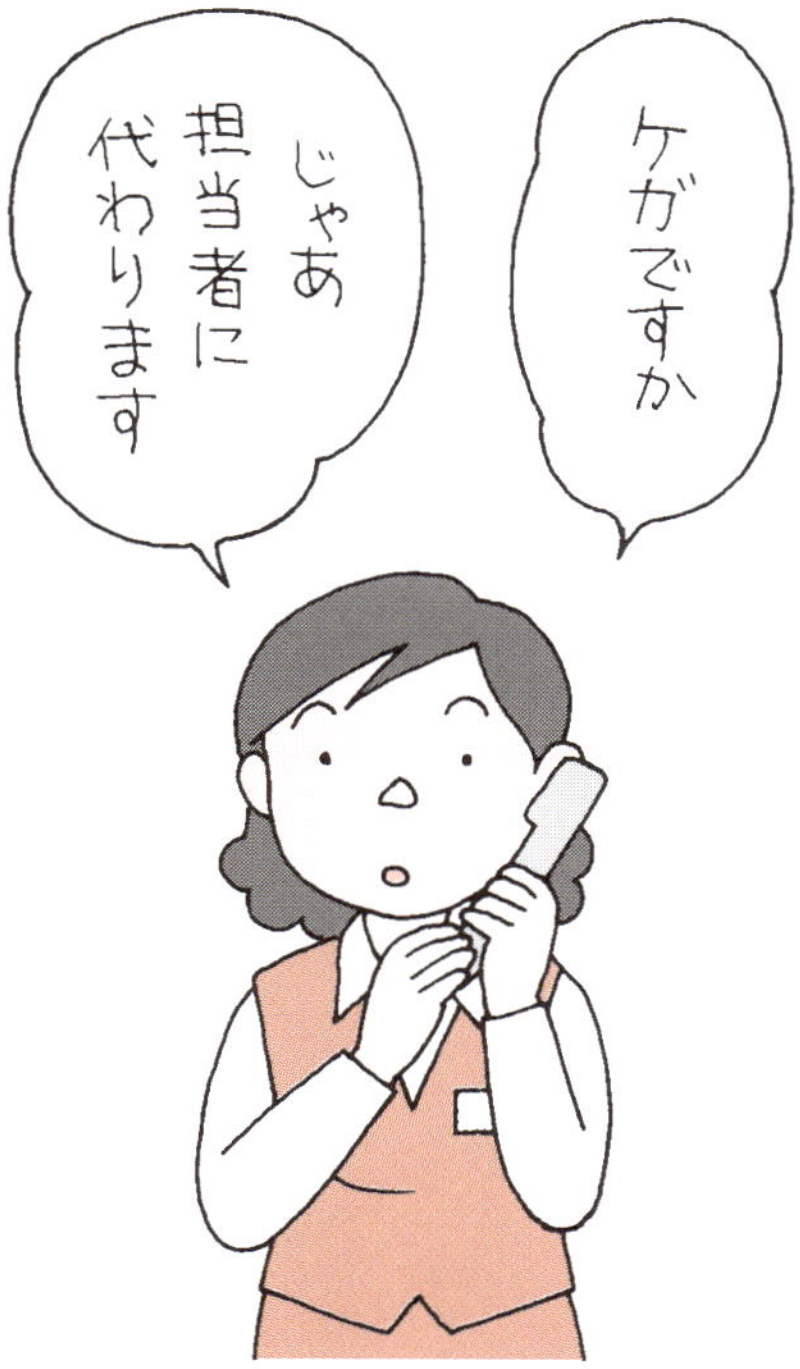
ケガですか
じゃあ担当者に代わります

話を最後まで聞いてもらえないのも、「誠意がない」と感じやすくなるポイントの一つです。

この事例の職員は、話がわかる人に早く取り次いだほうがいいと考えました。よくわかっていない職員が話を聞くのと、事情がわかる職員に取り次ぐのとではどちらのほうがいいのでしょうか。

③ 解決しない

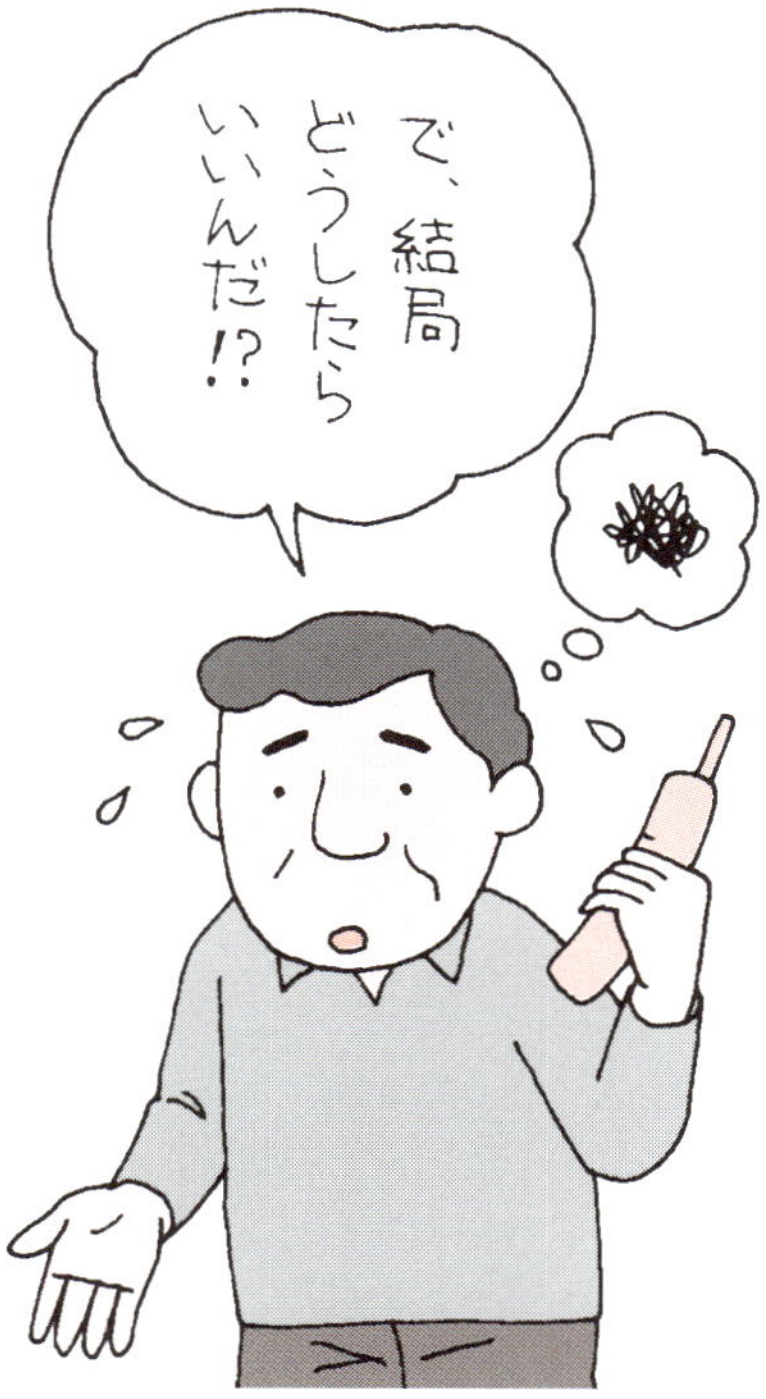
で、結局どうしたらいいんだ!?

クレーム申立者の多くは、何かしら「解決したい問題」を抱えています。クレーム対応を通してその問題が解決しなかった場合、「誠意がない」と感じることが多いようです。

原因究明や詳しい調査とお客様が抱えている問題とでは、どちらが優先されるべきでしょうか。

どうして気持ちがすれ違ったのか

この事例の問題点の2つ目としては、「クレーム対応に誠意が感じられなかった」という点が挙げられます。

ここで注目すべきは、「誠意がなかった」のではなく、「お客様にとっては誠意が感じられなかった」という点です。

この施設ではお風呂上がりに利用者の全身を確認して、記録も正確に残していました。これだけ見ても、決して介護に無責任な施設ではないはずです。

それなのに、結果的に誠意がない施設だと思われてしまった最大の原因は、お客様のニーズを把握できなかったことにあります。とりこぼしてしまったお客様のニーズは、大きく分けると上記の3点です。

実はこの3点には、一般企業のお客様センターなどでよく用いられている対応方法の基本的なルールがあります。介護施設でもそうしたルールを取り入れて、クレームの対応方法を確立していくといいでしょう。

クレーム対応改善は最優先課題

申し立てたお客様に対して、満足度を上げる方法を考えてみましょう

クレームに対応する職員の意識

責任者

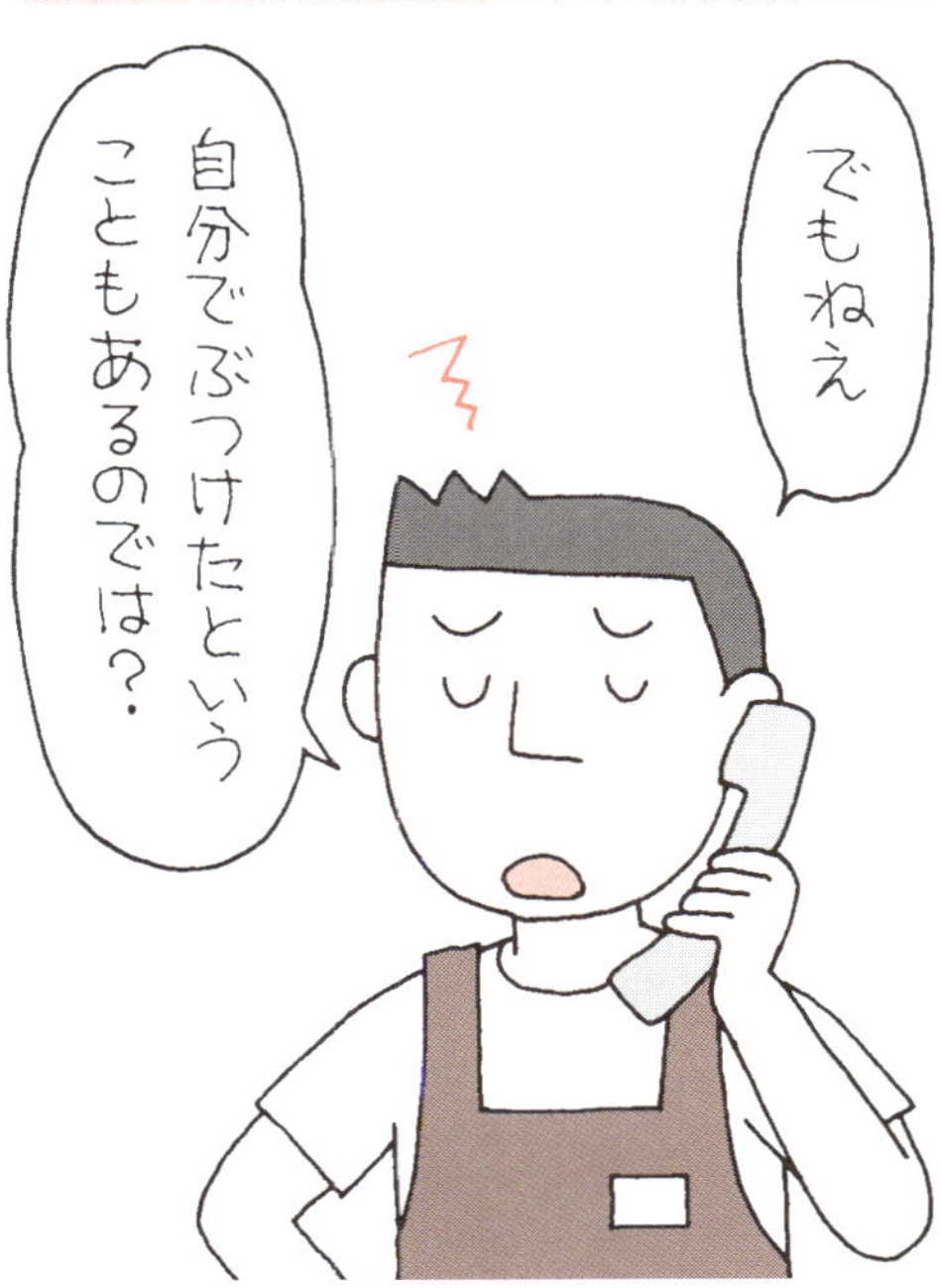
でもねえ
自分でぶつけたということもあるのでは？

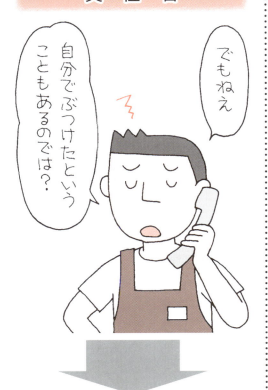

こんな気持ちになっていませんか？

- 非を認めたら、つけ込まれるのではないか
- なんで私が対応しないといけないのか
- イヤなお客様だ

クレームを受けた人

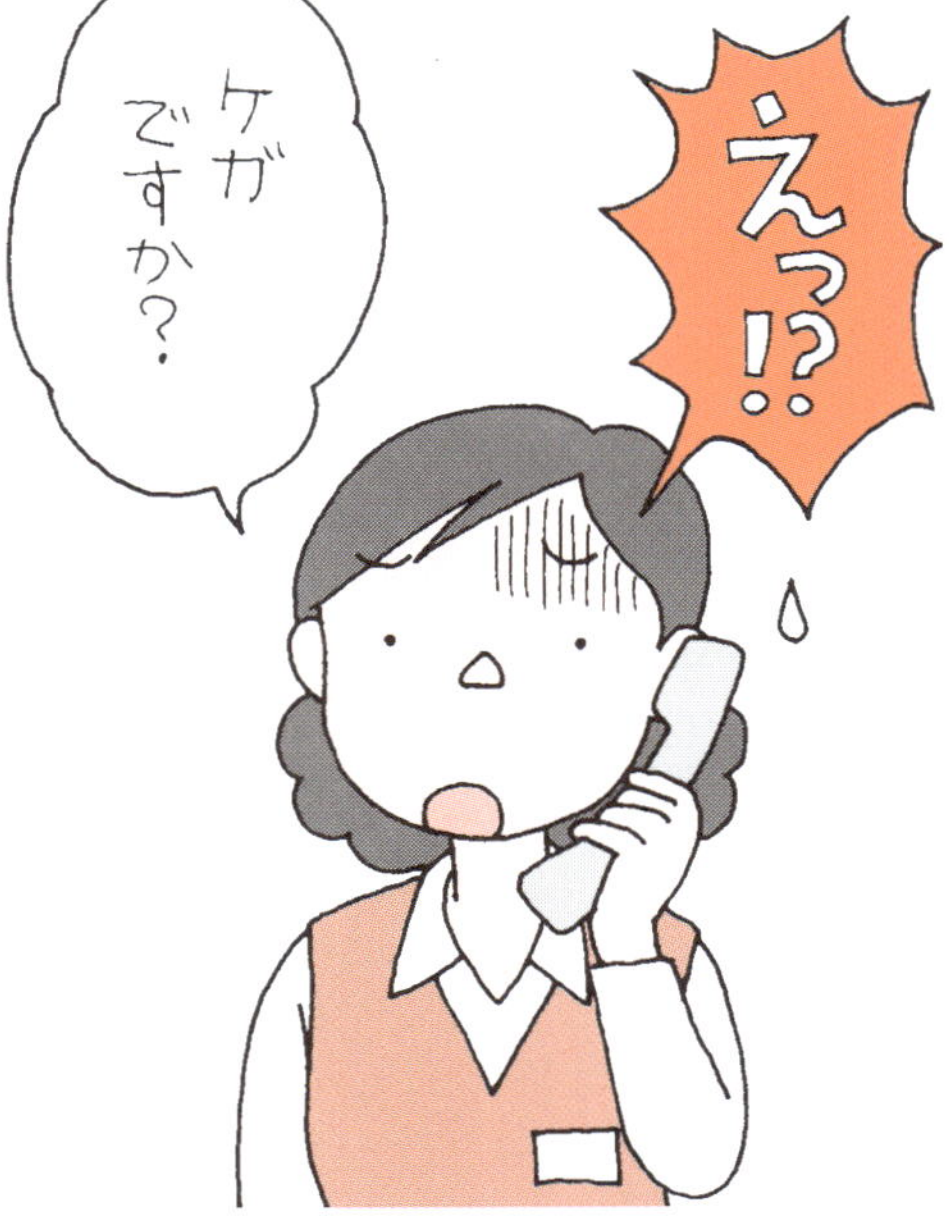
えっ!?
ケガですか？

こんな気持ちになっていませんか？

- 面倒だ
- 怒られたくない
- なるべく関わりたくない

クレーム対応のしくみを整えよう

しっかり介護ができているはずなのに、クレームが大きなトラブルにつながってしまう施設があります。そういう施設の責任者は、「いったい、これ以上どこを改善したらいいのか」と思うことでしょう。その場合は介護サービスの内容ではなく、クレーム対応のしくみに問題があるかもしれません。

まずは、職員のクレーム対応に関する意識を見直すことから始めましょう。施設内に、クレームを面倒なことだととらえる風潮はないでしょうか。クレームに対する職員のマイナス意識を改善するだけで、お客様に納得していただけるケースも増えるはずです。まずは97ページのように、クレーム対応における好循環を目指しましょう。

適切なクレーム対応は、職員の意識改革から

職員の消極的な姿勢が招く悪循環

クレームに対応する職員が「明らかにイヤイヤ対応している」と感じられる施設があります。

この姿勢はお客様にはストレートに伝わり、悪循環に陥りがちです

職員が「イヤだな」という意識で対応する → 「向き合ってくれていない」とお客様が感じ取る → お客様が対決姿勢になり、心を開かなくなる

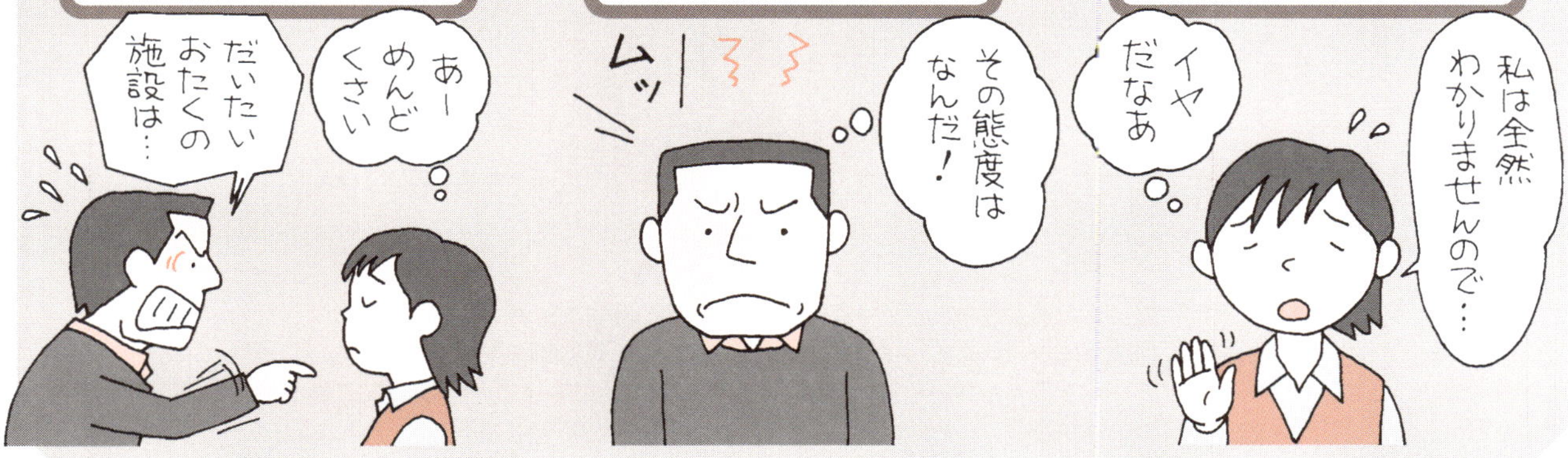
私は全然わかりませんので…
イヤだなあ
その態度はなんだ！
ムッ
あーめんどくさい
だいたいおたくの施設は…

職員の積極的な姿勢がつくり出す好循環

クレーム対応をする職員が、「お客様の悩みを解決して、満足してもらいたい」と思いながら対応すれば、
その気持ちは必ずお客様にも伝わります

職員が「満足してもらいたい」という意識で対応する → 「わかってくれた」と感じて、お客様が安心する → クレーム内容が解決に向かう

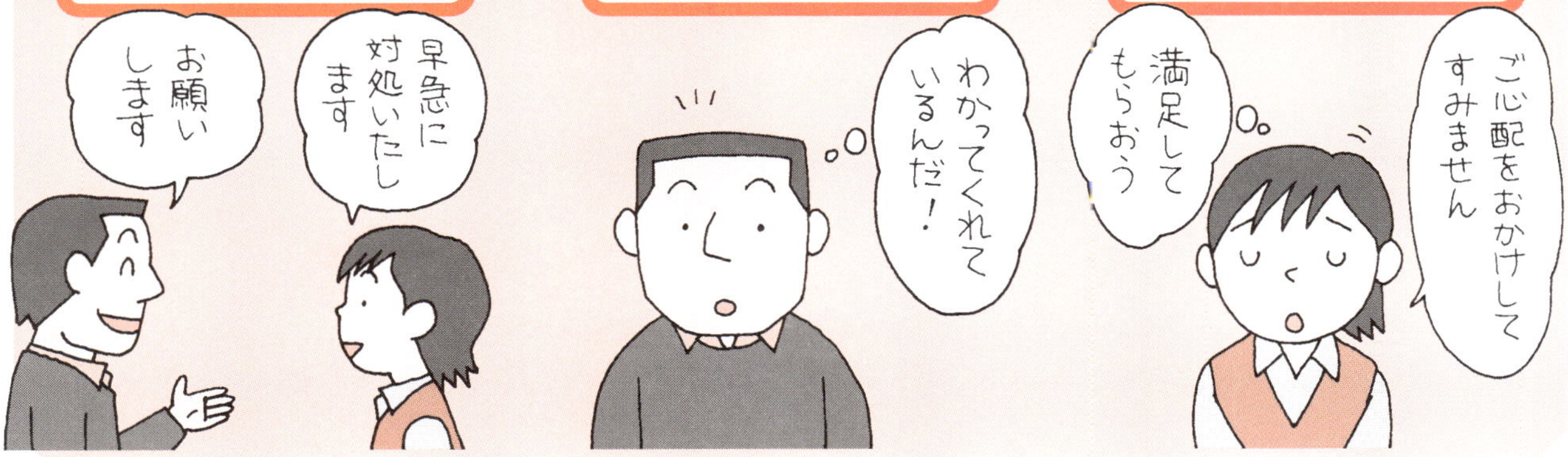
ご心配をおかけしてすみません
満足してもらおう
わかってくれているんだ！
早急に対処いたします
お願いします

クレーム対応改善は最優先課題

職員が気持ちよくクレーム対応できる環境づくり

当事者だけでなく情報をオープンにする

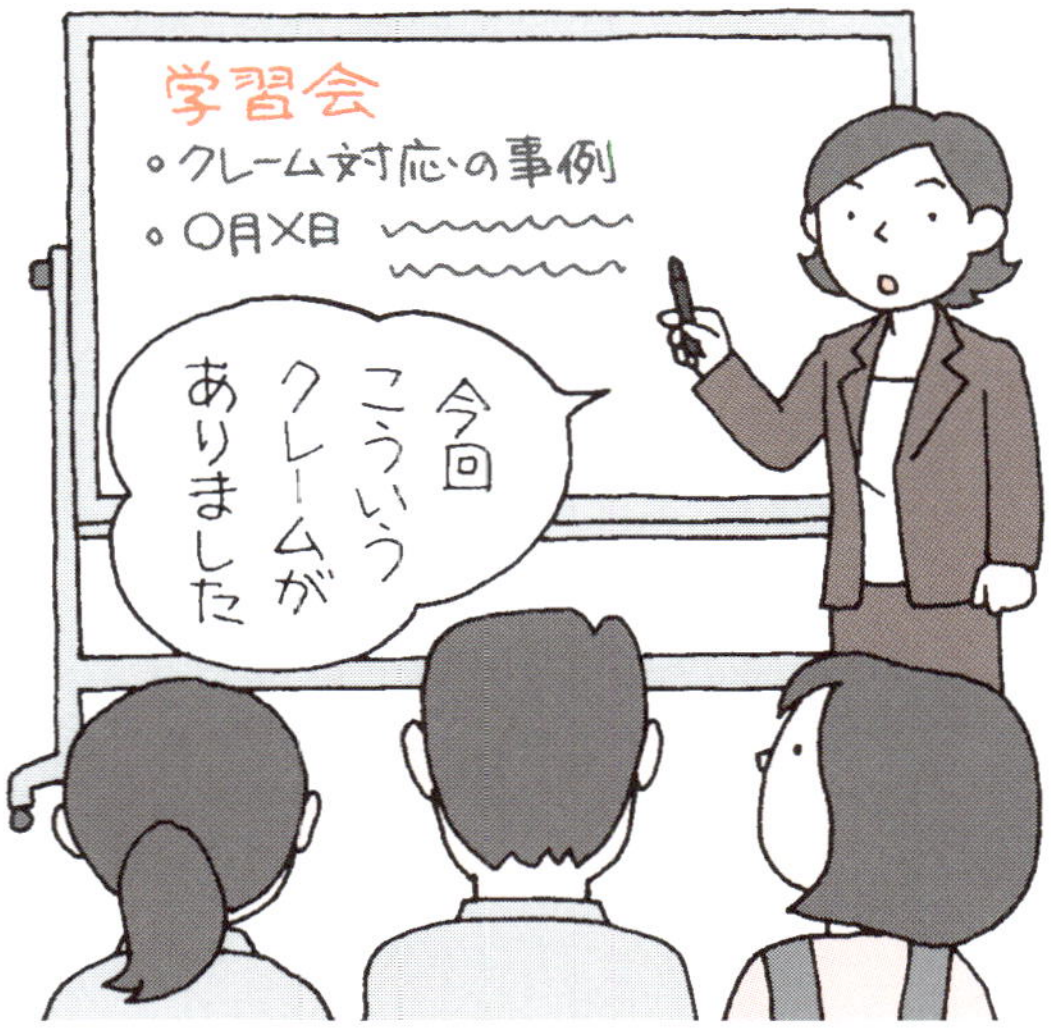
学習会
・クレーム対応の事例
・○月×日
今回こういうクレームがありました

クレームを申し立てられたことを「悪いこと」ととらえて、ほかの職員たちに隠そうとしてはいけません。それよりも「オープンにして、今回のクレームからみんなで学ぶ」風土にすれば、根本的な解決につながります

クレームをマイナス評価しない

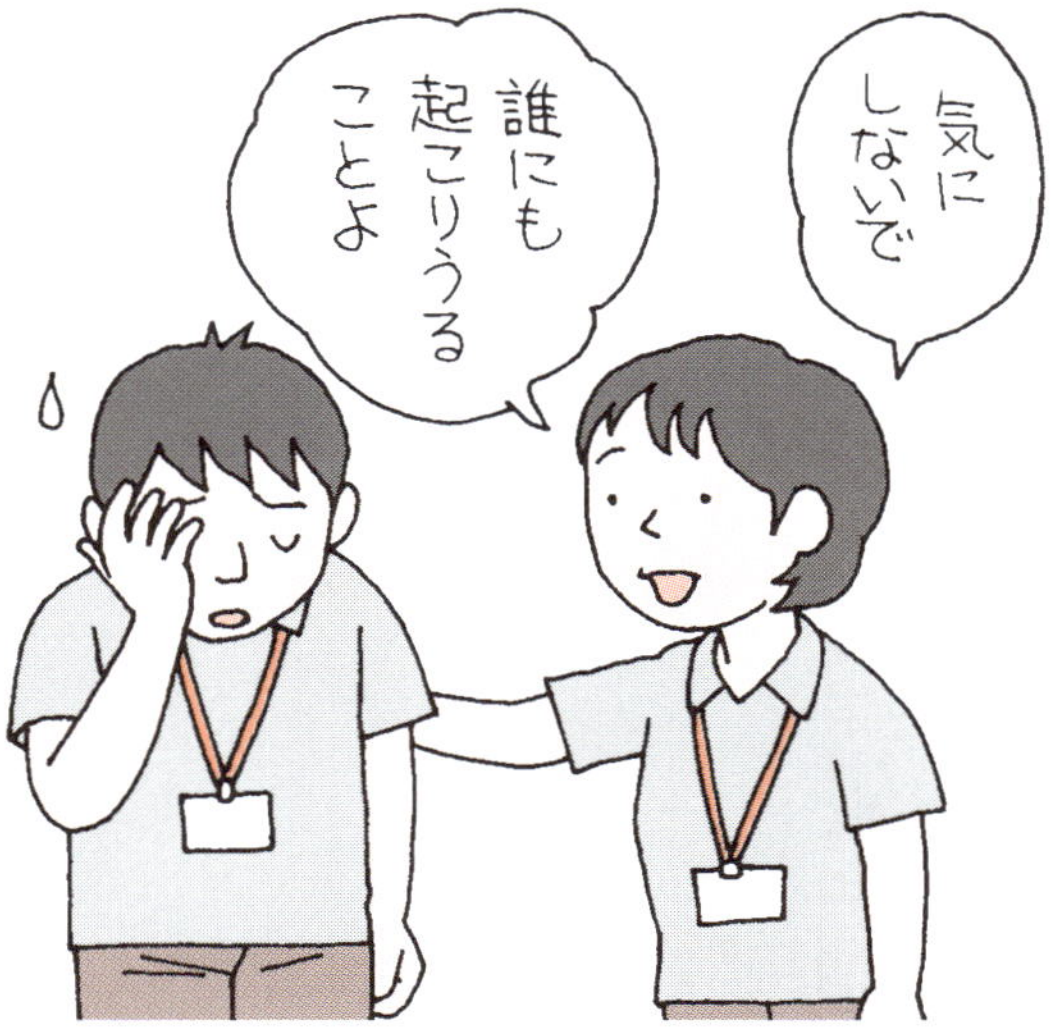
気にしないで
誰にも起こりうることよ

クレームが出たこと自体をマイナスにとらえてはいけません。クレームは誰にでも発生する可能性がある「避けられないもの」です。だからこそ「業務改善のきっかけ」としてとらえることが大切です

UP 評価

改善提案をした職員を評価する

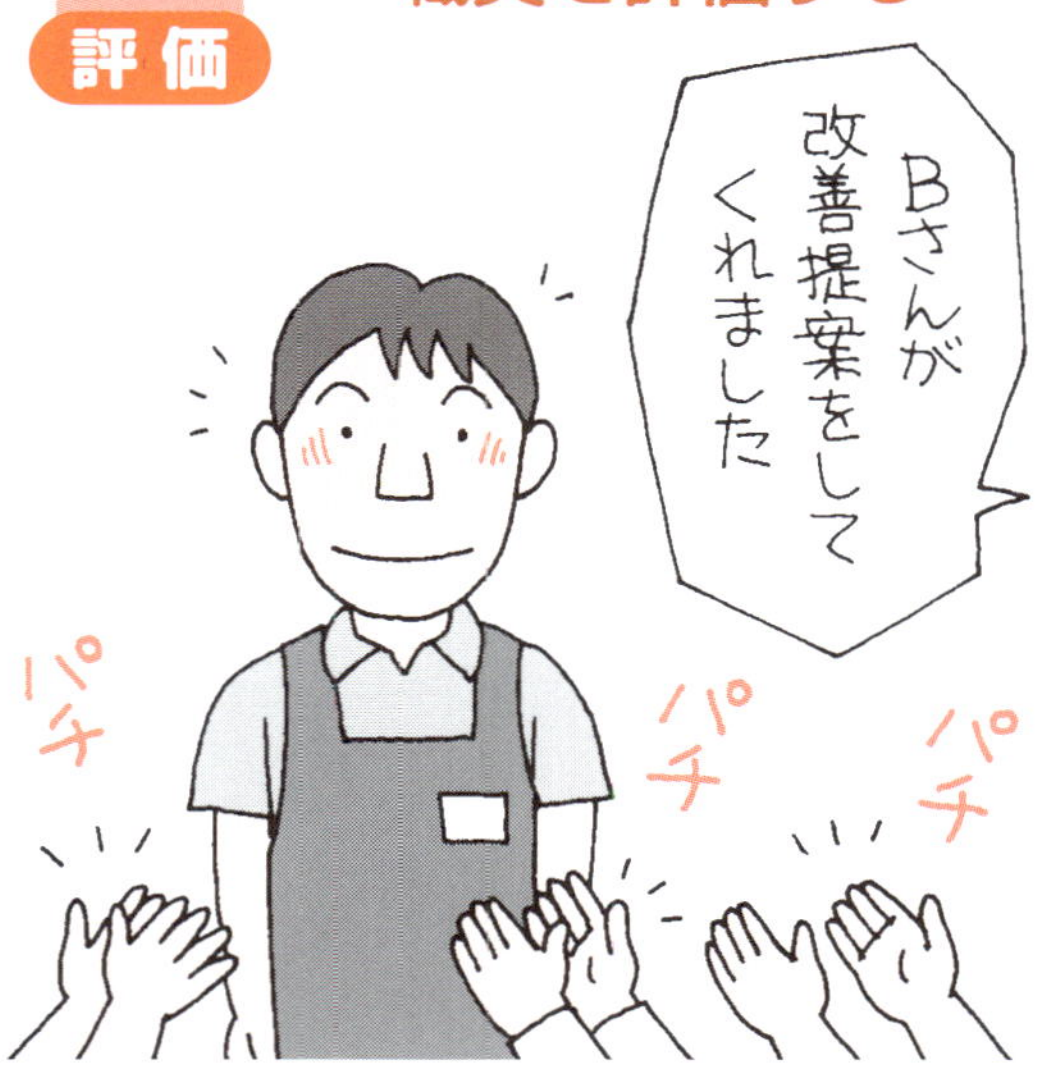
Bさんが改善提案をしてくれました
パチ
パチ
パチ

クレームをきっかけに業務改善を行うことは、大切なことです。「困ったお客様がいた」で終わるのではなく、クレームの要因になった部分の改善提案をした職員がいたら、積極的に評価するシステムをつくりましょう

UP 評価

お客様が満足したら職員を評価する

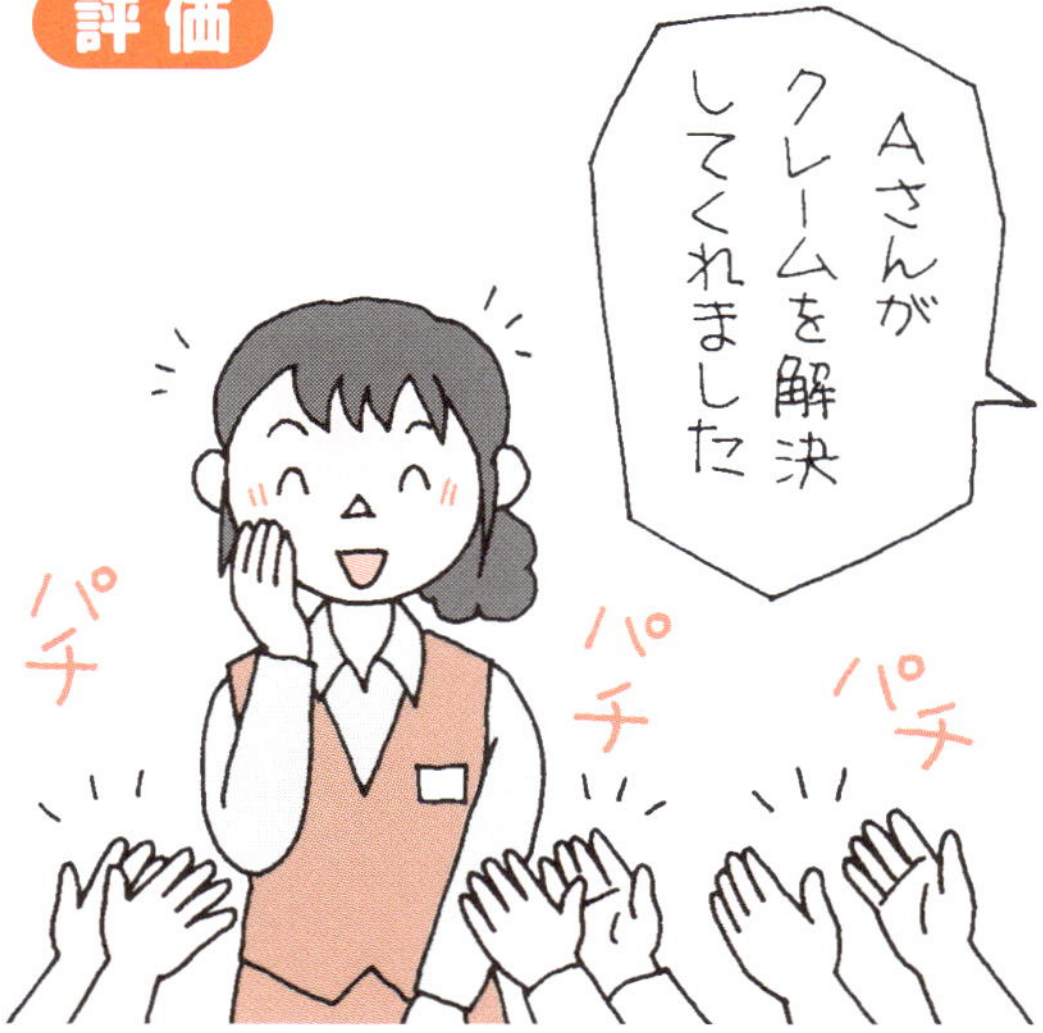
Aさんがクレームを解決してくれました
パチ
パチ
パチ

実際に怒っているお客様のために行動し、納得してもらうというのは大変なことです。だからこそ誠意を持って対応し、無事に解決できた場合は、しっかりとその職員を評価するシステムをつくりましょう

責任者の姿勢が明暗を分ける

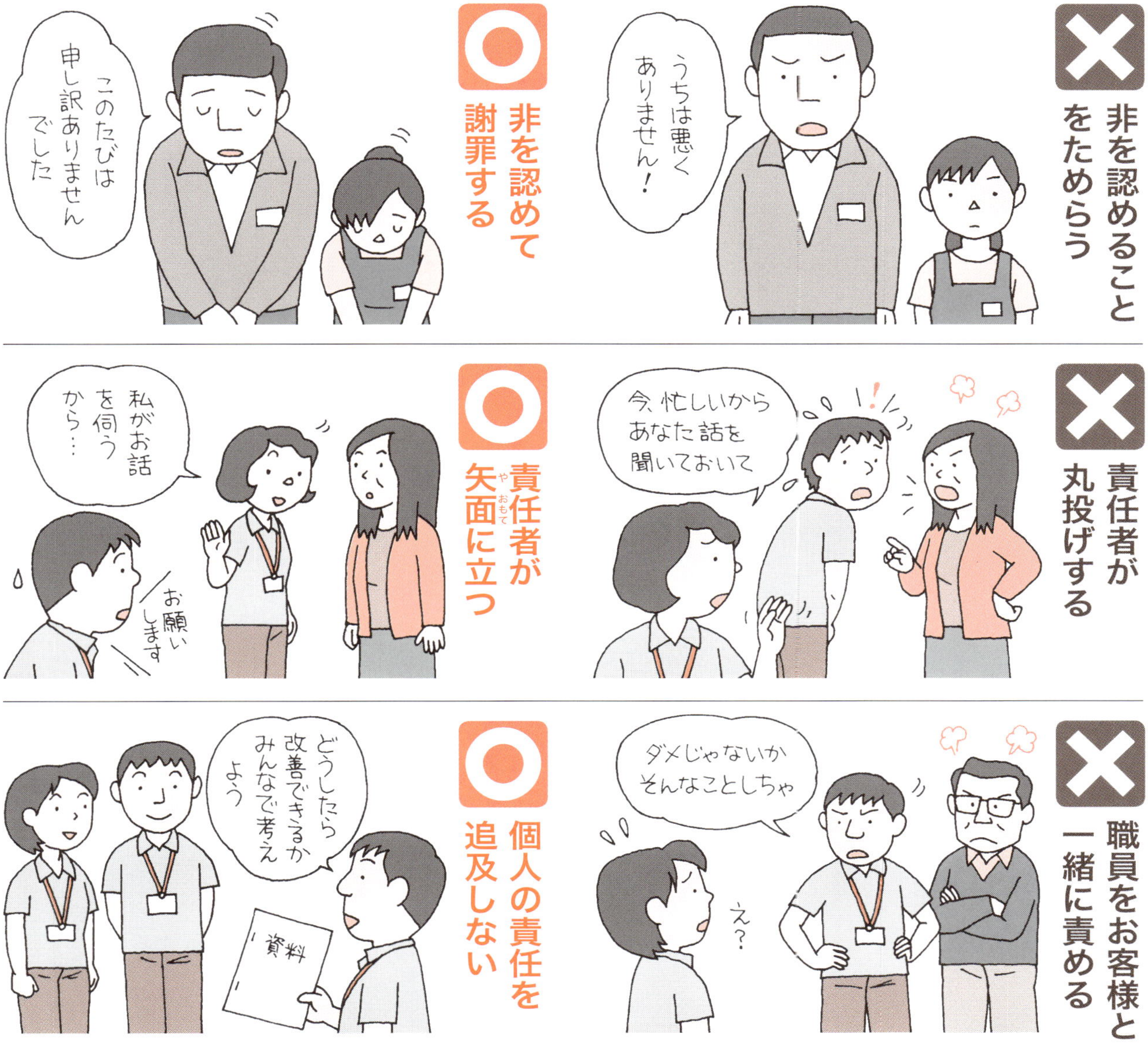
✕ 非を認めることをためらう
うちは悪くありません！
○ 非を認めて謝罪する
このたびは申し訳ありませんでした
✕ 責任者が丸投げする
今、忙しいからあなた話を聞いておいて
○ 責任者が矢面《やおもて》に立つ
私がお話を伺うから…
お願いします
✕ 職員をお客様と一緒に責める
ダメじゃないかそんなことしちゃ
え？
○ 個人の責任を追及しない
どうしたら改善できるかみんなで考えよう
資料

クレーム対応に積極的な環境へ

好循環を生むためには、職員が積極的にクレーム対応に当たる必要があります。そうした施設運営をするには、どうしたらいいのでしょうか。

まずは、「クレームに対して積極的に対応した職員の努力を認める風土づくり」を進めましょう。施設全体がクレームを業務改善のチャンスととらえたり、職員の評価を高める機会にできたりすれば、モチベーションも上がるというものです。

また、「責任者の姿勢」が職員のクレーム対応の姿勢に大きく影響することを知らなければいけません。責任者が間違った対応をすると、職員のモチベーションを著しく下げてしまいます。責任者が正しく動けば、必ずそのチームのクレーム対応はいい結果を生むはずです。

クレーム対応を改善する第一歩は、「職員が気持ちよく対応できる環境づくり」と『管理者の心得』を作成する」ことから始めましょう。

クレームは受付で全てが決まる

初動対応を適切に行えば、トラブルを最小限にくい止めることができます

お客様がクレームを申し立てる2つの条件

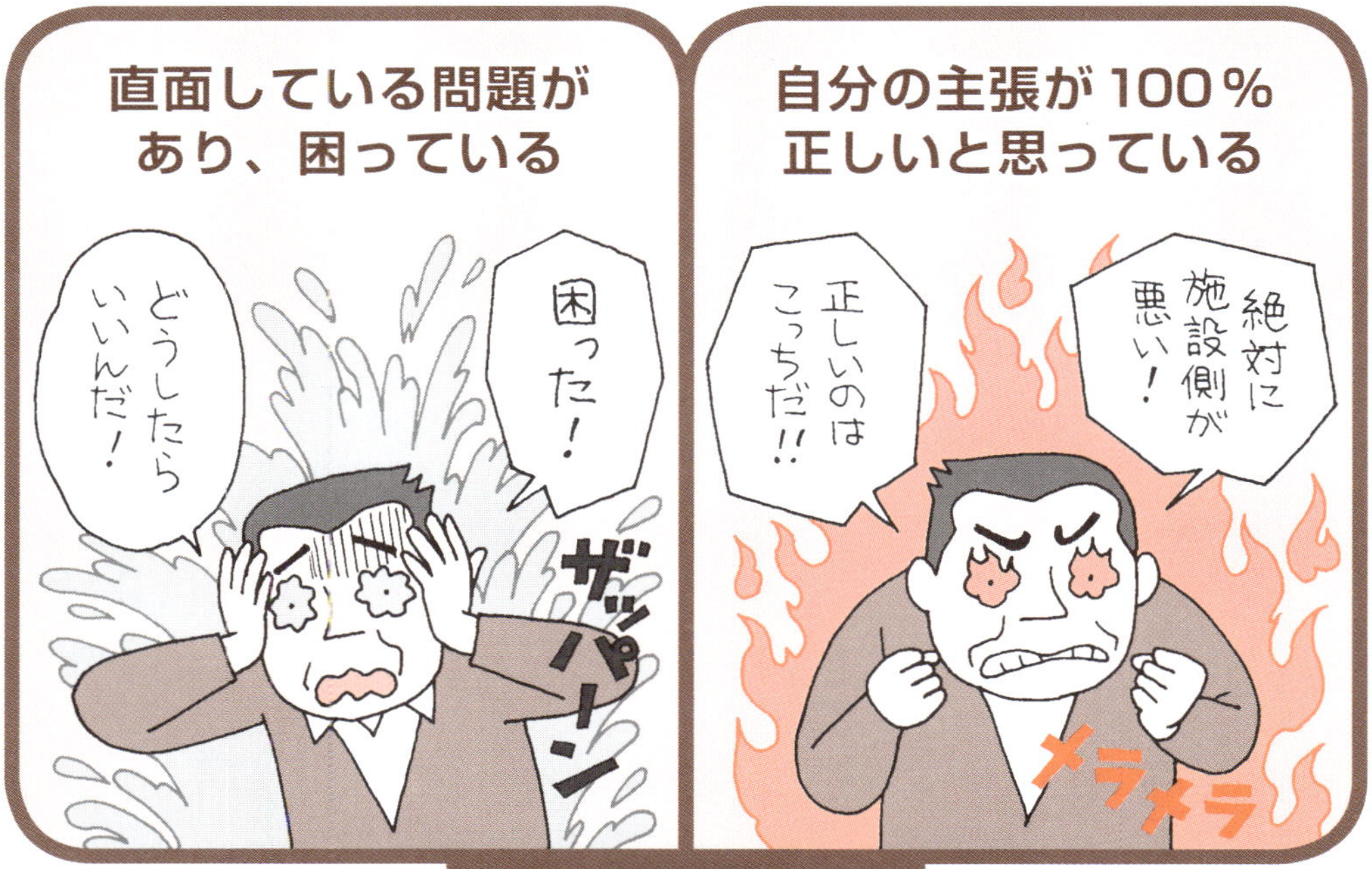
自分の主張が100％正しいと思っている
絶対に施設側が悪い！
正しいのはこっちだ!!
メラメラ
直面している問題があり、困っている
困った！
どうしたらいいんだ！
ザッパーン

ポイント

クレーム受付の段階では、
お客様は「絶対に自分が正しい」と思っている。
その思い込みがあるからこそクレームを申し立てているので、
受け付けるときは「お客様が全て正しい」という前提で
まずは受け答えをするべし！

我慢がクレームに変わるとき

お客様は、介護施設に不満があるからといって必ずクレームを申し立てるわけではありません。多少の不満なら「今後利用しにくくなっても困るから」と考え、多くの場合は我慢してやりすごすものです。

もちろんそれを当然としてはいけません。では、「この件については我慢しないで、施設にクレームを申し立てよう」と考える条件とは何でしょう。それが上記の2点です。

まず、「自分たちが正しく、施設側に非がある」という思いを持っていることが挙げられます。これだけで十分クレームになりえますが、それに加えて「困った問題になっている」場合は、なおさらクレームへの発展率が上がるようです。

お客様の怒りの火に油を注ぐ受付対応

お客様にも非があると暗に言う

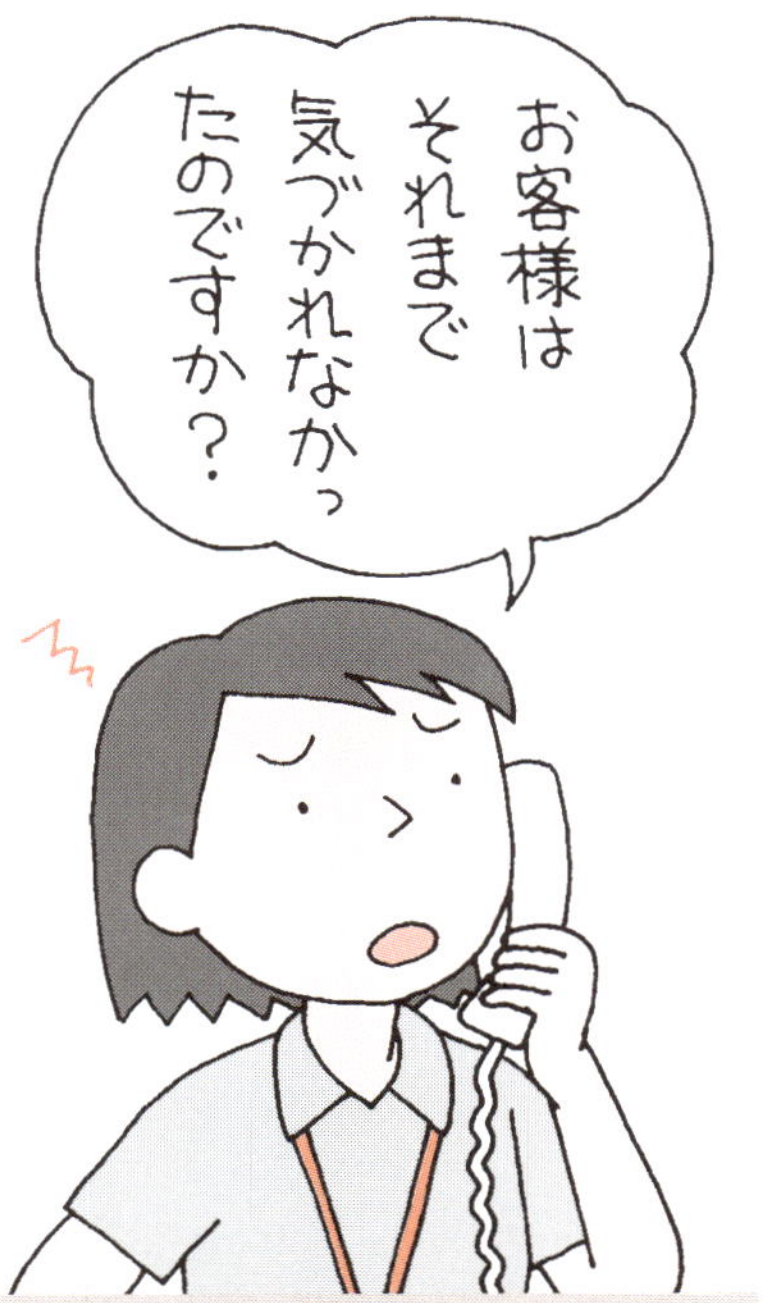
お客様はそれまで気づかれなかったのですか？

施設側の過失を棚上げした状態で、お客様側の過失を追及してはいけません。特に、それを受付の段階でやってしまっては、施設側の責任逃れととられ、信用を失ってしまいます

クレームの原因を探ろうとする

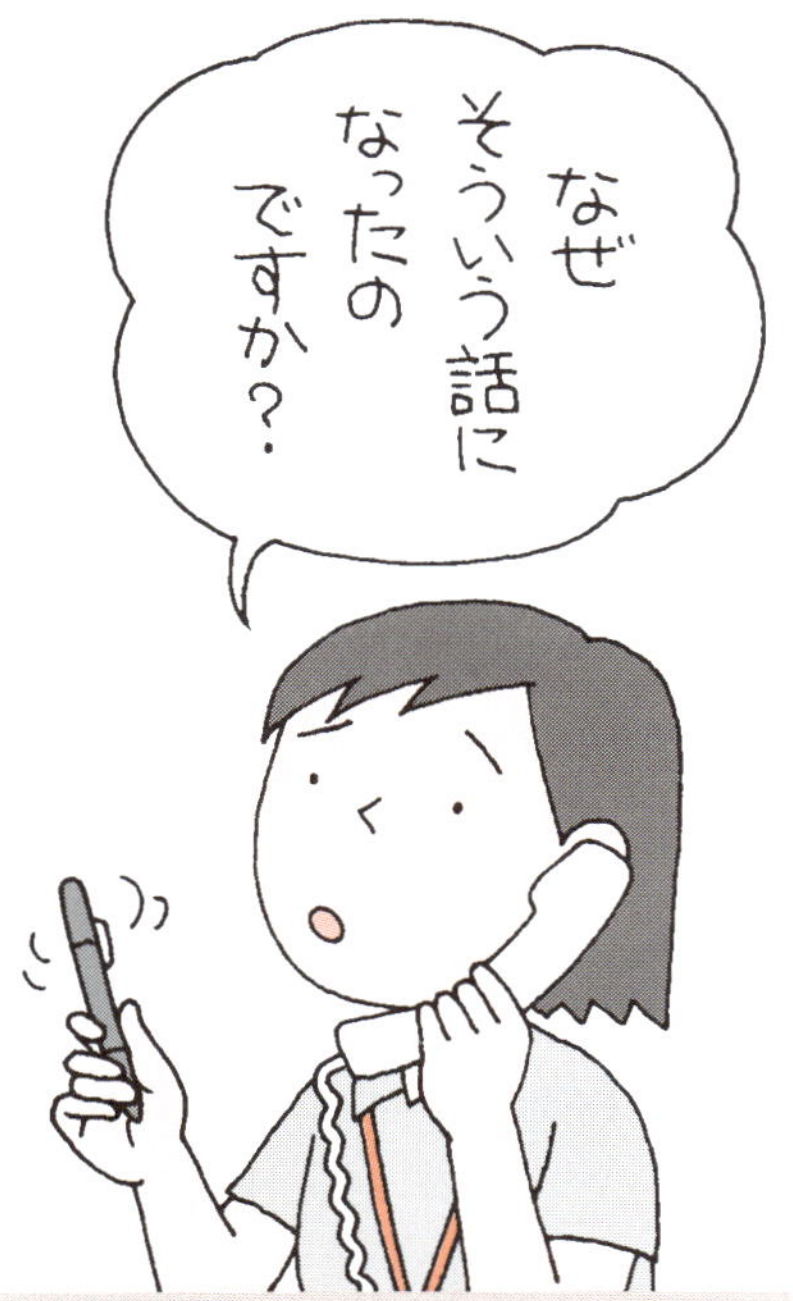
なぜそういう話になったのですか？

仮にお客様の主張が納得できないような内容であっても、その部分を問いただすようなことをしてはいけません。お客様の感情を害すると、その後の話し合いがより難しくなります

お客様の主張に疑問を呈する

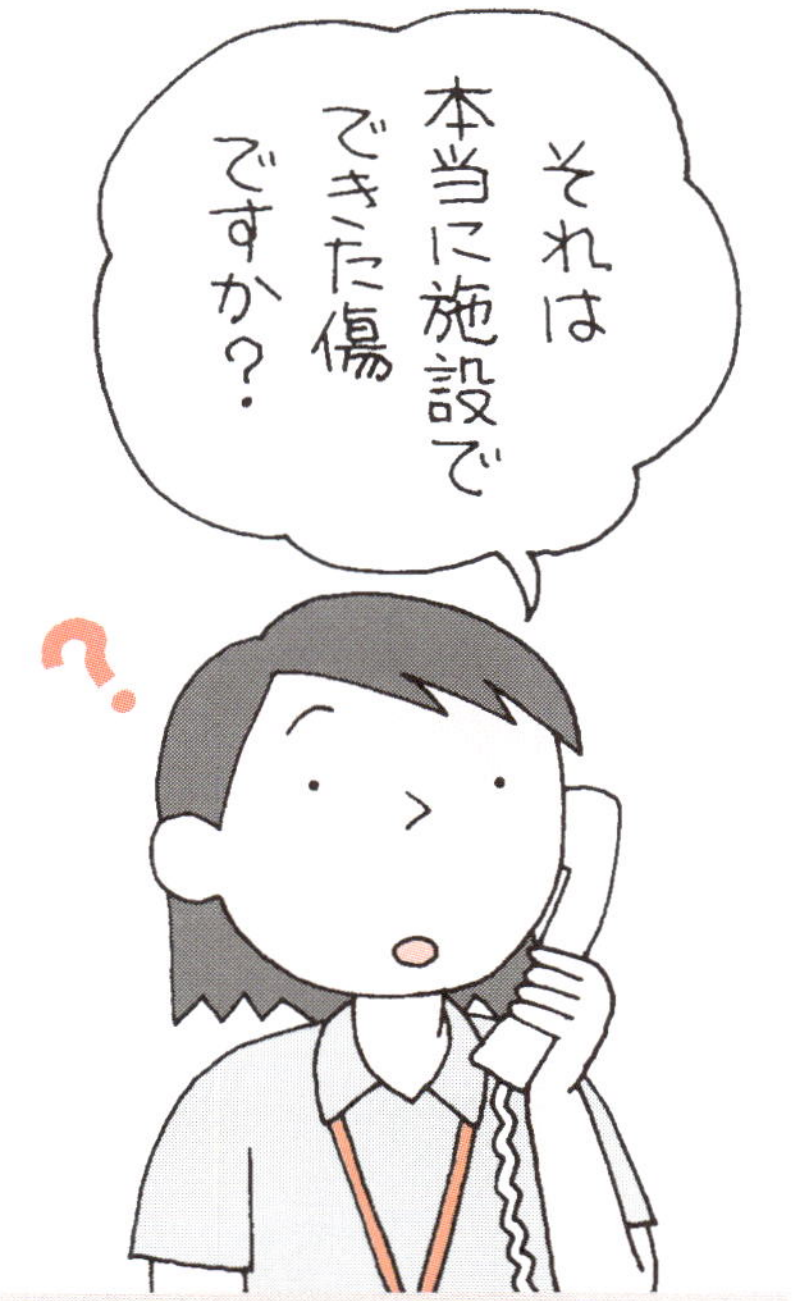
それは本当に施設でできた傷ですか？

事実確認のつもりでも、受付の段階でお客様の申し立て内容に疑問を挟んではいけません。まずは全てお客様の主張どおりに受け取って、そのままを記録に書き留めます

口出しをせずに最後まで話を聞く

クレームを受け付ける際に心に留めておいてほしいのが、「いきなり解決しようと思ってはいけない」ということです。クレームになっている問題をいきなり解決しようと思うと、上記のようについ口を挟みたくなってしまいます。「お客様の誤解を解きたい」「自分たちの正当性を理解してもらって、納得してもらいたい」などと思ってしまうからでしょう。

しかし、クレームを申し立てるお客様の多くは、絶対に自分が正しいと思っているうえに、困っています。その状況の人に施設側の正当性を主張しても、相手の心に響きません。

それよりも、まずは相手の話を最後までしっかり聞いて、相手の正当性と、困っているポイントについて、全てを語ってもらうことが先決です。

受付では、必ず相手の立場に寄り添った受け答えに徹し、言い返したり疑問を挟んだりせず、全てを受け入れましょう。

クレームは受付で全てが決まる

クレーム受付の基本的な流れ

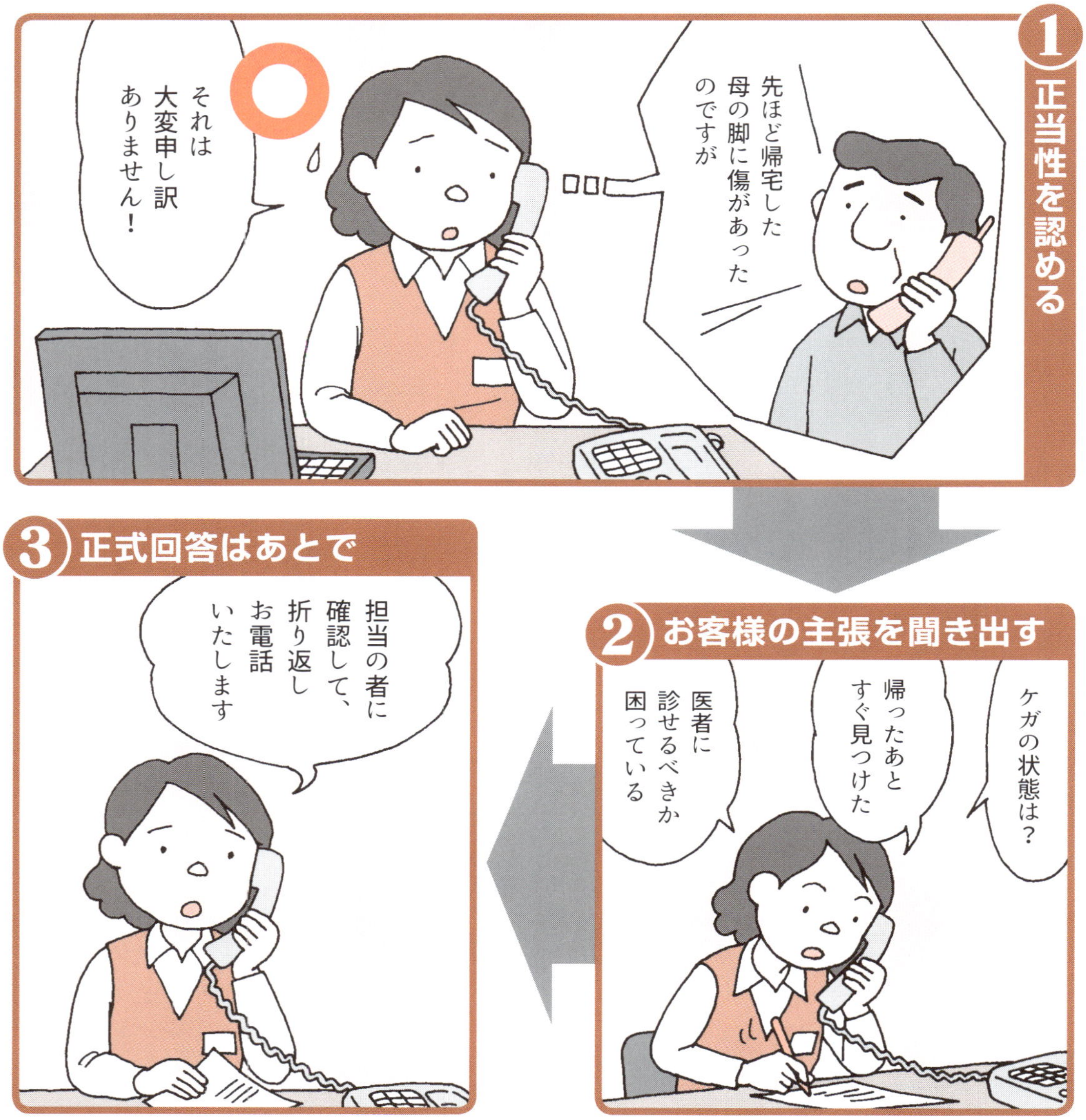
1 正当性を認める
先ほど帰宅した母の脚に傷があったのですが
それは大変申し訳ありません！
2 お客様の主張を聞き出す
ケガの状態は？
帰ったあとすぐ見つけた
医者に診せるべきか困っている
3 正式回答はあとで
担当の者に確認して、折り返しお電話いたします

申し立て内容を正確に把握しよう

クレームを受けた場面での対応を上にまとめました。

クレームの電話を受けたら、まずは「相手が正しい」という前提でしっかり謝ることが大切です。これがないと、感情的になっている申立者と話を進めることなどできないでしょう。まずは電話を受けた人が施設側を代表して「相手を困らせたり怒らせたりしている現状」に対して謝罪しましょう。

続いて心がけたいのが、相手の主張やクレーム内容を正確に把握することです。電話が終わったあとに適切に対応するためには、問題の取りこぼしや誤解があってはいけません。この段階での聞き取り内容が不明確だと、その後お互いの主張が何度も行ったり来たりしてしまいます。とにかく正確に書き留めることが大切です。

クレーム受付のポイント

クレーム内容にその場で回答はしない。一度丸ごと引き受けてから折り返します

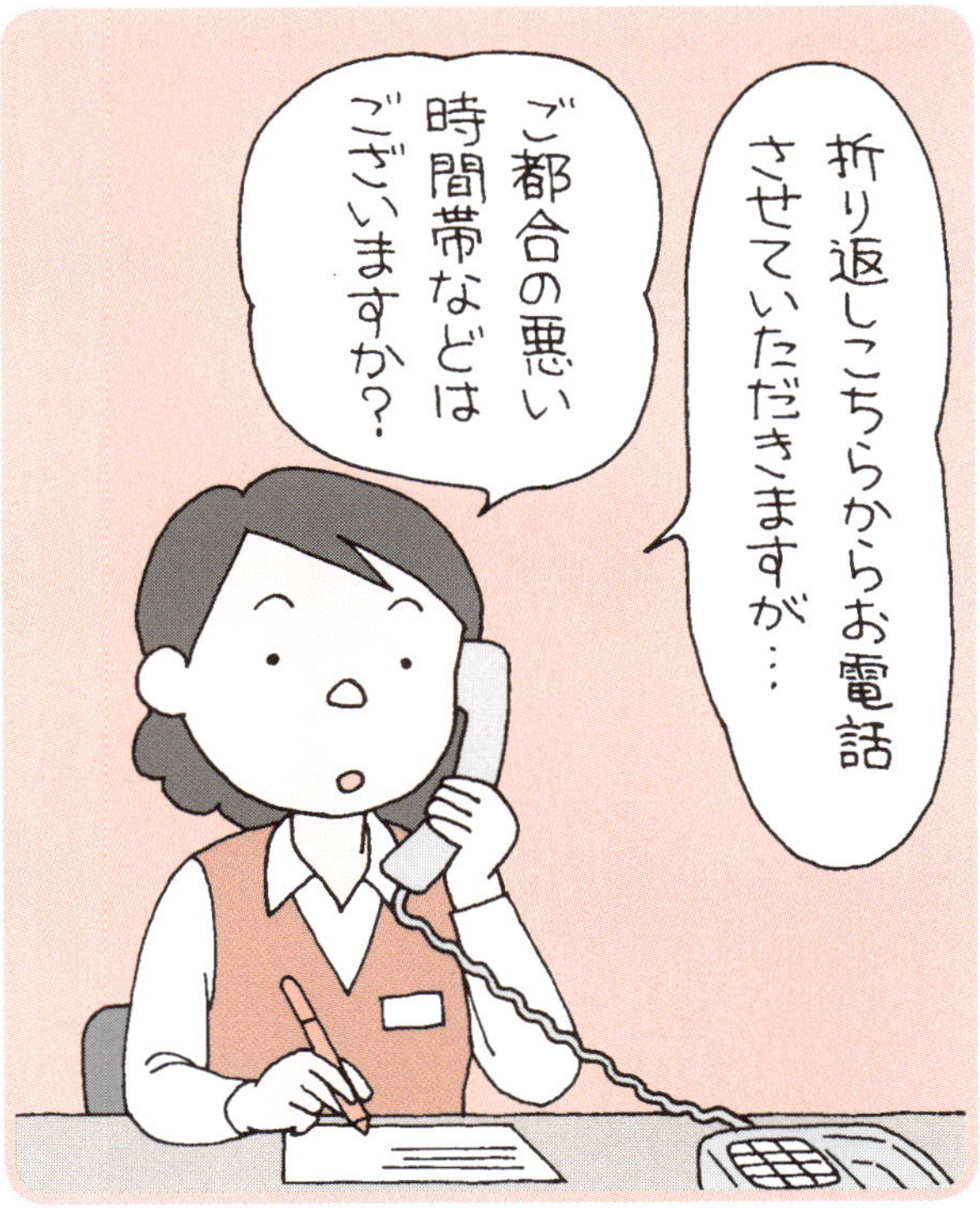
折り返しこちらからお電話させていただきますが…
ご都合の悪い時間帯などはございますか?

クレーム内容を正確に書き留めたら、「責任者に報告し、○時間後にこちらからお電話させていただきます」と言って一度電話を終了します。その際に、申立者の都合が悪い時間等がないか確認しておくと親切です

電話のたらい回しは絶対にNG! クレーム受付は職員全員がその場で行うのが大原則です

(一例)

クレーム受付簿

受付場所			対応者	
受付方法				
申立者	氏名		TEL	
	住所			
当事者との関係				
クレーム内容				
申立者の希望				
対応				

クレーム内容をできるだけ正確に書き残すために、オリジナルのクレーム受付簿をつくりましょう。つくる際に、各施設で使いやすいように項目をよく考えて設定すると、誰がクレームを受けても必要な情報が得られるようになります

事情がわかる人に電話を回さない

クレーム内容を正確に書き留めたら、一度電話を終わらせましょう。その場で回答をしたり、事情がわかる人にそのまま電話を回してはいけません。いくら事情がわかるといっても、いきなりクレームを言われて適切な受け答えができるとは限らないからです。

何の予備知識もなしに突然感情的に責められたら、誰でも冷静で適切な対応は望めません。まずはクレーム内容を丸ごと受け取ってから、しっかり時間をかけて対応を考えましょう。相手の主張を一旦お預かりすると考えればいいのです。

申立者に折り返し電話をかける際は、必ずしもクレームを受け付けた職員でなくても構いません。むしろ相談員や施設管理者がかけ直したほうが、相手に誠意が伝わりやすいでしょう。かけ直す際は、相手の都合を優先し、都合の悪い時間にかけないよう気をつけましょう。

クレーム要因の改善より顧客の問題解決を

クレーム対応の優先順位を間違えると、結果として満足してもらえません

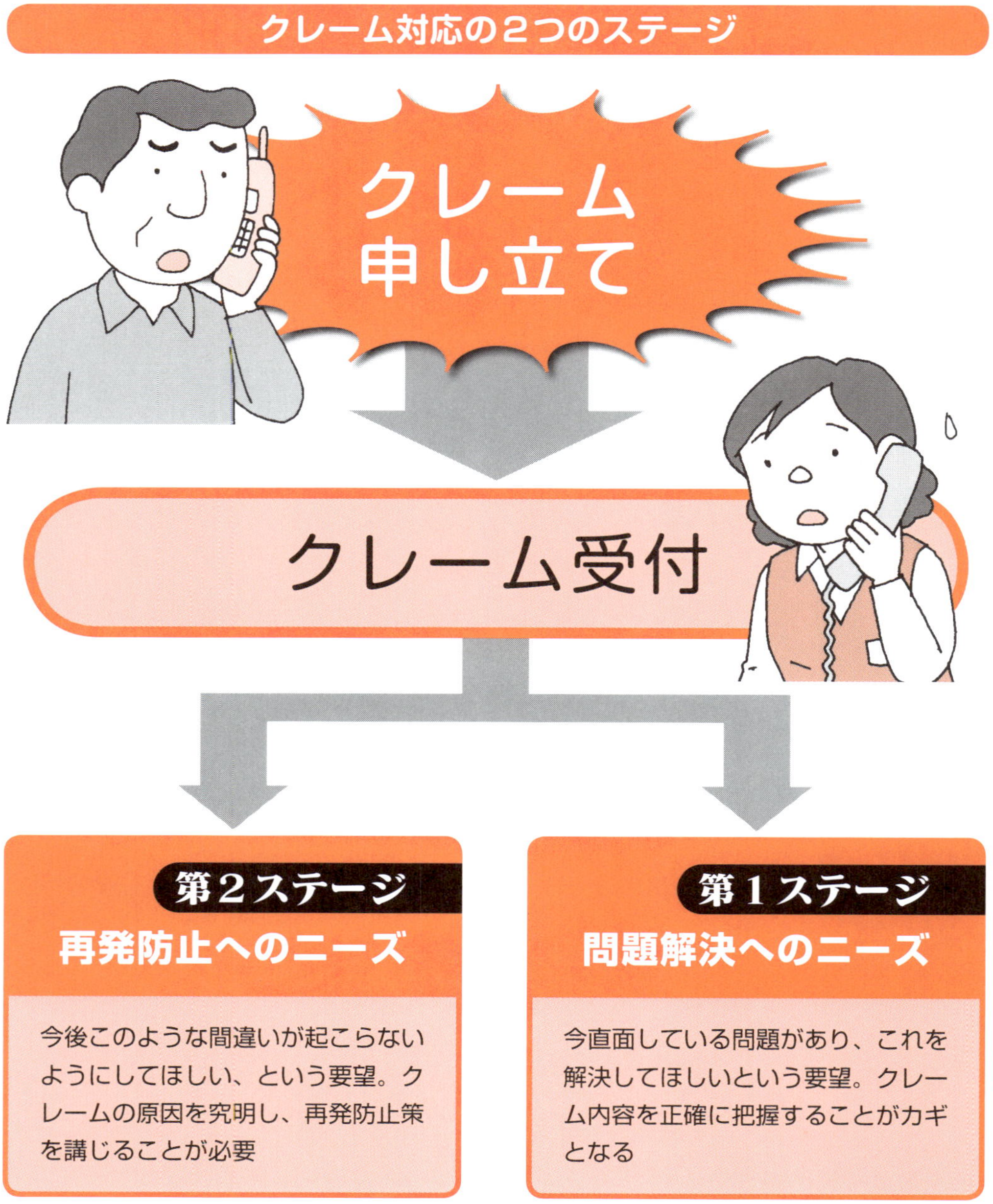
クレーム対応の2つのステージ
クレーム
申し立て
クレーム受付
第2ステージ
再発防止へのニーズ
今後このような間違いが起こらないようにしてほしい、という要望。クレームの原因を究明し、再発防止策を講じることが必要
第1ステージ
問題解決へのニーズ
今直面している問題があり、これを解決してほしいという要望。クレーム内容を正確に把握することがカギとなる

クレームに潜む2種類の要望

クレームを申し立てる人の中には、しっかり考えが整理されていない状態で話す人が少なくありません。その結果、状況や不満、要望などの主張が混在しがちですが、実は多くのクレームは、上記のような2つのステージに分かれているのです。ですからクレームを受ける人は、申立者の話を聞きながら要望を区分する必要があります。

2つのステージの1つ目は「現在抱えている問題を解決してほしい」という要望、2つ目は「今後このような間違いが起こらないように、業務改善をしてほしい」という要望です。

どちらも重要度は同じくらいですが、緊急度が違います。急いで解決すべきは、差し迫った問題である第1ステージです。

ステージ別・対応の流れ

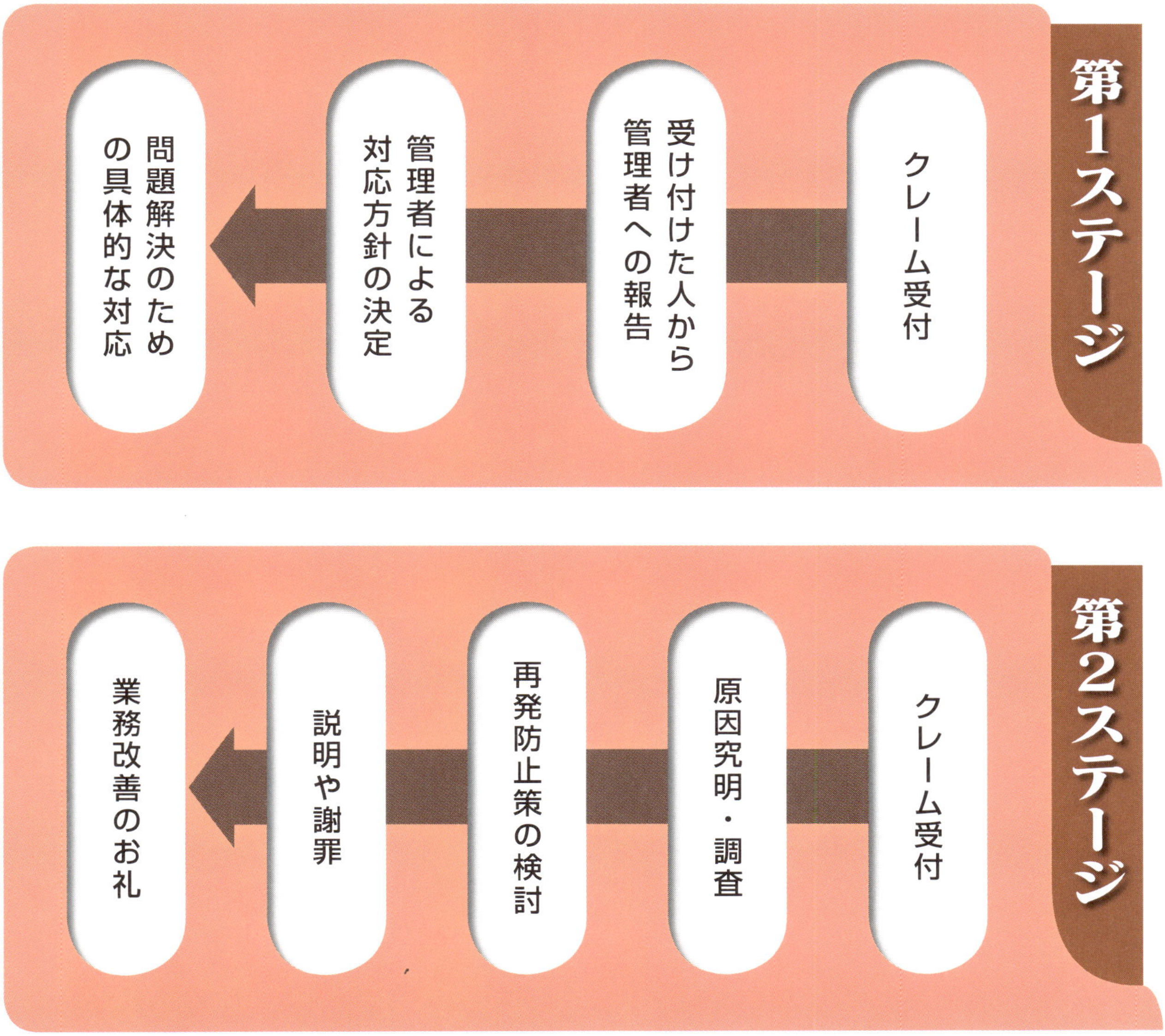
第1ステージ
クレーム受付
受け付けた人から管理者への報告
管理者による対応方針の決定
問題解決のための具体的な対応
第2ステージ
クレーム受付
原因究明・調査
再発防止策の検討
説明や謝罪
業務改善のお礼

対応の流れもステージごとに

クレームの対応は、各ステージで分けて対応することが大切です。まずは上記のチャートを参考に、緊急性が高い第1ステージの対応を行いましょう。

適切にクレームを受け付けたら（100～103ページ参照）、次は管理者への報告です。報告を受けた管理者は、お客様が直面している問題を解決するための対応方針を決定します。

こうして第1ステージであるお客様の問題解決と並行して、第2ステージに取りかかります。第2ステージでは、「なぜクレームが申し立てられるような事態になったのか」の原因を探り、再発防止策を検討します。それによってあらためてクレーム申立者に対して、再発防止策の説明や謝罪が行えれば十分合格点です。

それに加えて、「お客様の申し立てによって業務上の問題点に気づくことができました」という感謝の気持ちを伝えられれば理想的だと言えます。

クレーム要因の改善より顧客の問題解決を

第1ステージ 問題解決へのニーズの対応ポイント

ポイント❶

お客様のニーズを復唱して確認する

お客様が現在直面している問題について正しく記録するためには、復唱することが大切です。復唱することで、内容が正しければお客様は「わかってもらえた」と感じて安心します。もし間違いや追加事項があれば、その場で訂正してもらえますし、すれ違いが起こりにくく効率的です。

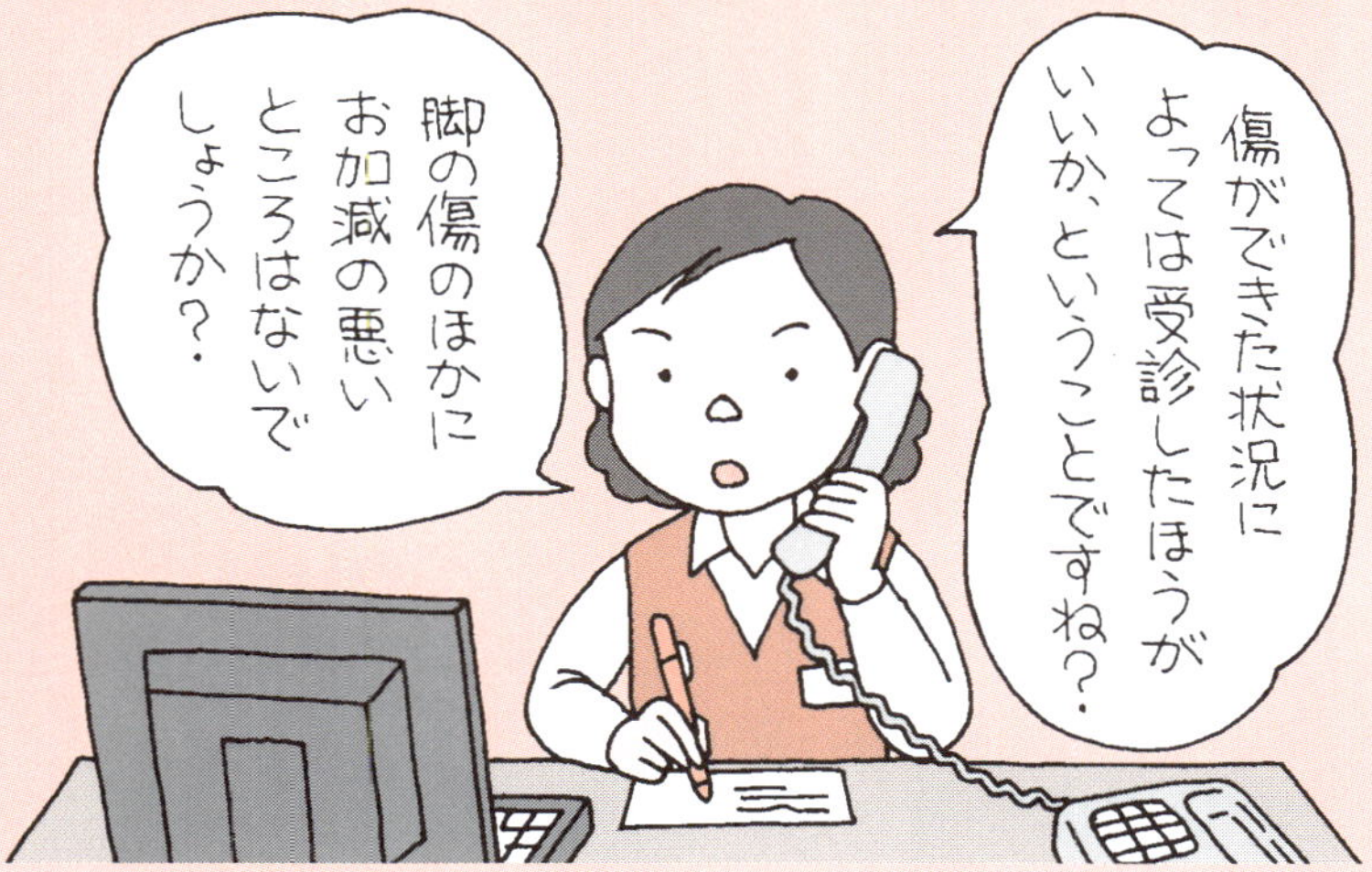

傷ができた状況によっては受診したほうがいいか、ということですね？
脚の傷のほかにお加減の悪いところはないでしょうか？

ポイント❷

管理者が対応方針を決定し、指示する

クレーム受付者から報告を受けた管理者は、施設としての対応方針を決定します。職員の動きを決めるポイントは、お客様が直面している問題をなるべく早く解決するにはどう動けばいいかです。

- お客様は「傷を医者に診せるべきかどうか」で悩んでいる
- 実際の傷を見てみないと、判断のしようがない
- 事務員に電話をしてもらって、今からK様のご自宅に伺ってもいいか許可をとる
- 看護師とショートの責任者の2人でK様宅へ伺い、受診判断を行う

適切な対応で信頼を取り戻す

上記は、各ステージにおける対応の具体的なポイントです。たいていのクレームは、ポイント①でお客様のニーズをしっかりとらえて、ポイント②でそれに対してしっかり対応を行えば、それだけで解決してしまいます。

しかし、クレーム内容が解決した段階では、あくまでお客様の施設に対する信頼がマイナスからゼロに戻っただけの状態です。決して施設側が満足していい関係ではありません。

そこで、ポイント③の期待以上の動きと、ポイント④のアフターフォローで、お客様の信頼をゼロから正常な関係に持っていくことを目指します。それに加えて第2ステージの謝罪とお礼までできれば、お客様に今後も安心して利用していただけるようになるはずです。

ポイント③

お客様の期待以上の動きをする

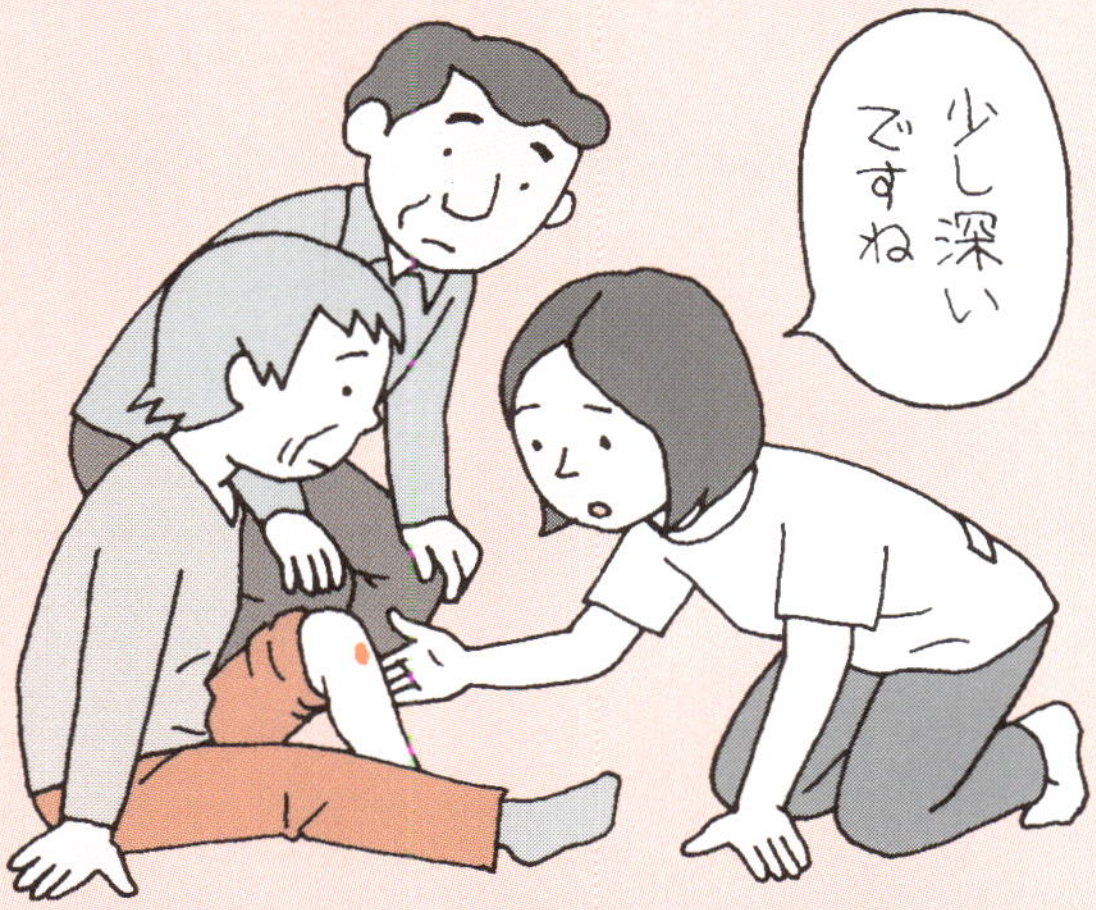
少し深いですね

対応方針が決まったら、できるだけ早く実際の行動に移しましょう。お客様の感情面を考慮すると、受けたクレームに対しては、なるべくその日のうちに解決に向けて動き始めたいものです。

ポイント④

後日、フォローの電話をする

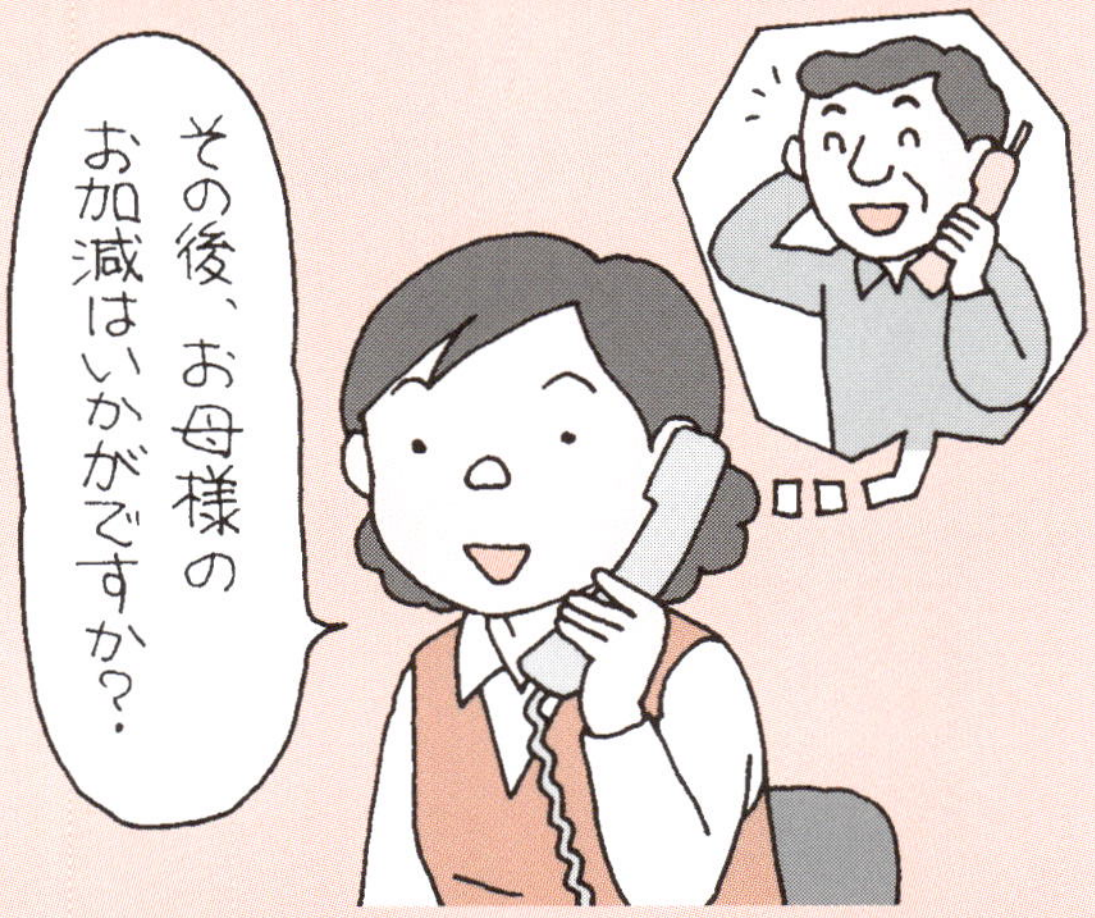
その後、お母様のお加減はいかがですか?

クレームを申し立てたあとも、多くの場合お客様は施設の利用を続けます。今後の関係を円滑にするには、後日のフォローが大切です。数日以内に、お客様の様子をうかがう電話を入れるようルール化しましょう。

第2ステージ 再発防止へのニーズの対応ポイント

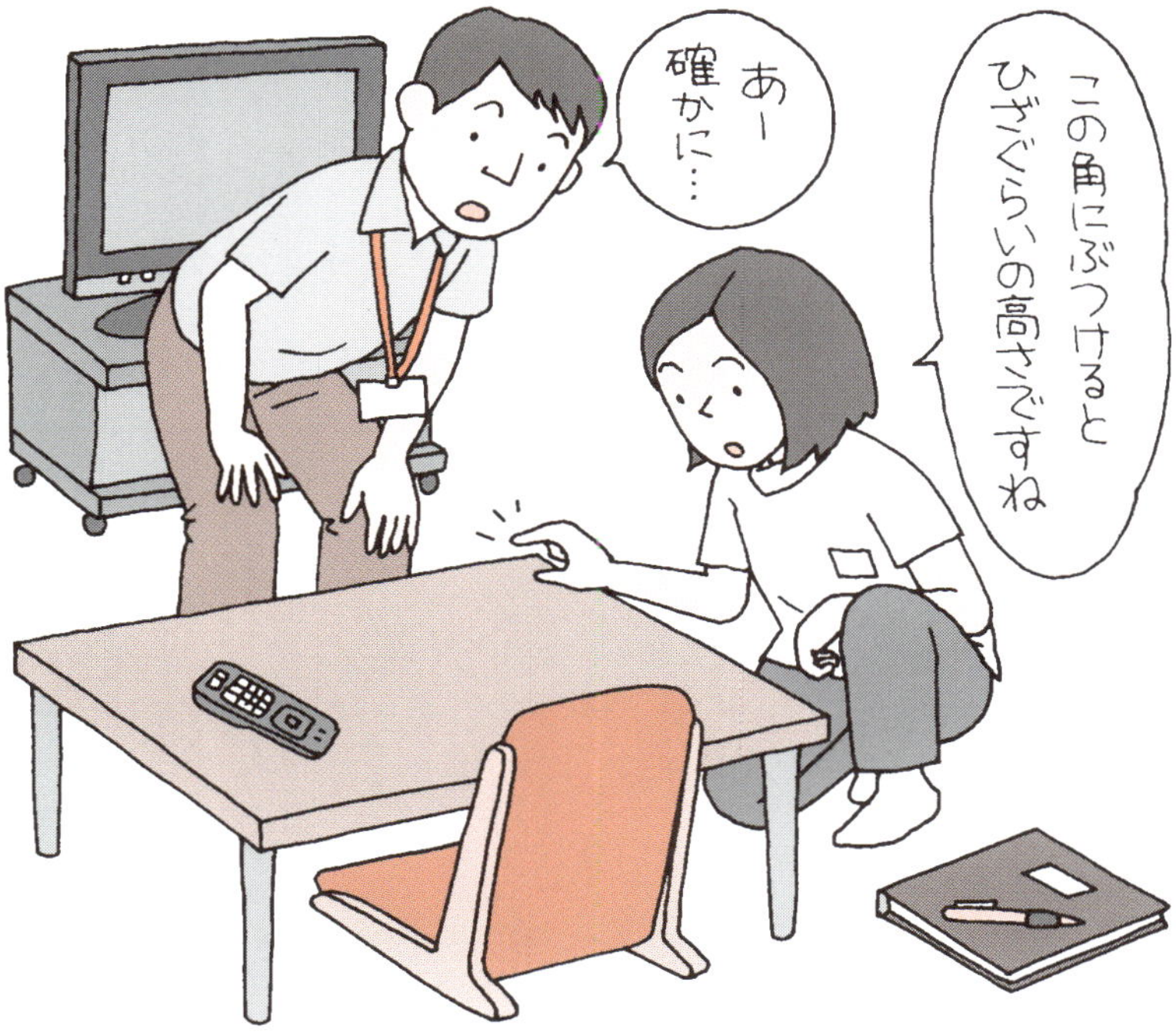
この角にぶつけるとひざぐらいの高さですね
あー確かに…

お客様が直面している問題への対応と並行して、再発防止のための原因究明に着手しましょう。なぜこのクレームが申し立てられる事態になったのかを関係者複数人で検討し、特定できなかったとしても、「考えられる原因」を挙げて改善を図ることが大切です。クレーム申し立てから１週間後を目安に、原因の説明と謝罪の場をあらためて設けます。その場で、併せて「今回のクレームが業務改善のきっかけとなったこと」に対して、報告とお礼ができればいいでしょう。

クレーム対応の全体的な流れ

ここまで見てきたクレーム対応のポイントを整理してみましょう

適切なクレーム対応（第１ステージ）

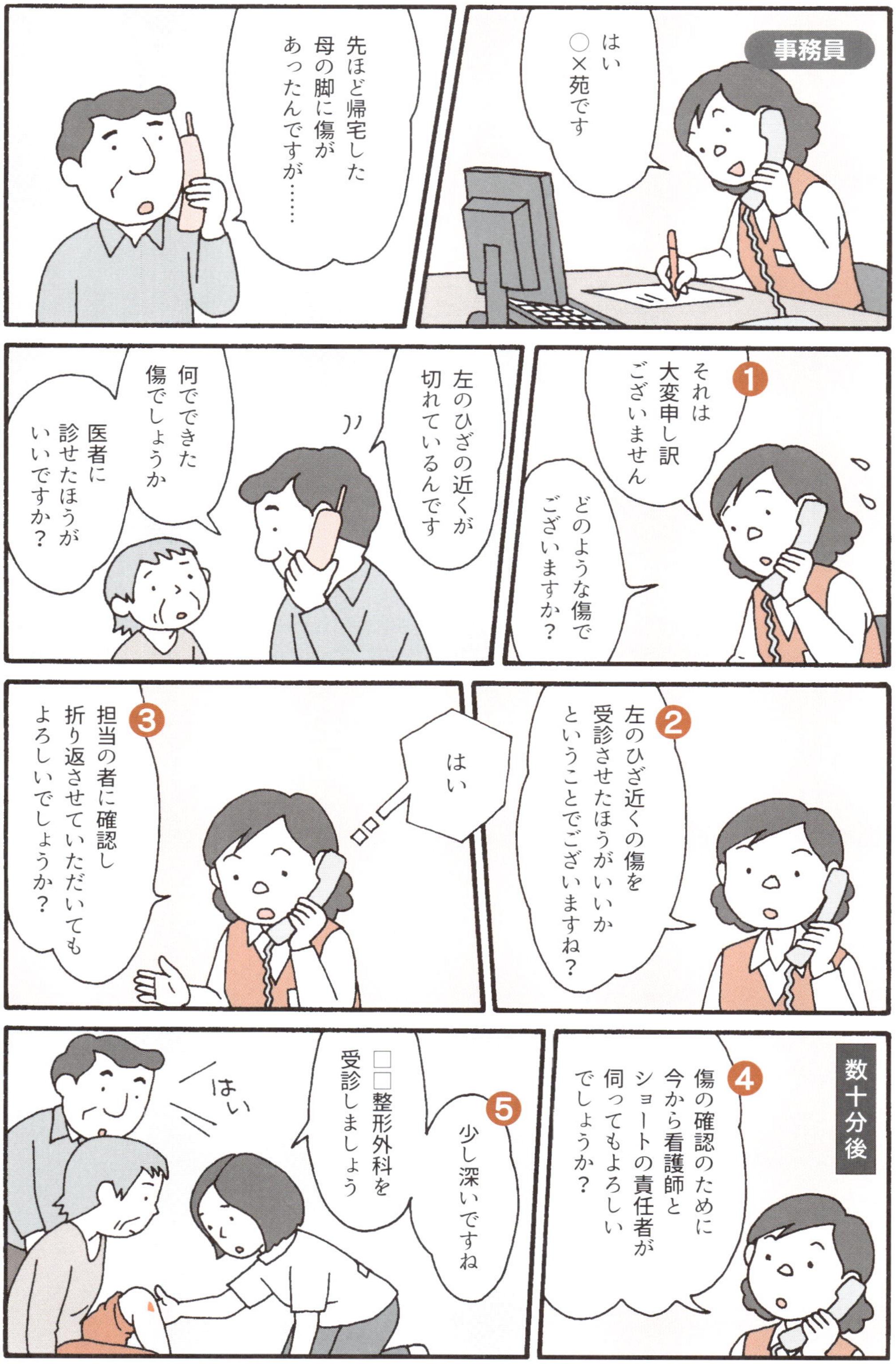
事務員
はい ○×苑です
先ほど帰宅した 母の脚に傷が あったんですが……
1 それは 大変申し訳 ございません
どのような傷で ございますか？
左のひざの近くが 切れているんです
何でできた 傷でしょうか
医者に 診せたほうが いいですか？
2 左のひざ近くの傷を 受診させたほうがいいか ということでございますね？
はい
3 担当の者に確認し 折り返させていただいても よろしいでしょうか？
数十分後
4 傷の確認のために 今から看護師と ショートの責任者が 伺ってもよろしい でしょうか？
5 少し深いですね
□□整形外科を 受診しましょう
はい

第1ステージ クレーム対応のポイント

No.	ポイント	対応方法
1	●相手に賛同・同調することによって、たかぶった気持ちを落ち着かせる ●相手の主張は最後までしっかり聞き取る	お客様の主張に対して即座に謝罪し、クレーム内容をより深く理解しようと努めた
2	●申し立ての要旨を復唱する ●相手がどうしてほしいかを的確に確認する	傷の状態と、質問の内容を確認した
3	●問題を解決するための時間をもらうことに対して、相手に了承を求める	担当の者に確認をとる時間をもらえるかを尋ねた
4	●問題解決のために具体的に動く ●問題解決のための手配を確実に行う	傷を見ないと判断できないので、訪問していいか尋ねた
5	●なるべくお客様の要望に添う結果になるように、速やかに行動に移す	傷を確認後、提携している整形外科への受診に同行した

第2ステージ 後日のフォローアップ

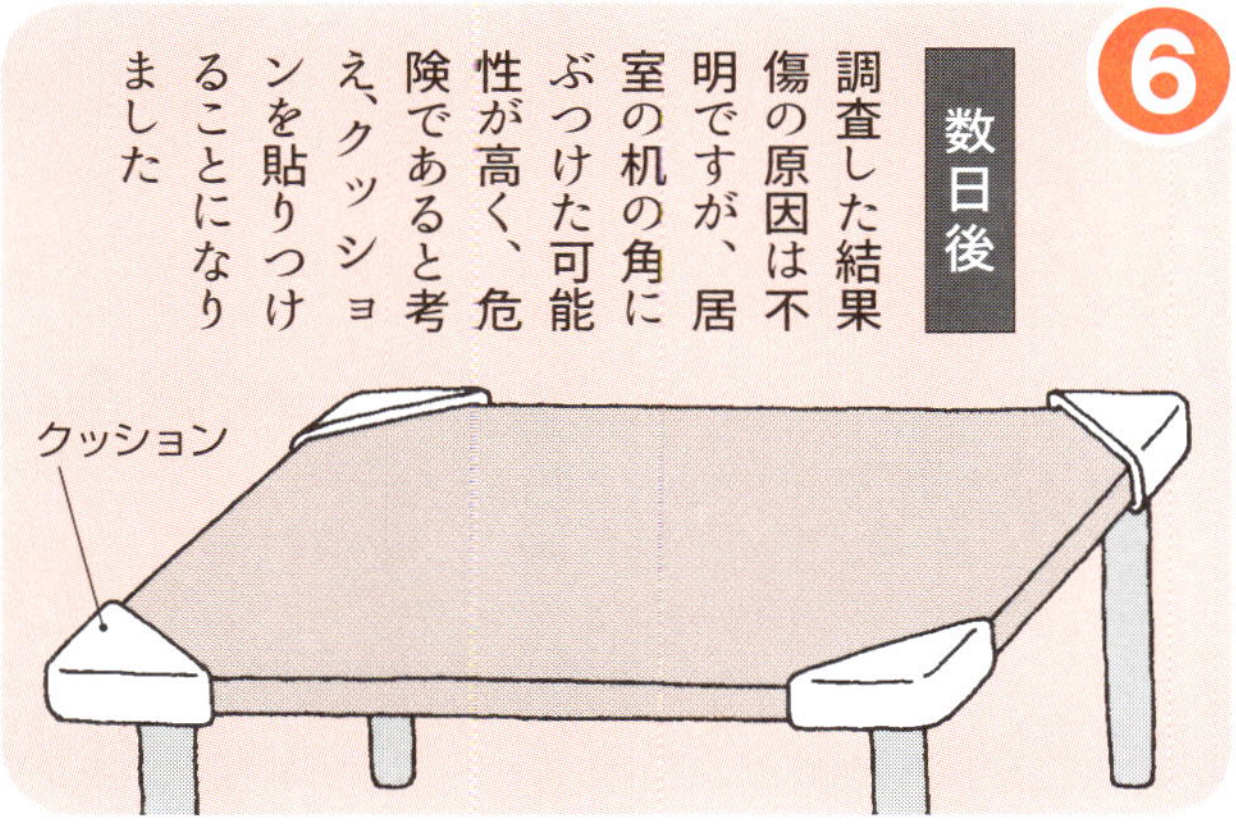
6
数日後
調査した結果傷の原因は不明ですが、居室の机の角にぶつけた可能性が高く、危険であると考え、クッションを貼りつけることになりました
クッション

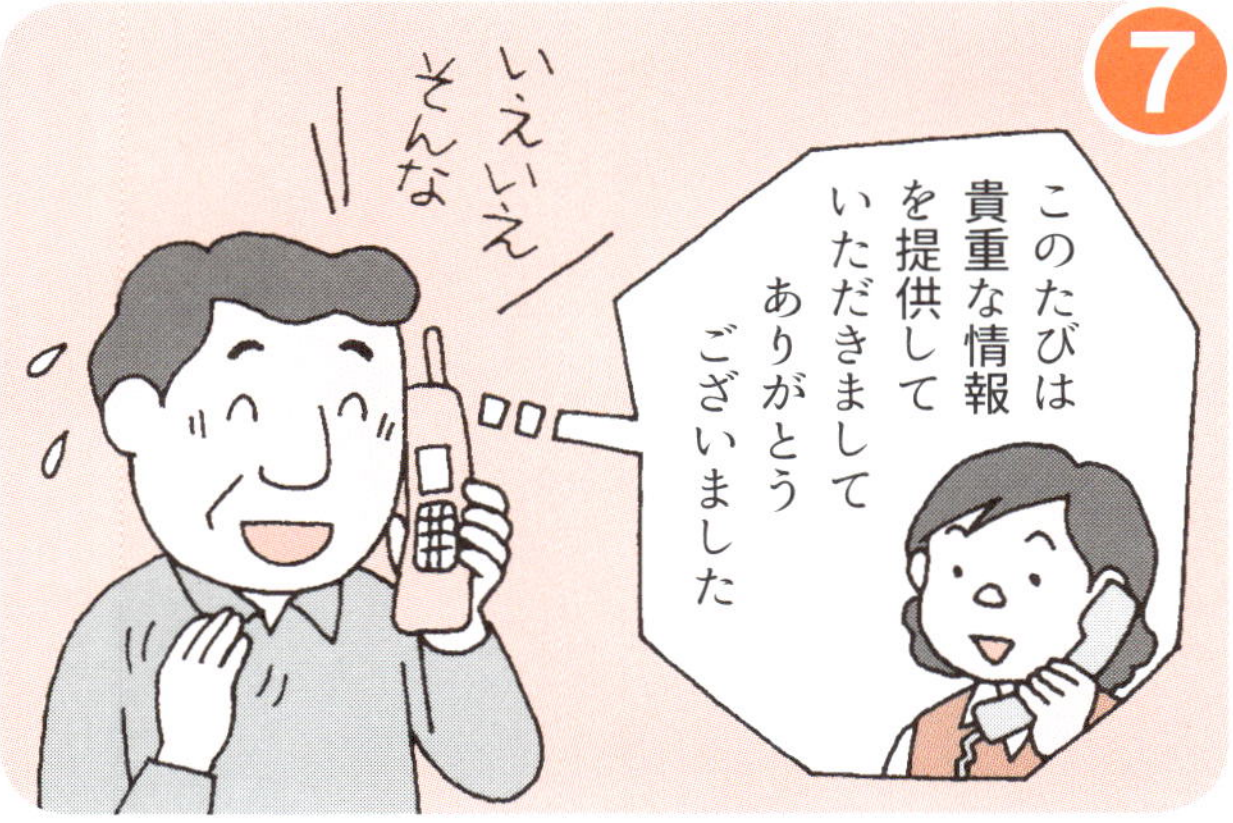
7
このたびは貴重な情報を提供していただきましてありがとうございました
いえいえそんな

No.	ポイント	対応方法
6	●今回の事故を重く受け止め、再発防止に向けて取り組む施設側の姿勢を伝える ●今後も安心して利用してもらえるようにする	問題が解決してから時間をおかずに原因を究明し、改善を行ったことを説明した
7	●クレームは施設側の気づきのチャンスであり、申し立ててくれたお客様は施設の改善に貢献してくれたありがたいお客様として扱う	お客様のおかげで、それまで気づかなかった危険を把握できたことを感謝する

デイサービスでの補聴器の紛失

施設で頻繁に起こる紛失物に対する対応を、あらためて考えましょう

利用者の状況

Aさん　88歳、女性、要介護５
既往症：脳血管性認知症　右マヒ

ＡＤＬ：拘縮も強まり、自力では動けず、生活全般に全介助、歩行不可、立位の際は２人介助、食事はミキサー食にて全介助、発語なし、コミュニケーションはこちらの問いかけにうなずく程度

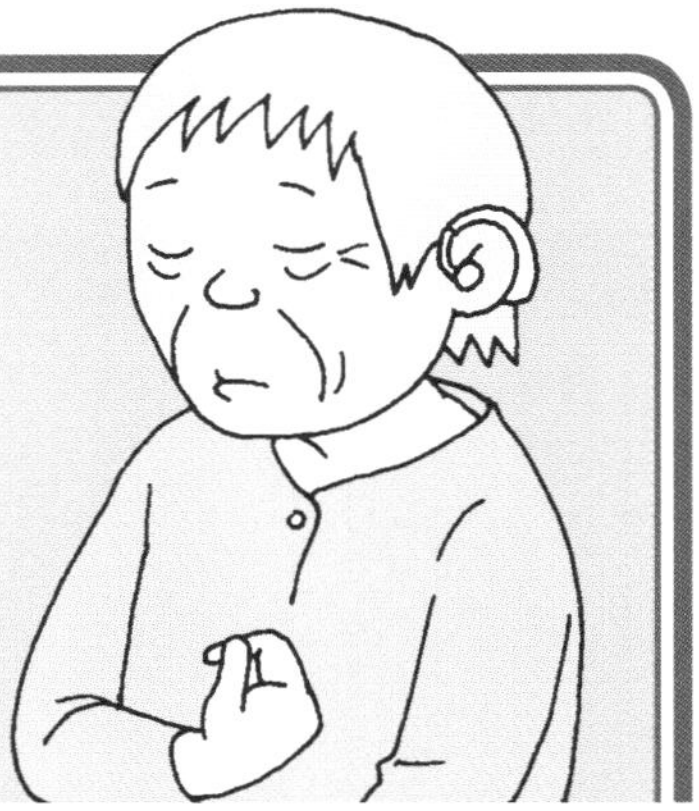

クレーム内容

利用者がデイサービスから帰宅後、事業所の電話が鳴りました。

事務員「はい、○×苑です」

ご家族「デイサービスでお世話になっているＡの娘です。本日帰宅したら、母の補聴器がなくなっていました。難聴が進んでいるので、補聴器がないと困るのですが」

事務員「Ａさんの補聴器がなくなったということですね。こちらのほうで捜してみますが、ご自宅の前なども、今一度捜していただけますか？」

ご家族「わかりました」

～30分後～

ご家族「家の周辺を捜しましたが、やっぱり見つかりません。そちらはどうですか？」

事務員「こちらでも、デイルームと送迎車の中を捜しましたが、見つかりませんでした。職員に確認したところ、お送りする15分ほど前にトイレにお連れした際は、確かに補聴器を着けていたそうです。その後、車に乗り込む際は確認しておりませんでした。そちらではいつ頃お気づきになりましたか？」

ご家族「家に迎え入れてから部屋まで車イスで連れていき、ベッドに寝かせたところで、補聴器がないことに気がつきました」

事務員「そうですか。では、こちらでも引き続き捜しますので、ご自宅でももう一度ベッドまわりを捜していただけますか？」

ご家族「いや、だからそんなのはとっくに捜したうえで電話しているんですけど！」

事務員「あ、そうですね。申し訳ありません。またこちらでも捜しておきます」

～3日後～

所長「その後、職員でデイサービス内を捜しましたが、見つかりませんでした。ご自宅ではいかがでしたか？」

ご家族「今頃ようやく連絡ですか。こちらから連絡しないと、そのままにするつもりなのかと思いましたよ。もちろん家にはありませんでした。それで、どうするんですか？ うちはとても困っているんですけど！」

所長「ちなみに、その補聴器はおいくらでしたか？」

ご家族「12万円です」

所長「そうですか。保険会社に問い合わせたところ、保険金請求には警察への紛失届が必要で、届け出てもすぐには支払われないそうです。一定期間発見を待って、それでも出てこなかった場合、保険金が下りることになります」

ご家族「その間、母はろくに聞こえないまま我慢しろって言うんですか？ この数日間だってすごく不自由しているんです。もういいです。あなたたちには頼みません！」

そのまま、Ａさんはデイサービスの利用を中止しました。数日後に家族から電話が入り、補聴器は市の補助で新調することができたそうです。その手続きと一緒に、市役所にクレームを申し立てられてしまいました。

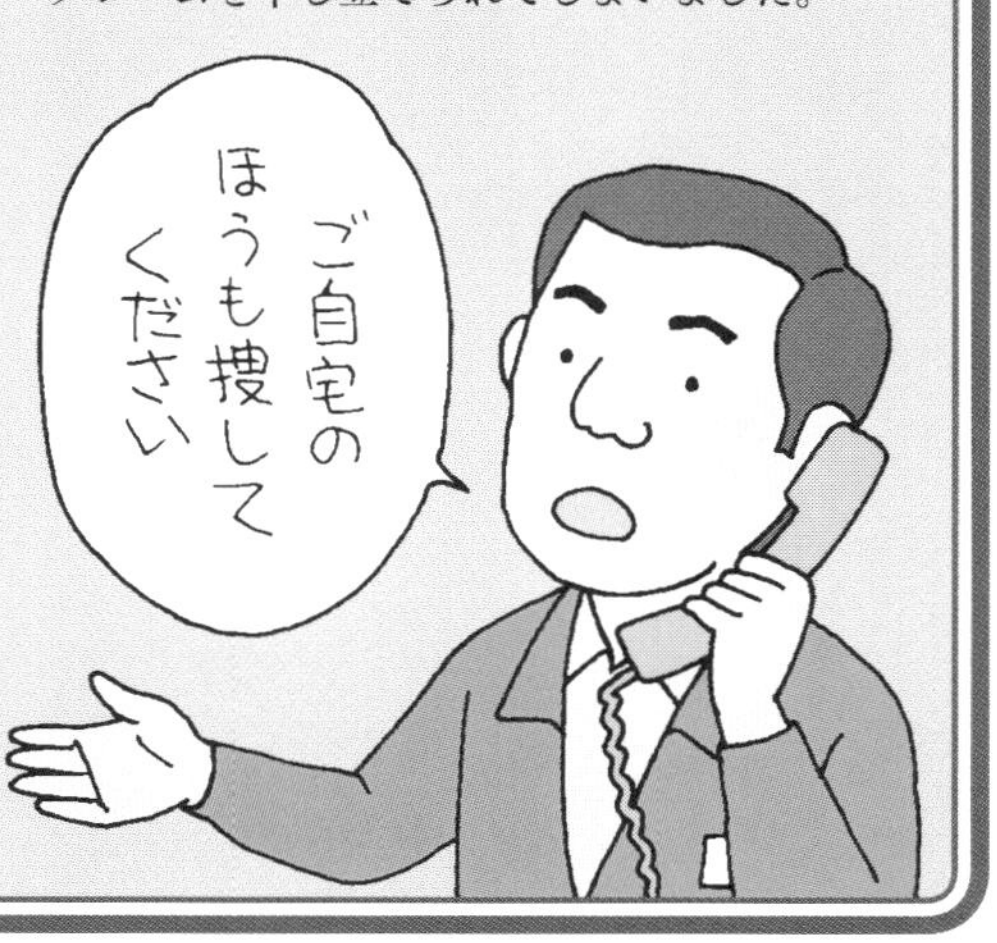
ご自宅のほうも捜してください

このクレーム対応のおもな問題点

結果的に、利用者が不便なまますごした期間が長すぎる

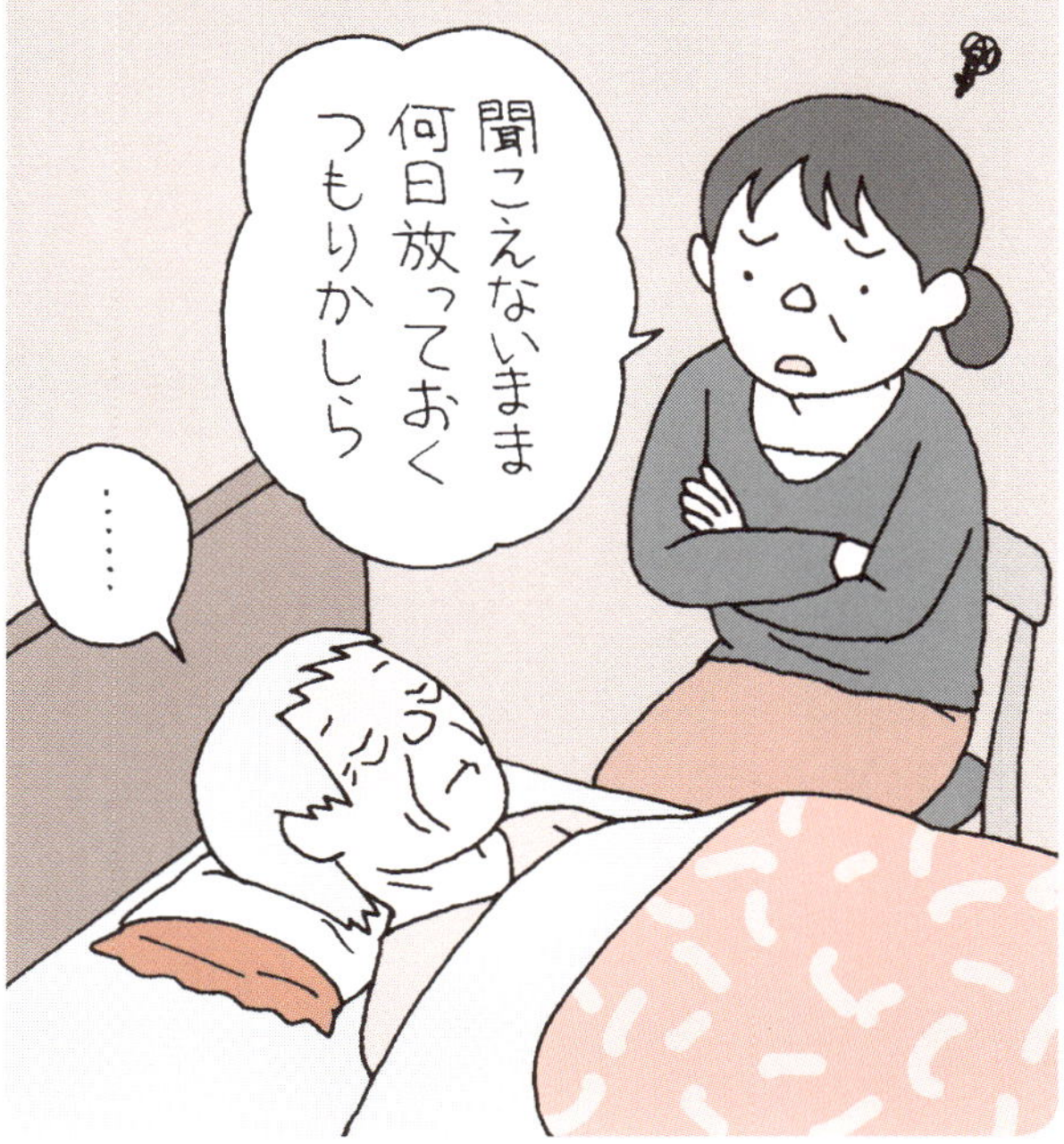
聞こえないまま何日放っておくつもりかしら
……

このデイサービスは保険会社とも連絡をとっていたようですし、きちんと対応したつもりなのでしょう。細かく捜索したり、保険会社との連絡などもあり、忙しかったことと思います。それでも、利用者を不便な状況にしたまま何日も経過してしまったのは問題です。次にいつ連絡を入れるのかを具体的に伝えていなければ、相手に「施設側は無責任に放り出した」と思われてしまうのも無理はありません。何かしらの対策を提示し、解決するまではもっと頻繁に連絡をするなどの改善が必要です。

紛失物をクレーム申立者に捜させている点

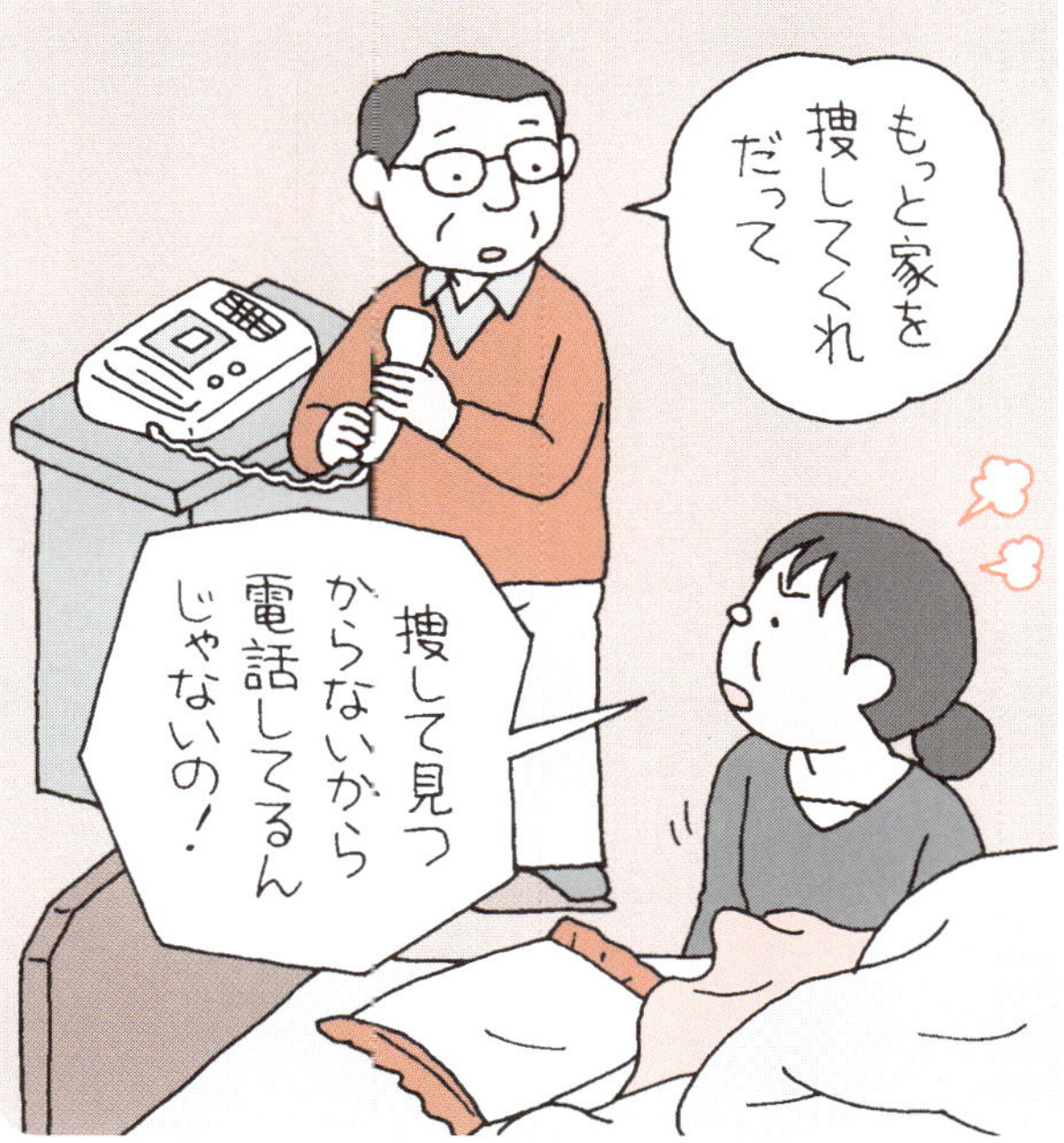
もっと家を捜してくれだって
捜して見つからないから電話してるんじゃないの！

物品の紛失の場合、責任がどちらにあるかはなかなか判明しませんし、最後までわからないこともあります。こんなとき、クレーム受付の段階で相手にも捜させてしまうのは問題です。「非がどちらにあるかわからない」というクレームのときに「非が相手にあるかもしれない」という言動をとってしまうと、相手の感情を害してしまいます。加えて、自分のところを捜しもしない段階で、相手に捜してくださいと頼むことは、著しく無責任な印象を与えてしまいかねません。

補聴器を紛失して困るのは誰か

高齢者が利用する施設は、全般的に私物の紛失がよく起こります。頻繁に起こるクレームだからこそ、施設としての対応方法をしっかりと確立しておくことが大切です。

私物の紛失トラブルがあったとき、入所施設であれば発見される可能性が高いのですが、デイサービスやショートステイなど自宅と行き来がある施設では、認知症のほかの利用者が持って帰ることもありえるので、発見されることのほうが稀《まれ》です。

その場合、「見つけること」ばかりに気をとられていては、なかなか解決につながりません。紛失に対しては捜索努力と紛失原因の説明努力を尽くせば、施設側としてのやるべきことはやったと言えます。

ただし、生活に必要なものが紛失したら困るのは、利用者自身です。この場合、利用者の不便を解消するための改善策を調べ、施設側として手助けできるように尽力しましょう。

デイサービスでの補聴器の紛失

このクレーム対応の改善案

まずはデイサービス内の捜索から始める

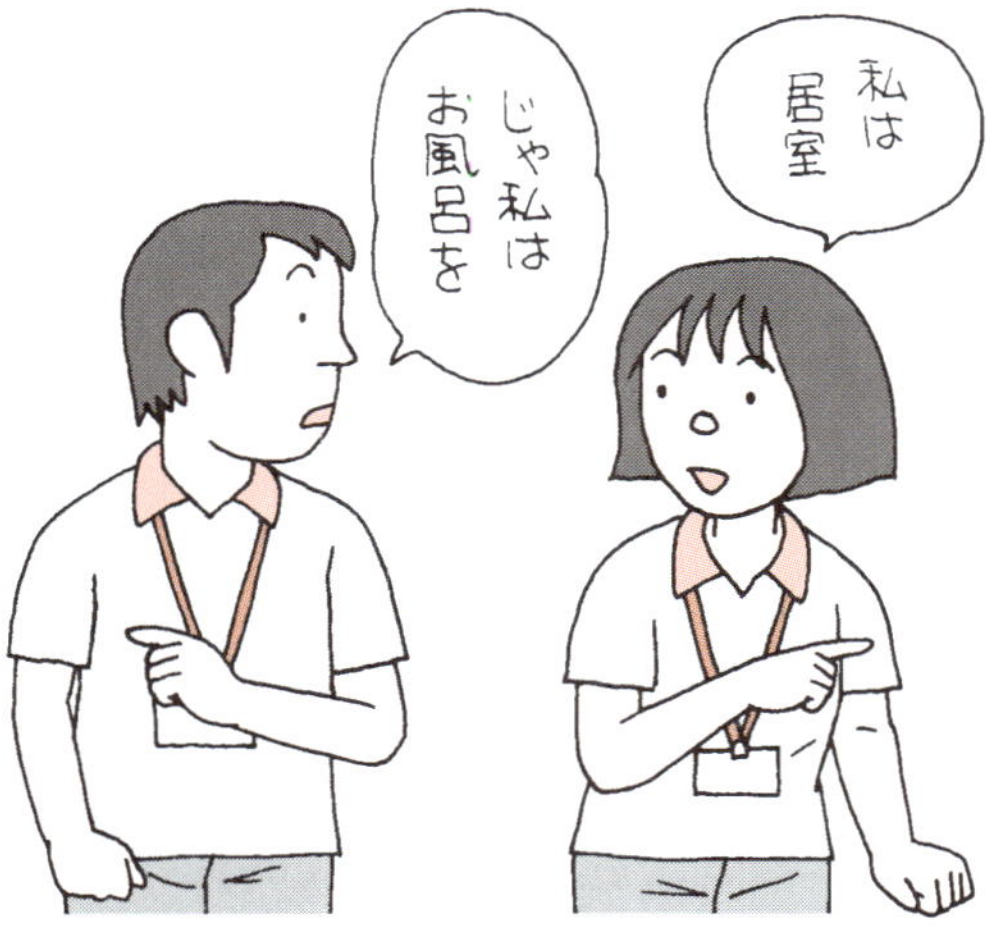
私は居室
じゃ私はお風呂を

利用者の物品が紛失したときは、施設側の責任であるという前提で、施設内を捜索することが大切です。後日、自宅の荷物の中から見つかるということも確かにあります。しかしその場合、家族は一生懸命捜してくれたデイサービスに感謝したり恐縮したりして終わるので、トラブルにはなりません

利用者の補聴器の代わりになるものを探す

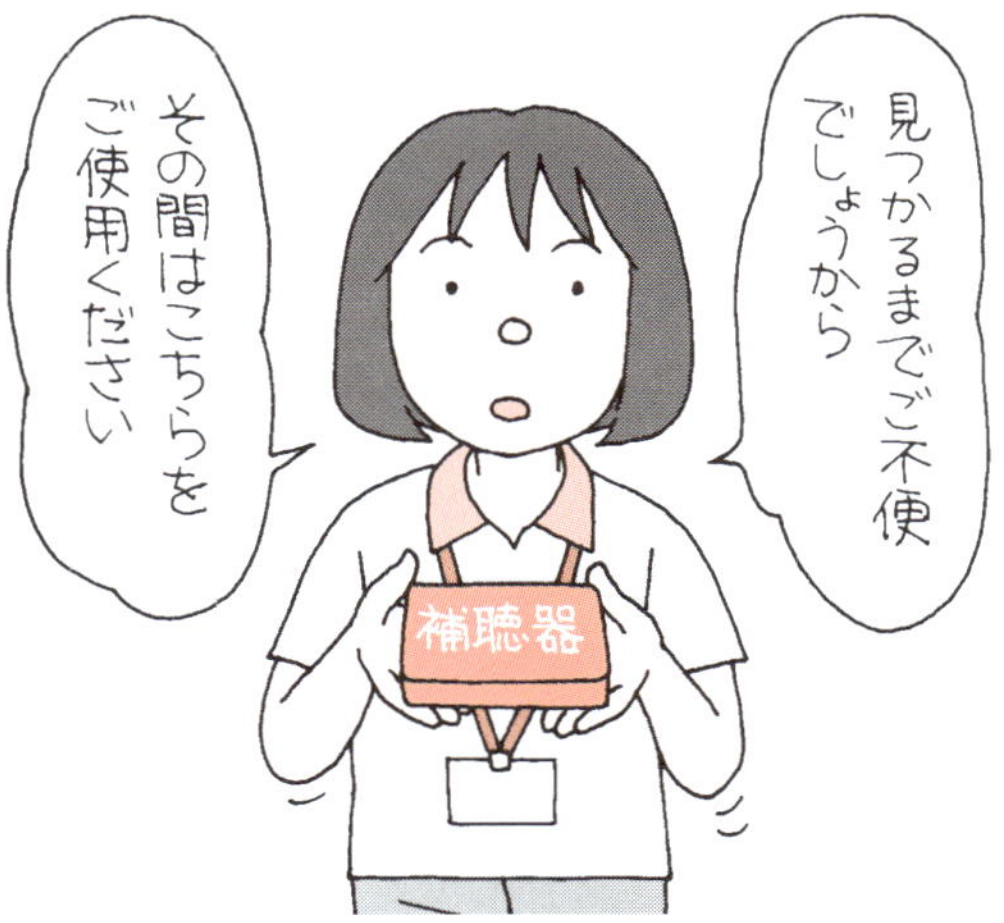
見つかるまでご不便でしょうから
その間はこちらをご使用ください
補聴器

これを機に、デイサービスで補聴器を購入するというのも1つの案です。安いもので構わないので、備え付けの補聴器を1つ買っておくと重宝します。今回のように紛失したときに貸し出すだけでなく、自宅に忘れてきた人にも貸し出してあげられる態勢にすれば便利です

善後策を家族と考える

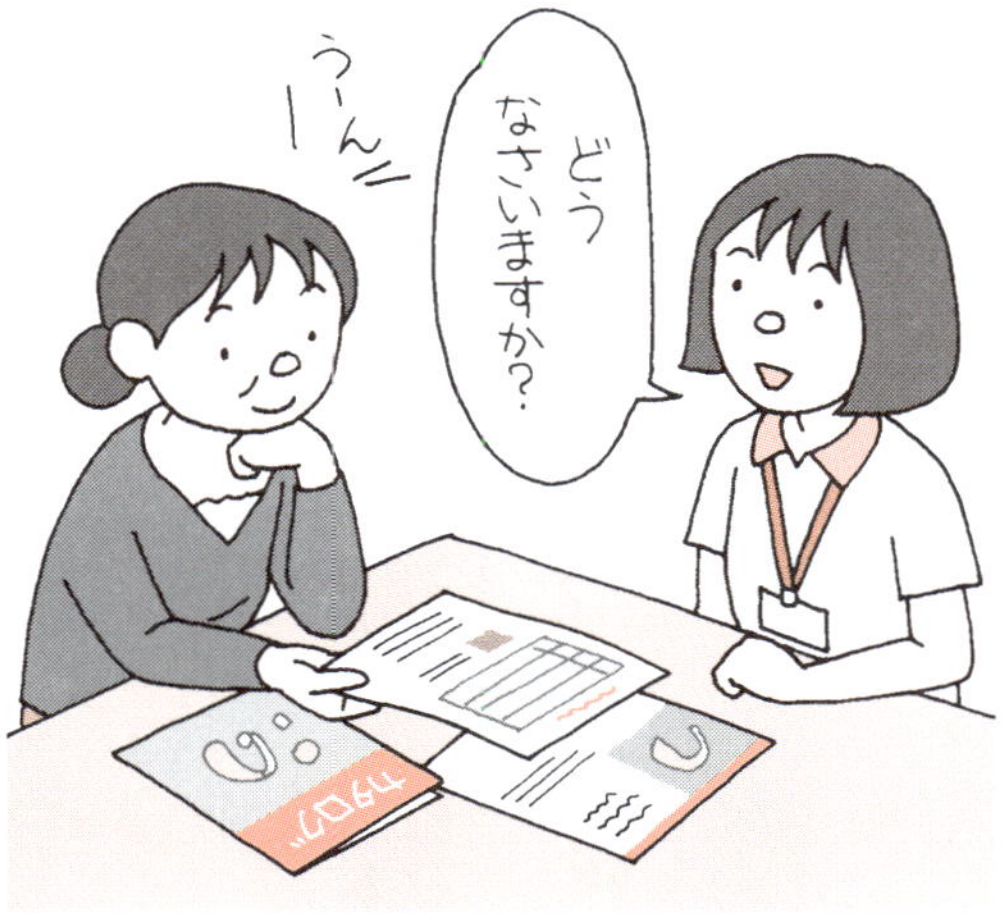
どうなさいますか?
うーん

デイサービスは多くの利用者が自宅と頻繁に行き来をしているので、紛失物が見つからないことがよくあります。ですから、生活に必要な物品であれば、捜索と同時に、今現在の不便を解消するための対策を考えることが大切です。早い段階で市役所に相談したり、カタログで選ぶなどしましょう

2度目の大捜索を行う

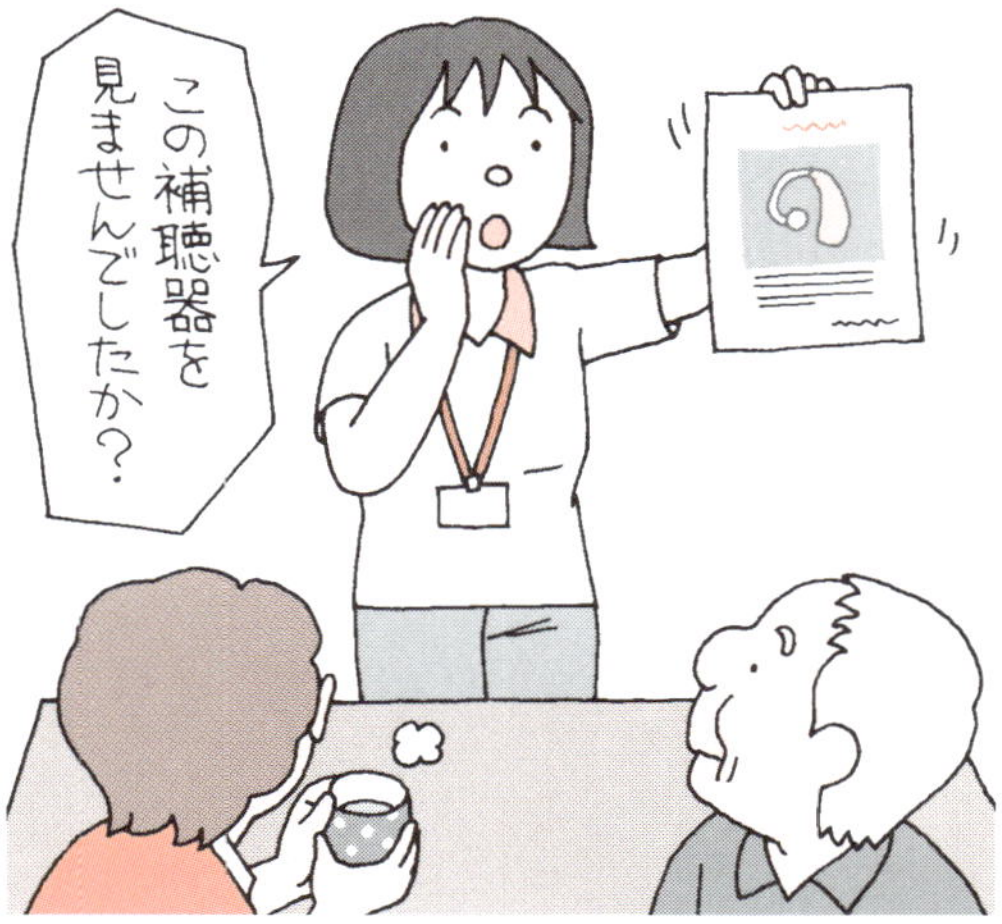
この補聴器を見ませんでしたか?

まず職員で捜して、見つからなかったらその旨を電話でていねいに詫びます。しかし、そのまま終わりにしてはいけません。翌日以降、ほかの利用者の皆さんに対する聞き込み調査を行い、あらためて報告の電話をすると、よりいいでしょう。ほかの利用者の荷物に紛れ込んでいることも、大いに考えられます

このクレームの適切な対応方法(一例)

利用者がデイサービスから帰宅後、事業所の電話が鳴りました。

事務員「はい、○×苑です」
ご家族「デイサービスでお世話になっているAの娘です。本日帰宅したら、母の補聴器がなくなっていました。難聴が進んでいるので、補聴器がないと困るのですが」
事務員「Aさんの補聴器がなくなったということですね。それは大変申し訳ございません。こちらのほうで捜して、折り返しご連絡をいたします」
ご家族「わかりました。お願いします」

〜30分後〜

事務員「お待たせして申し訳ありませんでした。デイルームと送迎車の中を捜しましたが、見つかりませんでした。職員に確認したところ、お送りする15分ほど前にトイレにお連れした際は、確かに補聴器を着けていたそうです。その後、車に乗り込む際は確認していなかったということで、大変申し訳ございません。Aさんが非常にご不便だと思いますので、デイサービスに備え付けの補聴器を、今からお宅にお届けしたいのですが、よろしいでしょうか？　また、ご自宅前の道路もこちらで捜します」
ご家族「え、いいのですか？」
事務員「もちろんです。捜している間もご不便でしょうから、ぜひお使いください。また明日になればほかの利用者さんもいらっしゃるので、皆さんに伺いながら職員でもう一度捜します。明日のお昼頃に、あらためてお電話を差し上げてもよろしいでしょうか？」
ご家族「わかりました。よろしくお願いします」

〜翌日昼頃〜

事務員「利用者さんに伺ったり、Aさんが行ったと考えられるトイレから玄関まで細かく捜しましたが、残念ながら見つかりませんでした。大変申し訳ございません。つきましては、謝罪と今後のご相談のために所長が伺いたいと申しているのですが、よろしいでしょうか？」
ご家族「わざわざ所長さんがいらっしゃるんですか？　はい、わかりました」

日程調整をして、お客様のお宅に所長と相談員で伺いました。そこでていねいに謝罪したうえで、保険を使うと時間がかかることや、市役所に相談したら補聴器購入に対する補助金の制度があることなどをお伝えしたところ、ご家族は安心したようでした。相談員が補助金の申請をお手伝いしましょうかと申し出たところ、ご家族から「そこまでしてもらっては、かえって申し訳ないです」と言っていただいて、今回のクレームは解決となりました。

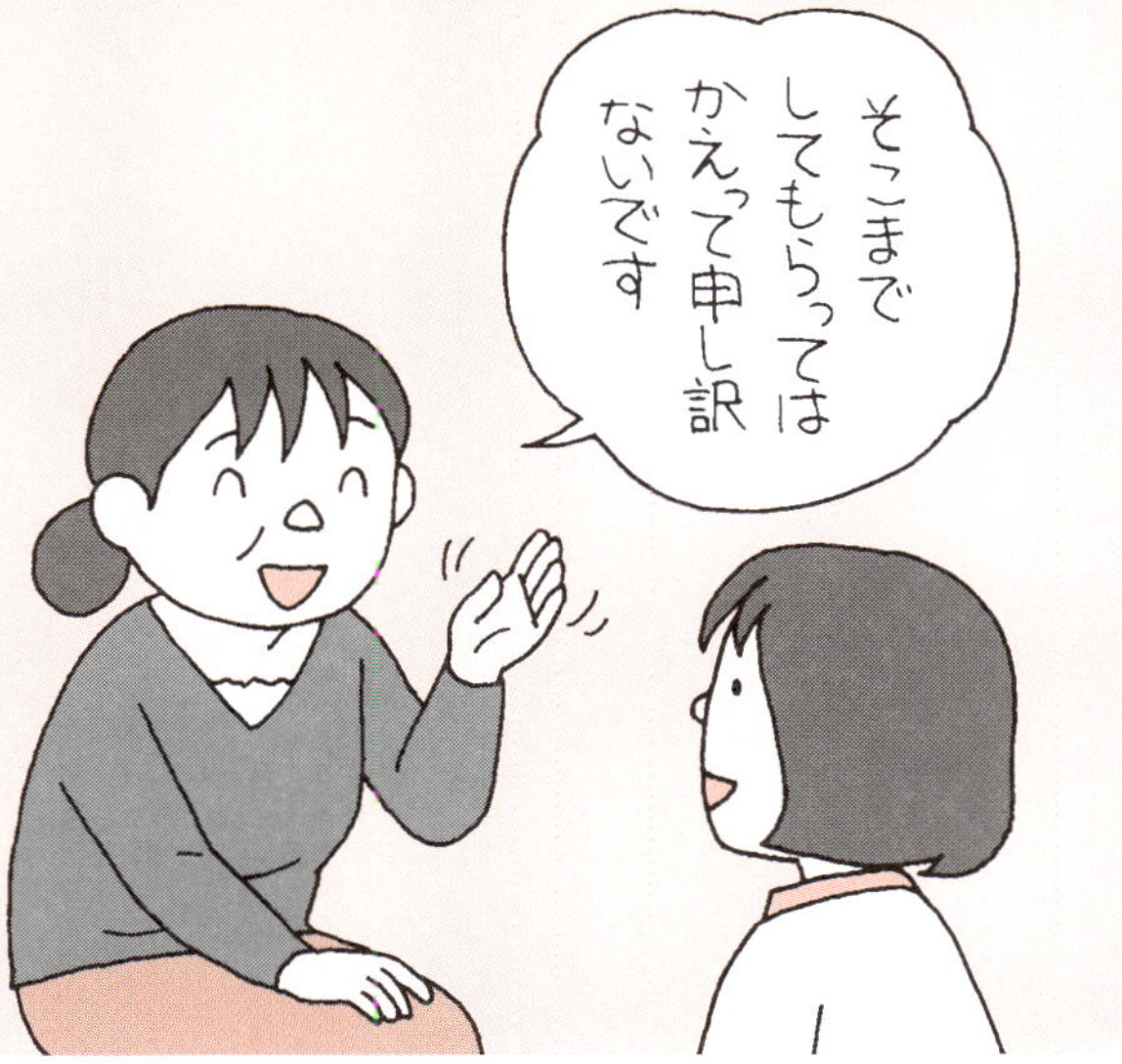

結果よりも誠実な姿勢が大切

トラブルにつながってしまったクレーム事例では、「施設ではなく家でなくしたのでは？」という前提で対応したことが、クレーム申立者の心証を悪くしたポイントでした。適切な対応例のように、紛失物は必ず施設側を重点的に捜して、その後の連絡も施設側から率先して行うようにしましょう。そうした「紛失物クレームに対する基本的な姿勢」を徹底するだけでも、トラブルに発展することを防ぐことができたはずです。

しかし、トラブルを防ぐだけでは、クレーム対応として十分ではありません。それよりもう一歩踏み込んだケアをして、お客様に満足していただける対応を目指しましょう。たとえば「代わりになるものを貸し出す」「善後策を家族と考える」「必要な手続きがあるならお手伝いする」などが率先してできると、紛失物がきっかけで、より一層家族からの信頼が深まることもありえるのです。

利用者の入院時の不手際

入院時の対応は施設によってまちまちなので、クレームが起こりやすい場面です

利用者の状況

Bさん

84歳、男性、要介護３
既往症：事故による後遺症で歩行不全、認知症あり

ADL：立位は短時間なら可能、歩行は介助が必要、食事は普通食、発語あり、認知症の影響でコミュニケーションがうまくいかないことがあるが、基本的には会話が成立する

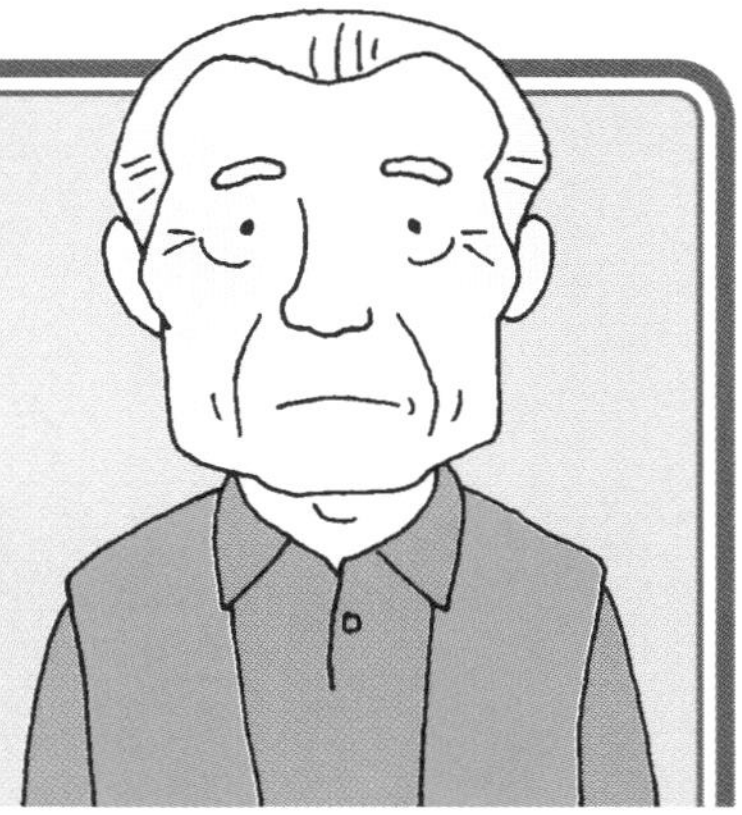

クレーム内容

特別養護老人ホームの相談員が、Ｂさんの娘さんに電話をかけました。

職員「お父様は発熱とセキが続いております。この様子だと入院するかもしれませんので、ご家族のどなたかが施設までお越しいただけませんか？」

娘さん「わかりました。私と夫がすぐに参ります」

〜30分後〜

職員「お待ちしておりました。では、Ｂさんを病院にお願いします」

娘さん「え？　この状態の父を、私たちだけで連れていくのですか？」

職員「はい。お願いします」

娘さん「そんなことを急に言われても困ります。ふつうは施設のほうで手配してくれるものなんじゃないですか？　あまりに無責任です！」

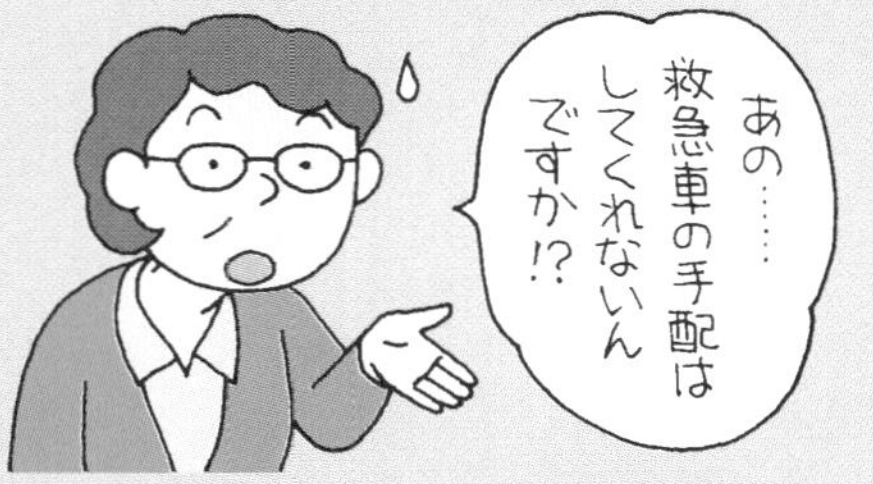
あの……救急車の手配はしてくれないんですか!?

職員「はあ、そうですか。それなら、まあ、私たちのほうで手配いたしましょうか」

娘さん「はい。そうしてください」(かなりイライラした様子)

結局、施設の事務員が病院に連絡し、救急車の要請を行いました。家族はそれでも不満そうにしていたので、本当は家族だけで病院に行ってほしいところでしたが、施設の看護師も同行することになりました。

〜1時間後・搬送先の病院にて〜

Ｂさんが検査を受けて結果を待っている間に、家族は、施設の看護師がいつの間にかいなくなっていることに気がつきました。どうやら、搬送先の病院に引き継ぎをしたらもういいだろうと思ったのか、早々に施設に戻ってしまったようです。何の説明もあいさつもなかったことに、家族は非常に腹を立てました。

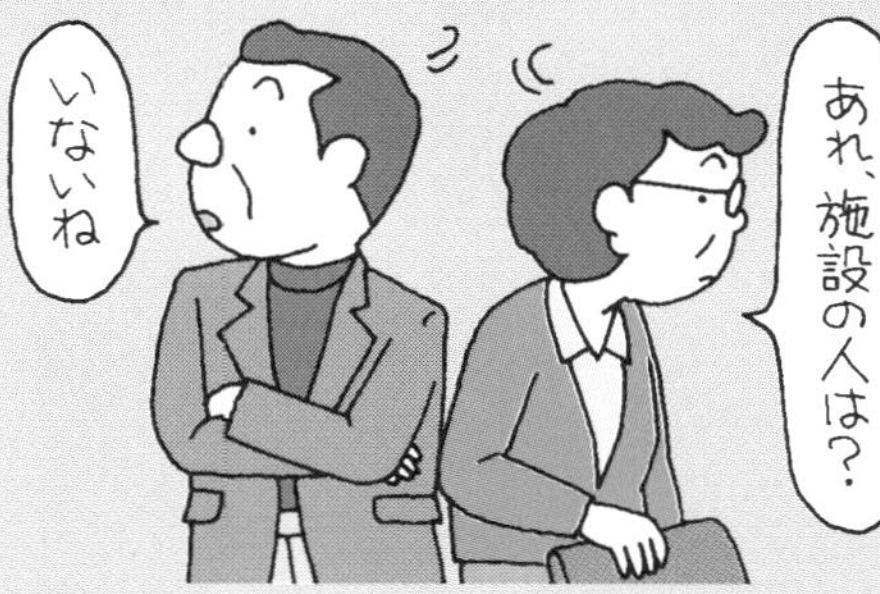
あれ、施設の人は?
いないね

〜2時間後〜

検査の結果、食事の誤嚥による肺炎で、ただちに入院が決まりました。家族は非常に動揺しており、親戚に連絡をしたり、医師からの説明を書き留めたりと大忙しでした。

そんなタイミングで、施設の事務員がＢさんの荷物をまとめて病院に持ってきました。なぜかを聞くと、「Ｂさんはしばらく入院になるだろうから、わざわざご家族が施設に荷物を取りに来なくてもいいように持って行ってあげるよう、看護師から言われました」とのことでした。

好意による行動かもしれませんが、これを聞いた家族は「どうせ入院になるから、とっとと荷物を持って行ってしまおう。そうすれば、もううちの施設とは関係ないから」という、非常に無責任な態度に思えました。そして、「大切な父を適当な食事介助で病気にされた揚げ句、放り出された」と強い憤りを感じ、国保連に苦情の申し立てを行いました。

このクレーム対応のおもな問題点

入院が決まったその日に荷物を持っていった点

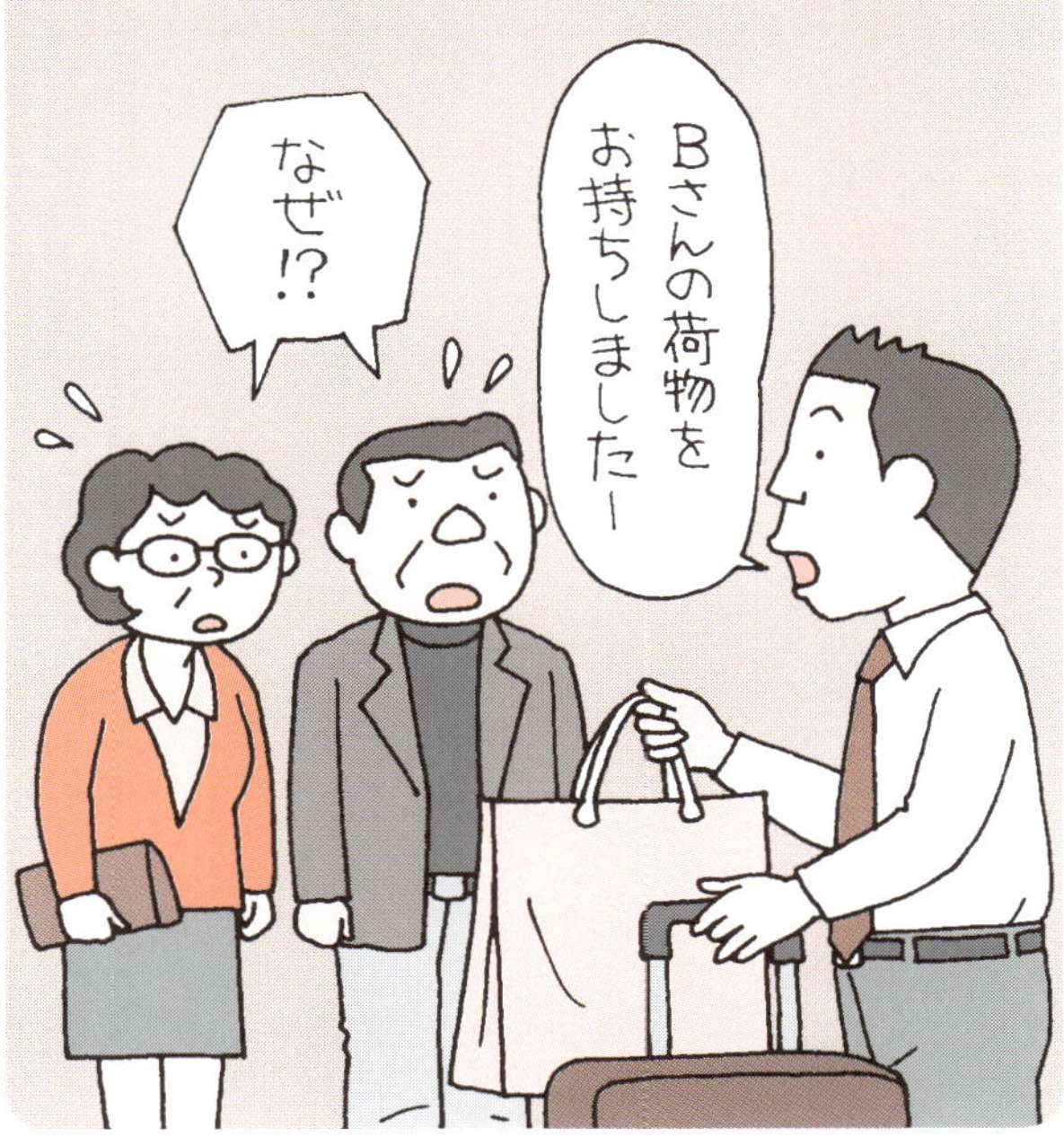
Bさんの荷物を
お持ちしました―
なぜ!?

施設側の対応としては「わざわざ特養まで荷物を取りに来るのは、ご家族が大変だろう」という厚意で行ったことでした。しかしその厚意は、それまでの対応の悪さとタイミングの悪さが原因で裏目に出てしまいました。入院当日の家族はバタバタしますし、利用者の容態が落ち着くまでは気を張っています。そんな緊迫した場面で「施設側は、利用者の荷物をまとめていた」となると、自分たちの施設を片づけること優先、利用者を追い出すこと優先のように感じられて家族は不快なものです。

入院対応に関するノウハウがなく、家族に丸投げした点

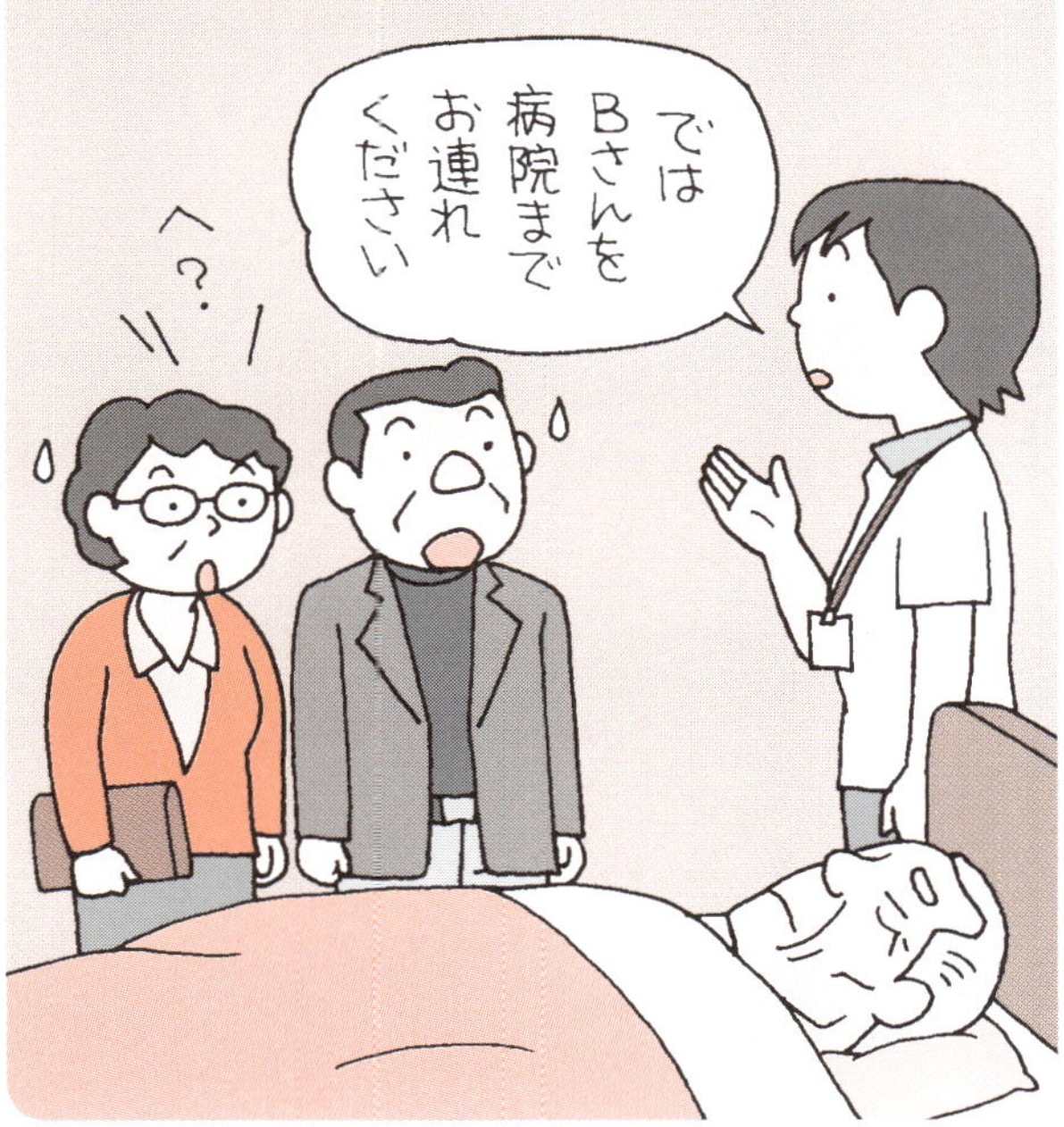
では
Bさんを
病院まで
お連れ
ください
へ?

多くの特養では、利用者が通院する場合は原則的に家族が連れて行くことになっています。しかしそれは、あくまで通院できる程度の健康状態の場合です。入院になるかもしれないくらい危険な状態なのであれば、施設側が対応を家族に丸投げするのは無責任と言えます。また、入院になった場合も、施設との契約がそこで終了、または中断するわけではありません。入院という利用者の一大事において、施設が無責任な態度をとるのは、契約違反だと言ってもいいでしょう。

利用者の家族の混乱に配慮を

このクレームは、施設側の意識の低さが原因でトラブルにつながってしまった事例だと言えます。たとえ通院は原則的に家族が行うと規定されていても、入院を伴う緊急事態であれば、もっと家族の混乱に配慮した対応を心がけるべきです。

たとえば、家族から「病院の手配くらいして」と要望があった際の対応には、「施設側は関係ない」という態度が透けて見えています。病院から早々に引き揚げてしまったのも、同じです。利用者と家族にとっては緊急事態なので、施設としてできる協力はしようという積極的な姿勢が見えてきません。

こうした態度の積み重ねで、荷物を病院に持って行ったときに家族は「無責任に放り出された」と感じてしまいました。荷物に気を回してあげるのであれば、「今日は皆さんお忙しいでしょうから、明日にでもこちらから荷物をお持ちします」とひと声かければよかったのです。

利用者の入院時の不手際

このクレーム対応の改善案

① 家族に連絡をしてから施設側で搬送車を用意する

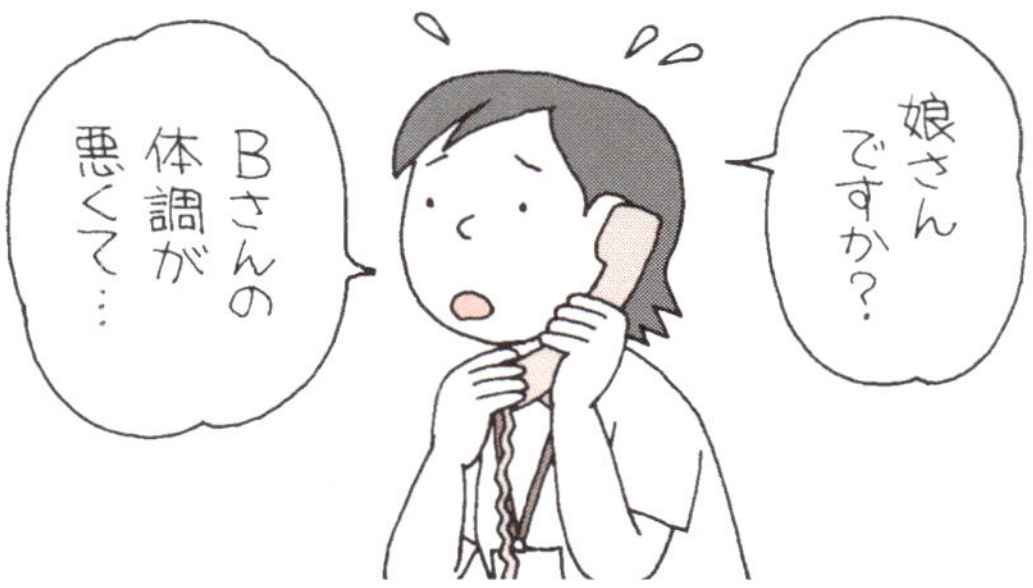
娘さんですか？
Bさんの体調が悪くて…

② 施設の看護師や相談員が必要なものを持って付き添う

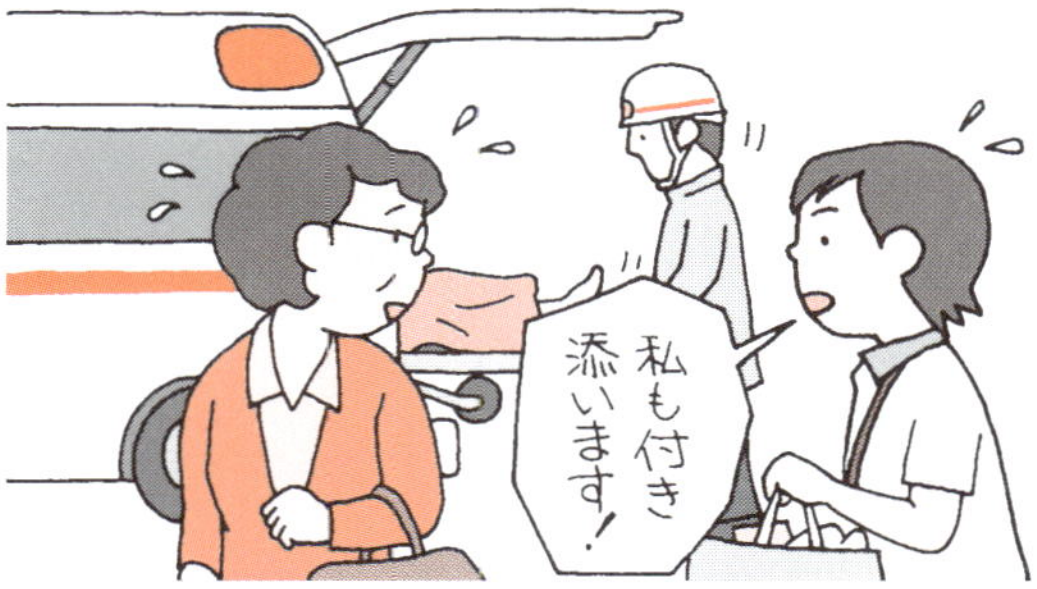
私も付き添います！

③ 施設の看護師が病院の医師に利用者の身体状況を報告する

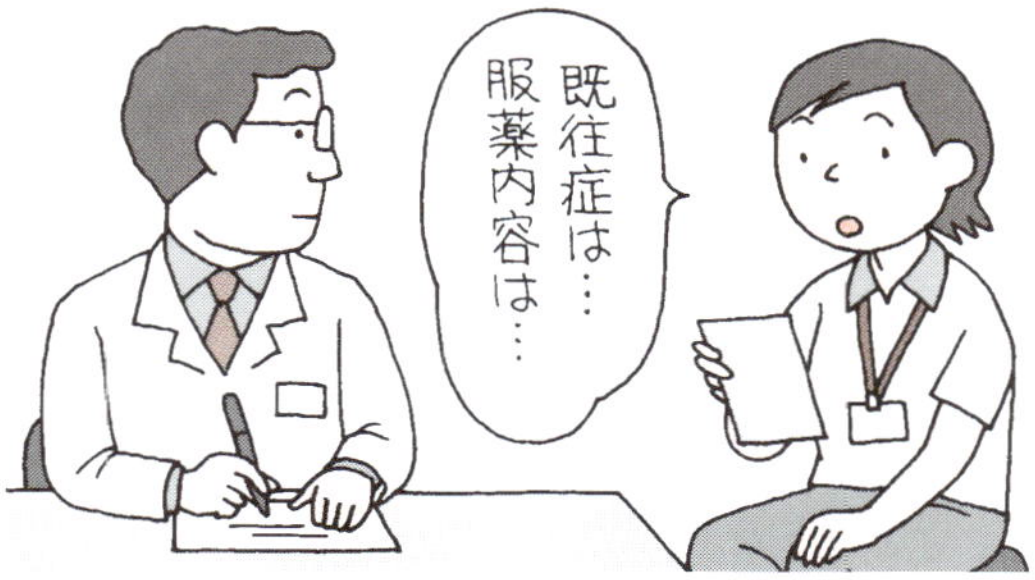
既往症は…服薬内容は…

④ 施設の看護師や相談員は家族と共に医師からの説明を受ける

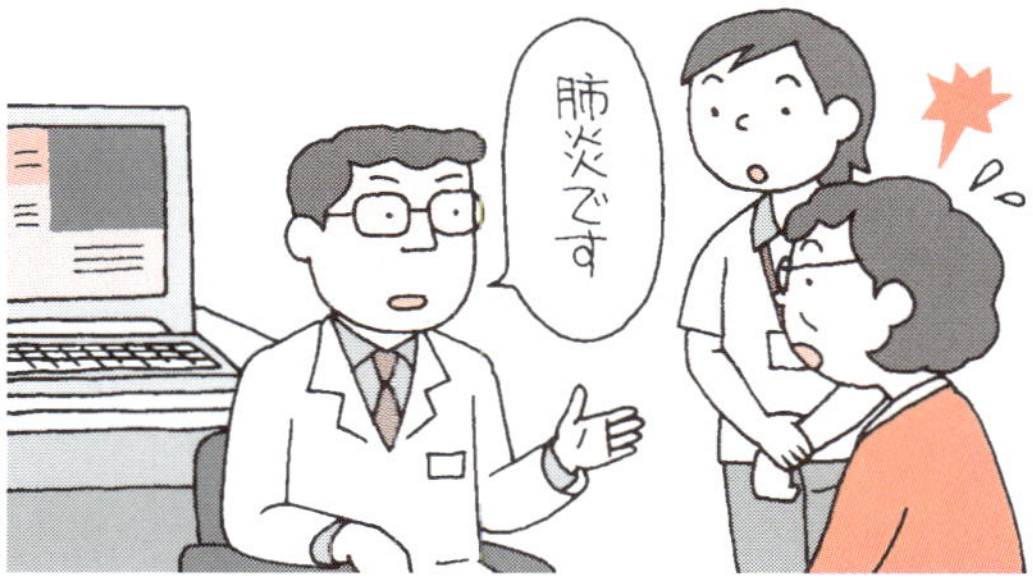
肺炎です

⑤ 入院が決まったら「洗濯は家族がする」等の規約の説明をする

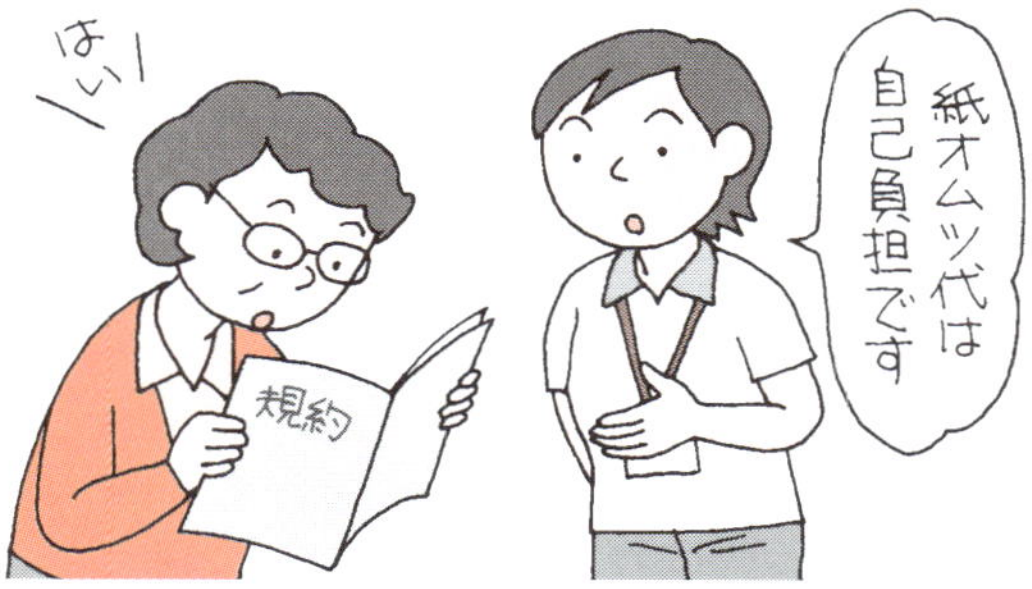
紙オムツ代は自己負担です
はい
規約

⑥ 入院中、施設の空きベッドはショートで使う場合があることを伝える

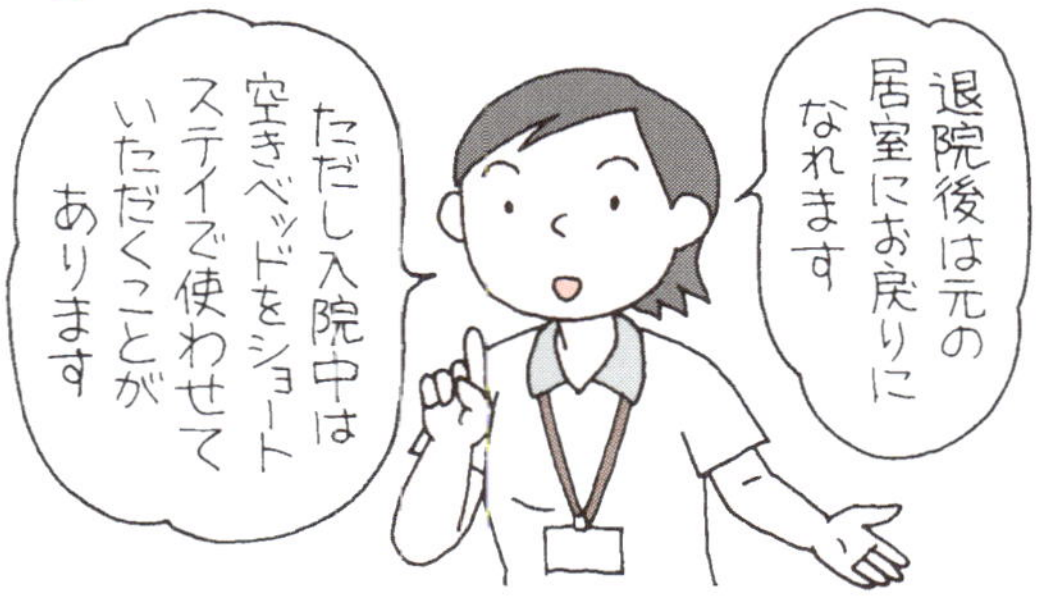
退院後は元の居室にお戻りになれます
ただし入院中は空きベッドをショートステイで使わせていただくことがあります

⑦ 施設の看護師は病院側にケアプランを見せて生活状況を説明する

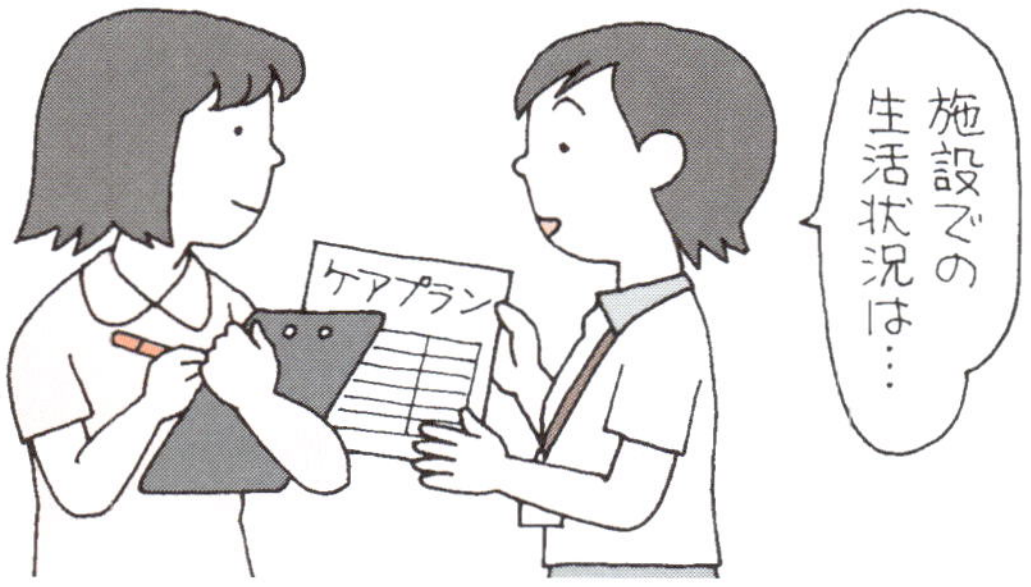
施設での生活状況は…
ケアプラン

⑧ 今後のことについて家族の相談に応じる

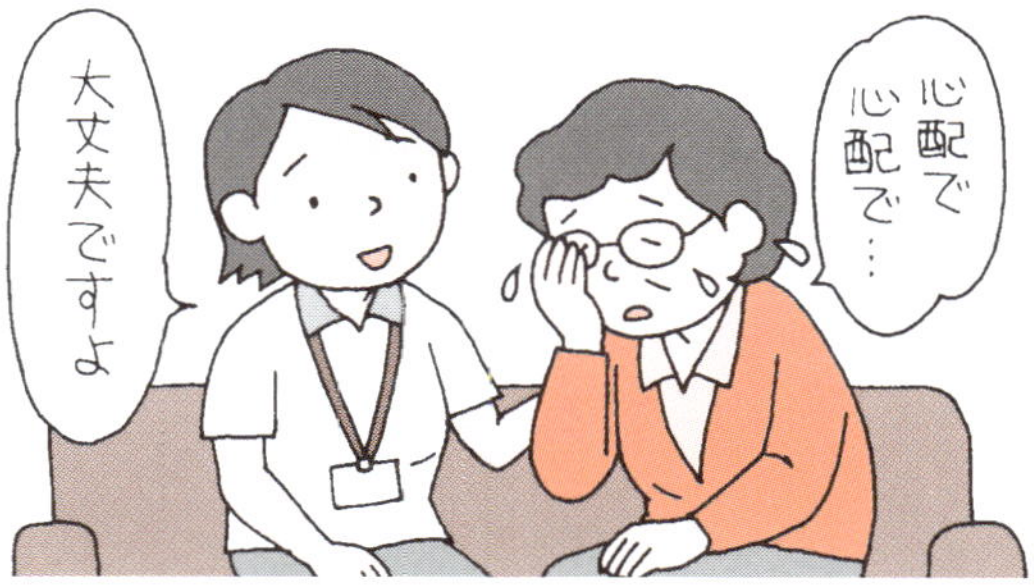
心配で心配で…
大丈夫ですよ

このクレームの適切な対応方法（一例）

特別養護老人ホームの相談員が、Bさんの娘さんに電話をかけました。

職員「お父様の発熱とセキが続いております。この様子だと入院になるかもしれませんので、ご家族のどなたかが施設までお越しいただけませんか？」

娘さん「わかりました。私と夫がすぐに参ります」

〜30分後〜

職員「お待ちしておりました。ではBさんを病院に搬送したいのですが、どこかご希望の病院などはございますか？ もし特別ご希望がないようでしたら、こちらで救急車を手配いたします」

娘さん「かかりつけ医には入院設備がないので、救急車をお願いします」

職員「かしこまりました。ご家族はBさんのそばについていてあげてください」

娘さん「ありがとうございます。よろしくお願いします」

施設の事務員が病院に連絡し、救急車の要請を行いました。救急車が到着した際に「病院での説明のお手伝いをさせていただくために、施設の看護師も同行してよろしいでしょうか？」と確認すると、「ありがとうございます」と言って、ご家族は安心した様子でした。

〜1時間後・搬送先の病院にて〜

病院に到着したら、施設の看護師が病院に対して利用者の身体状況などを詳しく説明してくれて、家族は非常に助かりました。また、利用者が精密検査を受けている間、心配で落ち着かない家族に対して、同行していた施設の看護師が、検査の説明や考えられる病状などについて詳しく話してくれたので、家族は非常に心強かったそうです。

〜2時間後〜

検査の結果は、誤嚥性肺炎でした。施設の看護師はすぐに特養に電話連絡をし、検査結果や入院の旨を伝えました。家族は非常に動揺して、親戚に連絡をしたり、医師からの説明を書き留めたりと大忙しです。

家族の連絡が一段落ついたタイミングで、施設の相談員から、入院の際の規則や役割分担について詳しい説明がありました。「家族がすること」「どの部分が自己負担になるのか」など、あとで誤解が生じないように資料を使っての説明でした。

〜3時間後〜

職員「ご家族の皆さんは大変でしょうから、施設においてある荷物はまとめて明日にでもこちらからお持ちします。また何か困ったことやわからないことがあったら、いつでも施設に連絡をください」

娘さん「今日は本当にありがとうございました。皆さんのおかげで助かりました」

一連の入院に関する対応において家族に感謝してもらい、いっさいクレームは出ませんでした。

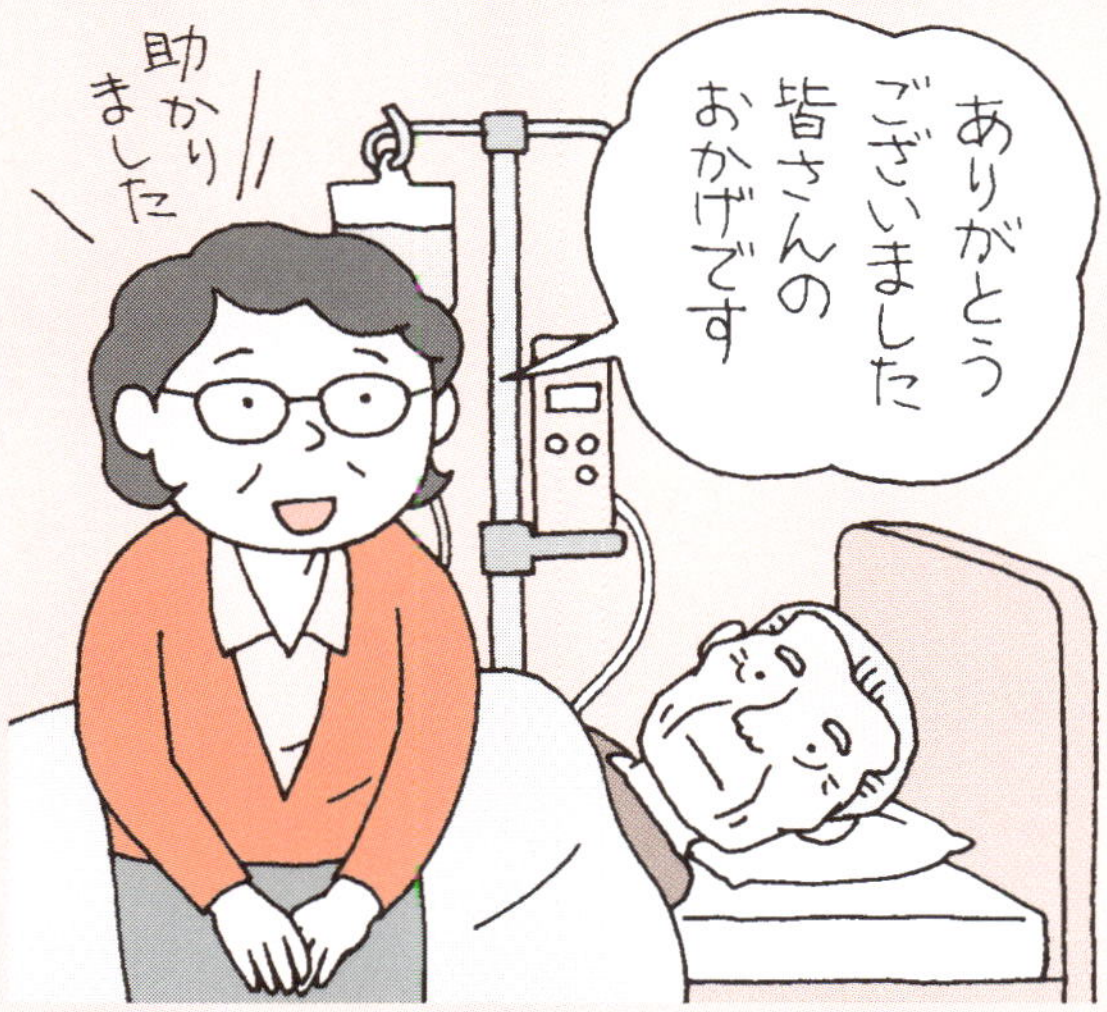

体調急変時のマニュアルが必要

利用者の持病の通院と、体調急変時の受診は、根本的に違います。ですから、体調急変時に施設側がどう対応するかについて、マニュアルをつくって方針を決めておくことが大切です。116ページに、ある施設の体調急変時の緊急マニュアルを抜粋しました。併せて、上の適切な対応例なども参考にしながら、それぞれの施設での方針を決定するといいでしょう。

家族の心証を悪くしがちなのが、「入院中に荷物を取りに特養へ行ったら家族のベッドがショートステイに使われていて、違う利用者がいた」というケースです。利用者の入院中におけるベッドの貸し出しはあくまでショートステイなので、利用者の入院が3ヵ月以内であれば問題なく元のベッドに戻ることができます。しかし、入院中にベッドを貸し出す可能性があることを事前に説明しておかないと、家族がショックを受けてしまうので注意が必要です。

保険会社に丸投げされた

どんな事故であっても、施設が当事者であることを忘れてはいけません

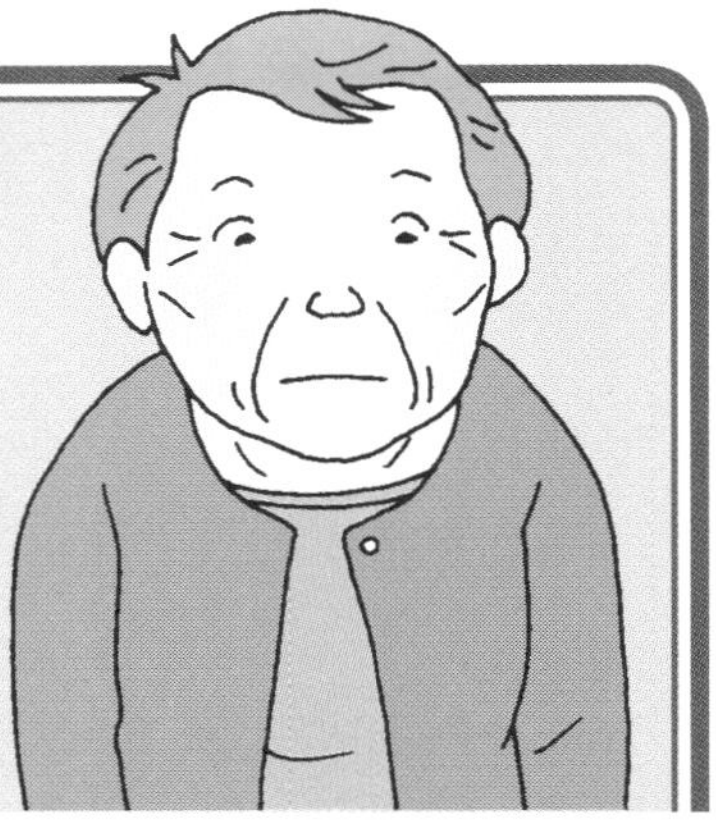

利用者の状況

Cさん 78歳、女性、要介護1
既往症：脳梗塞、軽い認知症、腰痛

ＡＤＬ：腰が曲がっており、ゆっくりだが歩行は自立している、食事は普通食、認知症はあるが軽度、基本的に会話が成立するし、時々失敗することもあるがトイレも自立している

クレーム内容

母がデイサービスで転倒して、利き腕を複雑骨折しました。救急車で病院に運ばれ、入院して手術するほどの大きなケガでした。

一人娘である私は、仕事もあるうえにまだ高校生の息子がいます。母の手術が無事に終わるまでは、毎日バタバタで振り返る暇もありませんでした。

手術も終わり、母の入院生活が落ち着いてきた頃、ろくに事故の説明を受けていないことに気がつきました。そこで、電話をかけて説明を求めたのです。

職員「はい、デイサービスセンター○×です」
娘さん「先日そちらで転倒して入院しているＣの娘ですが」
職員「Ｃさんの娘さんですか！　その後Ｃさんの体調はいかがですか？　手術をしたと伺いましたが」
娘さん「はい、無事に手術も成功しました。今は入院しながらリハビリ中です。ところで、事故の原因についてきちんと説明をしてほしいのですが」
職員「事故の原因ですね。Ｃさんはトイレに向かって歩いている際、手すりにつかまり損なって転倒してしまいました」
娘さん「それは聞きましたけど、もっと詳しいお話が聞きたいのです。そのときに歩行を介助したり、見守る職員さんはいたのですか？」
職員「ええと、どうでしょうか。でも、保険からお金が出るということは聞いておりますので、ご安心ください。近日中に保険会社から連絡が行くはずです」
娘さん「そうですか。わかりました」

数日後、保険会社から○○万円の提示を受けました。しかし、大きな手術も受けて今でも入院治療が続いているのに、提示された金額はあまりに少額でした。

そこで、デイサービスセンターに交渉に行きましたが、「金額のことは保険会社に任せてあるので、私たちにはわかりません」「この金額に納得ができないなら、支払うことはできません」の一点張りで、話になりませんでした。

「事故の原因の説明もきちんと行わないうえに、保険金額についても保険会社に丸投げとは、あまりにも誠意がない」と、Ｃさんの家族は国保連に苦情申し立てを行いました。

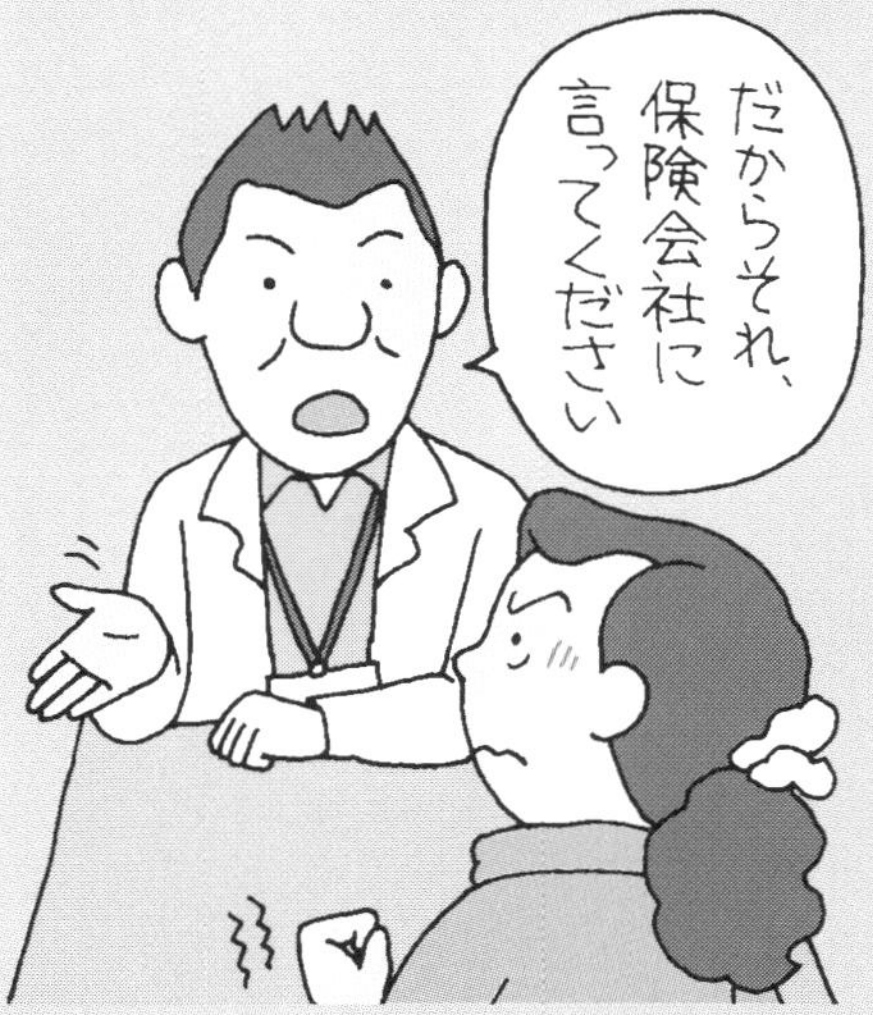
だからそれ、保険会社に言ってください

このクレーム対応のおもな問題点

「保険会社に任せてある」という無責任な対応姿勢

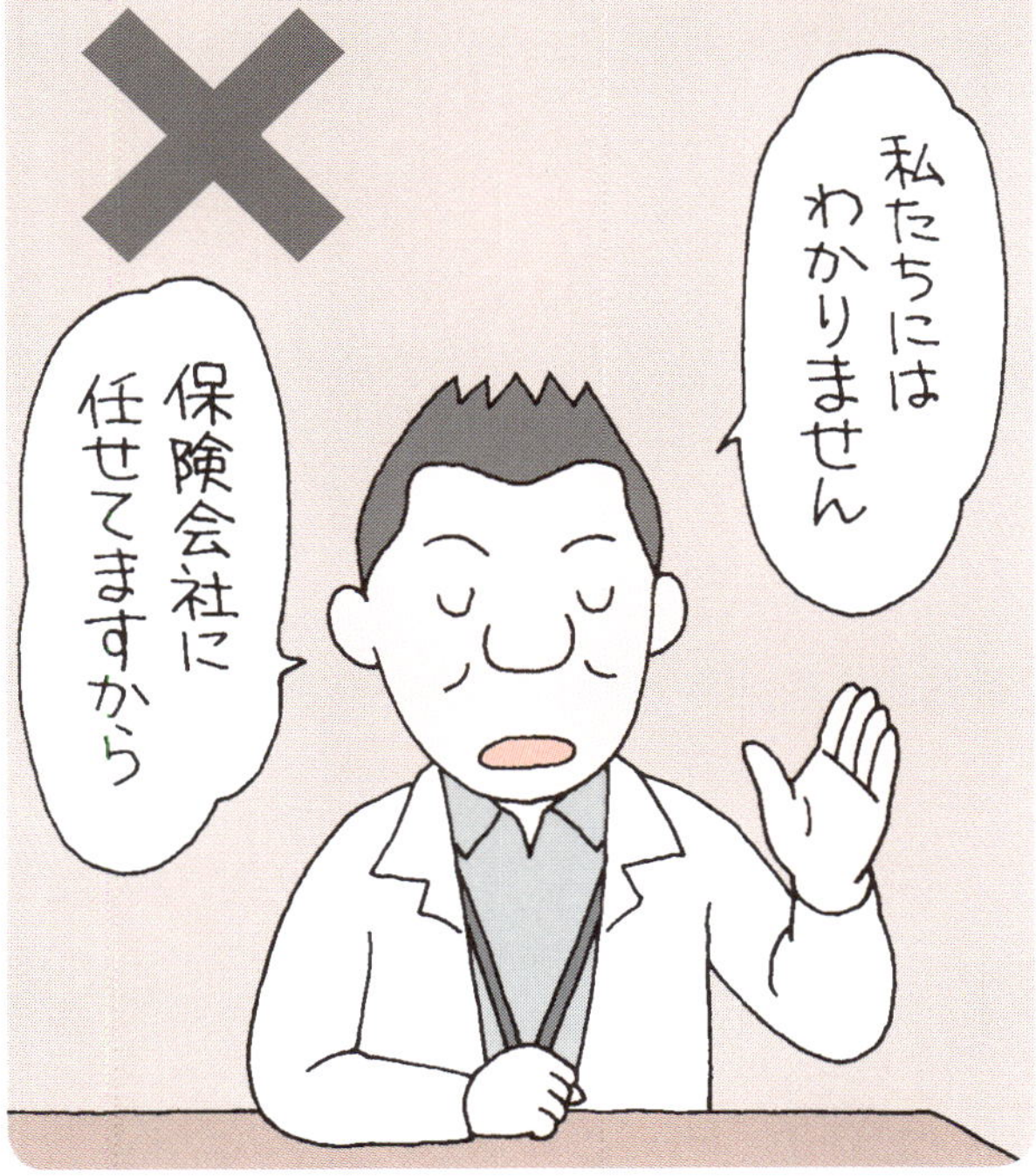
保険会社に任せてますから
私たちにはわかりません

介護施設が加入している賠償責任保険の場合、保険会社は示談交渉を代行することができません。介護施設の事故に関する示談交渉を保険会社が行うことは、弁護士法で禁止されているからです。ですから、お客様が補償金額に納得がいくまで話し合う責任は、施設が負っています。「保険会社に任せてあるから」という対応は、介護施設がしてはいけないのです。保険会社に対しては、あくまで「相談」という形になるので、注意しましょう。

「保険からお金が出ます」という説明が誤解を生んだ

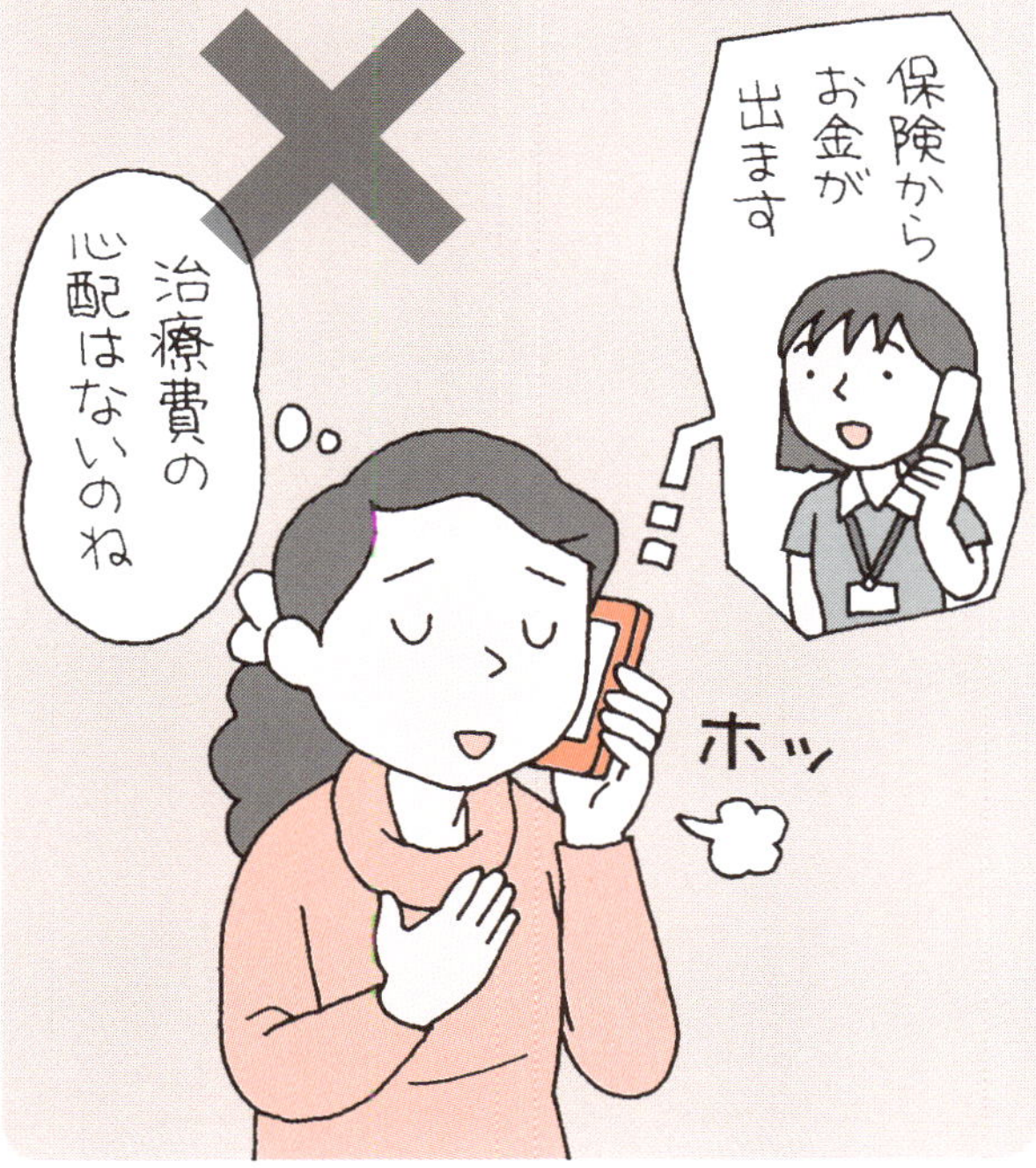
保険からお金が出ます
治療費の心配はないのね
ホッ

「事故の原因を説明してほしい」と言われて「保険からお金が出ます」と答えれば、「施設に過失がある事故なので、治療費などの損害の全額を賠償責任保険で支払う」と家族は思います。賠償責任保険で支払えるのは、事故原因に対して施設に過失があったときだけです。今回、保険から支払われるのは少額であったということですから、これはおそらく「見舞金」だと思われます。見舞金というのは、施設に過失がない場合に定額で支払われるものです。

事故時の対応を知らない施設

この施設は、事故への対応が根本的に間違っています。すぐに施設の対応に関する非を認めて謝罪し、Cさんの家族に対して適切な対応をしなければなりません。

この事故対応に関するおもな問題点は、上記の2つです。

保険会社から見舞金の支払いだけということは、施設側に過失はないと結論づけていると思われます。もし本当にそうなら、事故原因について、本人と家族が納得できるまできちんと説明することが大切です。

逆に、施設側の過失を完全に否定できない場合は、施設が保険会社に対して、Cさんに適切な賠償金が支払われるように交渉する必要があります。

また、事故後の対応を保険会社に丸投げするのは言語道断です。施設側の過失の有無にかかわらず、自施設内で起こった事故の被害者に対しては、最後まで施設が責任を持って対応する義務があります。

保険会社に丸投げされた

このクレーム対応の改善案

1 事故原因の調査を行い、施設の過失かどうか、専門家の判断を仰ぐ

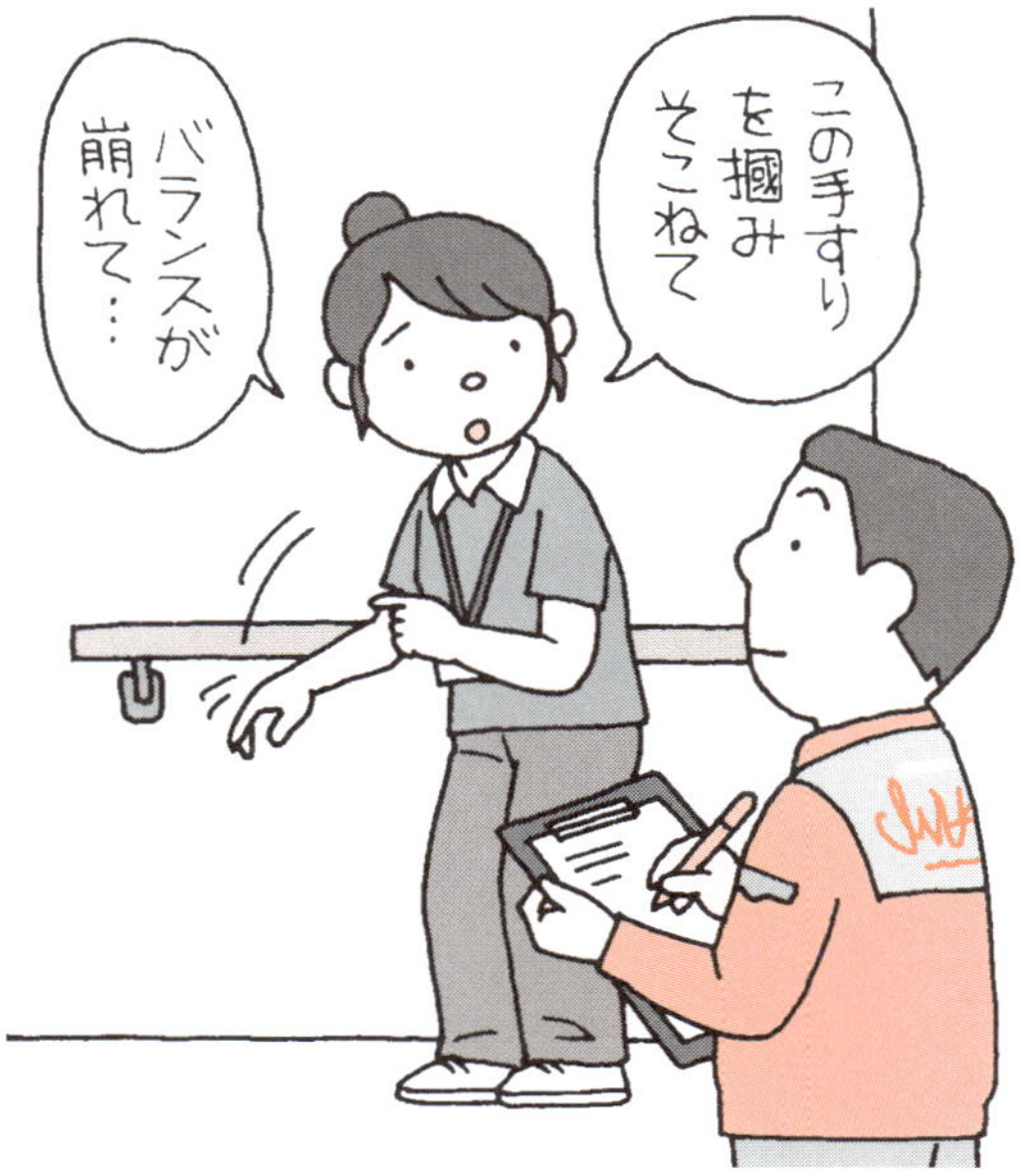
この手すりを掴みそこねて
バランスが崩れて…

2 事故原因や施設側の過失の有無について、家族にていねいに説明する

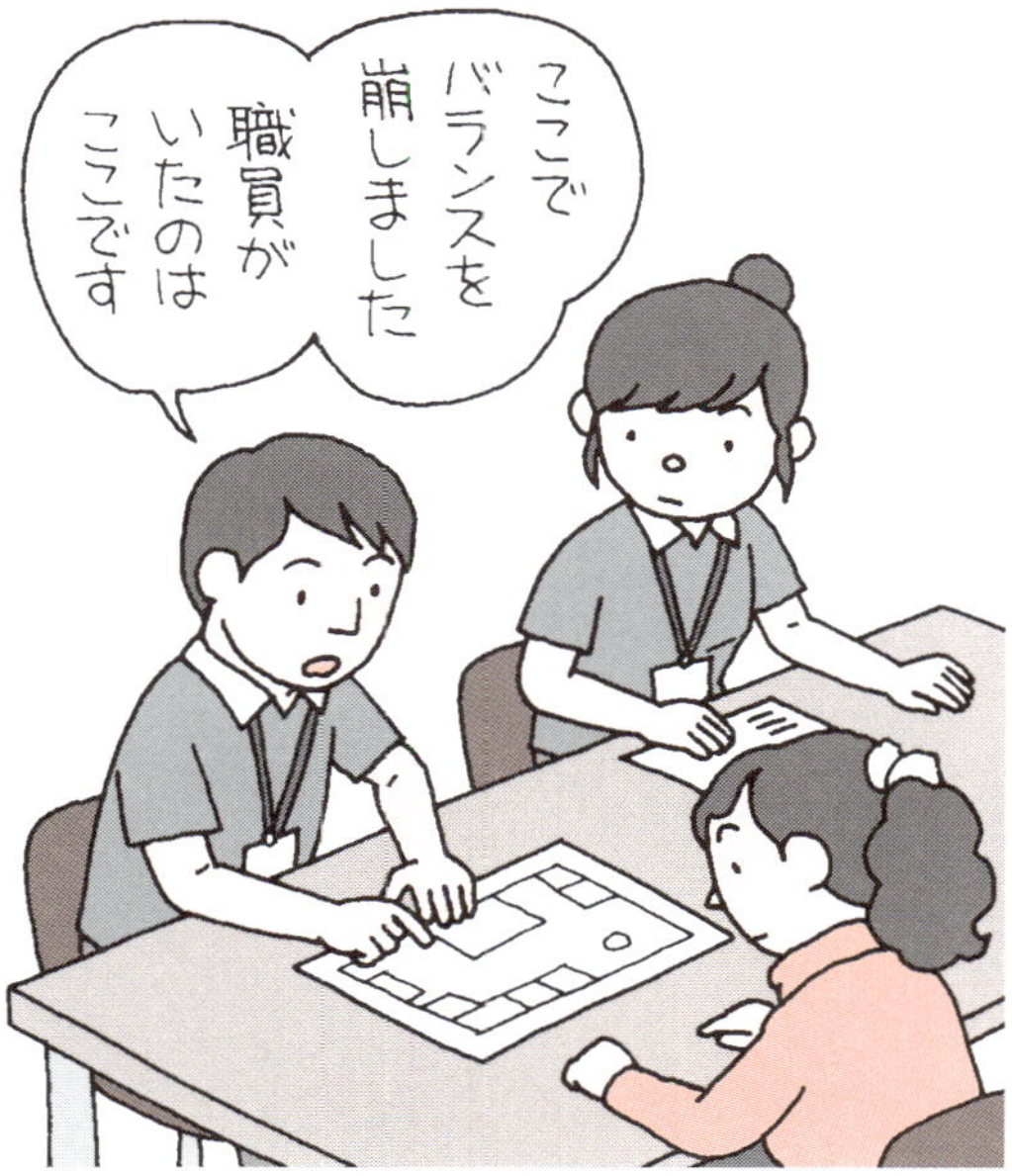
ここでバランスを崩しました
職員がいたのはここです

3 過失があれば治療費や入院費などの補償を行い、示談書を取り交わす

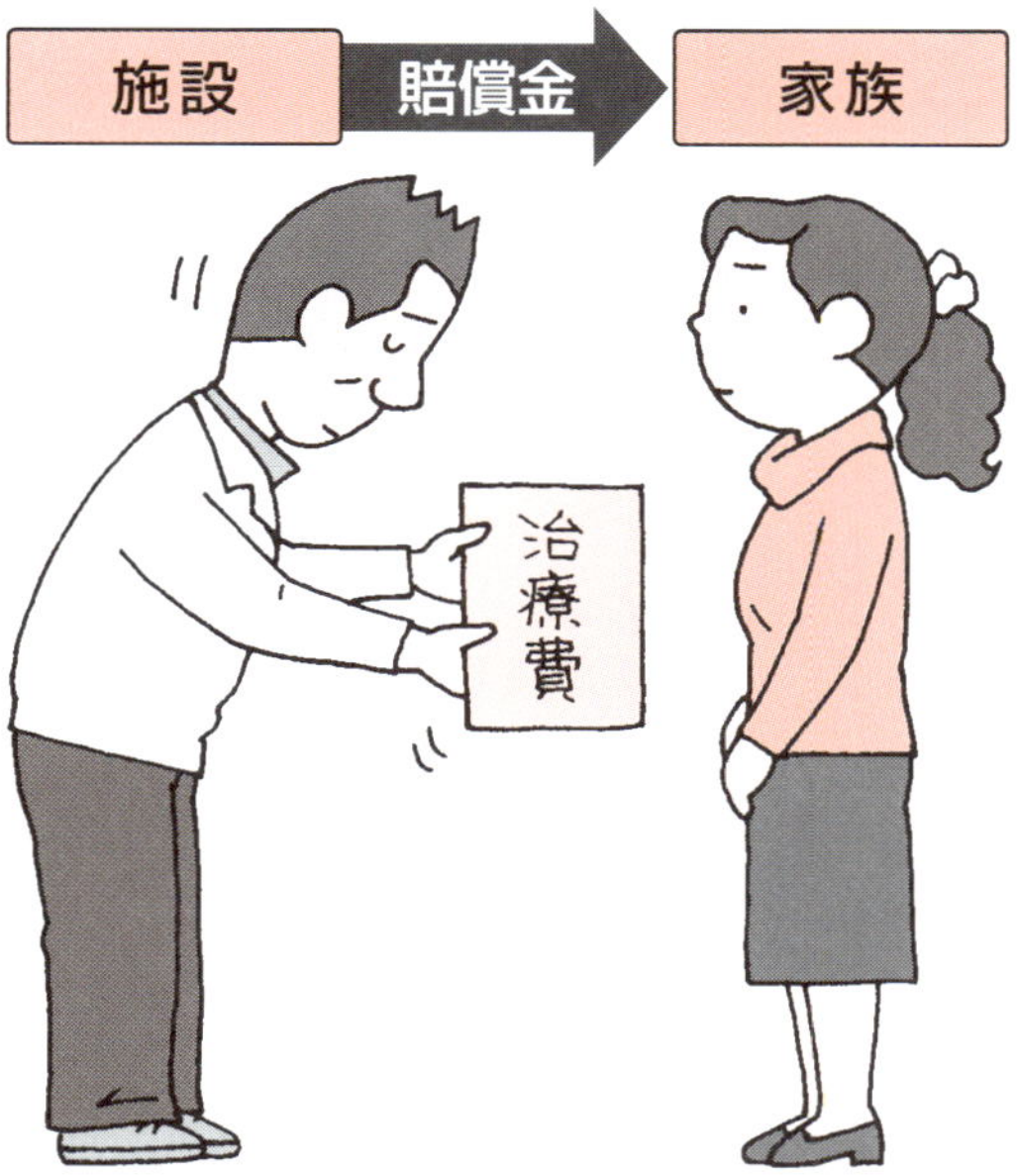
施設
賠償金
家族
治療費

4 施設が賠償金を支払った場合、保険金が施設に対して支払われる

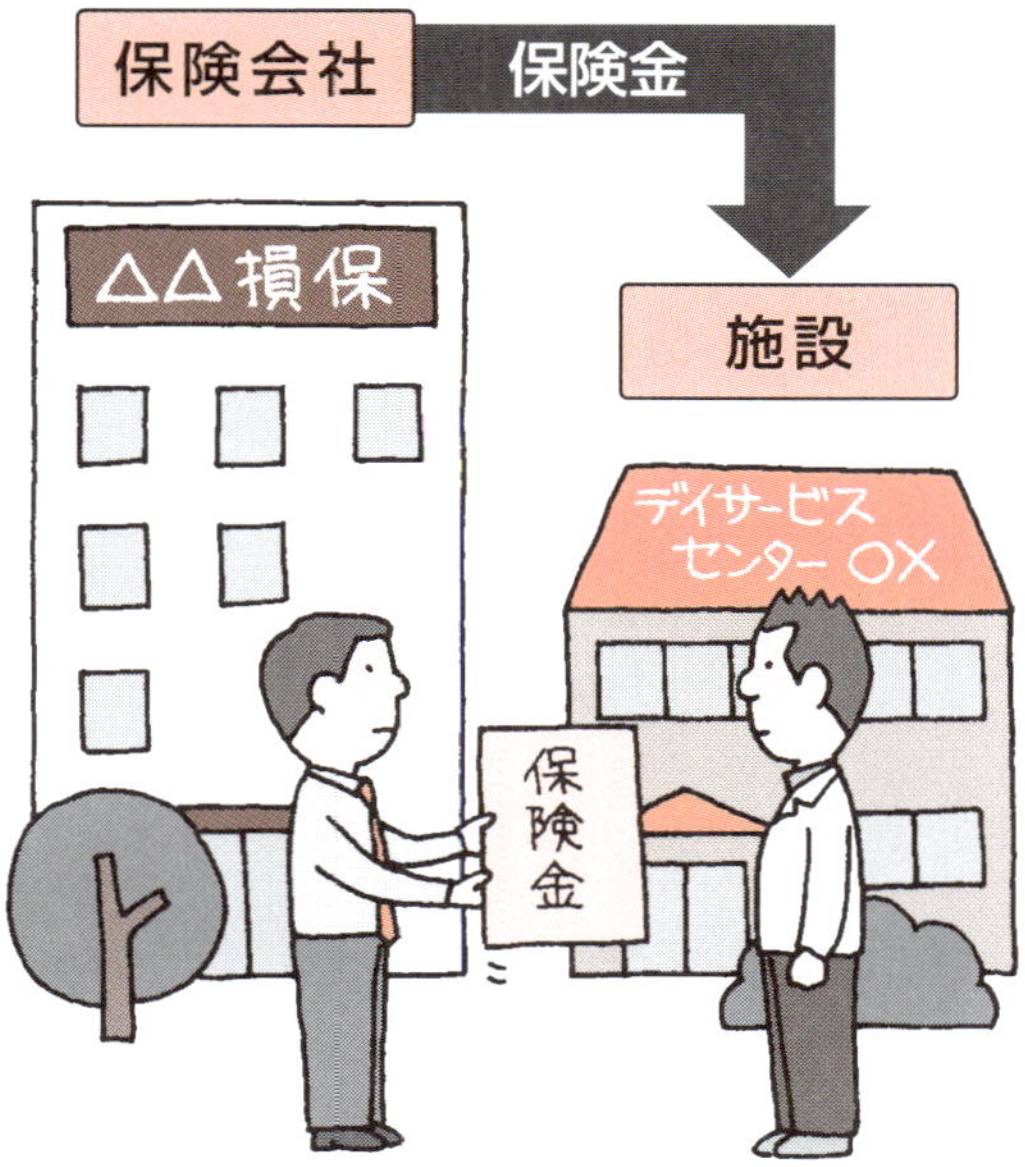
保険会社
保険金
施設
△△損保
デイサービスセンター○X
保険金

このクレームの適切な対応方法（一例）

職員「はい、デイサービスセンター○×です」
娘さん「先日そちらで転倒して入院しているCの娘ですが」
職員「Cさんの娘さんですか！　その後、Cさんの体調はいかがですか？　○日に手術をしたと伺いました」
娘さん「はい、無事に手術も成功しました。今は入院しながらリハビリ中です。ところで、事故の原因についてきちんと説明をしてほしいのですが」
職員「もちろんです。本来ならこちらからご連絡を差し上げるべきところを申し訳ございませんでした。手術が終わって落ち着かれたら、あらためて詳しい説明に伺いたいと思っておりました。つきましては、いつ頃ご都合がよろしいでしょうか？」
　こうして、デイサービスの責任者と相談員が自宅まで説明に来てくれることになりました。

～施設側に過失があった場合～

責任者「今回の事故の状況について、詳しく調査を行いました。その調査結果が、こちらでございます。（調査結果の説明）このように、今回のC様の事故は私どもの対応に至らない点がございましたので、治療費や入院費などの損害について補償をさせていただきます。このたびはC様に大変なご負担をかけてしまい、本当に申し訳ありませんでした」
娘さん「わかりました。今後はこのようなことがないように、よろしくお願いします」
責任者「はい。大変申し訳ありませんでした」
相談員「申し訳ありませんでした。それでは補償の内容について、詳しくご説明申し上げます」

～施設側に過失がなかった場合～

責任者「今回の事故の状況について、詳しく調査を行いました。その調査結果が、こちらでございます。
（調査結果の説明）ということで、今回の事故は誠に残念ながら、防ぐことができなかった事故であると結論づけました。ご納得いただけますでしょうか」
娘さん「そうですね。確かに、防ぐことは難しかったのかもしれません。だからといって、こんなに大変なケガなのに、何の補償もないのですか？」
相談員「まず、私どもの施設が契約しております保険会社から、事故の見舞金として○○万円が支払われます」
娘さん「それだけですか？　こんなに入院治療が続いているのに！」
相談員「おっしゃるとおりでございます。保険会社の賠償責任保険は、施設に過失がある事故にしか支払われないものですので、どうしても少額になってしまいます。あとはCさんのご負担を考えて、私どもデイサービスセンターのほうからも、心ばかりのお見舞いをお支払いする準備をしております。もちろん十分な金額ではございませんが、今回の事故においてこちらからお支払いできるのはここまででございます。
　それ以外にも、高額療養費制度などがございますので、よろしければご案内いたします」
娘さん「そうですか。私はよくわかっていないので、教えていただけると助かります」

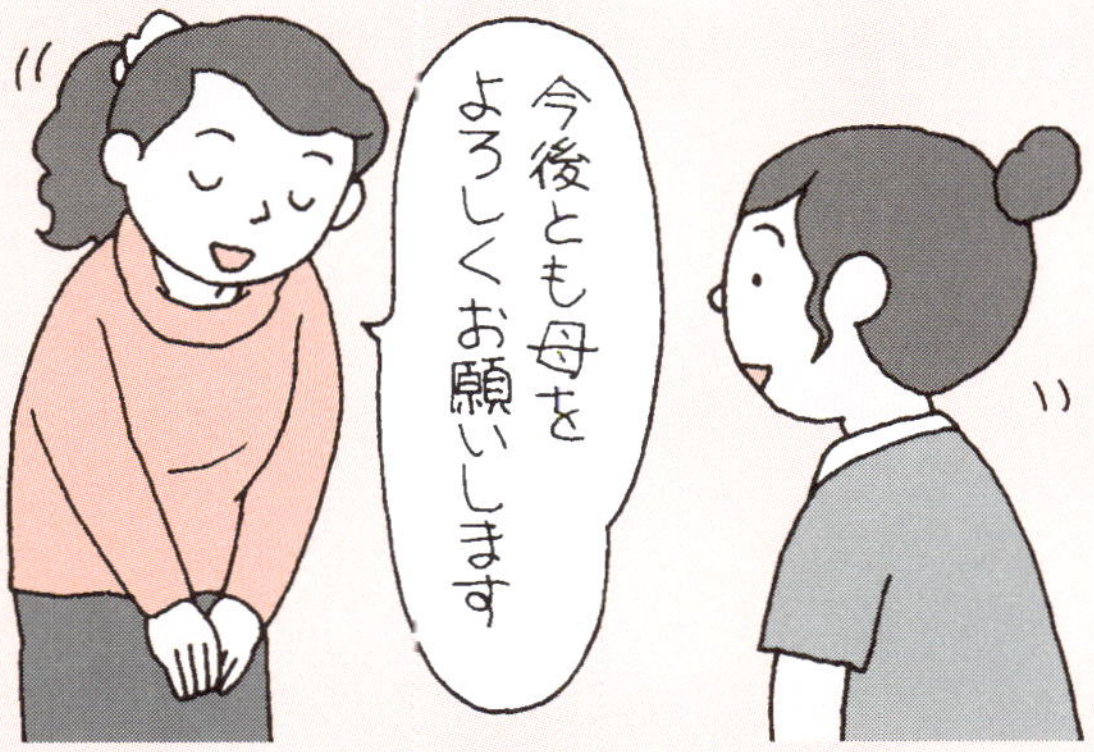

保険のしくみをしっかり理解する

　介護施設の中には、賠償責任保険の制度をよくわかっていない事業者が見受けられます。制度がわからないと「何とか払わないですむようにしよう」と考えたり、「あとは保険会社に任せておこう」と考えるなど、誤った対応になりがちです。まずは契約している保険会社の担当者とよく相談して、保険のしくみを深く理解するところから始める必要があります。
　施設側に過失がある場合の事故の保険金支払いは、保険会社から利用者に対して行われるのではありません。まずは、施設が利用者に対して賠償金の支払いを行うことが先です。その後、利用者に支払った分を、保険会社から施設が受け取るという流れになります。
　施設に過失がない場合は、賠償責任保険で保険金は下りません。それならば、せめて公的な補助金の制度を紹介するなど、できる部分で利用者の力になってあげるといいでしょう。

ヘルパーが思ったように動いてくれない

身体介護でも生活援助でも、非常に多いパターンのクレームです

利用者の状況

Dさん

78歳、女性、要介護2
既往症：脳梗塞の後遺症で左片マヒ、認知症あり

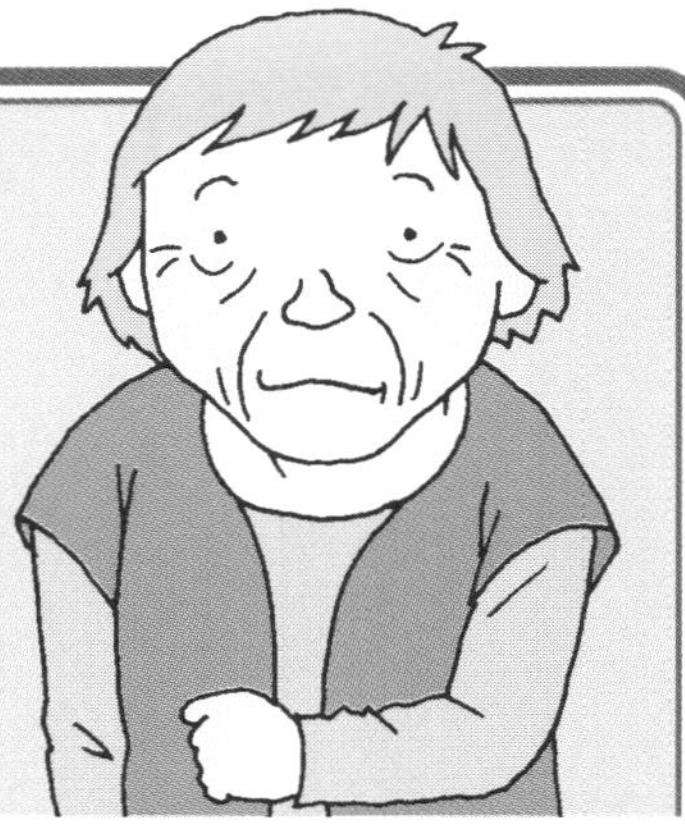

ADL：立位は短時間なら可能。歩行は介助が必要。食事は普通食。発語あり。認知症の影響でコミュニケーションがうまくいかないことがあるが、基本的には会話が成立する

クレーム内容

私は79歳の男性です。妻が69歳の若さで脳梗塞を起こして倒れて以来、9年間も私1人で妻の介護を続けて参りました。

しかし去年の夏、妻の入浴介助をしていたらぎっくり腰になってしまったのです。それをきっかけに1人で行う介護に限界を感じ、週に3日はヘルパーをお願いするようになりました。ところが、ヘルパーは介護のプロだと思っていたのに、全然ダメな人が多くて困っているのです。

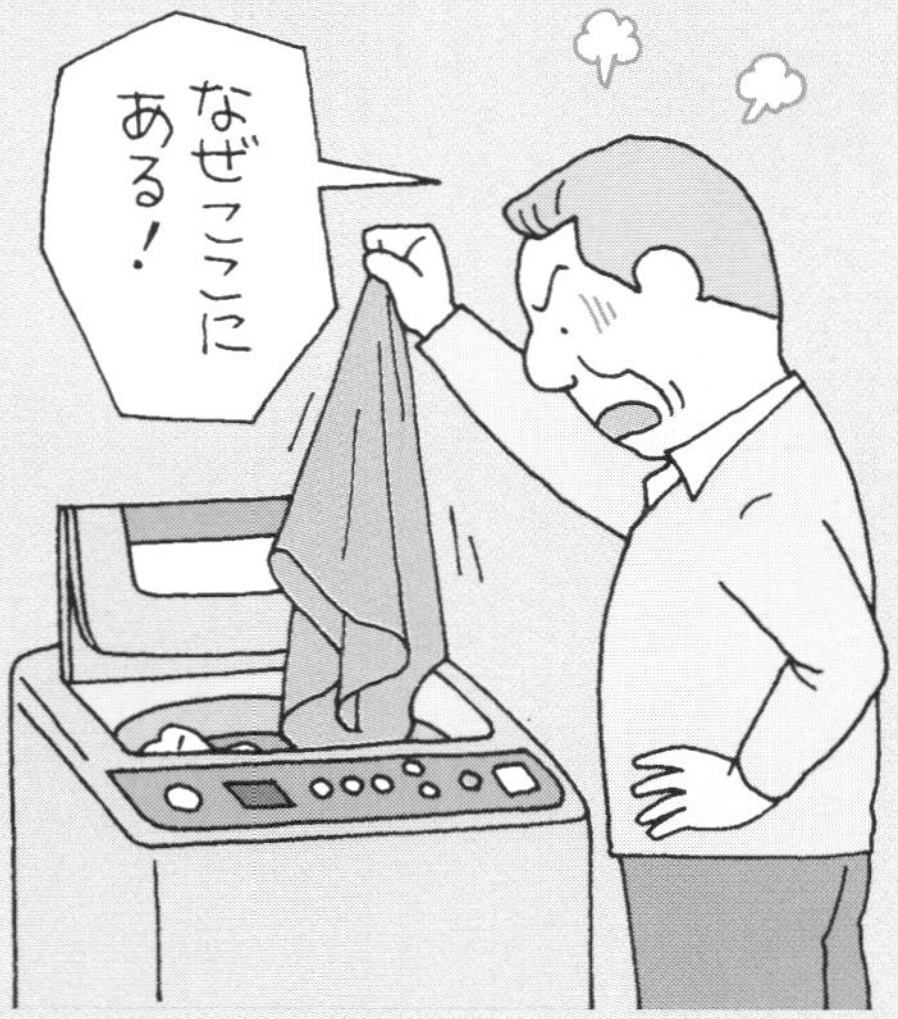

わが家では、一度バスタオルを使っても洗わずに干しておいて、2～3回使ってから洗濯機で洗います。それなのに1人目のヘルパーはたった1回使用しただけのバスタオルを洗濯機に入れてしまっていたのです。そういう勝手なことをされては困るので、サービス提供責任者にクレームを入れました。

2人目のヘルパーもダメでした。妻はお風呂に入る前に、必ずトイレに行くことになっています。それなのにトイレに連れて行かなかったために、浴槽を汚してしまったんです。これもクレームを入れて、ヘルパーを替えてもらいました。

それ以降は何人かのヘルパーが入れ替わりながら来るのですが、みんなまったくダメです。だから、私はヘルパーが来ている間に食材の買い物に行きたいのに、家を空けることができません。訪問介護事業所に話しても「すみません」というだけで、何も変わりません。

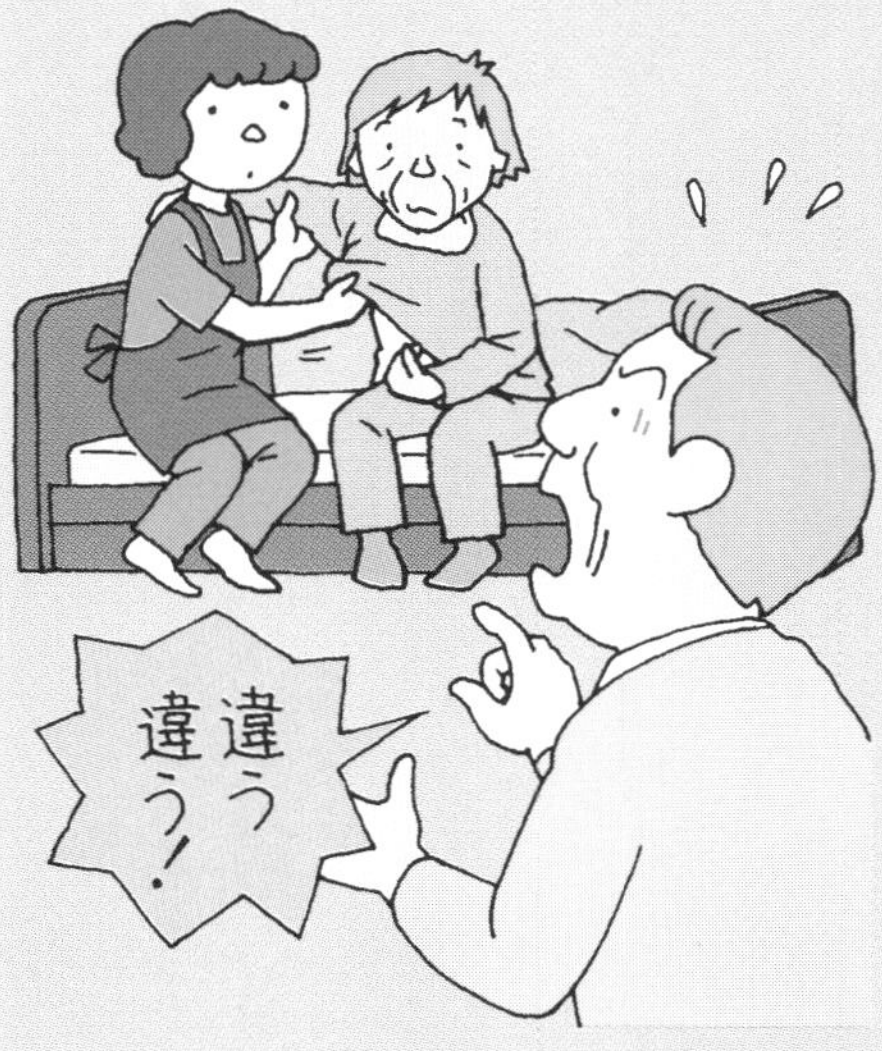

このクレーム対応のおもな問題点

ヒアリング不足と申し送りの体制が不十分

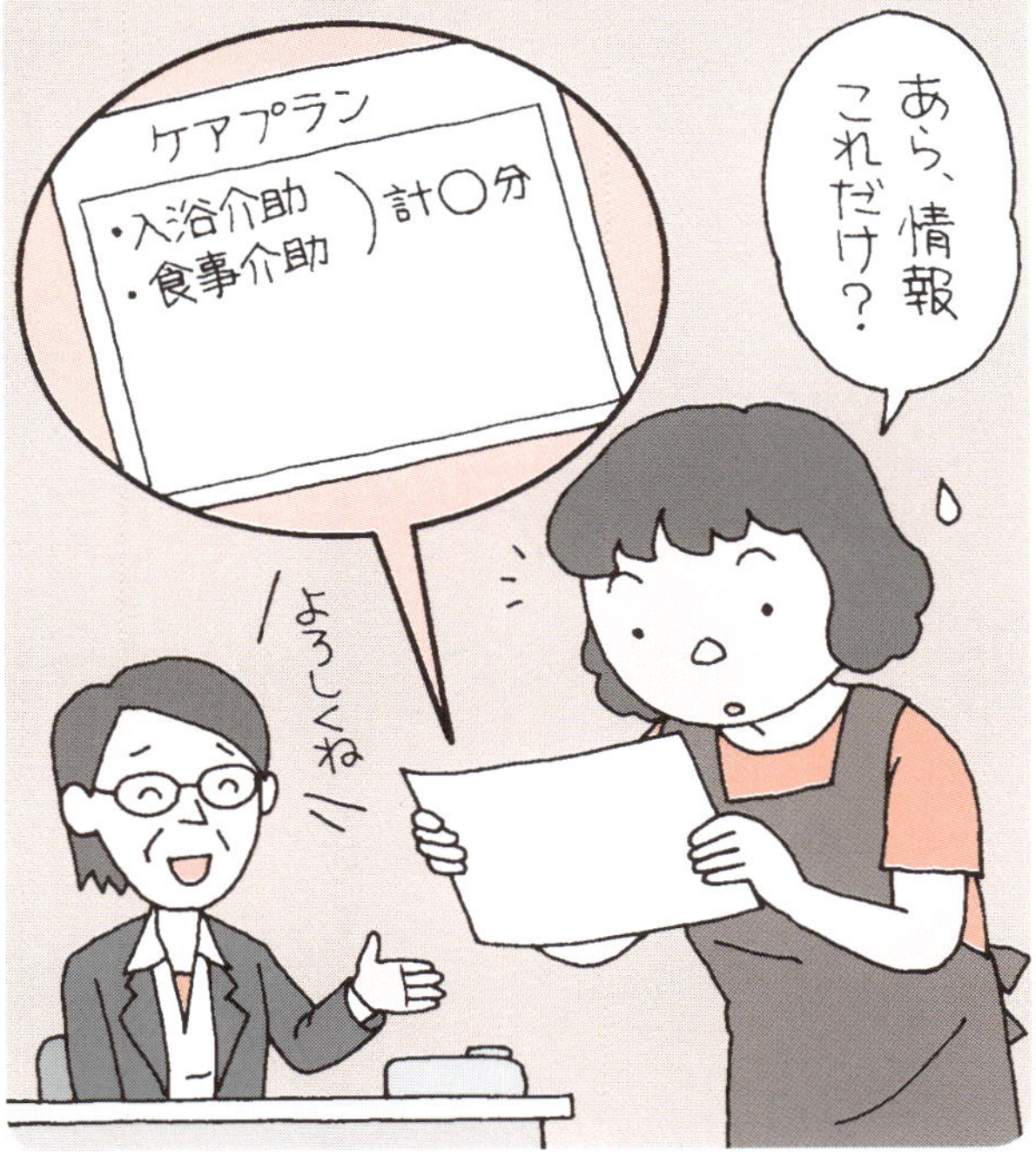
ケアプラン
・入浴介助
・食事介助
計○分
あら、情報これだけ？
よろしくね

クレーム内容を見ると、これだけ要求が細かい利用者のご家庭であるにもかかわらず、ほとんど情報の引き継ぎがされていないように見えます。新しく担当するヘルパーにはある程度の内容がしっかり伝わるように、サービス提供責任者は引き継ぎのシステムを見直す必要があるのではないでしょうか。また、訪問介護事業所側の「なるべくしっかり引き継ごうとする姿勢」が感じられたら、ご家族の態度も軟化するかもしれません。

無理な話だと思ってきちんと対応してこなかった

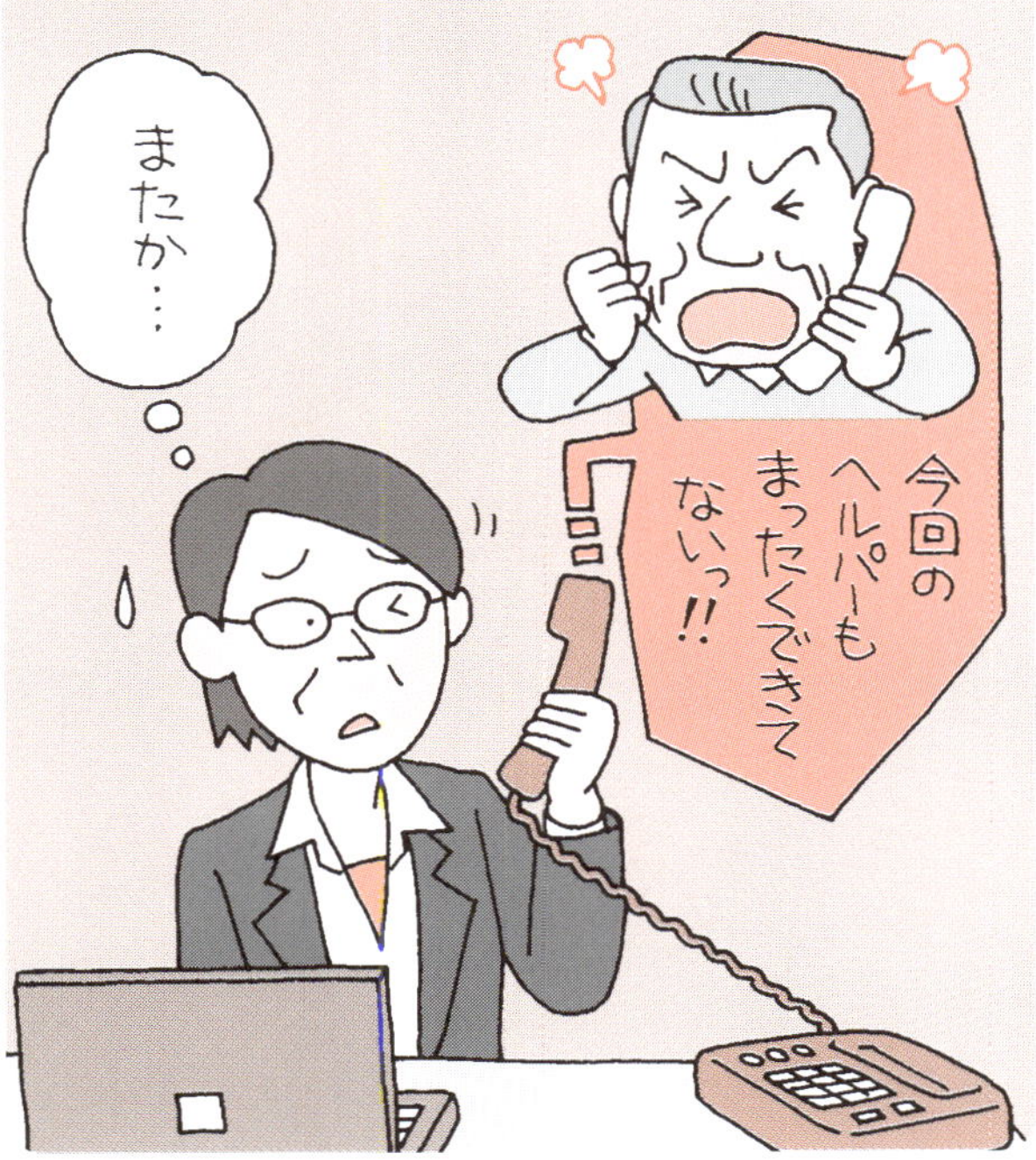
またか…
今回のヘルパーもまったくできてないっ!!

事業者としては、このクレームを「無理だ」「難しい注文だ」と感じる人が多いのではないでしょうか。利用者の動きにはその人その人でくせがありますし、訪問介護事業所は顧客をたくさん抱えていますから、それぞれの家庭の細かいルールまで把握しきれません。そのうえ、派遣されるヘルパーは何人もいます。だからといって何も対応しないのでは、信頼関係が崩れるばかりです。まずは、最善の対応ができるよう努力する必要があります。

難しい注文でも即否定はしない

デイサービスや入所施設と違って、ホームヘルパーに関するクレームでは、このような「やり方が気に入らない」という内容が目立ちます。この事例のクレーム申立者は男性で、内容は身体介護のやり方でした。それが同じヘルパーでも生活援助になると、途端に女性利用者からのクレームが多くなります。女性は長年自分のやり方で家事をやってきましたから、自分の家で違う家事のやり方をされると非常に気になるようです。

実際には、利用者とヘルパーは違う人間ですから、まったく同じやり方をするというのは無理があります。それでも情報をうまく引き出して管理できれば、ある程度意向に添うことはできるはずです。その努力をしないままで、「そんなのは無理だ」と考えて対応を怠ってはいけません。こうした努力は、お客様のためだけでなく、一方的に責められることからヘルパーを守ることにもつながります。

ヘルパーが思ったように動いてくれない

このクレーム対応の改善案

1 サービス提供責任者がケアマネジャーと共に、ご主人の介助方法を確認する

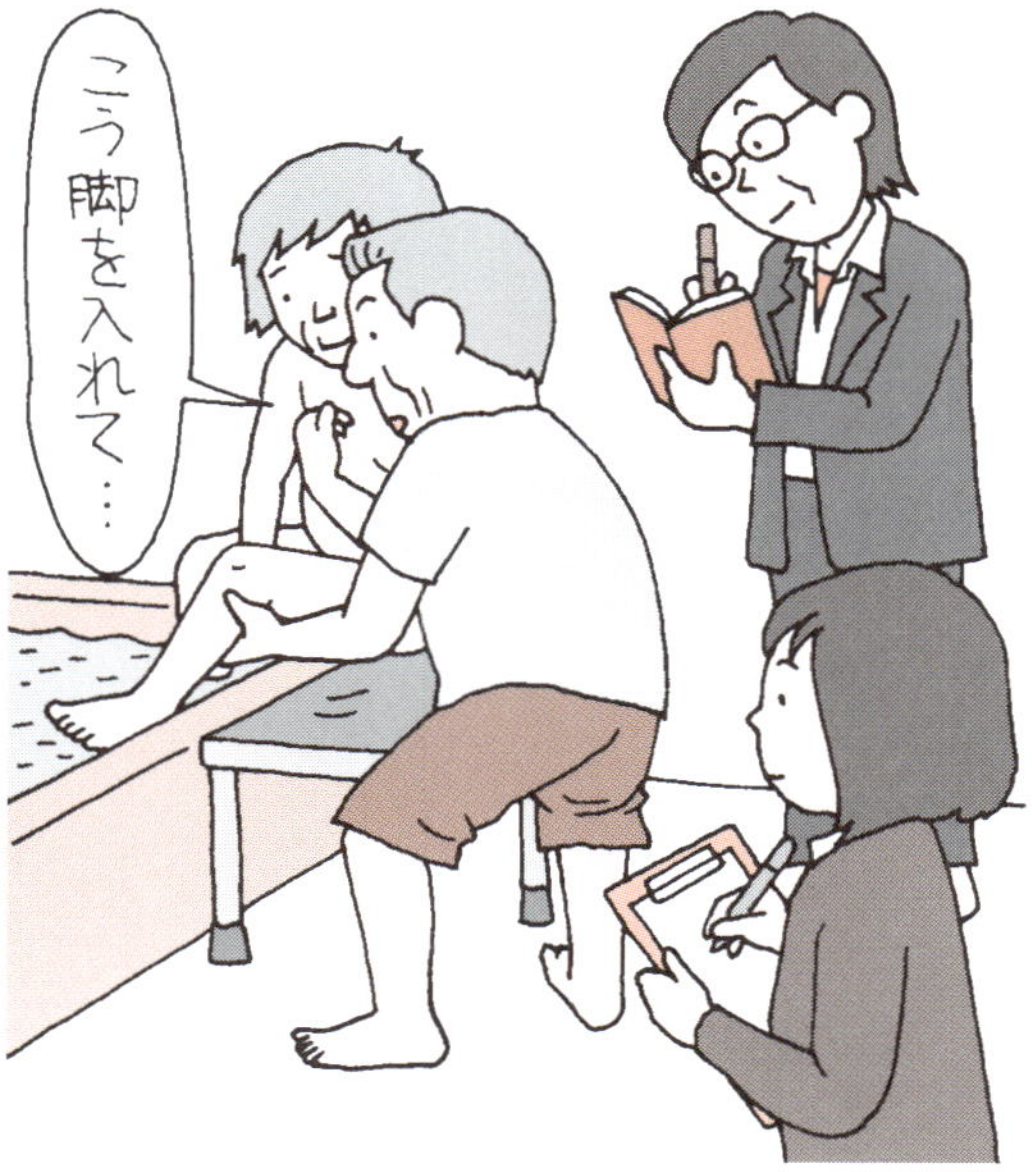
こう脚を入れて…

2 ご主人のやり方に危険な点があったら伝え、よりよい方法をアドバイスする

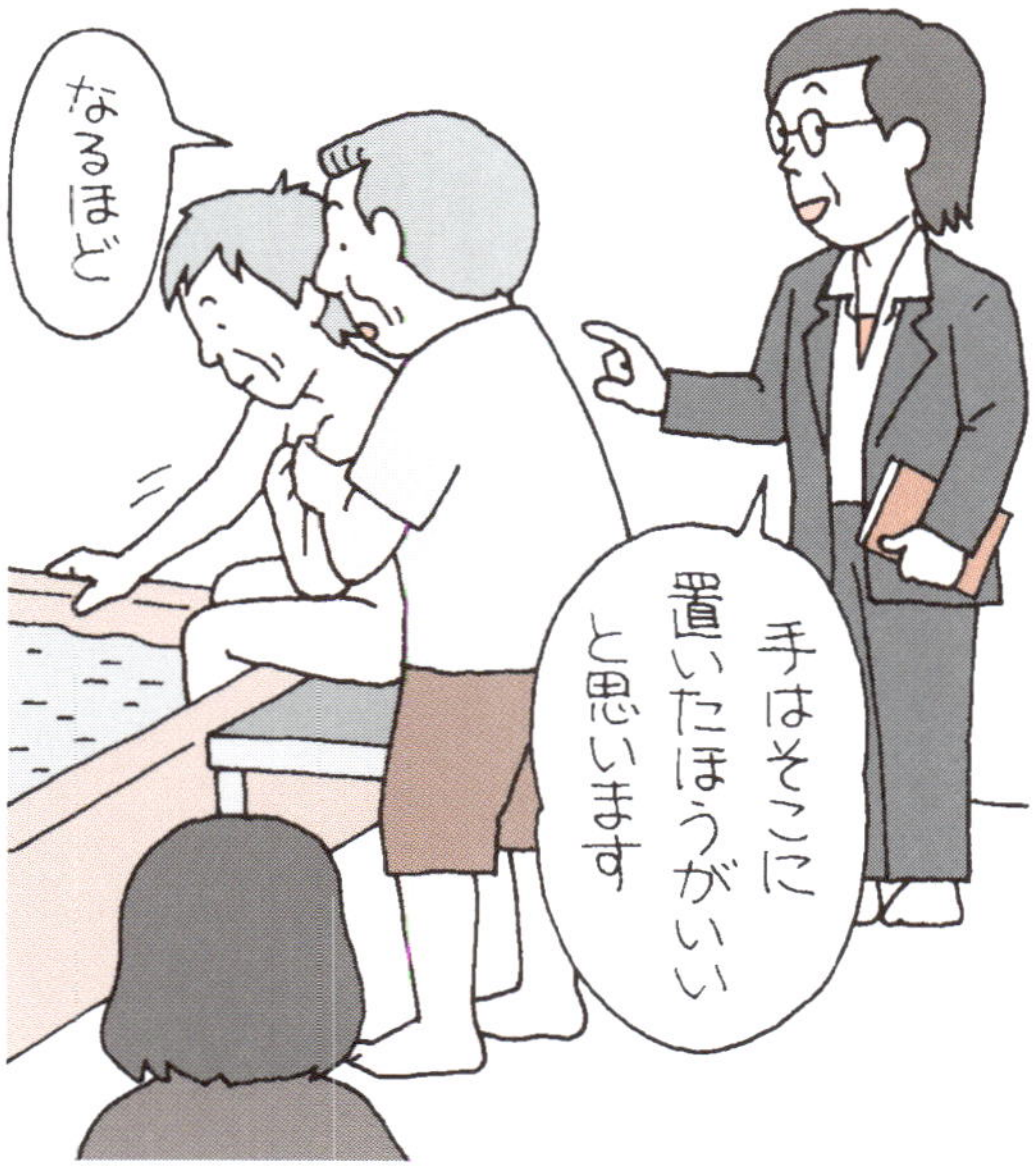
手はそこに置いたほうがいいと思います
なるほど

3 ご主人のやり方とヘルパーのやり方の両者から、妥協点を見つけて合意する

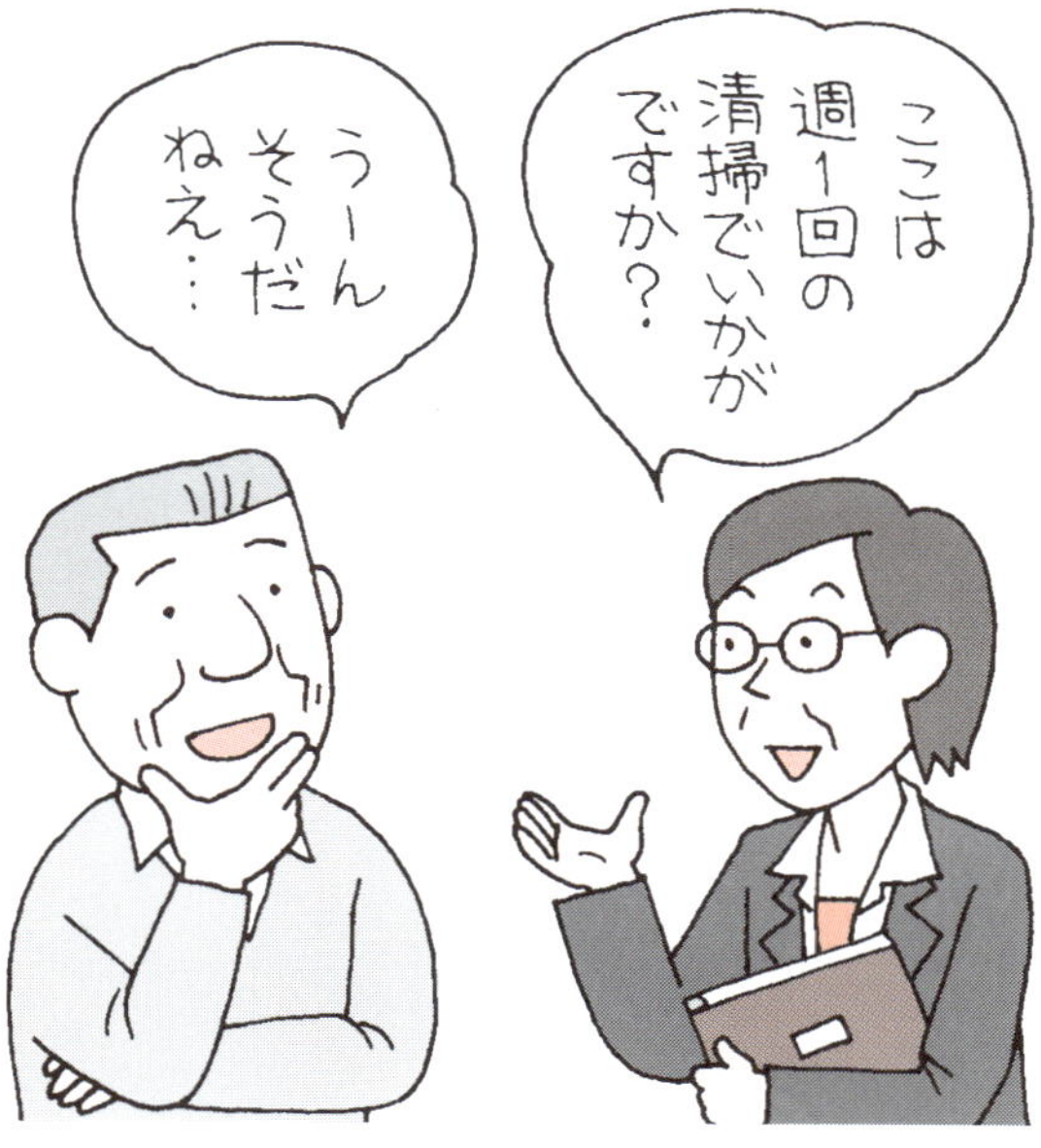
ここは週1回の清掃でいかがですか？
うーんそうだねえ…

4 合意した内容を、どのヘルパーでも行えるように、申し送り方法を確立する

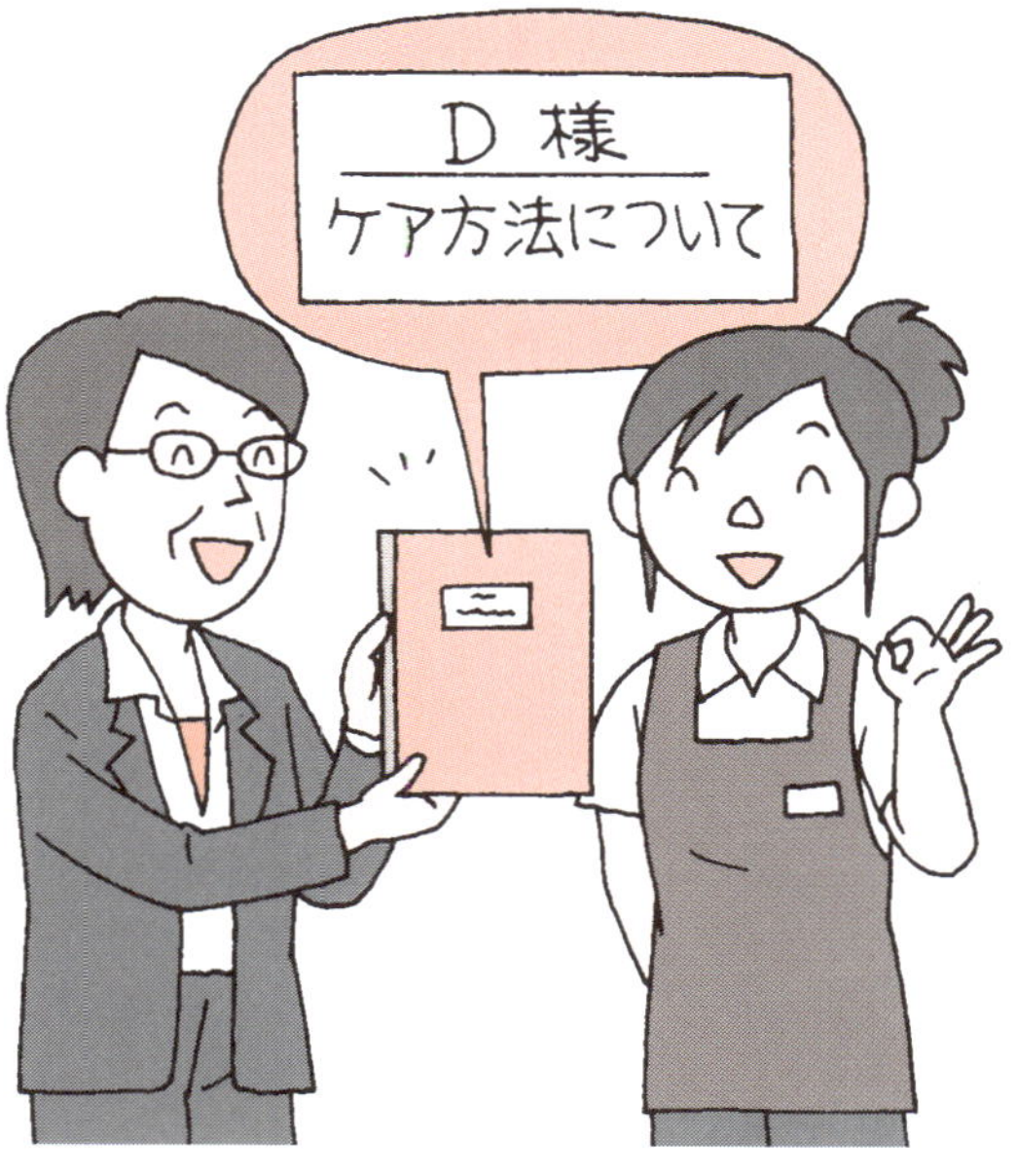
D様
ケア方法について

このクレームの適切な対応方法（一例）

わが家では一度バスタオルを使っても洗わずに干しておいて、2～3回使ってから洗濯機で洗います。それなのに1人目のヘルパーはたった1回使用しただけのバスタオルを洗濯機に入れてしまっていたのです。そういう勝手なことをされては困るので、サービス提供責任者にクレームを入れました。

すると、すぐにサービス提供責任者とケアマネジャーがわが家を訪ねてきたのです。そして、私の介護のやり方について、非常に細かく聞いてメモをとりました。入浴介助の部分で1ヵ所だけ「奥様の手はこちらに置いたほうがやりやすいのではないか」と指摘されましたが、そこは確かにいつも腰に負担がきて大変な部分でした。手の場所を変えることで、安定感が増したので、「さすがプロだな」と感じて驚きました。

それからというもの、新しいヘルパーが来ても、そのメモを見ながら介護してくれるので安心です。たまに間違ったことをすることもありますが、注意するとメモを見返して「本当だ。間違えてしまいました。すみません」と謝ってくれます。

新しいヘルパーが来たときは、最初の数回はきちんと見ていないといけませんが、それ以降は任せて買い物に出ても大丈夫です。以前に比べたらだいぶ楽になりました。

なんでもこの訪問介護事業所では私のクレームをきっかけにして、もっと利用者家族の介助方法を詳しく聞いて取り入れるシステムに変わったそうです。「業務改善にご協力いただいた」などとお礼を言われて、驚きました。その後も、時々サービス提供責任者やケアマネジャーが「困ったことはありませんか？」と聞きに来てくれるようになったので、このままの調子でやっていくつもりです。

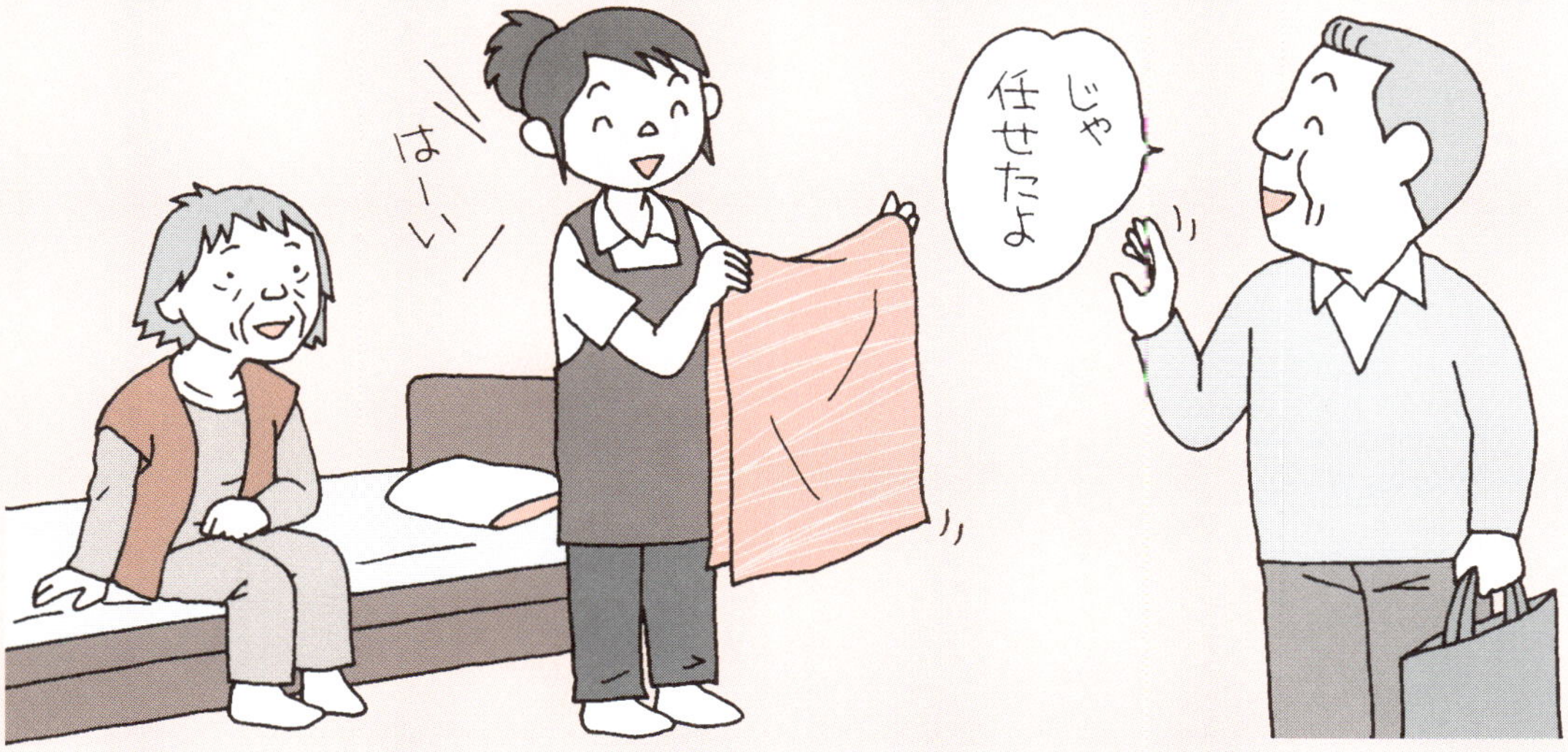

話し合いを通して最良のケアを探る

在宅で利用者と家族介護者の間で行われている独自の介助方法を、突然来たヘルパーがすぐに再現するのはほぼ不可能です。そのうえ、介護のプロであるヘルパーのやり方のほうが理論上は正しいことが多いので、基本的にヘルパーは自分のやり方で介護を行います。ですから介助方法にクレームを申し立てられても、利用者家族が悪いと感じて応じないヘルパーが多いのではないでしょうか。

大切なのは、家族と一緒に考えることです。押しつけてはいけません。それには、サービス提供責任者が家族の介助方法を細部まで聞き出すことが必要です。もし、危険なやり方や、利用者と介護者にとって負担になる点があれば指摘します。

そしてお互いのやり方をどこまで合わせられるかの妥協点を探り、合意してからサービスを始めるべきです。そうすればこの種のクレームを、劇的に減らすことができます。

ヘルパーのモラルがなっていない

1人で利用者宅に入る職種であるヘルパーには、高いモラルが求められます

利用者の状況

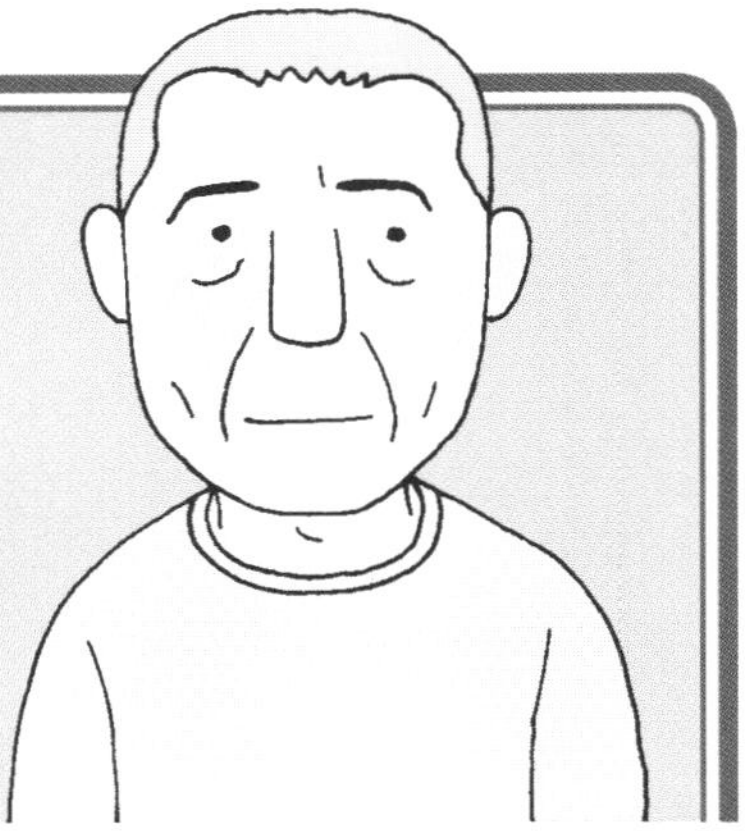

Eさん　75歳、男性、要介護４
既往症：筋萎縮性側索硬化症

ＡＤＬ：腕から下を動かすことがほとんどできないため日常生活は全介助。食事はソフト食。不明瞭ながら発語あり、認知症はなく思考はしっかりしている

クレーム内容

父は３年前から筋萎縮性側索硬化症を患っており、現在は全介助状態です。つい３ヵ月前まで母と２人で暮らしていましたが、父の主介護者であった母が突然の自動車事故で他界してしまいました。それ以来、近くに住む私(長女)が毎日様子を見にいき、それ以外にも訪問介護を毎日利用しながら生活を送っている状態です。

現在、ヘルパーが５～６人交替で来ていますが、ヘルパーの質が低くて困っています。

- 日用品がなくなる
- 調味料の減りが激しい
- 庭に車を停める
- きちんと食器を洗っていない
- 残飯をきちんと処理していない

など、ヘルパーとしてのモラルがまったくなっていません。家事のプロとしてお金をもらっているのであれば、きちんとすべきです。早急にヘルパーの質の改善を求めます。

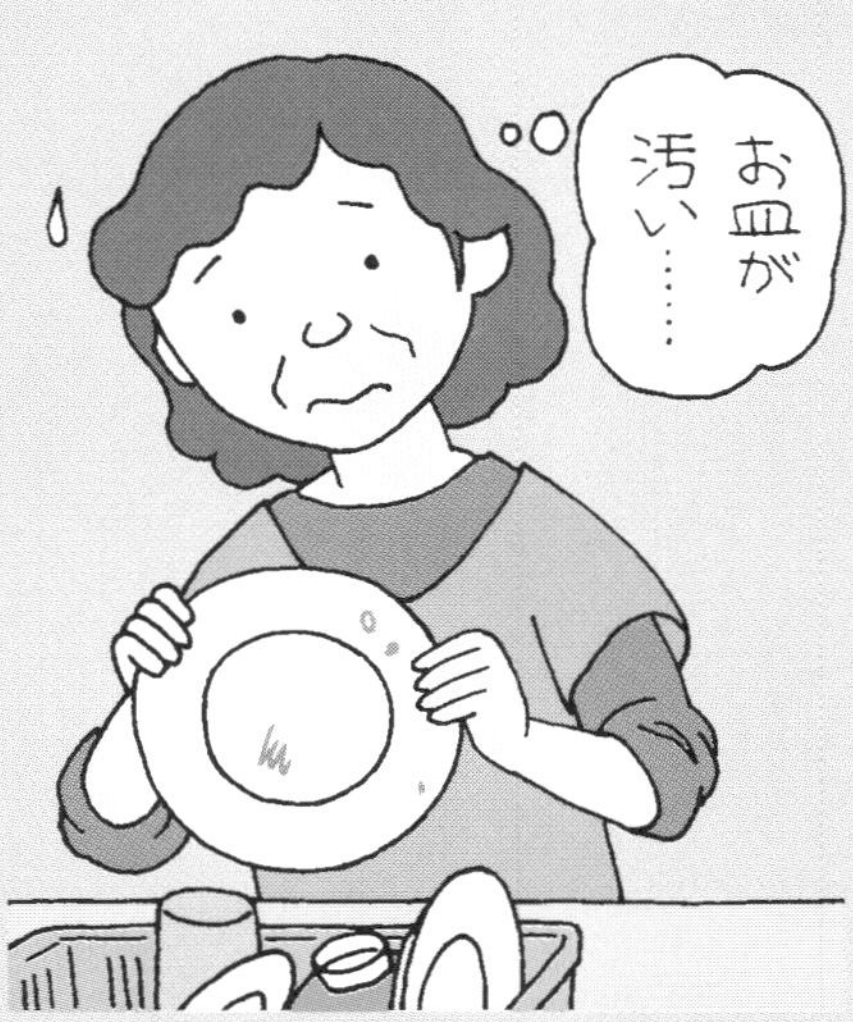
お皿が汚い……

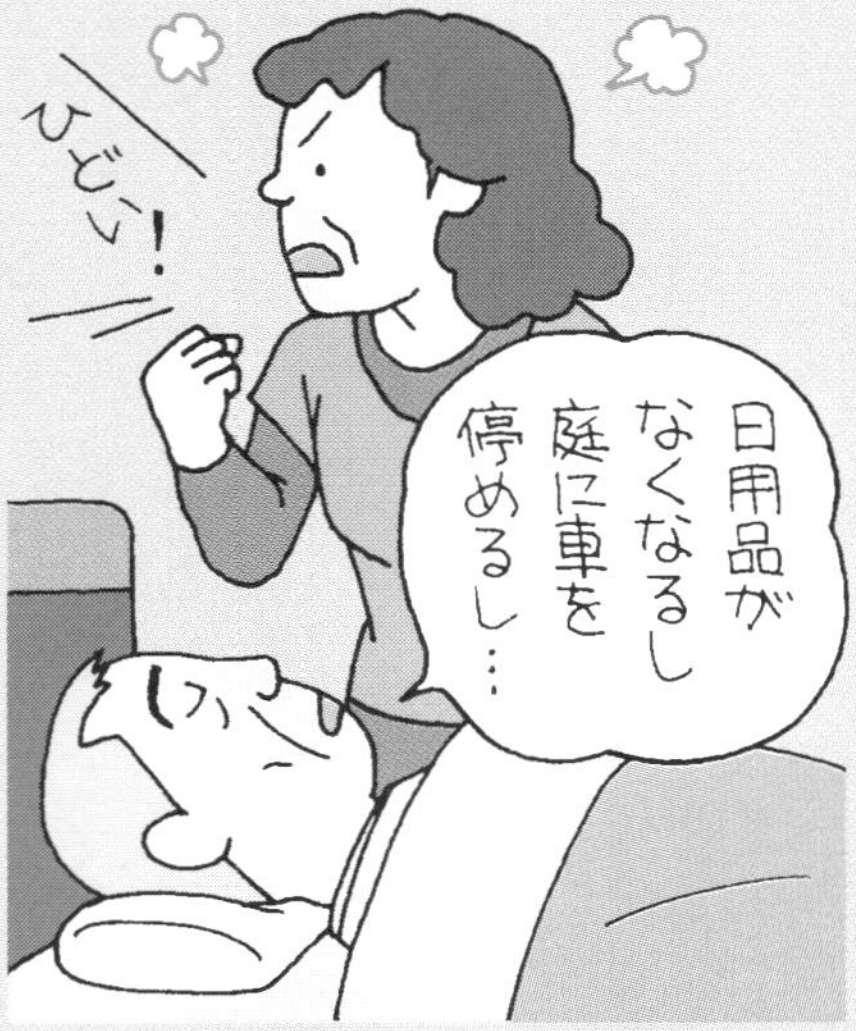
ひどい！
日用品がなくなるし庭に車を停めるし…

これに対して、サービス提供責任者は「大変申し訳ございません。以後このようなことがないよう、指導をしてまいります」と回答しました。しかし、５～６人いる中でどのヘルパーに問題があるのか判断がつかなかったので、全員に「こういうクレームがあった」と口頭での注意喚起しかしませんでした。

すると、１ヵ月後にまた「日用品がなくなった。お宅は窃盗集団だ」と、非常に怒った様子でクレームが入り、そのまま契約を解除されました。そして国保連にクレームを申し立てられ、「場合によっては裁判をする構えである」とまで言われてしまったのです。

このクレーム対応のおもな問題点

1
「日用品がなくなる」は窃盗という犯罪行為に当たる

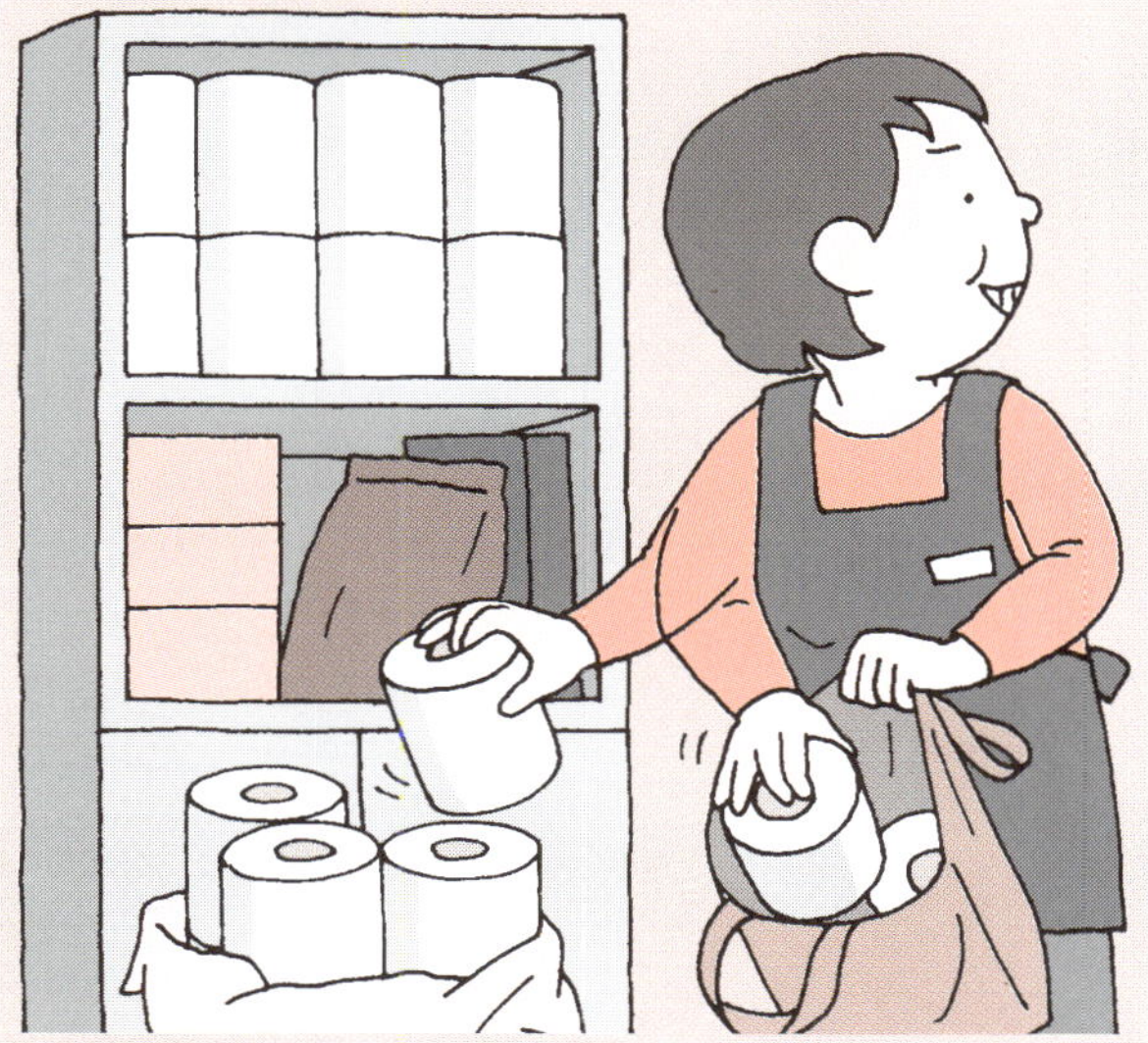

深刻度：大

窃盗の嫌疑をかけられたというのは、ヘルパーの質やモラルの問題とは次元が違います。窃盗は犯罪行為ですから、立証されれば刑事告発される可能性があるほど重大なことです。こうした重大な告発に対しては、慎重かつ毅然とした対応をしなければなりません。

2
「庭に車を停める」はヘルパーとしての能力の問題

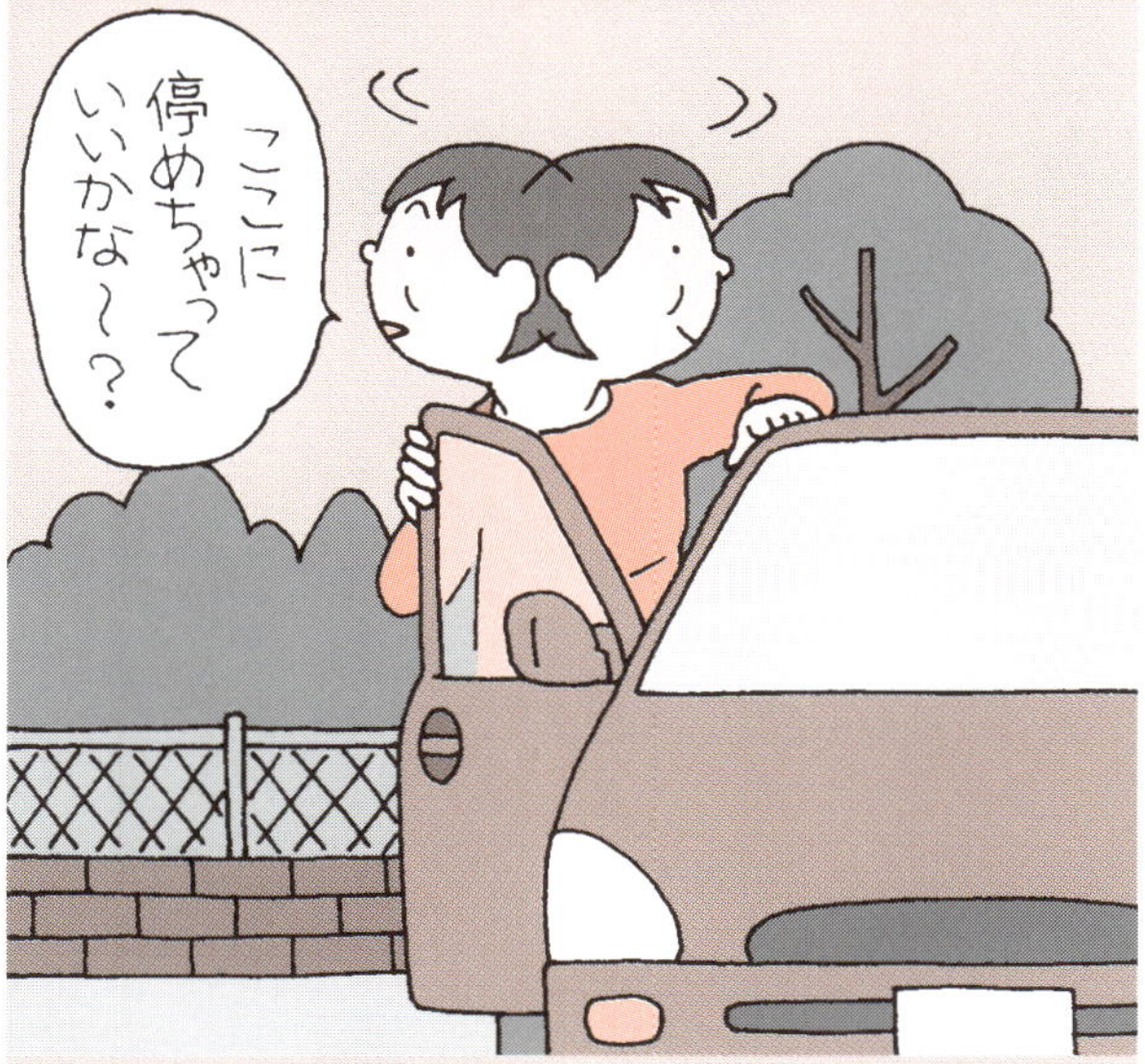

深刻度：小

「庭に車を停めている」や「食器がきちんと洗えていない」などには犯罪性はなく、あくまでヘルパーとしての能力や常識レベルの問題です。これに対しては注意を促したり、改善するように指導しましょう。一度、その仕事ぶりを、同行して確認するといいでしょう。

クレームの内容は具体的に把握する

「ヘルパーとしてのモラルがなっていない」などの漠然としたクレーム対応で大切なのは、申し立て内容をできる限り詳しく聞き取ることです。「調味料の減りが激しい」というのであれば、「どの調味料が、どの程度の速さでなくなるのか」というように、お客様が困っている内容をしっかりと把握することが大切です。

具体的に聞く際、「申し立て内容を疑っているのではないか」とお客様が感じることがないよう、聞き方には十分配慮しなければなりません。「お客様が今後安心してヘルパーをご利用いただけるように正しく改善しなければいけないので、もう少し詳しく聞かせていただきたい」という姿勢を前面に出すように気をつけましょう。

また、窃盗の嫌疑については非常にデリケートな問題です。詳しい対応方法を128ページにまとめましたので、参考にしてください。

このクレーム対応の改善案

虐待や窃盗など職員に不正の嫌疑をかけられた場合の対応は、下記のような一般企業が用意しているマニュアルが参考になります

1 このクレームが重大な告発であることを申立者にお伝えし、調査のための時間をいただきます。調査がすんだら必ず報告する旨をお伝えし、事実関係を詳しく伺います

2 管理者とそれに近い職位の者だけで、以下の2点を調査します。
- その職員が担当するほかの利用者からも同様のクレームがないかを調べる
- 「物がなくなったというクレームがありました。何か心当たりはありますか？」と本人に事情聴取を行う

3 ほかの利用者にも同様のことが起こっており、職員による不正の可能性が高い場合は経営者を中心に管理者会議を開き、本人の処遇方針を決定します。判断に迷った場合は、専門家（弁護士や社会保険労務士など）に相談しましょう

4 本人に詳細の通知を行います。クレームの申し立て内容から調査結果までの経過を説明し、経営者としての最終判断を伝える場面です。今後のことも考えて、嫌疑の事実が摑めなくても担当は外したほうがいいでしょう

5 調査結果と最終判断、処置等について、クレーム申立者に報告します。嫌疑の事実が摑めなかった場合は、どのような調査を行い、どう判断したのかを詳しく報告します

6 不正の事実が発覚すれば、利用者への賠償、職員の懲戒や解雇、職員への賠償請求などの手続きが発生します。法人の管理部門を通じて、弁護士に任せるといいでしょう。場合によっては、賠償責任保険の対象になることもあります

このクレームの適切な対応方法（一例）

「現在、ヘルパーが５～６人交替で来ていますが、ヘルパーの質が低くて困っています。

- 日用品がなくなる
- 調味料の減りが激しい
- 庭に車を停める
- きちんと食器を洗っていない
- 残飯をきちんと処理していない

など、ヘルパーとしてのモラルがまったくなっていません。家事のプロとしてお金をもらっているのであれば、きちんとすべきです。早急にヘルパーの質の改善を求めます」

というクレームに対して、サービス提供責任者は「大変申し訳ございません。車の停車位置や仕事内容の不足は、こちらのほうであらためて指導いたします」と、ヘルパーの質の向上を約束しました。

一方で、日用品がなくなるということに関しては、「ヘルパーが原因であった場合は窃盗に当たりますので、重大な問題でございます。こちらのほうで詳しく調査いたしますので、お時間をいただけますでしょうか？」と回答しました。申立者が了解してくださったので、いつ、何がなくなったのかなど、詳しく事情を伺いました。

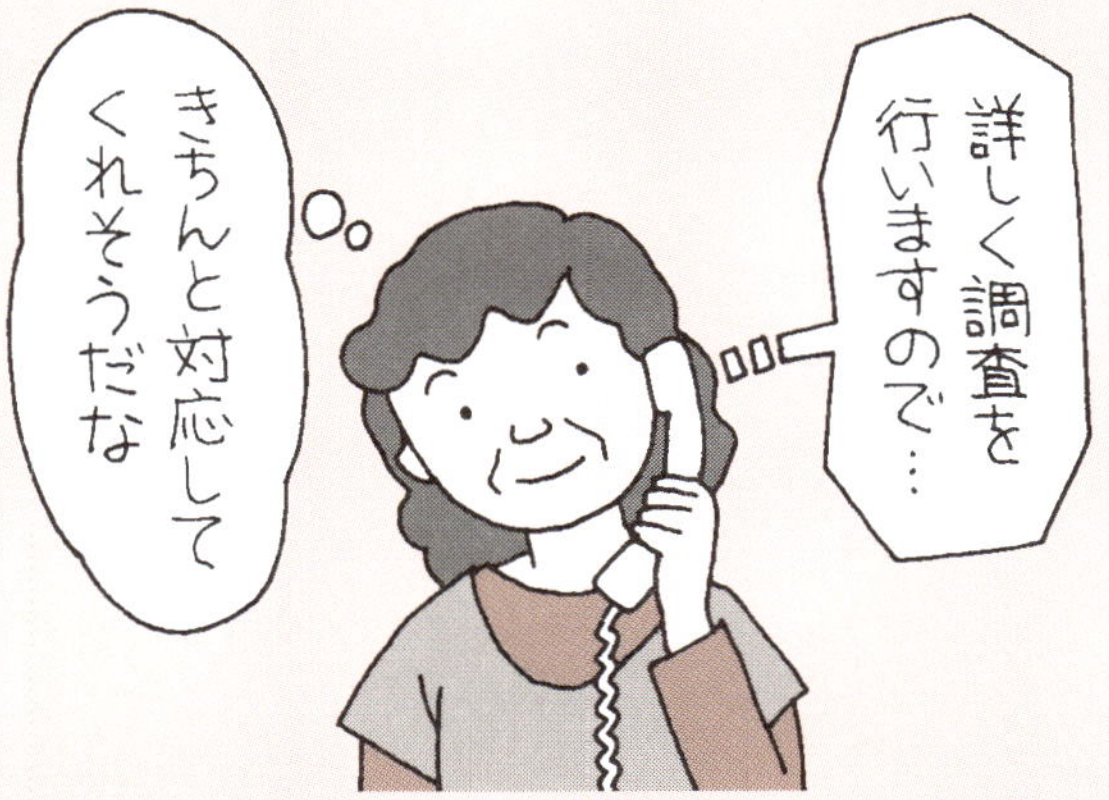
詳しく調査を行いますので…
きちんと対応してくれそうだな

残飯処理を怠ったヘルパーは、若くて家庭での家事経験があまりない人であることがわかりました。そこで、そのヘルパーがＥさん宅を訪問する際に、サービス提供責任者が一度同行し、仕事内容をあらためて確認しました。Ｅさんのご家族はその様子をご覧になり、安心してくださったようでした。

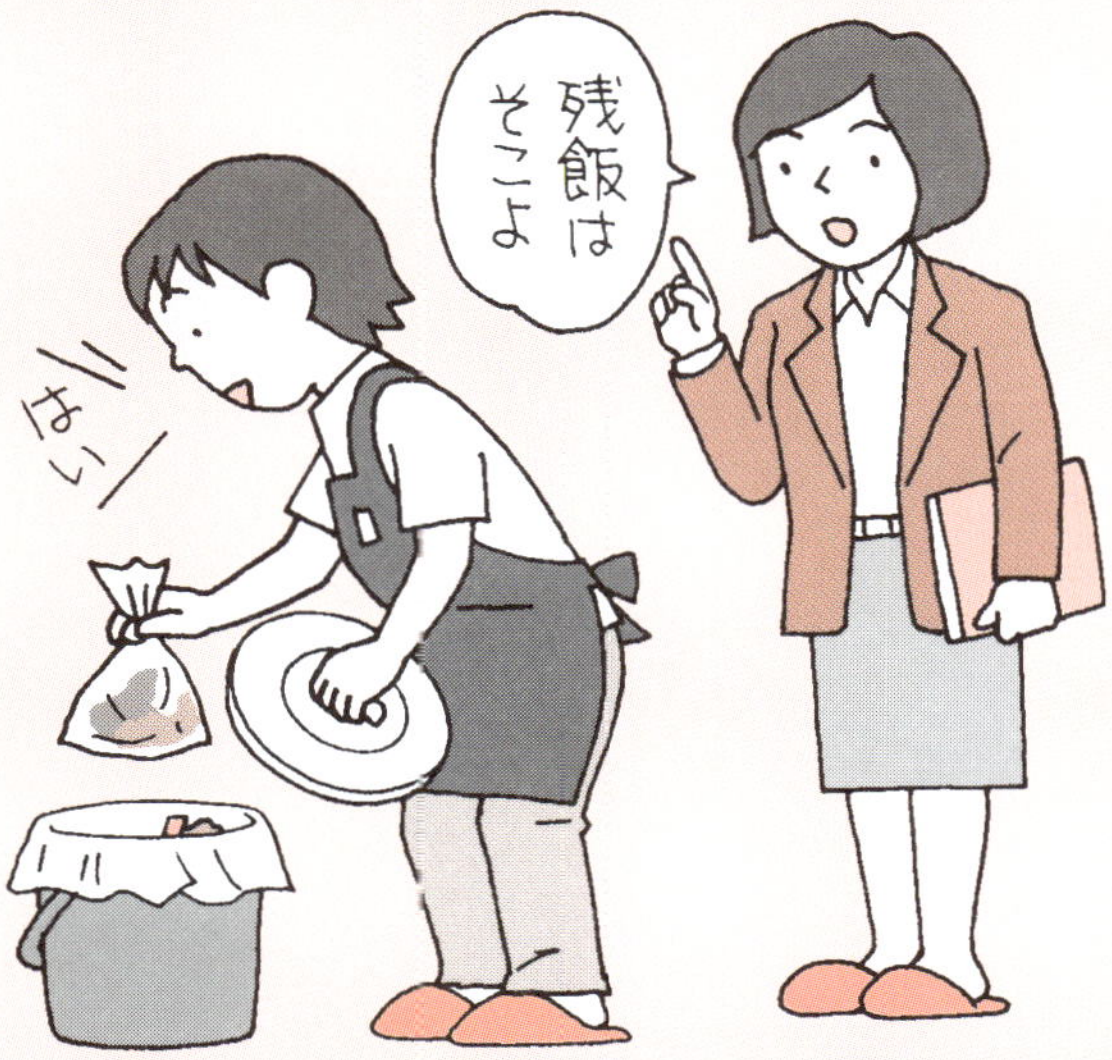
残飯はそこよ
はい

日用品の窃盗については、Ｅさんとご家族が疑っている職員の調査を行いました。しかし、ほかにこれといったクレームは上がっておらず、最後まで嫌疑の事実が摑めませんでした。その職員に対しては誤解されるような行為に気をつけるように指導し、Ｅさんの担当からは外れてもらいました。Ｅさんとご家族は、嫌疑のあるヘルパーが担当を外れたことで、一応安心したようでした。「今後も何かありましたら、サービス提供責任者にすぐにご連絡ください」とていねいにお願いし、今回のクレームは解決となりました。

不正の嫌疑には慎重な対応を

職員に虐待や窃盗など不正の嫌疑をかけられた場合、職員を守りたい一心で「うちの職員に限ってそのようなことをする者はおりません」と断言してしまう管理者がいますが、これはいけません。きちんと取り合わないと、クレーム申立者が「この管理者に言っても、適切な対応が期待できない」と感じて刑事告発に踏み切るなど、余計に職員を追いつめる結果になってしまうことがあります。

不正の嫌疑に対する全体的な流れは、128ページのとおりです。お客様への対応の難しさだけでなく、職員の人権にも関わる問題ですから、少しでも判断に迷った場合は弁護士に助言を求めるようにしましょう。

一方、家事の方法については、そのヘルパーの家庭で身についたやり方が標準になるので、質がばらつきがちです。サービス提供責任者が同行して指導するなど、質の保証には根気強い対応が必要になります。

訪問看護の入浴介助中にできた傷

フレンドリーな対応と失礼な対応を混同してはいけません

利用者の状況

Fさん 68歳、女性、要介護4
既往症：パーキンソン病、軽い認知症

ＡＤＬ：立位は介助が必要。歩行は難しいので移動は車イスを使用。食事はソフト食。発語はあるが不明瞭。認知に変動があるがしっかりしている瞬間も多く、基本的には会話が成立する

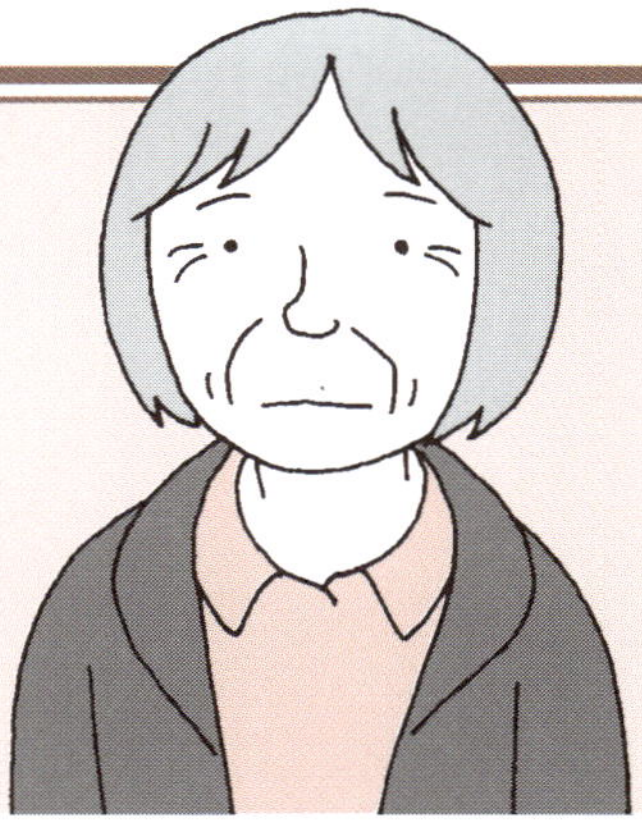

クレーム内容

母は若くしてパーキンソン病を発症しました。病気の影響で、最近では少し認知症の症状も出てきています。しかし母はもともと気遣いのできるタイプですし、若くして介護を受ける立場になったことをしっかり理解していて、申し訳ないと感じているようです。

ある日、訪問看護の看護師が母の入浴介助をしていたときのことです。浴室から母の「やめてください」という声が聞こえてきました。私が急いで駆けつけて確認すると、背中に赤い、引っ掻いたような傷ができていたのです。看護師はごまかすようにニヤニヤ笑っており、「大げさだ」とでも言いたいような態度に見えました。

日頃から「母に認知症がある」ということで、赤ちゃんに対するようなバカにした態度をとることがあり、その態度が非常に鼻につく看護師でした。そのうえ、母にケガをさせても、どうせ認知症があるためわからないだろうと思っていたのではないかと感じます。そもそも今回の入浴介助中のケガは立派な虐待行為ですから、家族としては絶対に許すことはできません。看護師はそこのところが、まったくわかっていません。

クレームを言いに訪問看護ステーションに行き、今回の虐待について責任者に説明をしました。すると、責任者はその話し合いの場に当事者である看護師を呼び、本人に「本当ですか？」と聞いたのです。もちろん、看護師は「そんなことはしていません」と否定しました。責任者は看護師の「していない」という言葉を真に受けて、まったく対応してくれませんでした。これでは話になりません。

そこで国保連に対する苦情申し立てに至った次第です。

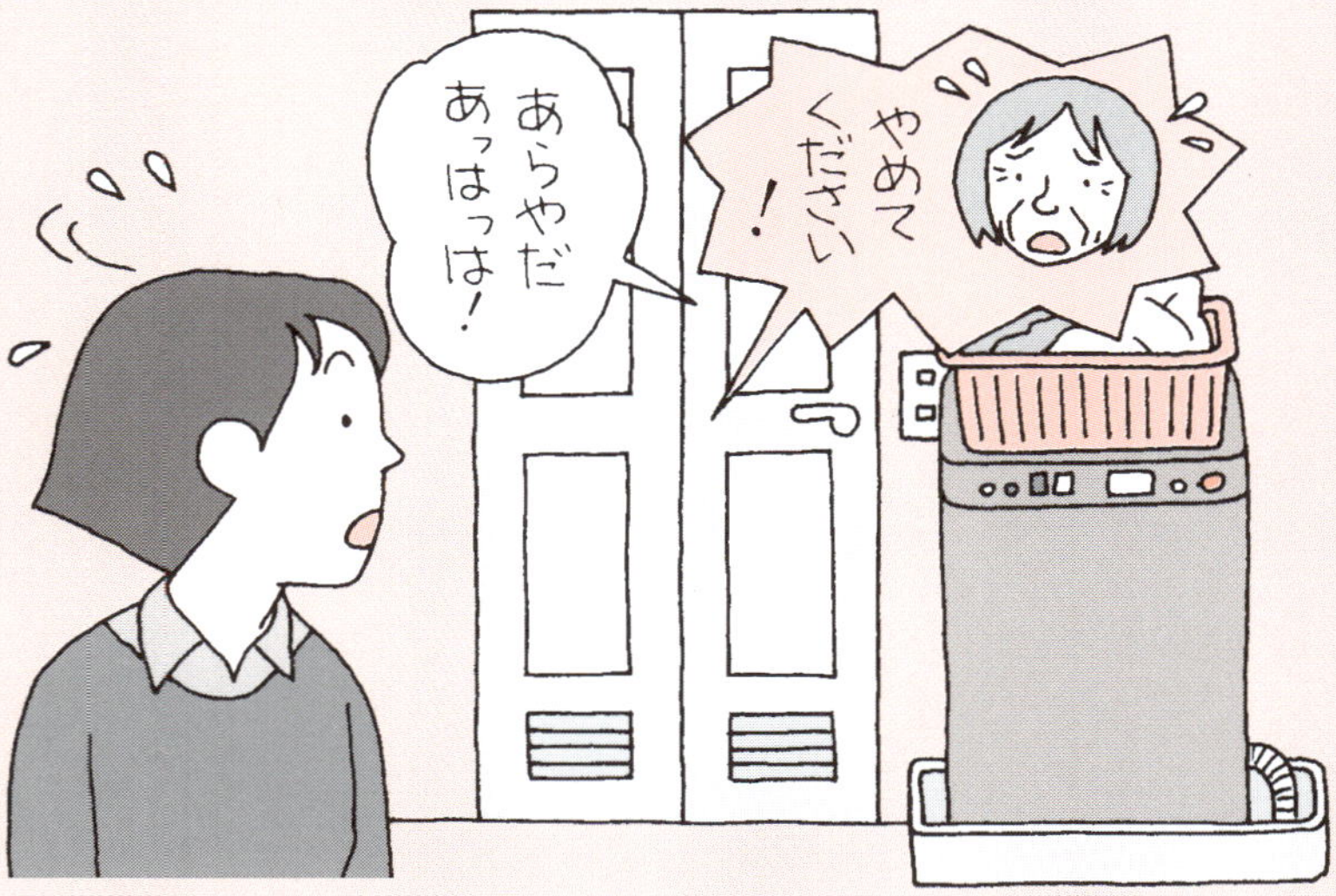

このクレーム対応のおもな問題点

職員の態度や言葉遣いが失礼な印象である点

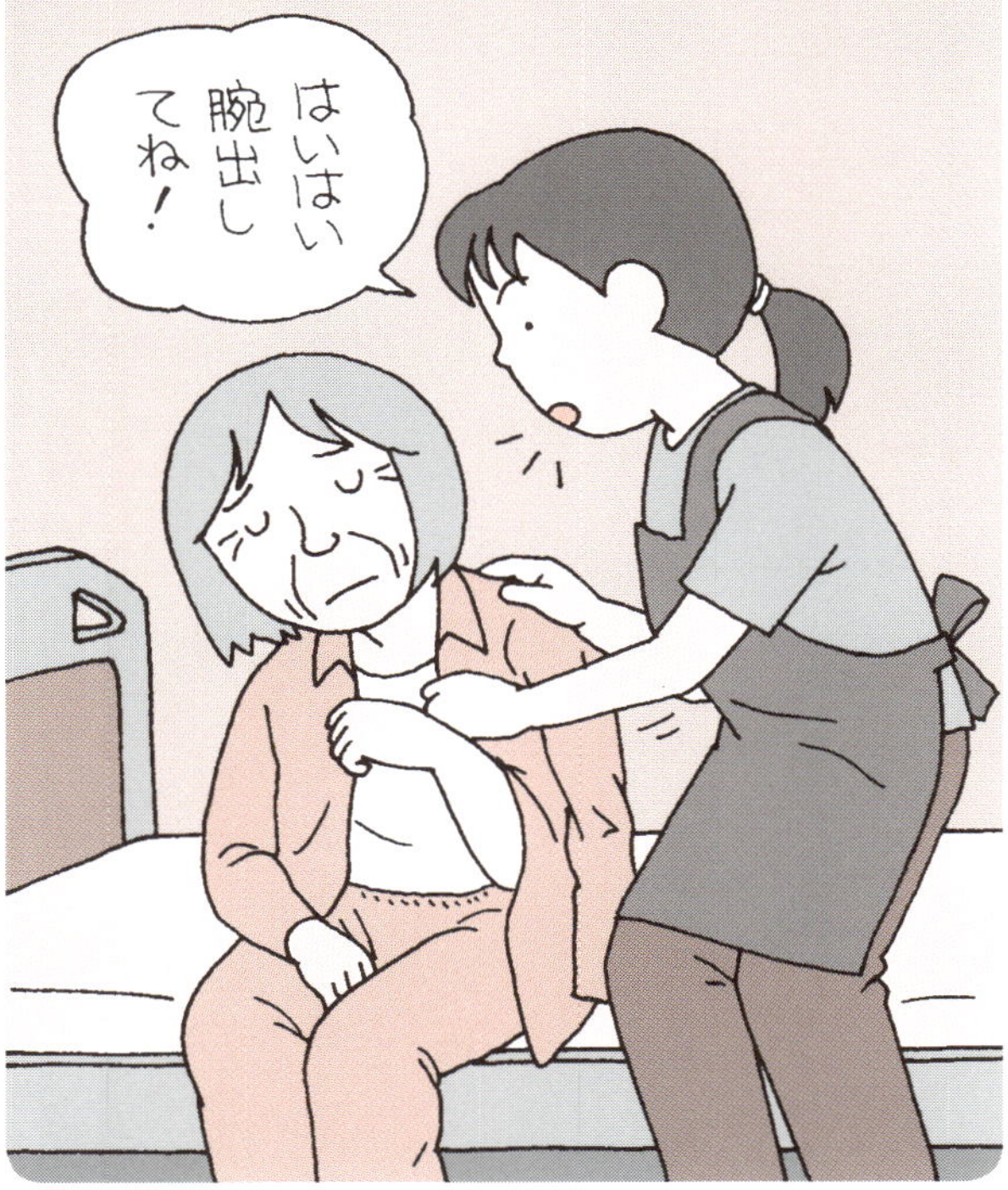
はいはい腕出してね！

この看護師は、態度や言葉遣いなどの接遇面でも問題があるようです。医療従事者は介護士と違って、お年寄りへの対応について知識が足りない場合があります。人生の先輩である利用者に対する声かけが子どもに対するようだと、本人も気にしますし、何より家族が不快に思うものです。訪問サービス事業者も、サービス向上のために接遇研修を行う必要があります。

きちんと調査せずに嫌疑を否定した点

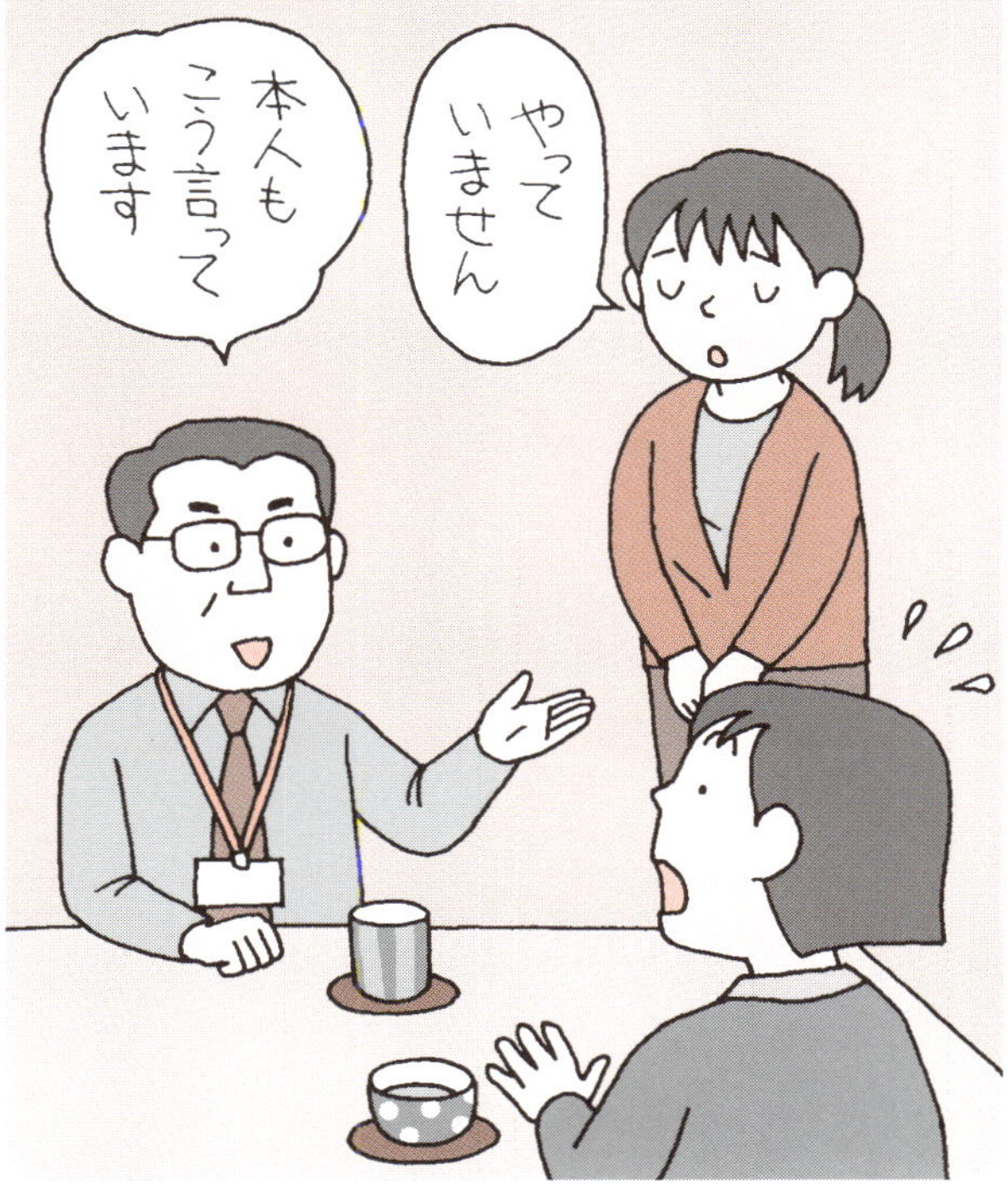
やっていません
本人もこう言っています

お客様の前で職員を呼び、簡単な質問をしただけで虐待の嫌疑を否定してしまったことは大いに問題です。虐待の疑いというデリケートな問題について、その場で答えを出そうとするのは無理があります。まずは家族のクレーム内容をしっかり聞いてから、きちんと内部調査を行うべきでした。虐待を疑っている家族は、こんなやり方で納得するわけがありません。

居宅サービスは家族の視線が近い

施設サービスと違い、訪問看護は「居宅サービス」の中の一つです。訪問して行うサービスの難しいところは、利用者家族の生活圏にこちらから入っていって、本人だけでなく家族の前でもサービスを提供するという点にあります。

毎回家族の前で訪問看護を行っていれば、本人は気にしていなくても、家族が気に入らない、ということがあるものです。ですから訪問サービス従事者は、施設サービス以上に接遇やサービスの質を求められる環境であると言えます。

それにもかかわらず、訪問サービスは職員が一堂に会して研修を行う機会がほとんどありません。入所施設や通所施設では、評判のいい介護士の接遇を目の前で見て技を盗むことで、職員のレベルアップが進んでいくものです。訪問サービス事業者はそういう機会が持てないので、いっそう意識して職員教育に取り組む必要があります。

このクレーム対応の改善案

1 利用者を傷つけたことに対する適切な対応をとる

職員を信じたい気持ちはわかりますが、クレームがあった以上はきちんと調査を行いましょう。故意でなくても利用者を傷つけたのであれば、正式な謝罪を含む対応が必要です。

利用者を傷つけたという事実があったかどうかを調査する

↓

職員が利用者を傷つけたことがわかれば正式に謝罪する

↓

利用者側からの希望があればその職員を担当から外す

↓

入浴介助のやり方を家族が納得いくように打ち合わせる

2 職員の言葉遣いの研修を行う

日常で使う言葉とお客様に対する言葉遣いは違います。これは頭で理解することではなく、訓練で身につけるものですから、時間をかけて研修しなければなりません。

お客様に対する言葉	日常で使う言葉
わたくしが山田様のお宅に伺います	僕が山田さんの家に行きます
何でもおっしゃってください	何でも言ってくださいね
お客様ご自身でなさいますか？	お客さんが自分でしますか？
わたくしがさせていただきます	わたしがやります
拝見してもよろしいですか？	見てもいいですか？
申し訳ございません	すみません

このクレームの適切な対応方法（一例）

　今回の入浴介助中のケガは、立派な虐待行為です。私はすぐに訪問看護ステーションへ行き、責任者に説明をしました。すると責任者は「それは大変申し訳ございませんでした」と言って、とてもていねいに謝罪してくれました。この責任者なら理解してくれるだろうと感じられる態度でした。

　それから責任者がわが家に来て、母の様子とケガの状態を確認しました。うまくは話せませんでしたが、母本人からも話を聞こうとしてくれた点も好印象でした。ひと通り話をメモしてから、「内部で調査を行いますので、１週間ほど時間をいただけますか」と言って帰って行きました。

　１週間後に電話連絡があり、調査結果を伝えるための日程調整を申し出る内容でした。さっそく翌日来ていただいて、話を伺いました。すると、写真を見せながら担当の看護師に事情を聞いたところ、「自分がつけてしまった傷で間違いない」と、素直に認めたとのことでした。ただ、故意ではなく、用具が引っかかってしまったミスから起こったことだったそうです。

　責任者から「担当を替えましょうか？」という申し出があったので、お願いしました。

　それから、母の入浴方法について細かく打ち合わせをしました。次に来る看護師に伝えてくれるそうです。また、利用者に対する言葉遣いについての研修を行うことも伝えてくれました。母のようにイヤな思いをする利用者が１人でも減るように、今後は定期的に研修を行ってほしいものです。

　今回の事故は不本意ではありましたが、責任者がていねいに対応してくださったので満足しています。今後はこのようなことが起こらないように、注意していただきたいです。

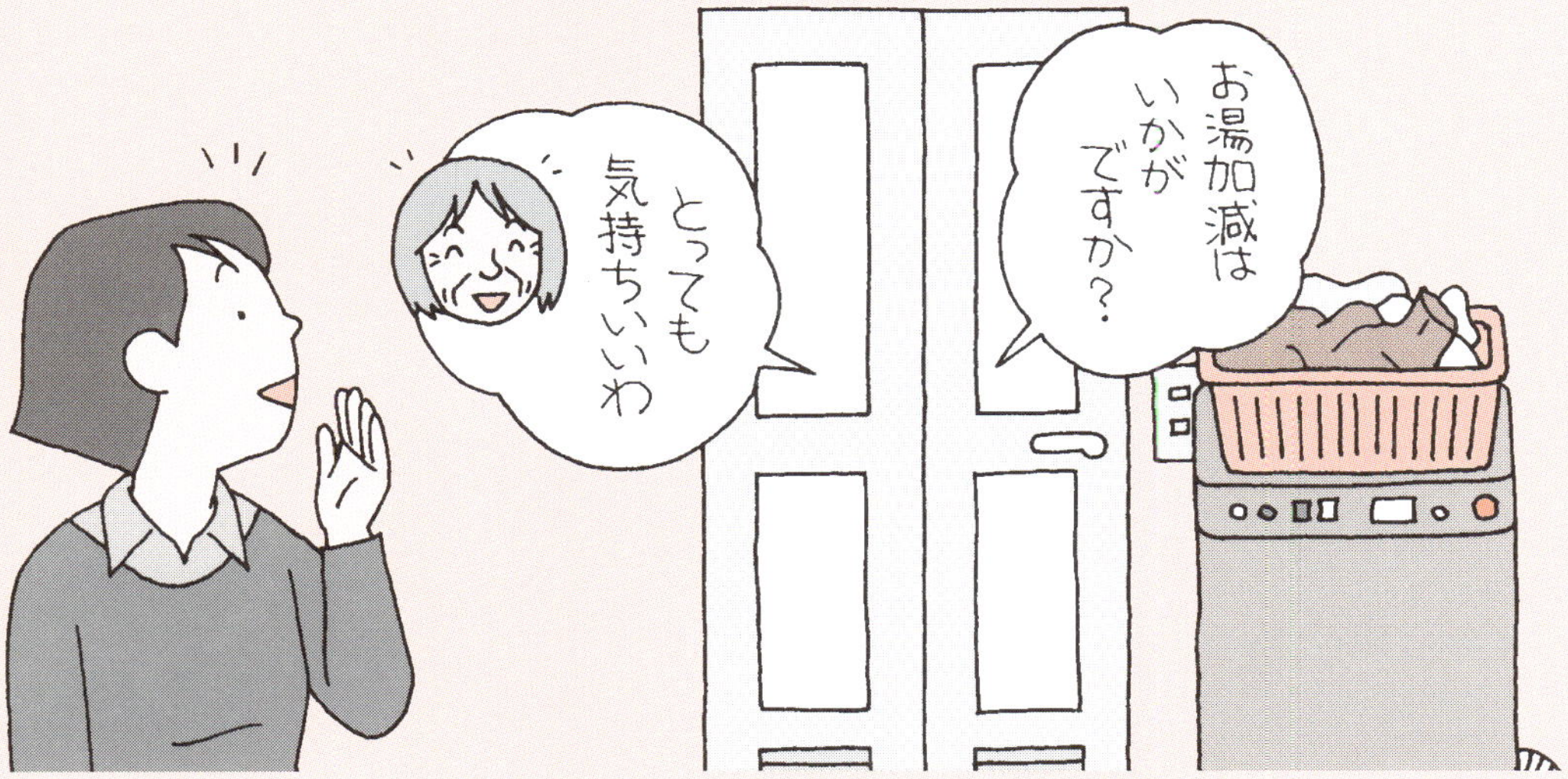
お湯加減はいかがですか？
とっても気持ちいいわ

レベルの低い職員の研修を徹底する

　職員にかけられた不正の嫌疑について、どのように対応するかは前項（126〜129ページ）を参照してください。ここでは職員の接遇教育について、簡単に紹介します。

　事業所の職員全ての接遇レベルが低いということはまずありません。事業所の評価を下げているのは、社会人としての基本的態度が身についていないごく一部の職員のはずです。ですから、接遇の研修はやみくもに行うのではなく、できる職員に対するレベルアップ研修を行うよりも、できない職員への基本研修を行ったほうが顧客満足度は上がります。

　まずは「お客様が不快に思わない対応」が、介護に関わる職員に求められる最低ラインです。事業者は、「あいさつを含めた基本動作」「適切な言葉遣い」「お客様に対する考え方」などについて、全職員が最低ラインを超えられるように徹底した研修を行いましょう。

コラム❷

国保連統計で見る苦情の内訳

国保連（国民健康保険団体連合会）は、国民健康保険の保険者（市区町村および国民健康保険組合）が共同して、事業を円滑に行うために設立された公益社団法人です。都道府県ごとに設立されていて、東京には統括団体としての国民健康保険中央会があります。

国保連の業務内容は多岐にわたりますが、もっとも知られているのはレセプト（診療報酬明細書）の審査です。２０００年からは介護報酬の審査・支払業務および介護保険サービスの相談、指導、助言を行うようになりました。介護保険法では、国保連を苦情処理機関と定めています。

利用者や家族は、介護保険サービスを提供する事業者やサービス内容に不満がある場合、苦情を申し立てることができます。事業者は苦情相談窓口を設置することが義務づけられていて、契約を結ぶときに取り交わす重要事項説明書に記載しなければならないので、そこへ苦情を申し立てるのが一般的です。また、市区町村にも苦情相談窓口が設置されているので、そこへ申し立てることもできます。

では、どのような場合に国保連へ苦情が行くのでしょうか。国保連が対応するのは、介護保険上の指定介護サービス事業者への苦情で、利用者（申立人）が国保連での対応を希望するものです。利用者（申立人）が住んでいる市区町村と事業者の所在地が異なる場合も対象となります。

以下のような苦情は、国保連では取り扱えません。●すでに訴訟を起こしているものや、訴訟が予定されている内容、●損害賠償などの責任の確定や謝罪を求める内容、●契約の法的有効性に関する内容、●医学的判断に関する内容、●要介護認定、介護保険料など行政処分に関する内容。

国保連が苦情を受け付けるのは、介護保険サービスの実態把握を行い、介護保険サービスの質の向上を図るためであって、個別の過失責任を追及するためではないのです。

国保連での苦情処理は、次のような流れで行われます。

●寄せられた苦情を受理するかどうかを判断する。●受理した苦情について、学識経験者などからなる苦情処理委員会が内容審査を行う。●苦情処理委員会の指示により、職員などが事業者への現地調査を含めた実態把握を行う。●報告を受けた苦情処理委員会が、改善すべき事項を検討する。●その結果をもとに、事業者への指導・助言を行う。●以上の内容を申立人へ文書で通知するとともに、市区町村と都道府県へ連絡する。

実際の苦情内容は、どのようなものなのでしょうか。２０１５年度の集計結果を見ると、説明・情報の不足18%、サービスの質に関する苦情16%、従業員の態度11%、管理者などの対応7%、具体的な被害・損害を受けたことへの苦情６％、利用者負担に関する苦情３％、などでした。

第3章

トラブルにしない現場の工夫

第3章のポイント

他事業所の事例に学ぶ

トラブルを起こさないためにどんな工夫をしているのか、現場の取り組みを取材しました

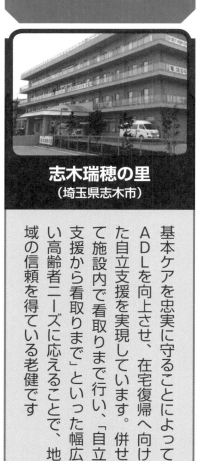

テーマ	「7つのゼロ」に全員で取り組む	ケアの質を高めて自立を支援する
施設名	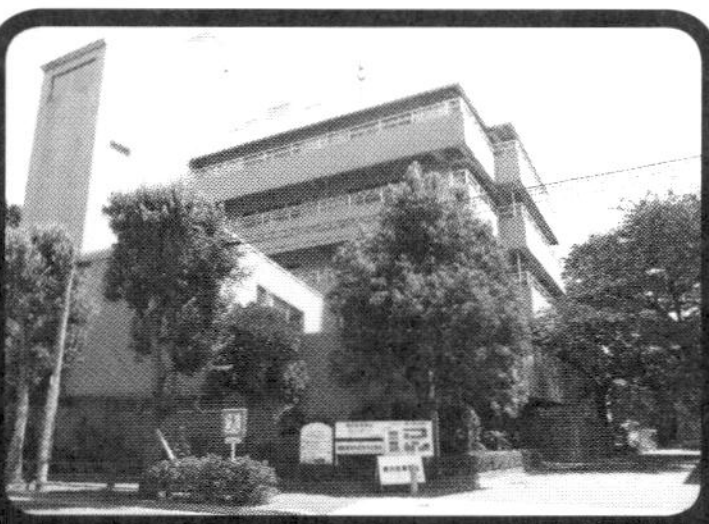 駒場苑（東京都目黒区）	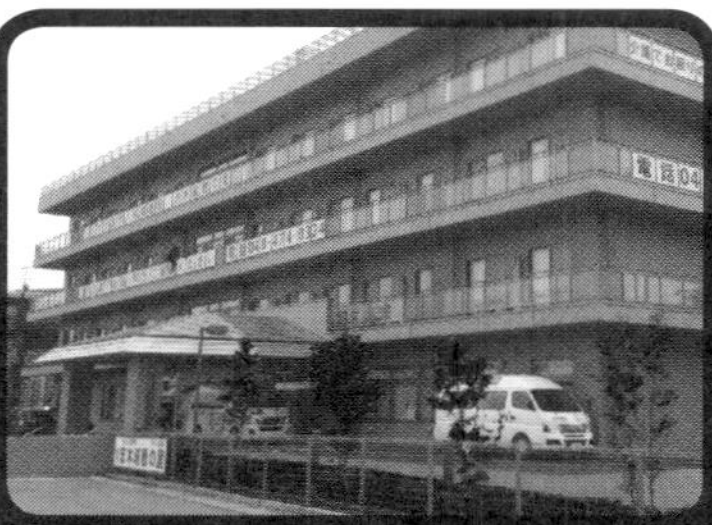 志木瑞穂の里（埼玉県志木市）
概要	人が生活するうえで当たり前のことを施設でも取り戻そうと始めたのが「7つのゼロ」への挑戦でした。その人らしい生活ができるように支援していったら、施設が変わり、家族も変わりました。何よりも変わったのは、利用者の目の輝きでした	基本ケアを忠実に守ることによってADLを向上させ、在宅復帰へ向けた自立支援を実現しています。併せて施設内で看取りまで行い、「自立支援から看取りまで」といった幅広い高齢者ニーズに応えることで、地域の信頼を得ている老健です
掲載ページ	138→141ページ	142→145ページ

情報共有しやすい高齢者複合施設

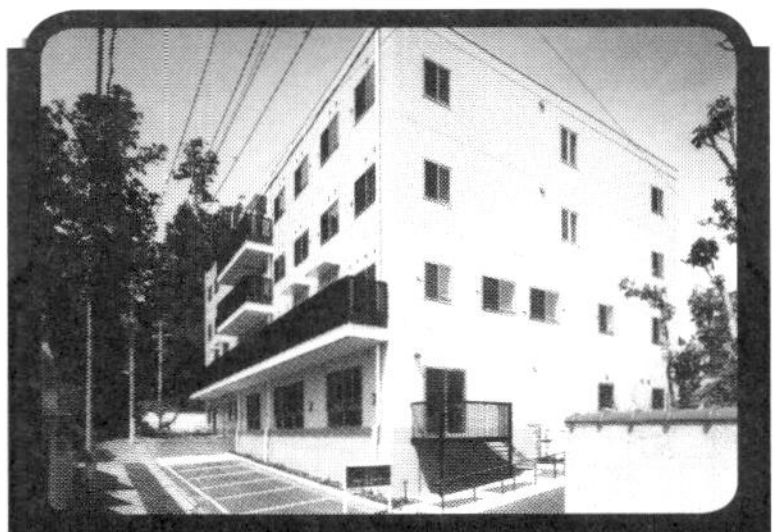

青葉福祉会
（宮城県仙台市）

東日本大震災を乗り越えて地域のお年寄りとの絆を深めた社会福祉法人です。２０１４年には新たな拠点となる八幡高齢者複合施設が完成し、いつまでも住み慣れた地域で暮らし続ける「地域包括ケア」へ向けた取り組みを加速させています

149←146
ページ

生活に伴うリスクは受け入れる

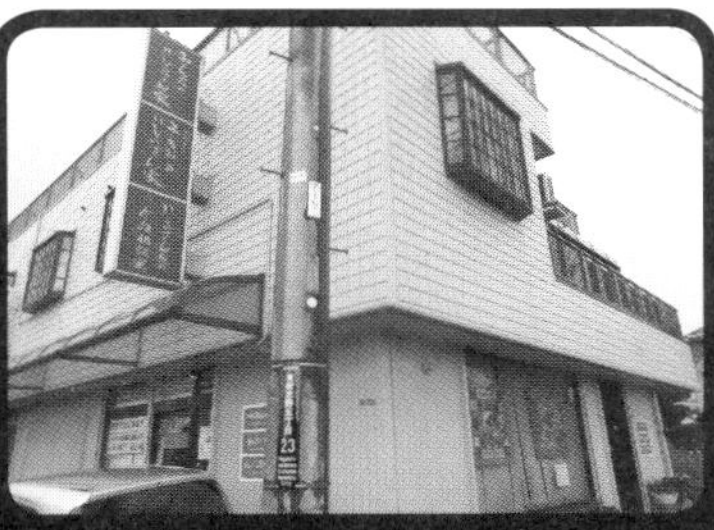

いしいさん家《ち》
（千葉県千葉市）

ここは宅老所と呼ばれる、民家を使ったデイサービスです。みんなの居場所として、認知症や障害の深い人でも断らずに受け入れ続けて10年以上が過ぎました。規則で縛られた大型施設には見られない、お年寄りのための穏やかな時間が流れています

153←150
ページ

保険外サービスに果敢に取り組む

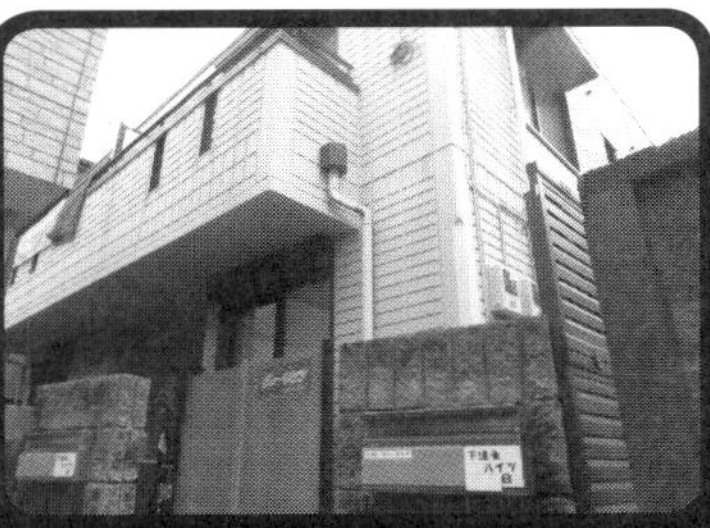

グレースケア機構
（東京都三鷹市）

介護と言えば介護保険サービスばかりになった昨今ですが、ここは在宅の自費を中心としたケアサービスに取り組んでいます。指名制ヘルパーなど、ユニークなプランがいっぱい。年齢、障害、病気を問わず、困っている人をサポートしている集団です

157←154
ページ

駒場苑のトラブル対策

3フロア57床の従来型特養が、ケアを見直すことで大きく変わりました

駒場苑が取り組む7つのゼロ

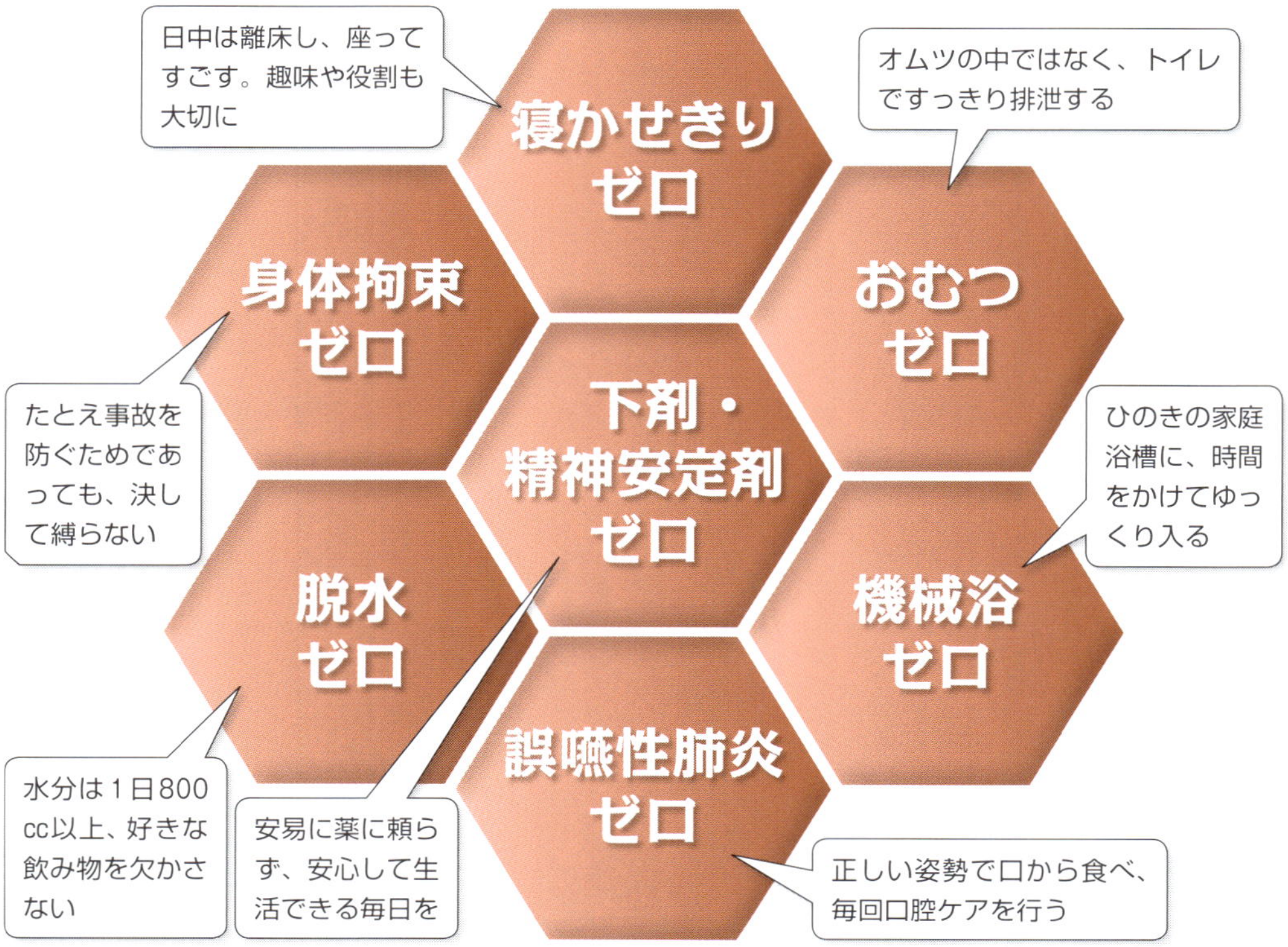
寝かせきりゼロ
日中は離床し、座ってすごす。趣味や役割も大切に
おむつゼロ
オムツの中ではなく、トイレですっきり排泄する
身体拘束ゼロ
たとえ事故を防ぐためであっても、決して縛らない
下剤・精神安定剤ゼロ
安易に薬に頼らず、安心して生活できる毎日を
機械浴ゼロ
ひのきの家庭浴槽に、時間をかけてゆっくり入る
脱水ゼロ
水分は1日800cc以上、好きな飲み物を欠かさない
誤嚥性肺炎ゼロ
正しい姿勢で口から食べ、毎回口腔ケアを行う

7つのゼロへの挑戦で施設を改革

駒場苑は、東京の渋谷からひと駅範囲の立地に、特養、ショートステイ、訪問介護、居宅介護支援、デイサービス、グループホームの6事業を行う総合ケアセンターです。その中で特養は全57床、開設は1989年と古い従来型特養で、平均要介護度は4・2です。

この旧態依然とした特養ホームが変わり始めたのは、「最期まで当たり前の生活、その人らしい生活をしていただく」ことを目標に、7つのゼロに取り組んだことに端を発します。7つのゼロとは、上に掲げた「寝かせきりゼロ、おむつゼロ、機械浴ゼロ、誤嚥《ごえん》性肺炎ゼロ、脱水ゼロ、身体拘束ゼロ、下剤・精神安定剤ゼロ」です。2016年6月現在、おむつゼロ90%、下剤ゼロ60%以外は、全て100%を達成しています。

事業運営上のモットーは「すべてはご利用者、ご家族、地域のために、職員の成長のために」です。トラブル対策については次のように考えています。

①よいケアをすることが最大の事故防止策である

②事故防止の手段として、手足を縛るなどの身体拘束は行わない。リスクと尊厳を天秤《てんびん》にかけるなら尊厳を優先する

③主体的な生活をしていただくとき、そこには必ずリスクがつきまとう。その中には防げる事故と防げない事故がある。防げる事故には対策を考えるが、自分で動いて転ぶなどの防げない事故もあることを入所時に十分説明し、理解を得る

駒場苑の7つのゼロは、事故防止だけでなく、トラブル対策としても役立っています。

ケアを変えることでクレームが少なくなった

クレームが多かった かつての駒場苑

２０１０年頃までの駒場苑には、クレーム受付窓口として意見箱しかありませんでした。そしてその頃の意見箱には、よく家族からのクレームが入っていました。今は、寄せられるクレームがほぼゼロです。

これは、家族に対するアプローチを変えたからではありません。利用者に対するケアを大きく変えたからです。

かつての駒場苑はオムツの人が多く、個浴がありませんでした。お風呂は午後の3時間で20～30人入れるため、バケツリレーのようなものでした。リスクに対しても、身体拘束という手段を使うことがありました。

職員も状況を変えようとする人、反対する人で感情的な衝突が多く、ピリピリした雰囲気でした。そのようなケアと雰囲気では、家族のクレームが多いのも当然だったと言えます。

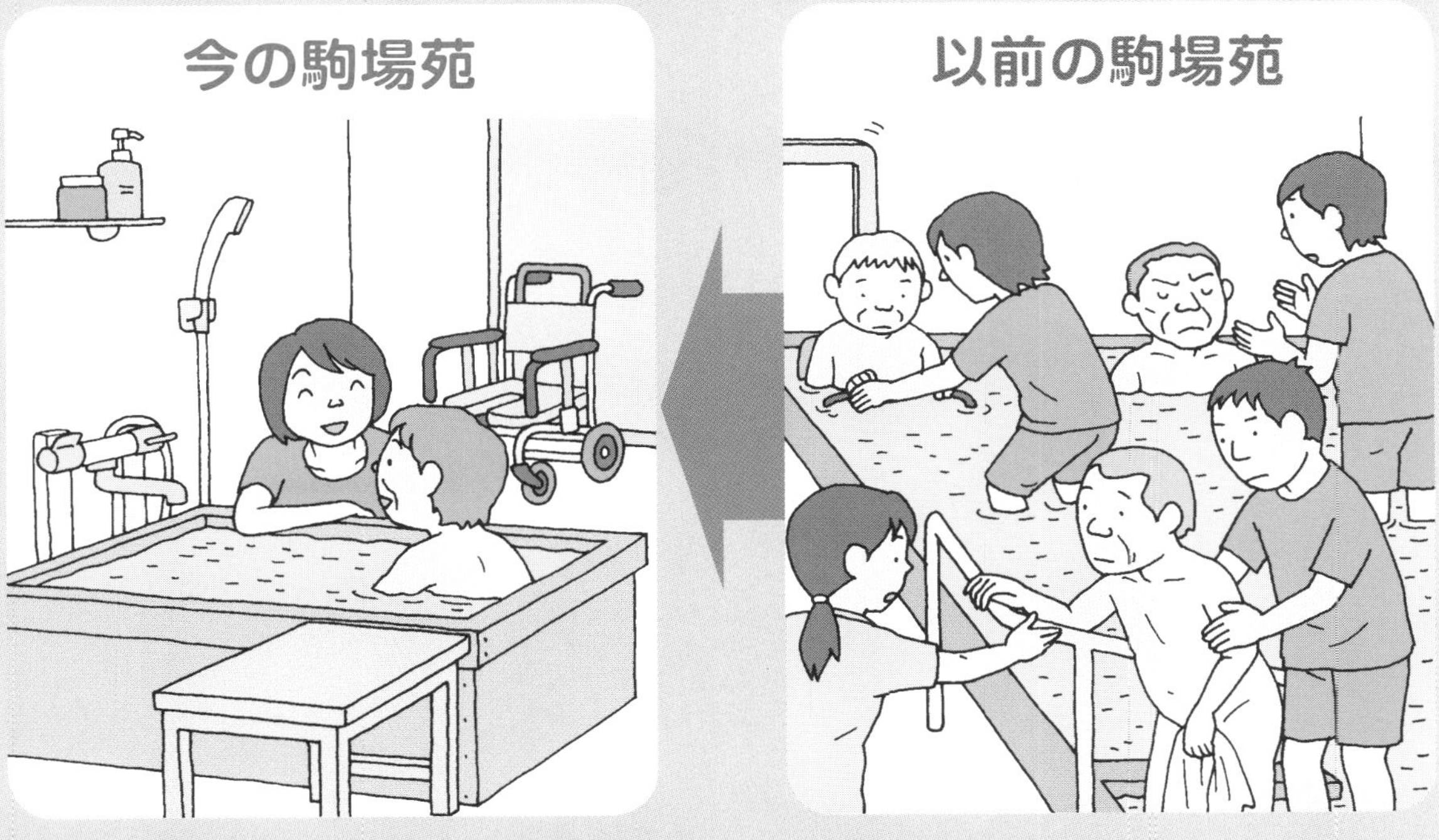

今は家族の有志で 定期的に交流会も

今の駒場苑は、７つのゼロに全員で取り組んでいます。オムツをなるべく使わない排泄ケア、一斉入浴ではなく、マンツーマンで1人45分自由に使える個浴ケア、身体拘束をしないリスクマネジメントなどです。

現在、このケアに反対する職員はいません。その結果、職場の雰囲気も、家族の反応もよくなりました。利用者を主とする介護を展開し、発信する姿が、クレームを激減させたのです。

その後、家族の有志で定期的に交流会が開かれるようになり、そこに駒場苑の職員も参加することで、気楽に話せる関係が築けました。サービス担当者会議にはほとんどの家族が参加し、７つのゼロを側面から強力に支援してくれるのです。

こうした信頼関係の中での事故であれば、トラブルへの発展は皆無に近くなります。

駒場苑のトラブル対策

きっかけとなった出来事

何度も転倒をくり返す利用者

かつて、車イスから立ち上がり、歩きだしてはすぐに転倒する利用者がいました。そこで立ち上がれないように、車イスとその人をY字帯のベルトで固定し、拘束していたのです。

事故防止のためではありましたが、表情を見るとその人は不快感をあらわにしていました。そこで、身体拘束以外の方法で事故を防止できないかと職員間で話し合い、試したのが在宅のような環境づくりでした。

自宅には、施設のような広い空間がありません。その人の居室にソファやチェストを置き、トイレや食堂までの通路につかまることができる家具を配置しました。その結果、在宅のような環境が整い、つかまり歩きで転びにくくなったのです。たまに転んでも大ケガにならないことを家族と確認し、Y字帯を外すことができました。

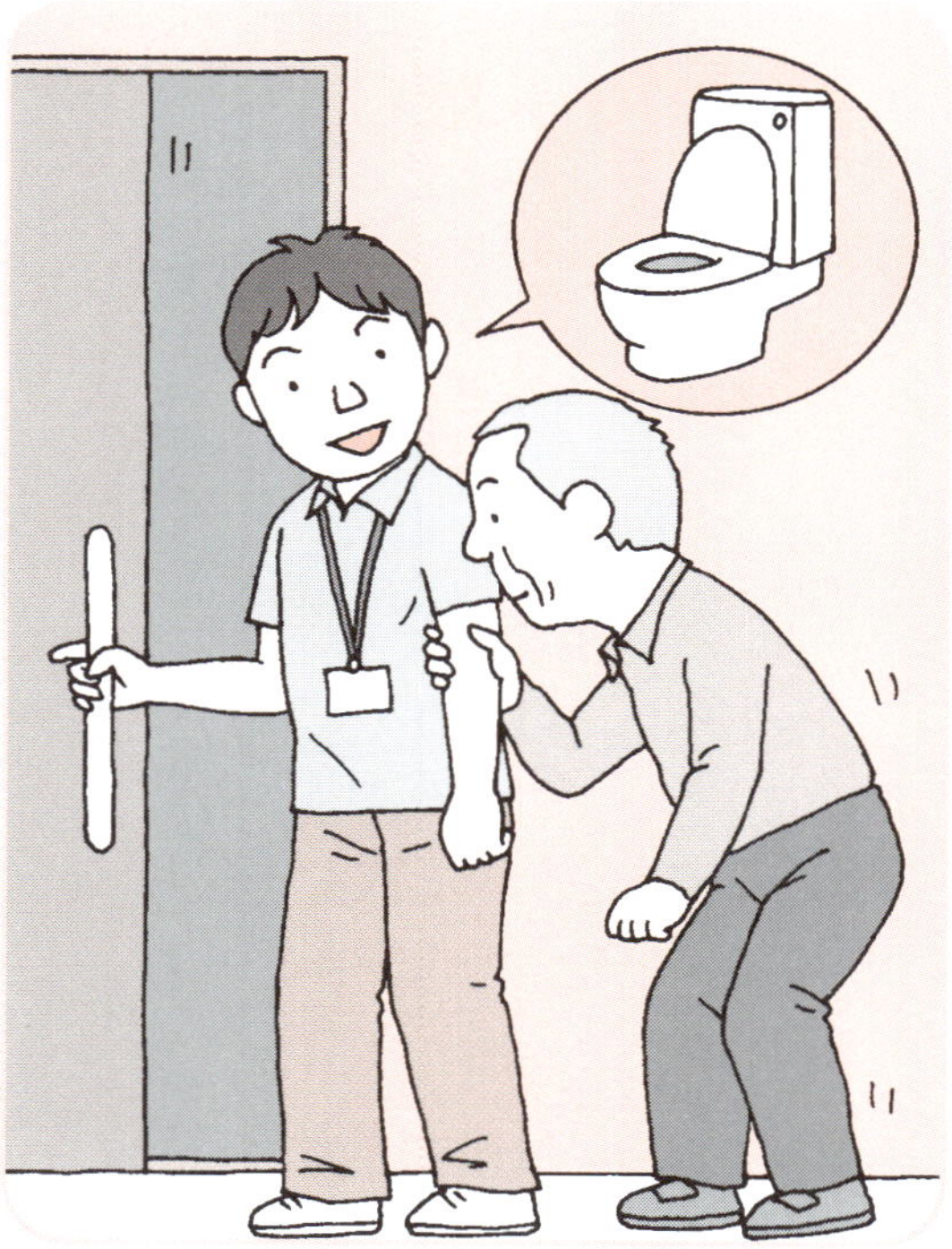

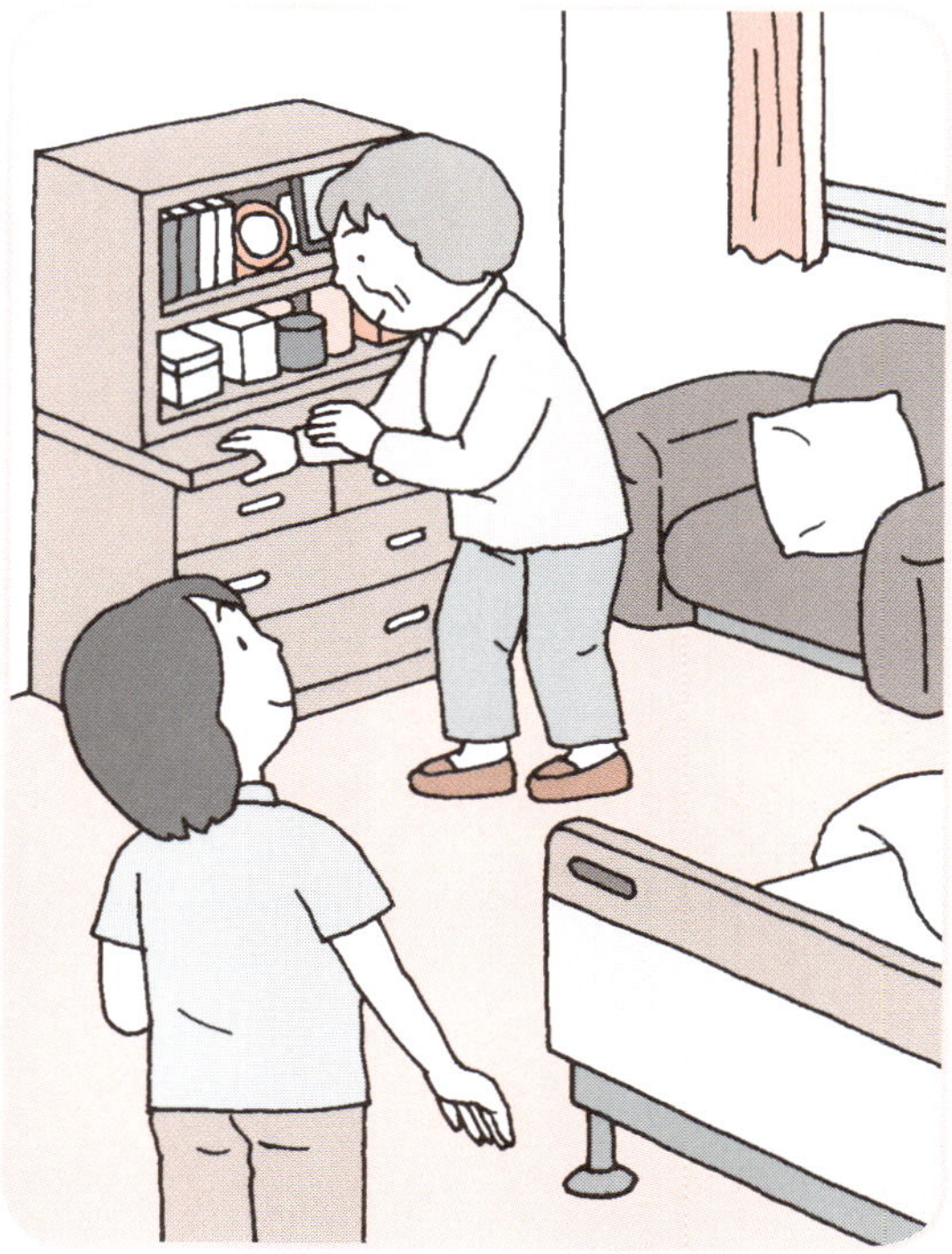

お尻を掻きむしり血だらけになる人

もう1人は、お尻を掻きむしって血だらけになるため、両手にミトンの手袋をはめている利用者でした。これも立派な身体拘束に当たります。

このミトンを外せたのは、7つのゼロでした。この人はオムツだったので、常時お尻が不潔な状態に置かれ、かゆみが発生していました。そこで、7つのゼロの取り組みの中でトイレ誘導が行われ、綿パンツとパッドになってオムツが外れたのです。さらにお風呂も3分入浴ではなく45分かけてゆっくり入れるようになった結果、清潔と血行促進によって、お尻を掻きむしることがなくなりました。

ミトンが外れたその人は、自由になった手を使って自分で食べるようになりました。1人の利用者が、食事、排泄、入浴はすべてつながっていることを教えてくれた事例です。

クレームへの対応をどうルール化しているか

クレームが入るパターン

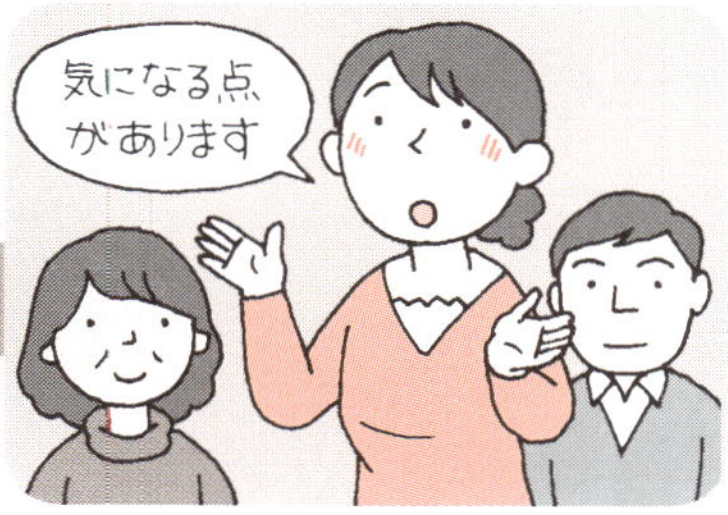
気になる点
があります

投書ではなく、交流会の中で交わされる意見の一つとして出てくる

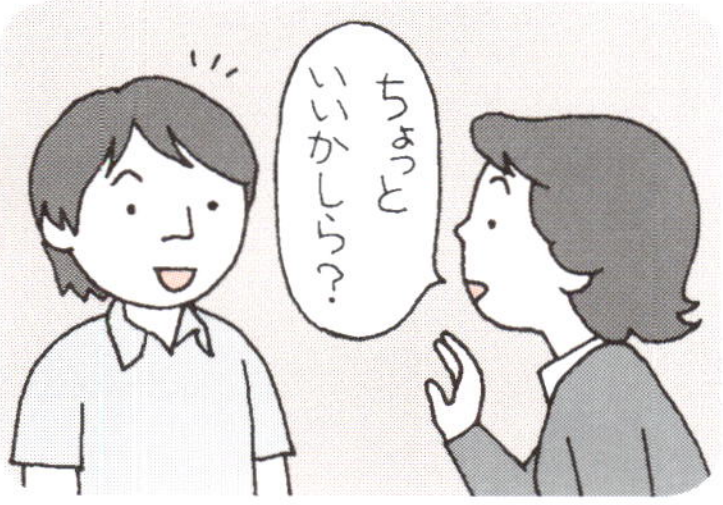
ちょっと
いいかしら？

「ちょっとちょっと、坂野さん」と家族がこっそり教えてくれる

本人に気づくチャンスを与える

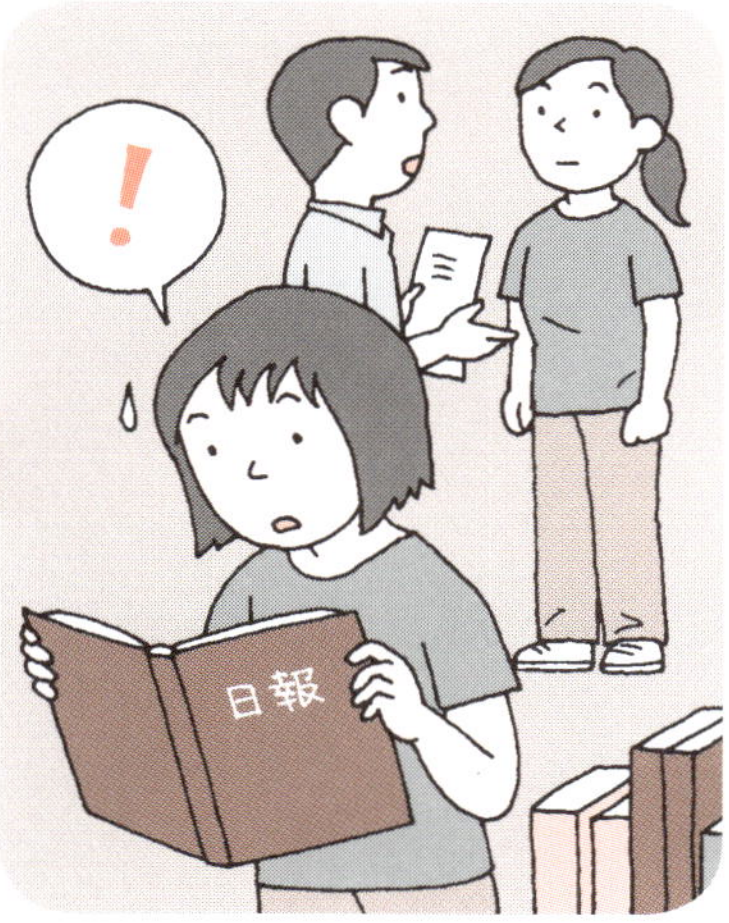
！
日報

受け付けたクレームは、職員全員が目を通す日報へ記入し、全体に周知徹底する。この段階で、日報を読んだ当事者の職員が「自分のことだ」と気づいてくれれば改善される

気づかなければ本人に告げる

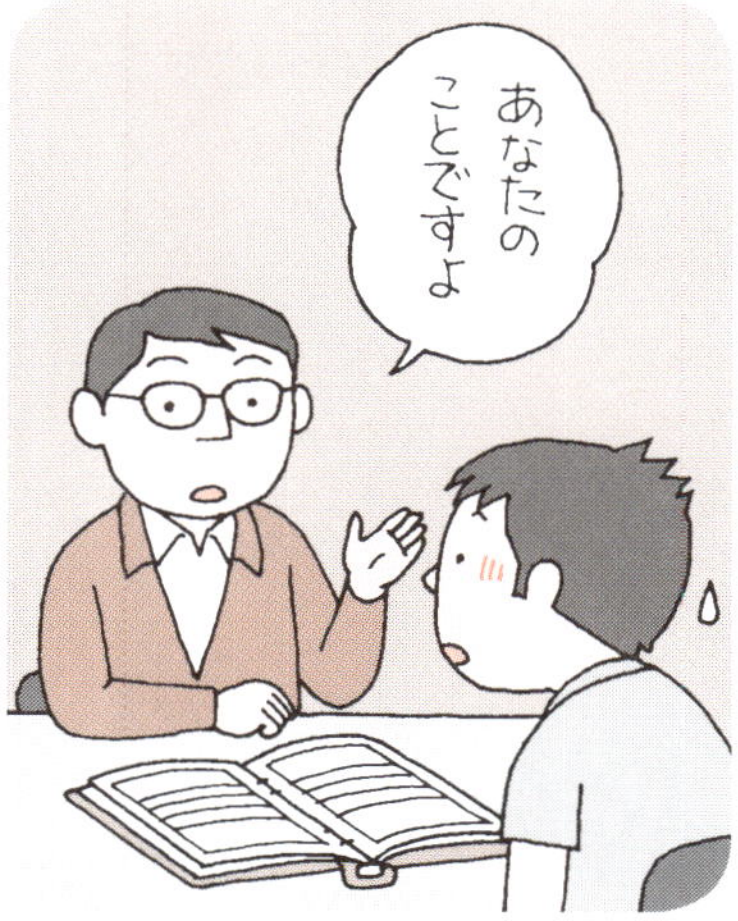
あなたの
ことですよ

日報への記入で改善されなかった場合、本人と面談して「これはあなたのことです」と伝える。しかし、日報で行う全体周知の段階で、本人が気づいて改善されることが多い

総合ケアセンター **駒場苑**

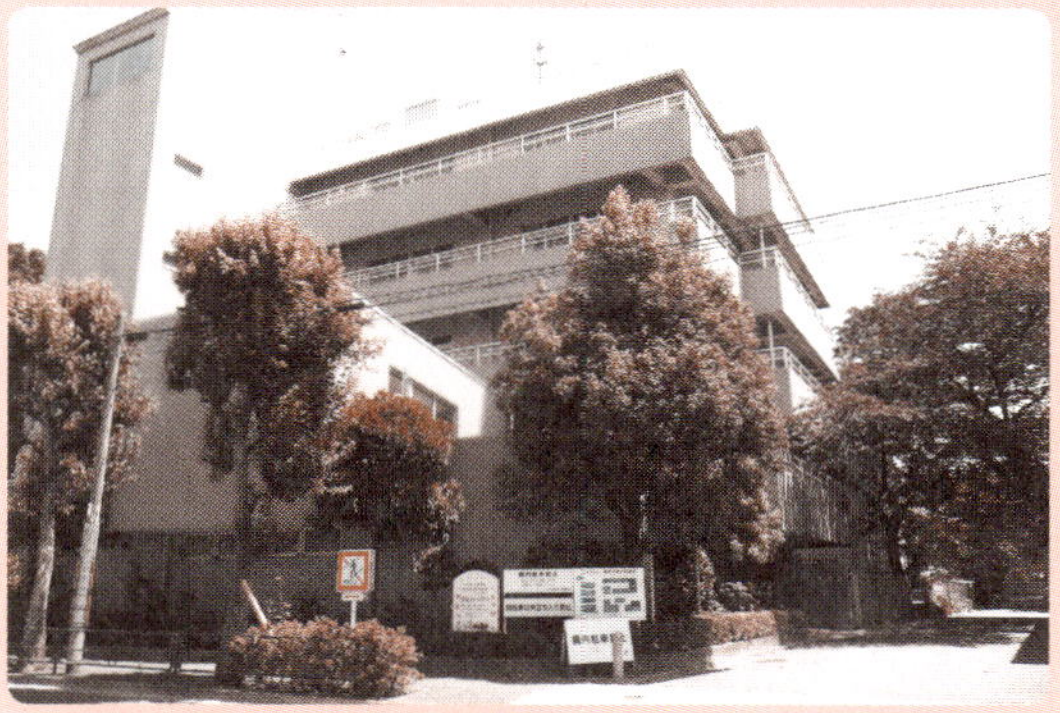

経営主体は社会福祉法人愛隣会、開設日は1989年12月。建物は5階建てだが、特養ホームはその中の3、4、5階の3フロアで、デイサービスは2階で行っている

住　所　〒153-8516
東京都目黒区大橋2-19-1
連絡先　TEL：03（3485）9823
ホームページ　http://komaba.mdn.ne.jp

クレームをトラブルにしないために

リーダー間で問題を共有し迅速に動くことが大切

「クレームをどうするかは、介護で言えば後始末のケア。オムツ交換と同じです」と駒場苑の施設長補佐である坂野悠己さんは語ります。「お年寄りの便意、尿意を察知してトイレへ誘導するのが正しい排泄ケア。オムツを交換するのは後始末にすぎない」と説く本書の監修者、三好春樹の言葉を踏まえた発言です。

上のイラストのように、交流会で出たり、なじみの職員に語られるクレームもありますが、それらは信頼関係の中での意見やアドバイスなので、その後こじれることはありません。クレームが出たら即日、施設長はじめリーダー層で共有し、対策と職員への伝え方を考え、次の日には全体に周知します。また、申し立てた利用者や家族には、その後の改善の様子を聞くそうです。

他事業所の事例に学ぶ②

志木瑞穂の里のトラブル対策

徹底した自立支援への取り組みが、地域の信頼を集めています

フロアではよく歩行訓練が行われている

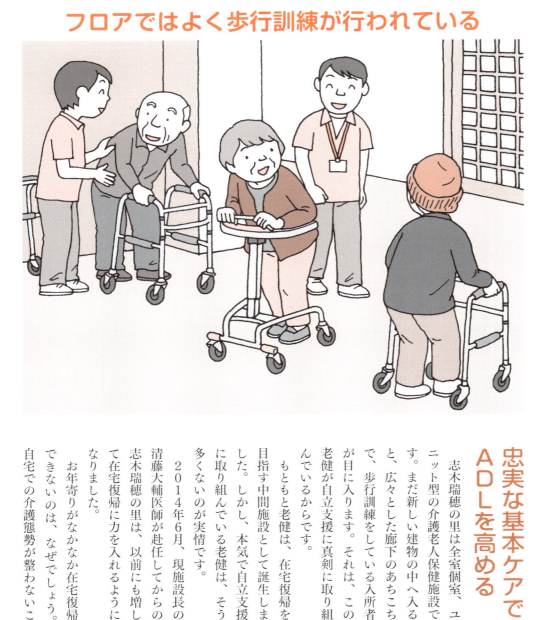

忠実な基本ケアでADLを高める

志木瑞穂の里は全室個室、ユニット型の介護老人保健施設です。まだ新しい建物の中へ入ると、広々とした廊下のあちこちで、歩行訓練をしている入所者が目に入ります。それは、この老健が自立支援に真剣に取り組んでいるからです。

もともと老健は、在宅復帰を目指す中間施設として誕生しました。しかし、本気で自立支援に取り組んでいる老健は、そう多くないのが実情です。

2014年6月、現施設長の清藤大輔医師が赴任してからの志木瑞穂の里は、以前にも増して在宅復帰に力を入れるようになりました。

お年寄りがなかなか在宅復帰できないのは、なぜでしょう。自宅での介護態勢が整わないことを除けば、老年症候群や廃用症候群によって、活き活きとしたその人らしい生活が奪われているからです。そのことを、清藤施設長はこう語ります。

「高齢者のADL（日常生活動作）やIADL（手段的日常生活動作）は、2階建て構造になっています。2階部分の機能・意欲・環境を、1階部分の体力・活動力が支えているのです。したがって活き活きとした生活を取り戻すには、歩行能力などの体力・活動力をつけなければなりません。志木瑞穂の里では、水分、食事、排泄、運動の基本ケアをしっかり行うことで、お年寄りのADL、IADLを高めています。その結果、在宅復帰率が向上し、本人や家族の満足度が高まっているのです」

老健の使命を果たすことが最大のトラブル対策になる、清藤施設長はそう語っています。

事故防止で心がけていること

ケアを充実させて転倒を予防する

体力や活動力をつけるために歩行訓練をすると、お年寄りが転倒することがあります。多くの介護施設では「転倒するから車イス」となりがちですが、志木瑞穂の里では「転倒しやすいのであれば、より転倒しづらくなるようにケアの充実を図っていこう」という方針です。これは、ポジティブ・リスクマネジメントと呼ばれます。

具体的には、ユニット型のメリットを活かして利用者を深く知り、性格、行動（ＡＤＬ）、特徴、日課などを把握するのです。さらに、離床センサーを設置する、転倒してもケガが少なくなるケガ防止用マットを敷く、頭部外傷から頭を守るニット帽を着用するなどの準備をします。こうして安全性を高めたうえで、歩行訓練を行うのです。

ここでは、自ら訓練を希望する利用者が多いと言います。

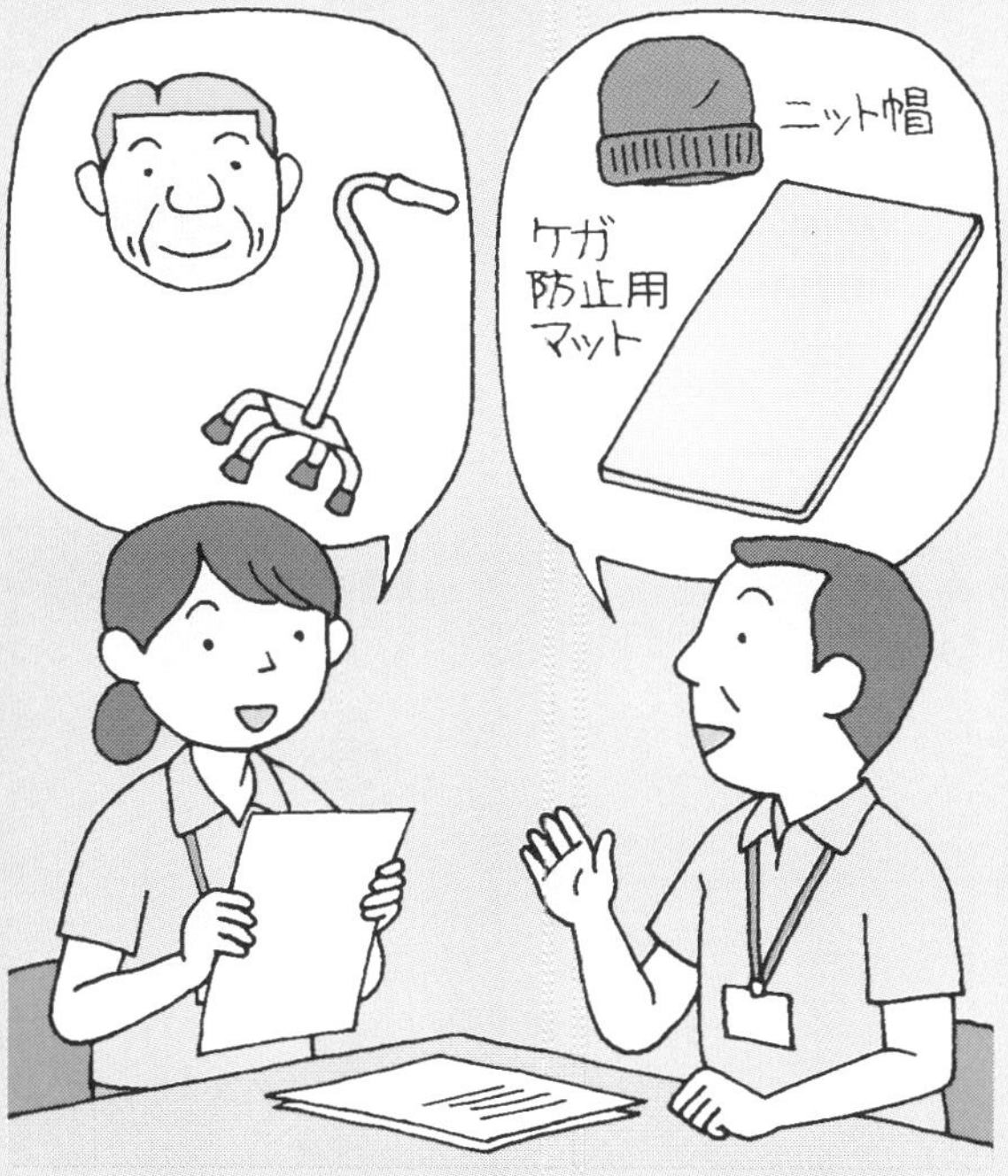
ニット帽
ケガ防止用マット

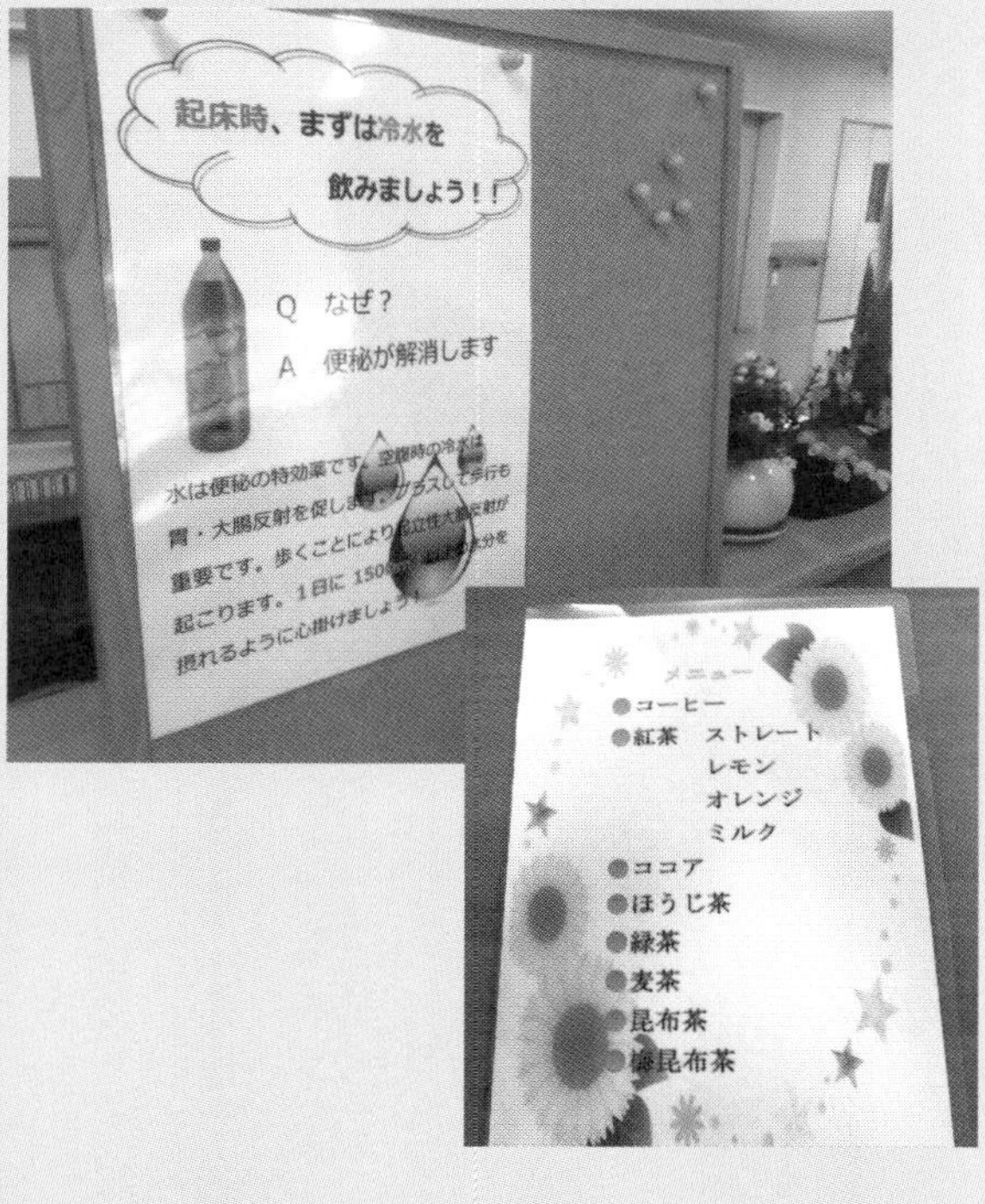
起床時、まずは冷水を飲みましょう！！
Q なぜ？
A 便秘が解消します
メニュー
コーヒー
紅茶 ストレート
レモン
オレンジ
ミルク
ココア
ほうじ茶
緑茶
麦茶
昆布茶

十分な水分補給で脱水を避ける

水分、食事、排泄、運動の基本ケアをしっかり行うと、ＡＤＬの改善だけでなく、お年寄りの覚醒レベルが上がります。ボーッとして転倒するリスクが、大幅に減少するのです。

基本ケアの中でも、志木瑞穂の里の脱水対策は徹底しています。水分は食事以外に１日平均１５００㎖の摂取を実現しているのです。通所リハビリでも１日８００㎖が目標だと言いますから力が入っています。

施設内を見学して驚くのは、上の写真のように水分の摂取をすすめる貼り紙や、好みの飲み物を選ぶためのメニューが用意されていることです。ここまで水分摂取に努めている施設は少ないのではないでしょうか。

水分を摂ると、認知症の行動・心理症状の原因となる便秘が減ります。脱水予防は優れた認知症ケアにもなるのです。

志木瑞穂の里のトラブル対策

家族への対応で心がけていること

「施設長への手紙」を用意して利用者や家族の要望を聞く

志木瑞穂の里に家族が面会に来ると、職員は利用者の日々の様子を家族に報告します。日頃から円滑なコミュニケーションを図ることによって、万一のトラブルがあっても壊れない人間関係を構築しておくのです。その際、職員の言葉遣いや態度が好ましいものであることは言うまでもありません。

また、老健である以上、病状や身体症状の報告は欠かせません。体調の変化や内服薬の変更などは、その都度家族に細かく報告します。体調の悪化が懸念される場合、医療機関を受診する可能性がある場合などは、なるべく本人や家族にわかりやすい言葉で説明するよう心がけているそうです。

写真のように「施設長への手紙」を各フロアに用意し、利用者や家族からの要望を聞き出す努力もしています。

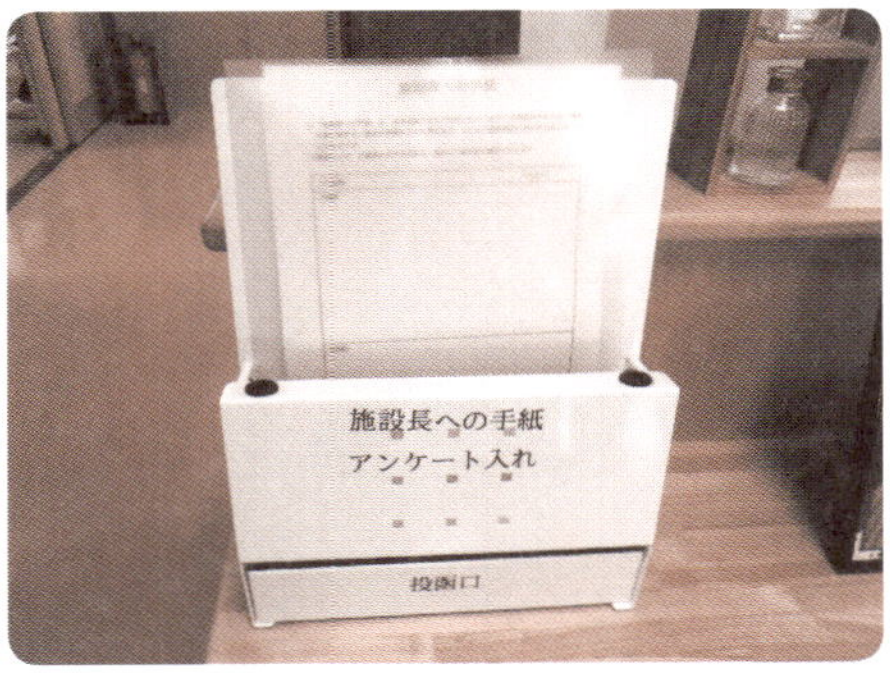

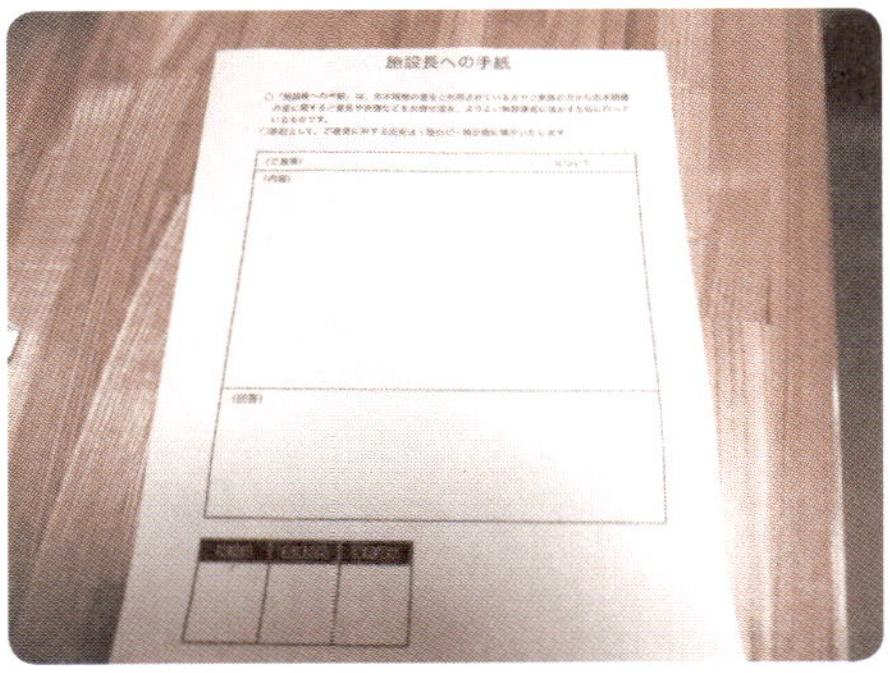

終末期のケアへの取り組み

ご遺体は全て施設の玄関からお見送りしている

志木瑞穂の里は、過去数年間に9人の利用者を施設内で看取りました。ご遺体を引き取る寝台車は、多くの介護施設では裏口に着けられますが、表口に着けるのが志木瑞穂の里流です。「正面玄関から入所して来られたのだから、正面玄関から退所していただこう」と話し合い、職員が手厚くお見送りをさせていただいています。

自立支援を行うことで在宅復帰率を上げながら、一方で看取りも行っているのが志木瑞穂の里らしいところです。看取りは、家族との十分な話し合いと合意がなければできません。これからも納得のできる看取りを積み重ねていくことによって、志木瑞穂の里は地域の皆さんにより深く信頼される施設になっていくことでしょう。

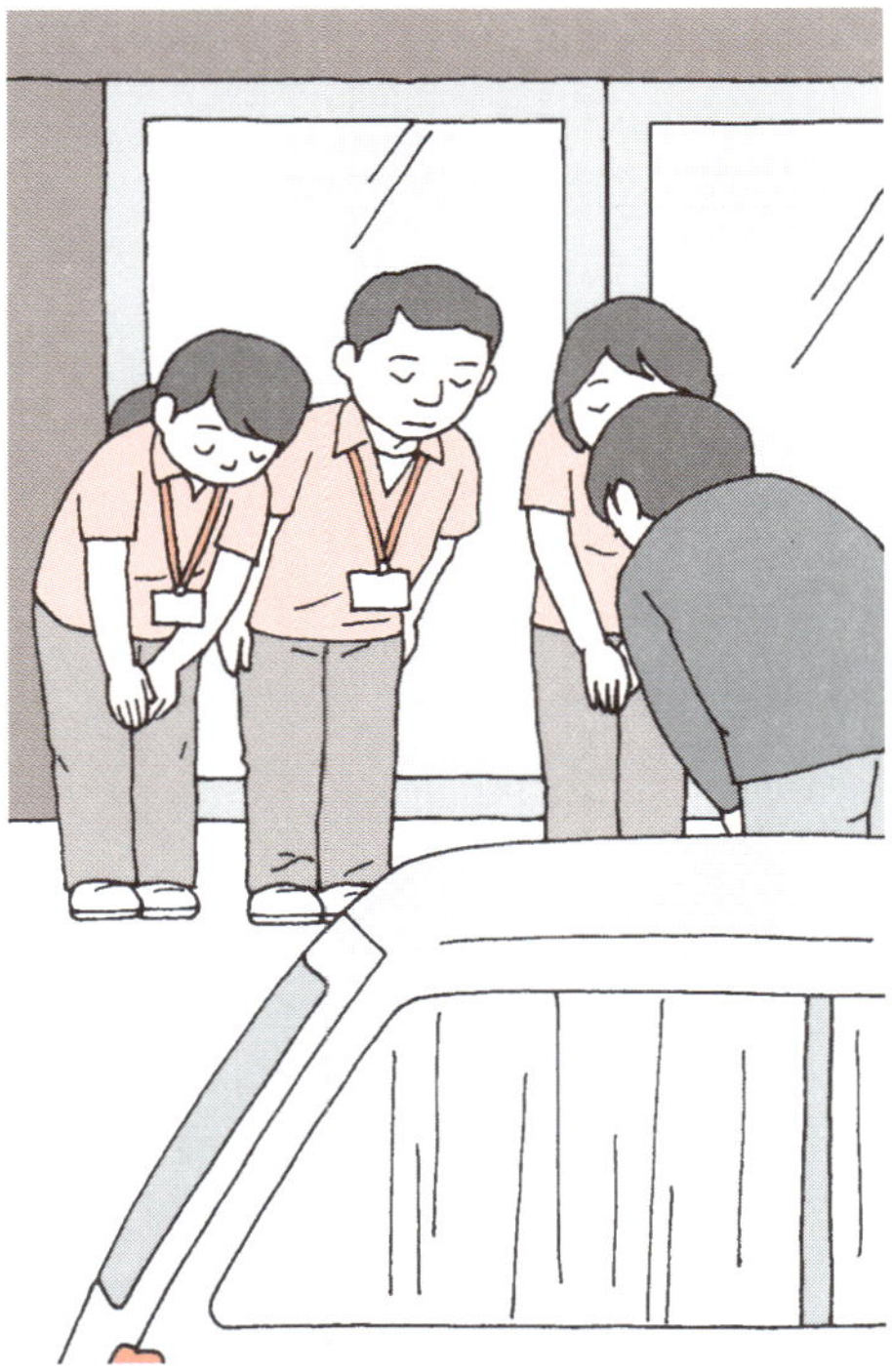

老健における診療を知らないために起こってしまうクレームもある

老健に入所すると老健の医師が主治医となります。具合が悪くなればすぐに受診できると思っている本人や家族に対して、そうでないことを説明するのは、入所前は相談員、入所時は医師の役目です。

老健に入所中は、今までのかかりつけ医から引き継ぎ、「ふだんは老健の医師」「専門的な診断等、有事の際はほかの医療機関へ紹介」という形で診療を行っていきます。こうしたしくみは家族に十分知られていないので、トラブルになりやすいものです。

また、薬の調整は老健の医師の仕事であることを理解していない利用者や家族も少なくありません。老健には、医療と介護を一元的に提供することによって、無駄な投薬を整理しお年寄りを健康へと導く役割があるのです。志木瑞穂の里は、薬物療法の最適化にも力を入れています。

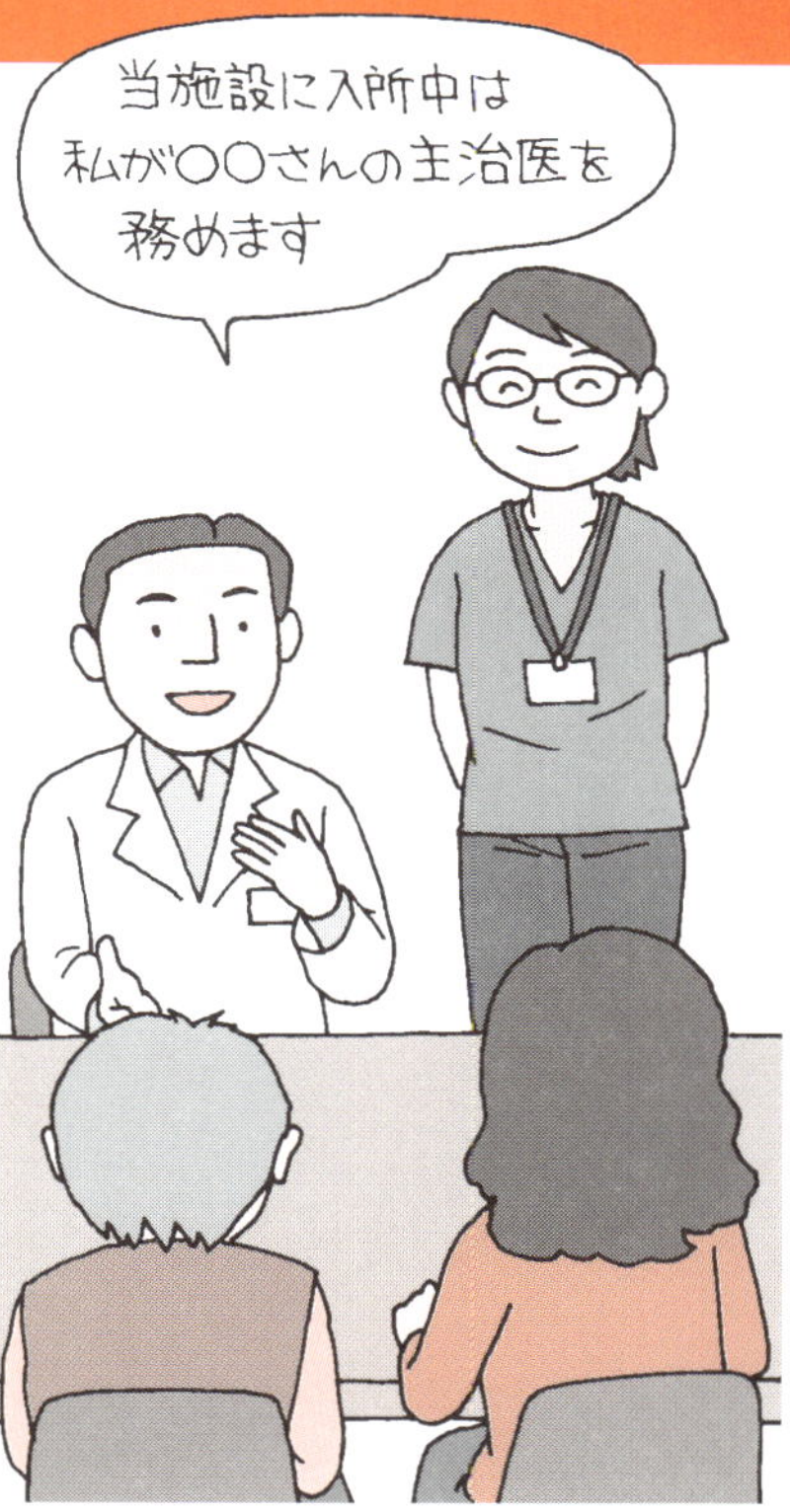
当施設に入所中は
私が○○さんの主治医を
務めます

万一クレームが寄せられたら

本人や家族からのクレームは十分に伺い改善策を提示する

クレームの窓口は、相談員に一本化されます。まずはクレームの内容を時間をかけて伺い、「でも」や「無理です」は言いません。しっかり把握したら謝罪しますが、これは内容に対してではなく、怒らせてしまったことへの謝罪です。

親身になって話を伺ったら、上司や職員と相談して改善策を検討します。そして、できるだけ早く返答します。

こうした一連の流れの中で、クレームの原因となった職員は、家族の前には出しません。必ず上司が対応し、今後の職員教育に活かしていくことを約束するのです。

重大なクレームであれば、市の介護保険課および埼玉県管轄の西部福祉事務所へ「重要案件」として報告します。

介護老人保健施設 **志木瑞穂の里**

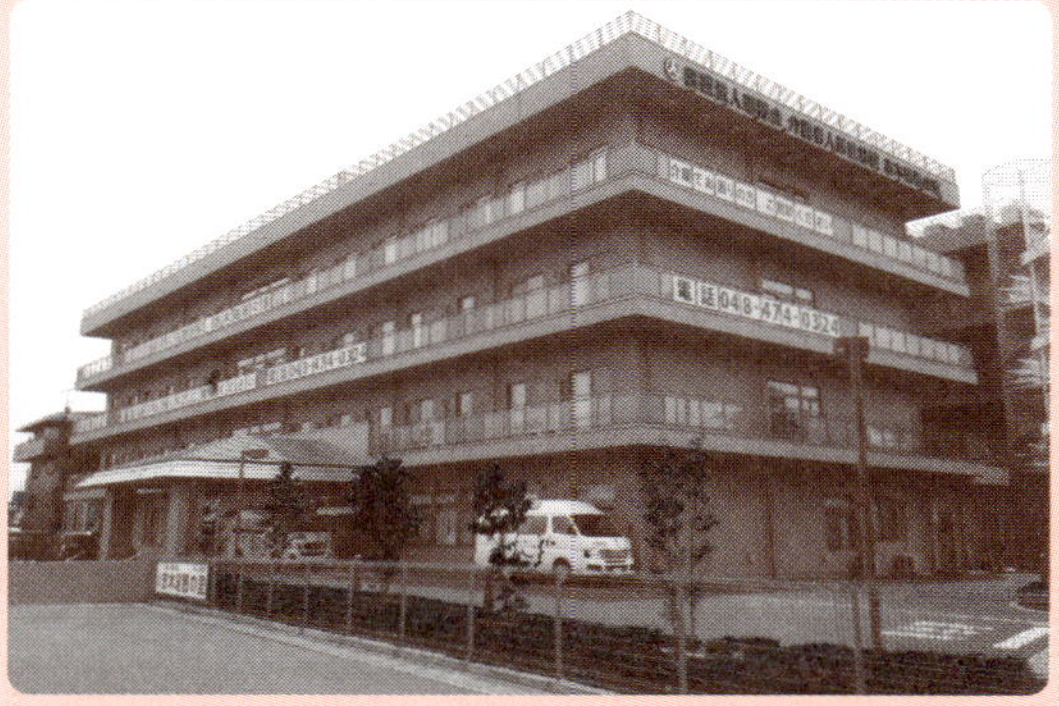

経営主体は医療法人瑞穂会、開設日は2012年8月とまだ新しく、志木市では唯一の老健。建物は5階建てで、入所定員120人。全室個室の完全ユニット型（12ユニット）

住　所　〒353-0001
埼玉県志木市上宗岡2-20-17
連絡先　TEL：048（474）0324
ホームページ　http://www.mizuhokai.or.jp

杜《もり》の都で地域包括ケアを推進する社会福祉法人の高齢者部門

青葉福祉会のトラブル対策

「お年寄りの尊厳と習慣をお守りする」高齢者福祉事業

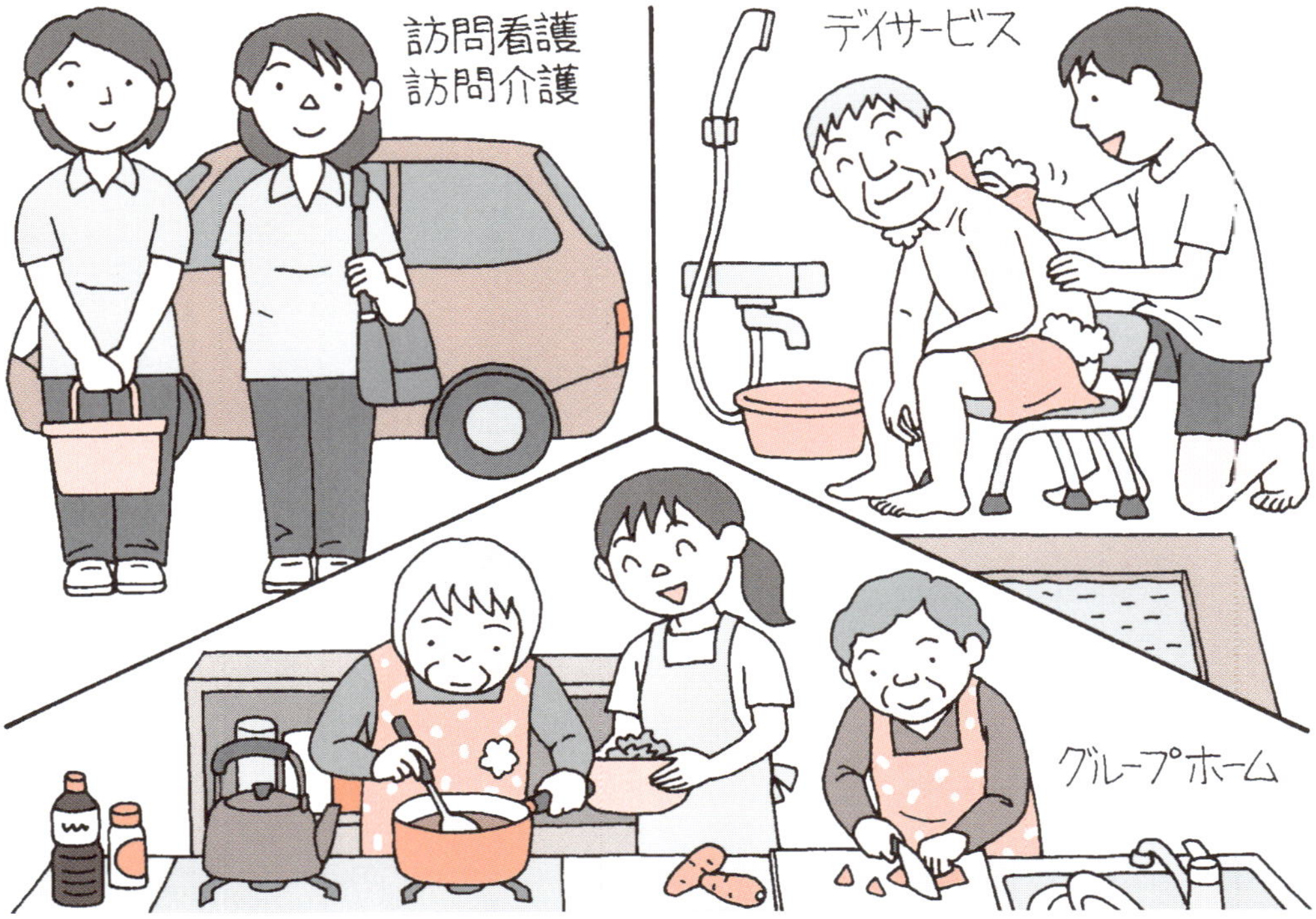
訪問看護
訪問介護
デイサービス
グループホーム

事故報告をいかにしやすくするか

社会福祉法人青葉福祉会は1965年に設立され、高齢者福祉事業、保育事業、学生・成人支援事業（学生寮の運営や路上生活者の自立支援など）を行っています。リスクマネジメントの取材をさせてもらったのは、八幡高齢者複合施設です。ここにはデイサービスセンター、グループホーム、居宅介護支援事業所、ヘルパーステーション、訪問看護ステーション、ケアハウスが併設されています。

所長の高橋佳世さんは、数年前から介護職向けの教育事業を担当し、事故防止に取り組んだ経験の持ち主でした。

「大切なことは、ヒヤリハットや事故を隠さない体質づくりです。事故防止には分析が欠かせないので、なるべく多くの事例を集めなければなりません。しかし、職員は事故があったことを恥ととらえがちなので、最初はなかなか報告書を出してもらえませんでした。そこで〝報告は、個人の責任を問うものではない〟〝報告は、同じ事故が起こらないよう対策と教育に使うもの〟とくり返し伝えました。やがてその効果が表れて、職員からスムーズに報告書が上がってくるようになりました」

こうして多くの事例を集めた施設では、それを分析することによって効果的な事故対策ができるようになりました。

高橋さんが意識するのは、情報の共有です。たとえばデイサービスに新規の利用者が来る日には、デイ以外の職員にもわかるように掲示板などで周知を図ります。そうすると、転倒や離設に対して大勢で見守ることができるからです。

震災を乗り越えて深まった地域との絆

大変だったのは施設よりも在宅

２０１１年３月11日、仙台市を東日本大震災が襲いました。所長の髙橋さんは、当時ヘルパーステーションの管理者でした。幸い事務所は無事でしたが、東北の３月はまだ冬です。電気、ガス、水道などのライフラインが途絶えた中で、ヘルパーたちの奮闘が始まりました。

大変な状況に陥ったのは、施設よりも在宅のお年寄りでした。訪問するエリアは被害が少なかったため避難所があっという間に閉鎖され、お年寄りは水道も電気もガスも使えない家に戻されてしまいました。施設に全国各地から救援物資が届き始めた頃、在宅のお年寄りは買い物や給水に何時間も並ばなければならなかったのです。

ヘルパーたちは法人内の特養の厨房に協力を求め、物資で届いたお米をおにぎりにして在宅のお年寄りに配りました。

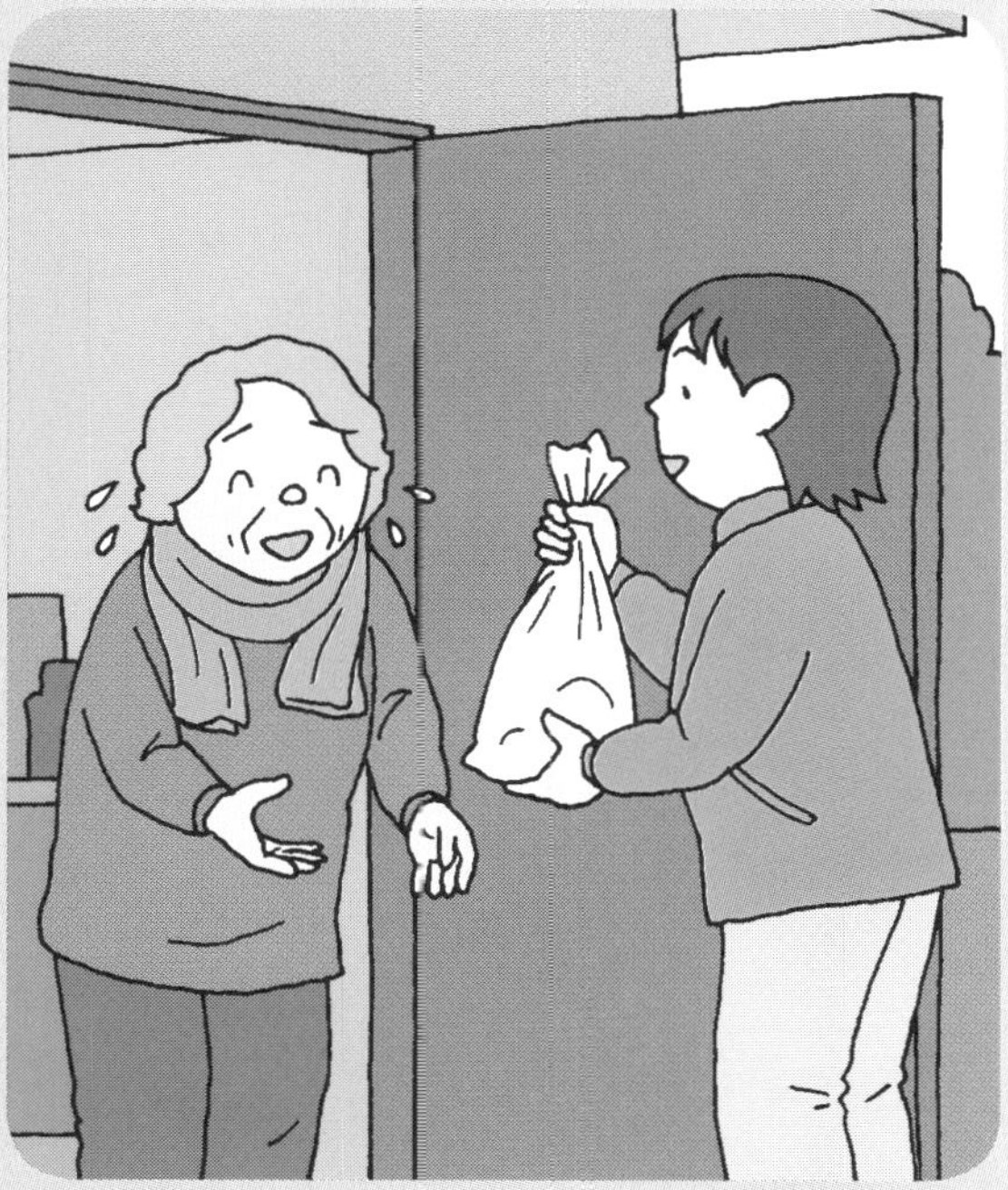

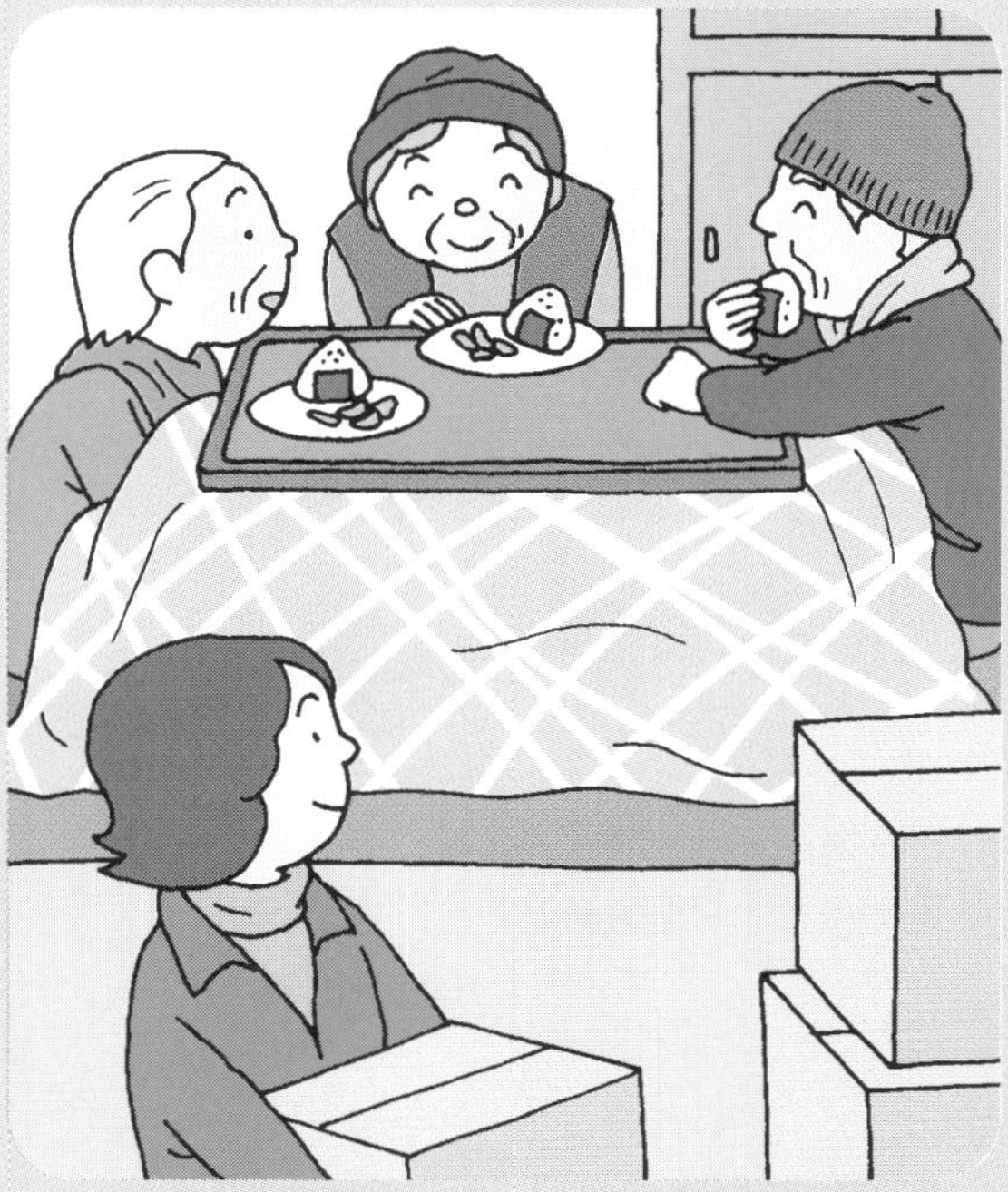

なんと事務所がデイサービスに

ヘルパーの一人が、独居のお年寄りの家におにぎりを配ったとき、「何もないけどうちの事務所でよかったら遊びにきて」と誘ってみました。それをきっかけに、日中を事務所ですごす「にわかデイサービス」が始まったのです。やがて３人のお年寄りが、事務所の一角に用意したこたつに入っている姿が見られるようになりました。

食事は、朝、昼、晩と用意しました。「よりあい」をはじめ全国の介護現場から送られてきた物資と、無償で働くヘルパーたちの頑張りが頼りでした。

あの大震災で、ヘルパーはライフラインが復旧しないと、訪問はできてもサービスができないことを痛感させられました。それでも知恵を絞り、制度などお構いなく手を差し伸べたことで、地域のお年寄りとの絆が深まったそうです。

青葉福祉会のトラブル対策

グループホームにおけるトラブル対策

開かれた施設であるために面会時間は決めていない

八幡高齢者複合施設には、2ユニットのグループホームがあります。ここでのトラブル対策は、施設をオープンにすることでした。家族に施設での利用者の暮らしぶりや職員の関わる姿を包み隠さず見てもらうためです。その一つの方法として、面会時間を決めていません。

面会時間が決まっていないということは、家族がいつでも訪問できるということです。夜間は防犯の都合上施設の入り口は施錠していますが、宿直（1人）と夜勤（2ユニットで2人）がいて家族を中に入れてくれます。そのため、昼間は仕事をしている息子さんなどが、親に面会できるのです。これは、看取りに取り組むうえで、とても大切な環境です。

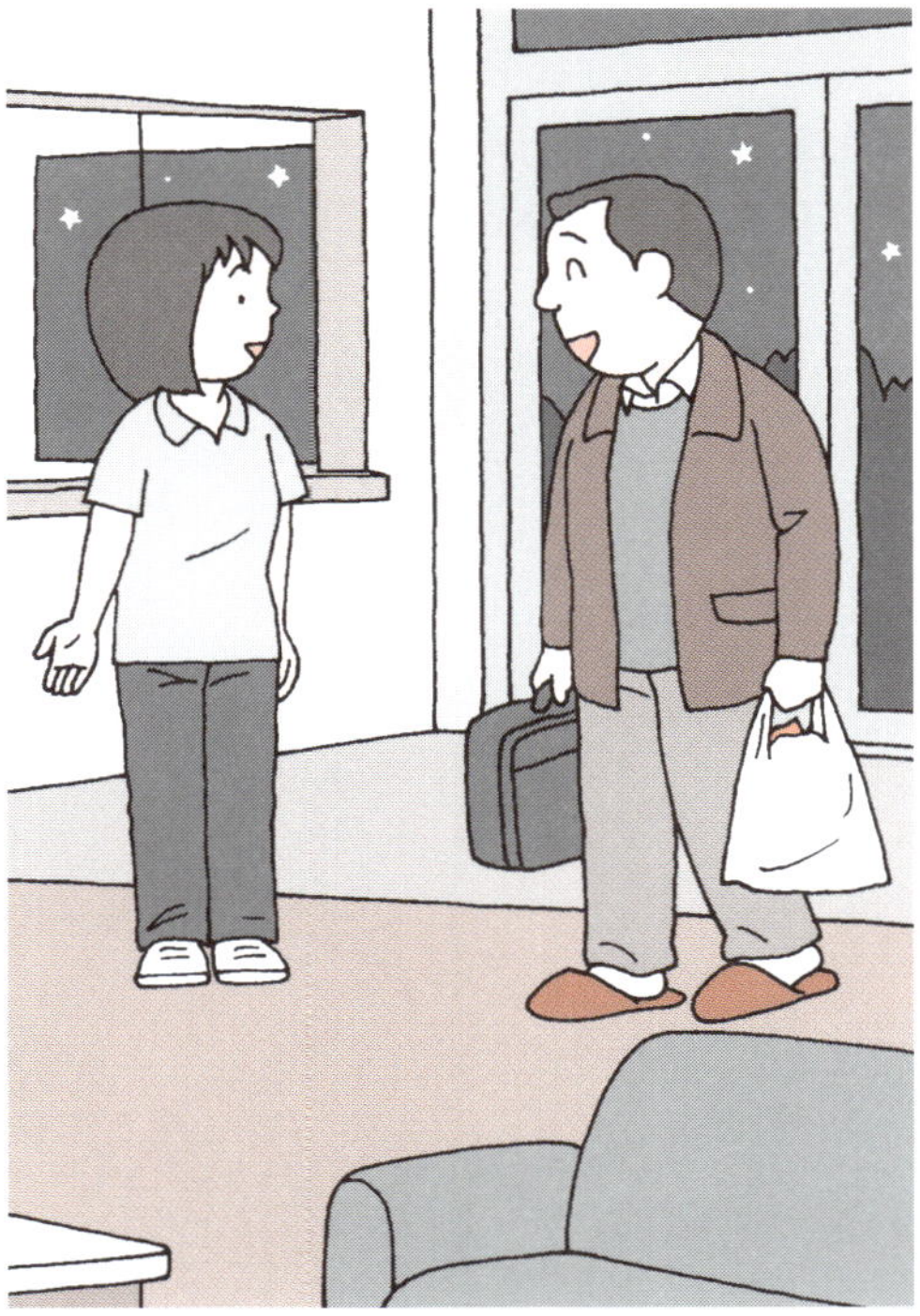

デイサービスにおけるトラブル対策

「いつ、どこで」事故が多いかがデータの分析でわかった

髙橋さんたちは、集めた事故報告書を分析し、デイサービスで起こった転倒事故の傾向を探ってみました。利用者や職員といった個人の属性を外し、「いつ、どこで」事故が発生しているかに絞って調べたのです。

その結果、「15～16時」「玄関付近」に転倒事故が多いことがわかりました。これは、送迎で家へ送り出す前の時間帯です。職員が「あと少しで仕事が終わる」と思ってしまう、安堵と疲労が出やすい時間帯であるとも言えます。

そこで現場では、すぐに帰りの送迎に関わる職員の配置を見直し、玄関付近の整理整頓や椅子の位置の変更など環境改善に努めました。その結果、この時間帯と場所で起こる転倒事故を激減させることができました。

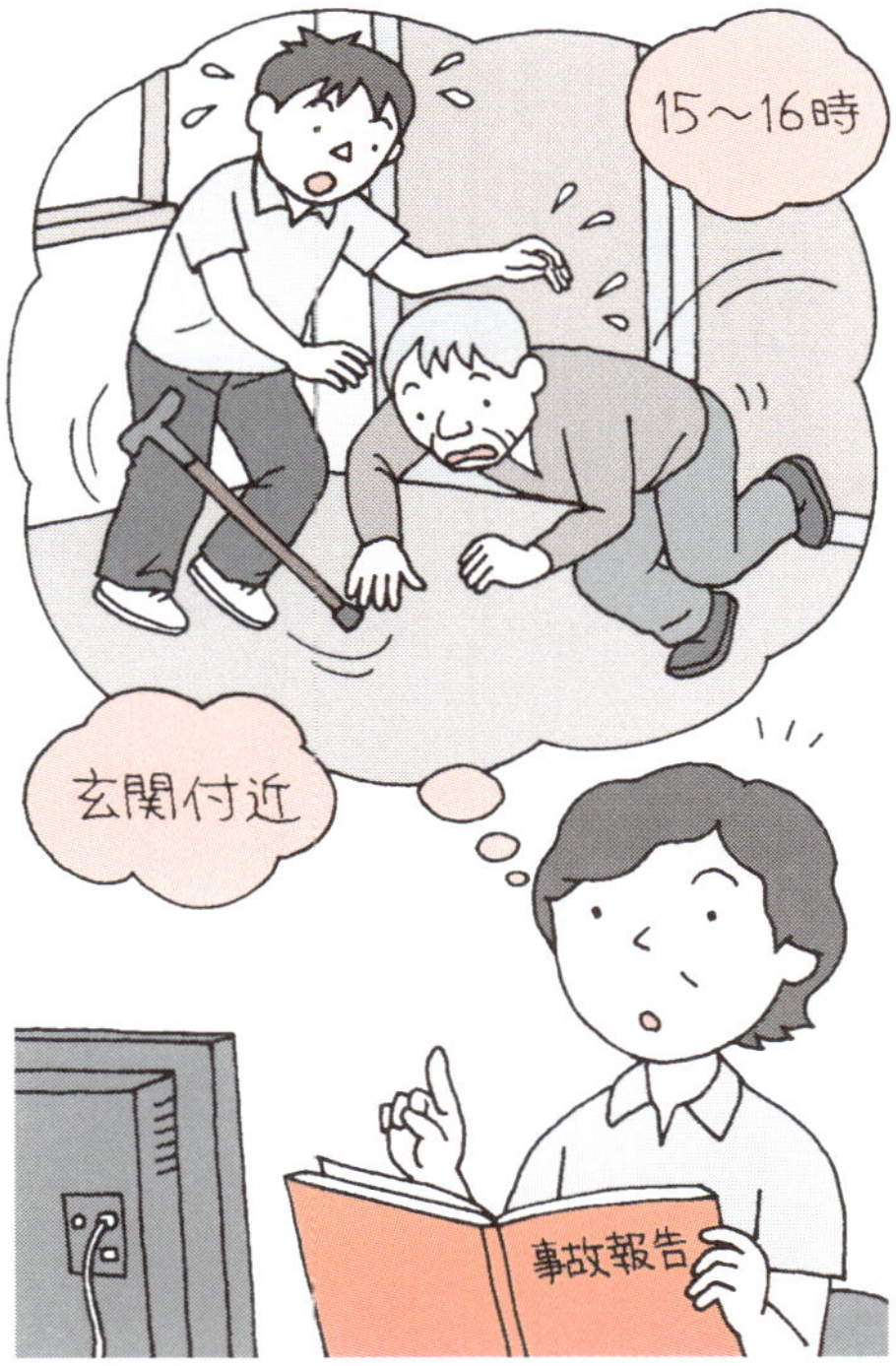

また、グループホームでは、家族との面談や情報共有を密にしています。入所者の日頃の生活ぶりを見てもらい、「最近下肢筋が弱くなってきましたが、うちは危険だからといって歩行を制限しませんし、抑制もしないので転倒することもあると思います」と、正直に告げるのです。この情報があったか否かで、転倒してしまったときの受け止め方は大きく変わります。

ここのグループホームの特長は、家族会があることです。敬老会など年に数回あるイベントのあと、場所を用意して家族会を開いてもらいます。ユニットごとに開かれる家族会にはそれぞれ会長（家族の代表）がいて意見のとりまとめを行うので、スタッフは運営にはノータッチです。そこで出された意見は、会長を通じてグループホームに伝えられます。

家族会はイベントがあるたび（年に4～5回）に開かれ、家族の出席率も上々です。特養や老健のような大きな施設では家族会をつくっているところがありますが、グループホームでユニット単位の家族会があるのは珍しいのではないでしょうか。家族会で意見を汲み上げるようになってから、不安や不満が家族同士の中で解消したり軽減したりすることもあるようです。

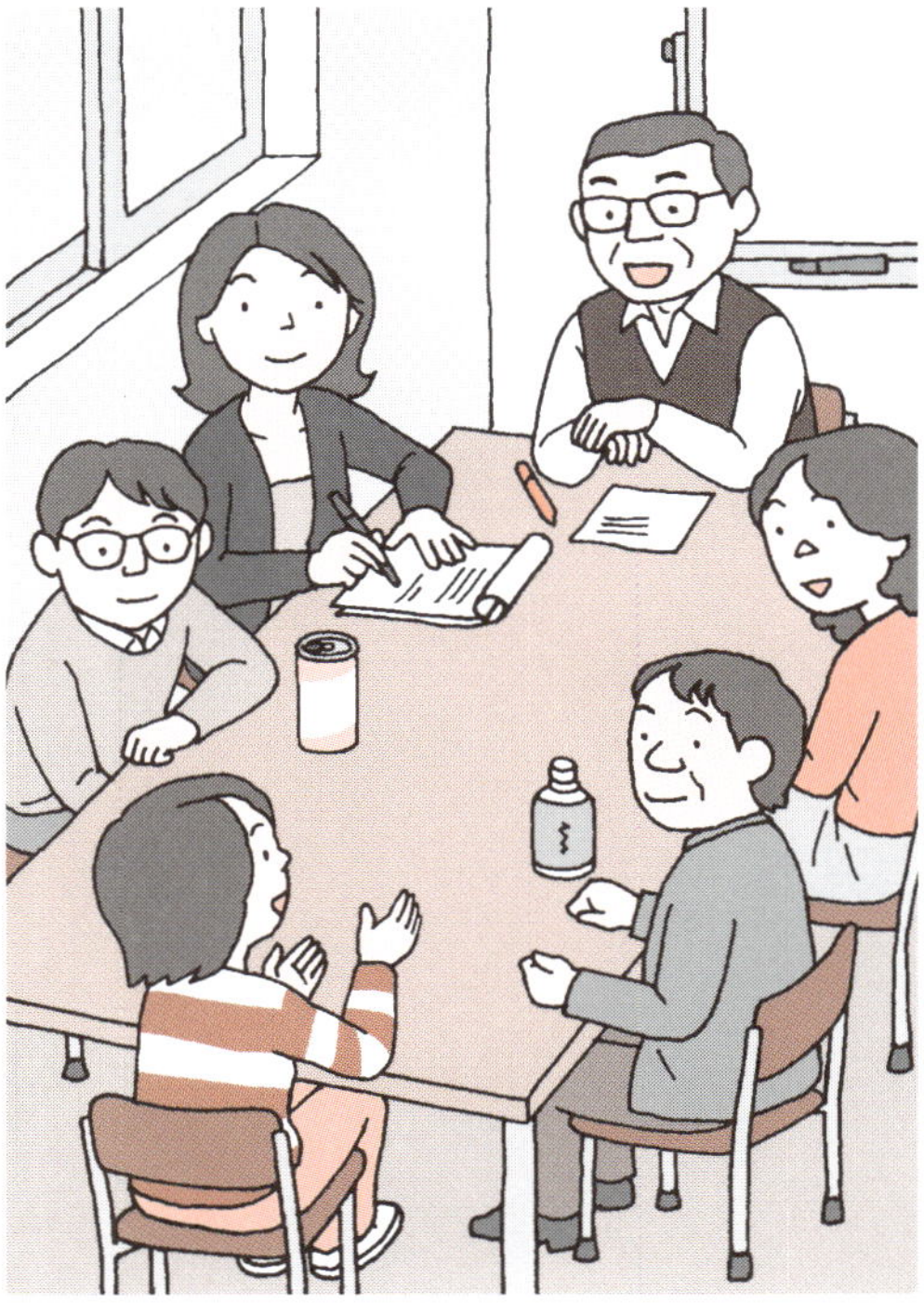

家族をクレーマーにしない方法

家族会をつくって運営するとうまくいく

入所施設の場合、家族会がうまく運営されていくかどうかで、クレームの数も変化してきます。八幡高齢者複合施設のグループホームでは、ユニットごと（2ユニット）に会長が1人ずついて、会の運営をしてくれます。家族会は、始まる前に所長があいさつをするくらいで、そのあとは家族だけの時間となります。そこで、会長がうまく家族の抱いている不安や悩み、あるいは施設への不満などを引き出してくれると、蓄積して爆発するということは少なくなります。よって、会長の存在は施設にとっても重要になります。家族会は、施設への理解や協力を得るためにも必要不可欠と言えるでしょう。

社会福祉法人 **青葉福祉会**

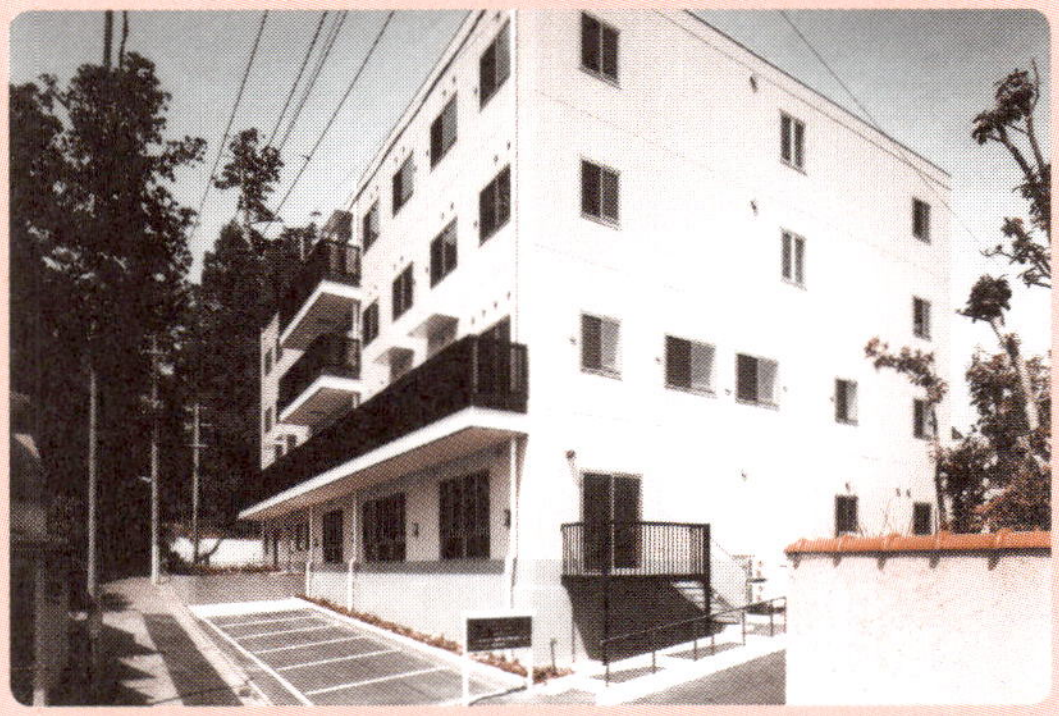

話を伺ったのは法人内の「八幡高齢者複合施設」。デイサービスセンター、グループホーム、居宅介護支援事業所、ヘルパーステーション、訪問看護ステーション、ケアハウスが併設されている

住　所　〒980-0871
宮城県仙台市青葉区八幡4-7-6
連絡先　TEL：022（341）1402　（八幡高齢者複合施設）
ホームページ　http://www.aofuku.or.jp

他事業所の事例に学ぶ④

いしいさん家《ち》のトラブル対策

生活に伴うリスクは、ありのままに受け入れようと考えています

お年寄りと子どもと障害者が寄り添う

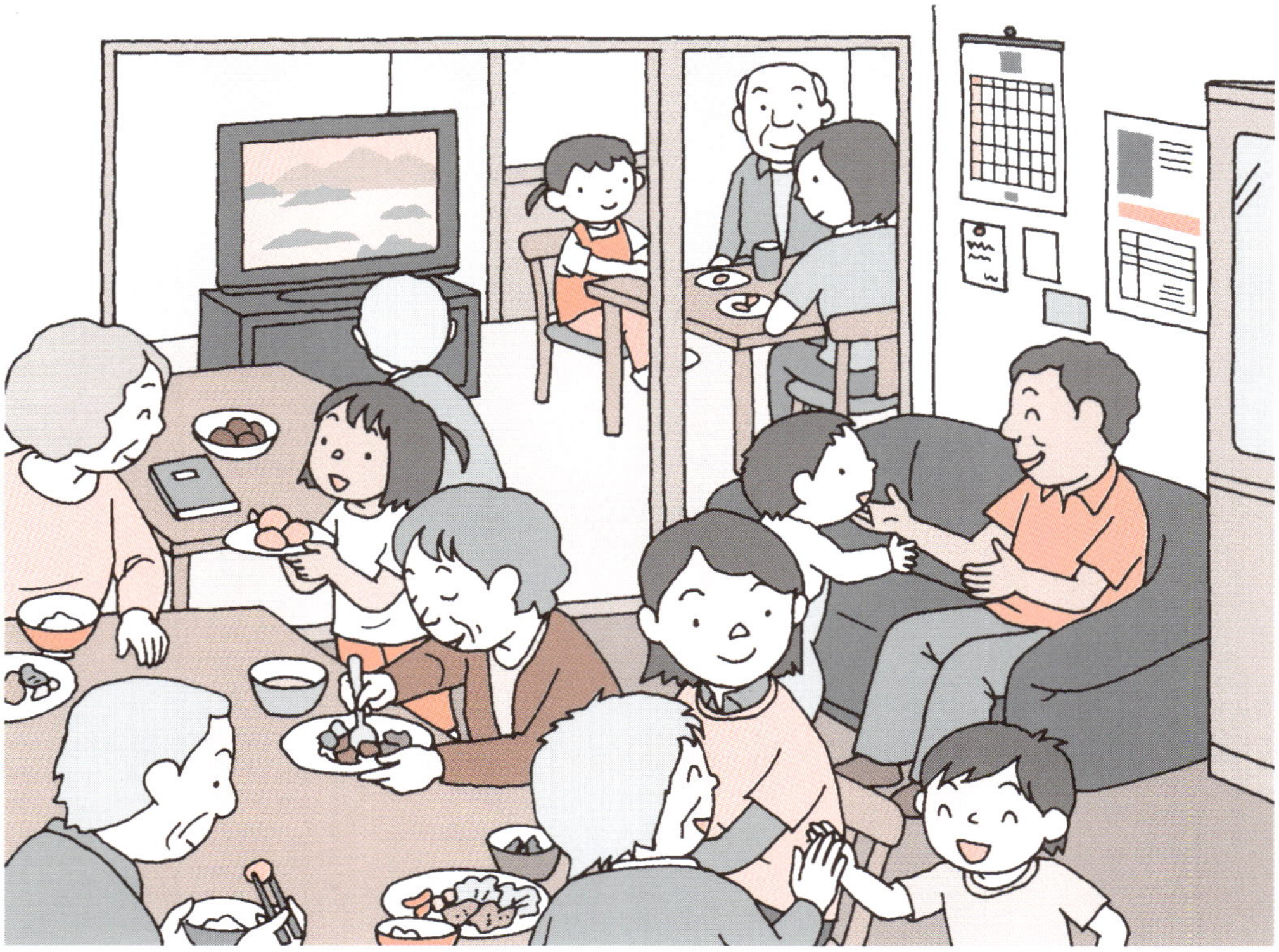

宅老所らしさがあふれる民家

民家を使ったデイサービスを宅老所と呼びますが、千葉県にある「いしいさん家《ち》」の外見は、ふつうの家とまったく変わりません。2ヵ所ある拠点のうち、千葉市花見川区の「宅老所いしいさん家」は、定員10人の通所介護事業所。習志野市にある「宅幼老所いしいさん家」（通称みもみのいしいさん家）は、定員10人の通所介護事業所に居宅介護支援事業、障害児日中一時支援事業、保険外事業のお泊まりを併設しています。

ここでのテーマは「共生」。お互いさまの精神で、許し合い、認め合う暮らしです。左ページの「いしいさん家のテーマ」に書かれたように、深い認知症の人をはじめ、あらゆる人を受け入れているのです。

リスク管理ができていることによって、未然に防げた事故はあったのか、代表の石井英寿さんに聞いてみました。

「それは、毎日あると思います。認知症の深いお年寄りの横で、子どもがドタバタ走り回りながら何も起きていないのは、事故が未然に防げているということではないでしょうか。人は先入観で〝危ないからやめておこう〟と思いがちですが、そういった自己規制がたくさんできてくると、介護がつまらなくなります。僕らはふつうの暮らしを大切にしていきたいので、生活に伴うリスクはありのままに受け入れていくつもりです。そのほうが、利用者も働いている僕らも楽しいですから」

そう語る石井さんの周りを子どもたちが走り回り、それを見守るお年寄りたちの時間がゆっくりと流れていました。

トラブル対策で心がけていること

みんなの居場所で わけへだてなく

いしいさん家には、なぜか外国の人が働いています。パキスタン人、ギニア人、ペルー人……。そして、働いている外国の人の子どももいます。日本人スタッフの子どももいて、デイサービスは国際色豊かです。

　お年寄りと子どもと障害者を一緒に預かる方式は、富山県から生まれたので「富山型」と呼ばれますが、ここはワールドワイドな富山型とでも呼べばいいでしょうか。みんながのびのびと振る舞っているのは、きっといい居場所になっているからに違いありません。

　こんなに混沌とした環境で、どんなトラブル対策が行われているのでしょうか。

「クレームが来たら、とりあえず内容を精査します。そのあと、こちら側の対応が正しいと思っても、私がいったん謝ります」（代表の石井さん）。

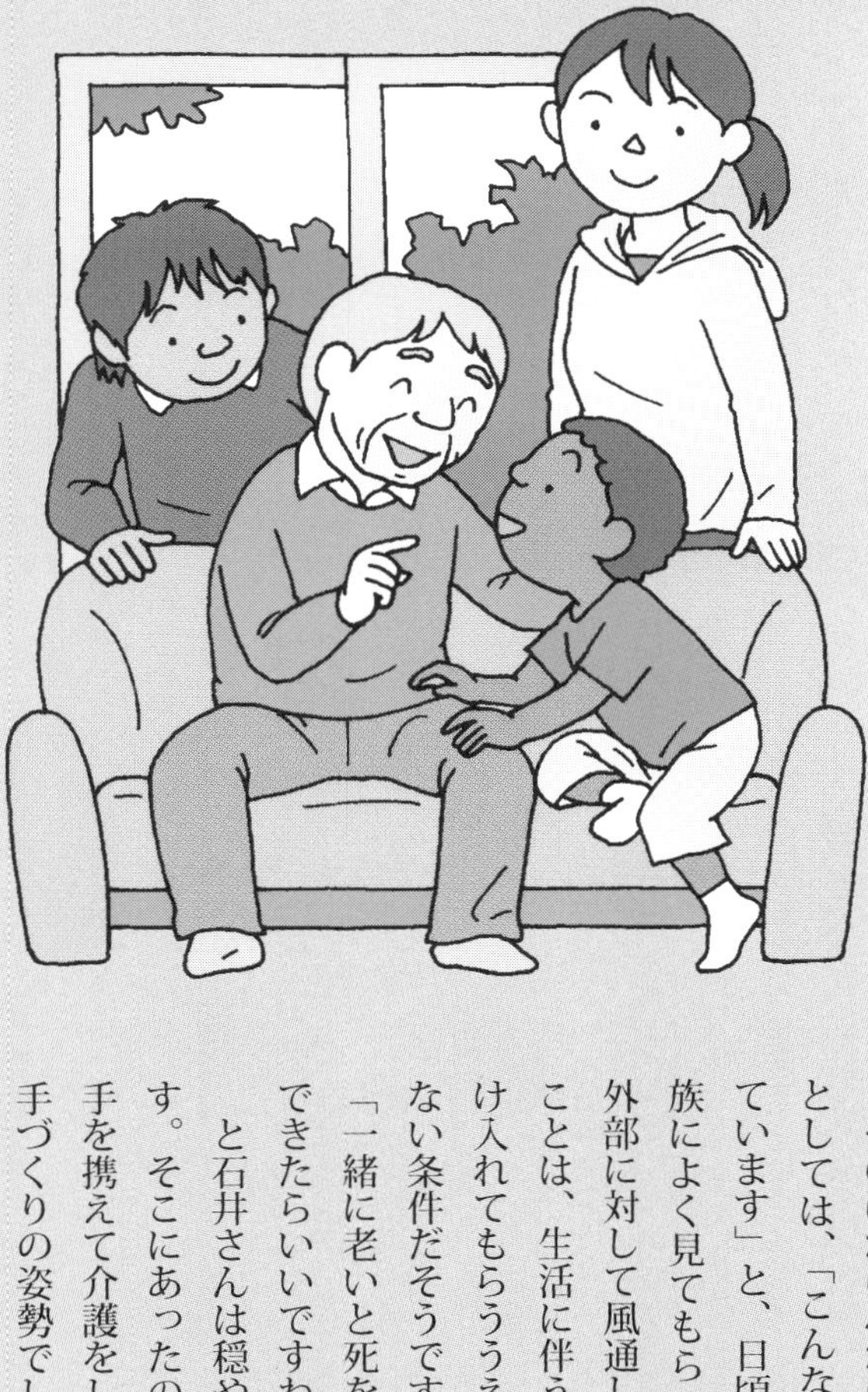

いしいさん家のテーマ

子どもも大人も、
障害があろうがなかろうが、
若年認知症の人も精神疾患や
知的障害がある人も、
誰でも住み慣れた地域で
最期まで暮らしていけますように

いしいさん家

風通しをよくして 全てを見てもらう

「先手を打つ」ことも石井さんが心がけているトラブル対策です。たとえば利用者にすり傷ができたとき。あるいはデイサービスで忘れ物が発見されたとき。石井さんたちスタッフは、素早く家族に電話でそのことを伝えます。家族が気づく前に謝ることが、トラブルに発展させないコツだそうです。

　そのほかに心がけていることとしては、「こんな関わりをしています」と、日頃の状況を家族によく見てもらっています。外部に対して風通しをよくすることは、生活に伴うリスクを受け入れてもらううえで、欠かせない条件だそうです。

「一緒に老いと死を学ぶことができたらいいですね」

　と石井さんは穏やかに語ります。そこにあったのは、家族と手を携えて介護をしようという手づくりの姿勢でした。

いしいさん家《ち》のトラブル対策

小さなもめごとをトラブルにしない方法

受け取り方を変えると「そう悪いことじゃない」と思えてくる

花見川区のいしいさん家にお邪魔すると、ちょうど昼食が始まる頃でした。テーブルの上にスタッフが食事を配り、利用者はめいめい椅子に座ろうとしています。

そんな中で、リビングのソファに靴のまま座って険しい顔つきをしている男性利用者がいました。この利用者は、いしいさん家に入ってくるとき、いつも靴を脱ぐのをイヤがるのです。スタッフが無理に脱がそうとすると、暴力が出ることもあります。この日は玄関でのやりとりでスタッフが降参し、靴のままリビングに入られてしまったそうです。

「これがうち流のリスクマネジメントです。リビングといってもソファの下は板張りですから、まあいいかと思うことにしています。お互い暴力的になってもいけませんから」

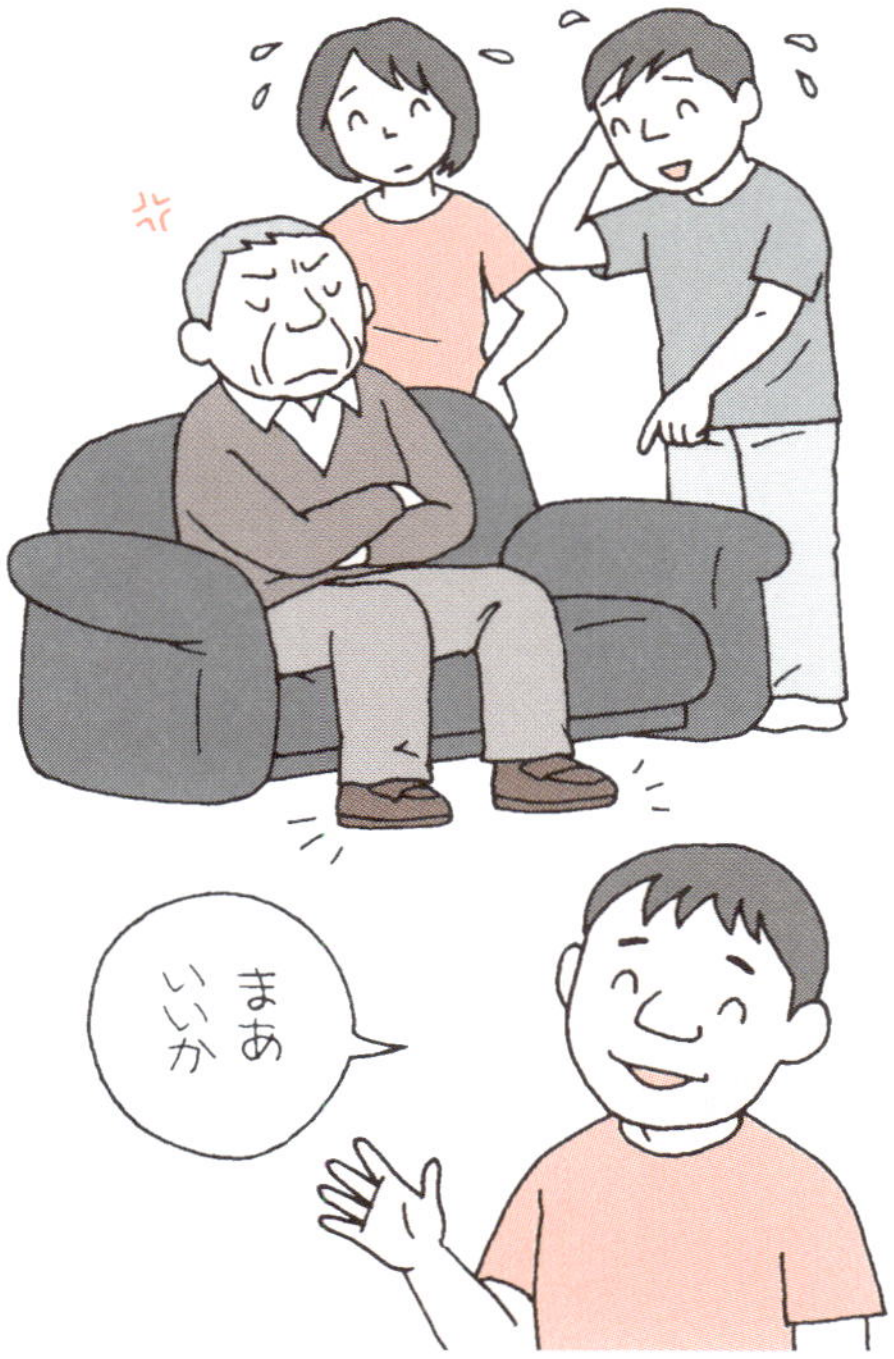

「いしい工務店」物語

若年認知症の男性利用者に生きがいをもたらした作業着

いしいさん家を有名にしたケアの手法に、作業着を着て働く「いしい工務店」の活動があります。2008年頃、若年認知症の男性利用者たちに役割をつくってあげたいと考えた石井さんは、「いしい工務店」と名前の入った作業着をつくりました。実際に近くの小学校や保育園などへ仕事をもらいに行き、落ち葉拾いや下駄箱の掃除、畑の世話などをしたのです。デイサービスに行くのではなく、仕事に行くと思い込んだ男性利用者たちは、生きがいを持てたと言います。

残念ながら若年認知症の進行は速いので、当時の従業員たちはもう「仕事」ができません。そうでなくても頼まれた仕事のほとんどはスタッフがこなしていたのですが……。機会があれば工務店を再開したいと思っている石井さんです。

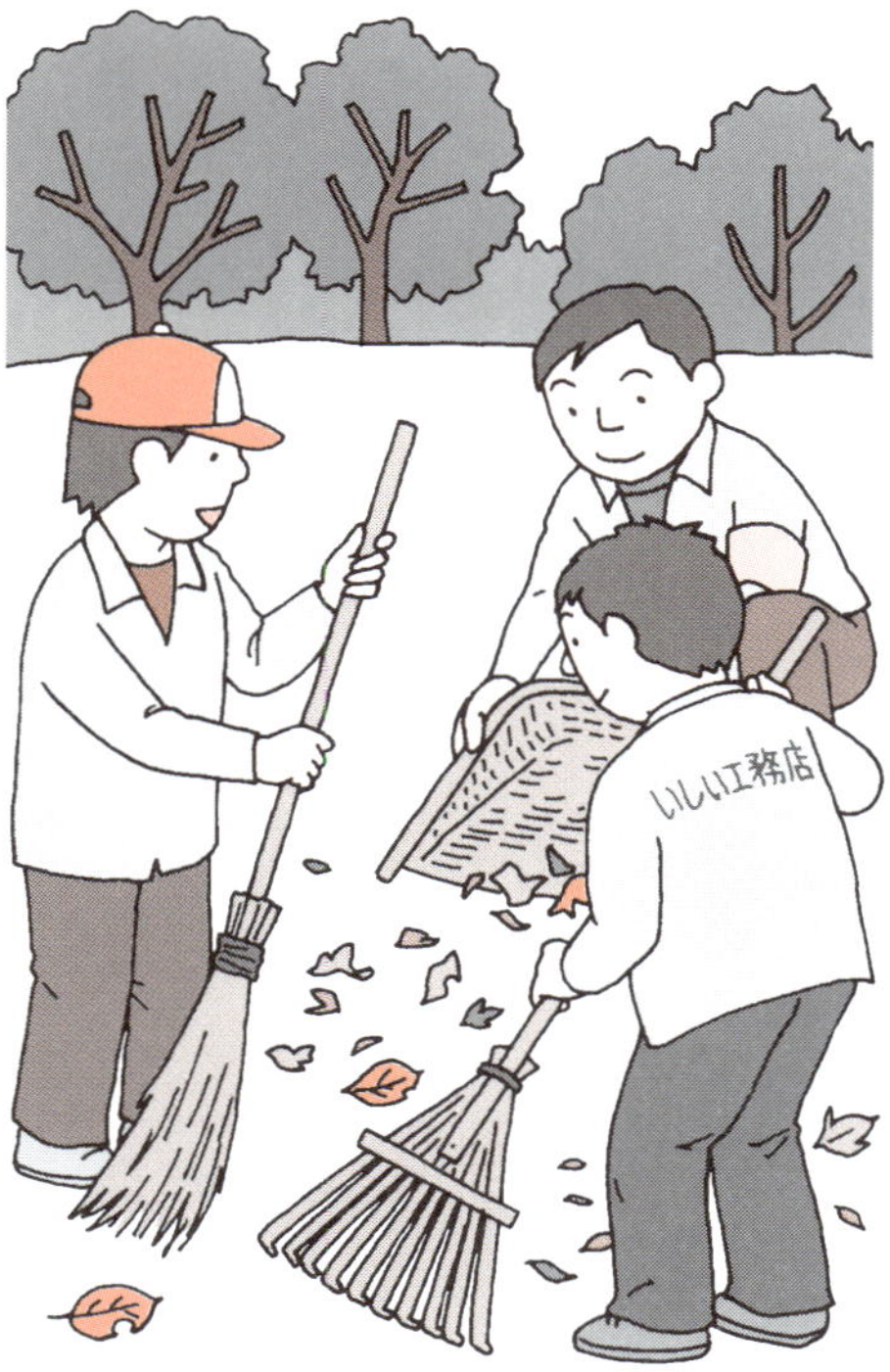

別のテーブルでは、ちょっとした騒動が巻き起こっていました。女性利用者が、前に座って食べていたスタッフのおかずに手を伸ばしたのです。あっという間におかずを盗《と》られたスタッフは、「またやられた」と言いながら笑うしかありません。別のスタッフが解説してくれました。

「大きな介護施設だと、これは〝盗食〟です。事故扱いされて、記録に残されます。でも、うちでは〝シェア〟と呼んで事故扱いしません。利用者は多かれ少なかれ認知症があります。望ましくない行為が出たとしても、それを職員がどう感じるか、受け取り方で全てが変わるのです。言い方を換えれば、事故にならないことだって少なくありません」

多くの施設がちょっとしたことでヒヤリハットを書きますが、これに対して石井さんは批判的です。徘徊で警察沙汰になったりしたら書きますが、たいしたことがなければ書かないというルールをつくっています。それは、「書きたくないがために安全策をとって、守りに入るのがイヤだから」です。

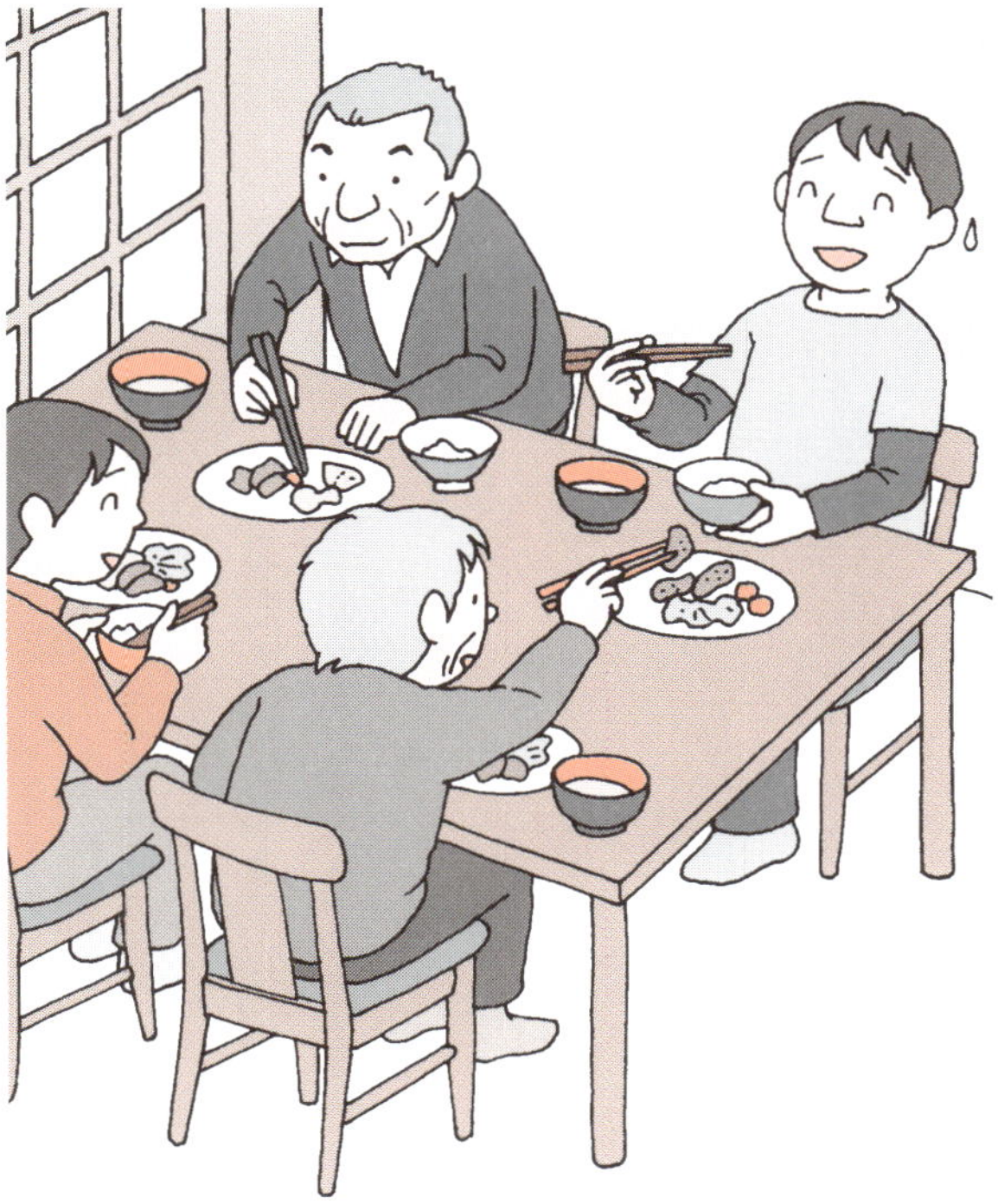

家族との関係のとり方

「時が薬なのだ」といつも心に言い聞かせている

いしいさん家は、開設から10年以上が過ぎました。この間に6人の利用者を看取っています。全員、介護保険外事業として行っているお泊まりの利用者でした。看取りともなると、家族との信頼関係は欠かせません。歩き回るなどいちばん大変だったとき、家族から当たられたりすると、石井さんは「時が薬なのだ」と思うそうです。

「介護が続いている間、家族はイライラがつのりますからこちらへ当たってくることもあります。そんなときは、落ち着くまで待つしかありません。亡くなってしばらくすると、〝ちゃんとやってくれたんだな〟とわかってもらえます」

お葬式には必ず参列し、いしいさん家で撮った写真を持っていって、思い出を語りながら家族と故人を偲ぶそうです。

宅老所 **いしいさん家**

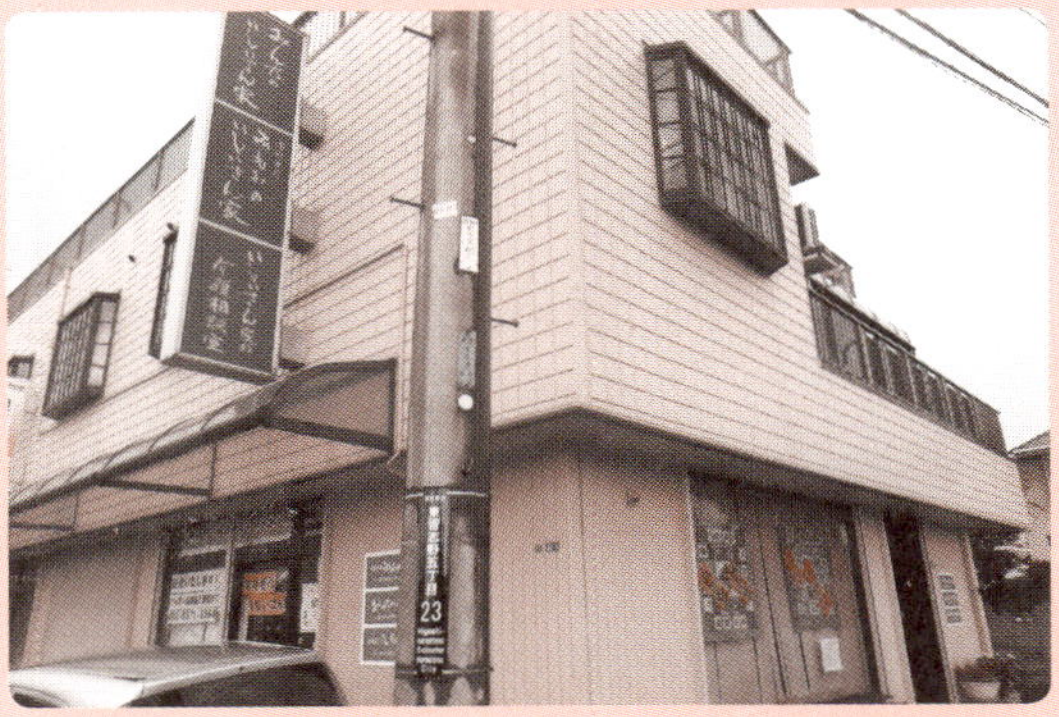

経営主体は有限会社オールフォアワン、2005年設立。ラグビーのチームプレー精神を表すこの言葉の意味は「１人はみんなのために、みんなは１人のために」

住　所　〒262-0048
千葉県千葉市花見川区柏井4-26-4
連絡先　TEL：047（481）3220
ホームページ　http://www.ishiisanchi.com/

他事業所の事例に学ぶ⑤

グレースケアのトラブル対策

介護保険外のメニューを豊富に用意して、都民の在宅生活を支えています

指名制ヘルパーというユニークな取り組みも

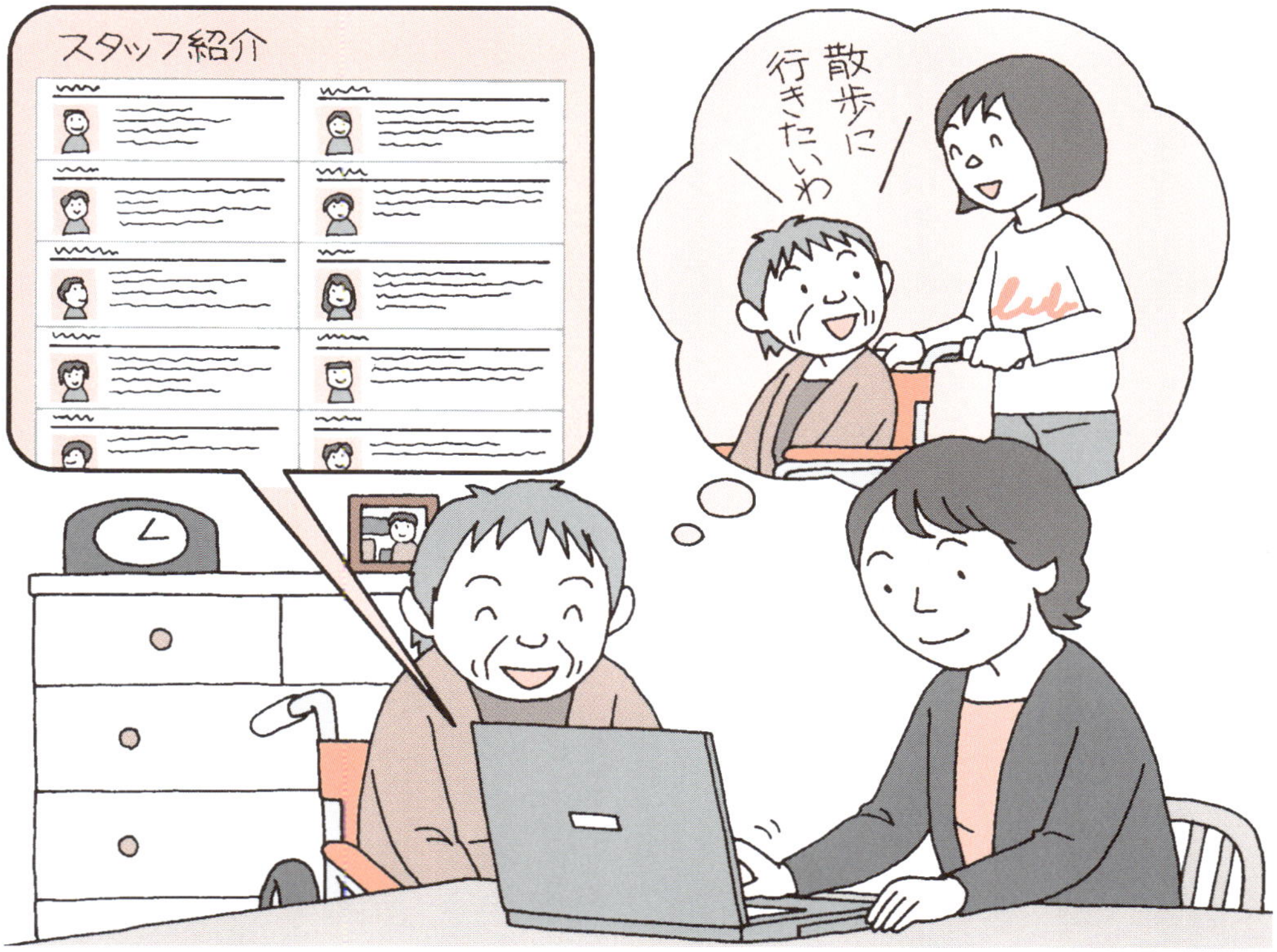

何でもできるから信頼もされやすい

NPO法人グレースケア機構は、保険外の自費を中心に在宅介護を行うケアサービス事業所です。登録している顧客は約220人、活動しているヘルパーは約80人。訪問するエリアは三鷹市、武蔵野市を中心に東京都下や都内23区など。現在0歳から107歳まで、年齢や障害、病気を問わず、困っている人をサポートしています。

スタッフは全員ケアの専門職（介護福祉士、看護師など）です。介護保険の訪問介護は制約が多く、できないことが少なくありません。そんな中で、グレースケアは介護から家事、認知症ケア、長時間や夜間の付き添い、医療的ケアなど、顧客の幅広い要望に応えています。

保険外だとルールがないのでトラブルも多いのではないかと思いますが、過去に大きなトラブルはないそうです。それに、万一の事故に備えて、賠償責任保険に加入しています。

保険外サービスのメリットとデメリットは何か、代表の柳本文貴さんに伺いました。

「自費だと何でもしなければならないから大変だと思われがちですが、制度を言い訳にせず、本人のやりたいことを軸に考えればいいので、ある意味楽なんです。それに、何でもできるから相互の信頼関係が築きやすいというメリットもあります」

サービス内容は、外出の付き添いや庭の手入れなど、介護保険ではできないことを中心に多種多彩。月単位と時間単位のプランがあります。介護業界初の試みとして、ヘルパーを指名できるプランもあるのです。

介護保険を使わず、自費であればここまでできる

難病の依頼者を4泊5日の旅行に

グレースケアには難病の人からの介護依頼が少なくありません。取材時も5人のALS（筋萎縮性側索硬化症）患者を訪問介護していました。

その一人、60代のA子さんの願いは、長崎の五島列島へ昔の教会を見に行きたいというものでした。A子さんには息子と娘がいますが、2人だけで母親を連れて行くことはできません。そこでグレースケアのヘルパー1人が同行し、4泊5日の長崎旅行が実現しました。

A子さんには、ALS患者特有のこだわりがありました。それは、バリアフリーのトイレではなく、ふつうのトイレに行きたいというものでした。

ヘルパーはA子さんの希望どおり、大変なトイレ介助をしながら長崎旅行を終えました。A子さんが亡くなったのは、それからまもなくのことでした。

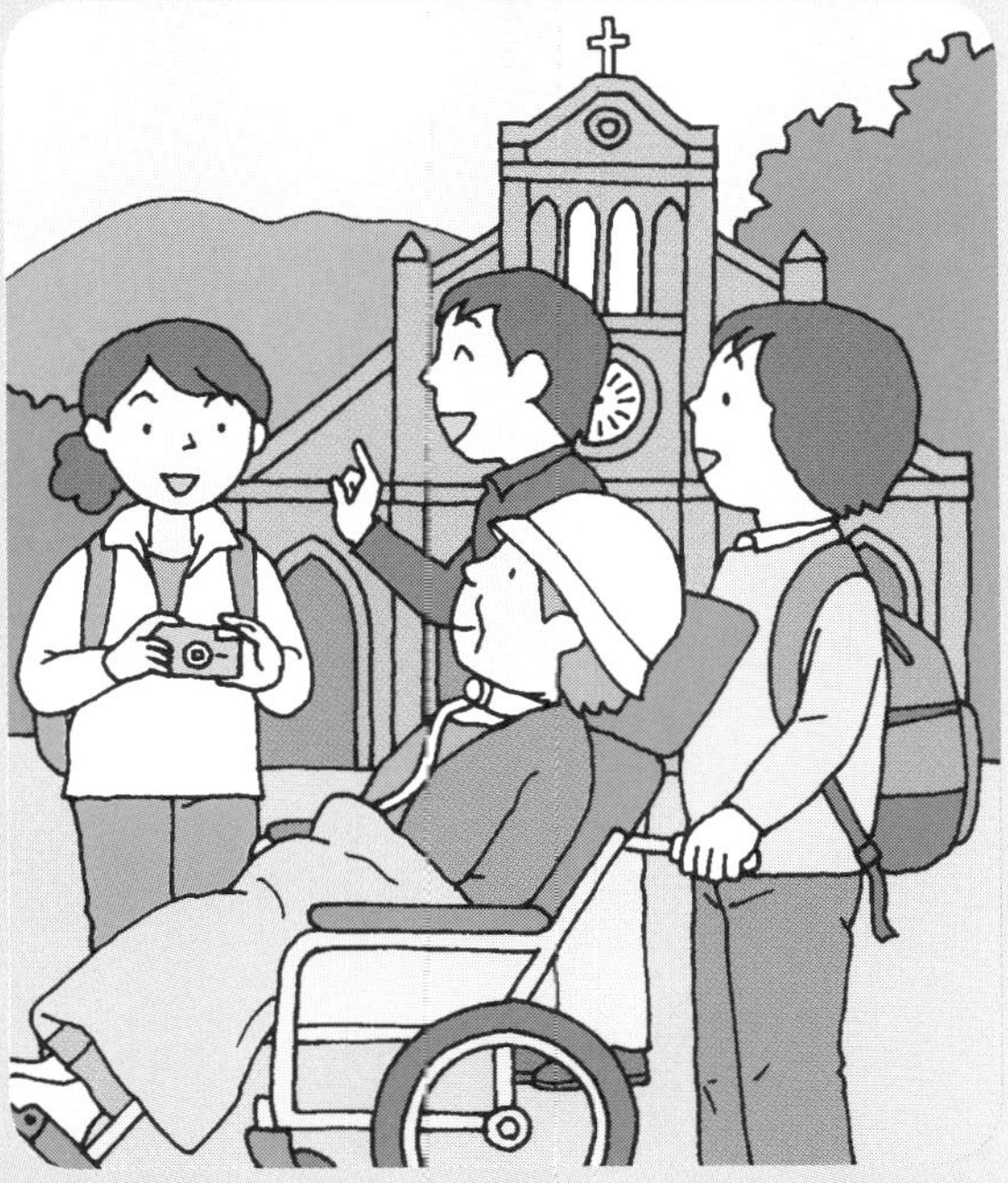

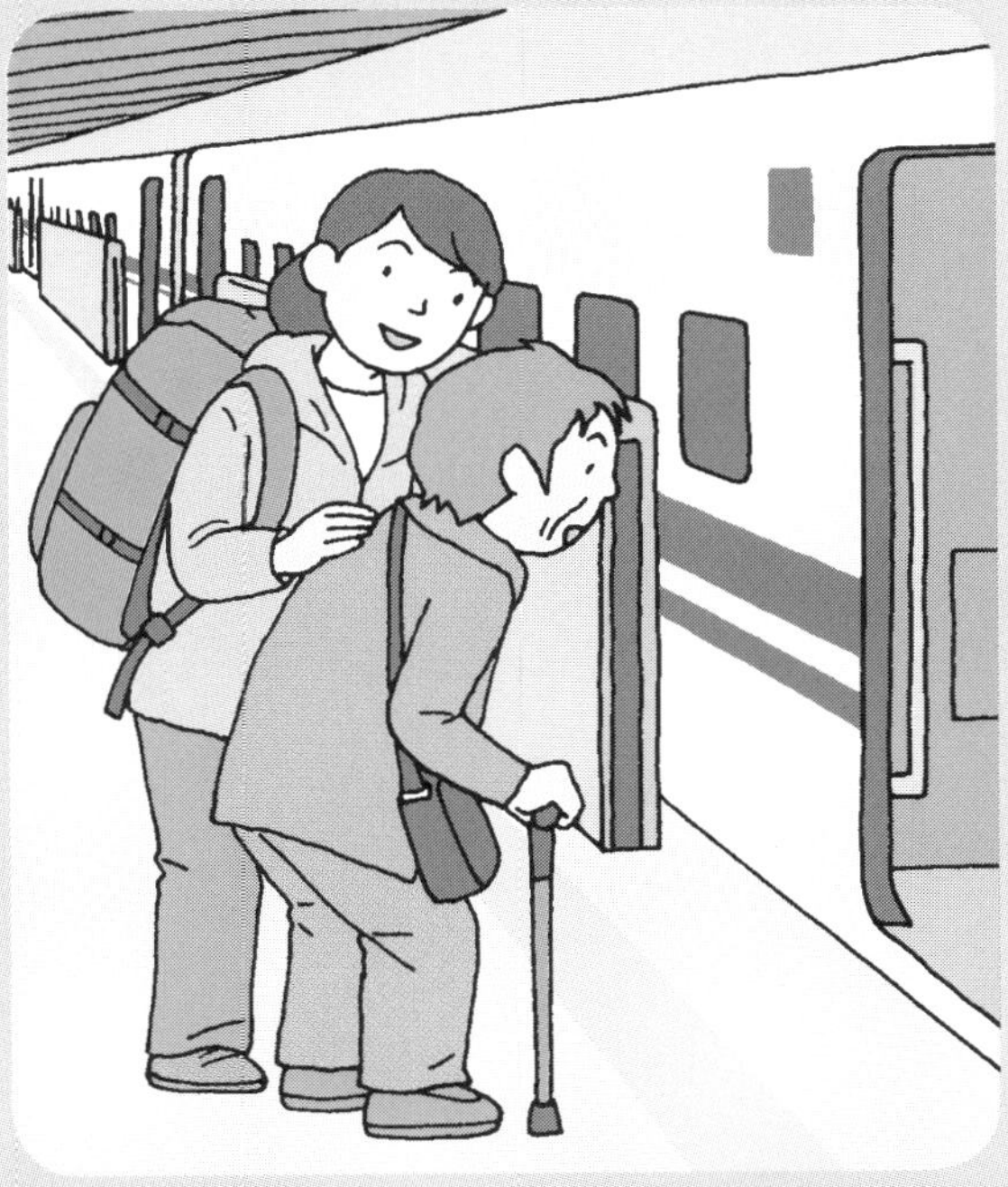

90代の依頼者を新幹線で実家に

90代の認知症のB子さんは、女学校時代を生きています。B子さんの願いは、伊豆の実家に帰りたいというものでした。家族は反対しました。B子さんの実家は代替わりして、顔もろくに知らない甥《おい》か姪《めい》が住んでいるだけだったからです。

それにB子さんは、足腰が弱っているにもかかわらず、車イスに頑として乗りません。家の中なら手引き歩行もできますが、伊豆へ行くには東京駅で中央線から新幹線まで長い距離を歩かなければなりません。

熱心なケアマネからグレースケアに依頼がきました。そこでヘルパーがB子さんに同行し、東京駅での1時間の歩行介助を経て、1泊2日の旅ができたのです。自分のやりたい方法で実家に帰るほうが、安全な方法よりいいと判断したので、車イスなしの旅になりました。

グレースケアのトラブル対策

リスクを考えるより、本人の希望をどう応援するかが大切

「ヘルパーがそんなことをするの？」と驚かれるようなサービスも

自費でのサービスは、介護保険ではできないことばかりです。たとえば入院中のネコの世話は、介護保険では絶対にできません。おばあちゃんがトイレに行こうとして危ないから夜間の見守りをしてほしい、という依頼も同様です。自宅での看取りで、ヘルパーに付き添ってほしいという依頼もあります。

90代の夫が、80代の末期がんの妻を在宅で看取った事例です。このときは、交替で24時間ヘルパーをつけました。数日目の夜、ヘルパーのいるとき妻が亡くなったのです。ヘルパーは訪問看護ステーションに電話し、明朝医師の死亡確認を頼みました。看護師ではなくヘルパーが看取るとは何事だと言われるかもしれません。ここではリスクかどうかより、本人のやりたいことをどう最後まで応援するかを考えています。

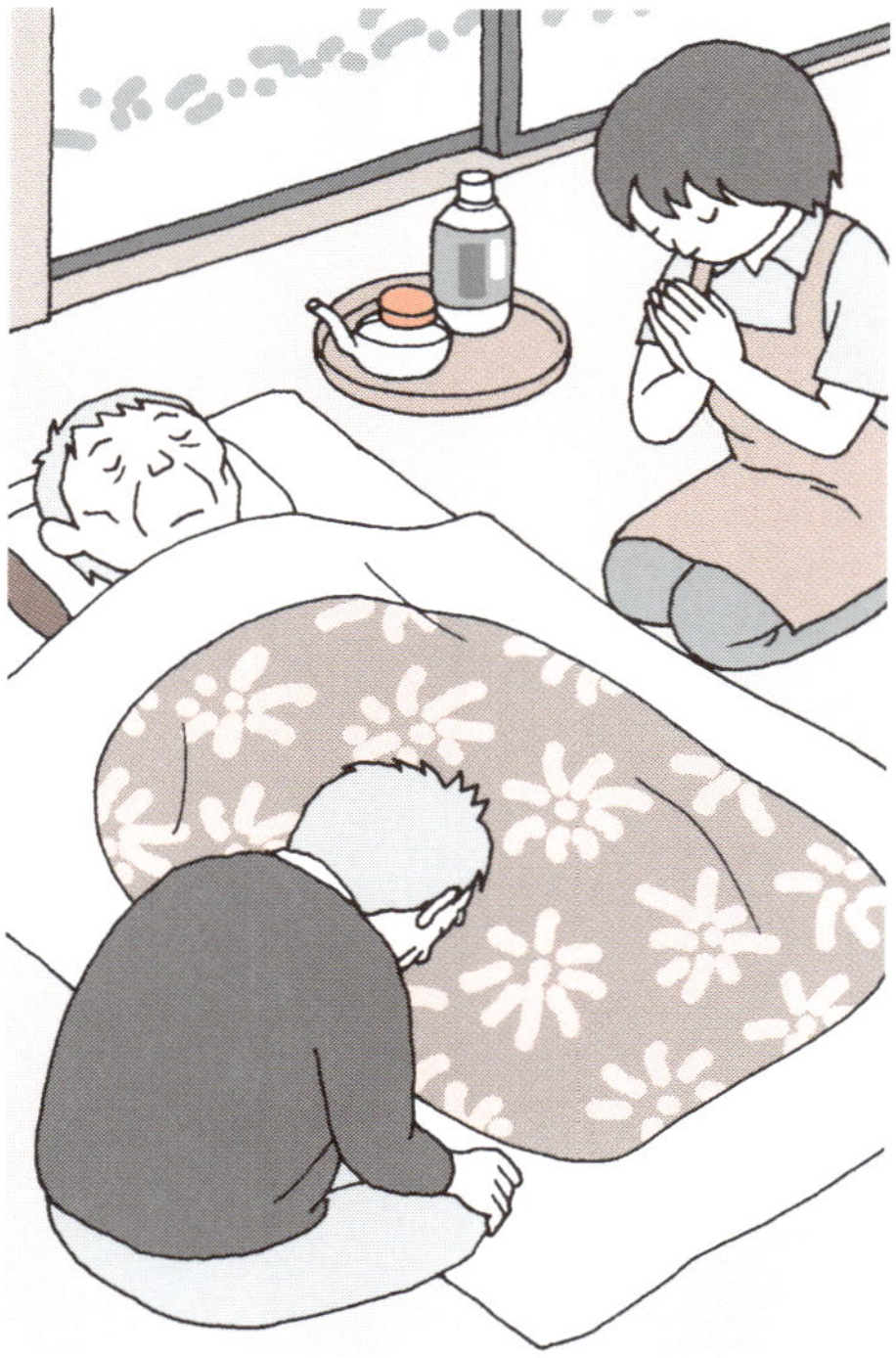

これまでにあったクレームと言えば

「リスクを考えるととてもできない」と人は口をそろえるが

障害や認知症の重い人を介護保険外で介護するのは無謀だ、と柳本さんはよく言われます。しかし、クレームが多いのは重度の人ではなく、軽度の人だと柳本さんは笑います。

「ヘルパーが買ってきたスイカがスカスカで食べられないから替えてきてよ！　というクレームがありました」

時々片づけを依頼してくる顧客から、片づけが終わるたびにあれがない、これがないと言われたこともあります。人に片づけてもらうと、どこに仕舞ったかがわからなくなるのです。

女性の障害者で、イケメンのヘルパーを指名してくる人からは、「写真と違う！　もっとイケメンを！」と怒られました。仕方がないので柳本さんが助っ人で入ったところ、「若くないとダメだ！」と、もっと怒られたそうです。

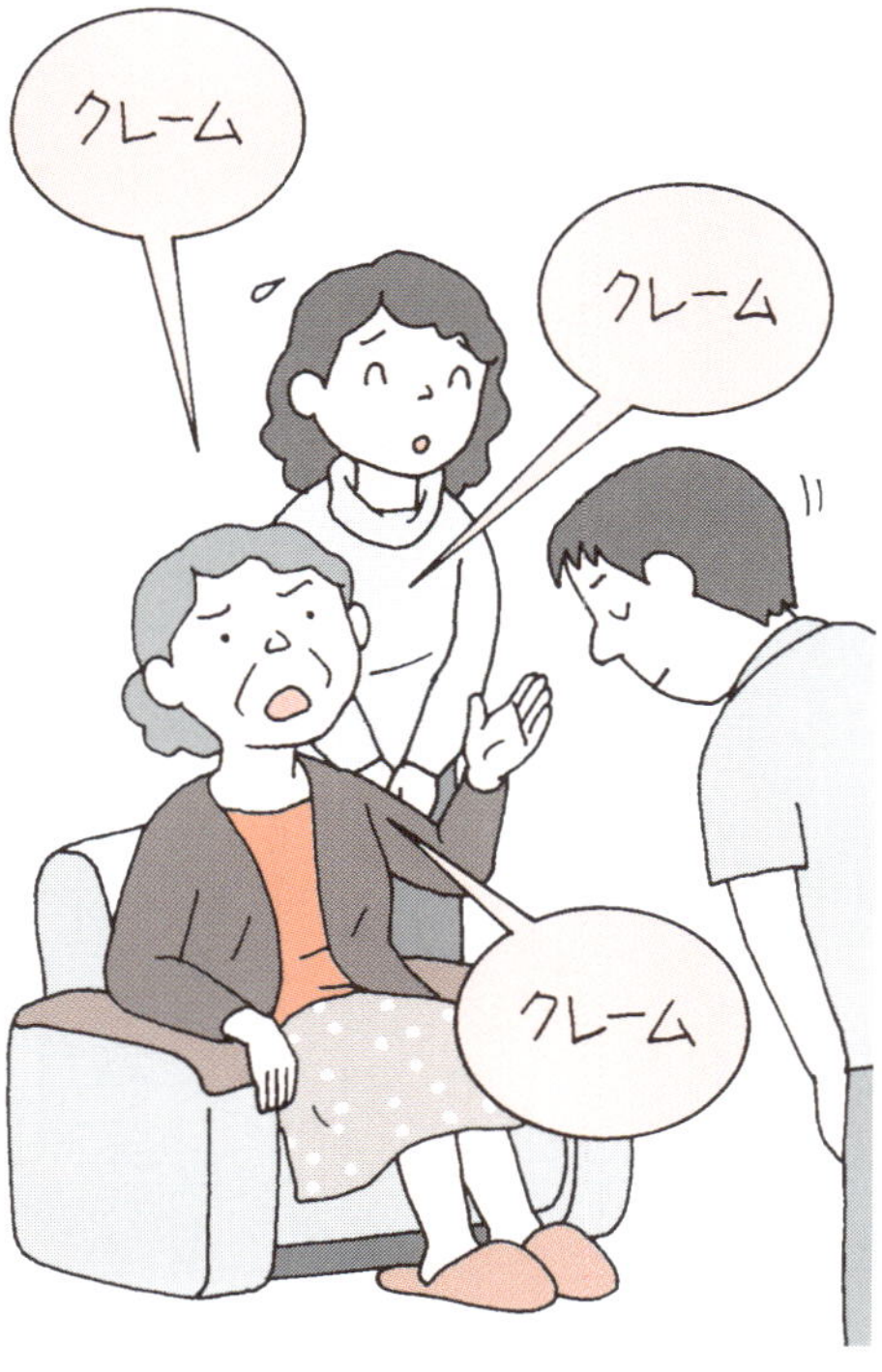

医療的ケアにも積極的に取り組んでいきたい

医療的ケアを敬遠する介護職が多い中、グレースケアはこれにも積極的に取り組んでいます。研修を受けた介護福祉士が痰《たん》を吸引したり胃瘻《いろう》に栄養を落としたりする医療的ケアが認められたのは、2012年の4月からです。グレースケアには、その資格を持つ介護福祉士が30人ほどいます。

障害者用のサービスですが重度訪問介護というサービスもあり、これもグレースケアが積極的に取り組んでいるサービスの一つです。重度障害者のケアをするのは大変そうに見えますが、4時間以上滞在してその間随時痰の吸引などを行えばいいので、移動しなくてもいい分、楽な側面もあります。

グレースケアは、三鷹市や武蔵野市で普及しているMCS（メディカルケアステーション）という医師を中心とした患者さんごとのネット上の集まりにも参加しています。これはある患者さんについてヘルパーが現場から報告を行うと、その情報を医師や看護師がリアルタイムで見ることができる多職種連携ツールです。

「在宅を支援することなら、何にでも果敢に取り組みたい」。代表の柳本さんはそう考えています。

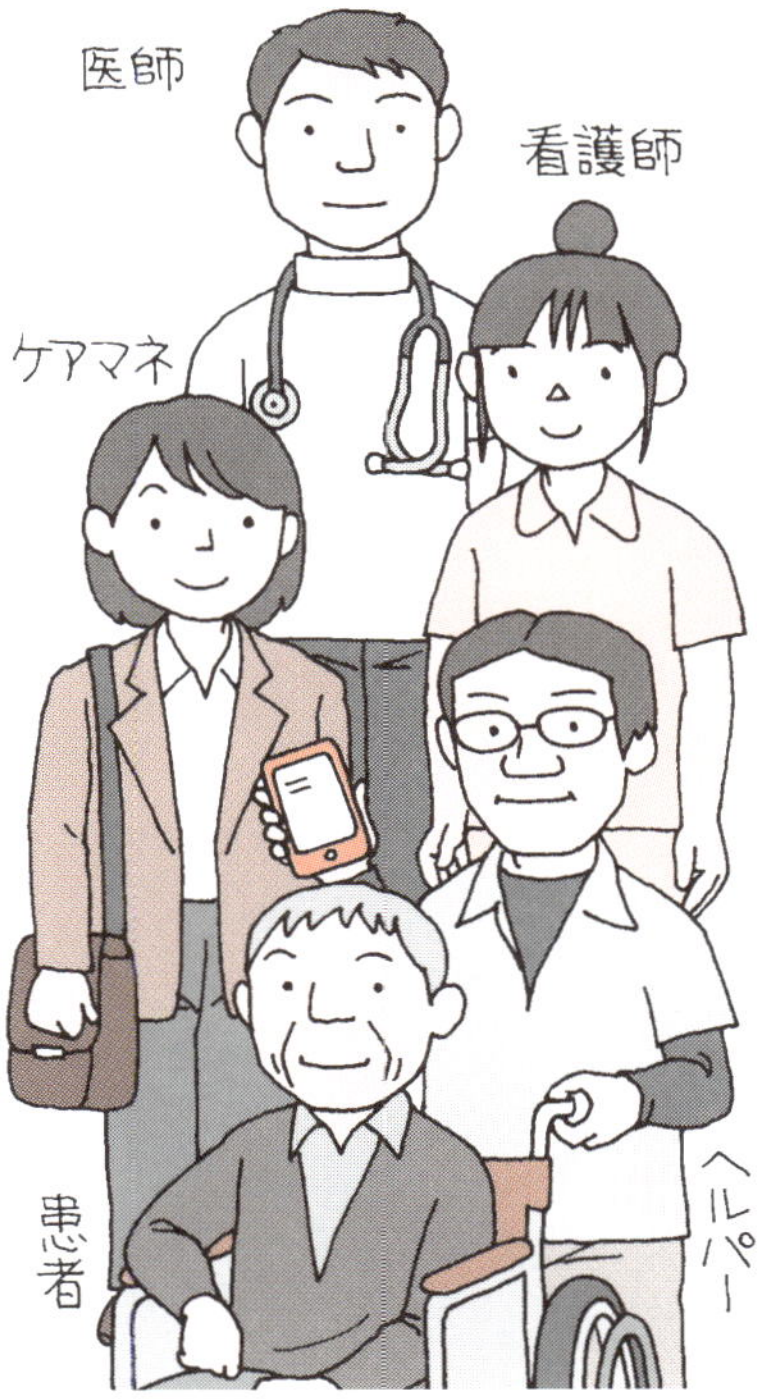

事故やトラブルをどう考えるか

人が暮らしているのだから事故やトラブルはあって当然

「リスクかどうかを考えるのが介護職の仕事のようになっていますが、本来介護職は、利用者のやりたいことをどうしたら実現できるかを考えることが仕事だったはずです」

そう信じている柳本さんは、「事故やケガはあって当然」とまで言い切ります。

「リスクがないように囲うと、生活が面白くなくなります。ケガをさせてもいいわけじゃありませんが、ケガをゼロにすることが本人の生きる目的じゃないはずです。むしろ、どう楽しく生きるかを考えなければなりません。高齢者は少しくらい人生が短くなったとしても、やりたいことをやったほうがいい。そのために自費のサービスがあるのだと思います」

NPO法人 グレースケア機構

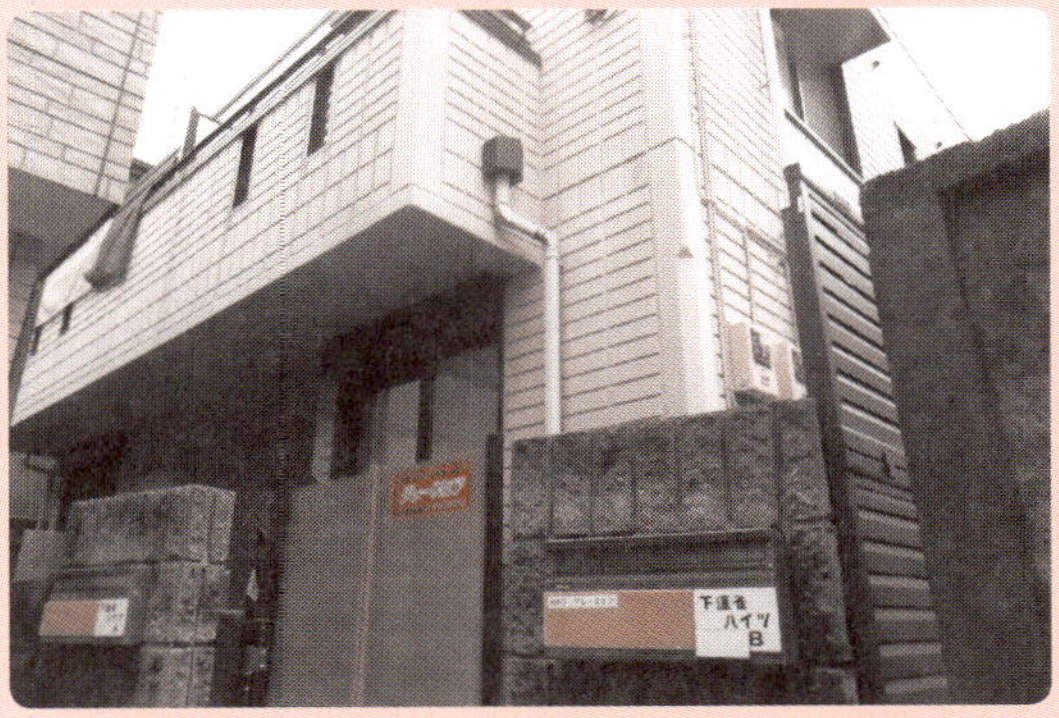

2008年4月1日設立。「できない理由よりも、できる工夫をいっしょに探そう！」をモットーとするケアサービス集団。保険外サービスを大胆に取り入れ、高齢者や障害者の在宅生活を支えている

住　所　〒181-0013
東京都三鷹市下連雀3-17-9
連絡先　TEL：0422（70）2805
ホームページ　http://g-care.org/

コラム❸

介護保険事業者と損害保険

公的介護保険の指定事業者になるためには、賠償資力の確保が義務づけられています。運営基準などのような明文化された規定があるわけではありませんが、指定申請のチェック表には「損害保険加入」欄があり、これにチェックが入らないと指定を受けられないので、実質強制加入です。

そのため、介護労働安定センター、日本介護福祉士会、日本在宅介護協会などの各種団体では、介護事業者向けの賠償責任保険を用意しています。また、民間の損害保険各社も多彩な保険商品を用意しています。

その中の一つ、介護労働安定センター「ケア・ワーカー等福祉共済制度」が用意している介護事業者賠償責任保険の内容は以下のとおりです。

①対人・対物事故

他人の体を傷つけたり、財物を損壊したりした場合に保険金が支払われます。事業者が利用者に提供したサービス、飲食物、福祉用具、その他の商品に起因する対人・対物事故と、事業者が所有・使用・管理する施設に起因する対人・対物事故が対象です。

②受託物の事故

サービス利用者宅の家具や物品の損壊、紛失、盗難に対する損害賠償。預かった現金を含みますが、現金盗難の場合は直ちに警察に届け出て、現金の発見・回収のための行動をとることが、保険金支払いの条件です。

③居宅介護・介護予防支援事業に係る純粋経済損害賠償事故

ケアマネジャーが行うケアプラン作成、訪問調査などの居宅介護支援業務で起こった、利用者の財産上の損害を保障します。

④人格権損害事故

施設や事業所が行った不当行為(不当な身体拘束、口頭・文書・図面などによる表示)に起因する、第三者の自由・名誉・プライバシーの侵害に関する保障です。

⑤初期対応費用

事故が発生した場合に事業者が支払った初期対応の費用(従業員の事故現場への派遣費用や事故原因の調査費用など)が支払われます。また、対人事故が発生した場合に支払われる被害者への見舞金、香典も初期対応費用の一部です。

⑥訴訟対応費用

事業者に対して訴訟が起こされた場合、事業者が負担した費用のうち妥当と認められる分が支払われます。

以上のような内容が一般的です。掛け金(保険料)によって、補償される範囲や金額が異なるので、詳しくはそれぞれの保険内容を調べてください。また、「保険金が支払われない場合」が各保険の約款に詳しく書かれているので、確認が必要です。

加入対象者は、公的介護保険の事業者であれば、すべて含まれます。自分が働いている事業者はどのような損害賠償保険に入っているか、一度調べておくといいかもしれません。

第4章

介護現場における個人情報をめぐるトラブル

第4章のポイント

要介護者の個人情報は重要度が高い

誰を守るのかがいちばん大切

個人情報を大量に収集し、それに基づいて事業を行う企業には個人情報保護法が適用されます。この法律は2003年に成立し、2005年4月1日から全面施行されました。

一般企業はこの法律の対策で大騒ぎになりましたが、介護事業者にとっては大したことではありませんでした。介護事業者はこの法律ができる前から、はるかに厳しい個人情報保護対策を求められているからです。

つまり、介護保険利用者の個人情報は、一般の消費者よりも手厚く保護されているということになります。また、要介護者の認知症や障害の情報などが漏れると、それをもとに悪質な勧誘や詐欺に遭うなど、二次被害を生みやすくなります。

したがって、介護事業者は、利用者情報の取り扱いに十分注意するだけでなく、万一情報が漏えいしたら、利用者を二次被害から防ぐことを第一に考えて行動しなければなりません。

二次被害を防ごう

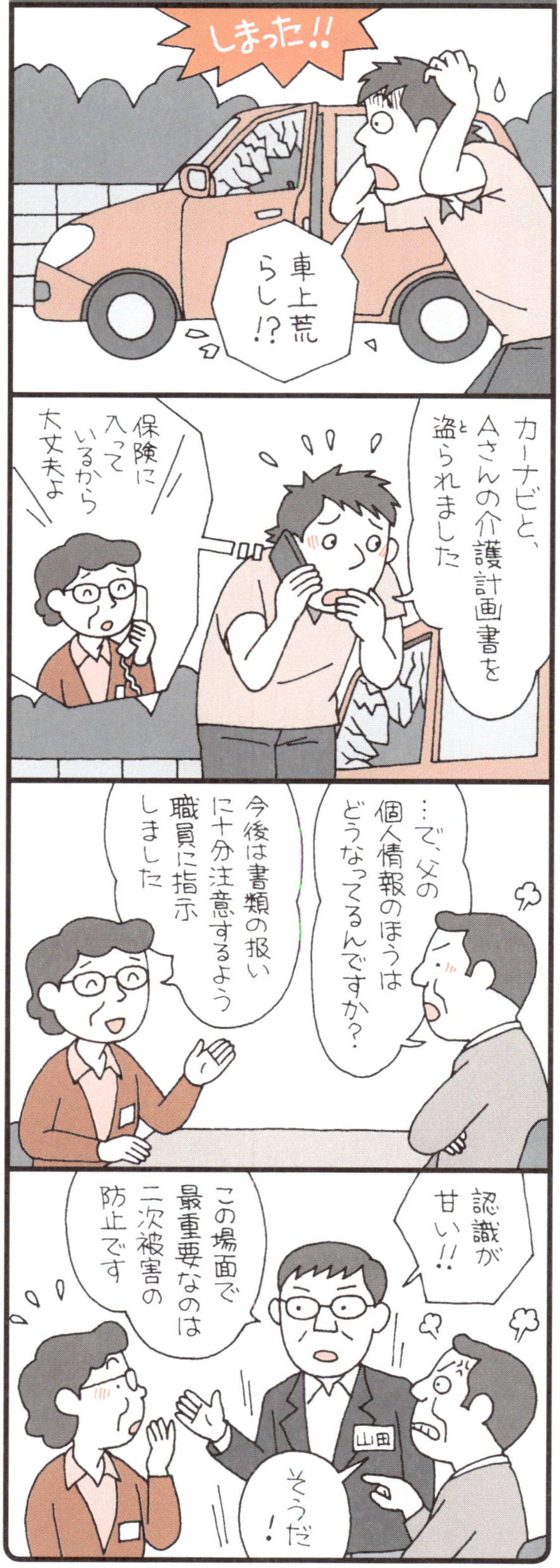
しまった!!
車上荒らし!?
カーナビと、Aさんの介護計画書を盗《と》られました
保険に入っているから大丈夫よ
…で、父の個人情報のほうはどうなってるんですか?
今後は書類の扱いに十分注意するよう職員に指示しました
認識が甘い!!
この場面で最重要なのは二次被害の防止です
山田
そうだ!

テーマ	内容	掲載ページ
介護事業と個人情報	個人情報保護法が注目を浴びていますが、介護事業者は、この法律よりも重い守秘義務を負っています	162→167ページ
個人情報のルールづくり	多くの個人情報を扱う介護事業者は、情報管理のための厳しいルールを、自ら定めなければなりません	168→181ページ
漏えいしやすい場面	漏えいしやすいのはこんな場面です。万が一にも漏えいが起こらないように、全職員で十分な研修を行いましょう	182→191ページ
漏えい時の対応	漏えいした要介護者情報は、重大な事件を生みかねません。利用者が二次被害に遭わないよう万全を尽くしましょう	192→195ページ

個人情報保護法と介護業界との関係

介護業界は、個人情報保護法ができても変わる必要がありませんでした

保護法より細かい厚労省の規定

個人情報保護法が施行される以前から、介護保険利用者の情報は厚生労働省のガイドラインで守られてきました。上に両者の概要を示しましたが、国の法律よりも、厚労省のガイドラインのほうが規定が細かいのです。

たとえば、国の法律では、データベースを構成する個人情報を対象としています。コンピュータなどを通して体系的に構成した個人情報の取り扱いに気をつけなければなりません。

一方、厚生労働省のガイドラインでは、利用者の名前を書いたメモ1枚でも個人情報の対象となります。介護業界のほうがはるかに厳しいのです。そのため介護業界は、個人情報保護法ができても、利用者の個人情報の重みは従来と変わりません。

個人情報保護法の概要

- 個人情報取扱事業者 ➡ 個人情報データベース等を保有する事業者
- 個人データ ➡ 個人情報データベースを構成する個人情報
- 生存する個人に関する情報が対象
- 遵守事項

1 利用目的を特定し、利用目的の範囲内で取り扱うこと
2 適切な取得方法、取得時の利用目的の通知、第三者提供の制限
3 漏えい、滅失、毀損《きそん》の防止、その他安全管理の措置をとること
4 本人からの情報の開示、訂正、利用停止等の請求に対応すること
5 苦情処理に対応するための必要な体制整備を行うこと

- 罰則など

個人情報取扱事業者が主務大臣の勧告・命令に従わないときは、6ヵ月以下の懲役もしくは30万円以下の罰金が科せられる（個人・法人ともに罰せられる両罰規定）

厚生労働省ガイドラインの概要

（医療・介護関係事業者における個人情報の適切な取扱いのためのガイドライン）

- 個人データでなく個人情報そのものを規制の対象とする
- 死亡した人の個人情報も対象とする
  ➡介護保険利用者の個人情報は量より質が問題（センシティブ情報）

介護施設の個人情報保護対策

介護事業者にとって、個人情報保護法の制定自体は大きな意味を持ちません。
なぜかと言うと、介護保険利用者の個人情報の重みは、従来と変わらないからです

本人の知らないところで大量の個人情報が利用・取り引きされている	企業が保有している個人情報が大量に流出している	**社会問題**
↓	↓	
自分の個人情報を自分でコントロールする権利を保障する必要性	個人情報を保有する企業の管理責任者を明確にする必要性	**規制の必要性**
↓	↓	
利用目的の特定・第三者提供の制限・開示請求対応などを義務化	個人情報の管理不備・漏えいに対してペナルティ	**個人情報保護法**

介護保険制度の下で個人情報の利用目的はきわめて制限されている	従来から介護保険利用者の個人情報は手厚く保護されている	**介護保険利用者の個人情報は**

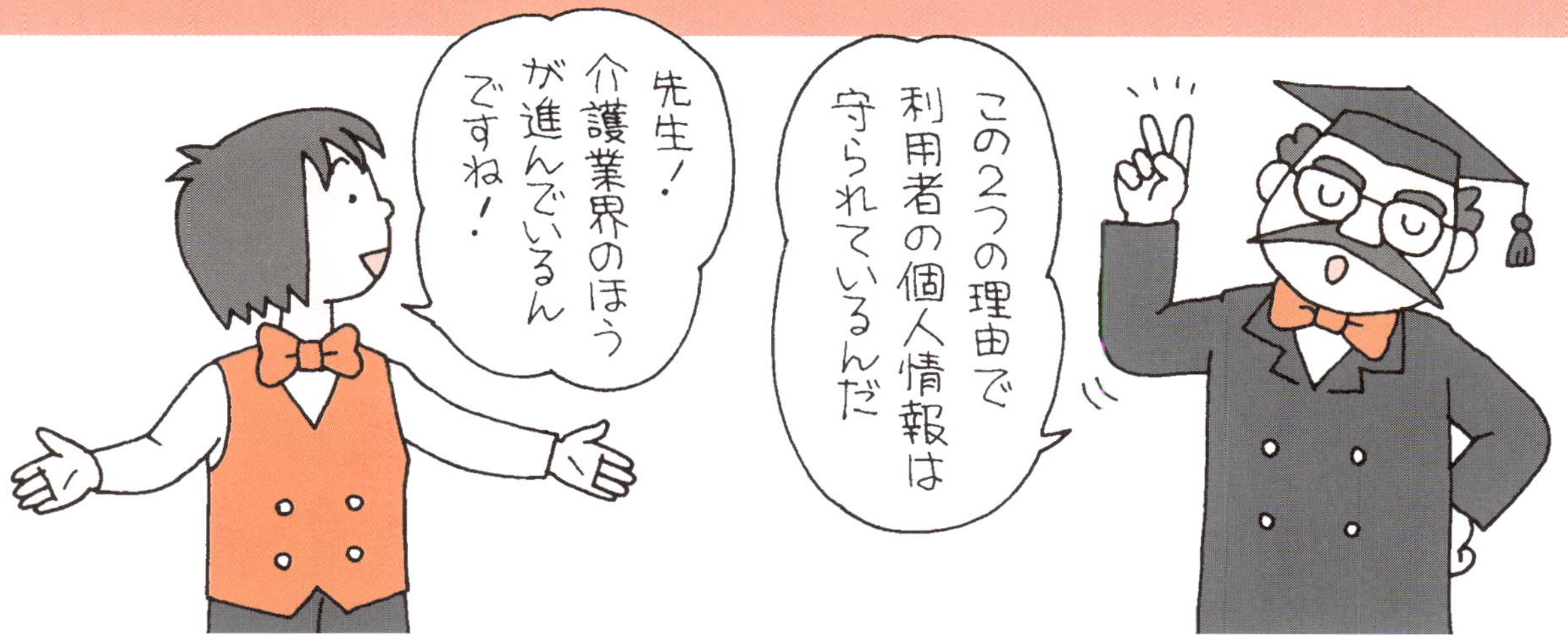
この2つの理由で利用者の個人情報は守られているんだ
先生！介護業界のほうが進んでいるんですね！

世間よりもはるかに厳しい守秘義務

介護業界には、個人情報保護法より厳しい規制がすでに存在していました

守秘義務は個人情報保護法以前からあった

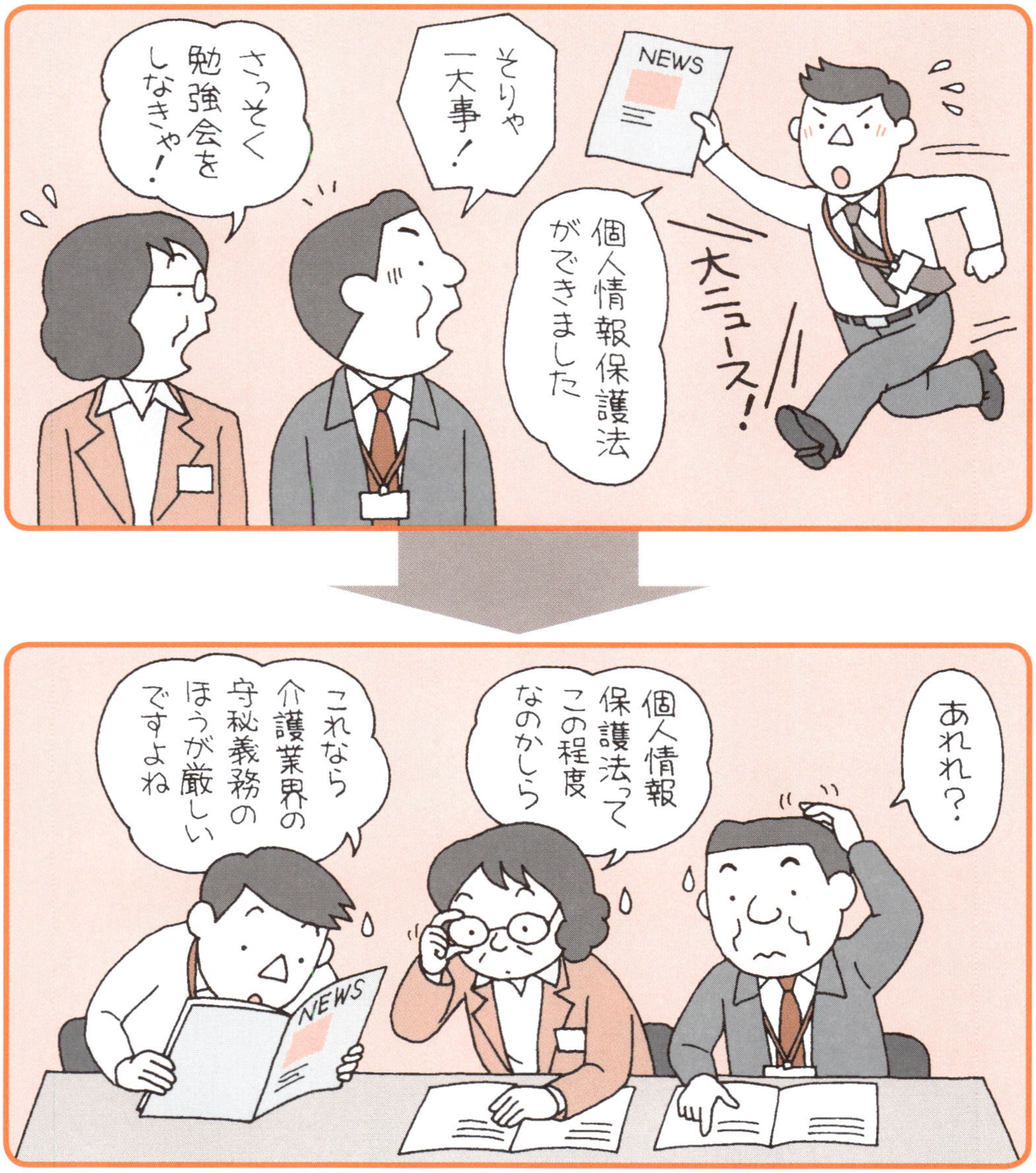
NEWS
大ニュース!
個人情報保護法ができました
そりゃ一大事!
さっそく勉強会をしなきゃ!
あれれ?
個人情報保護法ってこの程度なのかしら
これなら介護業界の守秘義務のほうが厳しいですよね
NEWS

意味のない勉強会をしてはいないか

2003年に個人情報保護法が成立したあと、介護施設の中には、この法律について勉強会を行ったところもあるのではないでしょうか。しかし、この勉強会には意味がありません。個人情報保護に関するガイドラインには、肝心な「漏えい防止の具体策」が記載されていないからです。

そもそも、個人情報保護法では何の罰則規定すらありません。勉強会を行うのであれば、個人情報保護法ではなく民法や介護保険法などに記載されている守秘義務の大切さのほうを学ぶ必要があります。なぜなら、左ページのように個人情報保護法が誕生するよりずっと前から、介護業界には重い守秘義務があるのです。

従来から介護保険利用者の個人情報は手厚く保護されている

介護保険利用者の個人情報漏えいに対する法律の概要

	利用者の個人情報が漏えいした場合	その結果損害が発生した場合
債務不履行責任	漏えいした個人情報の利用者と契約関係にある（あった）場合、契約上の不履行となるが、実際の損害が発生していない場合、賠償義務はない。	漏えいした個人情報の利用者と契約関係にある（あった）場合、契約上の債務不履行であり、損害に対し賠償責任が発生する。
名誉毀損	利用者の個人情報が漏えいしただけでは、名誉を毀損したことにはならない。	個人情報の漏えいにより利用者の名誉を毀損すれば、刑法、民法ともに罰則規定がある。刑法230条により、「公然と事実を摘示し、人の名誉を毀損した者は、その事実の有無にかかわらず」刑罰の対象となる。また、民法709条により、故意または過失によって他人の権利を侵害した場合は賠償責任が発生する。
不法行為責任（プライバシーの侵害）	憲法13条を基本に導き出され、裁判所で承認された権利に「プライバシーの権利」がある。この権利には「私生活をみだりに公開されない権利」や「みだりにその容貌、肢体を撮影されない権利（肖像権）」などがある。	プライバシーの権利を侵害して損害を与えた場合、民法上の不法行為責任としてその損害を補填する責任が発生する。
介護保険法による守秘義務	厚生省令第39条「指定介護老人福祉施設の人員、設備及び運営に関する基準（第30条：秘密保持等）」などにより、「指定介護老人福祉施設の従事者は、正当な理由がなく、その業務上知り得た入所者又はその家族の秘密を漏らしてはならない」と規定されている。これに違反した場合、指定を取り消される場合がある。	上記のように、損害が生じなくても情報が漏えいしたことで、罰則が規定されている。損害が発生したことに対する規定はない。
その他国家資格者の義務	医師、看護師、介護福祉士、保健師、薬剤師、理学療法士などの国家資格の取得者は守秘義務があり、これに違反すると刑罰や資格剥奪などの罰則が規定されている。医師・薬剤師（6ヵ月以下の懲役または10万円以下の罰金）、看護師・保健師（6ヵ月以下の懲役または10万円以下の罰金）、介護福祉士（1年以下の懲役または30万円以下の罰金）。	上記のように、損害が生じなくても情報が漏えいしたことで、罰則が規定されている。

介護業界の個人情報保護の現状

重い守秘義務をどの程度守れているのでしょうか

個人情報保護法による国民の変化

個人情報保護法施行後に起こった
さまざまな企業の情報漏えい事故が
マスコミに取り上げられ、大々的に報じられる

↓

企業によっては漏えい被害の該当者に
自主的に金券を送付するなどの
対応が話題となる

↓

国民全体に「自らの個人情報は
非常に大切なものであり、財産である」
という認識が広がる

↓

介護業界でも、
お客様側が個人情報の扱いに対して
過敏に反応するようになった

問題は介護業界の認識の甘さにある

確かに個人情報保護法の施行は、守秘義務がある介護業界にとって大きなことではありませんでした。しかし、ある部分においては介護業界にも大きな影響を与えました。それは「お客様の認識の変化」です。

利用者の子ども世代は、現役で働いている社会人が多くいます。一般企業で働いていれば、個人情報の取り扱いについてそれまでよりも厳しく指導されるようになったはずです。企業で働いていない人も、上のチャートで示したようにマスコミの報道などによって個人情報の価値を広く認識しました。

まして介護業界が扱っている利用者の個人情報は、「認知症」「片マヒ」などのデリケートな情報です。結果、お客様がそれま

介護業界の認識のアンバランス

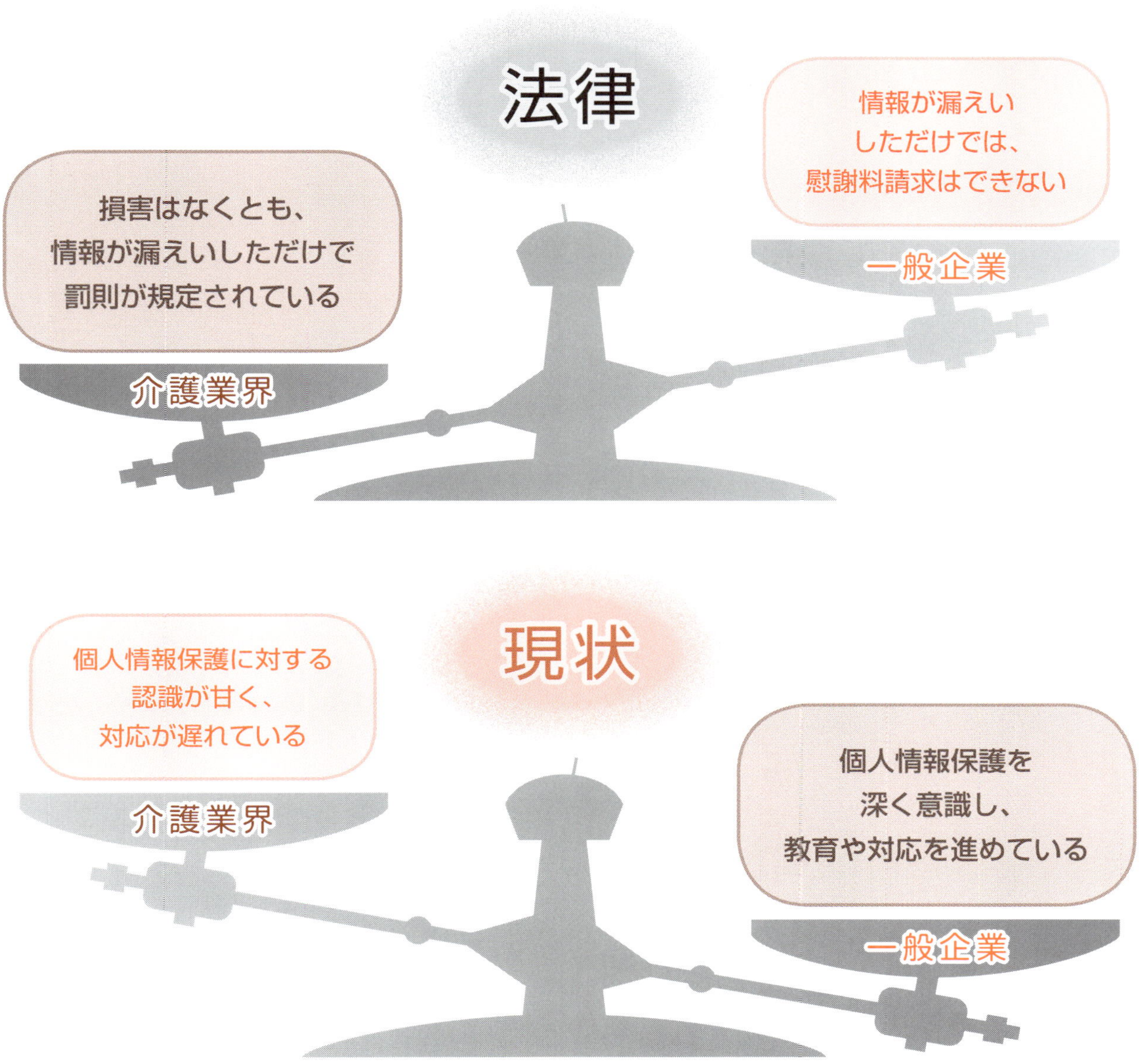
法律
損害はなくとも、
情報が漏えいしただけで
罰則が規定されている
介護業界
情報が漏えい
しただけでは、
慰謝料請求はできない
一般企業
現状
個人情報保護に対する
認識が甘く、
対応が遅れている
介護業界
個人情報保護を
深く意識し、
教育や対応を進めている
一般企業

で以上に個人情報に過敏に反応するようになりました。

つまり介護業界は、法律では一般企業以上に重い守秘義務があり、利用者も一般企業以上に過敏に反応しやすい状況にあるわけです。そうであればもちろん、個人情報保護対策も一般企業以上に進んでいなければいけません。ところが残念なことに、介護業界の個人情報保護に対する対応は、非常に遅れていると言わざるをえません。

たとえば一般企業であれば、顧客情報は非常に大切ですからデータ化されてセキュリティがかけられるなど、厳重に管理されています。紙ベースで管理する場合、それなりに安全な場所で保管するはずです。

一方で私が介護施設を訪ねると、顧客情報が詰まっている介護記録ファイルが、背表紙に利用者の名前が堂々とラベリングされた状態で取り出しやすい棚にズラリと並んでいたりします。

介護業界は、守秘義務の重さに対して個人情報に対する認識が甘く、現状では対策がまったく不十分なのです。

個人情報の取り扱いは信用問題

漏えいするかどうかだけではなく、その取り扱いが外部にどう見えるかが問題なのです

個人情報を第三者に提供するルール

FAXでの送信

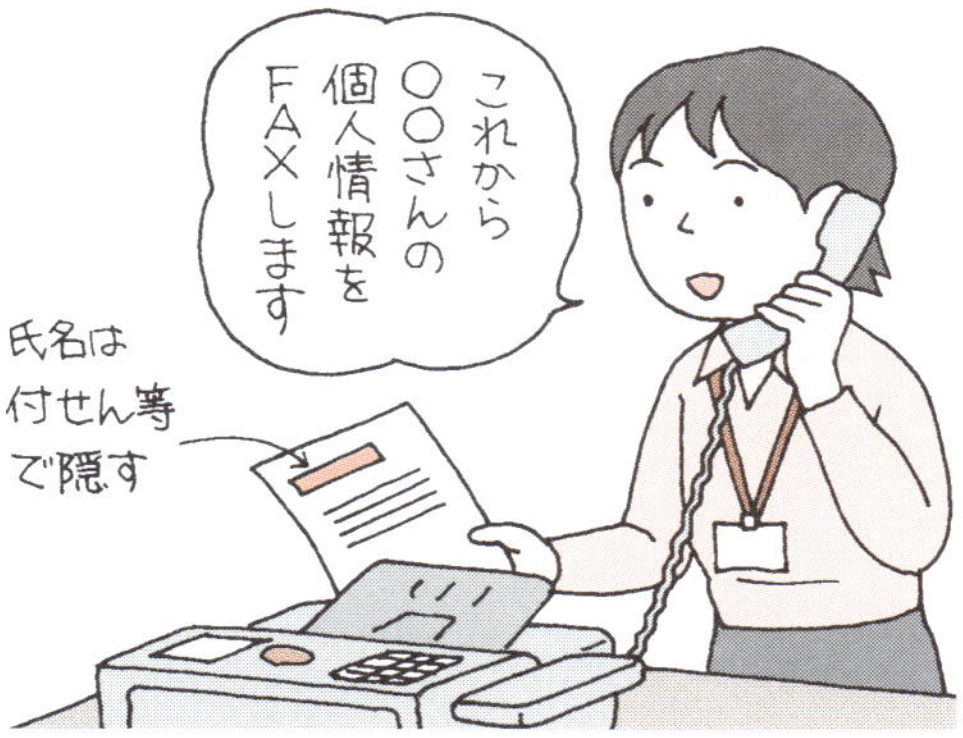
これから〇〇さんの個人情報をFAXします
氏名は付せん等で隠す

●相手先のFAX番号は短縮登録する ●手打ちの場合は、ほかの職員と番号を確認する ●送信前に電話連絡を入れ、氏名を伝えたらマスキングして送信する

郵送する場合

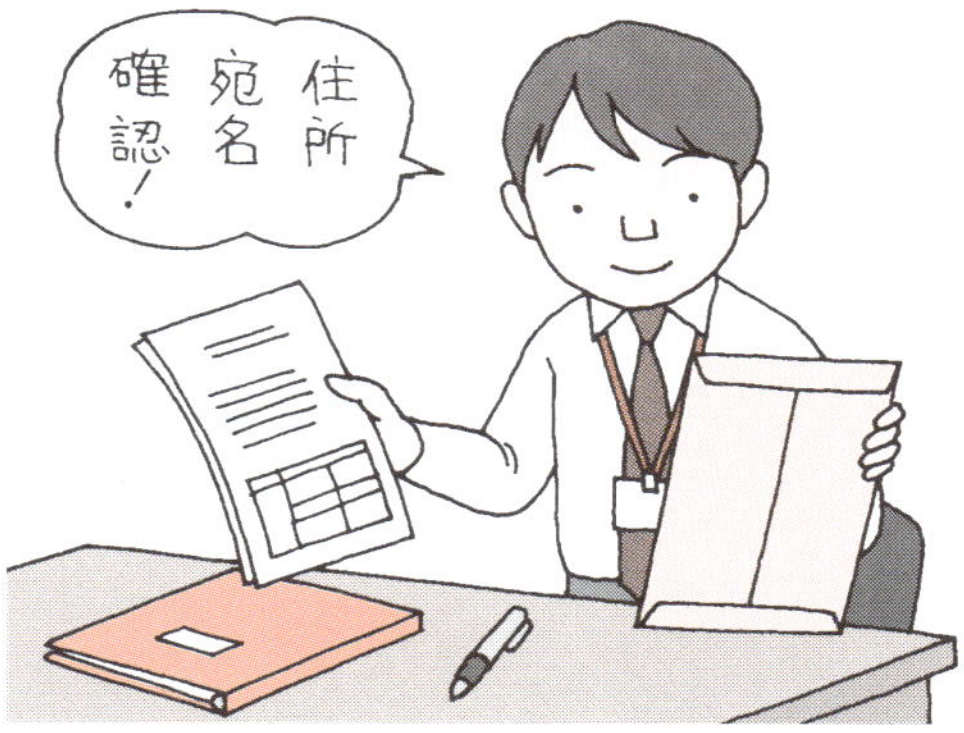
住所 宛名 確認！

●封書を使用する ●住所、宛名、担当者名はくり返し確認する ●誰の個人情報かがわかっている場合は氏名をマスキングする ●すぐに投函し、持ち歩かない

電話での伝達

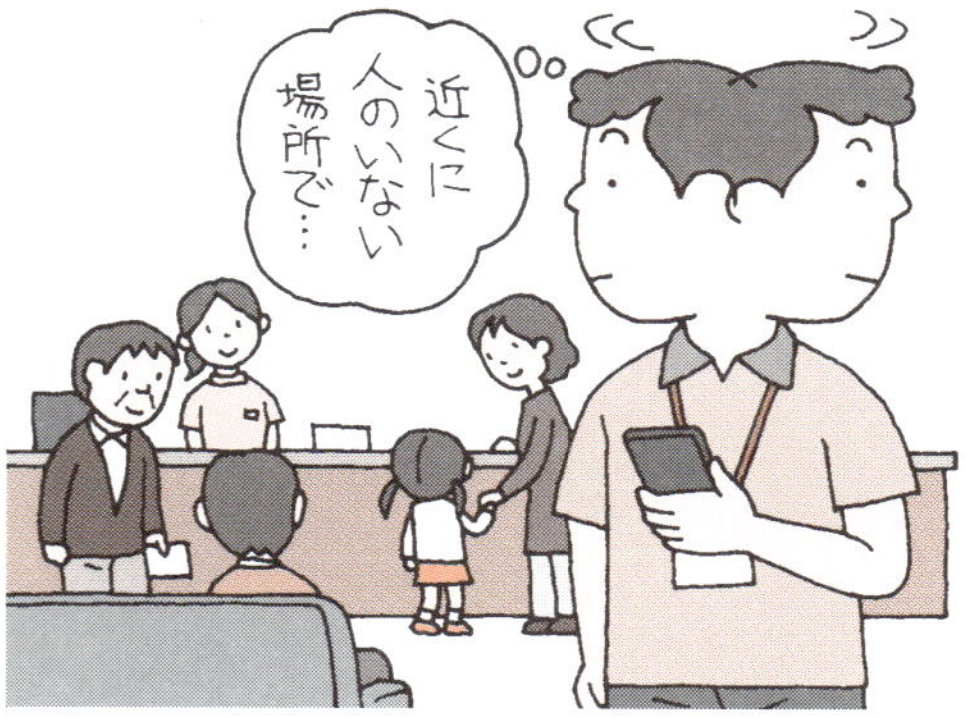
近くに人のいない場所で…

●事務所の電話からは問題ないが、携帯電話から個人情報を伝える場合は人のいない場所で話す ●相手が携帯電話であれば、個人情報についての会話を避ける

メールでの送信

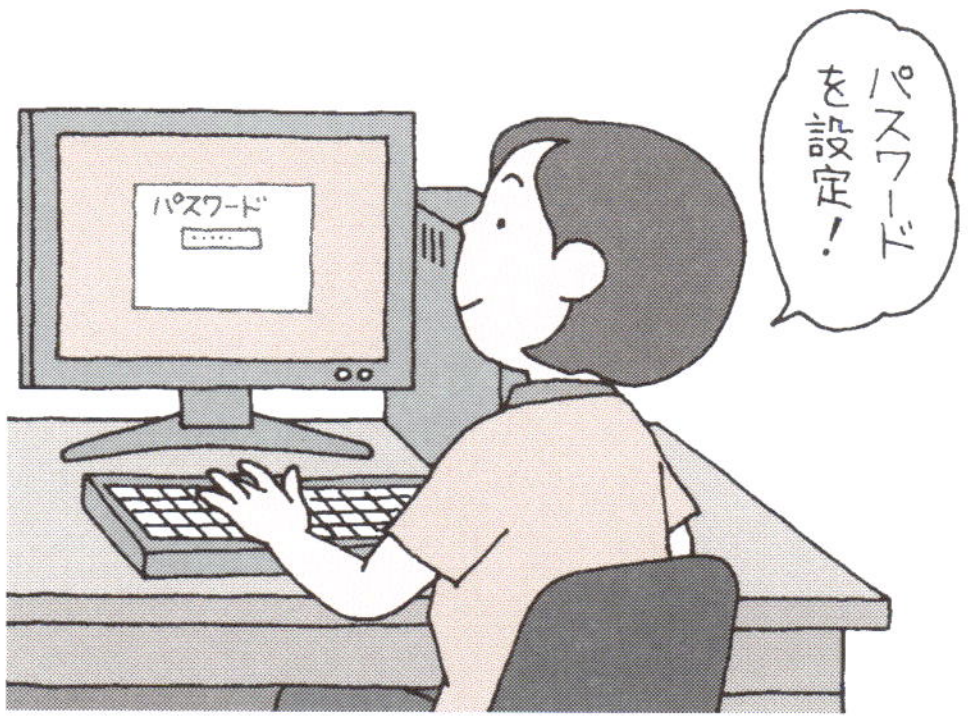
パスワード
パスワードを設定！

●送信先はアドレス帳に登録するか相手からのメールに返信する ●個人情報はワードやPDFファイルなどで添付する ●添付ファイルにはパスワードを設定する

「誤送信がなければOK」では不十分

私にメールで個人情報を送ってくる介護事業者で、個人情報ファイルにパスワードをつけるなどのセキュリティ設定をしているところは、ほとんどありません。逆に金融機関やコンサルティング会社で、セキュリティ設定をしていない会社はほとんどないのです。これは、介護業界の意識の低さを表しています。

実は、医療業界においても同じことが言えるのです。一部の大病院では個人情報の取り扱いがルール化されていますが、小規模のクリニックや調剤薬局には、意識の低いところが残っています。ある調剤薬局では、薬剤師が本人に薬を渡すとき、大きな声で薬剤名を読み上げていました。薬の知識がある人が近くにいたら、重大な個人情報で

頻発している個人情報をめぐるトラブル

	施設の種類	トラブルの概要
1	特別養護老人ホーム	電話で「○○さんがそちらにいますか？」と言われ、「はい、おります」と答えてしまったため、家族（長女）の知らないときに「昔の友人」という人が面会に来た。本人が家族に「会いたくない友人が突然来た。なぜ知らせたんだ」と文句を言い、長女は「教えていない」と言い争いになった。最終的に施設側が教えたことが明らかになり、家族と施設の間でトラブルになった
2	介護老人保健施設	施設見学に来たかたが、自分のご近所のおじいさんが入所しているのを見つけて、帰ってから近所で話してしまった。これが家族の耳に入り、家族は「おじいさんが施設にいることを近所に話していなかったのに、知れ渡ってしまった」とクレームを言ってきた
3	特別養護老人ホーム	実習生に指導するときに、Ｂさんの移乗介助などを実際に実習生に行わせた。娘さんが面会に来たときに、「介護の下手な職員がいて、痛い思いをした」と訴えたため、実習生に行わせたことを家族から責められ、施設長が娘さんに謝罪した
4	特別養護老人ホーム	パート職員が仕事帰りにバスの中で会話中、利用者の実名を出したことが、たまたまバスに乗り合わせた近所の住人から家族に伝わりクレームを受けた
5	デイサービス	利用者の娘さんの訴え。「父が施設内でセクハラ行為をしたと職員がほかの利用者に話したため、デイサービスに行けなくなった。父は『絶対そんなことはしていない』と言っている」
6	特別養護老人ホーム	ショートステイの利用者に関する書類を、在宅介護支援センターのケアマネジャーにFAXするときに、誤送信してまったく関係のない会社に送ってしまった。誤送信した相手から電話が入って発覚、丁重にお詫びして書類を破棄してもらった
7	特別養護老人ホーム	エントランス近くの応接セットのところに、施設のパンフレット類と一緒に利用者の行事風景の写真アルバムが置いてあった。あるときこれを利用者の家族が見て、「母がアップになっている写真を外してほしい。今後、母が写っている写真は載せないでほしい」とクレームを言ってきた
8	デイサービス	退職したスタッフが自分たちで事業所を設立し、当方のスタッフや利用者を引き抜こうとした。「移ったスタッフや利用者もいます。退職時の誓約書として、業務で関わった利用者と業務関係を持ったり、会社に不利益を及ぼす行為を行わない、行った場合の損害を賠償することを約束する旨署名をとっています。倫理的に間違っているし、法的にも明らかな不法行為ではないでしょうか」
9	介護老人保健施設	頻繁に面会に来る利用者の長女が、あるとき面会簿に載っている弟の名前を発見して、「弟が母に面会に来たことをまったく知らなかった。弟は母とは関係ないのだから、会わせないでほしい」と言われたが、「家族の面会を施設が拒否することはできない」とお断りした

ある病気のことが筒抜けになるところです。

私が親しい人に「個人情報をメールで送るときは、氏名はイニシャルにして、添付ファイルにはパスワードを設定したほうがいいよ」と話すと、相手は怪《け》訝《げん》な顔をします。「山田さんに送っているのだから、誤送信はないよ」と言うのです。問題は、そこではありません。お客様の個人情報をぞんざいに扱っていることが外部の人にどう思われるのか、そこを理解しないと、事業者の信用に大きな差が出ます。

個人情報の第三者への提供は、事業所内でルールを設けるべきです。併せて個人情報破棄のルールも決めましょう。

不要になった個人情報の帳票類は、必要なときに比べて、その取り扱いに慎重さを欠きがちです。会議で配付したものはその都度回収し、シュレッダーにかけましょう。長期保存して一斉に破棄する場合、多すぎて事業所内で手に余るようでしたら、信用できる廃棄物処理業者に焼却を依頼するといいでしょう。

個人情報の取り扱い方法

公的に定められた具体的な方策はないので、各施設でつくらなければなりません

以下の４つに分けてルール化する

第三者との情報交換のルール

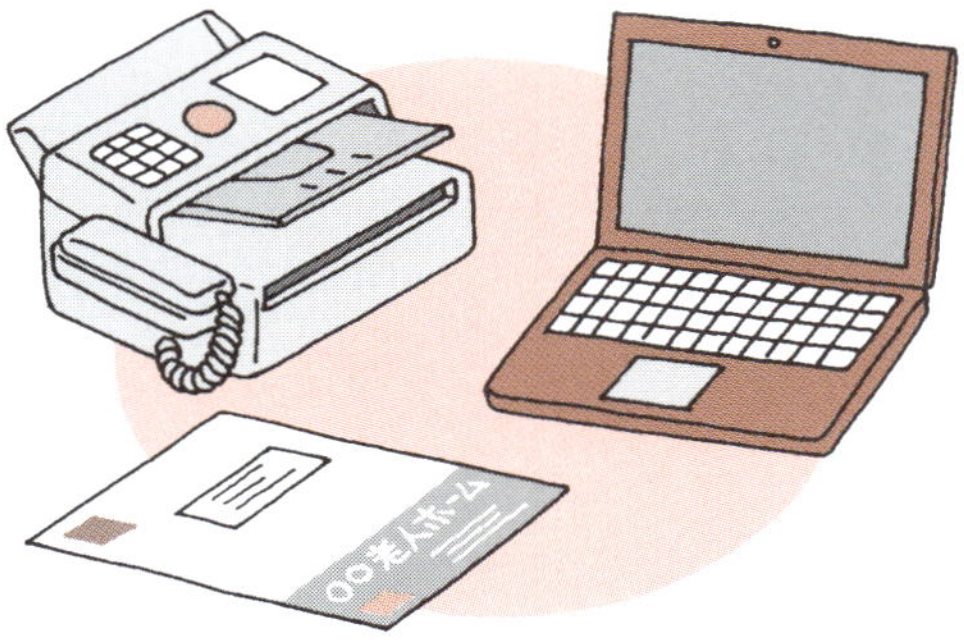

たとえばサービス提供実績表は、FAX、メール、郵送などで第三者に提供されます。その際の注意点については、166ページのイラストで基本的なルールを示しました

個人情報帳票やデータの管理ルール

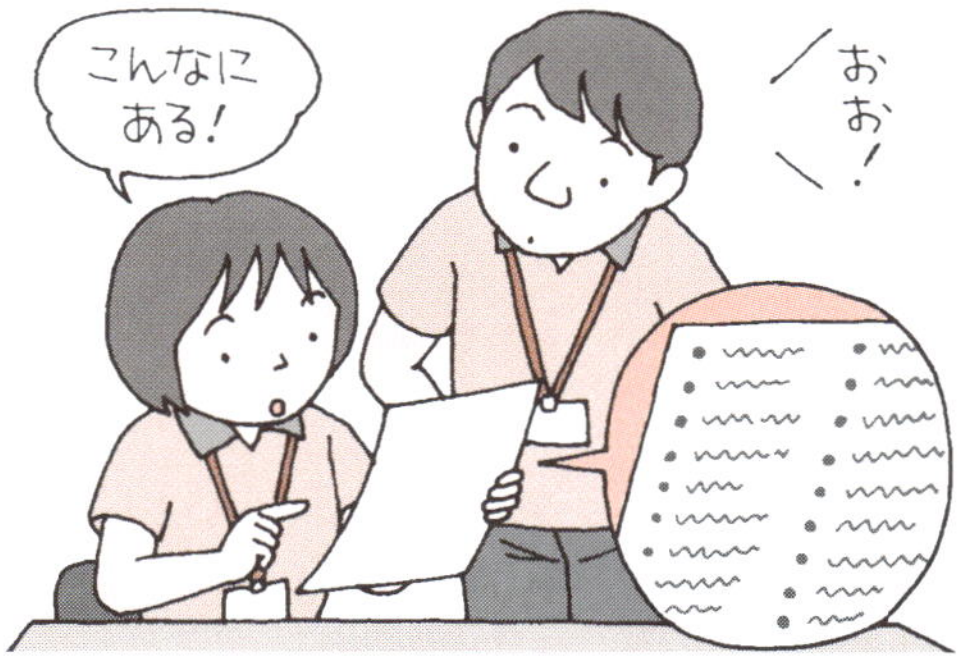
こんなにある!
おお!

170ページに示したように書き出してみます。すると、種類が多いことに驚くことでしょう。書き出したら、中に盛り込まれた情報量から、重要度別に分けておきます

帳票やデータ以外の個人情報対応ルール

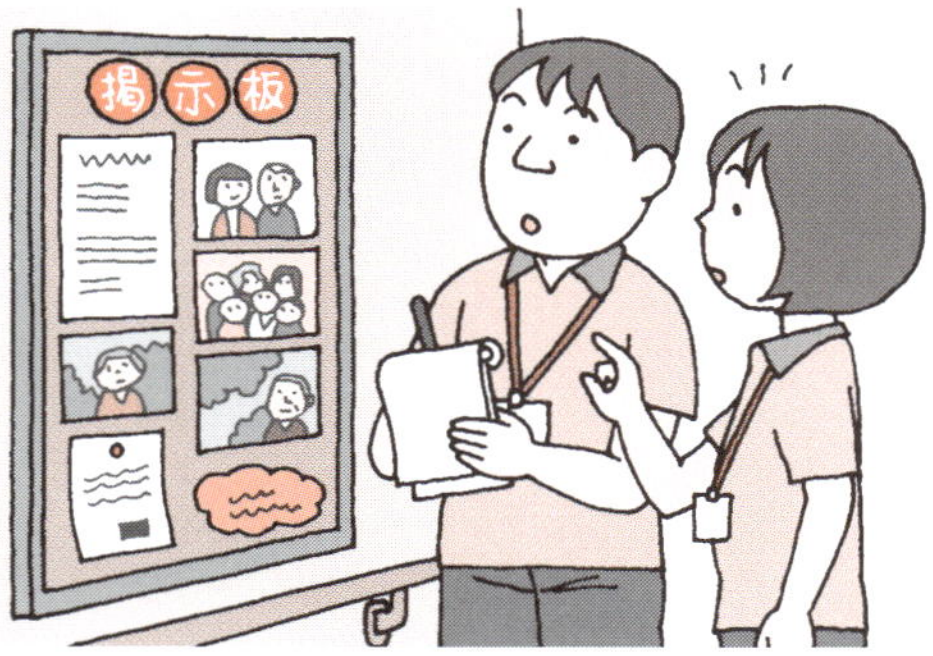
掲示板

利用者の写真掲示、利用者に関する問い合わせ、名札、会報誌への掲載などがこれに当たります。184～191ページで一つひとつの場面を詳しく見ていきます

情報の破棄に関するルール

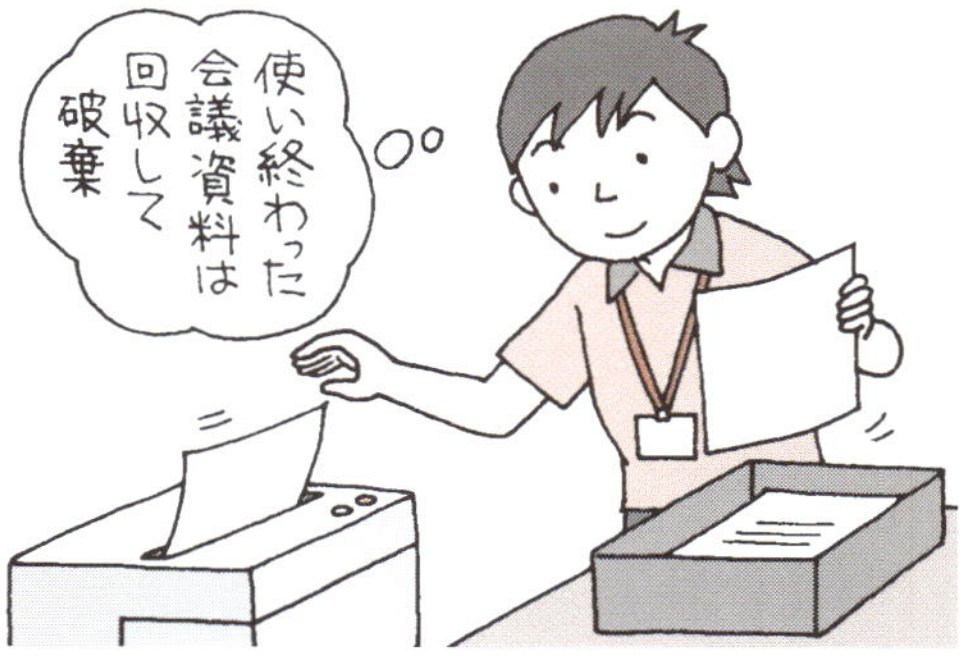
使い終わった会議資料は回収して破棄

167ページの本文でも簡単に触れましたが、詳しくは210ページで解説します。介護事業所には破棄が必要な書類が多いので、保管期限を含む正確なルールが欠かせません

無理なルールをつくらないこと

厚生労働省のガイドラインには、肝心な漏えい防止策が書かれていません。ですから介護施設では、自分の施設の実態に合わせたルールをつくることが必要となります。

その際、上の4項目に分けて取り組むといいでしょう。やりすぎると「入所施設で居室のネームプレートが個人情報に当たるので、すべて外した」といった、「無理なルール」をつくってしまいます。無理なルールは事業所内に混乱を招き、利用者に迷惑をかけるだけです。

個別のルールづくりに先立って、基本方針を立てましょう。参考として、左ページに一例を示しました。基本方針が定めてあると、細部にブレが生じにくいものです。

基本方針を定めておく（一例）

基本方針で述べるべきことは、個人情報の利用目的を特定し、業務に必要な範囲で取り扱うことを約束することです。情報の安全な管理や法律の遵守も欠かせません

社会福祉法人（以下、「法人」という）は、介護事業を運営する法人として、お客様に安心してサービスを利用していただくためには、お客様やご家族の個人情報を適切に取り扱うことが不可欠であると考えます。そこで、当法人では個人情報保護に関する法律やガイドラインを遵守し、下記の取り組みを行うことをここに宣言いたします。

記

1．個人情報の取得・利用

当法人はお客様やご家族の個人情報の取得に当たり、利用目的を明示し、その目的に必要な範囲の個人情報を取得し、利用目的以外に利用しません。利用目的以外に利用する場合は、あらためてお客様の同意を得るものとします。

2．個人情報の第三者への提供

当法人はお客様やご家族の個人情報をその利用目的の範囲に沿って、ほかの介護事業者や外部委託業者に提供することがあります。第三者に提供する場合は、利用者やご家族の同意を得ることとします。また、外部委託業者に対しては、個人情報を適切に取り扱うよう監督を行います。

3．情報の安全な管理について

当法人はお客様やご家族の個人情報を安全に管理するため、帳票類やデータなどの取り扱い・保管規定を整備し安全な管理に万全の配慮を行います。また、安全な管理に必要な、知識・規定を全職員に周知徹底するため、必要な教育を行います。

4．個人情報に関する法令や規範の遵守

当法人は、お客様やご家族の個人情報を保護するため、次の個人情報保護に関する法令や規範を遵守します。

- 個人情報保護法
- 医療・介護関係事業者における個人情報の適切な取扱いのためのガイドライン
- 介護保険法（介護保険法に基づく指定基準を含む）

5．個人情報保護の継続的改善

上記の取り組みを継続し発展させるために、規定を定期的に見直し、絶えずお客様の意見をお聞きする活動をいたします。

この個人情報保護方針はインターネットのホームページ（http://www.xxxxx）で公表するほか、要望に応じて紙面でも公表いたします。

社会福祉法人○○　　理事長○○
介護老人福祉施設○○　施設長○○

個人情報の取り扱い方法

個人情報帳票やデータをそろえる（一例）

まず、個人情報が記載されている帳票やデータをすべて書き出してみましょう。
私があるデイサービスで書き出してもらった帳票類は、こんなにたくさんありました

- 通所介護計画書
- 介護予防通所介護計画書
- 情報シート（初回面接）
- アセスメントシート
- 業務日誌
- 居宅サービス計画書
- 緊急連絡先
- 過誤申立書
- 契約書
- 契約簿
- ケース会議記録
- ケース記録
- ケース会議予定表
- 検温表
- 入浴予定表
- 口座振替依頼書（控）
- 個別趣味活動請求書（控）
- 利用者台帳
- サービス提供表
- 主治医意見書
- 出欠簿
- 介護負担軽減調書
- 食事伝票
- バス送迎表
- 処方箋
- 生活保護関係書類
- 請求額一覧表
- 請求書
- 領収書（控）
- 待機者名簿
- 体重表
- 誕生日一覧表
- 転倒チェックリスト
- 排泄表
- 被保険者証コピー
- 機能訓練・口腔ケア計画など
- クレーム報告書・事故報告書
- ヒヤリハットシート
- 食形態表
- ボランティア登録簿
- 実習生名簿
- 職員名簿
- 履歴書
- 資格証
- 通勤届
- 給与表
- 民生委員名簿
- 老人会名簿
- 町会長（連絡先）
- 個人情報の取得及び利用に関する同意書
- 個人情報保護誓約書
  （・実習生
  ・職員
  ・委託業者職員
  ・ボランティア）
- 重要事項説明書

情報は適切な取得と同意が必要

　デイサービスであっても、上記のように多くの個人情報帳票やデータが存在します。特養などの入所施設となると、もっと多くなっても不思議ではありません。大切なことは、こうした個人情報が、不正ではない適切な方法で取得されたものであることです。名簿業者などからの個人情報の購入は、慎まなければなりません。

　これらの中で、介護保険サービスを利用する個人の情報は、サービス担当者会議などで必ず使われます。そのため、事前に利用者と家族から、文書による同意を得ておくことが必要です。171ページに同意書の一般的な書式を示しました。

　個人情報の取扱方法を定めたら、次は漏えい防止策など、個人情報の保護対策へと進みます。

同意書を用意しておく（一例）

介護保険事業者は、あらかじめ本人の同意を得ないで個人情報を第三者に提供してはなりません。
必ず文書による同意を得ることが必要です

利用者の個人情報の利用目的の通知および第三者に対する提供に関する同意書

特別養護老人ホーム○○苑は、利用者からご提供いただいた利用者本人および家族に関する個人情報を、下記の目的以外に利用しないことをお知らせいたします。

【利用者の個人情報の利用目的】

- 利用者への介護サービス提供
- 介護保険事務
- 利用者のために行う管理運営業務（入退所の管理、会計、事故報告、介護・医療サービスの向上）
- 施設のために行う管理運営業務（介護サービスや業務の維持・改善のための基礎資料の作成、学生などの実習への協力、職員の教育のために行う事例研究など）

なお、下記の利用目的のためには、利用者および家族の個人情報を第三者に提供することがあります。

【利用者の個人情報を第三者に提供する場合】

- 介護保険事務などの施設業務の一部を外部事業者に業務委託を行う場合
- ほかの介護事業者との連携（サービス担当者会議など）、連絡調整等が必要な場合
- 利用者の受診に当たり、医師に介護記録やケアプランを提供する場合
- 家族への心身状態や生活状況の説明
- 研修等の実習生やボランティアの受け入れにおいて必要な場合
- 損害賠償保険などの請求に係る保険会社等への相談または届出等

事業所名

施設長名　　　　　　　　　　　　　　　　　印

【本人・家族同意欄】

私は、個人情報の利用および第三者への提供に関する上記の内容に同意いたします。

平成　　年　　月　　日

（利用者）
住　所

氏　名　　　　　　　　　　　　　　　　　　印

（利用者の家族代表）
住　所

氏　名　　　　　　　　　　　　　　　　　　印

個人情報の漏えい防止策

利用者や家族の理解と信頼を得られる漏えい防止ルールをつくる必要があります

個人情報はどこにあるのか

介護事業所内は個人情報だらけ

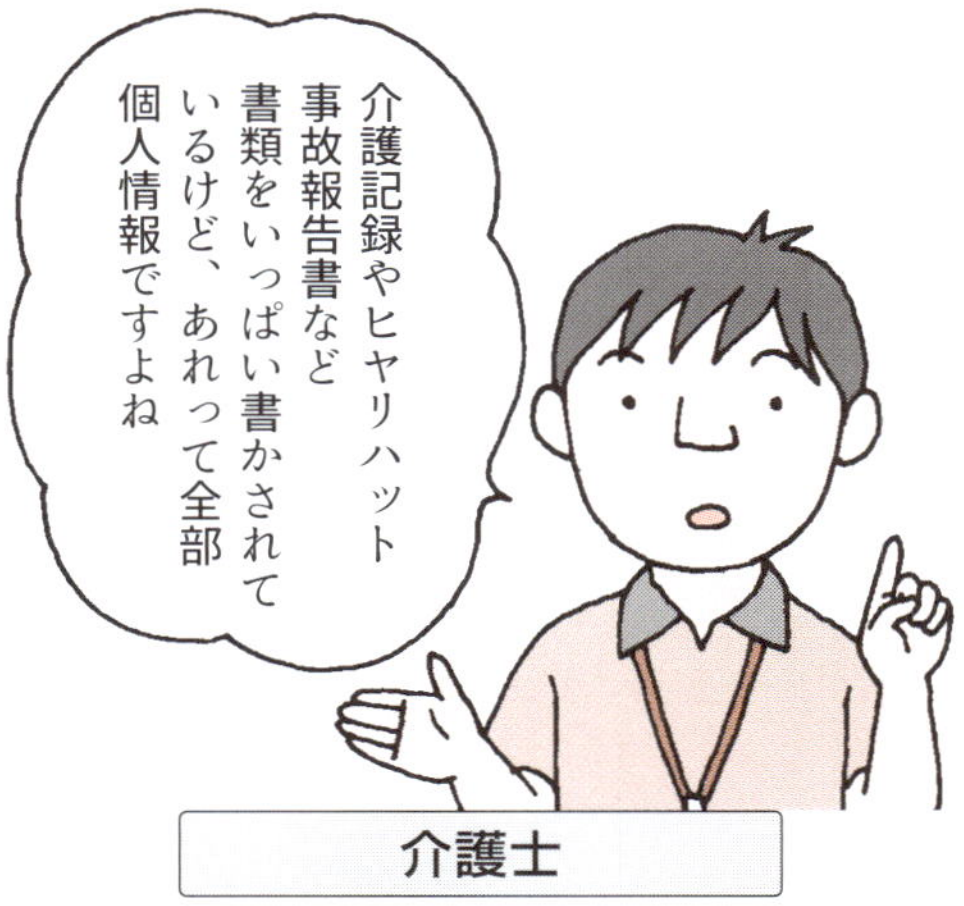
介護記録やヒヤリハット
事故報告書など
書類をいっぱい書かされて
いるけど、あれって全部
個人情報ですよね
介護士

持ち歩いて使う個人情報もある

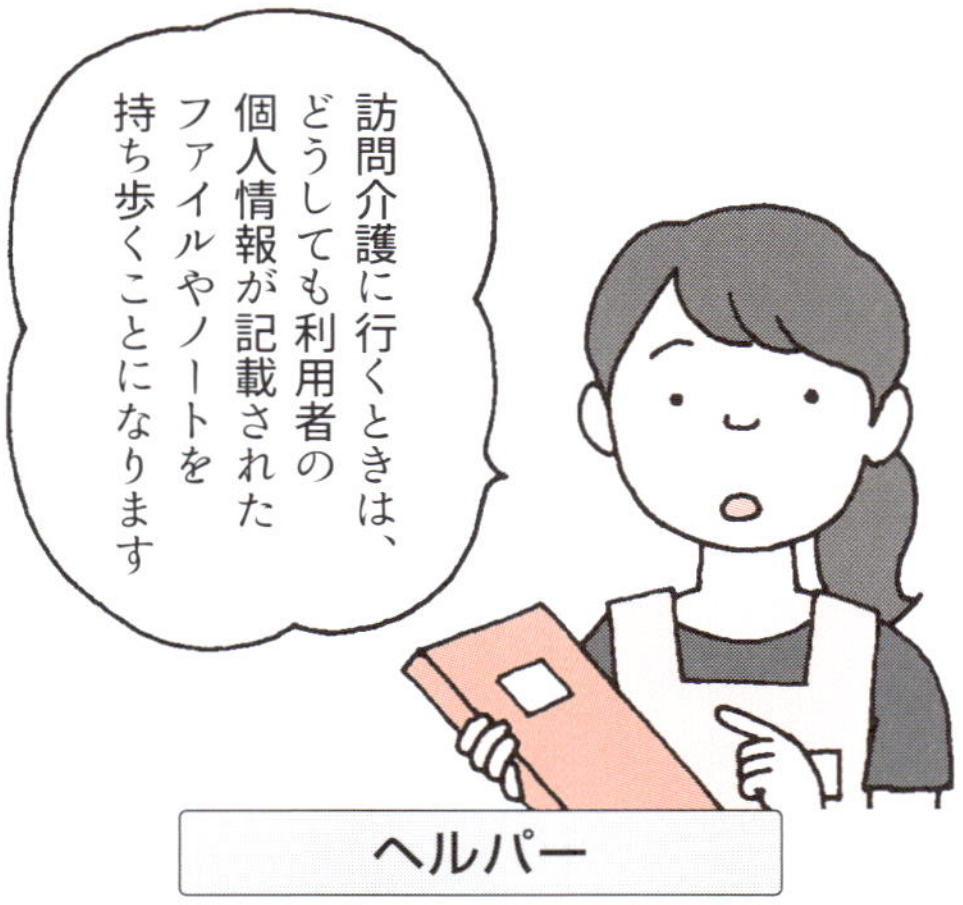
訪問介護に行くときは、
どうしても利用者の
個人情報が記載された
ファイルやノートを
持ち歩くことになります
ヘルパー

秘匿されている個人情報もある

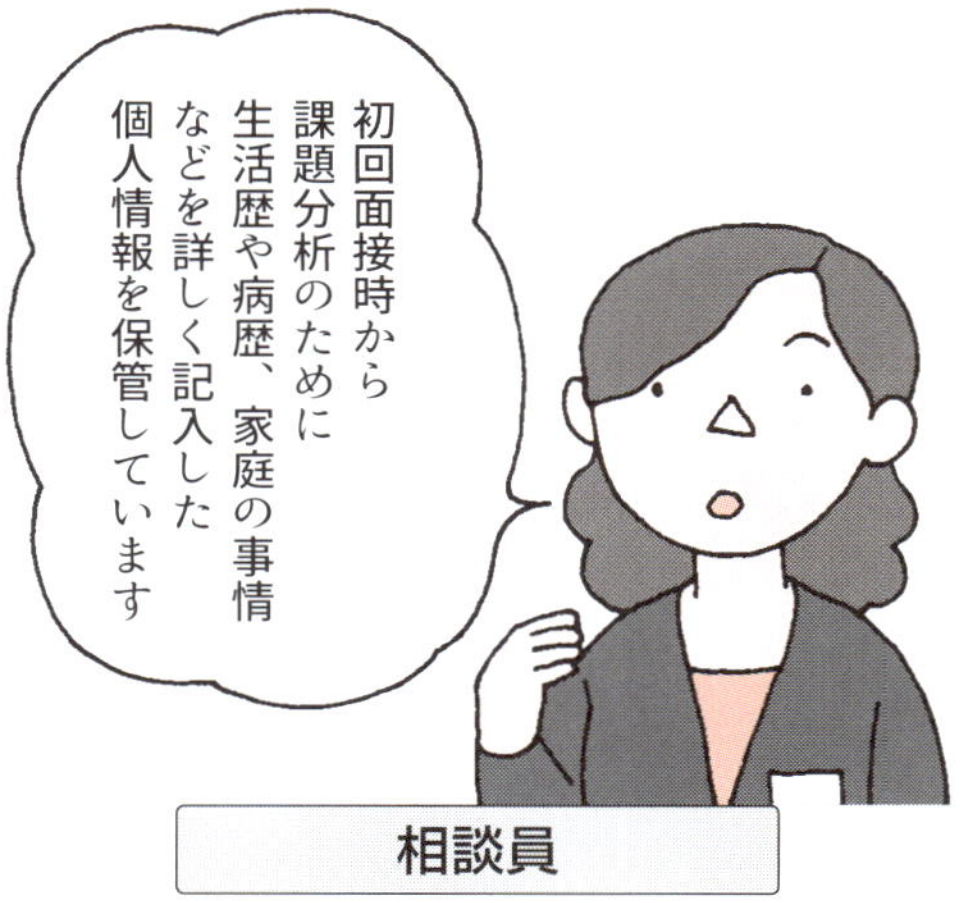
初回面接時から
課題分析のために
生活歴や病歴、家庭の事情
などを詳しく記入した
個人情報を保管しています
相談員

外部との個人情報のやりとりもある

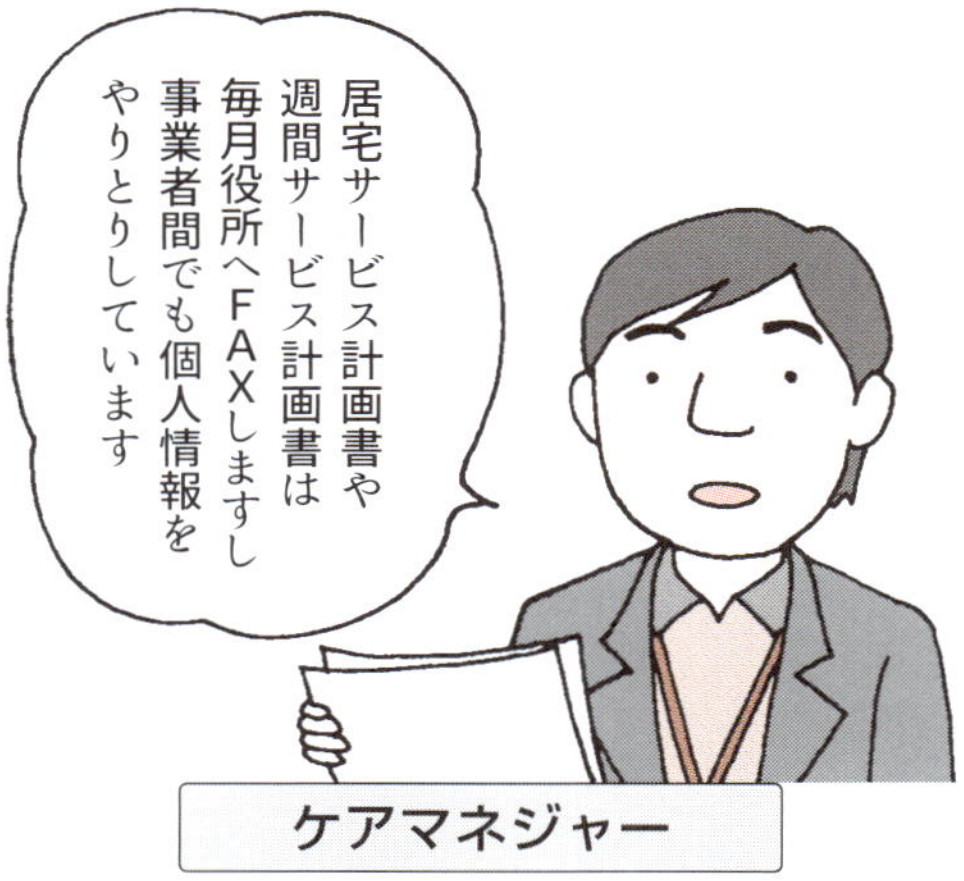
居宅サービス計画書や
週間サービス計画書は
毎月役所へFAXしますし
事業者間でも個人情報を
やりとりしています
ケアマネジャー

保護と漏えい防止はどう違うのか

個人情報保護法では、大規模な個人情報をデータベース等で所持し、事業に用いる事業者は個人情報取扱事業者とされ、法的責任が発生することを定めています。この法律が対象としている事業者とは、たとえば通販事業者のような、多くの顧客情報を薄く広く持っているような事業者です。数は少なくてもプライバシーに深く関わる濃密な個人情報を持っている介護事業者は、違う形でより厳しい縛りがかかっていることはこれまでに述べてきました。

では、介護事業者が持つ個人情報には、どのような特徴があるのでしょうか。上のイラストで、介護士、ヘルパー、相談員、ケアマネジャーが自分の関与する個人情報の性質とリスク

こんなところにもある個人情報

個人情報は、書類やパソコンのデータの中だけにあるわけではありません。
介護施設の中には、たくさんの個人情報が飛び交っています

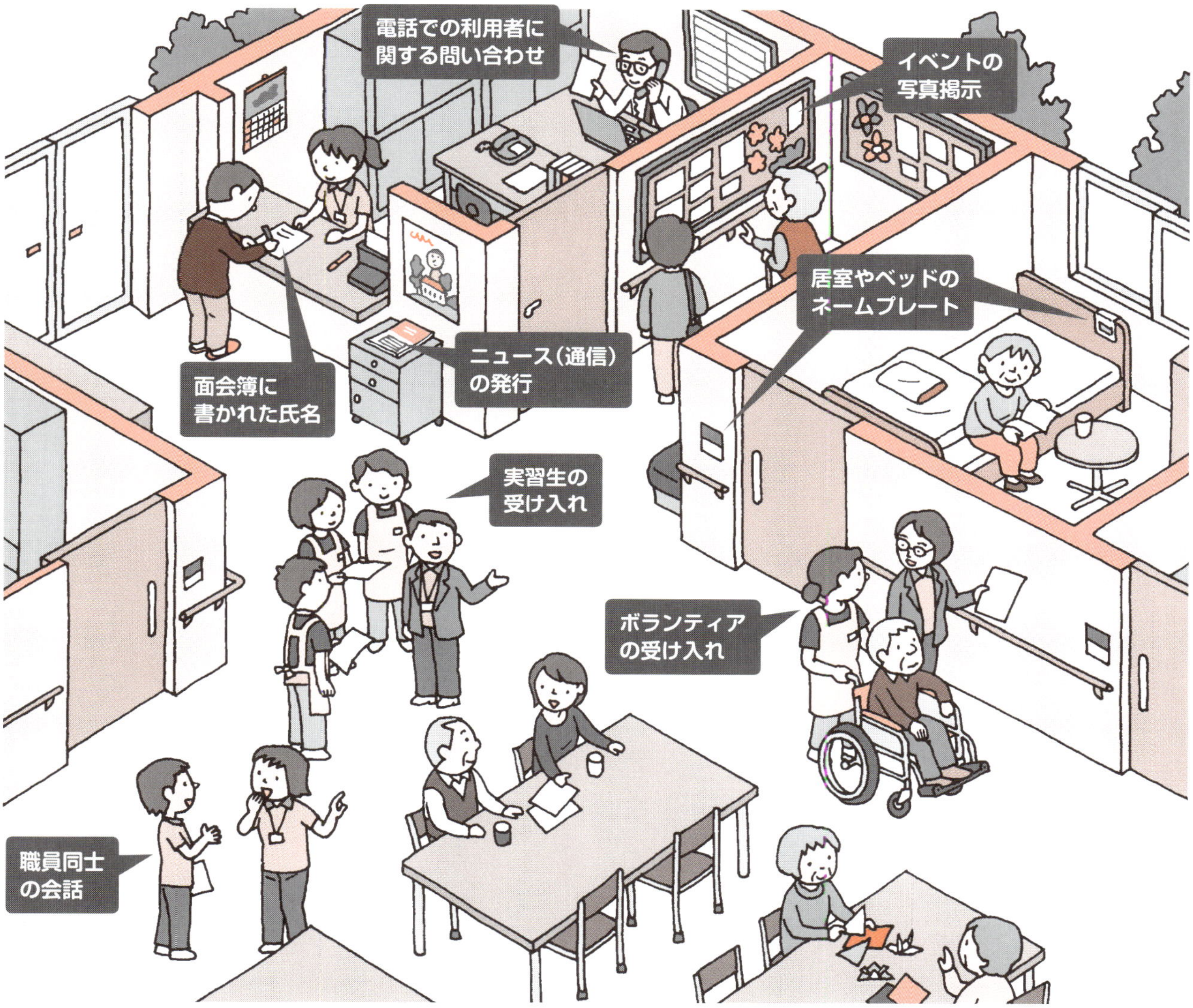
電話での利用者に関する問い合わせ
イベントの写真掲示
居室やベッドのネームプレート
ニュース（通信）の発行
面会簿に書かれた氏名
実習生の受け入れ
ボランティアの受け入れ
職員同士の会話

について語っています。どれを見ても、漏えい防止に悩まされる内容です。

これらの個人情報は、データベース等で一元的に管理されているわけではないので、ある部署だけが責任を持てば保護できるといったものではありません。誰かに頼るのではなく、個人情報の種類別に管理ルールを定め、さまざまな部署が力を合わせて漏えい防止活動を行わなければならないのです。

その場合、職員が共有しておかなければならない「意識」があります。それは、施設が受けた漏えい被害は、警察に届け出なければならないことです。

数年前、ある地域の特養や老健の事務所で、窃盗団によってパソコンが大量に盗み出されるという事件が起こりました。ところがパソコンの盗難被害は警察に届け出たのに、どの事業者もパソコン内の個人情報の漏えい被害については、警察に届け出なかったのです。

これは、介護業界が、個人情報の重要性に気づいていないことを示しています。

個人情報の漏えい防止策

こんな無理なルールをつくってはいないか

家族からの問い合わせを無視

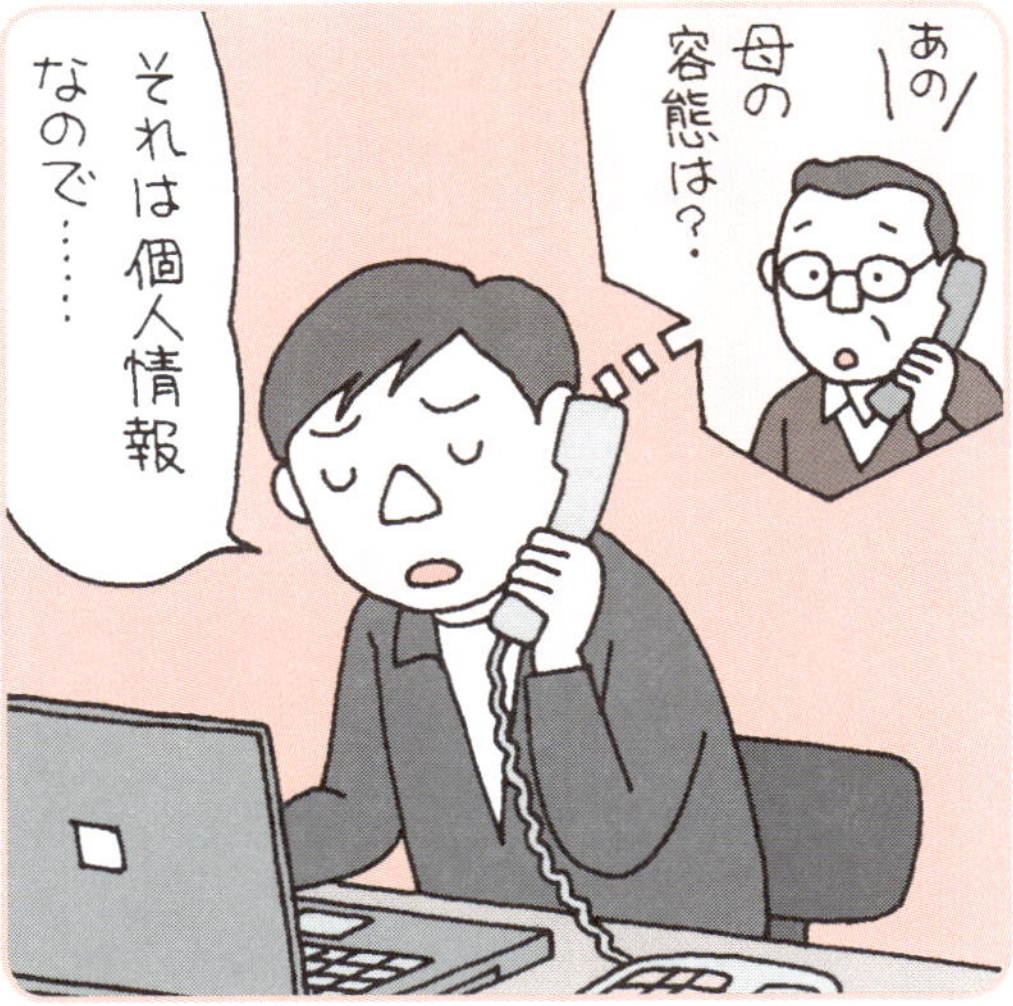
あの/ 母の容態は?
それは個人情報なので……

病院へ救急搬送された利用者が出た。息子さんから施設に容態の問い合わせがあったが、「個人情報なので言えません」と断った

FAXでの情報送信を禁止

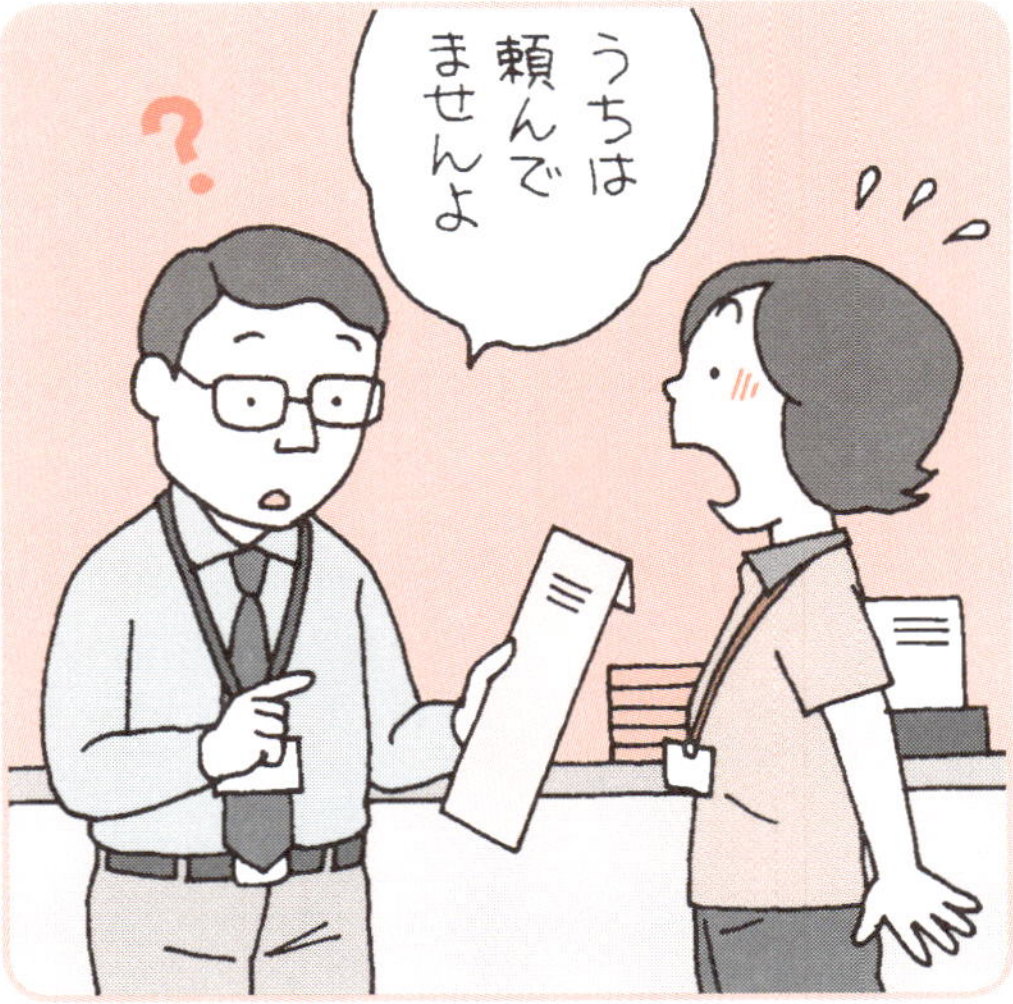
うちは頼んでませんよ

誤送信を恐れて、FAXでの個人情報の提供を全面的に禁止した。そのため職員が自分たちで届けに行ったら、届け先を間違えた

✕ こんなルールはつくっても機能しない

① 業務に著しく支障が出る

② 職員の仕事が極端に増える

③ サービスの低下を招く

④ 緊急時に機能しない

いきすぎたルールはマイナスになる

介護事業者が持っている個人情報は、一般的な企業が持つ顧客情報とは性質が異なります。介護職は、利用者の個人情報を手元に置いて介護を行い、その個人情報を日々更新しているのです。最新の記録が手元になければ、いい介護はできません。介護の記録は、利用者と共に存在しているのだと言えます。

したがって、介護事業所で個人情報の取り扱いに無理なルールをつくると、業務自体が停滞しがちです。上のイラストを参考に、いきすぎたルールをつくらないようにしましょう。

無理なルールは、現場に混乱を招くだけでなく、利用者にも迷惑をかけてしまうものです。事業所内でルール化、マニュアル化するときには、あらゆる可能性を考えて、柔軟な発想で取り組む必要があります。

亡くなったことも教えない

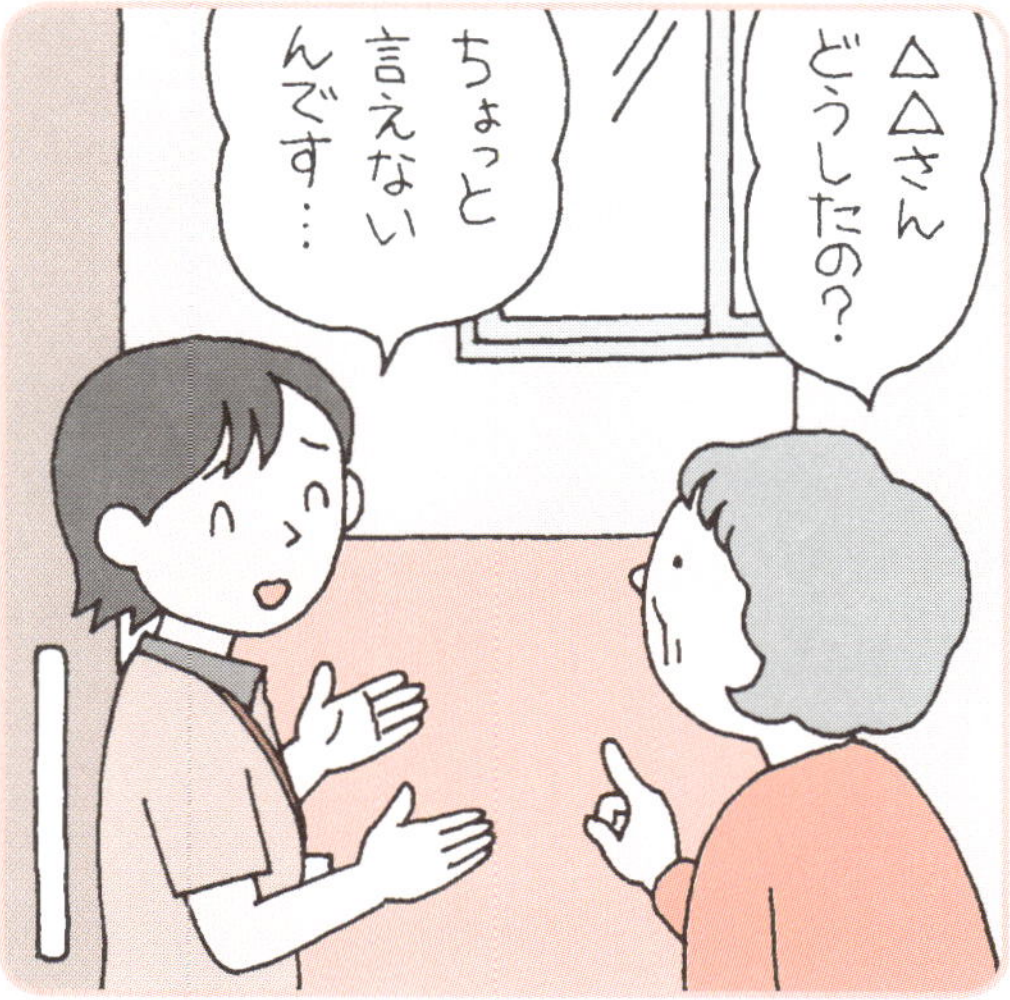

利用者が亡くなった。個室が空いたので、仲のよかった利用者からどうしたのか聞かれたが、一切教えなかった

ボランティアにも教えない

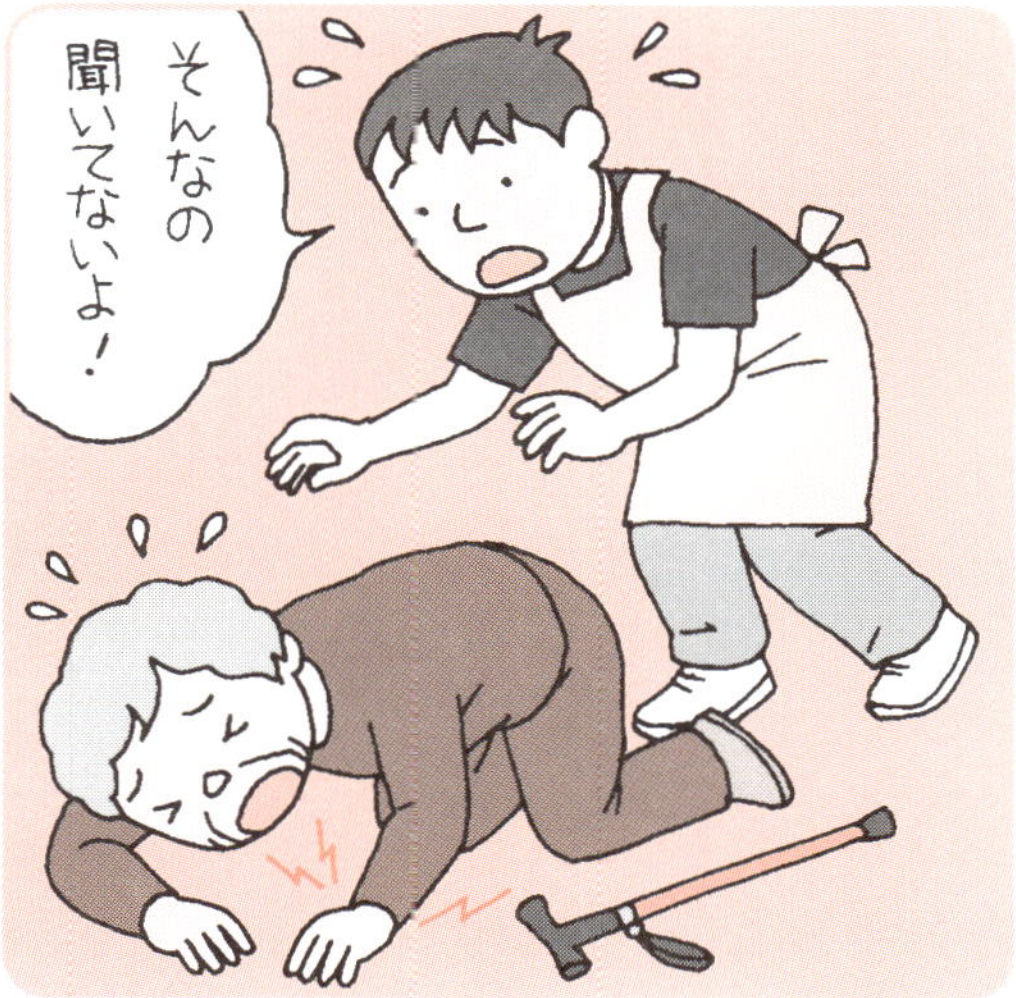

ボランティアから、自分がお世話をする利用者の身体状況について尋ねられたが、個人情報なので教えなかった結果、転倒事故を起こした

コラム

入所者のプライバシーを理由に見学を断る施設は問題

本書の監修者、三好春樹の『完全図解　新しい認知症ケア　介護編』（講談社）には、施設の良し悪しを見分ける方法として、「見学が自由かどうか」を見るとよいと書いてあります。

「介護施設の良し悪しは、見学の申し込みに対する対応の仕方でも見分けられます。自信のある施設は隠し立てをしませんが、そうでない施設はなるべく見せないようにするからです。（中略）断り文句の代表格は『入所者のプライバシーを守るため』というものです。もしその施設が公的な資金を一切使っていないのであればそのような断り方もできるでしょうが、介護保険施設である以上、保険料や税金が投入されていないはずがありません。そうなると公的な性格を帯びますから、国民には見る権利があるのです。入所者のプライバシーを守りながら、見学の希望を最大限叶えてくれるようでなければ、税金を使わせるわけにはいきません」

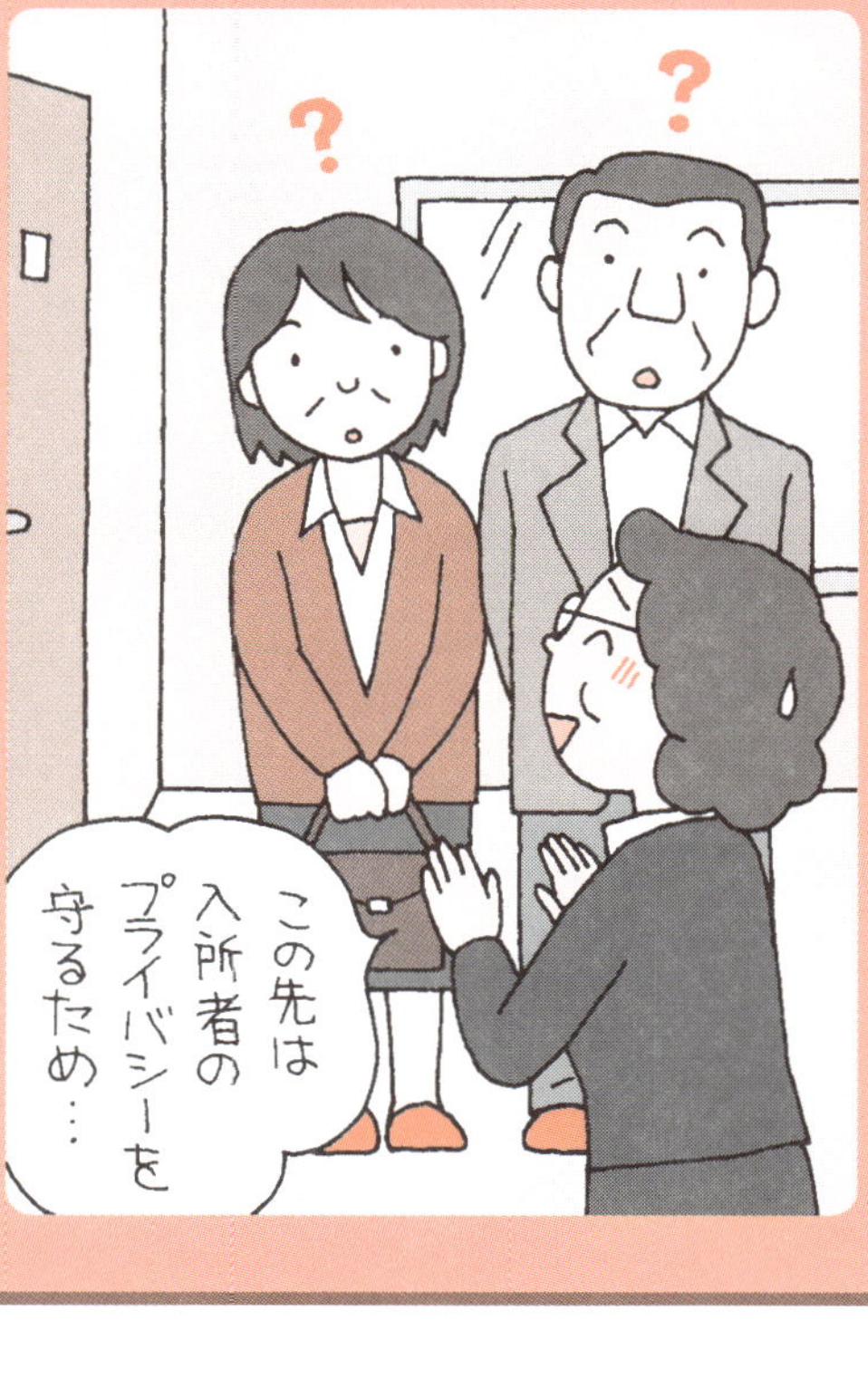

個人情報のルールづくり③

帳票類の取り扱いと保管

介護事業者が持つ個人情報は、種類別に保管ルールを決める必要があります

帳票類の機能評価と保管の基本ルール

基本ルール1

保管・保全の安全性が要求される帳票

契約書、重要事項説明書、通所介護計画書など、利用者のプライバシー性の高い個人情報が多く、高いレベルのセキュリティが要求される帳票

- 施錠できるキャビネットに格納して常時施錠し、鍵は管理責任者が保管する
- 長期の保管が法律によって義務づけられている帳票は、耐火キャビネットへの格納が望ましい
- サービス提供が終了した利用者情報のように、保管のみが必要とされる帳票は鍵のかかる倉庫へ格納し、鍵は管理責任者が保管する
- 背表紙に利用者名が記載されているようなファイルは、施錠できるキャビネットに保管し、ガラスの扉などを通して外部から見えるような格納庫は絶対に使用しない。たとえ事務所の中でも、利用者や家族から見えるような場所に重要書類を置かない

基本ルール2

情報活用と記録の更新が要求される帳票

介護記録、ケアカンファレンス記録など、職員が絶えず情報を確認したり、記録の活用、追加、更新が必要な帳票

- 絶えず確認したり、記録の追加更新が必要な書類は、常時施錠していると業務に支障をきたすため、職員が常駐するか、それに近い場所（ヘルパーステーションなど）の、中が見えない扉付きのキャビネットに格納して保管する
- 使用の都度、キャビネットに戻すことを励行し、机上などに放置することがないよう職員に徹底を図る。ケアに必要なADLなどのアセスメント情報や生活記録などは、安全性も要求されるので、格納してある部屋の外への持ち出しを禁止する
- 利用者や利用者の家族から見えるところで、記入作業をしないよう徹底することも大切である

帳票の機能を４つに分ける

１７０ページで、個人情報が記載されている帳票類を全て書き出すことを提案しました。次に、それらの帳票類を機能別に分けて、それぞれに即した保管ルールを決めます。

帳票の業務上必要な機能は、この見開きページで示した基本ルール１～４のように分けるといいでしょう。これは、私がリスクコンサルタントとして長年経験を積んできた中で会得した分類方法です。

項目ごとに、それぞれの帳票を管理するときの基本ルールを示しました。ここで言うキャビネットとは、施錠ができて扉があり、外部からは見えない構造であることが必要です。書棚やガラスの引き戸が付いたキャビネットは不可とします。

基本ルール3

パソコンによるデータ処理が必要な帳票

介護報酬の請求に関わる帳票など、パソコンによる処理とCDなどの媒体によるデータ保存が必要とされる帳票

- 処理するパソコンやデータファイルにパスワードを設け、アクセスできる職員を限定する
- データは処理の都度、USBメモリーなどの記憶媒体に保存して、ハードディスクから消去し、記憶媒体は鍵のかかるキャビネットに保管する
- データのコピーをつくって、ほかのパソコン（たとえば自宅など）で作業することを禁止する
- ウイルス感染防止のため、パソコンはインターネットにつながっていないものを使用する

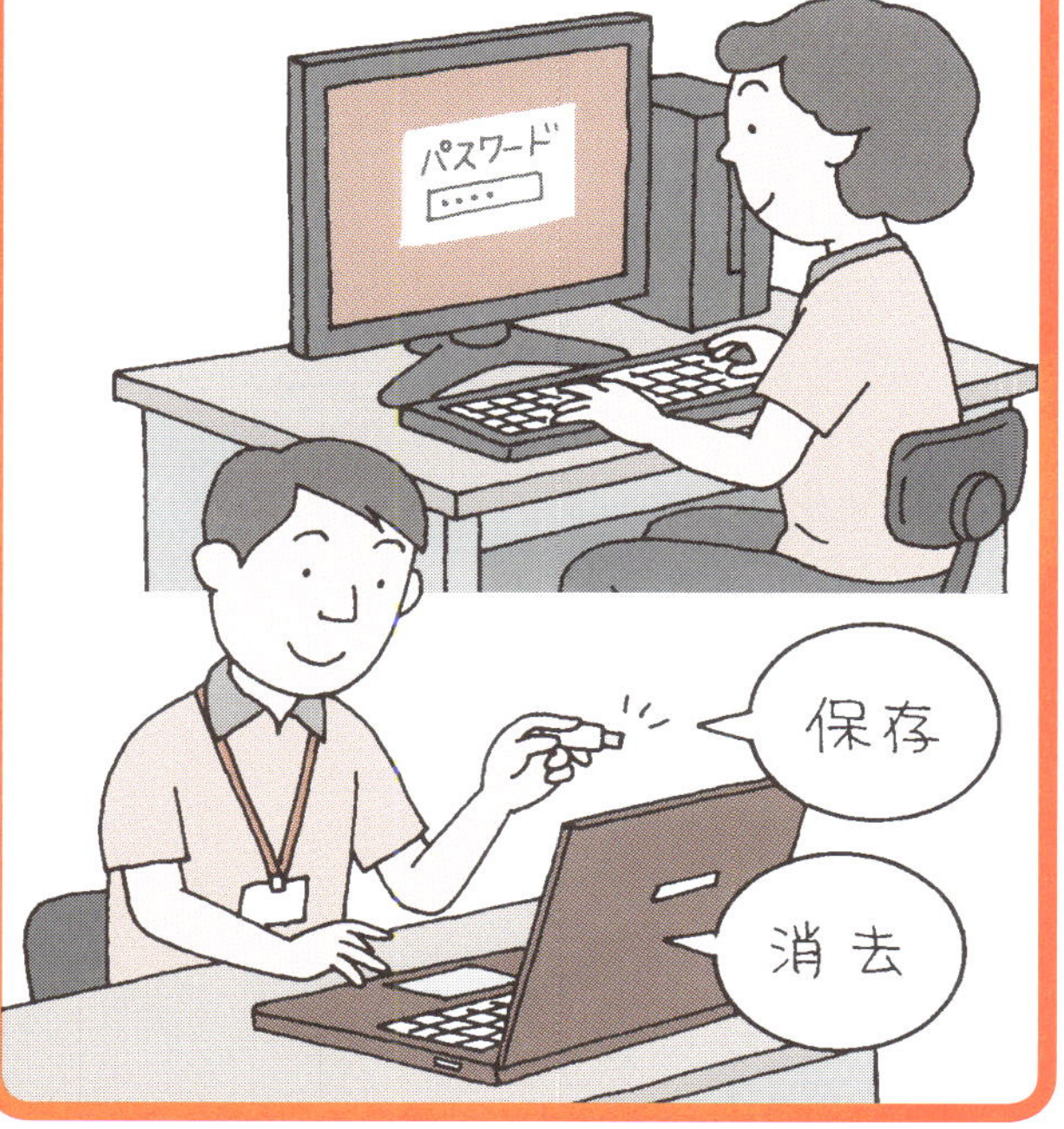
パスワード
保存
消去

基本ルール4

外部への持ち出しが必要な帳票

サービス提供開始前の面談など、施設外への持ち出しの必要性が想定される帳票

- 外部持ち出しができる職員を限定する。その際、必ずフタの閉まる書類かばんなどに入れて携行し、ファイルをむき出しにしない
- 外部に持ち出すときは、必要な帳票のコピーをとることとし、原本をファイルごと持ち出さないこと。コピー時は、外部で必要としない情報については消すなどして、持ち出す情報を必要最小限とする
- 車で携行する場合、車を離れるときには必ず持って出ること。それが困難な場合は、トランクに収納して鍵をかける
- 電車、バスなど公共の乗り物を使用する場合、網棚などに載せず、体から離さないように持ち歩く
- 自転車やバイクを使用する場合、フタのできる収納器具を装着してその中に収納する

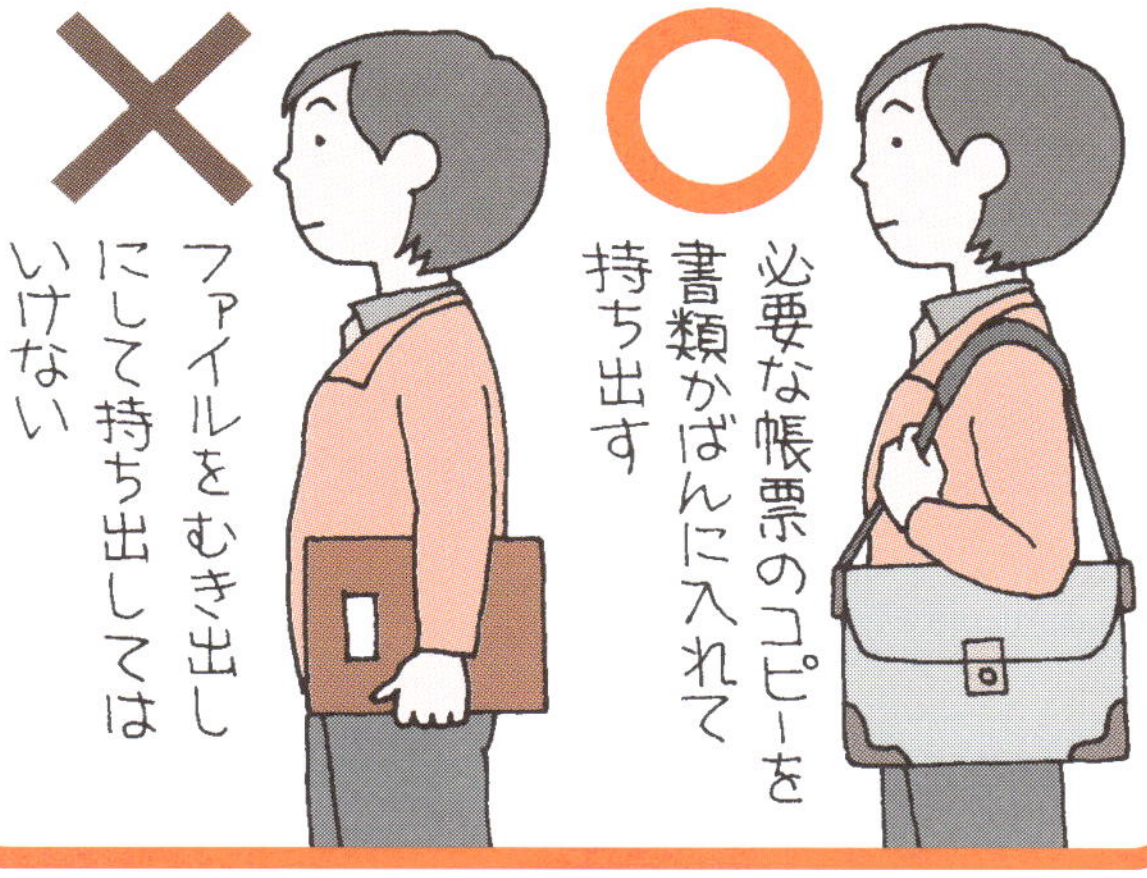
必要な帳票のコピーを書類かばんに入れて持ち出す
ファイルをむき出しにして持ち出してはいけない

帳票類の取り扱いと保管

各自の事業所で帳票の評価を

このページに掲げた表は、おもな帳票類の性質を評価したものです。個人情報内容は、○×でどの帳票にどんな個人情報が含まれているかを示しました。機能評価は1～3の採点方式です。必要性が高い機能を3、低い機能を1として評価してあります。

この表は、あくまでも参考資料です。各自の事業所で、この表を参考に、日頃自分たちが使っている帳票の評価を行い、十分協議して保管ルールを定めるといいでしょう。

参考資料：個人情報管理帳票の評価一覧

機能評価									
持ち出し	データ処理	活用更新	安全保管	その他	役員従業員の情報	ボランティア・実習生など	預貯金、年金など資産情報	事故記録やヒヤリハット	介護記録や生活記録
1	1	2	3	×	×	×	×	×	×
1	1	1	3	○	×	×	×	×	×
1	1	1	3	×	×	×	×	×	×
1	3	3	2	×	×	×	○	×	×
1	3	3	3	×	×	×	○	×	×
3	3	3	3	○	×	×	×	×	○
3	3	3	3	○	×	×	×	×	○
3	3	3	3	○	×	×	×	×	○
1	1	3	3	○	×	○	×	×	○
3	2	1	3	×	×	×	×	○	○
3	2	1	3	○	×	×	×	○	○
2	1	1	2	○	×	×	○	×	×
3	2	2	2	×	×	×	×	×	×
1	1	1	2	×	×	×	×	×	×
3	1	1	1	×	×	×	×	×	×
2	1	1	2	×	×	×	×	×	×
1	1	2	3	×	×	×	×	×	×
2	2	2	3	○	×	×	×	×	×
3	3	2	3	○	×	×	×	×	×
1	1	2	2	×	×	○	×	×	×

帳票名	用途	個人情報内容				
		氏名性別年齢等の基礎情報	ADL要介護度等障害状況	既往症・現症など医療情報	緊急連絡先など家族情報	ケアプランやカンファ記録
契約書・重要事項説明書	入所時の契約と施設の説明後、本人と家族から署名と捺印をいただく	○	×	×	○	×
利用者台帳	入所者の氏名、年齢、被保険者番号、年金番号、家族連絡先などが載せてある	○	×	×	○	×
預かり金同意書	預かり金処理の同意をいただく	○	×	×	○	×
現金出納帳	入所者の預かり金出納帳	○	×	×	×	×
預かり金収支明細書	入所者の通帳残高と現金を四半期に1回、施設長がチェックする	○	×	×	×	×
入所申し込みCD-ROM	入所申し込みセンターから毎月送られてくるCD-ROM	○	○	○	○	×
入所申し込み搭載名簿	データ処理された名簿を入所検討会議にかけ順位の検討をする	○	○	○	○	×
入所申込書	事前面接時の参考資料として使用することが多い。また、入所検討会議にも資料として使用する	○	○	○	○	×
入退所検討会議記録	入所予定者の検討と退所予定者の会議記録	○	○	○	○	○
クレーム報告書	入所者や家族からクレームがあった場合に記入し、施設長に提出。理事長・第三者委員にも提出	○	○	○	○	○
事故報告書	介護上で起こった入所者の事故報告書を記入し、市区町村に提出する	○	○	○	○	○
生活保護関係書類	介護券・収入申告書などの書類が市区町村の役所から送られてくる	○	×	×	×	×
家族緊急連絡表	入所者の第1から第3連絡先の一覧表。相談員はこの一覧を携帯している	○	×	×	○	×
面会票	入所者の面会者の氏名・住所・電話番号・続柄を記入する	○	×	×	○	×
ショートサービス提供表	居宅介護支援事業所から送られてくるショートの利用サービス予定と実績を入れた表	○	○	×	×	×
ショート利用申込書	ケアマネジャーから送られてくるショート利用の申込書（初回利用はADLと既往歴も）	○	○	○	○	×
ショート契約書・重要事項説明書	利用時の契約と施設の説明後、本人と家族から署名と捺印をいただく	○	×	×	○	×
ショートケアプラン	4日目以降の利用者に対し、サービス計画を作成する	○	○	○	○	○
介護保険請求業務書類	請求データを国保連に伝送する	○	○	×	×	×
ボランティア名簿	ボランティアの氏名・グループ名・住所・電話番号が明記されている	×	×	×	×	×

漏えいしやすい場面①

見学者の上手な受け入れ方

ここから、帳票類以外の個人情報漏えい防止対策の方法を紹介します

自由に見学できることが望ましいが

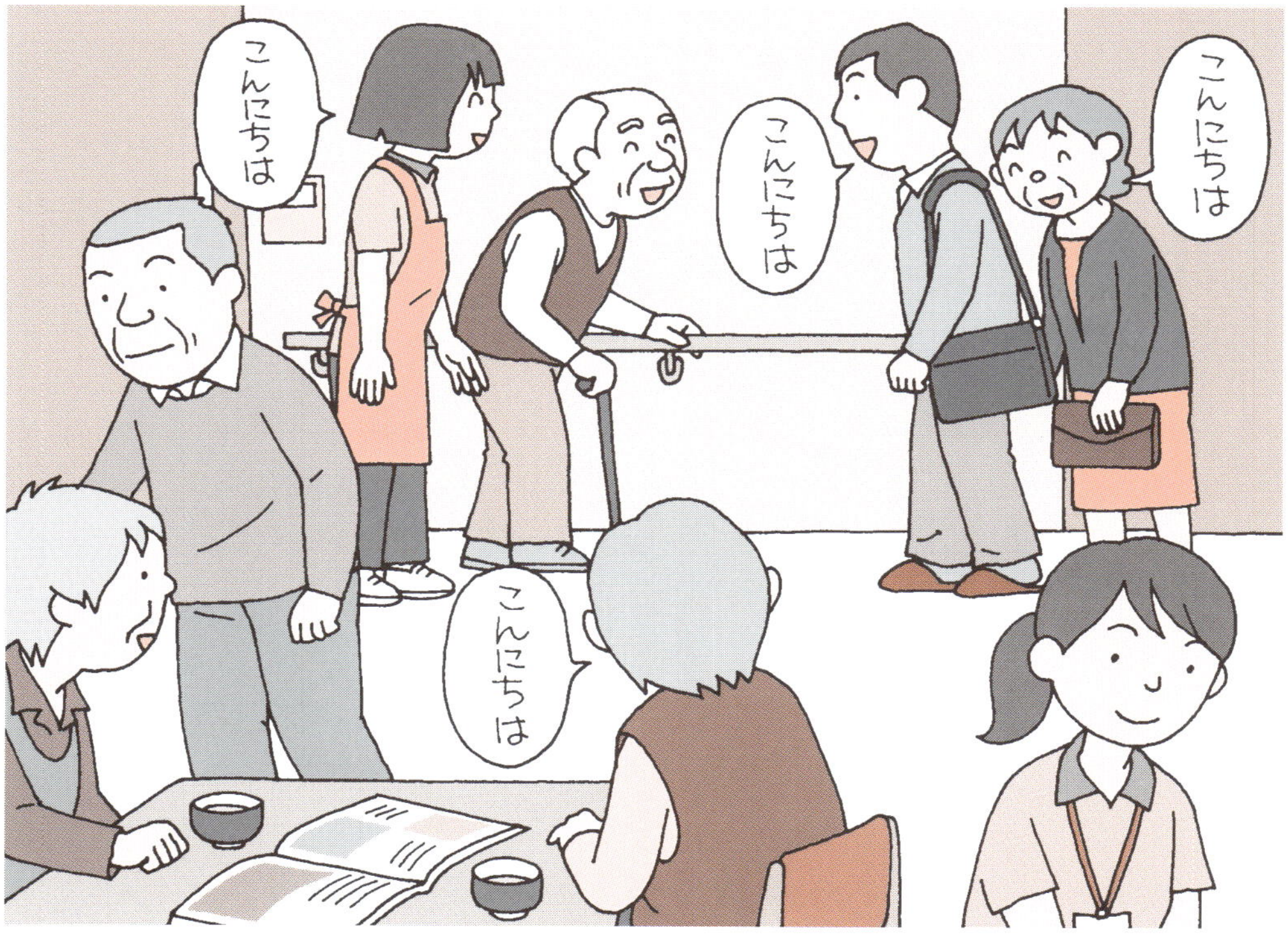

条件付き見学者受け入れの流れ

介護施設に対して、行政はサービス情報の公開を義務づけている

↓

一方、施設は利用者の個人情報を守らなければならない

↓

できれば自由に見学してもらいたいが、そこには何らかのルールが必要

↓

対策1
見学できるのは、入所希望者とその家族に限定する

対策2
誓約書を用意して、秘密を守ることを厳守してもらう

何らかのルール化が必要となる

国保連などに申し立てられた個人情報漏えいに対するクレームを見てみると、意外に多いのは、公共の場におけるヘルパーや職員の会話によって起こった個人情報の漏えいです。見学者による漏えいも、それに近い部類の事故と言えます。

見学者には、利用者の個人情報の取り扱いについて説明し、この施設で見たり聞いたりしたことはよそで話さないように約束してもらうことが必要です。たとえ利用者の中に知り合いがいても、近所で話さないよう具体的にお願いしましょう。

そのうえで、見学できるのは入所希望者とその家族に限定するか、見学を希望する人は誰でも受け入れるかは、事業者の考え方一つです。

見学者に書いてもらう誓約書（一例）

見学者に対して、「ここで見聞きしたことは他言しないでください」と口頭で注意しただけでは不十分です。誓約書を書くことで入所者の個人情報の重要性を認識してもらいましょう

（見学申込書見本）

施設見学希望者の皆様へ

特別養護老人ホーム　○○苑
施設長　○○○○

介護施設見学に関するお願い

私ども特別養護老人ホーム○○苑では、地域に開かれた介護施設を目指し、地域との交流にも力を入れており、たくさんのかたに当施設での生活を知っていただく活動をしております。これらの活動の一環として、施設の見学を希望されるかたについては、原則どなたでも受け入れてまいりました。

しかしながら、介護施設は入所されているお年寄りの大切な生活の場であり、安全管理や衛生管理などにも配慮が必要です。また、入所者の生活のプライバシーも大切にしなければなりません。

そこで、当施設では見学希望のかたには、下記の施設見学申込書をご記入いただき、入所者のプライバシーの保守にもご誓約をいただくこととしました。何卒趣旨をご理解のうえ、ご協力を賜りますようお願い申し上げます。

特別養護老人ホーム○○苑御中

施設見学申込書

年　月　日

見学者氏名	
見学者住所	
TEL	（　　）
希望見学日	年　月　日
見学理由	その他（　　）

※見学理由によってはお断りすることもございますのでご了承ください。

入所者のプライバシー保守に関する誓約書

施設見学中に、施設内で知った入所者の私生活に関する情報は、絶対に他言しないことをここに誓約いたします。

誓約者署名

4 介護現場における個人情報をめぐるトラブル

漏えいしやすい場面②

イベントの写真掲示には注意が必要

楽しそうな利用者の顔を掲示する場合も配慮すべき点があります

特に複合施設では掲示場所に注意

特養などの介護施設も従来のように一様ではなくなり、従来型多床室からユニット型個室までさまざまな種類ができました。デイサービスも、介護予防などの新しいサービスが加わり、選ぶ側も選ばれる側も、サービスを見分ける工夫が必要です。

そんなときに事業者は、楽しそうなイベントの写真を見せることで、自らの施設の特徴をアピールしたくなります。しかし、利用者の顔写真は個人情報ですから、本人の許可なく掲示することはできません。では、どのようにして本人の許可をとればいいのでしょうか。

本人や家族の許可は、185ページに示したように、告知文を貼り出すことによって得ることができます。「写真掲示を希

掲示する場所の選び方

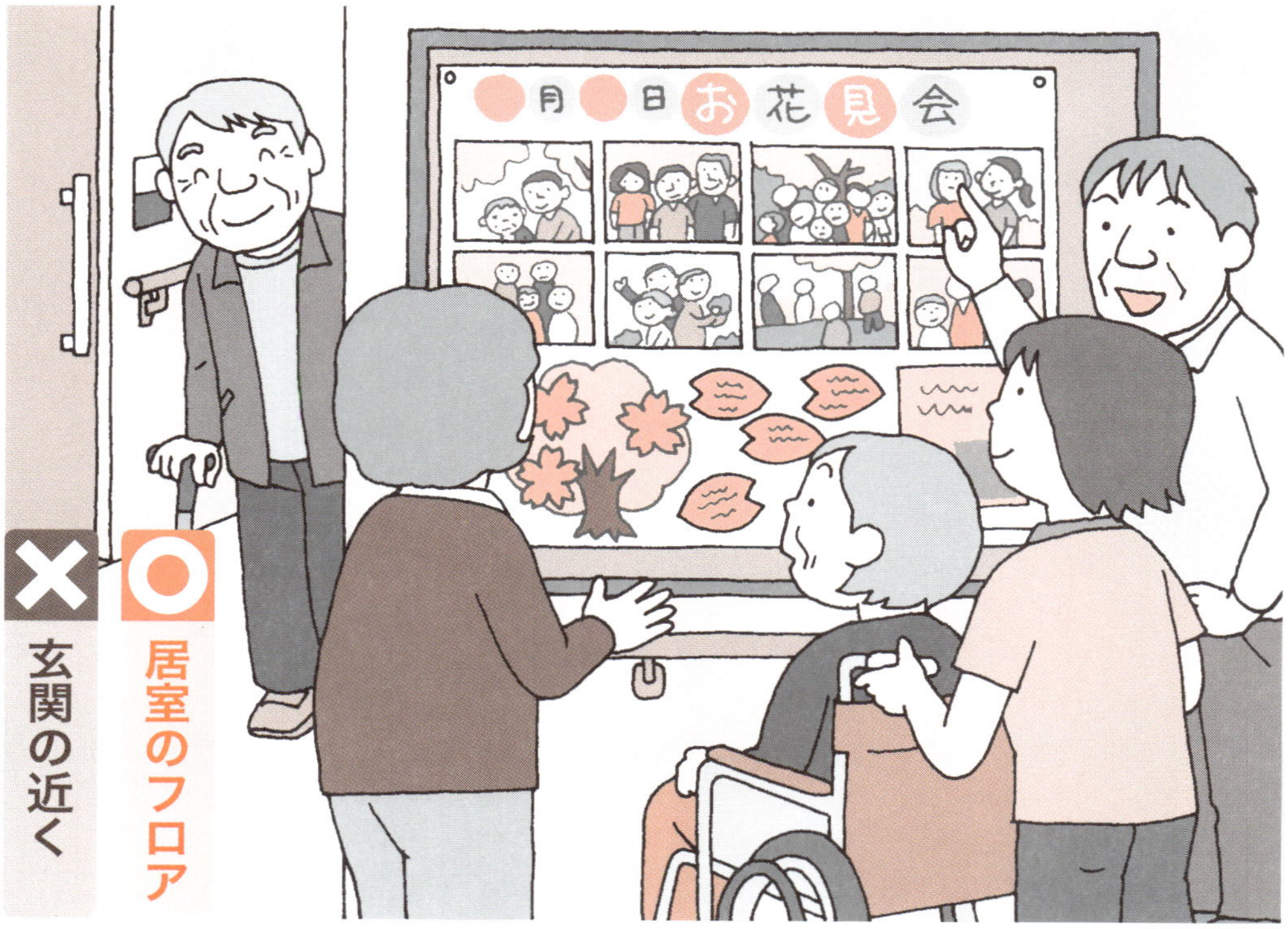

✕ 玄関の近く

○ 居室のフロア

コラム インターネットは原則不可

イベントの写真を、ホームページなどのインターネット媒体に掲示するケースが見受けられます。しかし、利用者の顔写真や氏名などの個人情報は、たとえ家族の許可を得ても、インターネット媒体に載せてはいけないのです。

インターネットの伝達先は全世界であり、キーパーソンが了解したとしても、ほかの肉親、友人、知人など、あらゆるところへ情報が伝わる可能性があります。

インターネットは、世界一広く情報を漏えいしてしまうという危険性を、事業者は十分認識するべきです。

写真掲示に関するお願い（例）

入所者およびご家族の皆様へ

特別養護老人ホーム　○○苑
施設長　○○○○

入所者の皆様の写真掲示について

当施設では、お花見やお祭りなど行事の楽しい思い出を、参加者のかたに何度も思い出して楽しんでいただくため、できるだけたくさん掲示するようにしています。多くの入所者のかたが、何度も何度も写真をご覧になっては楽しそうに話に花を咲かせています。私たち職員もこのような皆様の笑顔を楽しみにしています。

しかし、反面、入所者の皆様の顔写真は、大切なプライバシーでもあり、勝手にあちこちに掲示することは問題があります。そこで、行事やイベントの写真掲示は、入所者の居室のある2階・3階フロアの掲示板のみといたします。

また、ご本人またはご家族で掲示板への写真掲示を希望されないかたがいらっしゃいましたら、遠慮なく職員にお申しつけください。掲示を取りやめるよう配慮させていただきます。入所者の皆様の毎日の生活が、少しでも楽しく活力あるものとなるよう、引き続きご協力とご理解を賜りますようお願い申し上げます。

平成　年　月　日

望されないかたは、遠慮なくお申しつけください」と書くことで、申し出てこない人の許可はとれたと判断できるのです。

ただし、写真を掲示する場所には配慮する必要があります。入所施設であれば居室フロア、デイサービスであればデイルームの壁が無難です。玄関の近くなど、不特定多数の目に触れるところは避けましょう。

特に、特養や老健でデイサービスやショートステイなども行っている複合施設では、人の出入りが多いので、掲示場所の制限が必要です。そのサービスを受けている利用者と家族が出入りするエリアに限定した掲示を行いましょう。

生の写真は、掲示場所への配慮さえあれば比較的漏えいしにくい個人情報です。しかし、最近の写真は、ほとんどデジタルカメラかスマートフォンで撮られているため、画像データとして拡散される危険性をはらんでいます。184ページのコラムにあるように、イベントの写真をホームページなどに掲示すると漏えいは防げません。

漏えいしやすい場面③

配付物で起こりがちなトラブル

広報誌などへの氏名や写真の掲載には、十分配慮しなければなりません

掲載するには本人や家族の3つの了解が必要

目的の了解
個人情報を掲載する業務上の必要性を説明し、理解してもらう

配付先の了解
広報誌の配付先など、情報の届く範囲を明確にして了解を得る

掲載内容の了解
どんな文脈でどんな写真が使われるのか、具体的に示して了解を得る

コラム

センシティブ情報とは何か

知的障害などの利用者の個人情報は、センシティブ情報と呼ばれて、一般的な個人情報とは区別されます。それが漏れると、個人の人格権が侵害され、本人と家族が精神的な苦痛を受けるからです。

そのため、認知症と特定されるような利用者の写真や氏名は、どんなことがあっても公表してはいけません。「家族の許可を得ていればよい」という考え方は間違っています。

介護事業者が保有している個人情報には、センシティブ情報が少なくありません。特に、認知症の利用者の個人情報には注意が必要です。

表現や配付先のトラブルに要注意

「○○苑だより」などの家族向けニュース（通信）についても、かなり慎重な配慮が求められます。「本人または家族の了解を得ていればよい」と考えている介護施設やデイサービス事業者が多いようですが、この考え方は問題です。

「掲載してもいいですか？」だけでは不十分なので、必ず上段に示した3項目の了解をとってください。これら全てを確認して初めて、本人や家族の正式な了解が得られたことになるのです。

かつて、こんなトラブルがありました。あるデイサービスで、家族向けニュースに実名で写真を載せたいといって、家族に了解をとったのです。しかし、実際には実名だけでなく、

家族向け配付物に関するお願い（例）

入所者およびご家族の皆様へ

特別養護老人ホーム　○○苑
施設長　○○○○

○○苑ニュースでのお名前と写真の掲載について

当施設では、入所者のご家族の皆様に当施設での入所者の皆様の生活の様子を知っていただくため、月1回○○苑ニュースを送付させていただいております。おかげさまで多くのご家族の皆様から、大切な家族の様子がわかって安心だ、との声をいただいております。

しかし反面、入所者の皆様のお名前や顔写真は、大切なプライバシーでもあります。掲載させていただくかたについては、発行の都度、掲載の可否について問い合わせをさせていただいておりますが、ご本人またはご家族でニュースへの掲載を希望されないかたがいらっしゃいましたら、遠慮なく職員にお申しつけください。掲載をとりやめるよう配慮させていただきます。

なお、念のためニュースの定期送付先を、下記にお知らせしておきます。

平成　年　月　日

記

●ニュースの送付先および配付先

① 入所者のご家族（身元引受人）
② 当法人の理事・職員
③ 当法人の所在地の自治会

「認知症の利用者の（実名）さん」と書いてあったので、「こんなことまで承諾した覚えはない」と家族は激怒しました。

また、ある社協では、運営する特養のニュースを町の社会福祉センターの掲示板に貼り出したところ、ニュースに写真掲載を許可した利用者の家族から「町中の人が利用する公的施設の掲示板に貼り出すことなど承諾していない」と、やはり激怒されました。このように、ニュースには配付先をめぐるトラブルが起こりやすいので、できる限り家族と理事、職員などに限定して、あまり広く配付しないほうがいいでしょう。

印刷物に使う写真には、特別な工夫が必要になります。施設内で貼り出すイベントの写真だと、楽しそうな顔のアップが欠かせませんが、印刷物として配付されるニュースには不適切です。ここで必要なのは顔のアップよりもイベントの全体像なので、遠めの写真を使いましょう。顔が判別できないように、斜め後ろから撮るなど工夫をすることも必要です。

電話による問い合わせ

職員全員が理解しなければ電話による個人情報の漏えいは防げません

外部からの電話対応ルール

1 まずは相手を確認する

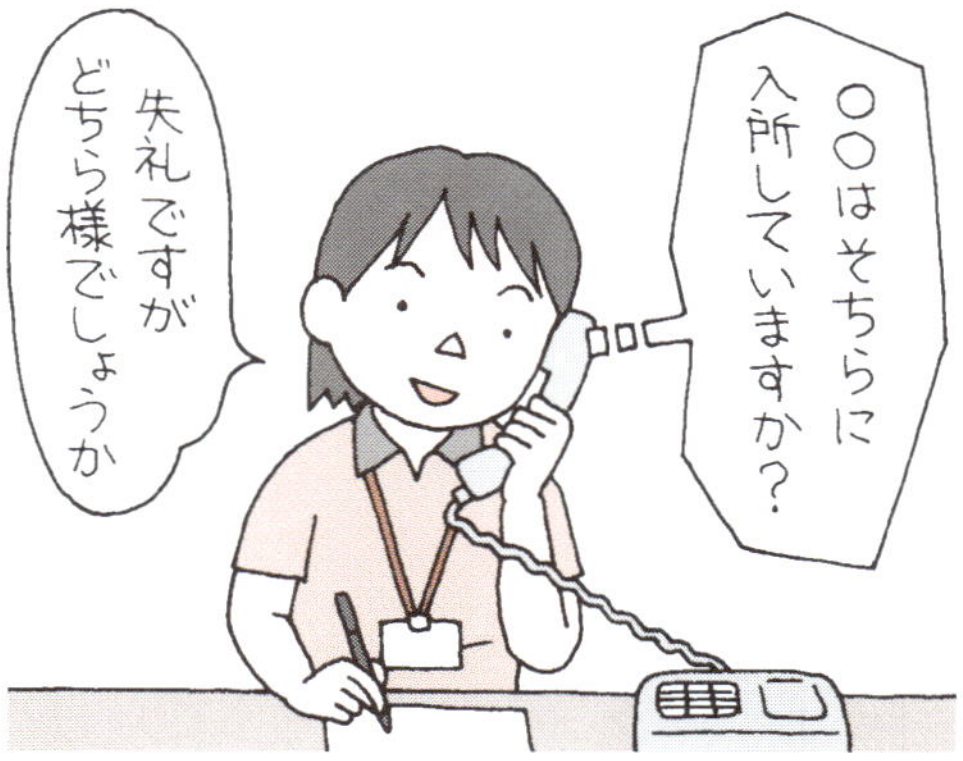
○○はそちらに入所していますか?
失礼ですがどちら様でしょうか

利用者のことを問い合わせる電話がかかってきたら、必ず「(例) 失礼ですが、○○様とはどういったご関係ですか？」と、相手の素性を確認する

2 親族に伝えていいこと

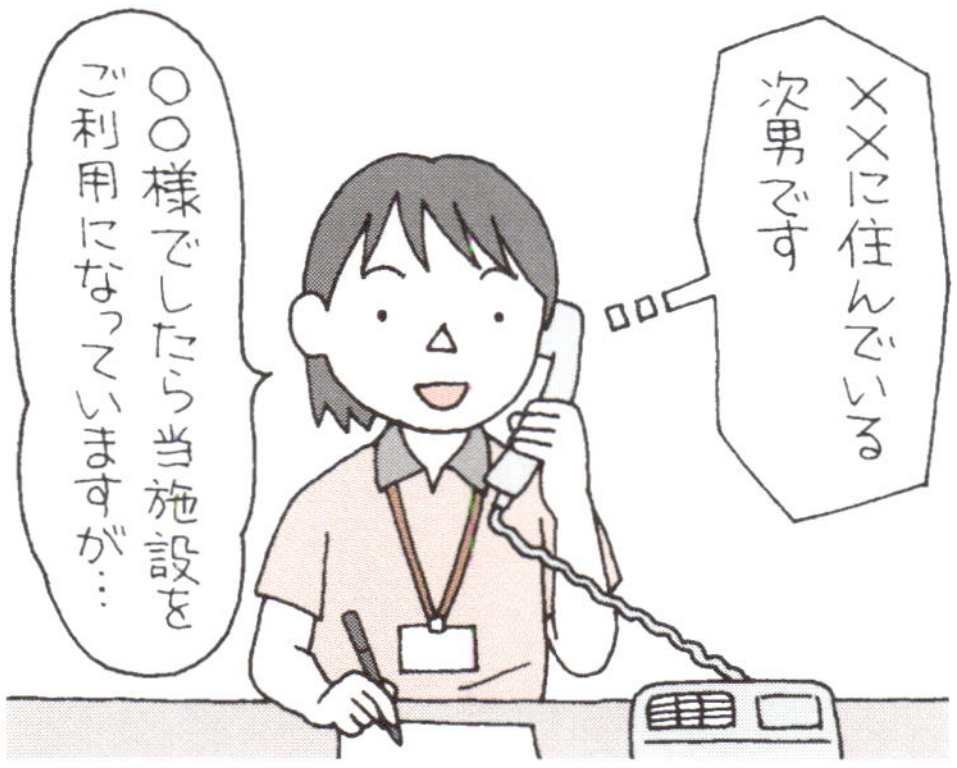
××に住んでいる次男です
○○様でしたら当施設をご利用になっていますが…

相手が同居家族以外の親族（きょうだい、子、孫）であれば、続柄を確認のうえ入所している事実だけは伝える。それ以上のことは3に準じる

3 生活状況を聞かれたら

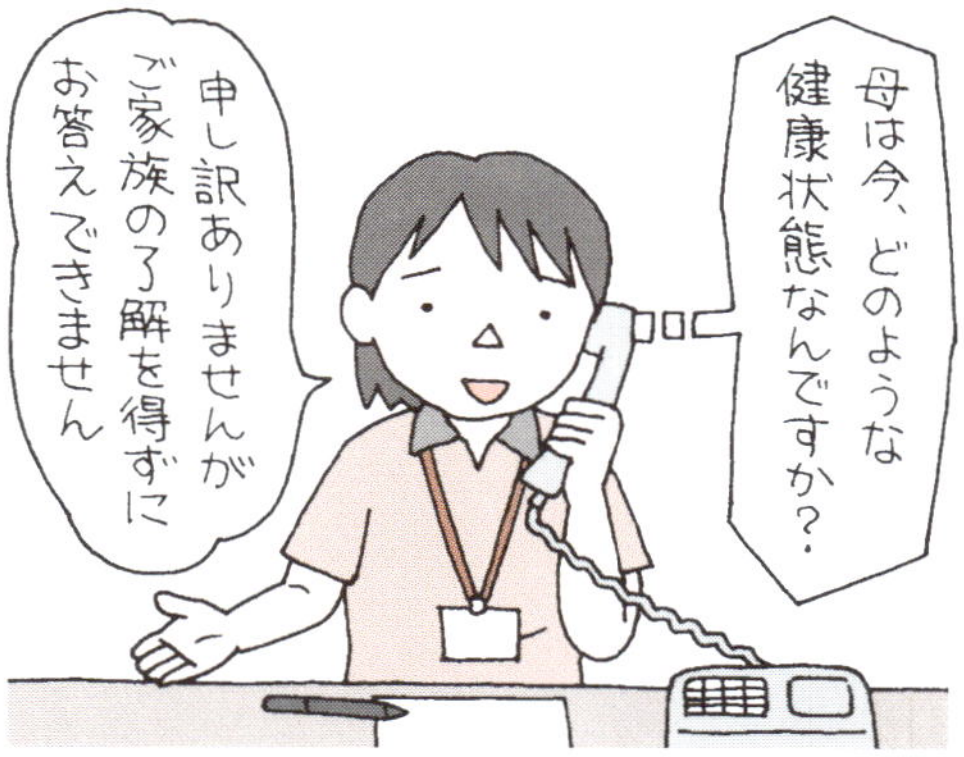
母は今、どのような健康状態なんですか?
申し訳ありませんがご家族の了解を得ずにお答えできません

「ご家族の了解なくお話しできない決まりなので、申し訳ありませんが了解を得てから回答させていただきますので、連絡先をお教えください」

4 公的機関への電話対応

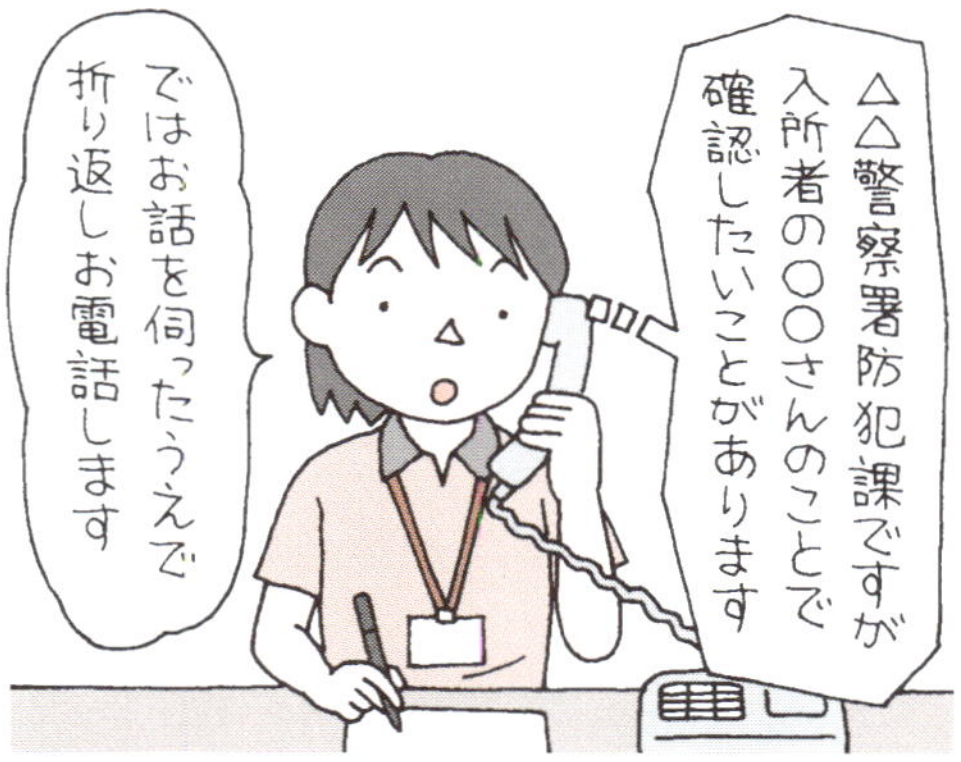
△△警察署防犯課ですが入所者の○○さんのことで確認したいことがあります
ではお話を伺ったうえで折り返しお電話します

警察や役所などの公的機関から利用者の状態について問い合わせがあっても、相手の身分を確認できないので、折り返しの電話にさせてもらう

かなり限定したルールが必要

電話で利用者に関する問い合わせがあると、相手が名乗っている人なのかどうかの確認がとれないため、かなり厳密な（容易に教えない）ルールが必要になります。全てを断ると楽になりそうですが、本人に近い親族に対しては不親切になってしまうので注意が必要です。

基本的なルールは、上のイラストにまとめました。入院中の病状や経済状態など、プライバシー性の高い質問には、絶対に答えてはいけません。

外部からの電話に誰が出るか決めている施設もありますが、多くの施設ではバラバラです。新人が出る可能性もありますので、全ての職員に上のイラストで示した電話対応のルールを徹底させましょう。

電話対応に関するお願い（例）

電話対応の基本は、外部の人には利用者の現状や身元引受人の連絡先を教えないことです。こうした施設の姿勢は、あらかじめ下記のような文書で身元引受人に知らせておくといいでしょう

ご利用者のご家族の皆様へ

特別養護老人ホーム　○○苑

ご利用者に関する問い合わせの対応などについて

拝啓、時下ますますご清栄のこととお慶び申し上げます。平素は当施設の運営にご協力を賜り厚く御礼申し上げます。

さて、皆様もご存じのとおり、2005年4月1日より個人情報保護法が施行となり、当施設としても、ご利用者の個人情報について今まで以上に大切に扱う必要性を痛感しております。そこで、入所中のご利用者に関する電話での問い合わせや面会者からの問い合わせに対して、どこまでお答えしてよいか、ある程度のルールを決めたいと思っております。

全ての問い合わせについて「個人情報ですので答えられません」という対応では、せっかく心配されて問い合わせをされてきたご親族のかたに対しては、申し訳ないことになってしまいます。そこで、下記の「ご利用者に関する問い合わせ対応の方法」について、身元引受人のかたにご確認をいただきたくお願い申し上げます。

敬具

ご利用者に関する問い合わせ対応の方法

下記のうち希望する対応の（　　）に○をつけてください。

【1】問い合わせ者について

① 誰からの問い合わせに対しても答えてほしくない（　　）

② 次の人からの問い合わせについては答えてよい

配偶者（　　）、きょうだい（　　）、子（　　）、孫（　　）、その他の親戚（　　）、友人（　　）

③ 全ての問い合わせに答えてよい

【2】どのような問い合わせに答えてよいですか？

① 入所・退所の事実

② 入所者の様子（元気かどうかという程度）

③ 入所者が入院している場合、入院先名称と住所

※なお、次の情報についてはいかなる場合においても、身元引受人の許可なくお答えすることはありません。

- 口座の残高や年金受給など、金銭に関する問い合わせ
- 身体能力の状態や、（入院時の場合）病状など
- その他、ご本人のプライバシーに関するもの

身元引受人氏名＿＿＿＿＿＿＿＿＿＿＿＿＿＿＿＿

漏えいしやすい場面⑤

その他の注意すべき場面

個人情報が漏えいしやすい場面には、そのほかこんなものがあります

これらの全てに対策が必要

実習生の受け入れ

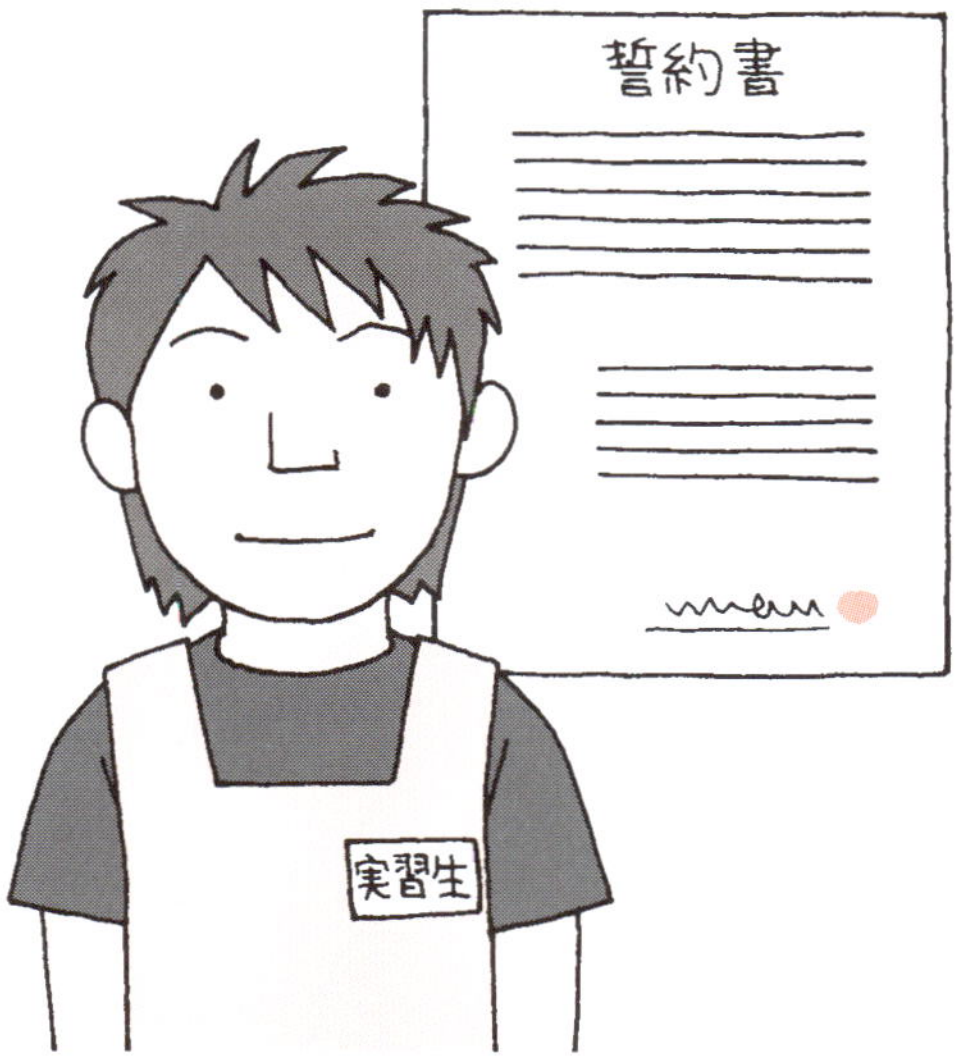

実習生には誓約書を書いてもらい、守秘義務を意識させる。経管栄養の全介助者は介助させないなど危険回避のルールをつくり、家族の包括的な了解を得ておく

面会簿の取り扱い

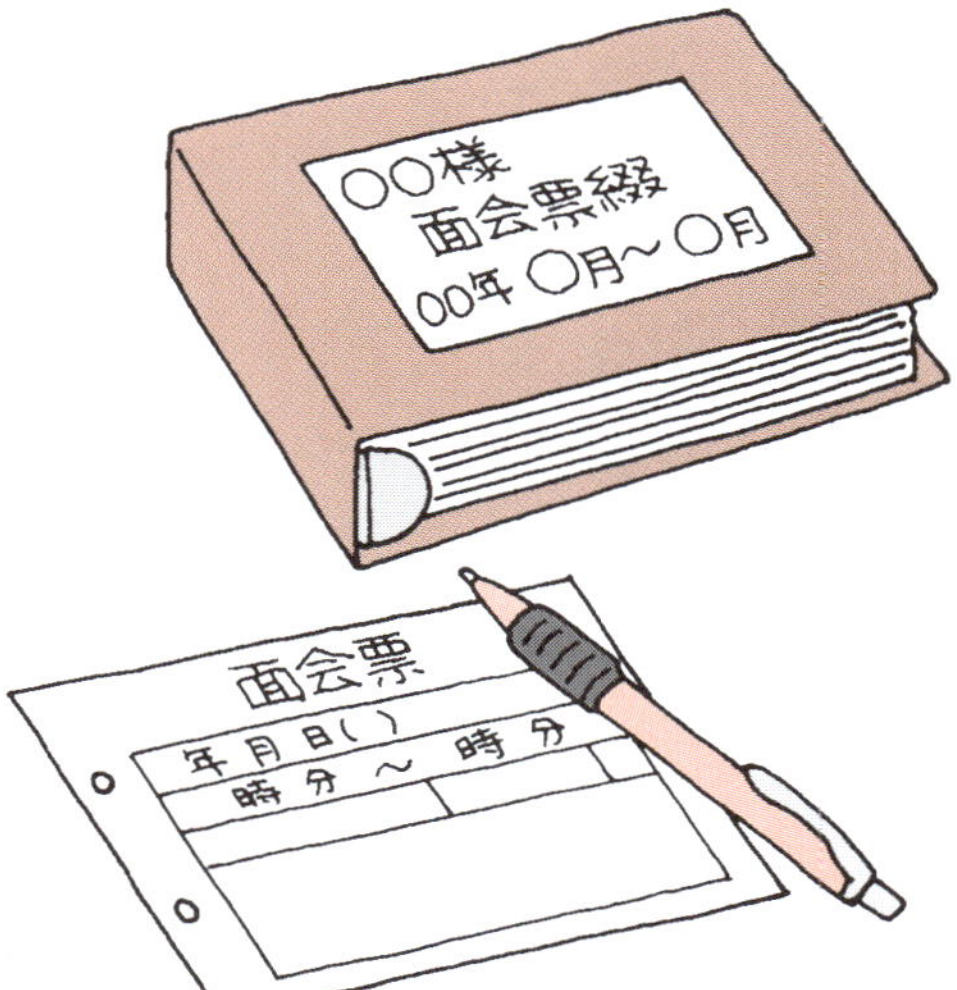

ほかの利用者への面会者の名前も見えてしまうような、一覧表形式のものは適切でない。1利用者1枚の面会簿にするか、単票形式にして職員が綴じていくとよい

居室のネームプレート

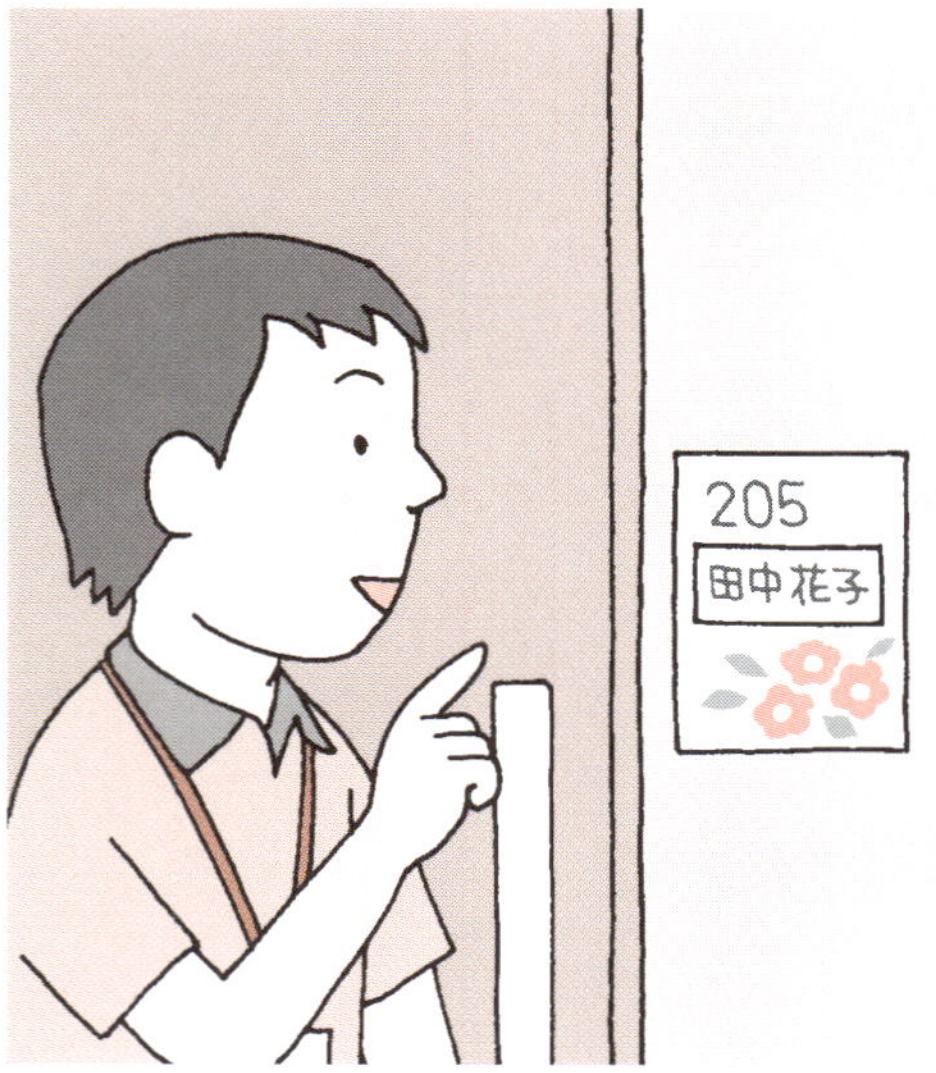

居室やベッドのネームプレートは、職員が間違えないためといった業務上の必要性がある。家族が外すよう求めれば応じてもいいが、事故防止のほうが優先される

ボランティアの受け入れ

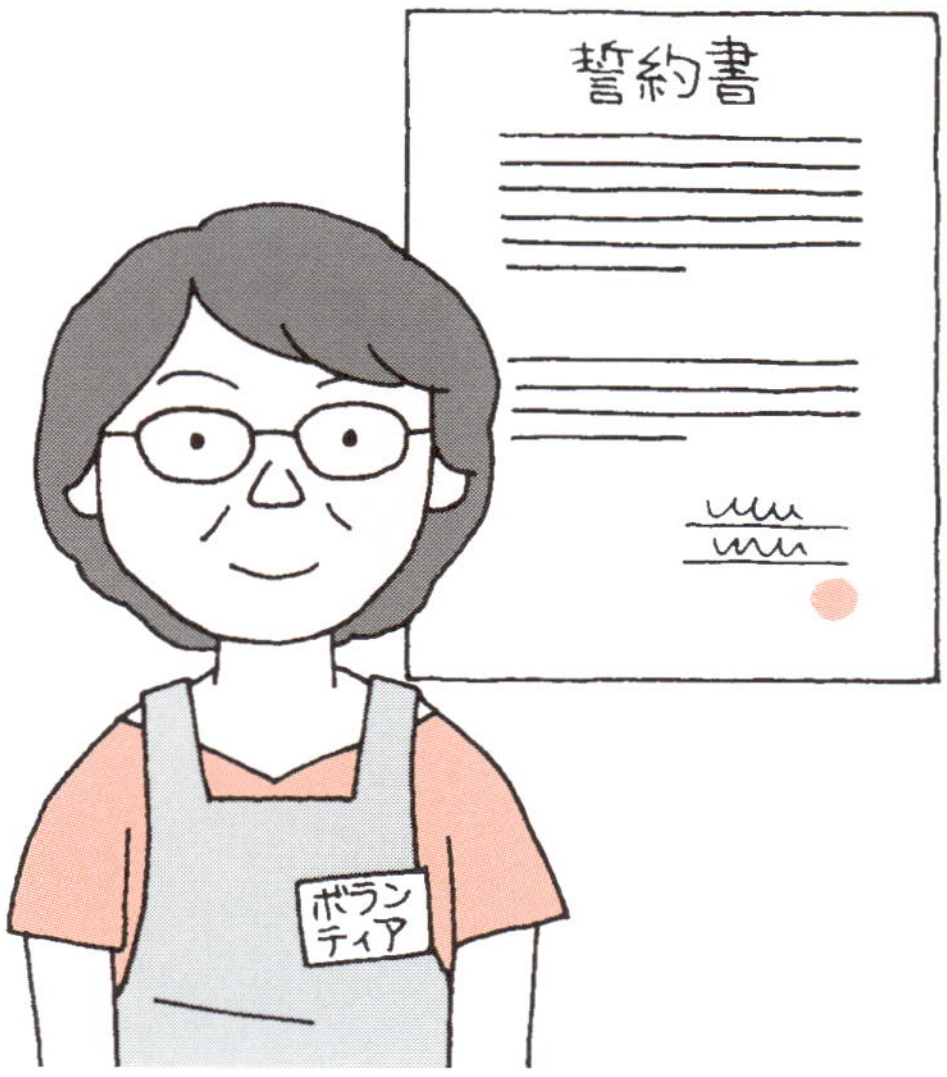

施設の近隣に住む人であれば、利用者と顔見知りである可能性もある。ほかの場所で他言されると家族との間でトラブルになるので、念のため誓約書を書いてもらうとよい

業務委託業者との契約

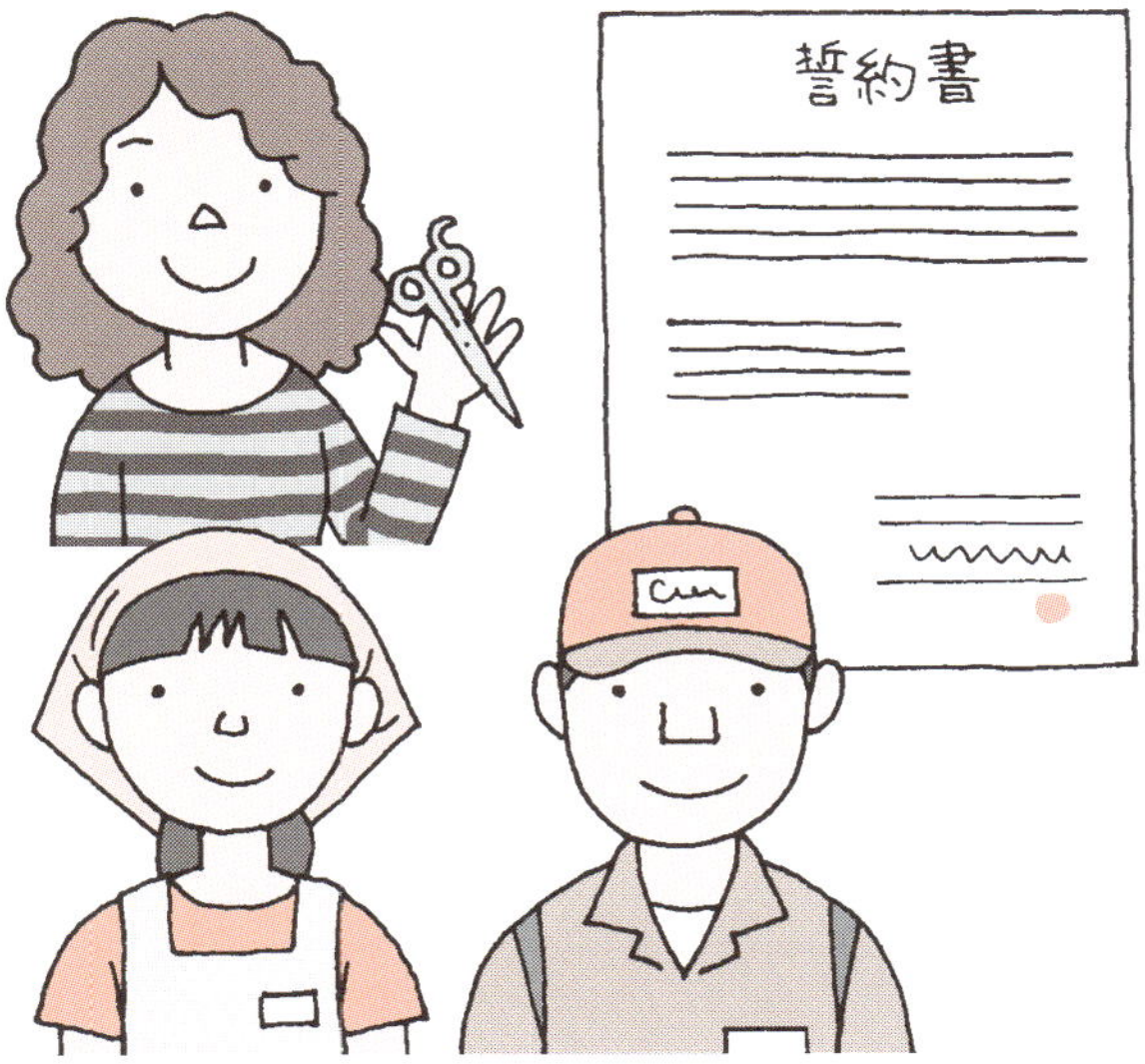

施設業務の一部を外注業者に委託している場合、これらの従業員は施設利用者の個人情報に触れる機会がある。そのため、守秘義務に関する誓約書を取り交わさなければならない

職員同士の施設内外での会話

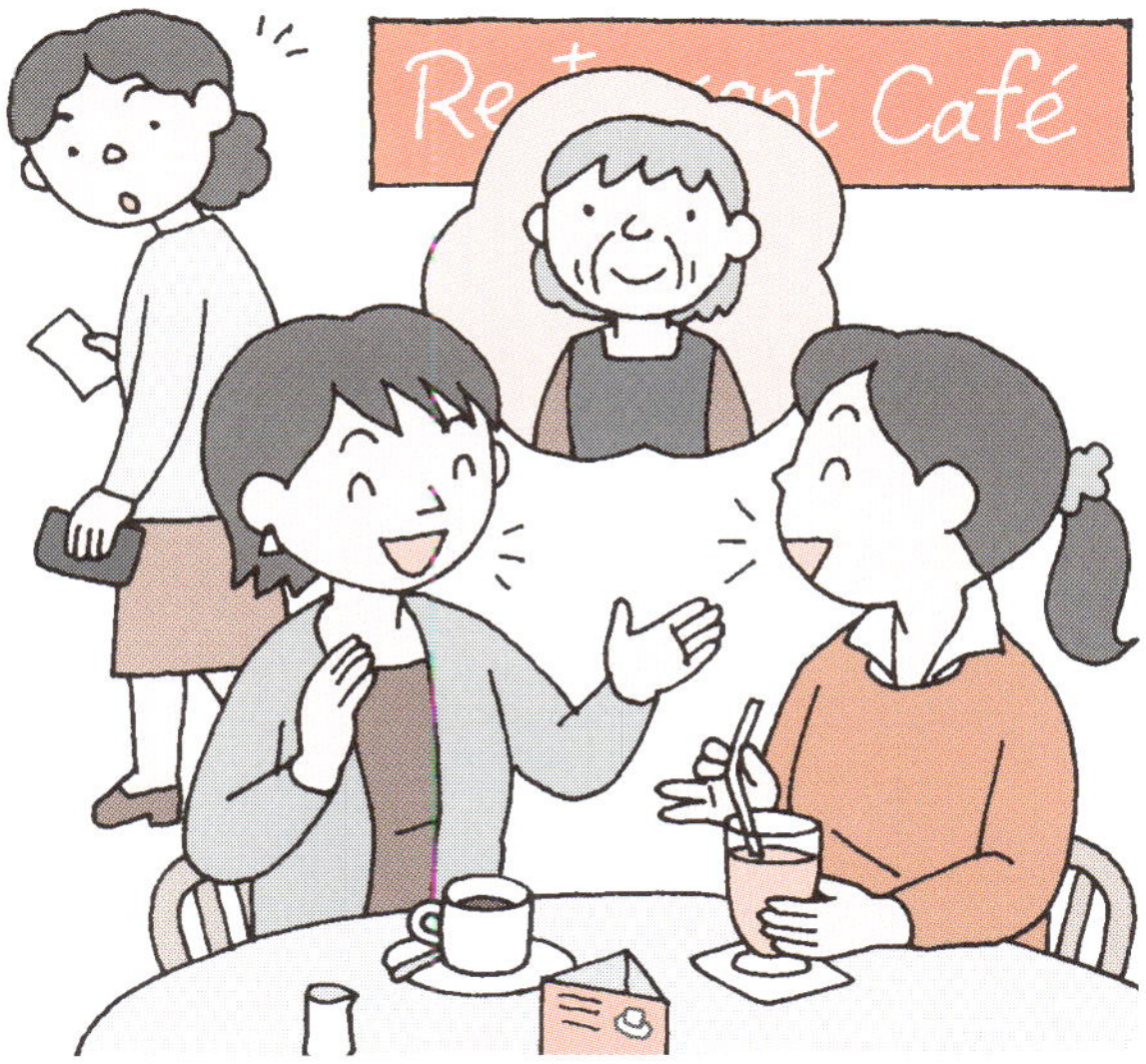

施設内または施設外の不特定多数が集まる場所で、職員が利用者の実名を使った会話をしてトラブルになったケースは少なくない。利用者名だけでなく、施設内の業務に関する話題も厳禁する

職員の連絡先を聞かれたら

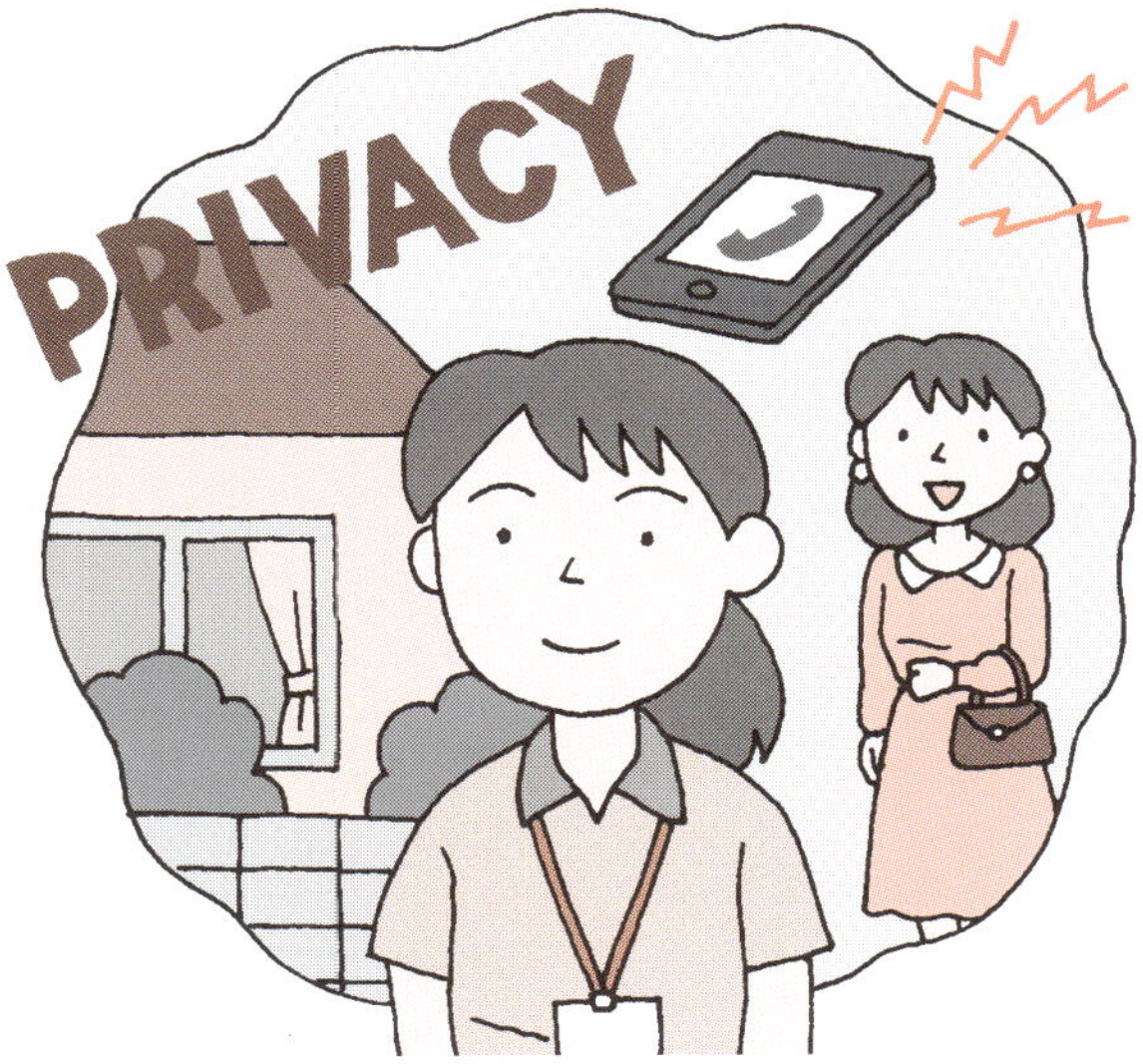

職員の私生活は大切なプライバシーで、過去には職員の家族が被害に遭った事例もある。利用者の家族や取引事業者から聞かれても、本人の同意なしに連絡先を教えてはならない

職員に誓約書を求めるよりも

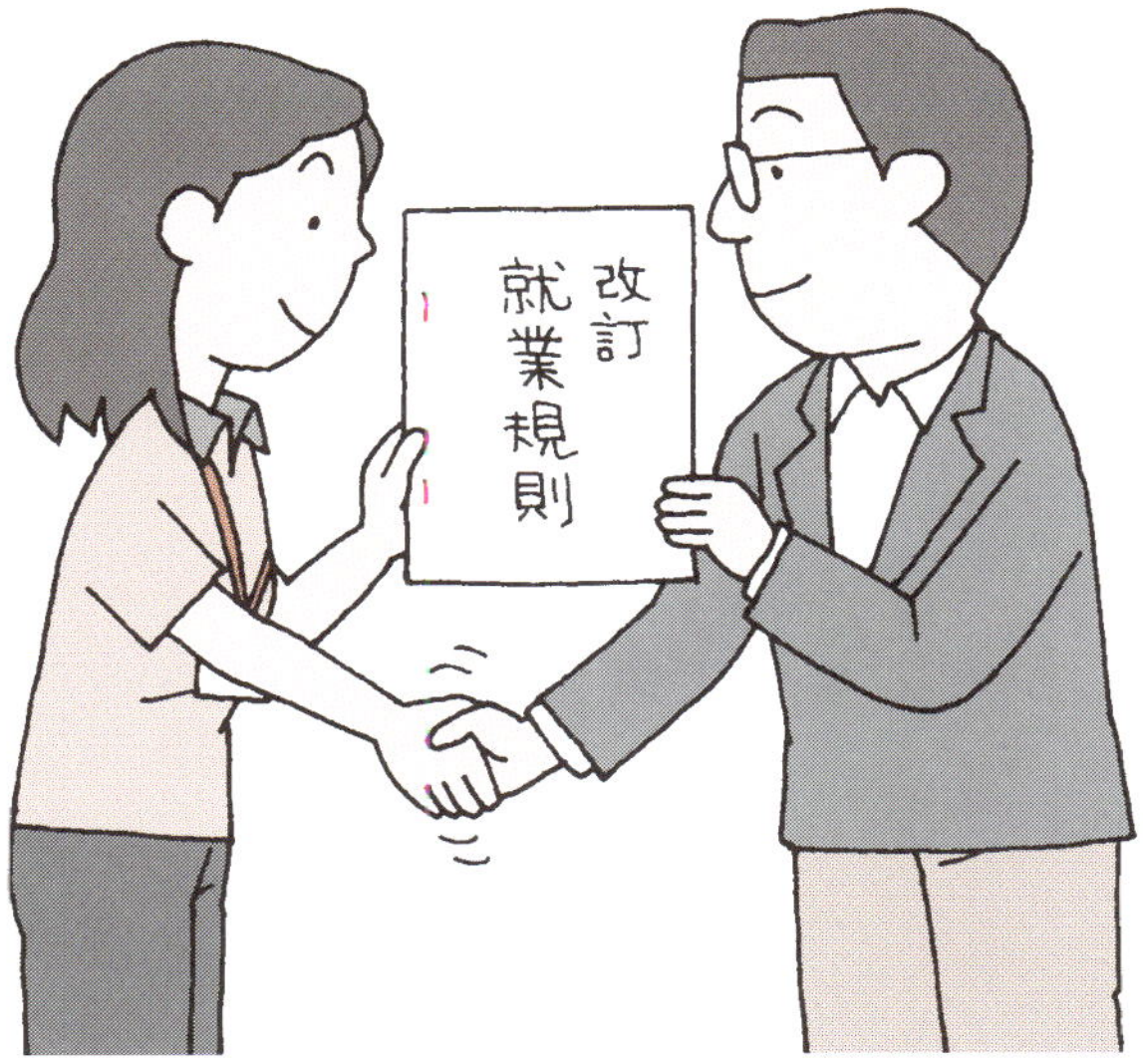

あらためて誓約書を書いてもらうよりも、就業規則の守秘義務に関する項目に個人情報を盛り込み、就業規則の改訂として従業員代表の承認を得たうえで（印をもらう）、労働基準監督署に届け出る

調査結果を公表する

漏えいが疑われたらすぐに調べ始めますが、それと同時に経過を公表できるといいでしょう

漏えいが疑われたらすぐ調査

お客様からのクレームなしに、事業者側で個人情報の漏えいが起こったことを発見するのは困難です。クレーム対応窓口の担当者は、絶えず情報漏えいに関するクレームに気を配り、万一漏えいが起こった場合は素早く行動に移しましょう

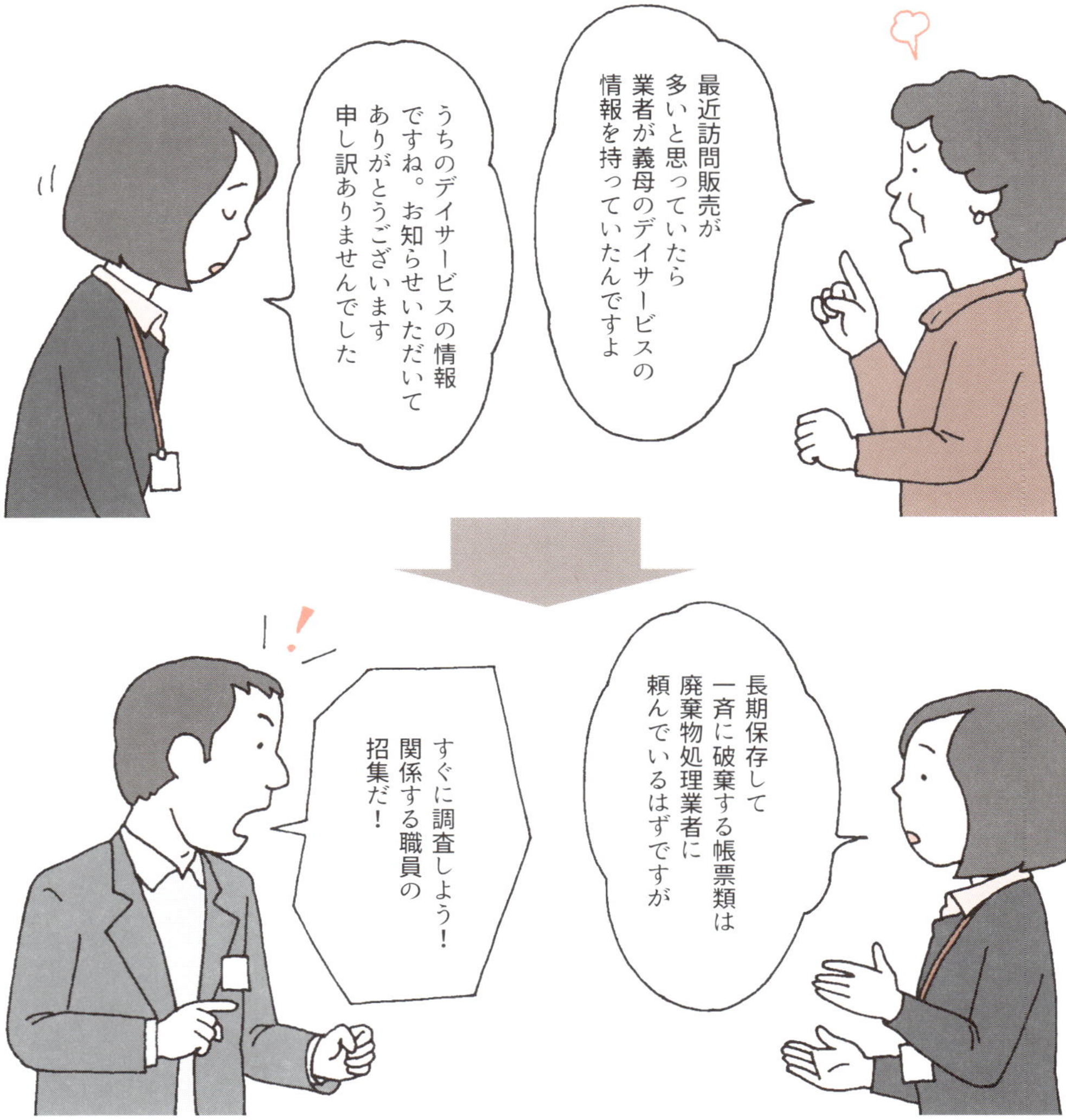
最近訪問販売が多いと思っていたら業者が義母のデイサービスの情報を持っていたんですよ
うちのデイサービスの情報ですね。お知らせいただいてありがとうございます申し訳ありませんでした
長期保存して一斉に破棄する帳票類は廃棄物処理業者に頼んでいるはずですが
すぐに調査しよう！関係する職員の招集だ！

何を優先して何を行うべきか

以前、不要になった預金者のリストを、可燃物としてゴミ置き場に出した結果、路上に散乱し、記者会見で謝罪した銀行がありました。世間からの信用が失墜したのは当然です。

過去の個人情報漏えい事故は、多くがお客様からのクレームで発覚しています。このようなクレームが届いたら、クレーム対応窓口の担当者は、管理者に伝えなければなりません。

管理者が行うべきことは、事実関係の調査です。漏えいが確認されたらすぐに公表し、同時に利用者側に通知します。その時点では、まだ被害の大きさがわからないので、補償の話は後日とし、二次被害の対策（194～195ページ）へと進むべきです。

漏えいが確認されたらすぐ公表

何万件という大量の情報が漏えいした場合の公表方法は新聞発表等が一般的ですが、施設の場合は自治体への報告が必要となります。被害が想定の範囲を超えることもあるので、市区町村の広報を通じて広く伝えることが必要です

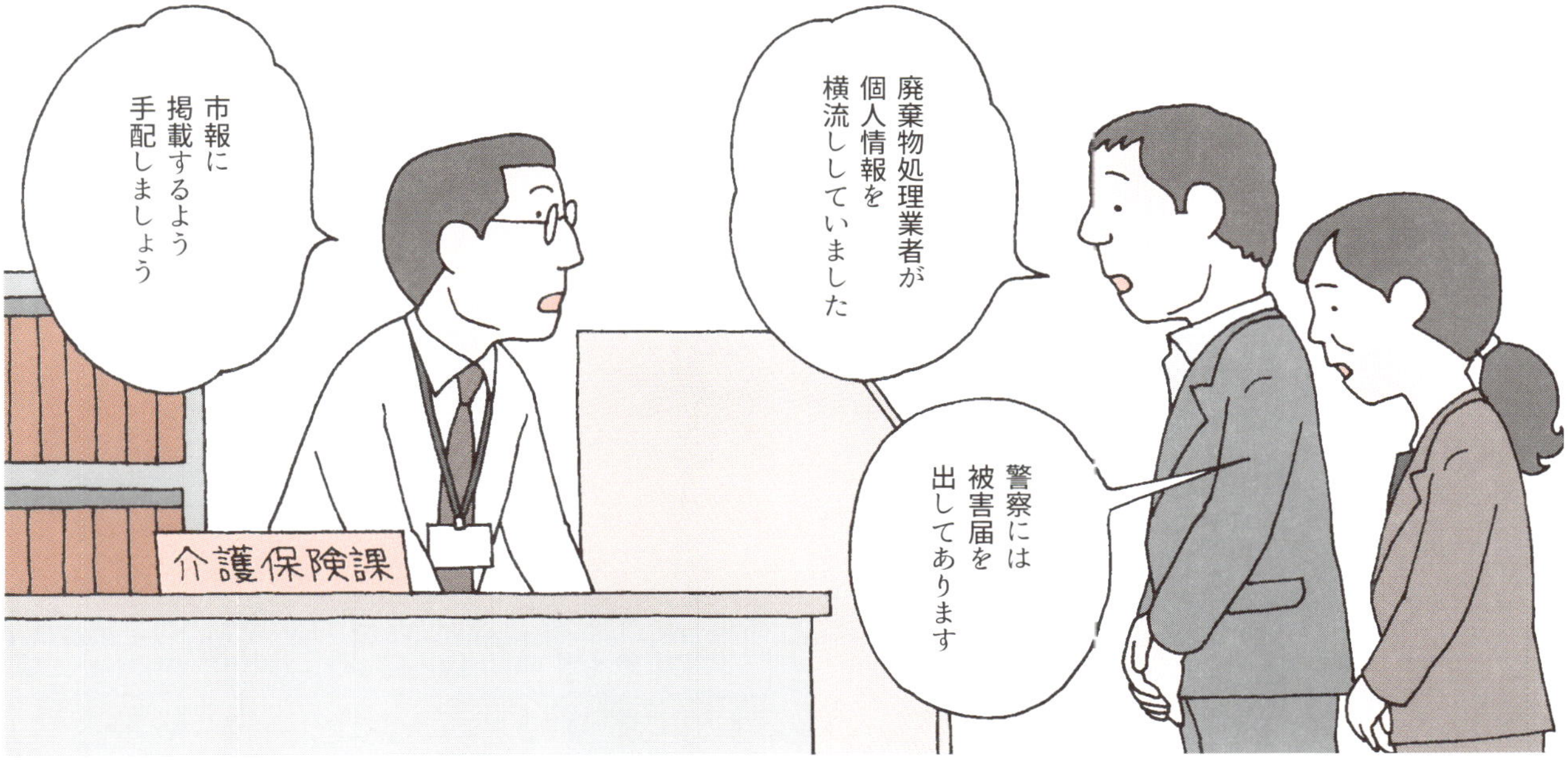
廃棄物処理業者が個人情報を横流ししていました
警察には被害届を出してあります
市報に掲載するよう手配しましょう
介護保険課

利用者本人に通知

本人に情報漏えいの事実をていねいに伝え、謝罪します。単に住所、氏名のような一般的な情報だけでなく、家族情報などのプライバシー性の高い情報、障害の事実や程度などの「本人の人格権侵害につながる可能性のある情報」が漏えいした場合には、当然、本人や家族に対して事業者の管理者が直接謝罪することが必要です

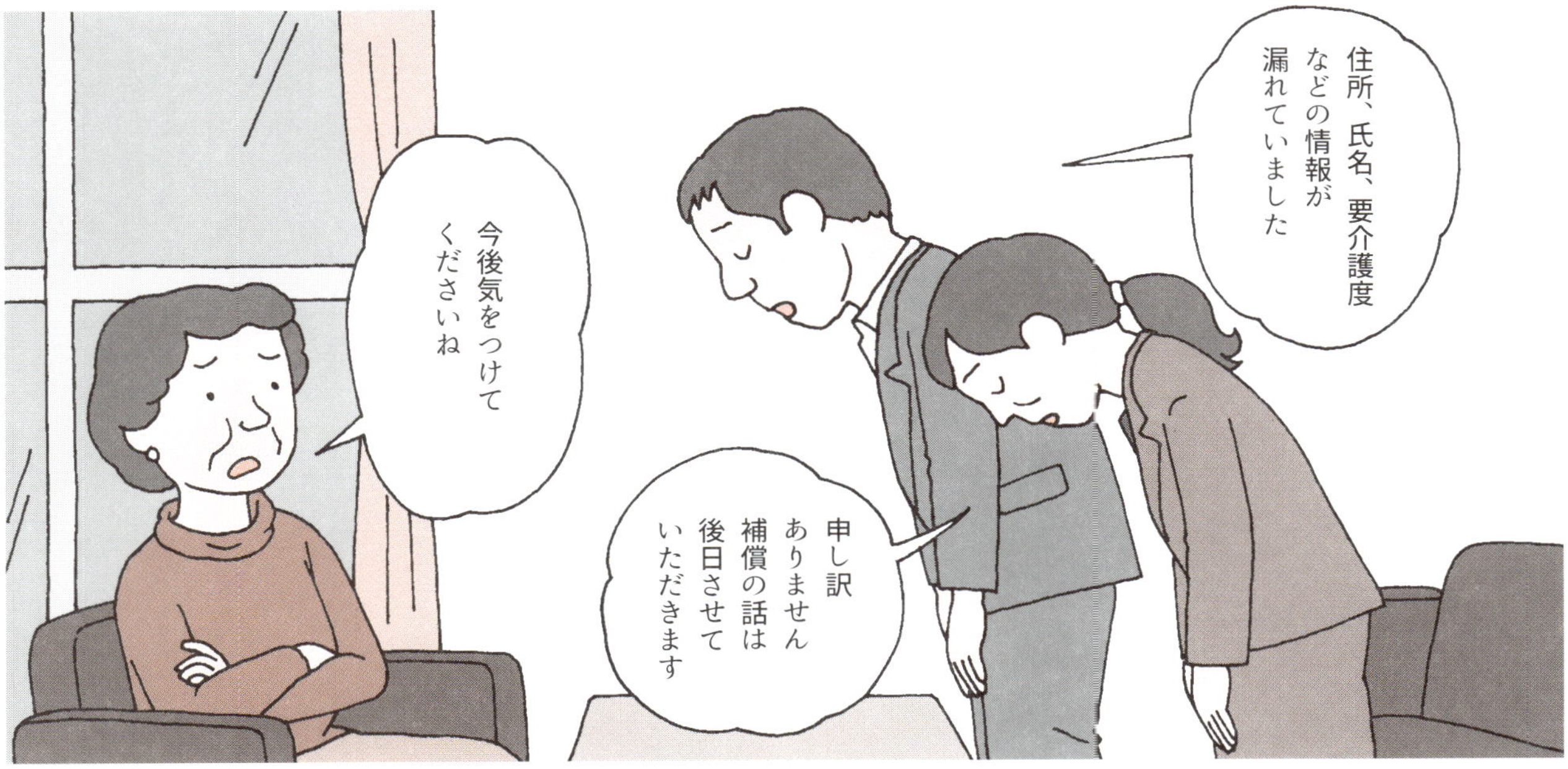
住所、氏名、要介護度などの情報が漏れていました
申し訳ありません補償の話は後日させていただきます
今後気をつけてくださいね

漏えい時の対応②

二次被害についての対策を示す

調査の結果漏えいが判明したら、二次被害が発生しないように手を打ちます

漏えいによってどういう事態が起こりえるか

個人情報が漏えいしたら、まず想定しなければならない二次被害は、利用者本人が巻き込まれそうな犯罪被害です

高額な有料老人ホームで、1人の入所申込者（待機者）の個人情報が漏えいした

独居の障害者だったので、犯罪者の手に渡れば強盗事件が起こることが予想される

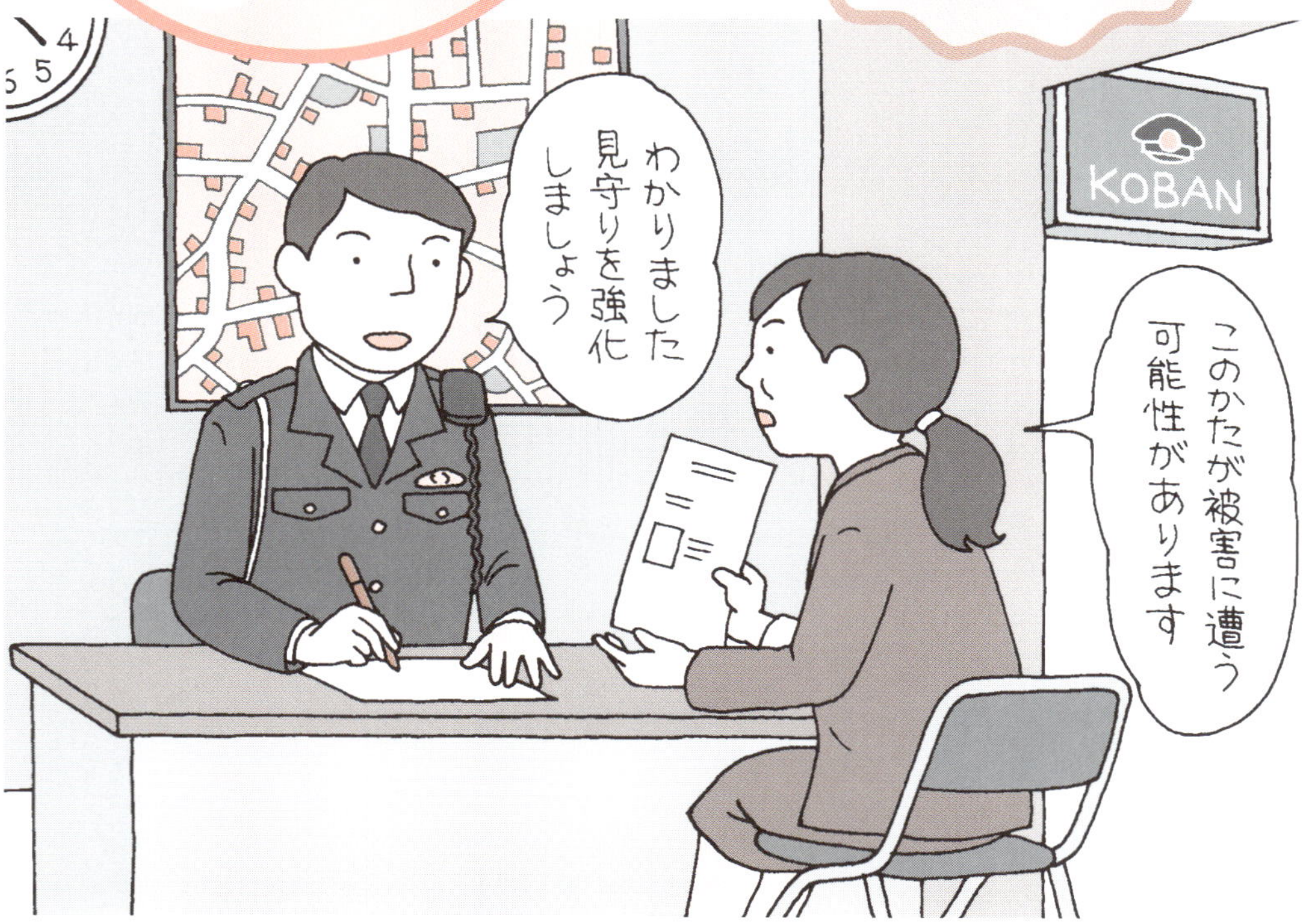

このかたが被害に遭う可能性があります
わかりました見守りを強化しましょう
KOBAN

漏えいによる犯罪を未然に防ぐ

漏えい事故が発生すると、その事業者は「情報管理の甘い施設だ」と信用の失墜を招くでしょう。しかし、一度漏えいした個人情報は、元には戻りません。ここでは気持ちを切り替えて、情報が漏えいしたことによって発生する二次被害の防止に力を尽くす必要があります。

「オレオレ詐欺」の被害に遭った80代のお年寄りは、電話での会話で息子の勤め先などの詳細な情報が出てきたために、すっかり信用してしまったそうです。これは、利用者自身の氏名や電話番号などの一般的な情報だけでなく、家族情報が漏えいしていたものと考えられます。

まさに緊急対応を迫られる事態なので、警察に保護願を出すなどの措置が必要です。

調査経緯など、頻繁に情報を開示する

原因と再発防止策を迅速に発表し、それ以上情報が漏えいしないことを利用者や家族に納得してもらえるよう説明できないと、事業継続に対して致命的な痛手を負います

×

発表がないと、その事業者が保有する全ての個人情報が、依然として漏えいの危機にさらされていると、社会に公表しているのも同然

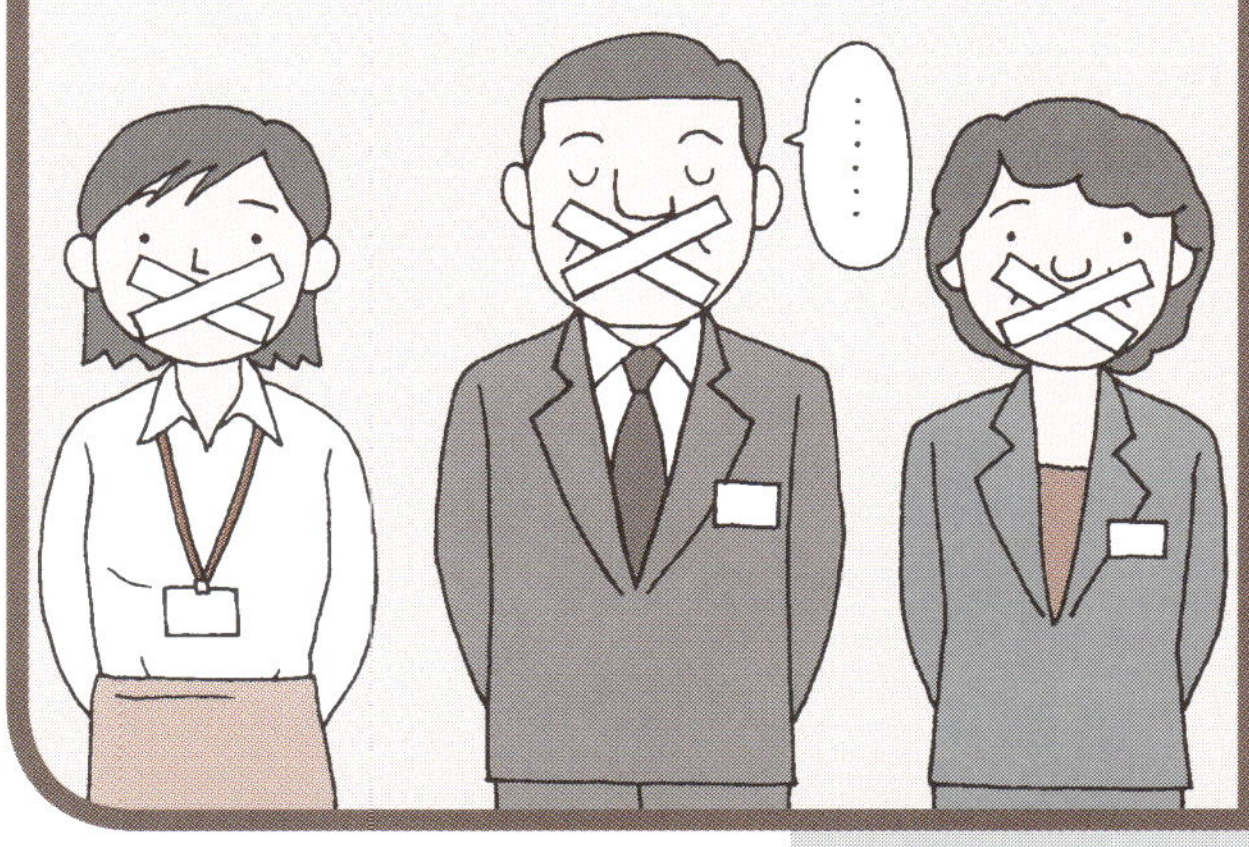
……

○

再発防止の手を打ったことを素早く発表する。誰もが納得する策を打ち出すことで、同様の漏えいはもう起こらないことを示す

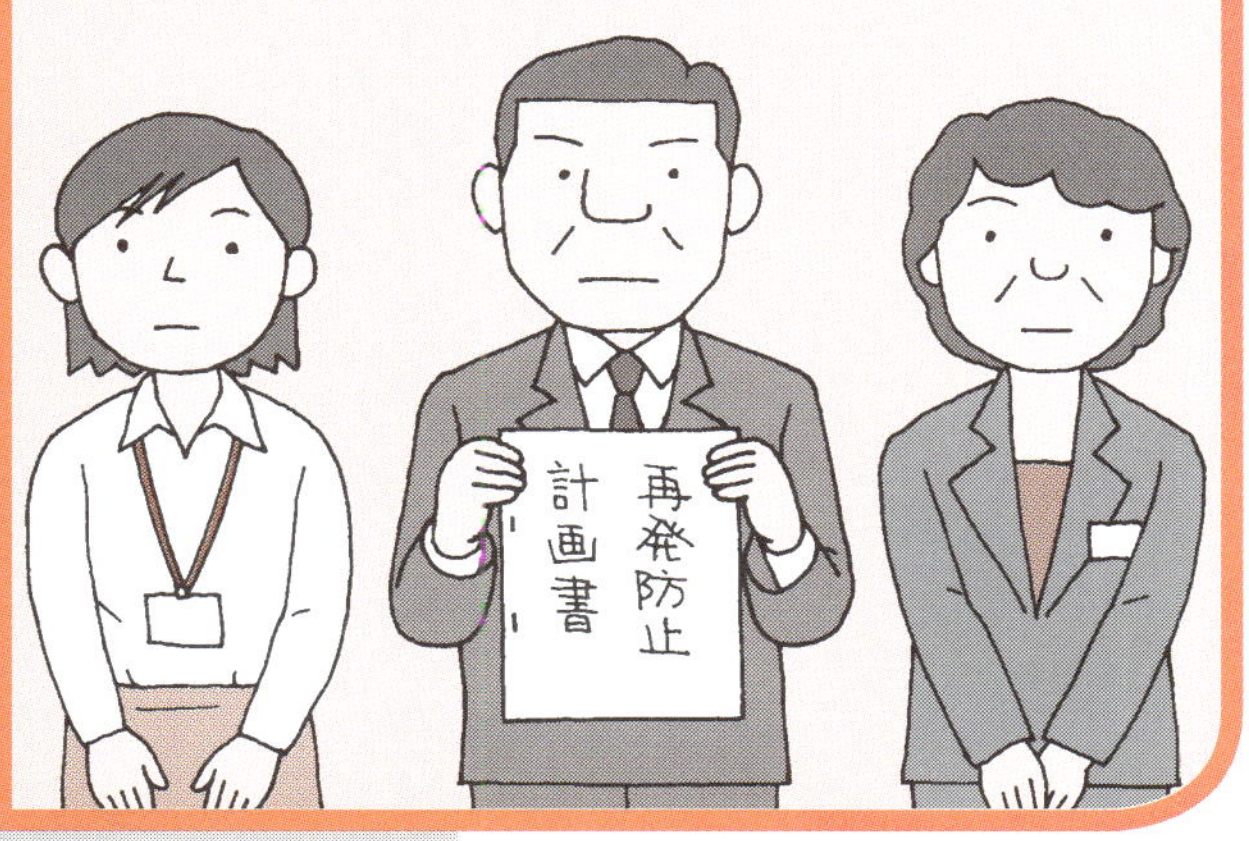
再発防止計画書

これができないと分刻みで顧客が失われていく

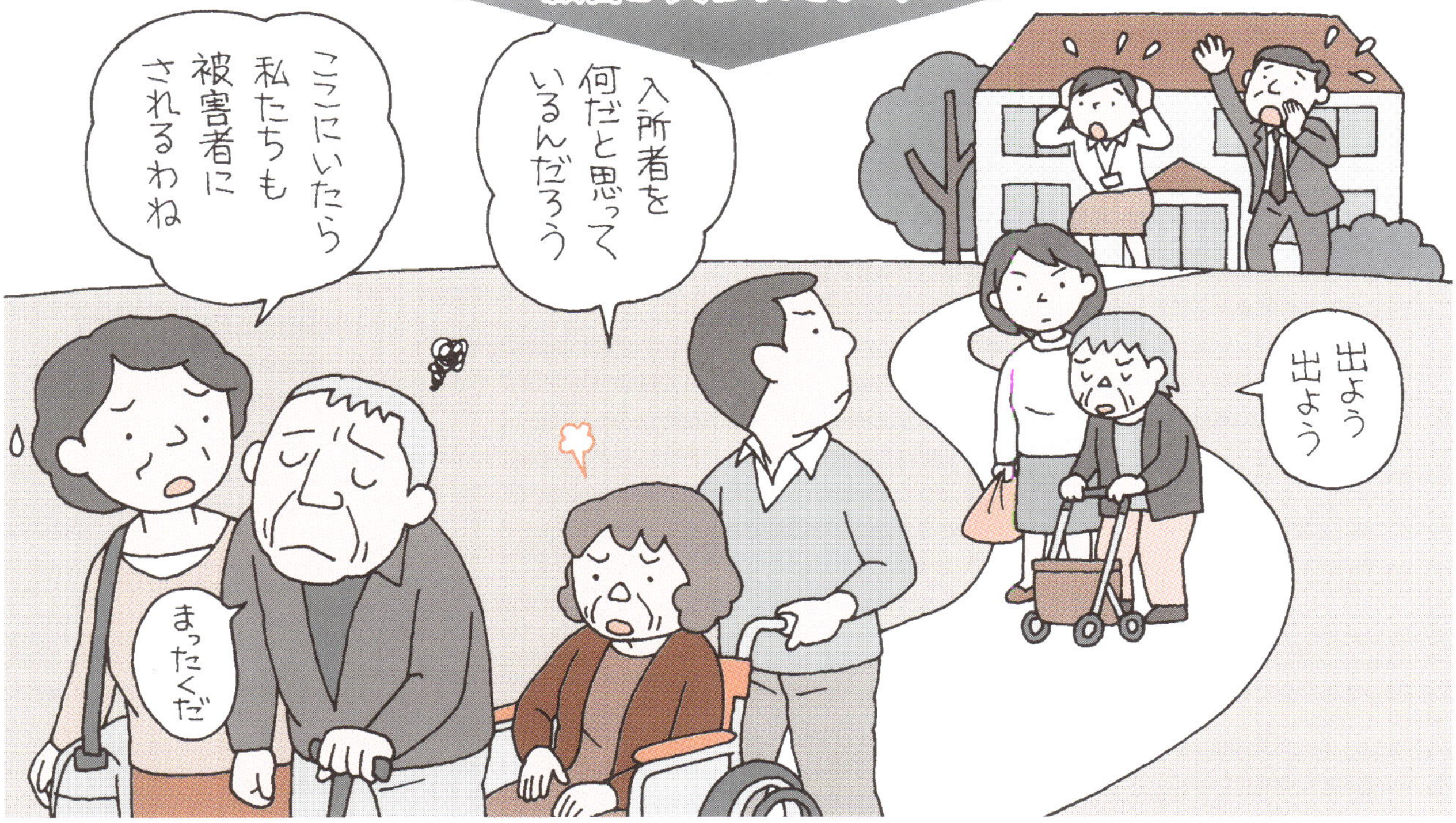
出よう出よう
入所者を何だと思っているんだろう
ここにいたら私たちも被害者にされるわね
まったくだ

コラム④

個人情報保護法のおもな内容

　個人情報保護法（個人情報の保護に関する法律）は、情報化社会の急速な進展により、個人の権利や利益が侵害される危険が飛躍的に高まったことを受け、２００３年５月に成立し、２００５年４月１日から全面施行されました。この法律の目的は、個人情報の活用が経済活動に役立つことを認めつつ、活用される個人の権利や利益を保護するというものです。

　個人情報とは、「生存する個人に関する情報であって、当該情報に含まれる氏名、生年月日その他の記述等により特定の個人を識別できるもの」を言います。また、個人情報をデータベース化した場合、そのデータベースを構成する個人情報を、特に「個人データ」と言い、そのうち事業者が開示などの権限を有し、６ヵ月以上にわたって保有する個人情報を、特に「保有個人データ」と言います。

　個人情報保護法の対象となったのは、５０００人分超の個人情報をデータベースなどで所持して事業に用いている「個人情報取扱事業者」でした。その事業者が主務大臣への報告を行わなかったり、報告に伴う改善措置の勧告・命令に従わなかったりした場合、事業者には刑事罰が科せられます。

　この法律では、個人情報取扱事業者への遵守事項を定めています（１６２ページ参照）。内容は、利用目的の特定、適切な取得方法、安全管理措置、第三者提供の制限などです。

　一方、個人情報取扱事業者が報道機関、著述業、大学等、宗教団体、政治団体であり、それぞれ報道、著述、学術研究、宗教活動、政治活動を行う目的で個人情報を利用する場合は、個人情報取扱事業者の義務の適用を受けません。この除外規定は、表現の自由を守るべきであるという強い反対論によって設けられました。これらの事業者に課せられたのは、個人情報保護のために必要な措置を自ら講じ、内容を公表する努力義務です。なお、これらの事業者が正当な理由なく個人情報を漏らした場合、相応の刑事罰が与えられることがあります。個人情報取扱事業者の義務から除外されたとしても、刑法上の処罰から逃れられるわけではないのです。

　その後、個人情報保護法が制定された当時は想定できなかったようなパーソナルデータの利用が可能になったことを踏まえ、２０１５年に改正個人情報保護法が成立し、２０１７年５月30日から全面施行されています。大きな変更点は、５０００人分以下の個人情報を取り扱う事業者も、個人情報保護法の対象となることです。

　なお、改正に伴い２０１６年１月から個人情報保護法の所轄が、消費者庁から「個人情報保護委員会」へ移りました。この委員会は、これまで各主務大臣が持っていた個人情報に関する勧告・命令等の権限を一元的に取り扱い、マイナンバーに関する苦情あっせん相談窓口も担当しています。

第5章

介護現場における大規模災害対策

第5章のポイント

介護施設特有の課題と解決法

第5章はこんなあなたへ

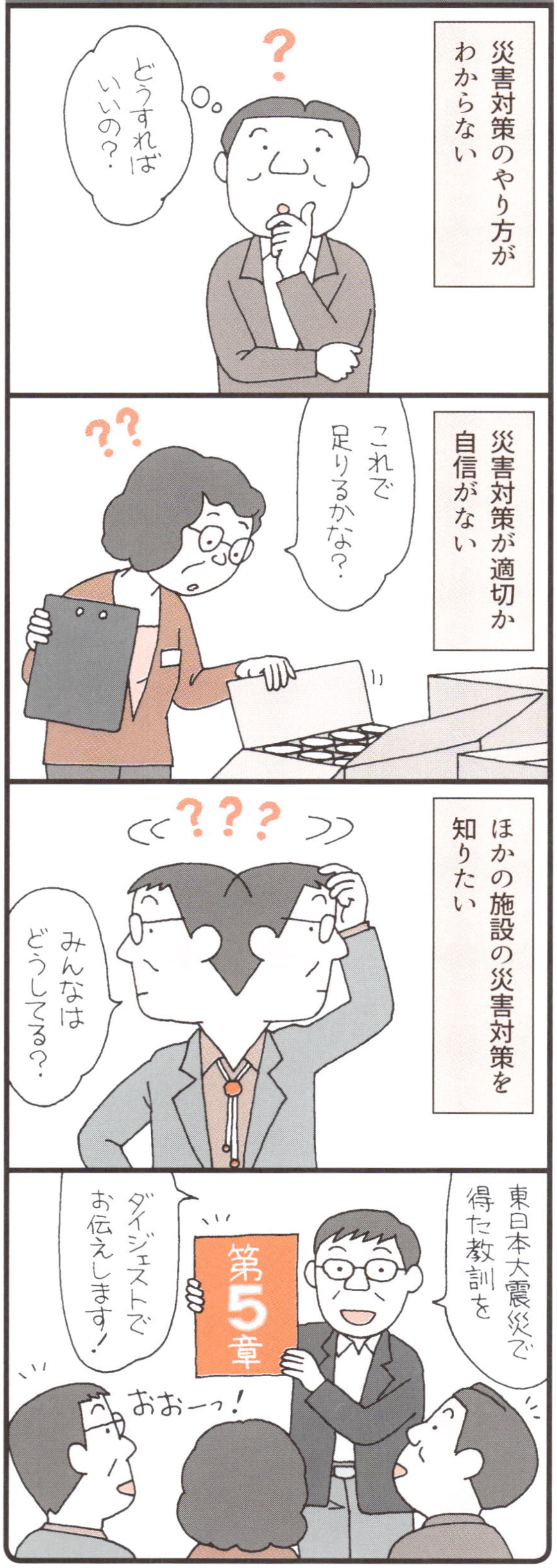
災害対策のやり方が
わからない
どうすれば
いいの？
災害対策が適切か
自信がない
これで
足りるかな？
ほかの施設の災害対策を
知りたい
みんなは
どうしてる？
東日本大震災で
得た教訓を
ダイジェストで
お伝えします！
第5章
おおーっ！

東日本大震災の経験から学ぶこと

東日本大震災以降、全国の介護施設においても災害対策への危機感が高まっています。

介護施設とは、緊急時に大きなトラブルを抱えるであろうお年寄りがたくさん暮らしている場所です。この章では、大規模災害に見舞われたときに介護施設は何を考え、どう対応すればいいかについて考えます。

私は東日本大震災に際して、岩手県大槌町《おおつちちょう》にある特別養護老人ホームで「震災後の業務継続」を支援させていただきました。このときの混乱ぶりは大変なもので、形だけの備えではどうにもならないことの連続でした。それまでの災害に対する想定がいかに甘かったかを思い知らされ、大きなショックを受けました。そこで、「より実践的な災害対策マニュアルづくり」に着手したのです。

この章を参考にして、「自らのリスクにきちんと対応したマニュアル」を、各施設で作成していただけたら幸いです。

テーマ	内容	掲載ページ
東日本大震災の教訓	日本の介護業界の防災対策は、東日本大震災を経験してどう変わったのでしょうか。災害対策の基本的な考え方についてお伝えします	205←200ページ
事前対策	いざというときのために、介護施設が平時から準備しておける「災害の事前対策」とはどんなものがあるのでしょうか	223←206ページ
災害発生時の被害軽減策	いざ災害が発生した際に少しでも被害を小さく抑えるために、介護施設のスタッフができることにはどのようなものがあるでしょうか	231←224ページ
災害発生後の業務継続対策	被災したからといって介護は中断できません。介護施設において大切なのは、被災した状況下でもいかにして業務を継続するかです	237←232ページ

減災という考え方

想定外の災害が起こる可能性を認めるところから生まれた考え方です

東日本大震災をきっかけに変わった災害対策

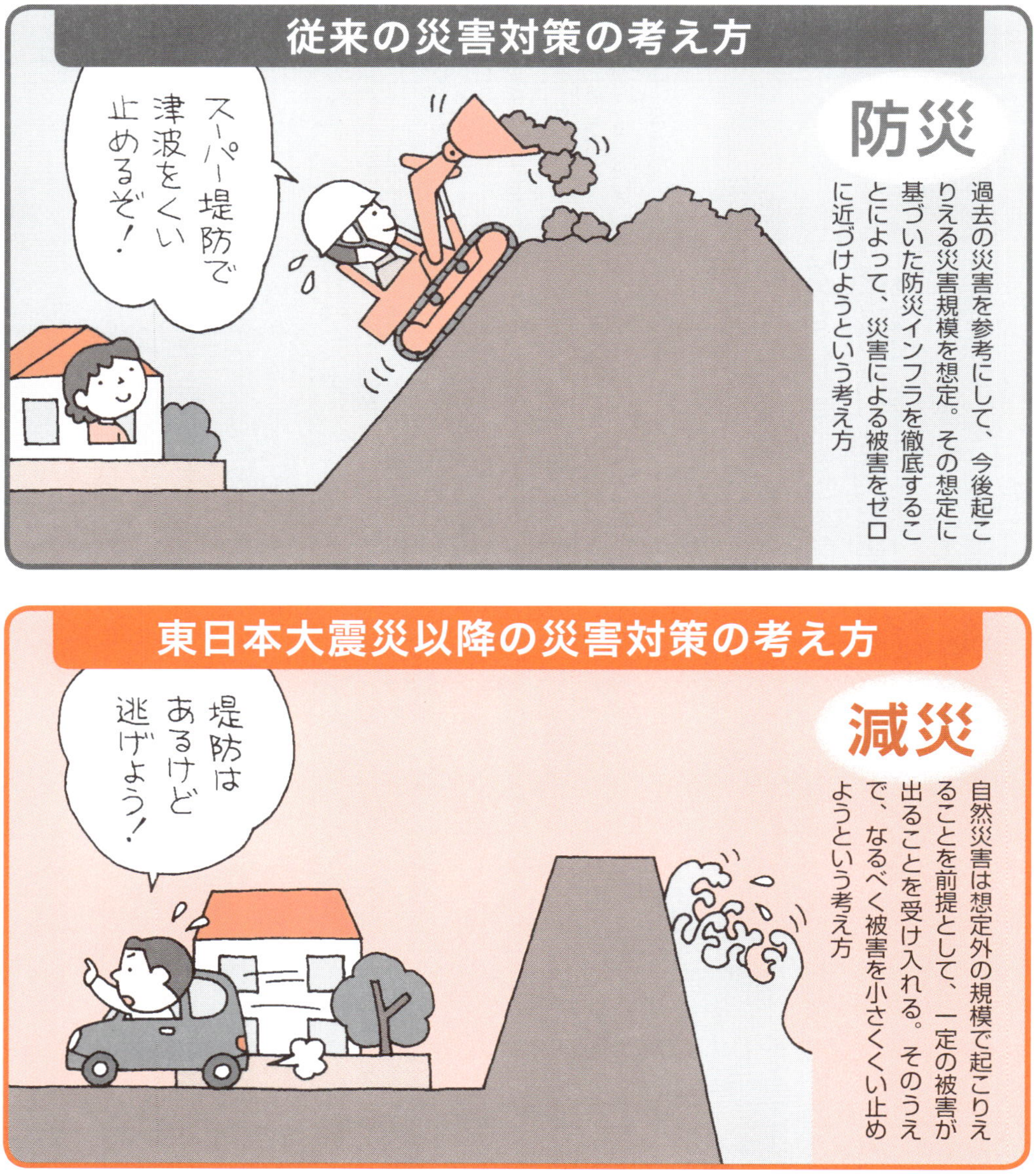
従来の災害対策の考え方
防災
スーパー堤防で津波をくい止めるぞ！
過去の災害を参考にして、今後起こりえる災害規模を想定。その想定に基づいた防災インフラを徹底することによって、災害による被害をゼロに近づけようという考え方
東日本大震災以降の災害対策の考え方
減災
堤防はあるけど逃げよう！
自然災害は想定外の規模で起こりえることを前提として、一定の被害が出ることを受け入れる。そのうえで、なるべく被害を小さくくい止めようという考え方

災害対策の考え方は防災から減災へ

2011年3月11日に起こった東日本大震災を契機に、日本の災害対策に関する考え方は根本から変わりました。

これまで日本の災害対策は、自然災害による被害を防ぐことを目指した「防災」という考え方が中心でした。しかし東日本大震災を受けて、「想定外の規模の災害に対応できない」「防災インフラが防いでくれるはずだと考えると逃げ遅れる」など、防災には多くの問題点があることが浮き彫りになりました。

そこで新たに登場したのが、「減災」という考え方です。つまり「自然災害は想定を超えることがあるので、それを意識して被害を最小限に抑えるために動こう」という考え方への転換が進められています。

東日本大震災の津波被害から得た教訓

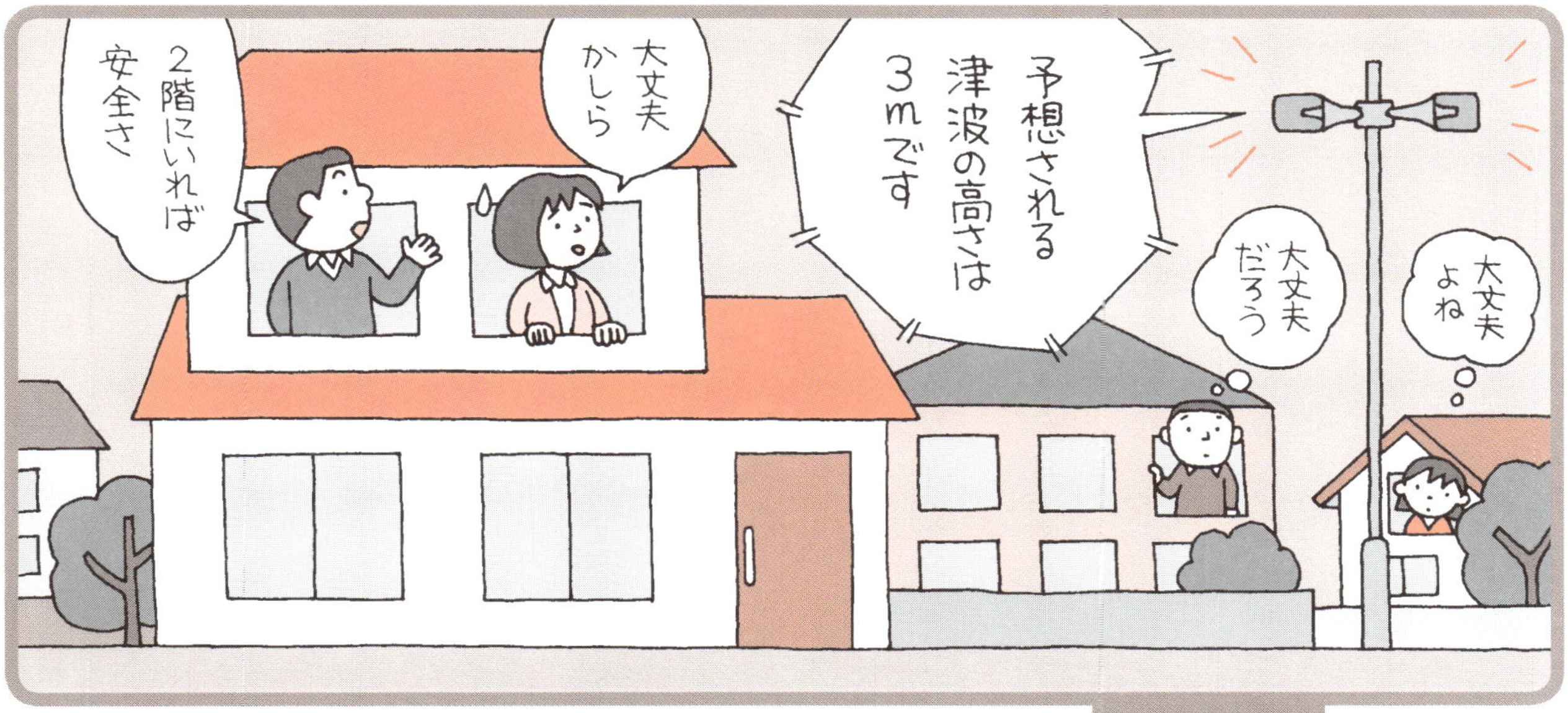
大丈夫よね
大丈夫だろう
予想される津波の高さは3mです
大丈夫かしら
2階にいれば安全さ

実際の津波観測値

検潮所	観測値
宮古	8.5m以上
大船渡	8.0m以上
釜石	4.2m以上
石巻市鮎川	8.6m以上
相馬	9.3m以上

「念のため逃げる」が大切

自然災害時の人的被害を拡大させる
最大の要因は

**「そんなに大きな津波は
来ないだろうから、
避難しなくても安全」**

という地域住民の思い込みでした

逃げなくても安全と思い込む危険性

東日本大震災では、津波による多くの人的被害が出ました。なぜ、ここまで大きな被害が出てしまったのでしょうか。近年この災害のデータ検証が進められ、さまざまなことがわかってきました。

あの日、想定外の規模の地震が起こったため、気象庁は津波予測に必要な正確なデータを入手できませんでした。それによって、各地の防災無線では「想定される津波の高さは3m程度」という間違った情報が放送されてしまいました。日頃から防災の考え方が基本となっている住民は当然それを信じ、「3mなら2階に避難すれば十分だ」と考えてしまったのです。

しかし、実際には8mを超える大津波が襲ってきました。「10m級の津波が襲来する可能性もゼロではないので、念のため高台に逃げなければ」という減災の考え方が日頃から定着していたら、結果は違っていたのではないでしょうか。

業務継続の難しさ

東日本大震災で実際に被災した介護現場から得た大切な教えです

東日本大震災でわかった災害支援の問題点

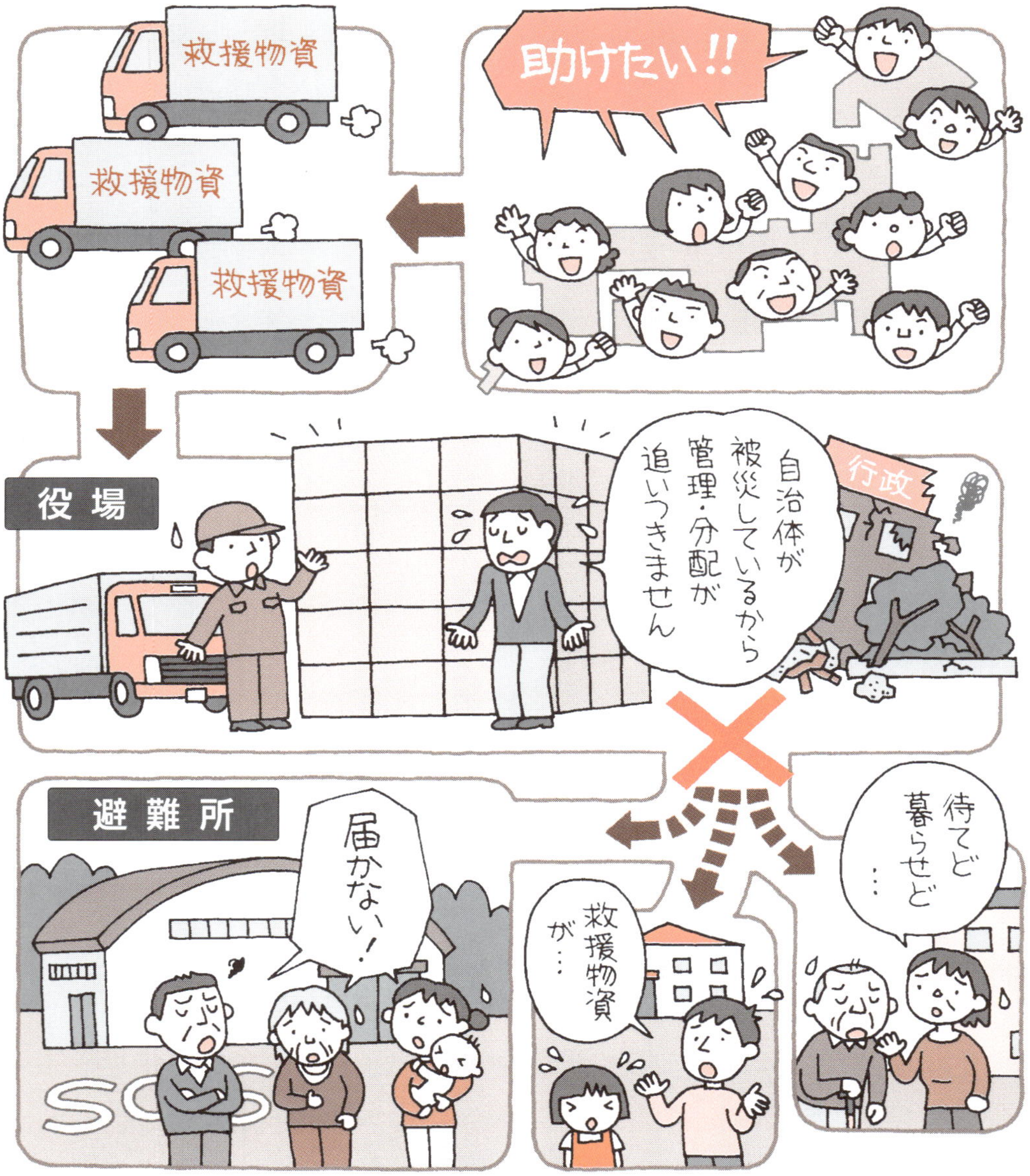
救援物資
救援物資
救援物資
助けたい!!
役場
行政
自治体が被災しているから管理・分配が追いつきません
避難所
届かない!
救援物資が…
待てど暮らせど…
SOS

災害支援の管理が機能しなかった

私たちが東日本大震災から学ぶべきことはたくさんありますが、続いては「災害支援のあり方」についてです。

被災地の避難所では、深刻な物不足が長い間続きました。しかし、決して救援物資が十分に届かなかったわけではありません。救援物資はどんどん被災地に向けて送られていたのに、それを困っている人のところに届ける機能が働かなかったことが原因なのです。

それまでの自然災害時は、救援物資の管理や分配を地方自治体が担《にな》ってきました。しかし自治体施設や職員が深刻な被害を受けた場合は業務継続ができないため、従来の災害支援では対応しきれないということがわかったのです。

東日本大震災の災害支援から得た教訓

△

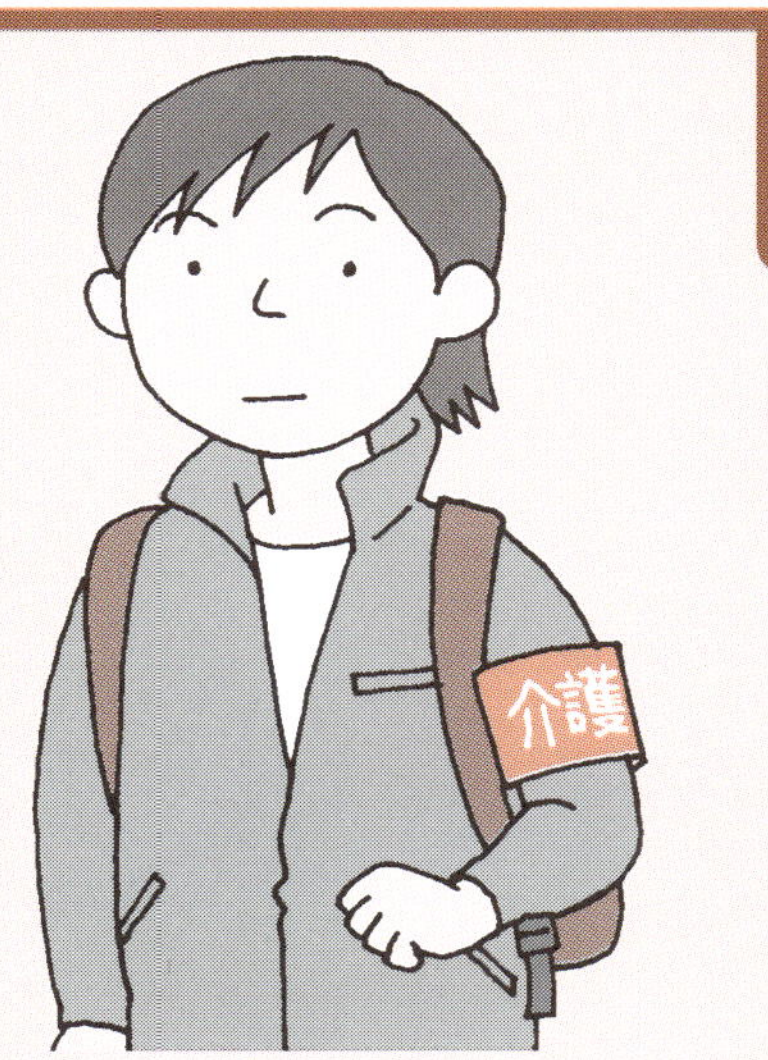

全国社会福祉協議会
「介護職ボランティア」

震災から４日後に厚生労働省から介護職ボランティアを派遣するよう指示が出され、全国社会福祉協議会が募集。2011年３月末までに8000人の応募があったが、同時点で実際に派遣されたのはわずか170人程度だった

○

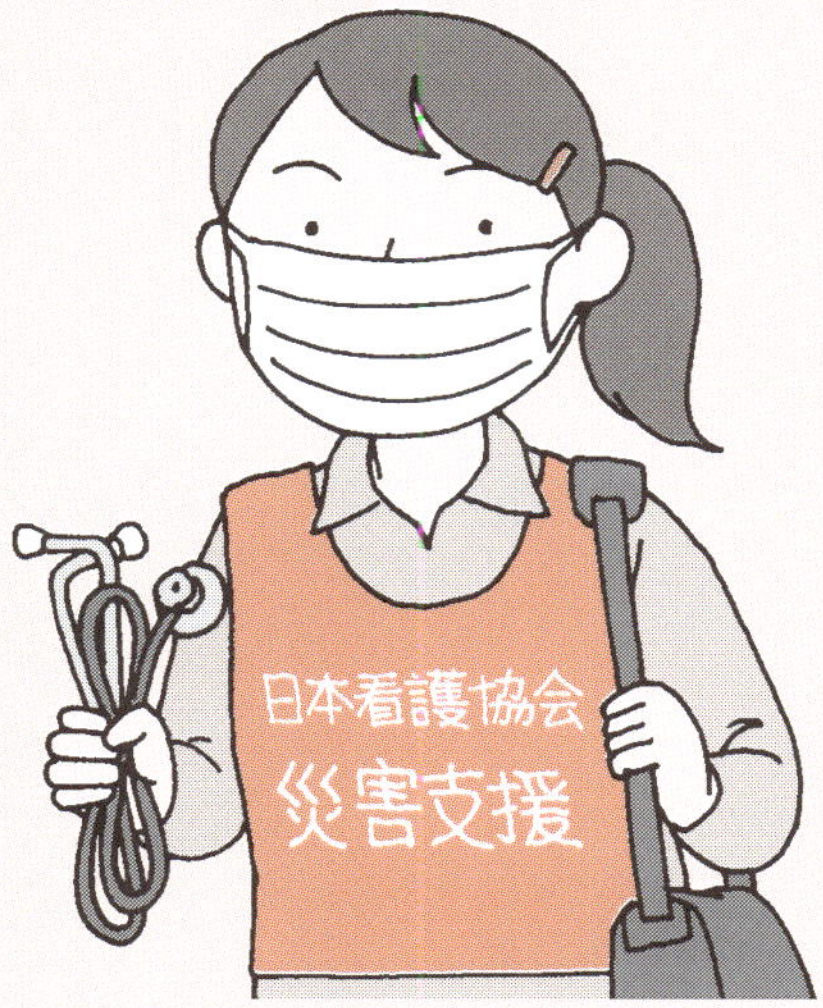

日本看護協会
「災害支援ナース」

日本看護協会には、日頃から災害支援に関連する研修や訓練を受けた看護師が震災時は約4800人登録されていた。それらの災害支援ナースは、現地に派遣されて速やかに活動を開始できた

介護福祉施設をはじめ、幼稚園、保育園、学校、障害者施設などの公共性の高い施設では、日本医師会や日本看護協会の取り組みを参考にして、平時から広域の災害援助のシステムをつくる必要がある

　一方、大規模な災害が起こった場合、介護施設が第一に考えなければならないことは「業務継続」です。「いざというときに、どのような体制がとれていたら支援が届くまで業務を継続できるのか」。これを具体的に考えて、各施設で日頃から備えておく必要があります。

　また、医療機関の迅速な対応と比較すると、介護職ボランティアが適切に機能するまでには時間を要しました。公的なネットワークを利用して計画的に派遣された介護職ではなく、実際には自主的に駆けつけてくれた介護職ボランティアによって何とか業務を継続した施設が多かったそうです。

　日本のどこで大規模災害が起こってもすぐに機能できるように、全国規模の団体が主体となった介護支援のネットワークづくりが現在求められています。震災以降、長引く介護士不足に悩む被災地の介護施設に対して、NPOなどの支援団体が中心となって、介護士の派遣を行ってくれました。こうした経験を活かしたいものです。

東日本大震災の教訓③

災害対策の3ステップ

災害に備えるための対策はどう考えて、どうまとめればいいのでしょうか

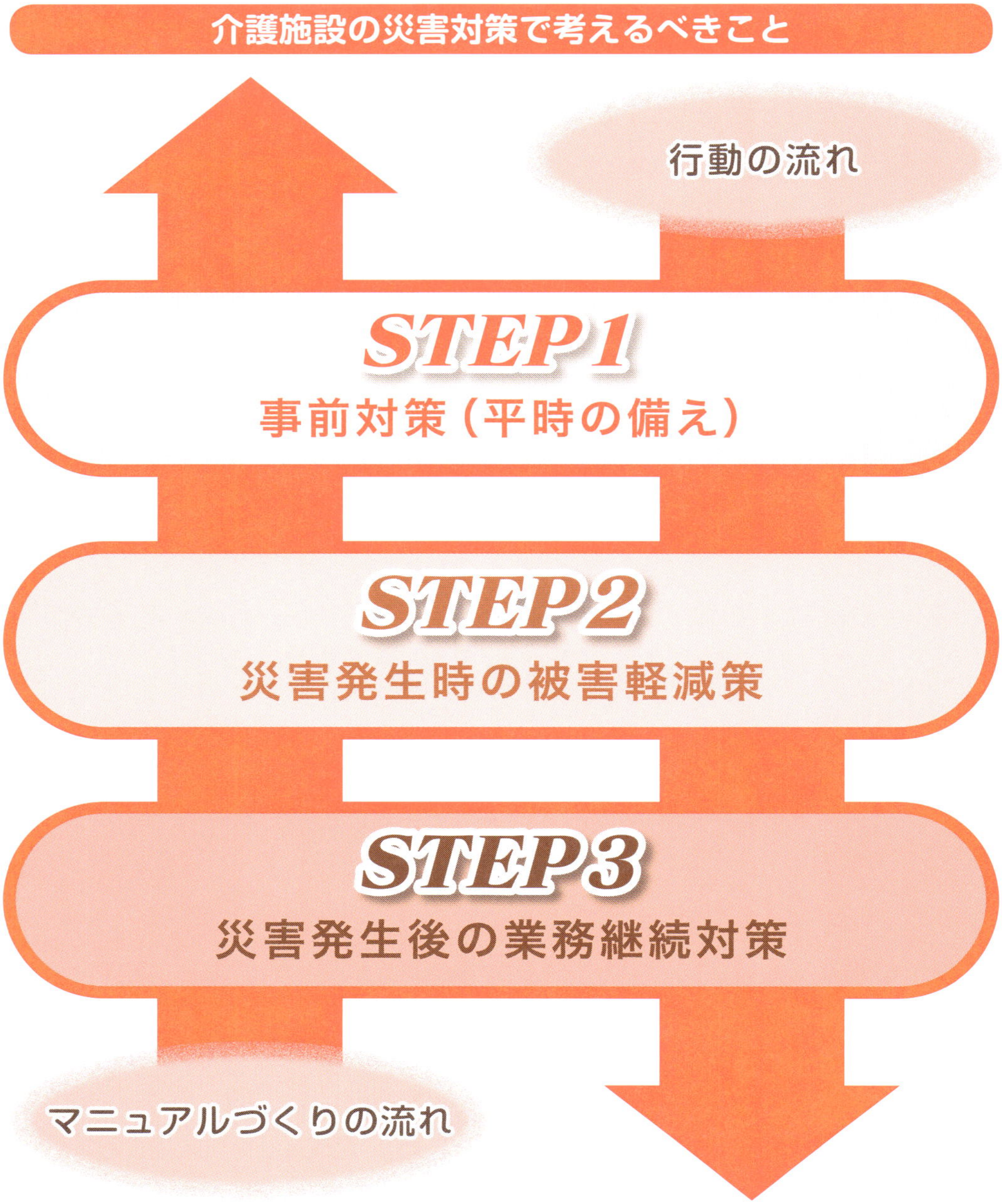

介護施設の災害対策で考えるべきこと
行動の流れ
STEP 1
事前対策（平時の備え）
STEP 2
災害発生時の被害軽減策
STEP 3
災害発生後の業務継続対策
マニュアルづくりの流れ

災害対策マニュアルをつくろう

大きな災害が起こった場合、自己判断で素早く完璧な対応ができる職員は必ずしも多くないことでしょう。いざというとき適切に行動するには、あらかじめ対策マニュアルを作成し、日頃からしっかり訓練をしておく必要があります。

災害対策マニュアルをつくるには、上に挙げた3つのステップに分けて考えることが大切です。実際の行動はステップ1、2、3の順ですが、マニュアルはその逆の手順で考えます。つまり災害によって予想される事態を細かく想定し、その対策には何が必要なのかを考えていくのです。

205ページを参考に、各施設の危険ポイントを分析し、具体的な対策を講じましょう。

介護施設の災害対策を考える方法

どのような災害のリスクが高いのかを話し合う

北日本であれば雪害や大寒波などの被害が考えられますし、海が近ければ津波が心配です。地域によって災害の内容や危険性が異なりますので、地震や津波の想定データや洪水ハザードマップを使って、自施設の災害リスクを話し合いましょう

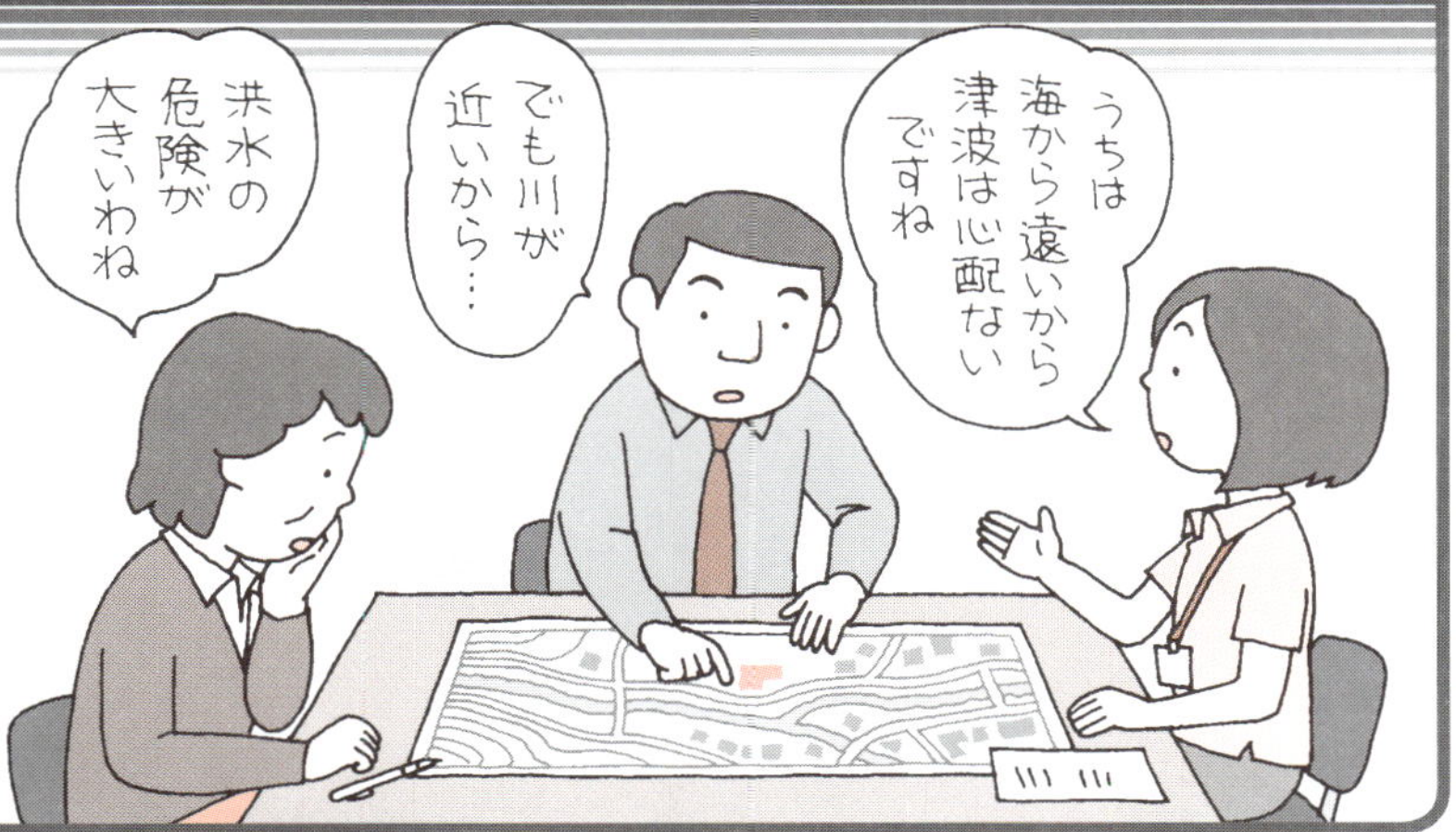
うちは海から遠いから津波は心配ないですね
でも川が近いから…
洪水の危険が大きいわね

リスクが高い災害が起こった場合をシミュレーションする

起こる可能性が高い災害を特定したら、その災害が起こった場合にどんな被害や問題が想定されるかを考えましょう。「建物の倒壊」などの直接的な被害だけでなく、「職員にも被害が出て人手が足りなくなったらどうするか」など、なるべく幅広い視点で考えることが大切です

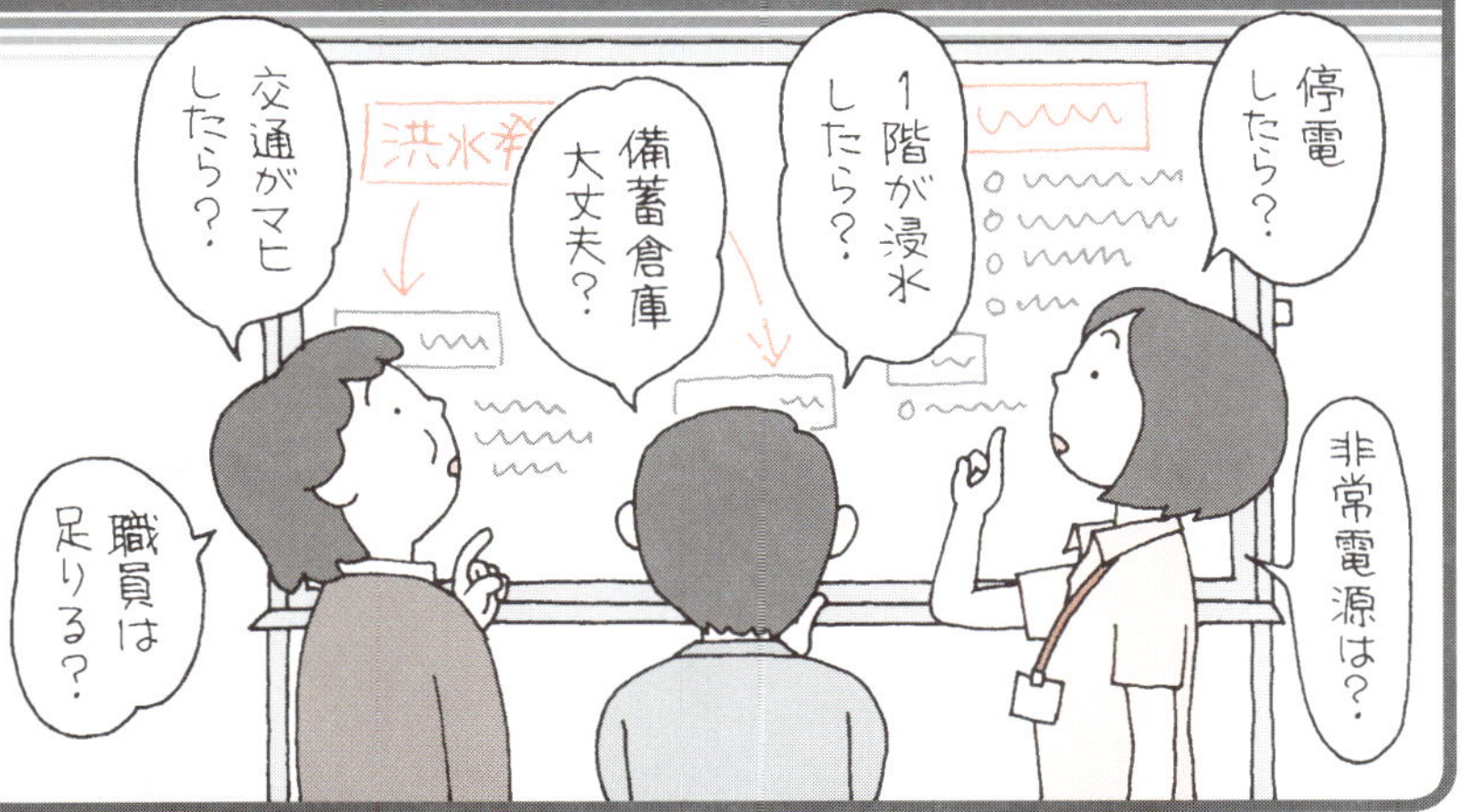
停電したら？
1階が浸水したら？
備蓄倉庫大丈夫？
交通がマヒしたら？
非常電源は？
職員は足りる？

STEP3
業務継続対策

災害後に発生するライフラインの断絶による業務の障害への対策を具体的に考える

STEP2
被害軽減策

「地震が起こった瞬間にとるべき行動」など、災害発生時の対策を具体的に考える

STEP1
事前対策

非常時の備蓄の内容や量の決定、STEP2や3に必要な平時の備えなどを万全に行う

事前対策①

緊急地震速報の導入

東日本大震災の教訓を活かすためにも、最初に取り入れたい事前対策です

緊急地震速報の効果

猶予時間	被害軽減率	備考
2秒	25%	逃避行動はできないが心の準備はでき、最低限の安全確保ができる。これによって、致命的なケガを回避できる可能性が高まる
5秒	80%	学校における実証実験で、訓練済みの生徒の100%が机の下にもぐることができた。心構えができる
10秒	90%	予告なしで揺れた場合と比べて、90%の命が助けられるとのデータがある。日頃の備えがあれば、十分な避難行動がとれる
20秒	95%	予告なしで揺れた場合と比べて、95%の命が助けられる猶予時間。落ち着いて、家族や周りの人々に声かけができ、身の安全を確保しつつ安全な場所へ避難できる

※出典：東京大学生産技術研究所　目黒公郎ほか「緊急地震速報導入による社会へのインパクト」をもとに作成

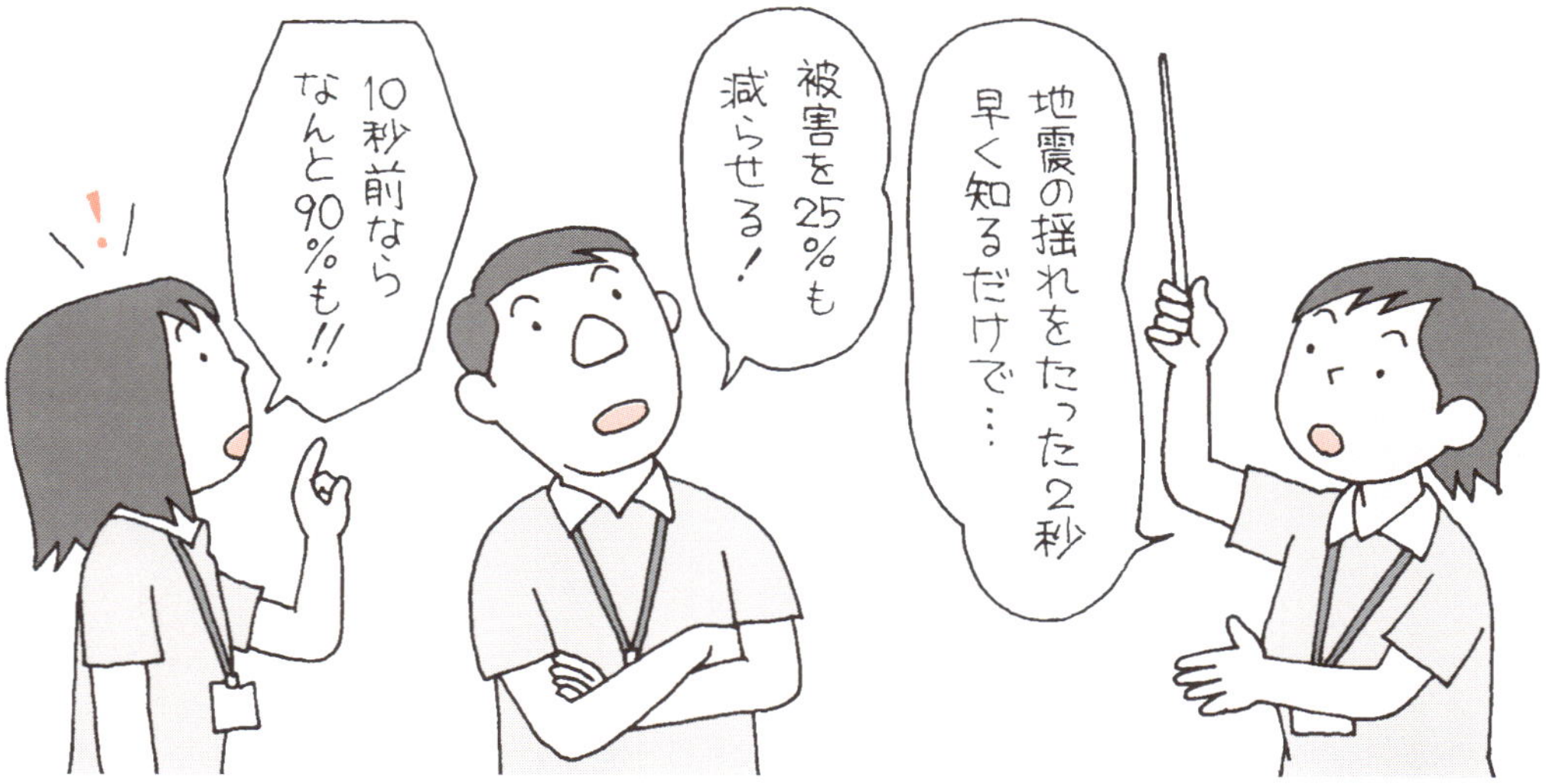
地震の揺れをたった2秒早く知るだけで…
被害を25%も減らせる!
10秒前ならなんと90%も!!

大震災でも活躍した緊急地震速報

自然災害が起こったときのために、平時から準備しておくことを事前対策と呼びます。まず第一に紹介したいのが、「緊急地震速報の導入」です。

突然地震に襲われるのと、前もって知っているのとでは、人の反応には違いがあります。震源からある程度離れていれば、上の表のように大きな避難効果が期待できるのです。

東日本大震災においても、宮城県仙台市では緊急地震速報から揺れを感じるまでに15秒ほどありました。たった15秒と思うかもしれませんが、日頃から訓練しておけば、十分な避難行動をとることができる時間です。介護施設は公共性が高い場所ですから、業務用の受信端末を導入しておくといいでしょう。

緊急地震速報導入のメリットとデメリット

	直接的な効果	間接的な効果
メリット	緊急地震速報の意味や限界を理解したうえで訓練を積み、これを有効活用すると被害が軽減される	防災に対してより真剣に考えるきっかけとなり、この利用法を考えることで結果的に、防災の事前対策が推進する
デメリット	理解不足や適切な対処法を知らないことで、パニックなどを起こし、災害状況が悪化する	緊急地震速報の一般配信により、市民が根拠なく安心し、防災対策を怠る

※出典：東京大学生産技術研究所　目黒公郎ほか「緊急地震速報時の対応行動レファレンスWebの開発」

緊急地震速報の効果を最大限得るためには

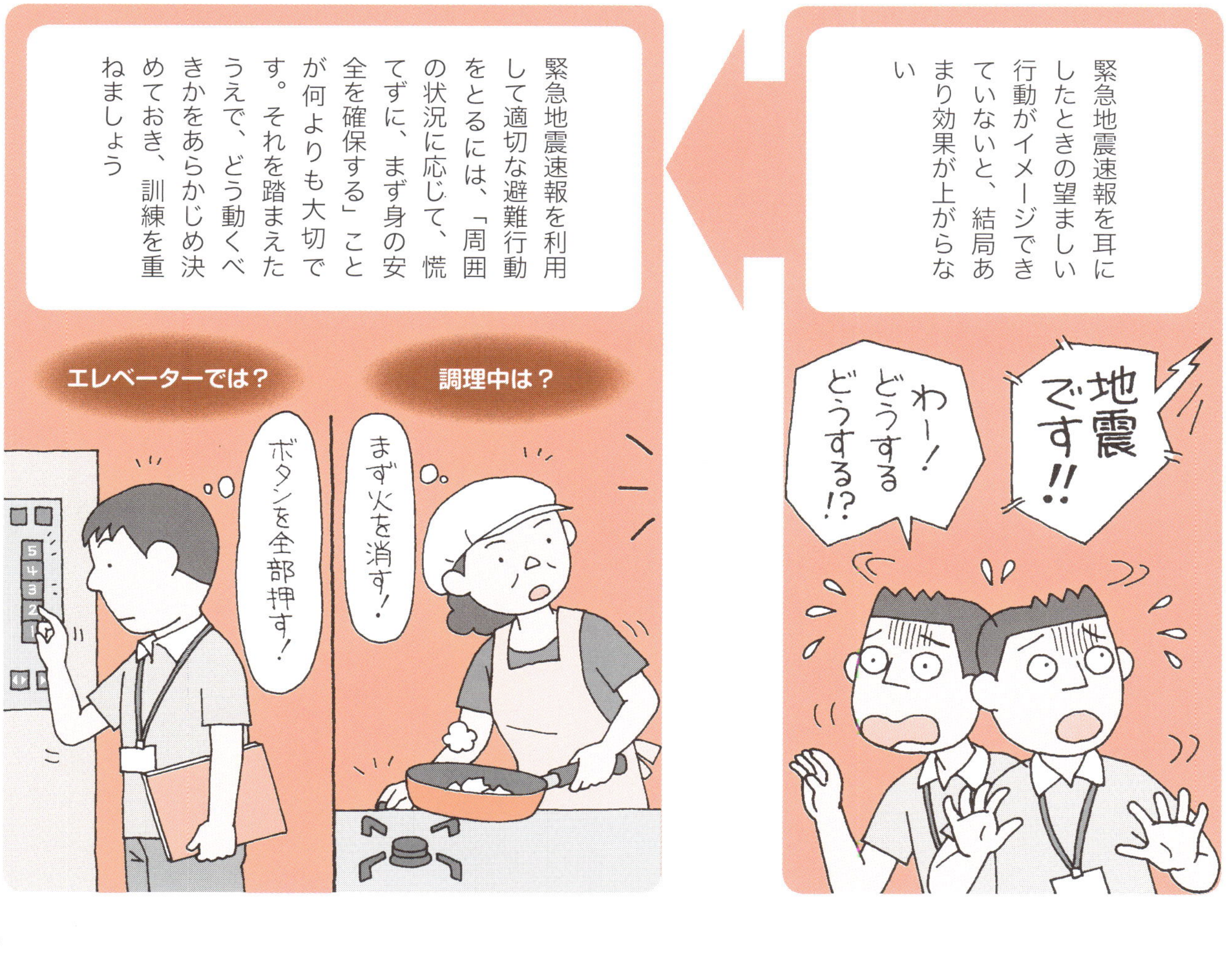
緊急地震速報を耳にしたときの望ましい行動がイメージできていないと、結局あまり効果が上がらない
地震です!!

わー！どうするどうする!?

緊急地震速報を利用して適切な避難行動をとるには、「周囲の状況に応じて、慌てずに、まず身の安全を確保する」ことが何よりも大切です。それを踏まえたうえで、どう動くべきかをあらかじめ決めておき、訓練を重ねましょう
調理中は？

まず火を消す！

エレベーターでは？

ボタンを全部押す！

事前対策②

職員の緊急出勤規定を作成する

災害時の人手不足を解消するために必要な規定を、平時につくっておきましょう

災害時にもっとも困る問題「人手が足りない」

●災害時は本来出勤するはずの職員すら来られない

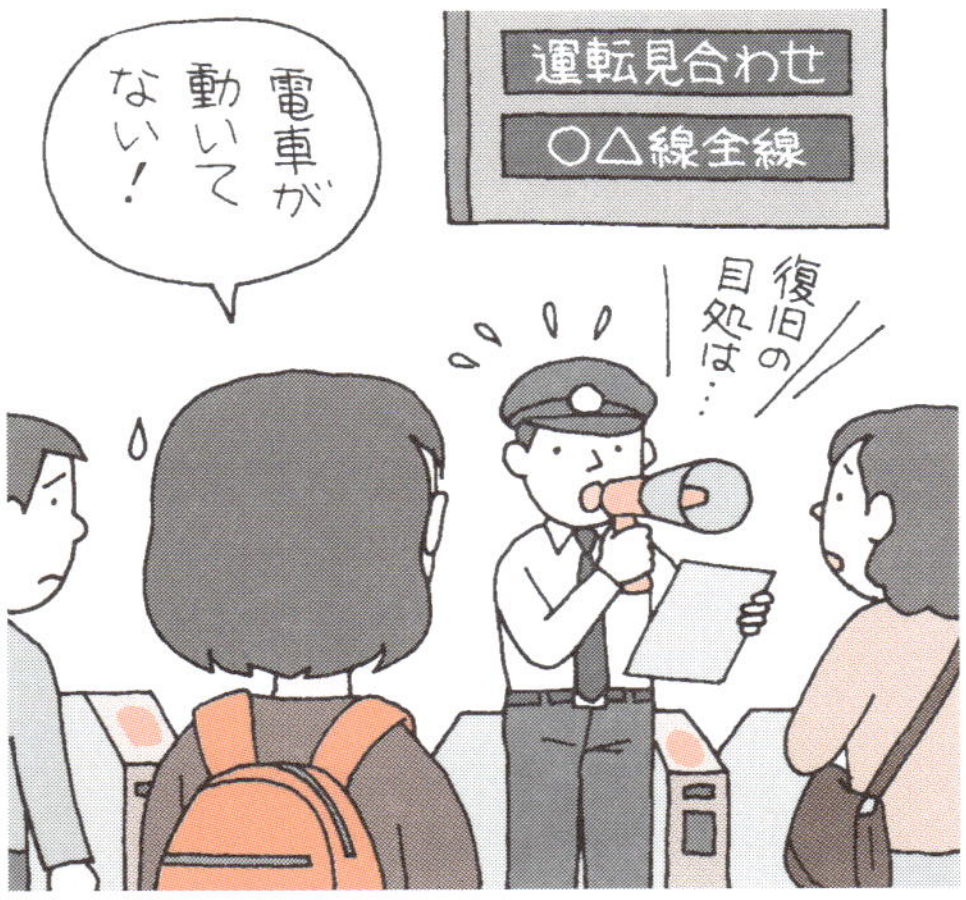

電車が動いてない!
運転見合わせ
○△線全線
復旧の目処は…

●災害時はいつも以上に人手が必要

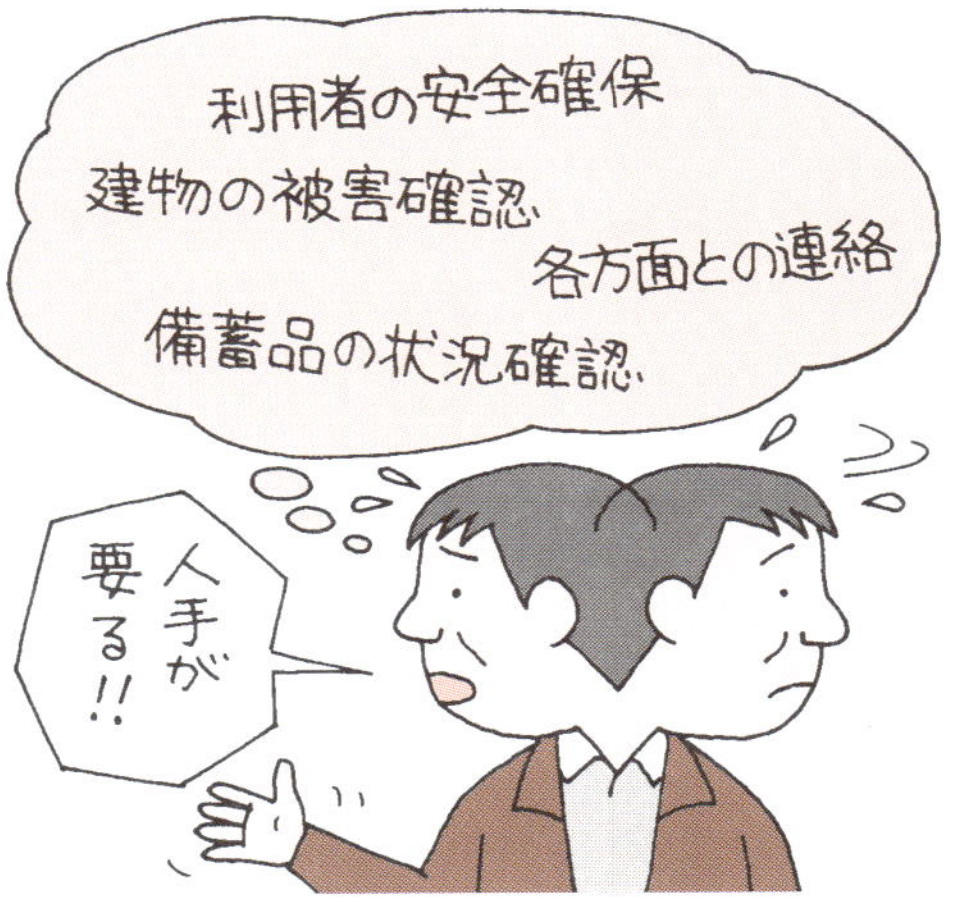

利用者の安全確保
建物の被害確認
各方面との連絡
備蓄品の状況確認
人手が要る!!

●結果、大変な状況に、いつもより少ない人数で対応することになる

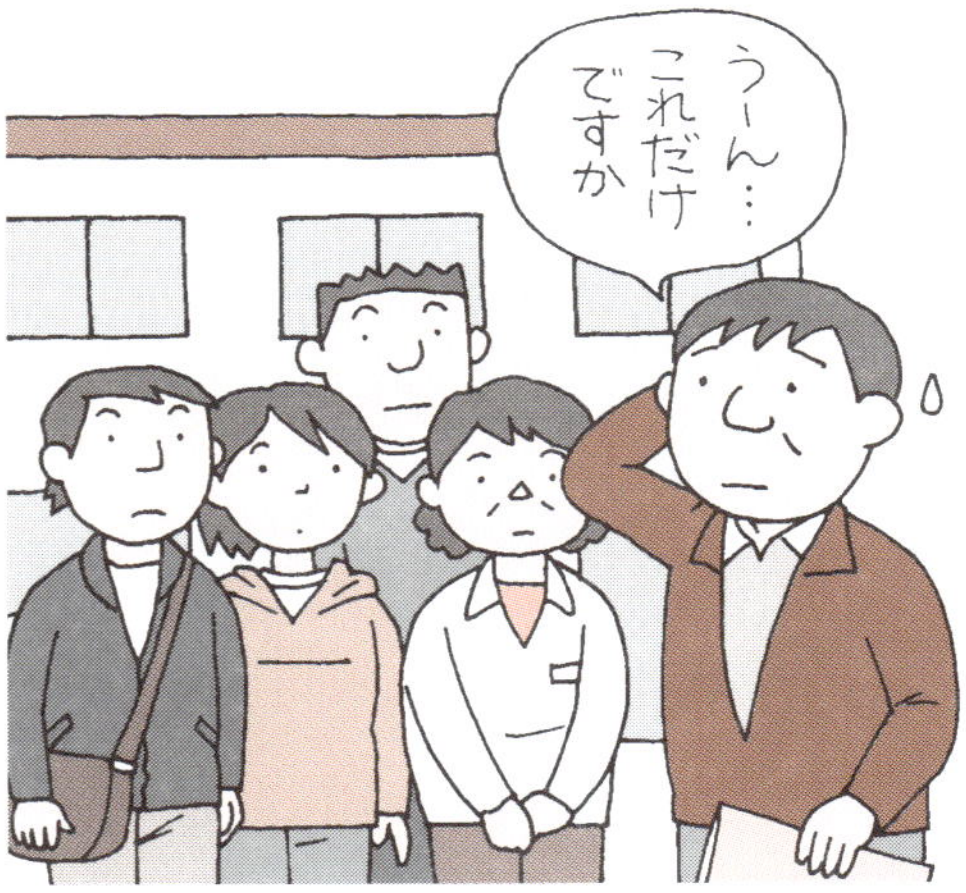

うーん…これだけですか

●休みの職員が手伝いに来てくれることもあるが、少数である

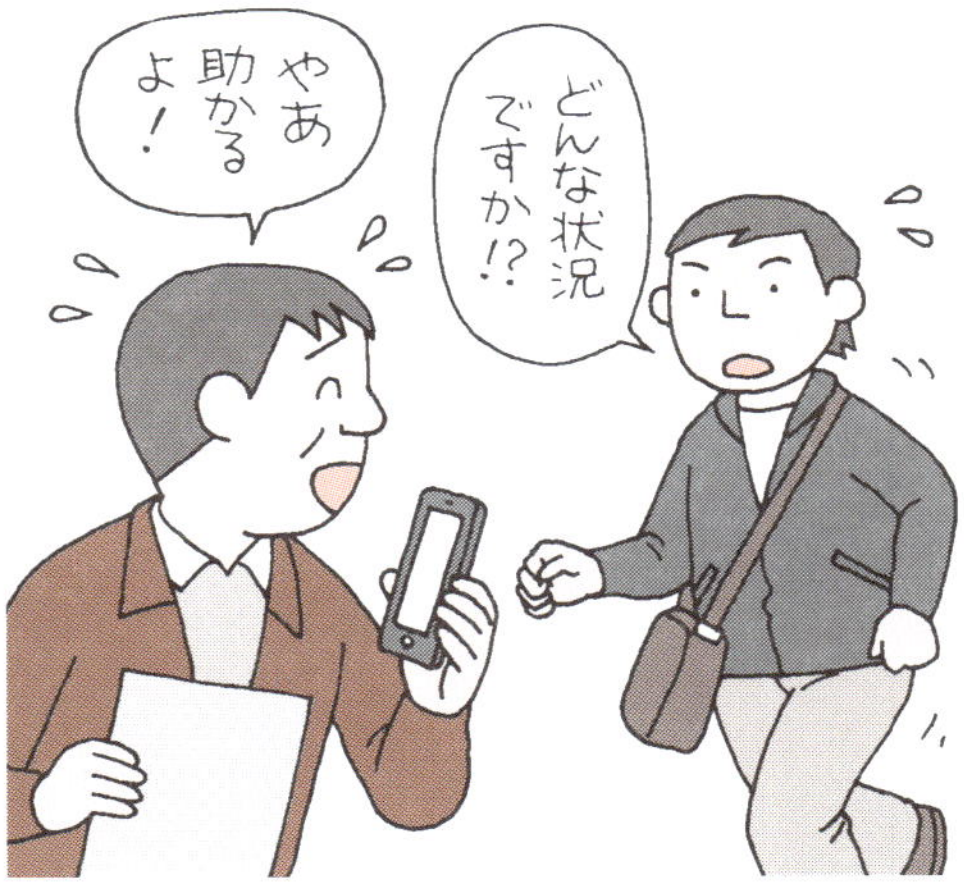

やあ助かるよ!
どんな状況ですか!?

具体性のない参集規定は無意味

災害時に人手を確保できるかどうかは、介護施設にとっては死活問題です。要介護のお年寄りがたくさんいるわけですから、災害時の深刻な人手不足は利用者の命に関わることもあります。「災害が発生した場合に出勤できる状況にいる職員は、自分の出勤日や出勤時間でなくても必ず出勤する」と、日頃から職員に周知徹底することが大切です。

また、災害発生時の職員参集が強制力のない規定になっている施設があります。これでは、混乱の最中に自発的に出勤してくれるスタッフはあまりいないでしょう。災害発生時は電話連絡も難しいですから、強制力のある規定を日頃からつくっておく必要があります。

災害時の緊急出勤規定（一例）

非番職員の緊急出勤規定の条件の一例をここに挙げます。規定作成の際のヒントにしてください

	管理者	防火管理者・看護師	一般職員
震度6弱以上	職場からの連絡がなくても自発的に出勤	管理者からの指示・連絡がなくても自発的に出勤	管理者からの指示・連絡がなくても自発的に出勤
震度5強・5弱	職場からの連絡がなくても自発的に出勤。施設をチェックし、必要があれば職員に出勤指示を出す	管理者からの指示・連絡がなくても自発的に出勤	管理者からの指示があれば出勤
震度4以下	職場に連絡をとり、必要と判断すれば出勤	施設内に異常があり、施設から連絡があれば出勤	出勤の必要なし

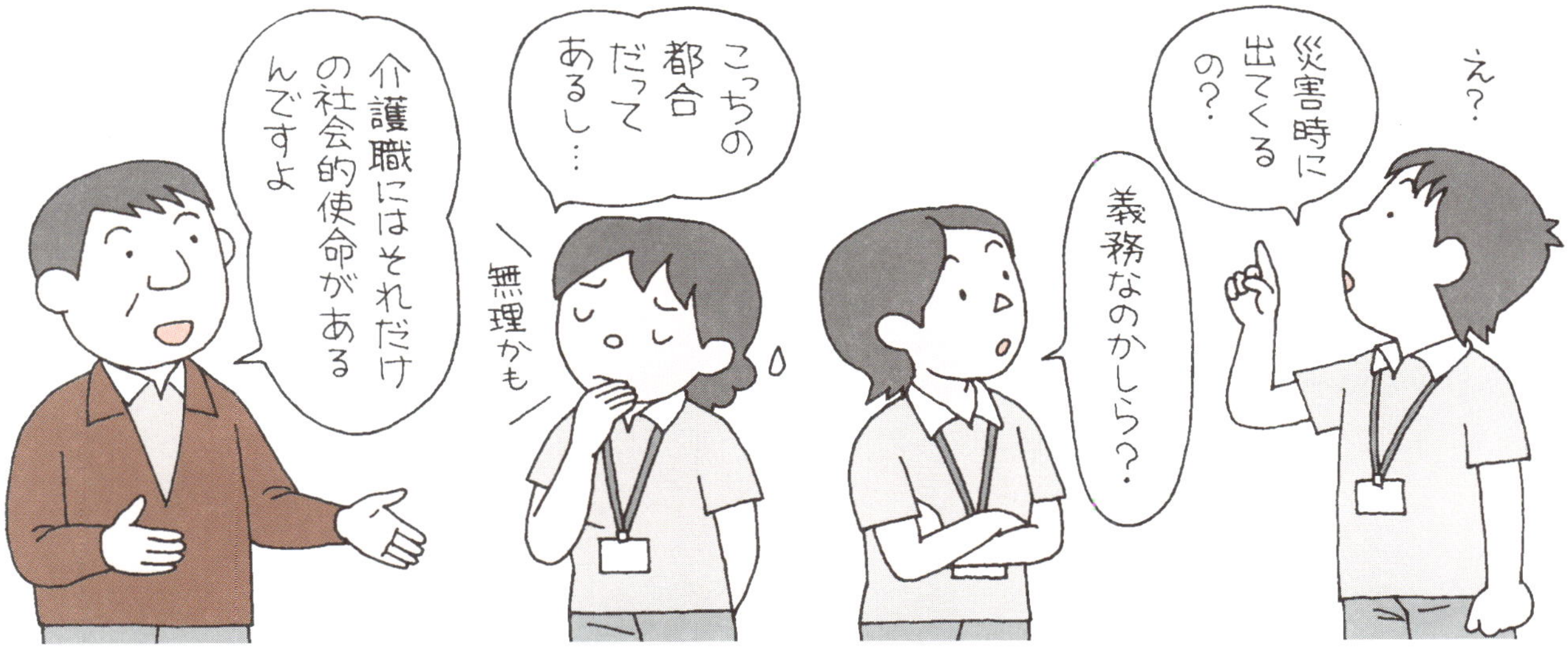
え？
災害時に出てくるの？
義務なのかしら？
こっちの都合だってあるし…
無理かも
介護職にはそれだけの社会的使命があるんですよ

業務命令としての緊急出勤規定を

いざという場面で利用者の命や安全を守るために、緊急出勤規定は「業務命令」にしておく必要があります。では、業務命令とはいったいどんな意味を持つのでしょうか。

通常、業務命令は上司が部下に向かってその必要性を直接説明して発令します。業務命令は労働者の義務に当たるので、従わない場合は懲戒処分の対象になることがあります。

災害時の連絡がつかない状況下で、事前に条件つきの出勤命令を規定することは、労働基準法上可能なのでしょうか。念のため労働基準監督署に確認したところ、「問題ない」との返事をもらいましたので、この点に関しては心配いりません。

また規定内容に関してですが、災害発生時は混乱して電話回線が不安定になりがちです。「被災していない非番職員は、どういう状況でどこに出勤するのか」などの出勤条件を細かく決めておきましょう。

事前対策②

職員の緊急出勤規定を作成する

緊急出勤の対象外となる場合を規定する

「震度6以上の地震発生時にはどんな状況であっても出勤しなさい」という規定だけでは、職員の理解を得ることはできません。より現実的な規定にするためには、「下記のような困難な状況にある場合は、緊急出勤規定を免除する」などの項目を作成する必要があります

1 職員自身、もしくは家族が負傷していたり、危険な状態にある場合

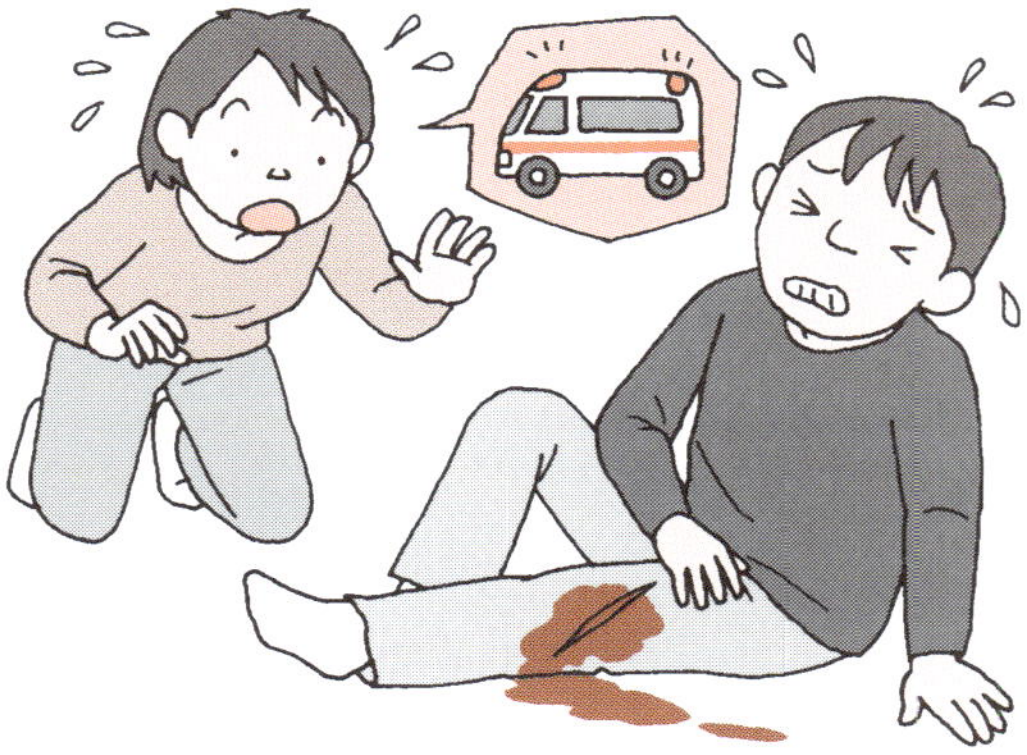

2 小学生以下、もしくは高齢者が自宅にいて、ほかに保護する家族がいない場合

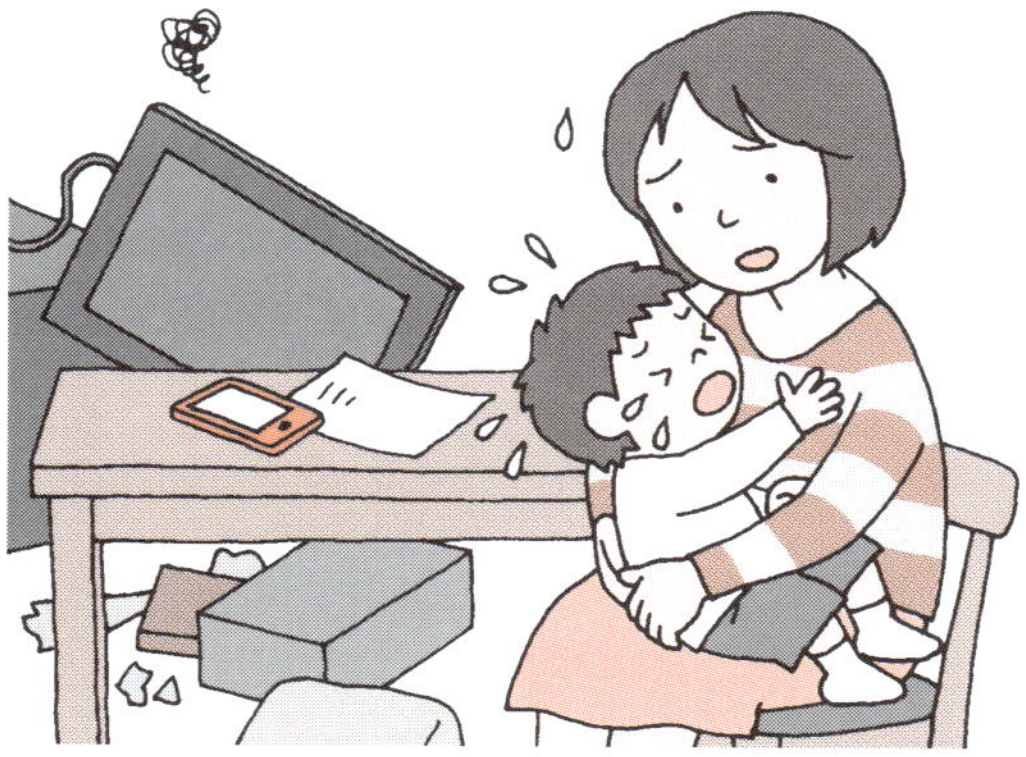

3 同居家族の所在が不明で、かつ連絡がとれていない場合

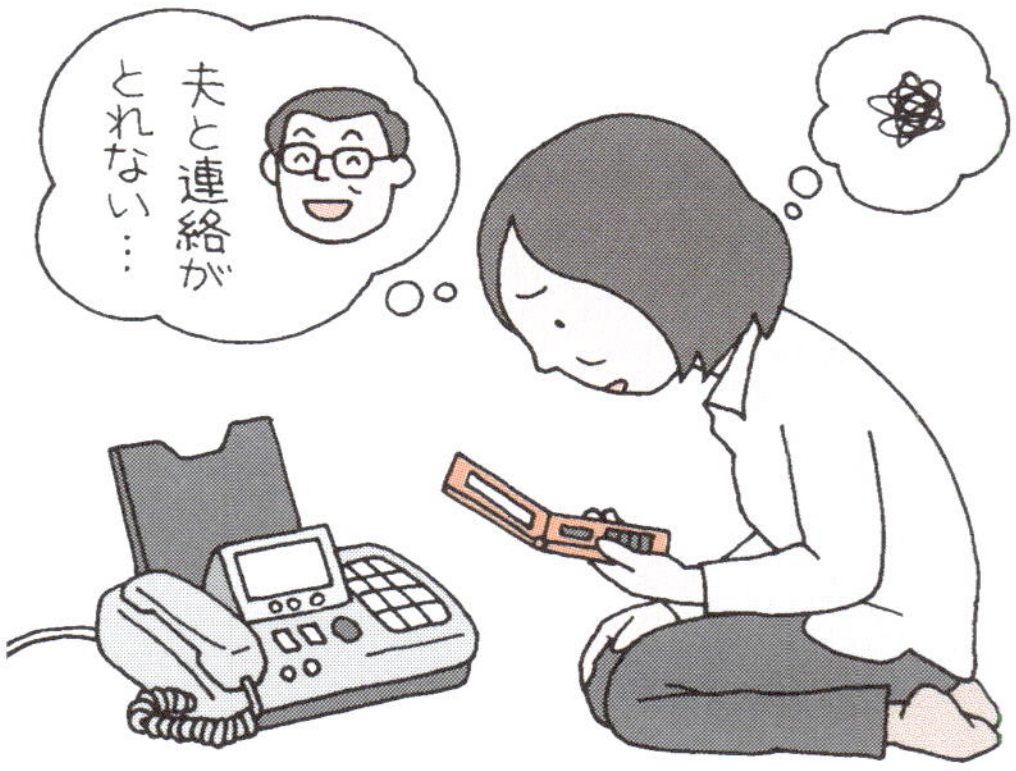
夫と連絡がとれない…

4 職員自身が帰宅困難者になり、出勤が不可能な場合

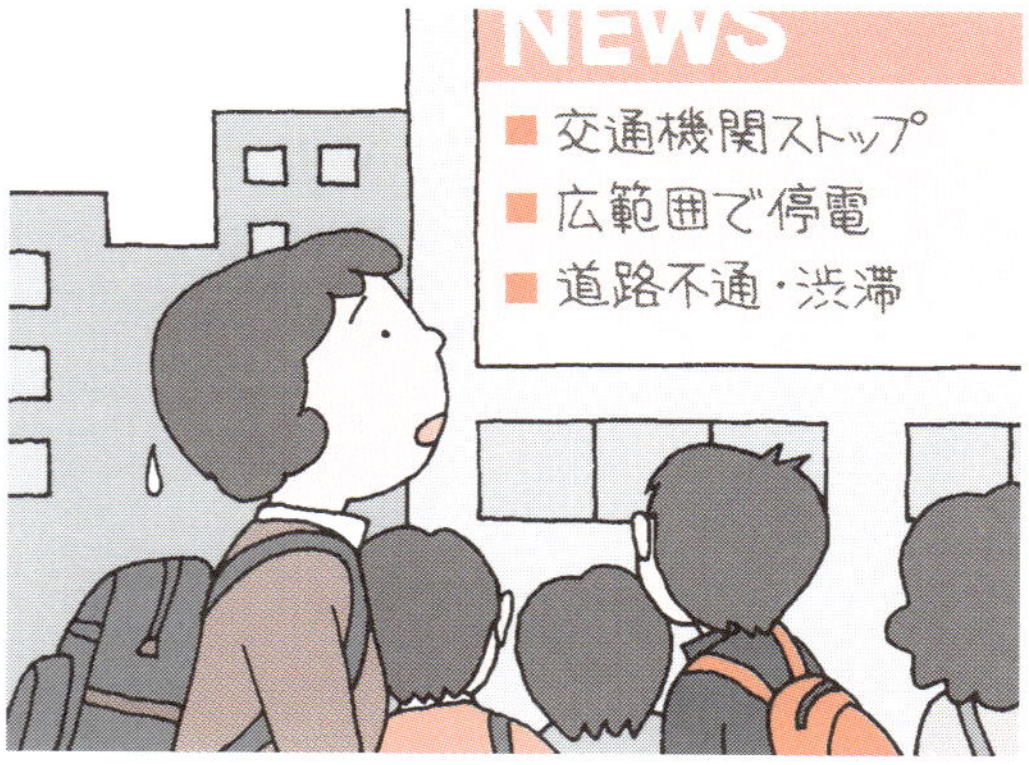
NEWS
■ 交通機関ストップ
■ 広範囲で停電
■ 道路不通・渋滞

介護職の職業倫理を理解してもらう

自然災害発生時は、職員自身にとっても困難な状況です。職員にも家庭があり、自分と家族の生活があります。ですから緊急時の出勤規定といえども、職員にとっては簡単に受け入れられるものではありません。

介護に携わる職員には「介護職員としての職業倫理」についてよく説明し、理解を求めることが大切です。介護職は、一般企業の事務職やメーカーの営業職とは異なります。介護職は医療系の職種と非常に近く、災害時にその業務が停止すれば、利用者の生命や生活が危険にさらされる職業なのです。

そういった社会的使命の高い仕事であることを理解し、自覚してもらうよりほかありません。そのうえで、特に困難な状況にある職員に対してのみ「対象外」と規定します。

緊急出勤規定を作成する際のポイント

業務命令であることを明確にする

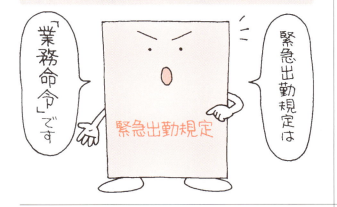

災害時の緊急出勤の重要性を説明し、職員の理解を得る

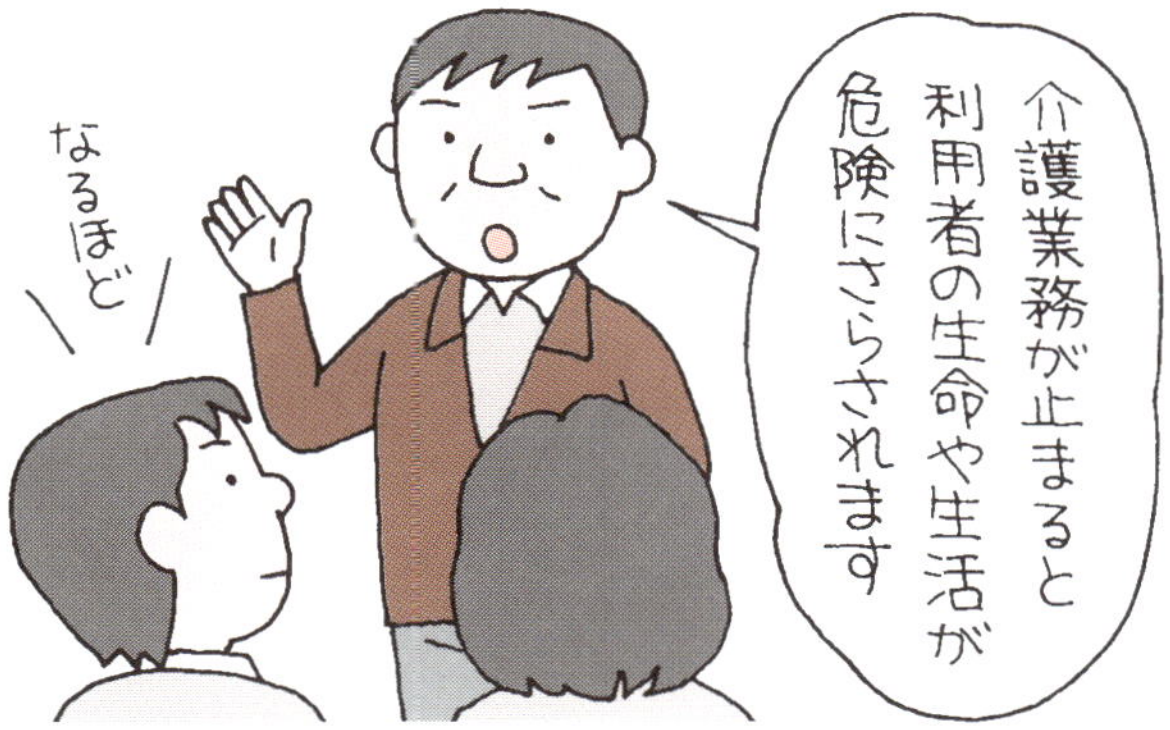

震度や災害規模など、緊急出勤の条件を明確にする

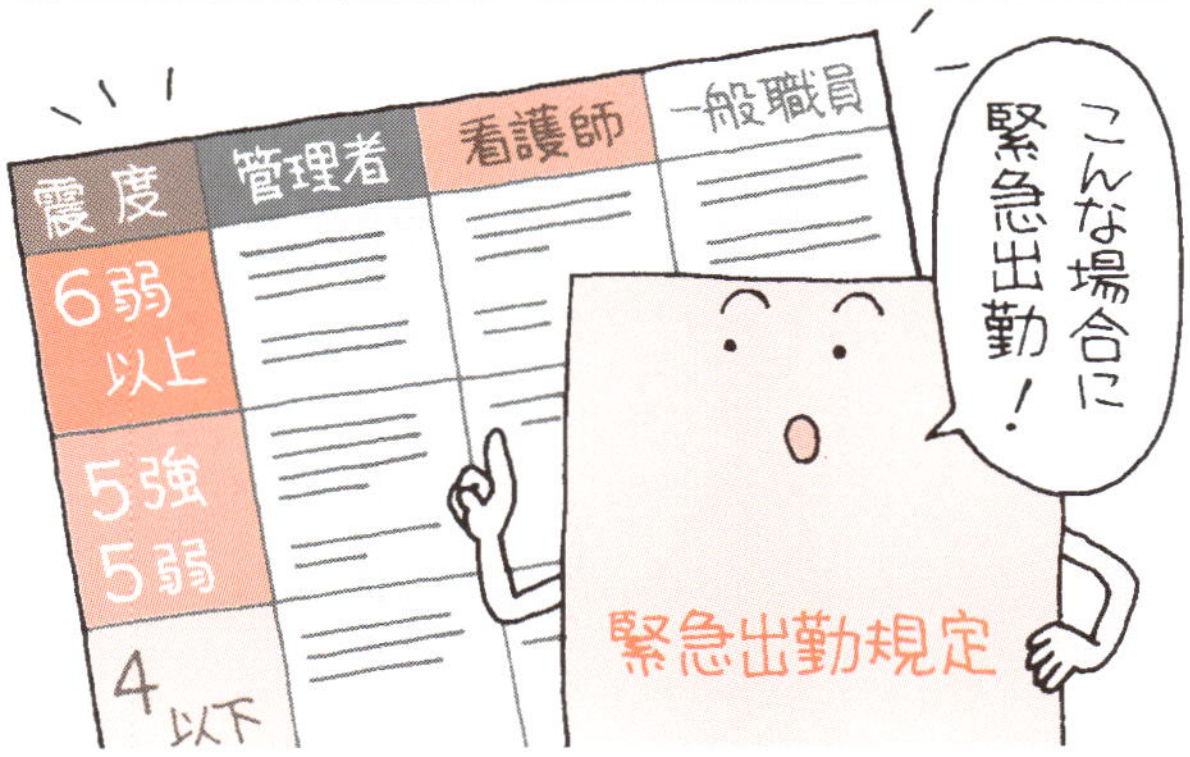

時間外労働に当たるので、時間外手当を支給することを明確にする

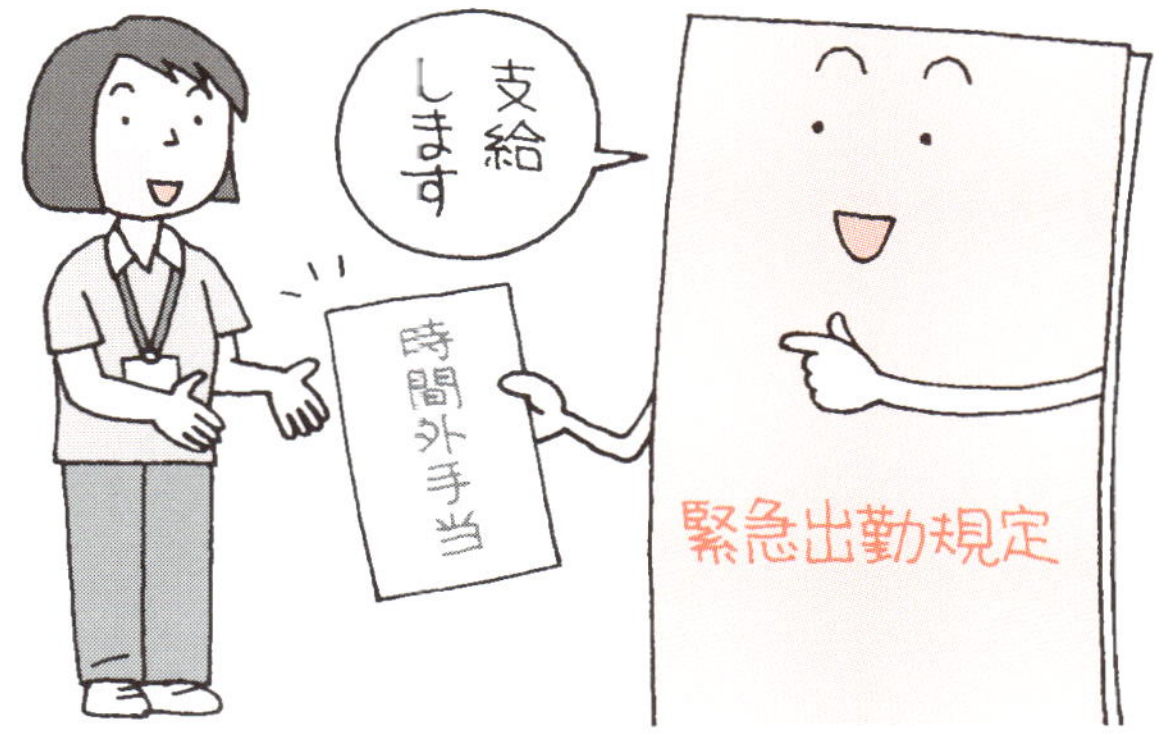

交通手段がない場合の出勤場所を指定しておく

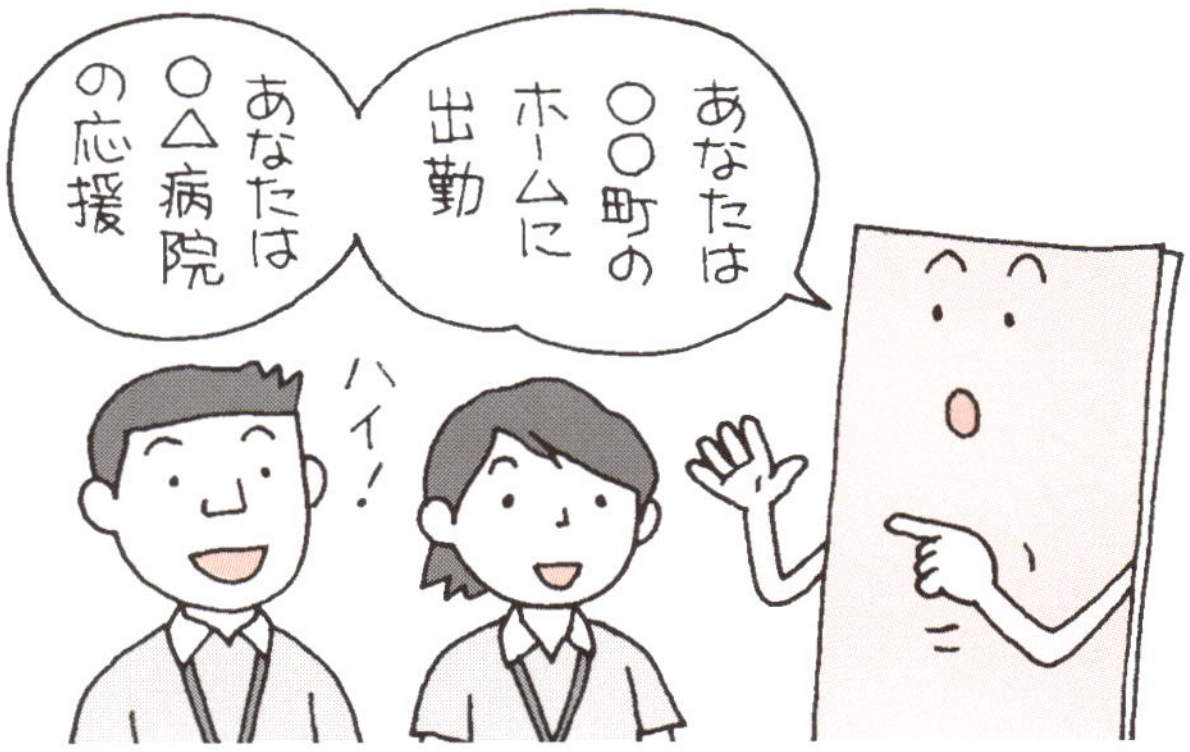

どうなったら出勤免除になるのか、条件を明確にする

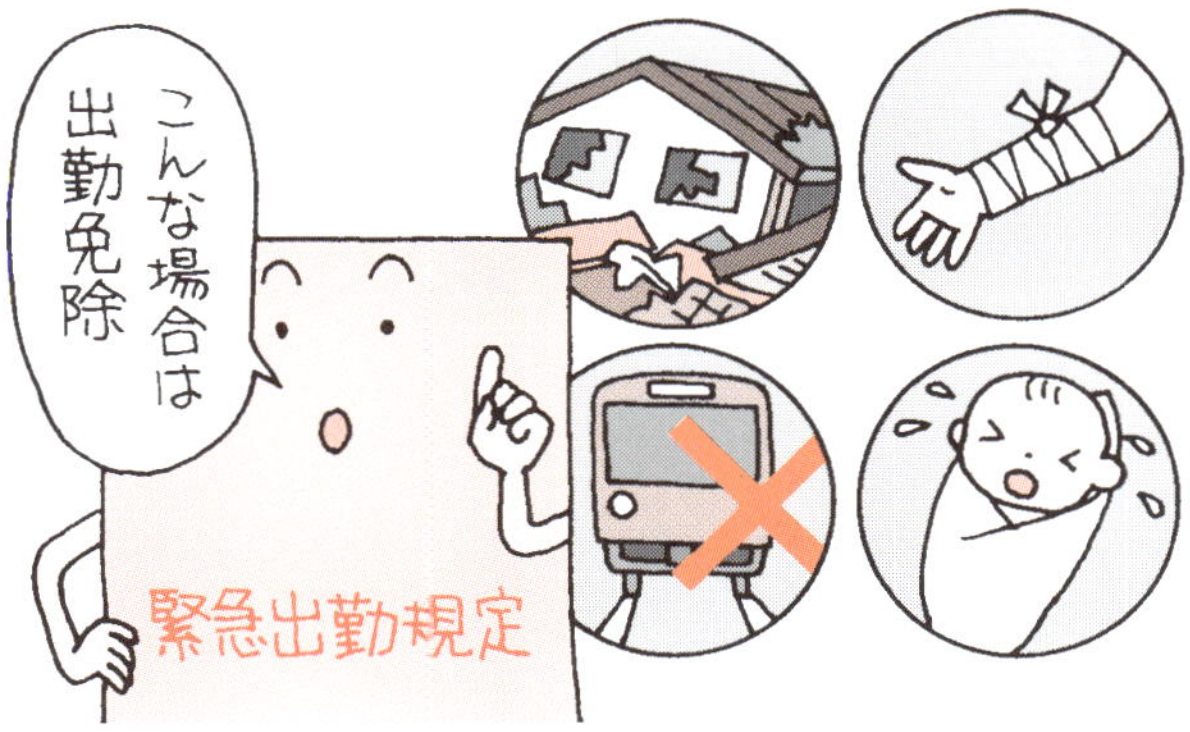

事前対策③

災害援助協定はどう結べばよいか

同一地域内で具体的内容のない協定はいざというとき機能しない

従来の災害援助協定の問題点

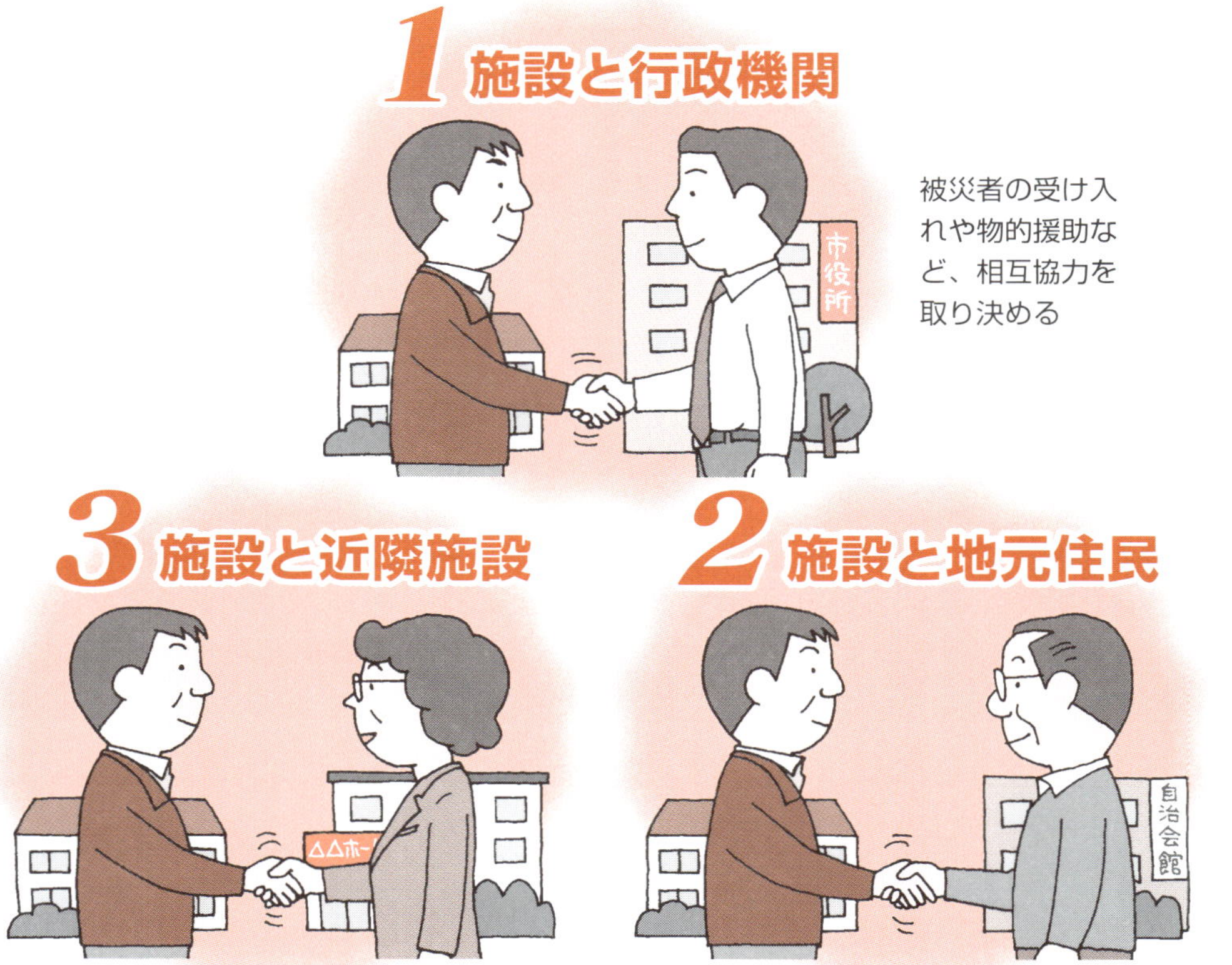
1 施設と行政機関
市役所
被災者の受け入れや物的援助など、相互協力を取り決める
3 施設と近隣施設
△△ホー
2 施設と地元住民
自治会館

施設が被災した際に、相互協力することを取り決める

災害時に地元住民と相互協力することを取り決める

同一地域内での災害援助協定だけでは、地域全体が被災するような大きな災害が起こった場合に頼れる場所がなくなってしまう！

東日本大震災で露呈した問題点

災害が起こった際に、相互協力の約束を取り決めることを「災害援助協定を結ぶ」と言います。介護施設が深刻な被災をした場合、自施設の職員と備蓄物資だけで窮地を乗り切るのは至難の業《わざ》です。いざというときに「この施設のことは、あの機関が助けてくれる」という相手がいると、利用者の生活を守るのに大変役立ちます。

これまでも災害援助協定はありましたが、東日本大震災ではほとんど機能しませんでした。その理由は、同一地域内の組織や機関が援助協定の相手だったことにあります。同一地域内の援助協定は火災発生時などには大いに役立ちますが、お互いが被災者になるような大規模災害では意味がありません。

災害援助協定を結ぶ際のポイント

要請がなくても支援する

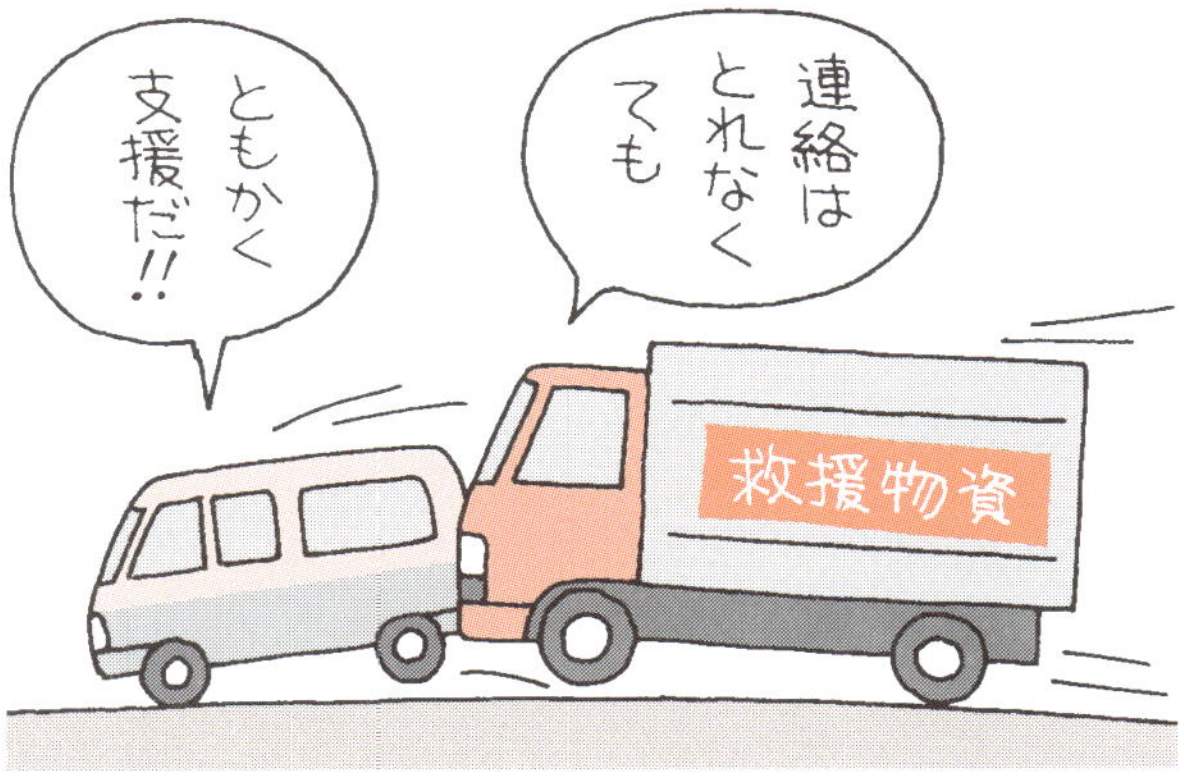

大規模災害が起こると連絡手段が絶たれることが多いので、「被災したようであれば、連絡がなくてもすぐに支援に向かう」と取り決めましょう

近隣の都道府県から探す

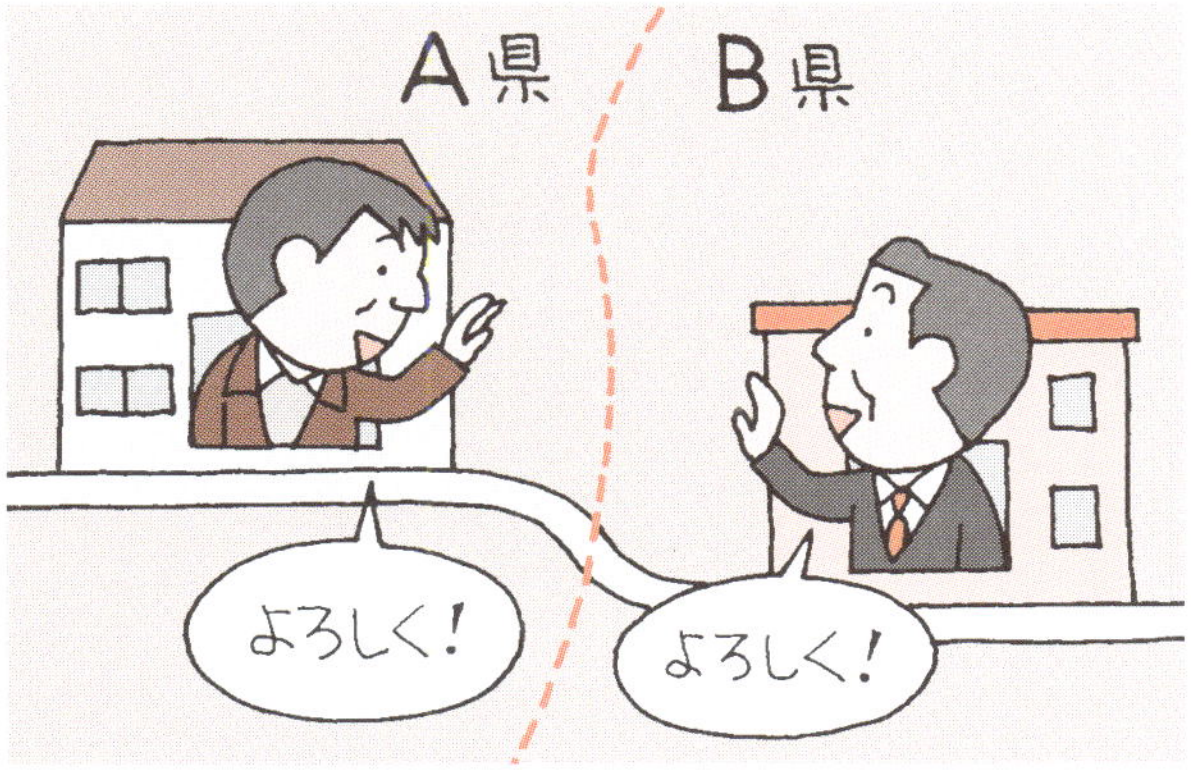

１つの災害で同時に被災せず、車で駆けつけられる距離の施設の中から協力してもらえる相手を探しましょう。あまり遠方では、援助に時間がかかります

援助内容を決めておく

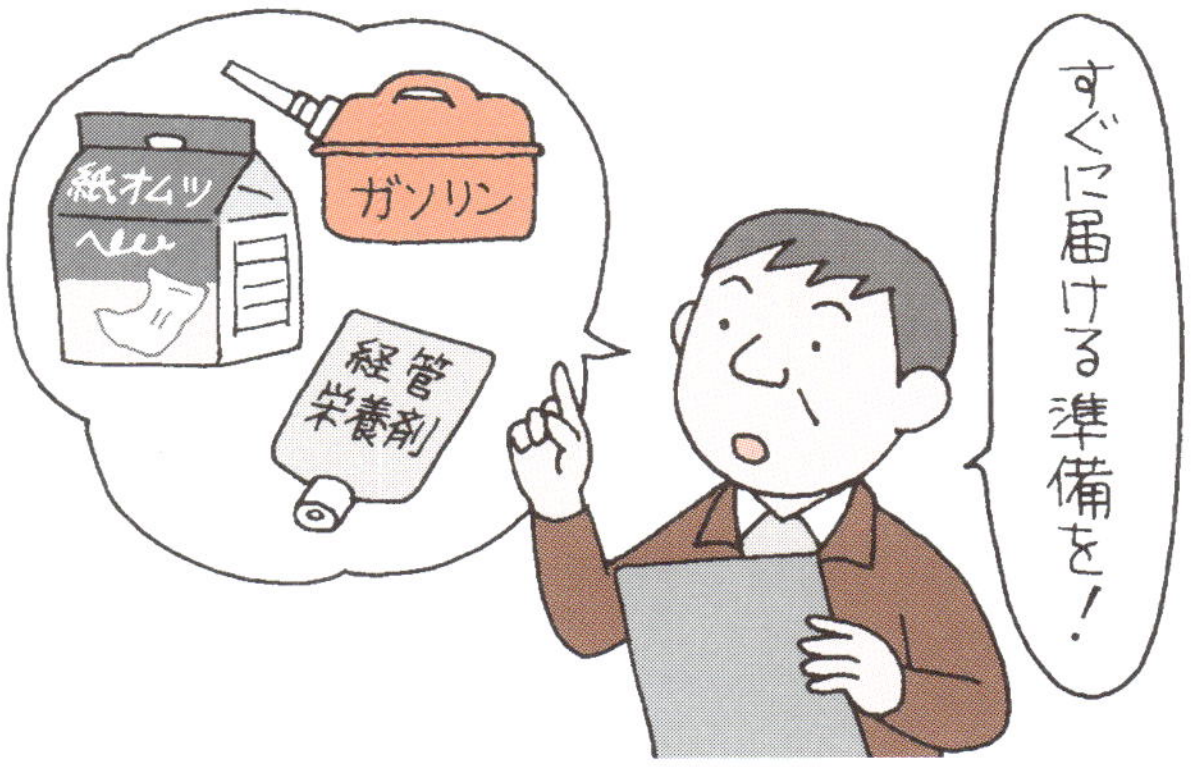

救援物資は長期の備蓄ができない「経管栄養剤」「流動食」「消耗品」「ガソリン」など、援助してもらう内容をあらかじめ決めておきましょう

援助の実施時期を決めておく

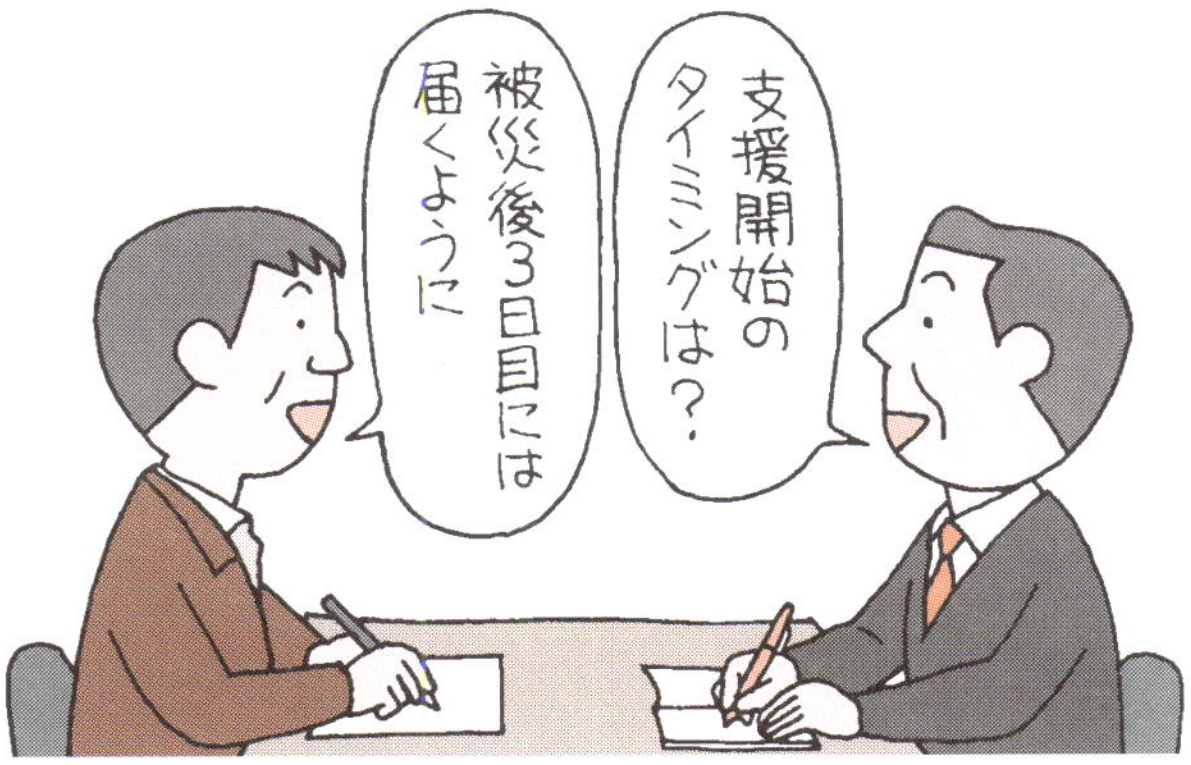

被災してから細かい援助要請を話し合う余裕はないので、「被災後３日目に到着して支援を開始する」など、援助の実施時期を決めておきましょう

災害時に機能する災害援助協定とは

同一地域内での災害援助協定だけではいざというときに不十分なので、広域での協定相手も探しましょう。その際に大切なポイントが、上に挙げた4点です。いざというときに機能するよう、適切な相手と適切な内容の協定を結びましょう。

1点目は、探す相手の地域です。近すぎると一緒に被災してしまうし、遠すぎると援助に支障が出てしまいます。

2点目は協定の大前提です。「○○町が大きな被害」などの情報が入ったら、連絡がとれなくても支援に向かうように取り決めましょう。これが被災した施設のスタッフの心の支えになるはずです。

3点目と4点目は、援助時期と援助内容をあらかじめ決めておくことです。特に救援物資の決定は欠かせません。人間が寝ないで働ける限界は3日目まで。なんとしても、3日目までには人的支援と救援物資を届けてあげたいものです。

事前対策④

災害に備えた備蓄

災害時には何がどれだけ必要で、どのように備蓄すればいいのでしょうか

食料の備蓄

1 アルファ米やレトルト食品

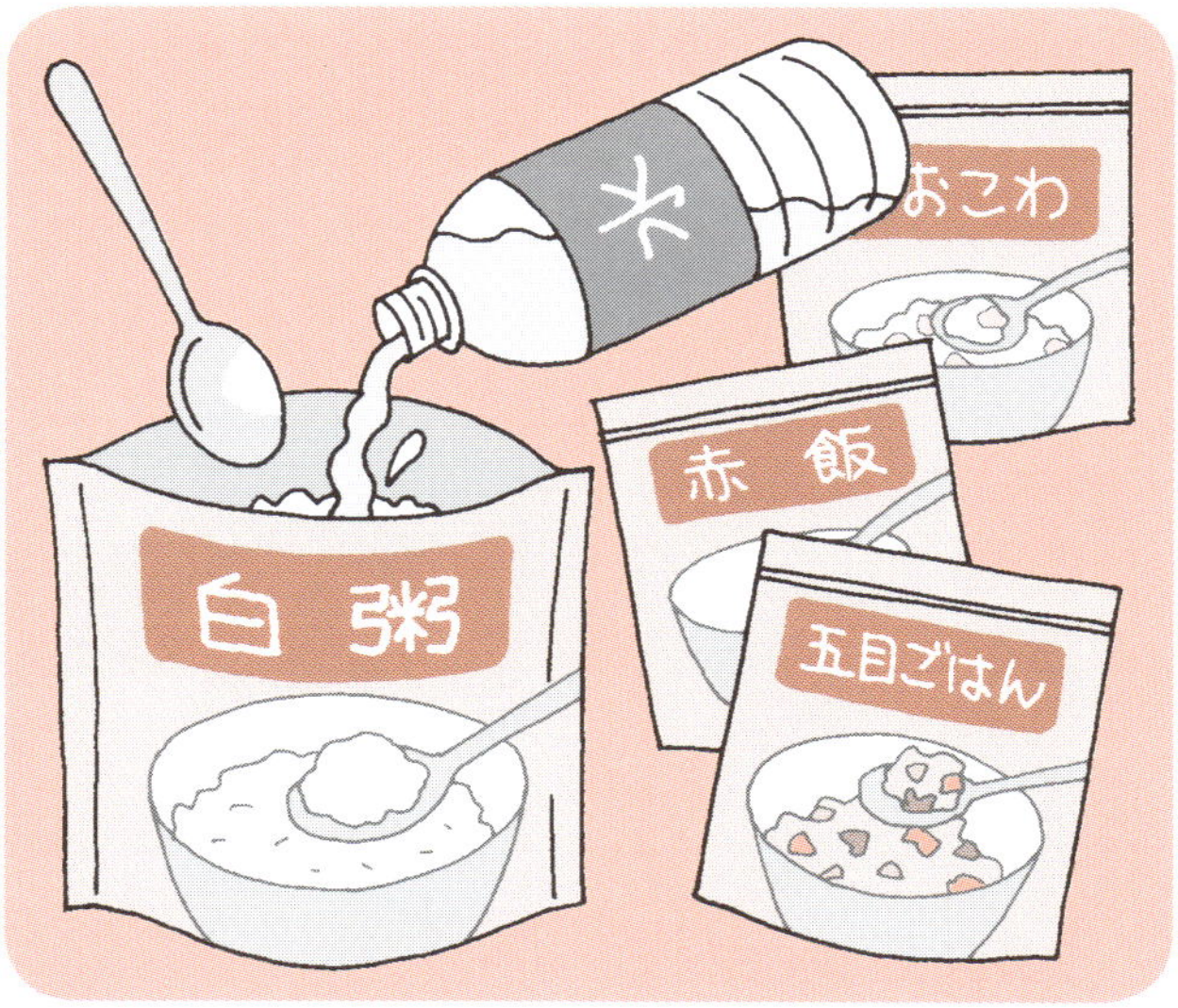

お湯が用意できなくても、水でつくれる便利な非常食が人気です。未開封で約5年、常温保存ができます。1食当たり360kcal程度。最近は風味が豊かな商品が数多く販売されていますので、たくさん備蓄しておきましょう。

2 ゼリー状の高カロリー食品

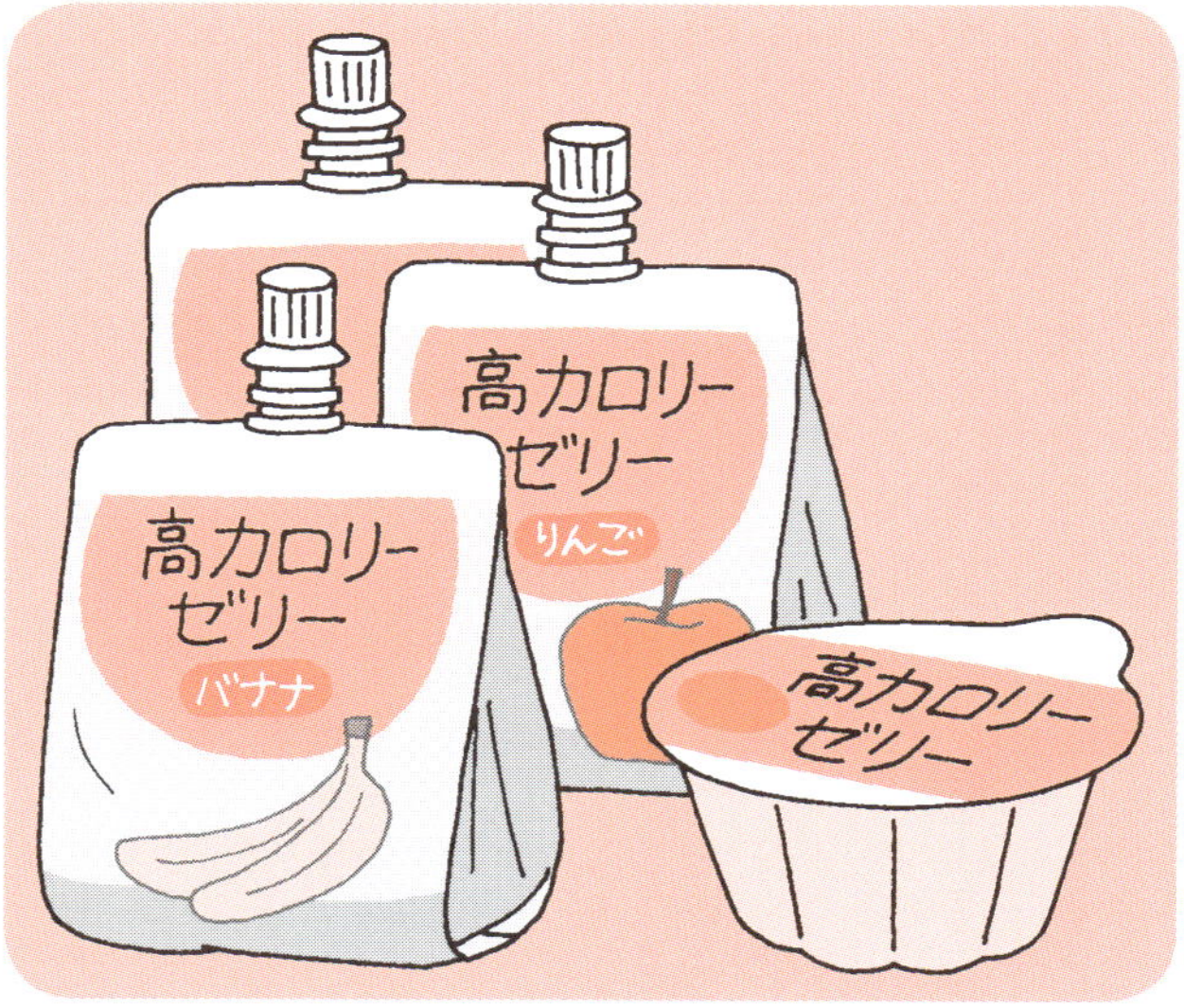

代表的な商品に「ウイダーインゼリー（180kcal）」や「朝バナナ（194kcal）」などがあります。ゼリー状なので、お年寄りでも飲み込みやすく便利です。賞味期限が9ヵ月前後と比較的短いので、広域の災害援助協定で支援し合うようにしましょう。

食料備蓄は必要なカロリーを念頭に

介護施設における非常食の備蓄は、災害援助協定の物資が届くまでの3日間、利用者や職員の食事を賄えるよう、量を考えて備蓄するようにしましょう。非常食の選び方は、量や味、値段などさまざまなポイントがありますが、最大のポイントは「形状」と「カロリー」です。

介護施設には嚥下《えんげ》障害があるお年寄りもいますから、利用者の食事摂取能力に応じた形状である必要があります。非常食で有名なカンパンは優れた保存食ですが、嚥下機能が落ちたお年寄りにとっては、パサパサして決して食べやすい食品ではありません。お年寄りの誤嚥防止のためには、非常食といっても「とろみ」や「やわらかさ」がある食品を選ぶことが大切です

3 経口補水液やスポーツドリンク

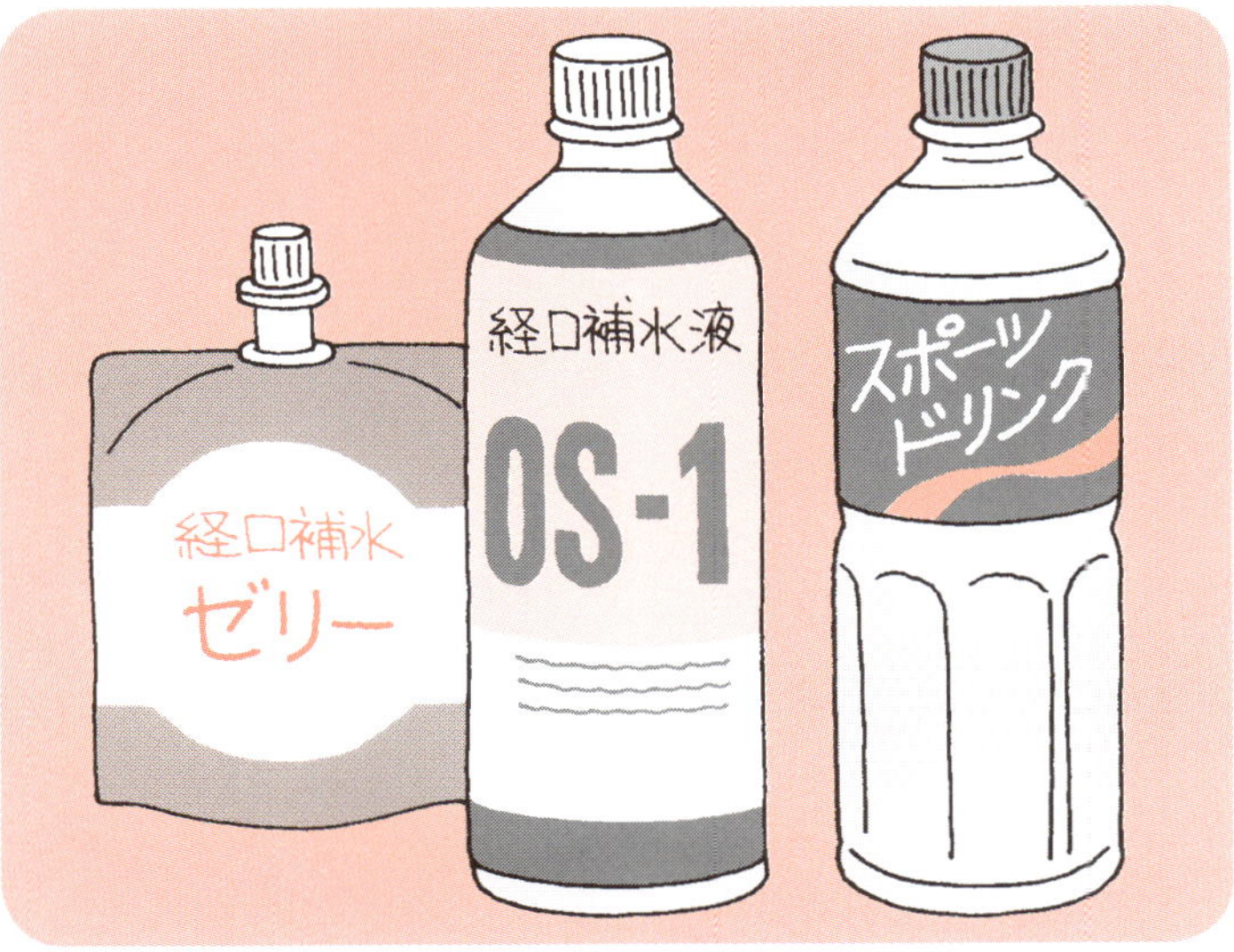
経口補水ゼリー
経口補水液
OS-1
スポーツドリンク

経口補水液とは脱水症状の緩和のために開発された飲み物です。代表的な商品に「OS-1」があります。また、夏場などで効率よく水分を摂取したい場合は、経口補水液よりも、「ポカリスエット」などのスポーツドリンクを用意しておくといいでしょう。水に混ぜるだけの粉末タイプもあります。

ローリングストック方式を採用する

食品をはじめ、平常時に業務で使用する用品を備蓄するなら「ローリングストック方式」がおすすめです。これは、意識的に余剰在庫を増やし、それを使い切る前に買い足すことで、余剰分を被災時の備蓄として活用する方法です。医療機関が必ずやっている備蓄方式で、使用できる期間が短く長期の備蓄に不向きな用品に適しています。

おもな備品例は、擦式アルコール消毒剤、食品類、カットバン、綿球、マスク、包帯、ガーゼ、エクステンションチューブ、インテバン、綿棒、サージカルテープ、アズノール、使い捨てグローブ、アルコール綿、駆血帯、洗浄綿、湿布薬などです。

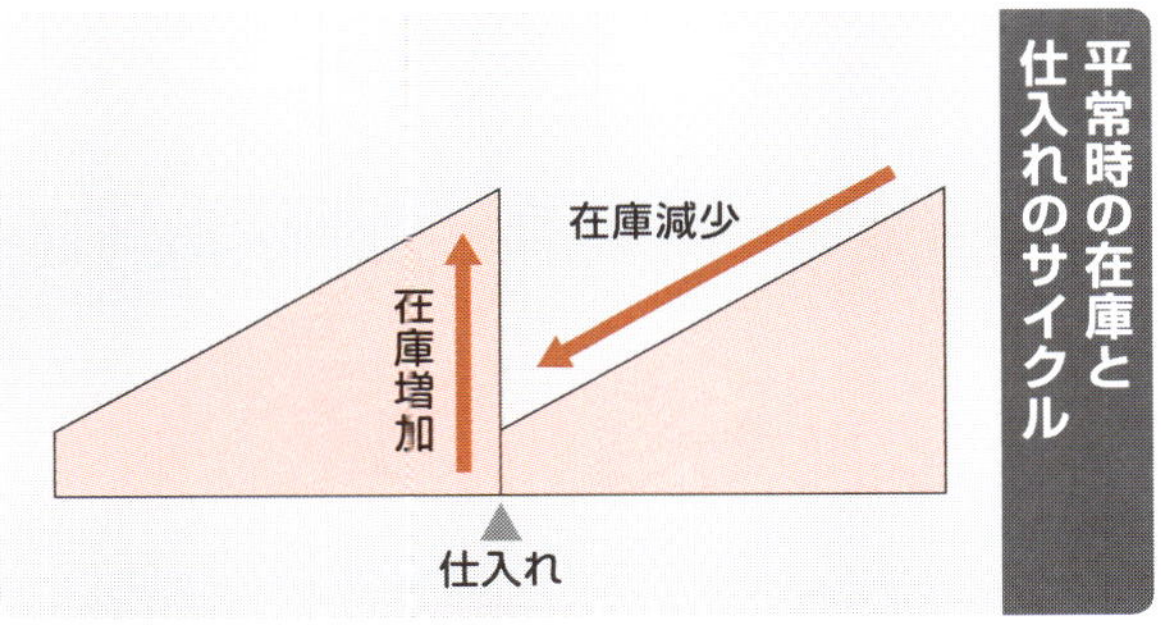
平常時の在庫と仕入れのサイクル
在庫減少
在庫増加
仕入れ

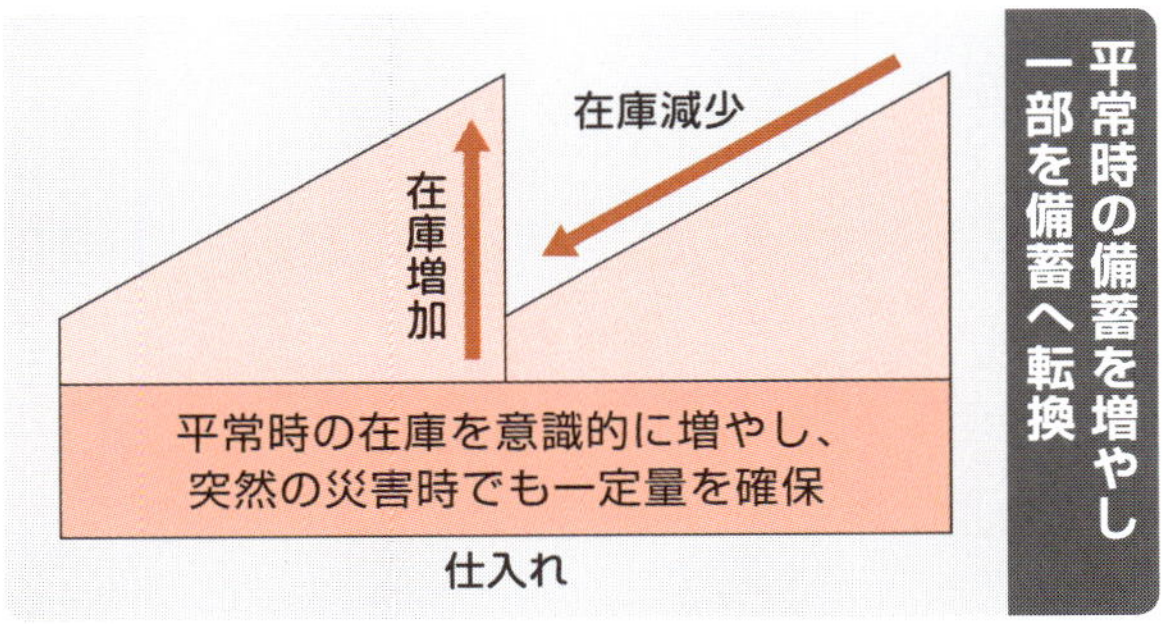
平常時の備蓄を増やし一部を備蓄へ転換
在庫減少
在庫増加
平常時の在庫を意識的に増やし、
突然の災害時でも一定量を確保
仕入れ

（たとえば、水を加えるだけで食べられるアルファ米）。

実際には、人手の問題から栄養補助食品に頼るほうが、労力は削減できます。

一日に必要なカロリーを摂取できるよう、高カロリー商品を選ぶことも大切です。災害時の摂取カロリーについてはさまざまな意見がありますが、お年寄りの場合は一日最低1100kcal必要だと考えられています。ですから仮に、1食100kcalにも満たない商品を購入した場合、10食分食べても一日の必要カロリーに届きません。

一方、1食360kcalの商品を備蓄しておけば、3食で一日に必要なカロリーを摂取できるのです。非常食を選ぶ際は、1食分のカロリーを必ず確認するようにしましょう。カロリー不足だと褥瘡《じょくそう》ができたり、体力の低下により感染症のリスクが高まったりするので、注意が必要です。

また、水の備蓄も忘れてはいけません。水と併せて、効率よく水分を体内に取り込める飲み物もあると安心です。

食料以外の備蓄しておきたい用品

1 停電時の照明

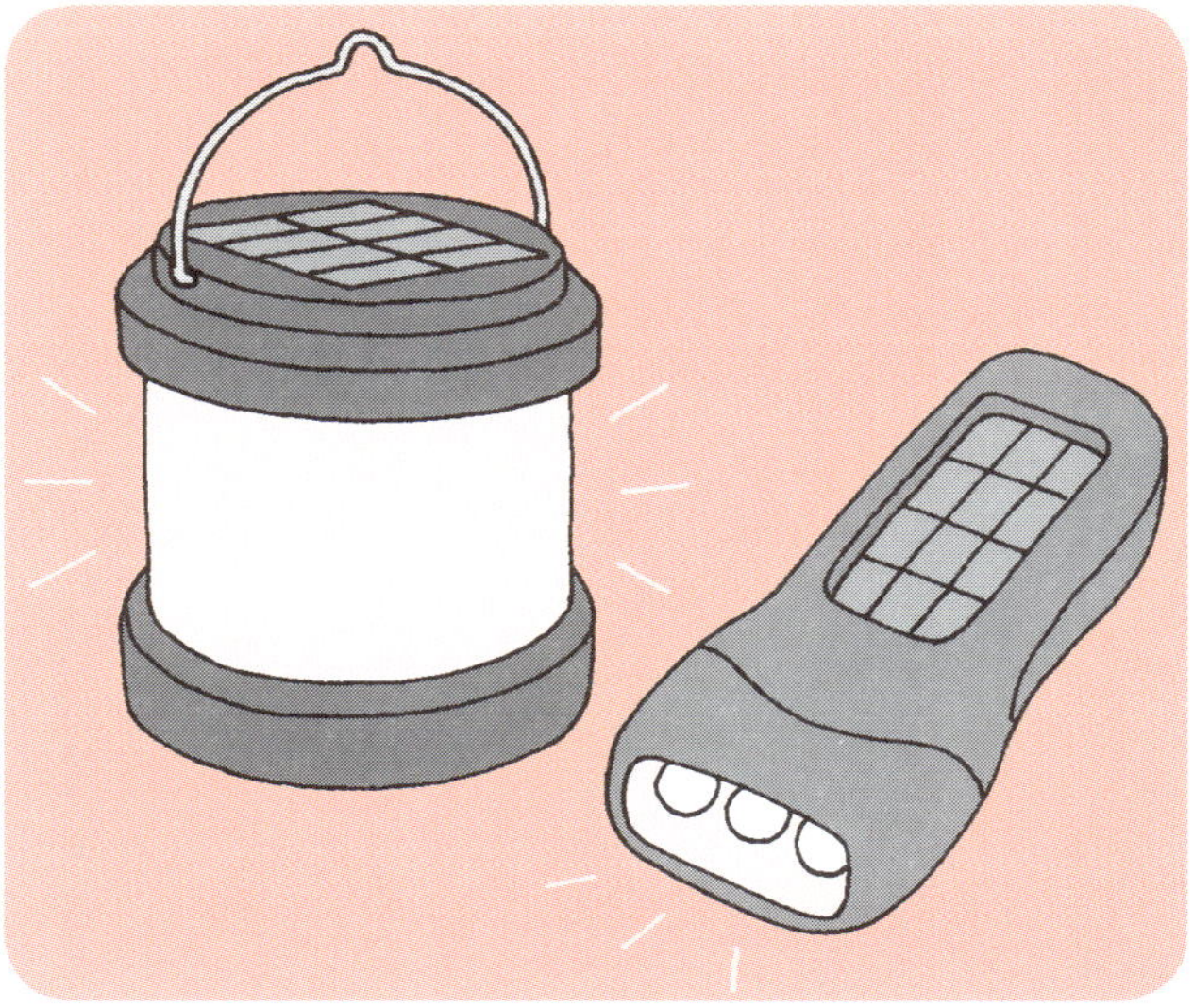

太陽光発電のペンライトやデスクライトを用意しておけば、停電が長期にわたっても電池の心配をせずに使用することができます。最近は太陽光で単三電池を充電できる装置などの便利グッズが多数販売されていますので、災害対策に備蓄しておくと安心です。

2 自家発電装置

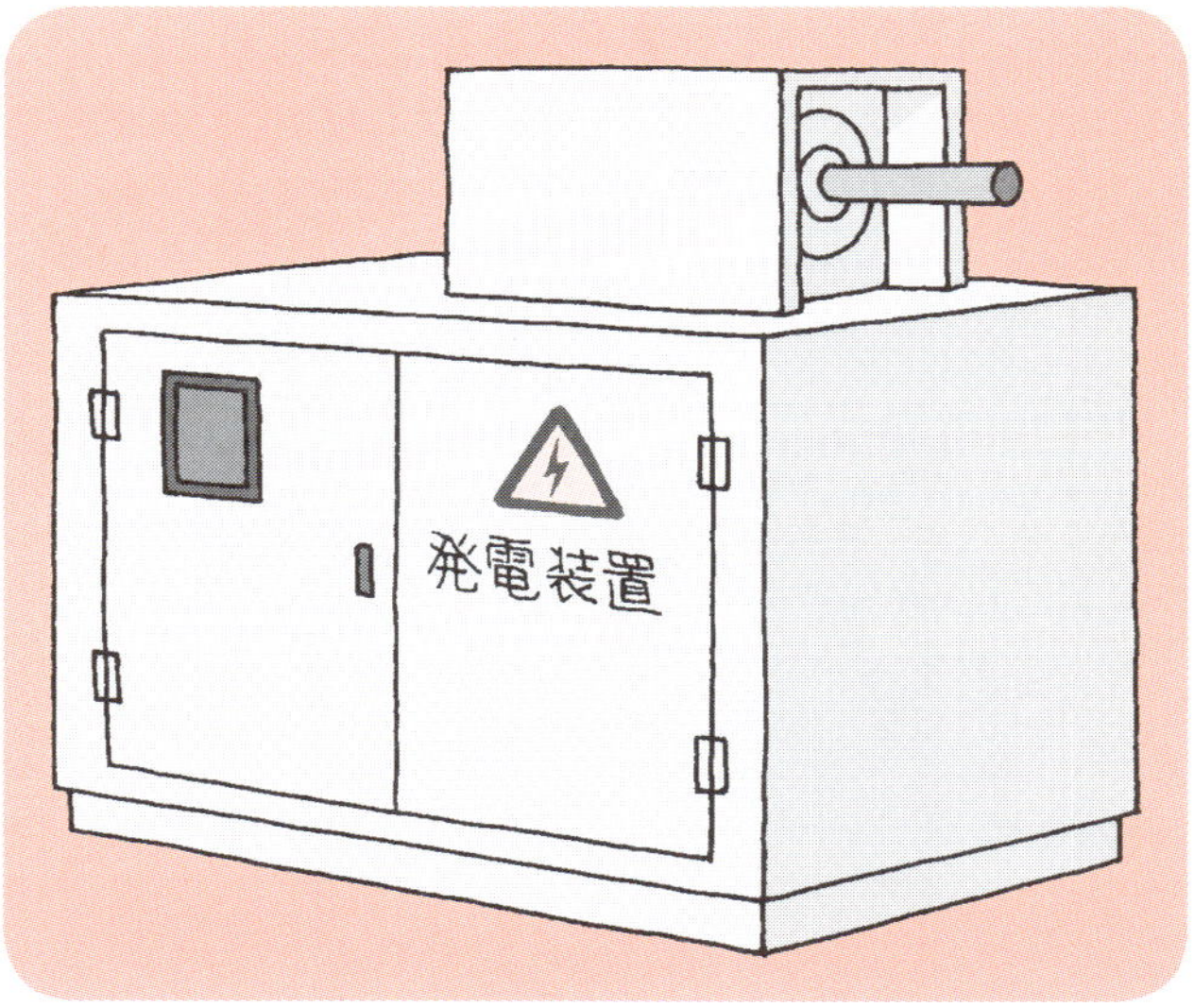

介護施設には、ナースコールや痰の吸引器など、停電が長期化して使えないと非常に困る電子機器がたくさんあります。ですから、いざというときに、利用者の最低限の安全を守れる程度の自家発電装置は備えておきたいものです。自家発電装置の購入に対しては自治体からの補助が出ることもあるので、調べてみましょう。

電力の確保が大きな課題

東日本大震災では原発事故の影響で、広い地域で「計画停電」が行われました。長期間電気が使えない状況というのは、介護施設の業務継続には致命的な問題です。

まず、照明がつかなければ介護を継続することができません。それに夜間に真っ暗だと、特に認知症の利用者の不安が増してしまいます。その不便さを全て電池式懐中電灯で補おうとするとものすごい量の乾電池が必要になってしまうので、ソーラー充電式のライトを用意しておくと便利です。また、充電式の単三電池に太陽光で充電できる装置もありますから、昼間太陽光で充電しておくと、夜間に懐中電灯として使えます。

電気の役割は照明だけではありません。利用者の安全を守るナースコールや痰《たん》の吸引器など

3 ショルダー担架

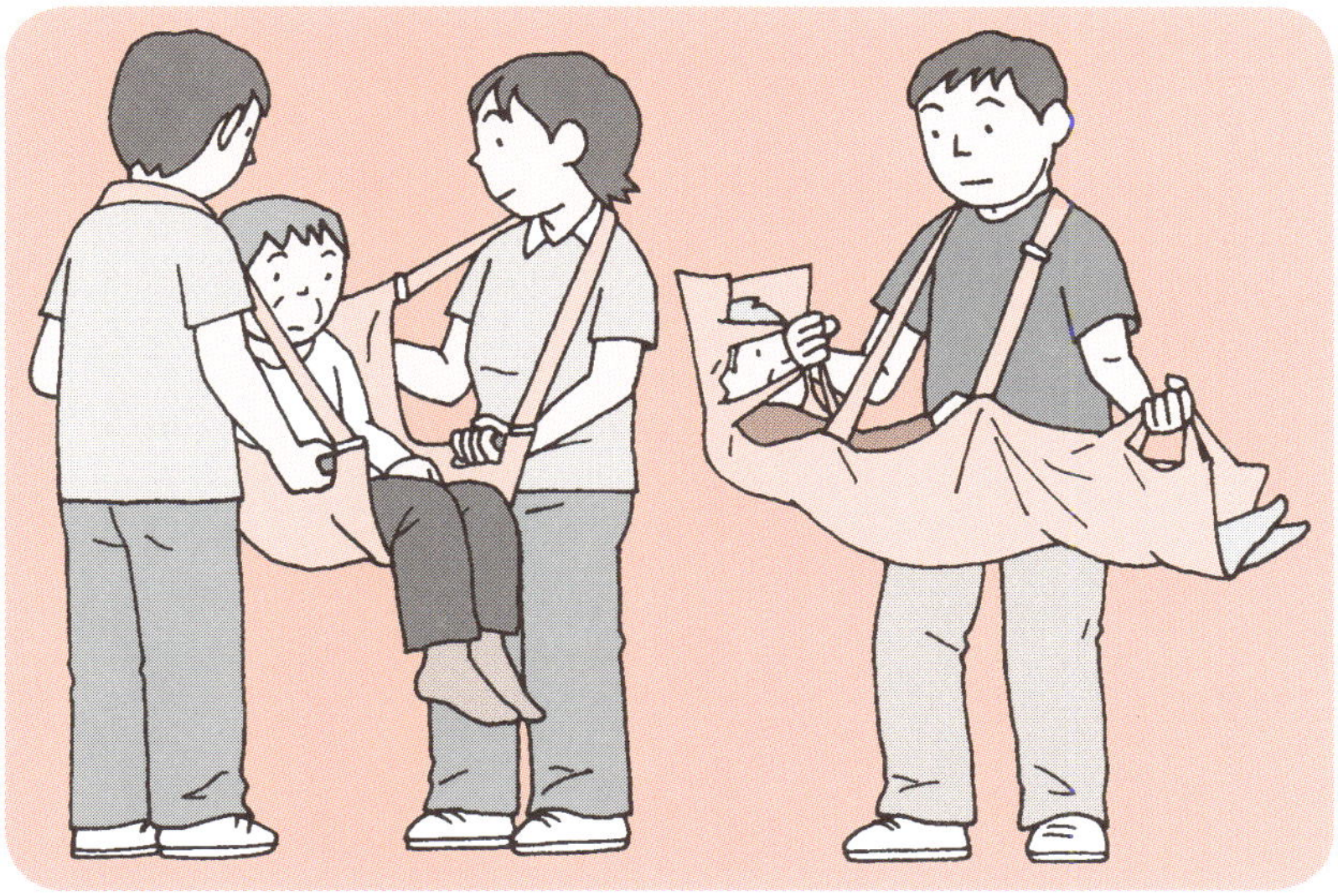

寝たきりの利用者を、少人数のスタッフで効率よく非難させるために役立つのが「ショルダー担架」です。人の手だけで運ぶよりも落下の危険性が低く、一般的な担架よりも比較的安全に運ぶことができます。津波襲来時の上層階への緊急避難などは、こうした備品を用意しておくと安心です。

施設の災害備蓄品一覧（一例）

運搬用具	カート、リヤカー、折りたたみ自転車、ショルダー担架など
食料	飲料水（1人1日600ml分）、とろみ剤、経口補水液、アルファ米、レトルト粥、レトルト食品、缶詰、高カロリーの栄養補助食品など
食器など	カセットコンロ、カセットボンベ、折りたたみ式ポリタンク、紙食器、スプーン、割り箸、食品用ラップなど
リネン 衛生用品	医薬品、紙オムツ、使い捨てグローブ、トイレットペーパー、ティッシュ、ウェットティッシュ、マスク、布、洗剤、簡易トイレ、消臭剤、手指消毒剤、自着性包帯、生理用品、ドライシャンプー、下着など
寝具 その他	毛布、タオル、寝袋、防水シーツ、電池式携帯電話充電器、携帯ラジオ、携帯テレビ、電池、懐中電灯、自家発電装置と軽油、ロープ、家庭用ゴミ袋、マッチ、簡易ライター、ろうそく、使い捨てカイロ、軍手、自動車用電源変換器、工具、スコップ、長靴、ガムテープなど

にも電源が必要です。しかし、せっかく高価な自家発電装置を購入しても、停電時に稼働が必要な機器の合計消費電力より発電量が少ないのでは困ってしまいます。自家発電装置を購入する場合は、ナースコールや痰の吸引器、場合によっては在宅酸素療法に使う機器など、停電時に使う介護機器の合計消費電力をしっかり計算してから選ぶことが大切です。

そのほかにも用意しておきたい備品として、ショルダー担架が挙げられます。介護施設には自力で逃げることができないお年寄りもいますから、エレベーターが使えなくても、階段で利用者を連れて避難できる用意があると安心です。

最後に、一般的に施設で必要だと思われる災害備蓄品の一覧を例示しました。介護施設とは、要介護状態のお年寄りが生活している場所です。災害発生時にはふだん以上にたくさんの問題が起こります。ですから、これらの問題を詳細に想定して、それを補うように災害備蓄の工夫をすることが大切です。

事前対策⑤

大規模災害に対するセルフチェック

立地条件によってリスクが異なるので、立地リスクの把握が大切です

敷地と地盤のチェック項目

1 過去の地形

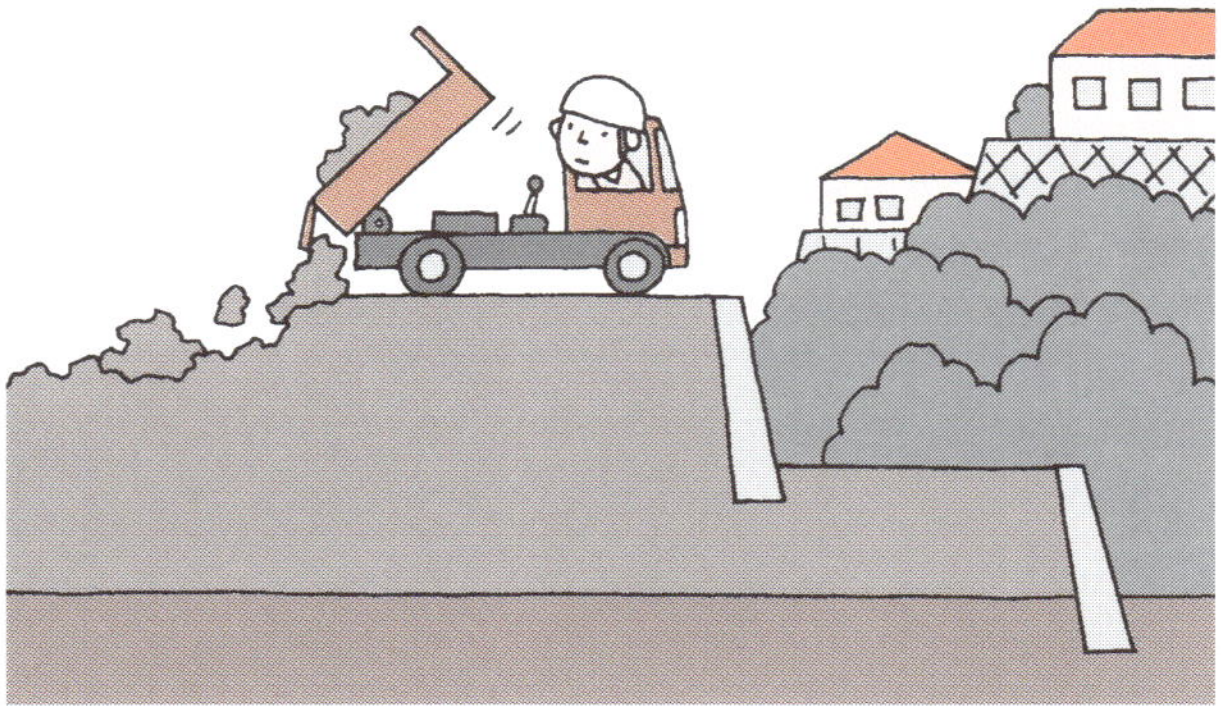

昔からの丘陵地だと思っていたら、昭和40年代に建設残土でできた丘陵地だったという施設もあります。役所で過去の地形の履歴を見ることができるので、倒壊の危険性を調べておきましょう。

2 液状化の危険性

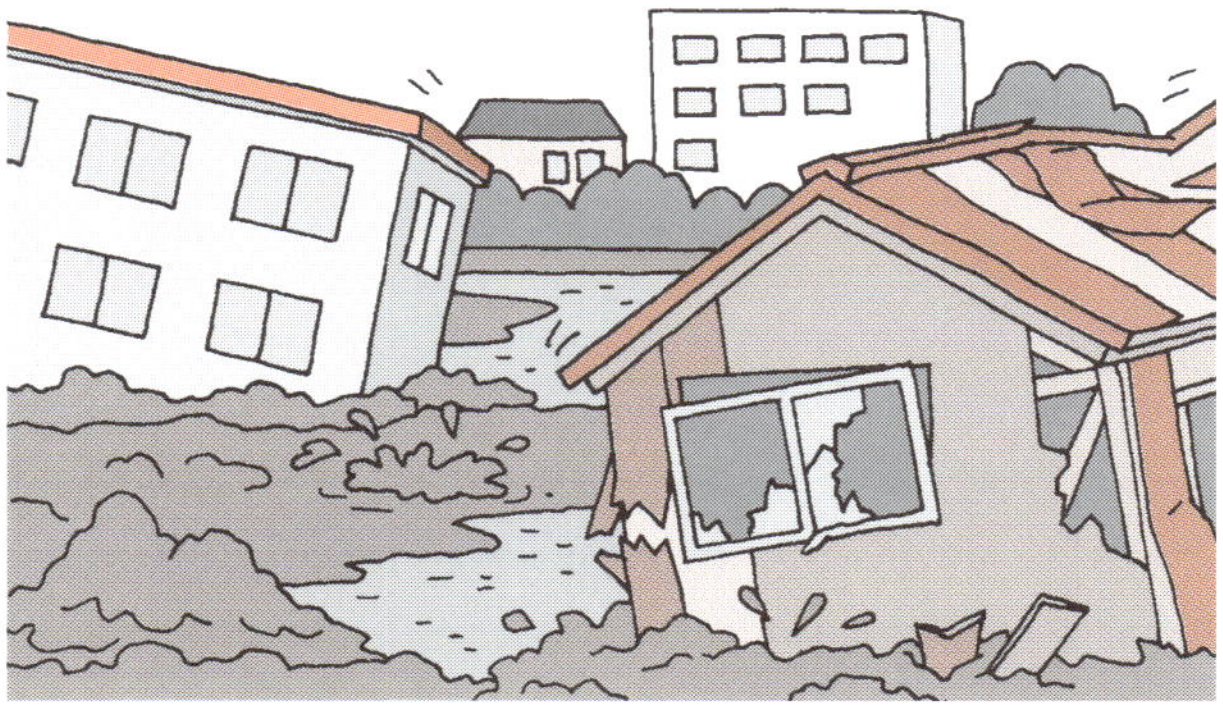

東日本大震災では、東京ディズニーランドの駐車場が液状化しました。浦安市のような沿岸部の埋め立て地だけでなく、大型河川の流域や沼の埋め立て地でも、液状化が起こることがあります。

3 土砂災害の危険性

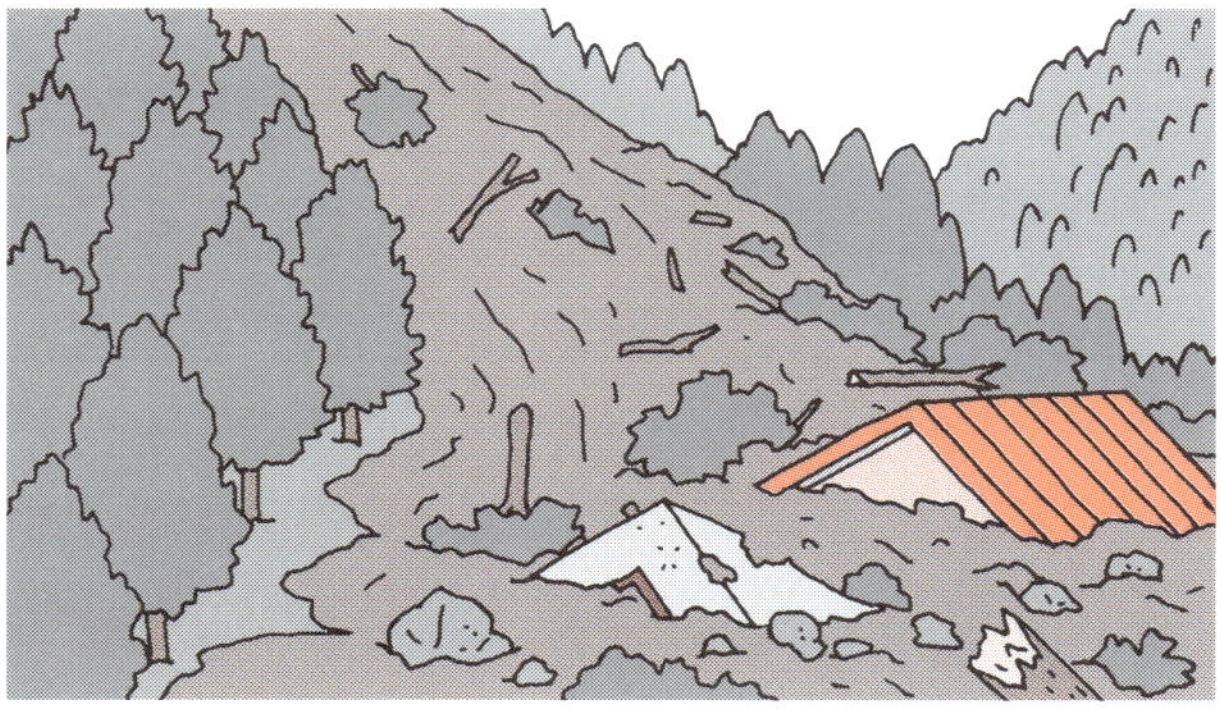

傾斜地に建っている、近接した周囲に崖がある、山間部で河川の流域に建っている、といった施設は豪雨に注意。地盤が豪雨で脆弱《ぜいじゃく》化すると、地震動で土砂災害が起きる危険があります。

周囲の環境による危険を把握する

ここで言う大規模災害とは、大地震による倒壊です。施設が立地する地盤や地形、周囲の環境は、定期的に点検しておけば、地震のリスクに対処できることもたくさんあるので、年に一度は確認しておきましょう。

都市近郊では、用地不足から、丘陵地や谷地に盛り土をした造成地に施設を建設する例が多いものです。特に丘陵斜面の傾斜地は、敷地が強固でなければ大地震で倒壊します。土砂崩れとまでいかなくとも、地盤が弱ければ建物の主要構造部にひびが入るので、まずは敷地と地盤の確認が必要です。

上にイラストで示した3項目を中心に、施設が危険な環境に建てられたものでないか、調べておく必要があります。

経年劣化によるリスクのチェック項目

屋上防水にひび割れなどが発生していないか

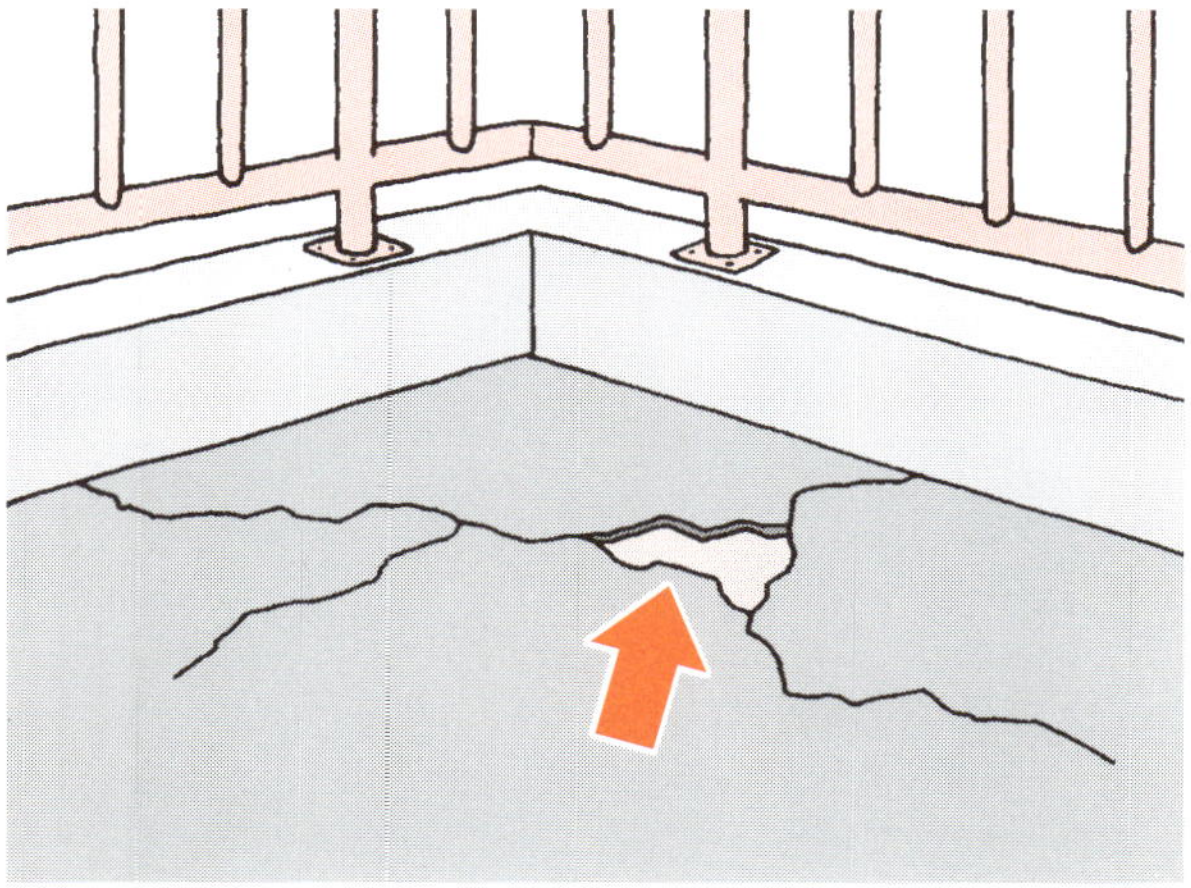

屋外非常階段の金属手すりが腐食していないか

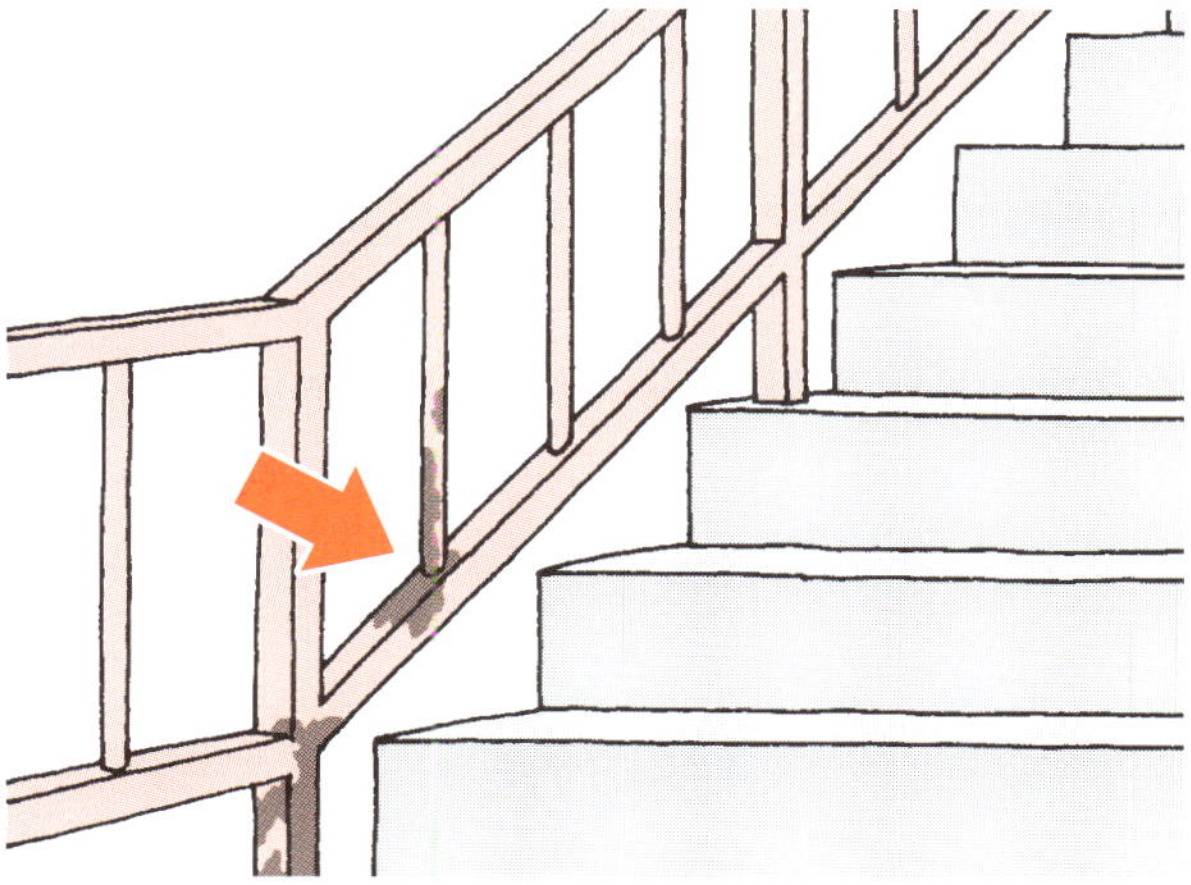

崖のコンクリート擁壁が老朽化していないか

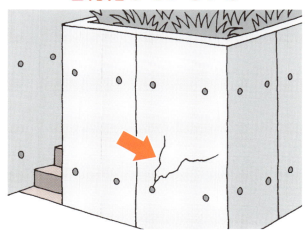

ブロック塀が崩れやすくなっていないか

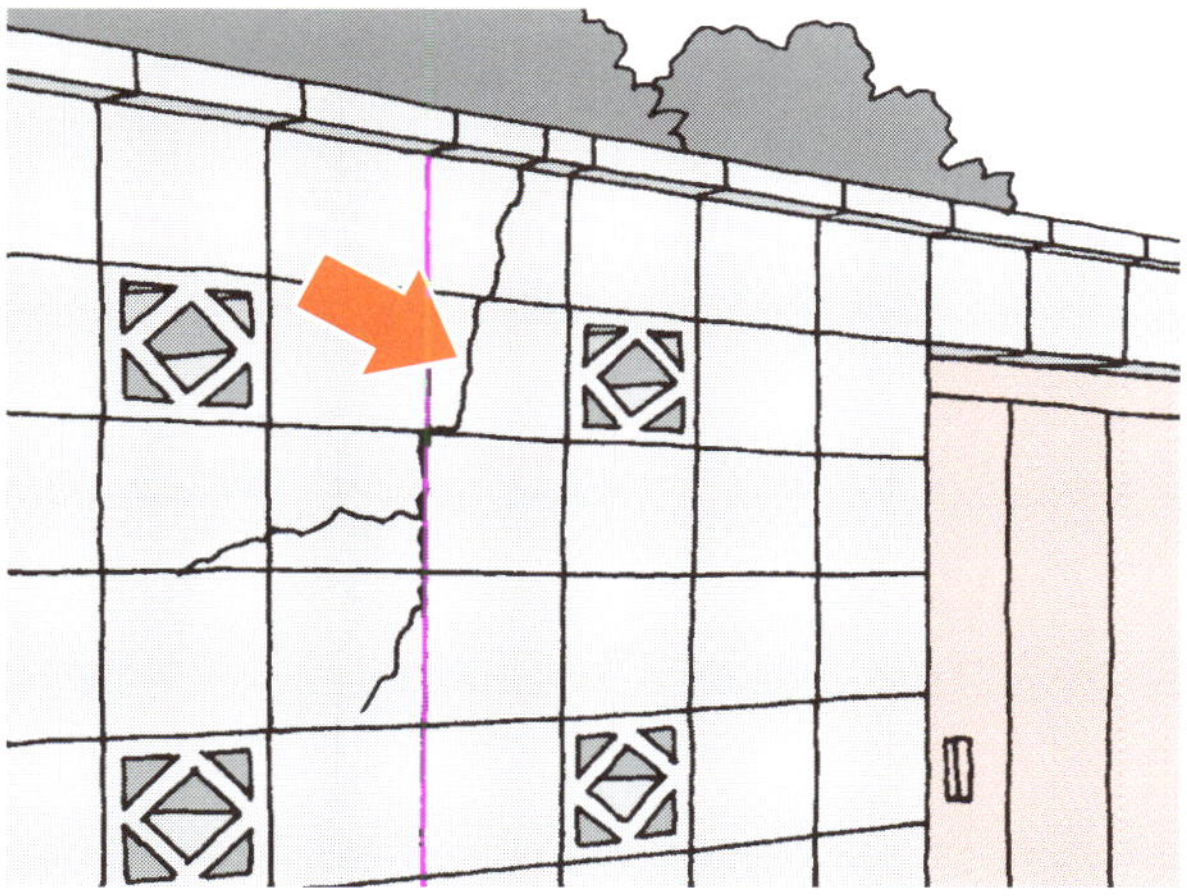

目視によって危険を把握する

鉄筋コンクリート造りで強度が高いはずの建物でも、耐震性に優れているとは限りません。敷地と地盤の確認の次は、建物の構造に関するリスクを把握し、対策を立てましょう。

築年数が15年以上の建物では、主要構造部以外にも劣化が見られるものです。自前の建物であれば改修費の積み立て状況がどうなっているかを確認し、賃貸物件であれば改修計画について大家に問い合わせなければなりません。

上のイラストでは、外見から確認できる建物自体の代表的な経年劣化を示しました。このような目視でわかる老朽化があれば、いずれ改修が必要です。大規模な地震が起こったら建物が崩壊する恐れもあるので、なるべく早い時期に判断を下しましょう。

ここで紹介するのは介護職によるセルフチェックですが、必要があれば専門家に見てもらうのがいちばんです。

設備のチェック項目

特養や老健などの特定防火対象物の建物であれば、専門業者による防火設備点検が年1回実施されています。その他の設備の点検はほとんど行われていないので、自主的に以下のような設備点検を行いましょう

屋上貯水タンクの支柱

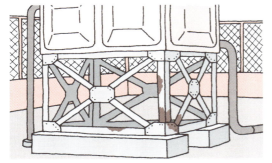

古い施設の建物では、貯水タンクの支柱が地震動で折れる危険性があります。支柱の腐食をチェックし、修理しておきましょう

給排水設備

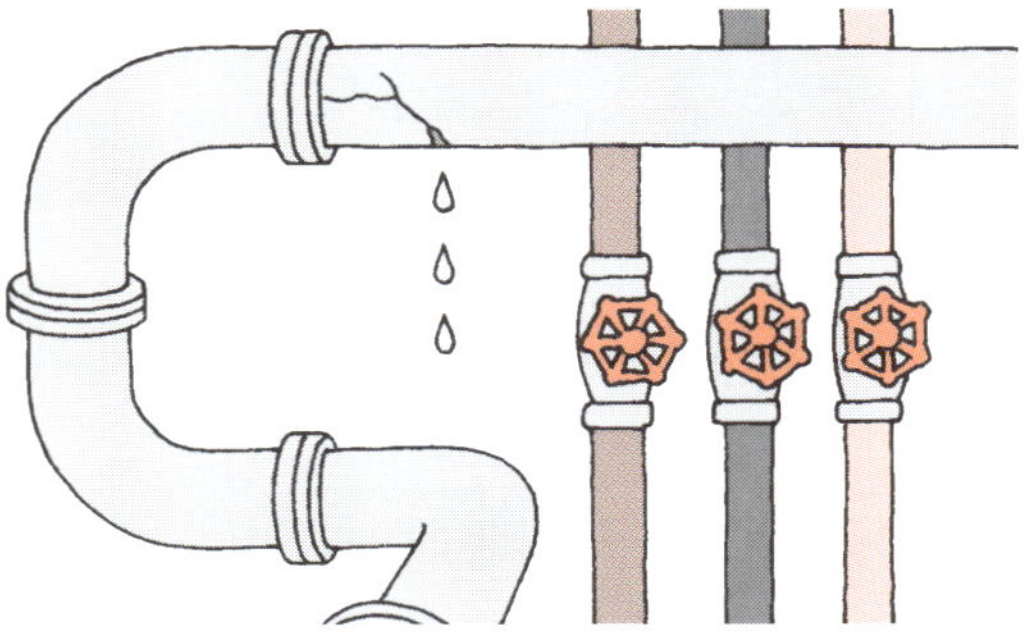

古い施設の建物では、給排水設備が破損している可能性があります。不具合があれば迅速に調査し、修理しておきましょう

防火扉

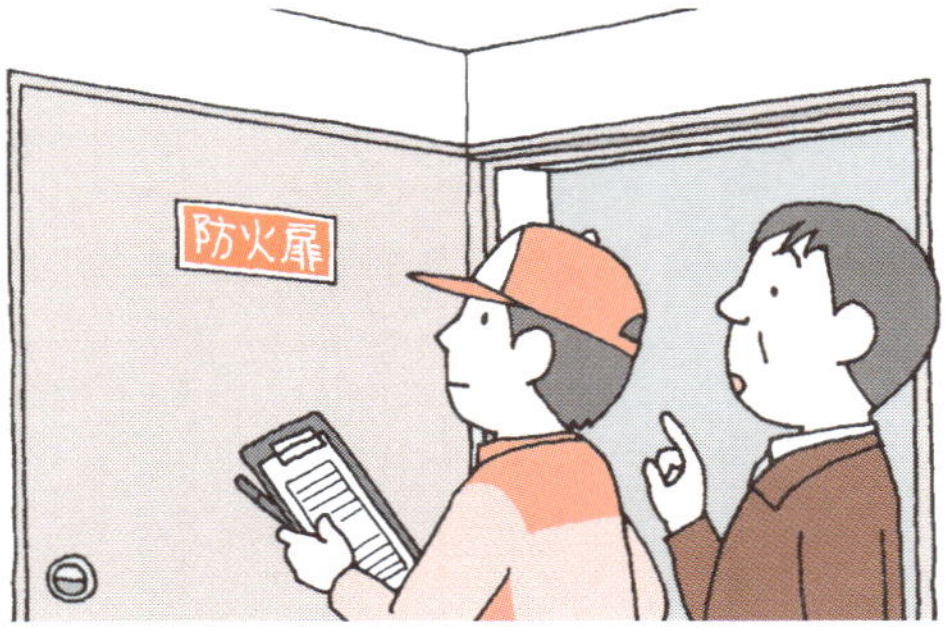

古い施設の建物では、地震動で防火扉が閉まる事故が発生しています。防火設備を点検するときに、業者に確認を依頼しましょう

災害備蓄庫内

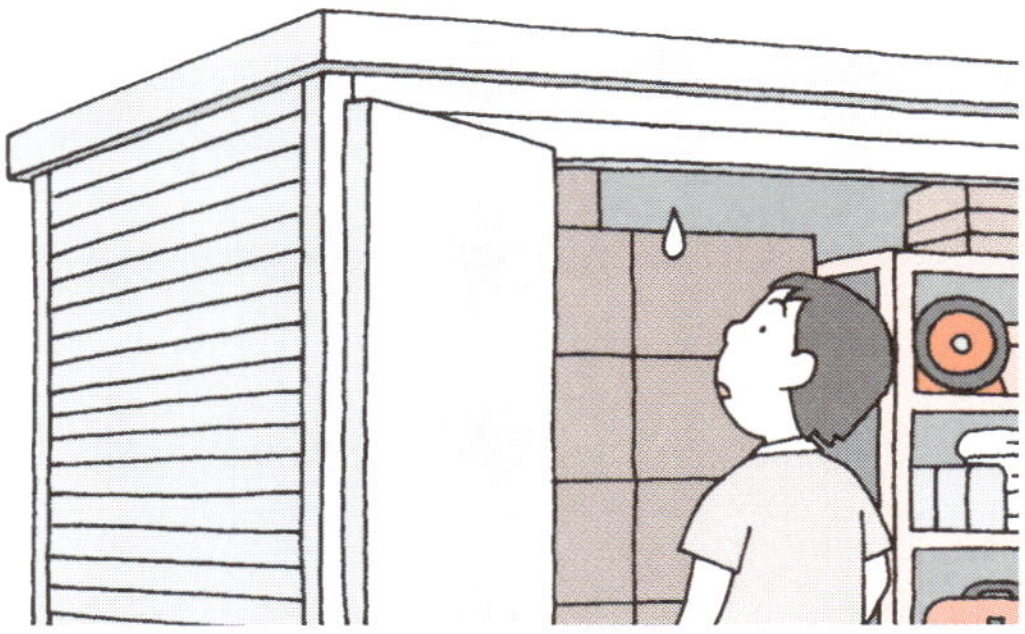

施設内の倉庫は目が行き届きますが、屋上や庭の保管場所は見逃されがちです。水漏れや破損がないか、定期的に確認しましょう

照明

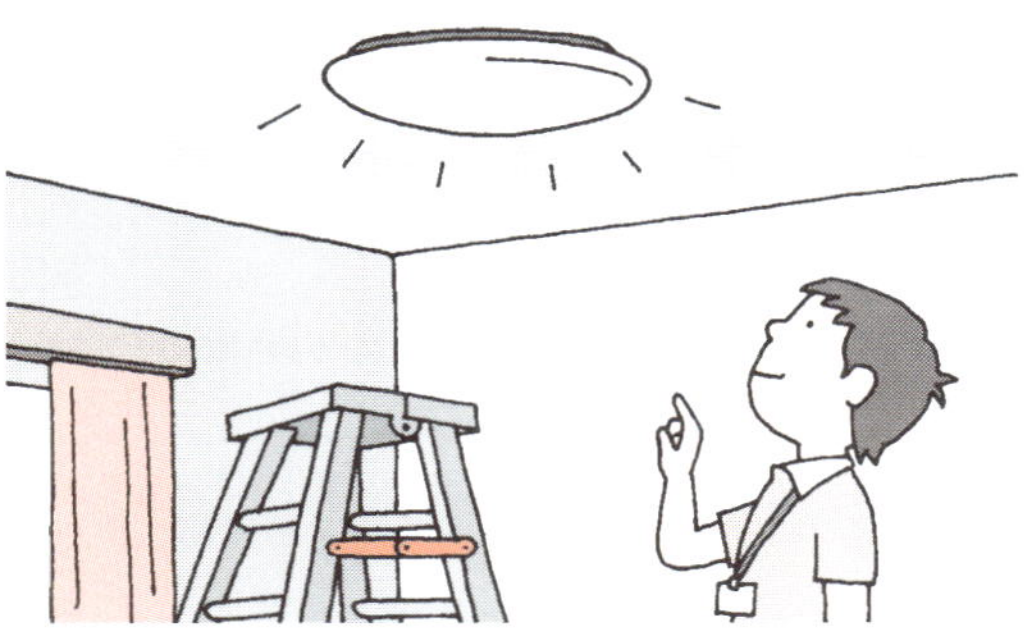

天井付けの照明も、エアコンと同じです。地震で割れてガラスが落ちてこないよう、買い替え時に飛散しにくい材質に交換しましょう

天井付けエアコン室内機

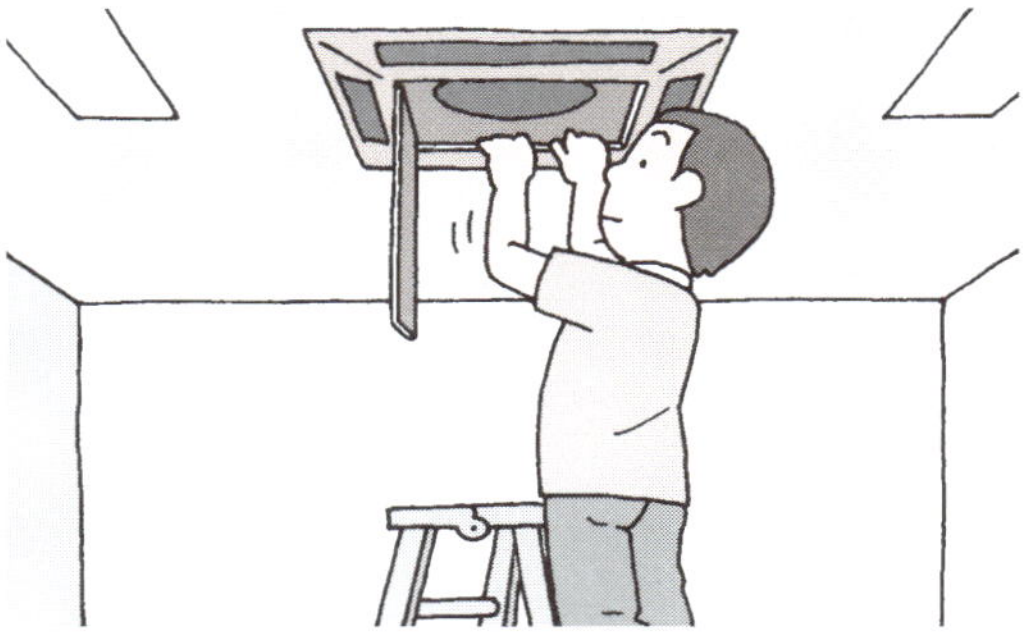

天井付けエアコンは、大掃除ですす払いをしますが、取り付けの強度確認はしていないものです。これも定期的に行いましょう

不用品の破棄と整理整頓

古い施設では、不用になった大型の什器《じゅうき》や備品が危険な場所に放置されていることがあります。定期的に整理整頓、不用品の破棄を心がけてください。点検のポイントは、以下のとおりです

居室における安全チェック

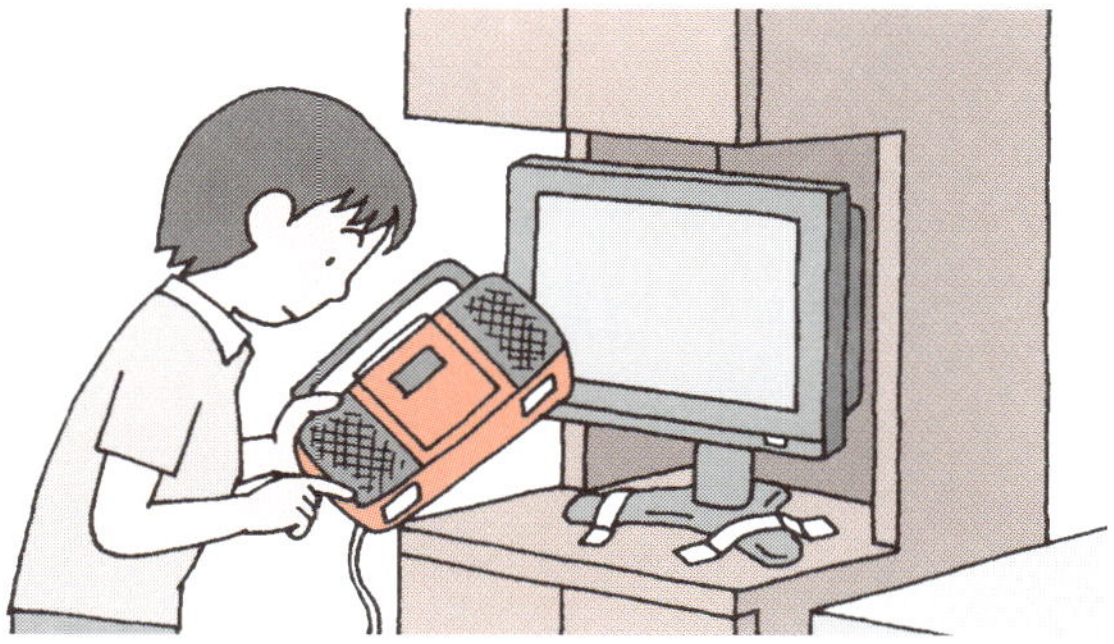

ベッド脇の枕頭台にテレビ、ラジカセ、花びんが載せてある場合は、利用者の頭部に落下しないよう、固定しておきましょう

不用品は撤去しておく

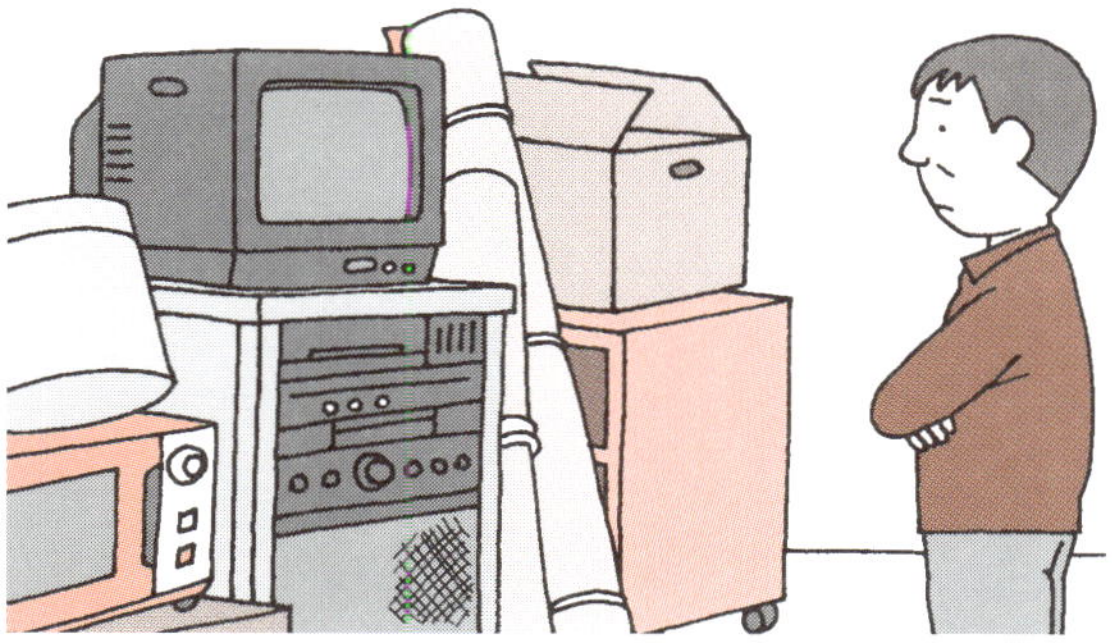

昔使っていたレーザーカラオケなどの機械が、破棄されずに放置されていることがあります。地震が起こると危険なので撤去しましょう

食堂における安全チェック

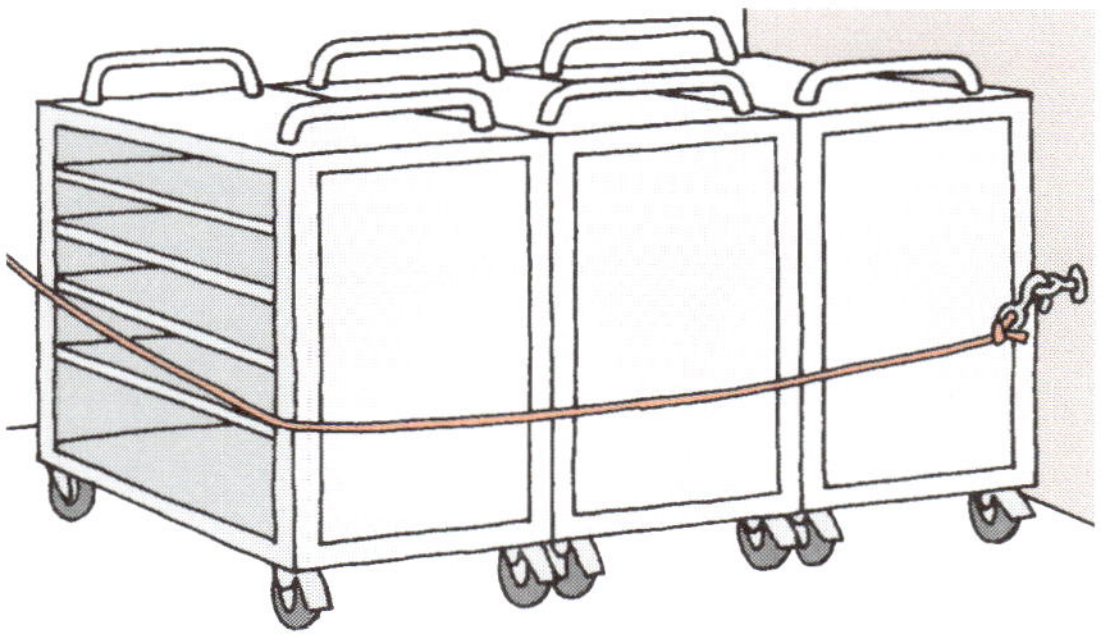

配膳車は重量があるため、転倒すると周囲に被害を与えます。食堂の隅などに放置せず、使わないときは1ヵ所に保管し固定しましょう

デイルームや廊下の安全チェック

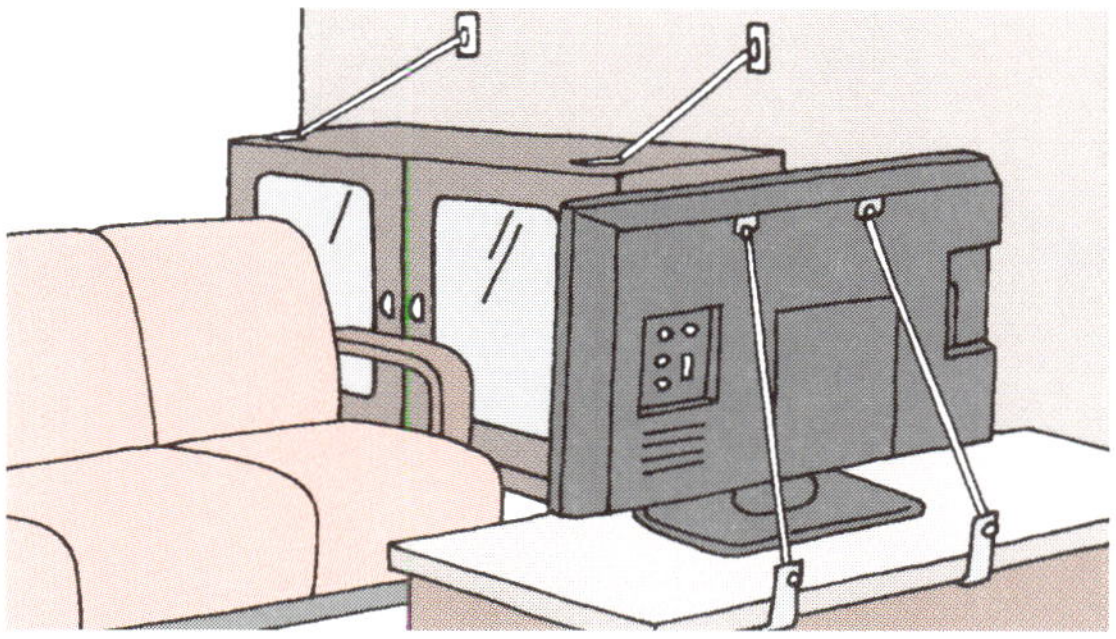

大型液晶テレビや戸棚、ガラスケースなどは転倒すると避難の障害になります。倒れないように、しっかり固定しておきましょう

エントランスにおける安全チェック

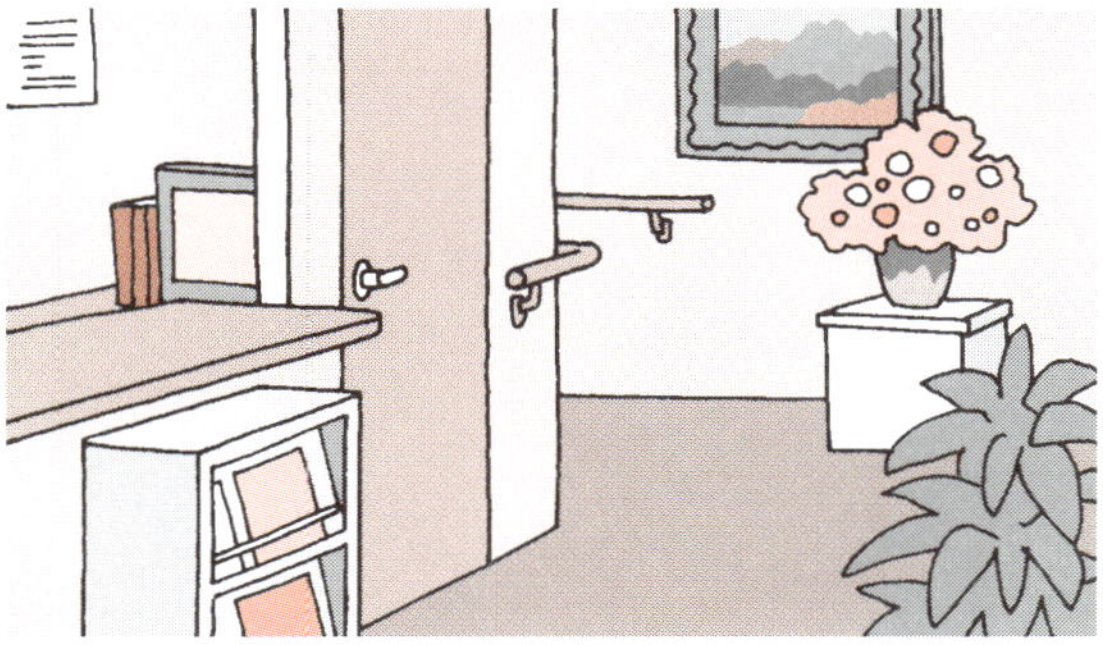

エントランスは、非常時の避難路として重要です。大きな花びん、大型のパンフレット立て、大きな絵などは、確実に固定しましょう

窓ガラスの飛散防止対策

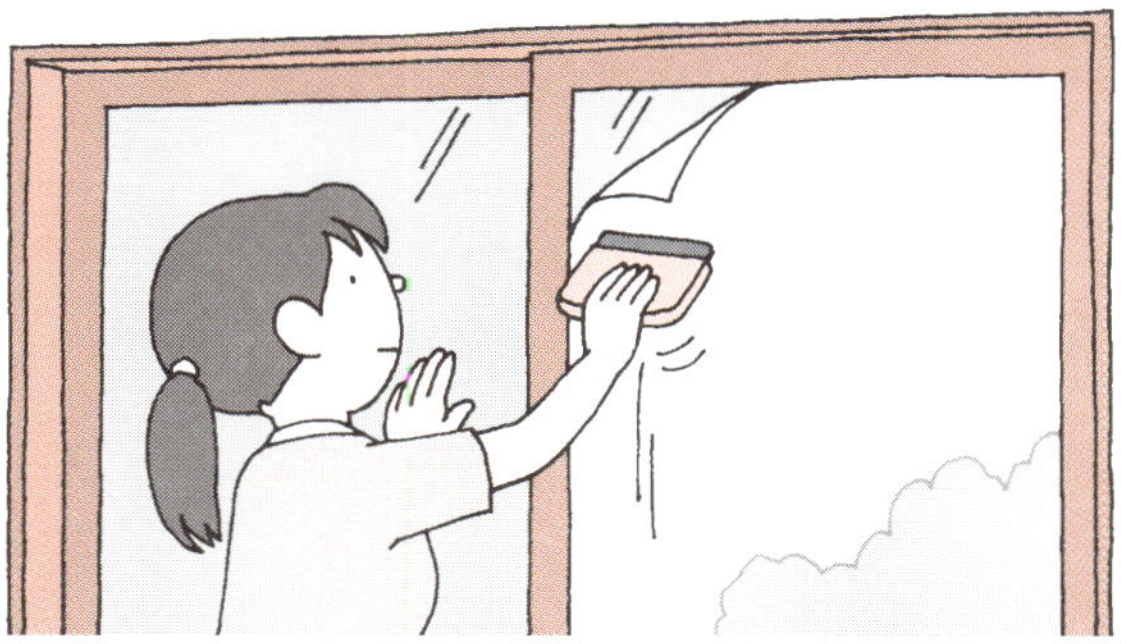

廊下や居室の窓ガラス、戸棚のガラスなどは、飛散防止フィルムを貼りましょう。これだけでも利用者のケガを減らすことができます

大規模災害に対するセルフチェック

大規模災害に備えてチェックしておきたい項目一覧

	No.	チェック内容	回答
地震のリスク把握	1	高い確率で予想される海溝型地震の影響を把握している	はい　いいえ
	2	高い確率で予想される活断層型地震の影響を把握している	はい　いいえ
	3	高い確率で予想される津波の影響を把握している	はい　いいえ
	4	津波の遡上など、地形による地震の影響を把握している	はい　いいえ
	5	内閣府発表の「揺れやすさマップ」を確認している	はい　いいえ
	6	施設の地盤の液状化の危険を把握している	はい　いいえ
	7	建物は1981年の新耐震基準を満たしている	はい　いいえ
	8	施設の敷地の履歴について確認している	はい　いいえ
	9	震災発生時に業務継続の障害になる事柄の洗い出しを行った	はい　いいえ
	10	地震による土砂災害の危険について地域情報を得ている	はい　いいえ
豪雨災害のリスク把握	11	自治体の作成した洪水ハザードマップを確認している	はい　いいえ
	12	豪雨災害発生時の避難場所を確認している	はい　いいえ
	13	傾斜地や崖崩れなど、土砂災害の危険を把握している	はい　いいえ
	14	付近の急流河川など、土石流災害の危険を把握している	はい　いいえ
	15	敷地の周囲の高低差など、浸水の危険を把握している	はい　いいえ
	16	敷地に浸水したとき、建物に浸水する開口部がある場所などを確認している	はい　いいえ
	17	浸水被害を意識した居室配置の見直しをしている	はい　いいえ
	18	直近15年間の地域の雨量の増減傾向を把握している	はい　いいえ
	19	中庭や屋上などの屋外排水溝が詰まりやすくなっていないか確認した	はい　いいえ
	20	施設が所在する市区町村の警報・注意報の発表基準の雨量を把握している	はい　いいえ
震災への事前対策①	21	緊急地震速報の導入を施設で検討している	はい　いいえ
	22	職員の「災害時の緊急出勤規定」を作成している	はい　いいえ
	23	震災発生時の避難や家族との連絡方法を事前に通知している	はい　いいえ
	24	地域内で災害援助協定を締結している	はい　いいえ
	25	都道府県外の広域災害援助協定を検討、もしくは締結している	はい　いいえ
	26	災害対策組織を明確化して、機能や役割を決めている	はい　いいえ
	27	対策本部長となるべき人を３人以上選んでいる	はい　いいえ
	28	対策本部長が不在にならないよう出勤シフトを考慮している	はい　いいえ
	29	地域の高所避難所を確認して、下見も終えている	はい　いいえ
	30	建物や設備の経年劣化による不具合の点検をしている	はい　いいえ
震災への事前対策②	31	食料備蓄は嚥下困難な利用者に合わせたものを用意している	はい　いいえ
	32	被災後の低栄養対策を考慮した食料備蓄をしている	はい　いいえ
	33	長期の物流途絶に備えて、介護用品の平常時在庫を増やした	はい　いいえ
	34	長期の停電に備えて、ソーラー充電型ライトを備蓄している	はい　いいえ
	35	利用者の階段昇降のための用具を備えている	はい　いいえ
	36	避難所への利用者の搬送や階段昇降などの訓練をしている	はい　いいえ
	37	停電時に必要な機器の電力は現在の発電機で十分賄える	はい　いいえ
	38	より大型の自家発電装置の導入を検討している	はい　いいえ
	39	都道府県の自家発電装置導入への助成制度を確認している	はい　いいえ
	40	不用品の廃棄、家具の固定など、建物内の事故に備えている	はい　いいえ

	No.	チェック内容	回答
震災発生時の職員の対処	41	時間別、場所別に地震発生場面での対処行動をマニュアル化している	はい　いいえ
	42	地震発生場面での利用者の身を守る行動を訓練している	はい　いいえ
	43	避難時、寝たきりの利用者の搬送手段や方法を決めている	はい　いいえ
	44	認知症の利用者の迅速な避難誘導の方法について工夫している	はい　いいえ
	45	30分以内に全利用者をあらかじめ決められた避難場所に搬送する方法をマニュアル化している	はい　いいえ
	46	車両による避難の方法について訓練を行っている	はい　いいえ
	47	震災発生時の建物・設備の点検リストを作成している	はい　いいえ
	48	飲料水や燃料などの優先確保の手配をしている	はい　いいえ
	49	災害時優先電話の使用について行政に協力をお願いしている	はい　いいえ
	50	在宅利用者の受け入れの際、在宅事業者に協力をお願いしている	はい　いいえ
震災後の事業継続対策	51	食事は短時間で必要な栄養がとれるよう工夫している	はい　いいえ
	52	長期保存に向かない経管栄養剤などの調達先を確保している	はい　いいえ
	53	消臭固化剤など、生活用水を使わない排泄の対策に備えている	はい　いいえ
	54	酷暑時期の暑さ対策に必要な氷枕、冷凍庫の稼働などの備えができている	はい　いいえ
	55	厳寒時期の寒さ対策のため、毛布や湯たんぽ、お湯を沸かす燃料を備えている	はい　いいえ
	56	軽油などの燃料の在庫を可能な限り増やす対策を行っている	はい　いいえ
	57	停電時に吸引器やナースコールなどを稼働させる電力が確保できている	はい　いいえ
	58	被災後の職員不足を想定して、災害援助協定による人的支援を確保している	はい　いいえ
	59	建物が使用できない場合の受け入れ先を確保している	はい　いいえ
	60	被災時には職員の業務負担を軽減する介助方法などを事前に検討している	はい　いいえ
豪雨災害対策	61	敷地や建物に浸水する危険のある箇所は改修を行った	はい　いいえ
	62	台風の接近や豪雨の際、周辺部の雨量をタイムリーに把握している	はい　いいえ
	63	建物内への浸水を一時的に防ぐための土嚢《どのう》などを確保している	はい　いいえ
	64	中庭や屋上など、屋外排水溝を定期的に点検している	はい　いいえ
	65	施設独自に準備行動や避難行動を開始する基準を決めている	はい　いいえ
	66	準備行動や避難行動の内容を詳細にマニュアル化している	はい　いいえ
	67	利用者のデータや重要書類はいつでも持ち出せるよう準備している	はい　いいえ
	68	上層階への避難の場合と、よそへの避難の場合を分けてマニュアル化している	はい　いいえ
	69	土砂災害などで道路が寸断され、孤立した場合の救援について消防署に確認している	はい　いいえ
	70	崖や傾斜地に面した居室の閉鎖など、土砂災害への対策を行っている	はい　いいえ
火災対策	71	初期消火の必要性について職員に徹底している	はい　いいえ
	72	初期消火が可能な範囲を明確にし、自分の身を守るように指導を徹底している	はい　いいえ
	73	利用者の居室へのライターやマッチの持ち込み禁止を徹底している	はい　いいえ
	74	近隣自治会などの避難訓練に参加している	はい　いいえ
	75	夜勤帯の出火に対する防火支援体制をつくっている	はい　いいえ
	76	小規模施設の防火設備に対する消防法の改正に対応している	はい　いいえ
	77	火災報知器の警報信号を責任者の携帯電話に自動送信するようにしている	はい　いいえ
	78	洗濯乾燥機からの出火の危険をパート職員にも周知している	はい　いいえ
	79	防火扉の場所や機能について職員に説明している	はい　いいえ
	80	落雷によるパソコンの破損に備えてデータの分離やバックアップなどをしている	はい　いいえ

災害発生時の被害軽減策①

地震発生時の具体的な対応

事前に、あらゆる業務中における地震対策行動を決めておく必要があります

地震発生時の基本行動方針

地震発生時の段階	基本行動方針
地震が発生したその瞬間（揺れ始めたとき）の行動	職員自身と利用者の安全確保
大きな揺れが収まったときの行動	ケガ人の救護と避難経路の確保
小さな余震が続く中での行動	利用者を徐々に集合場所に移動、設備の被害などの報告

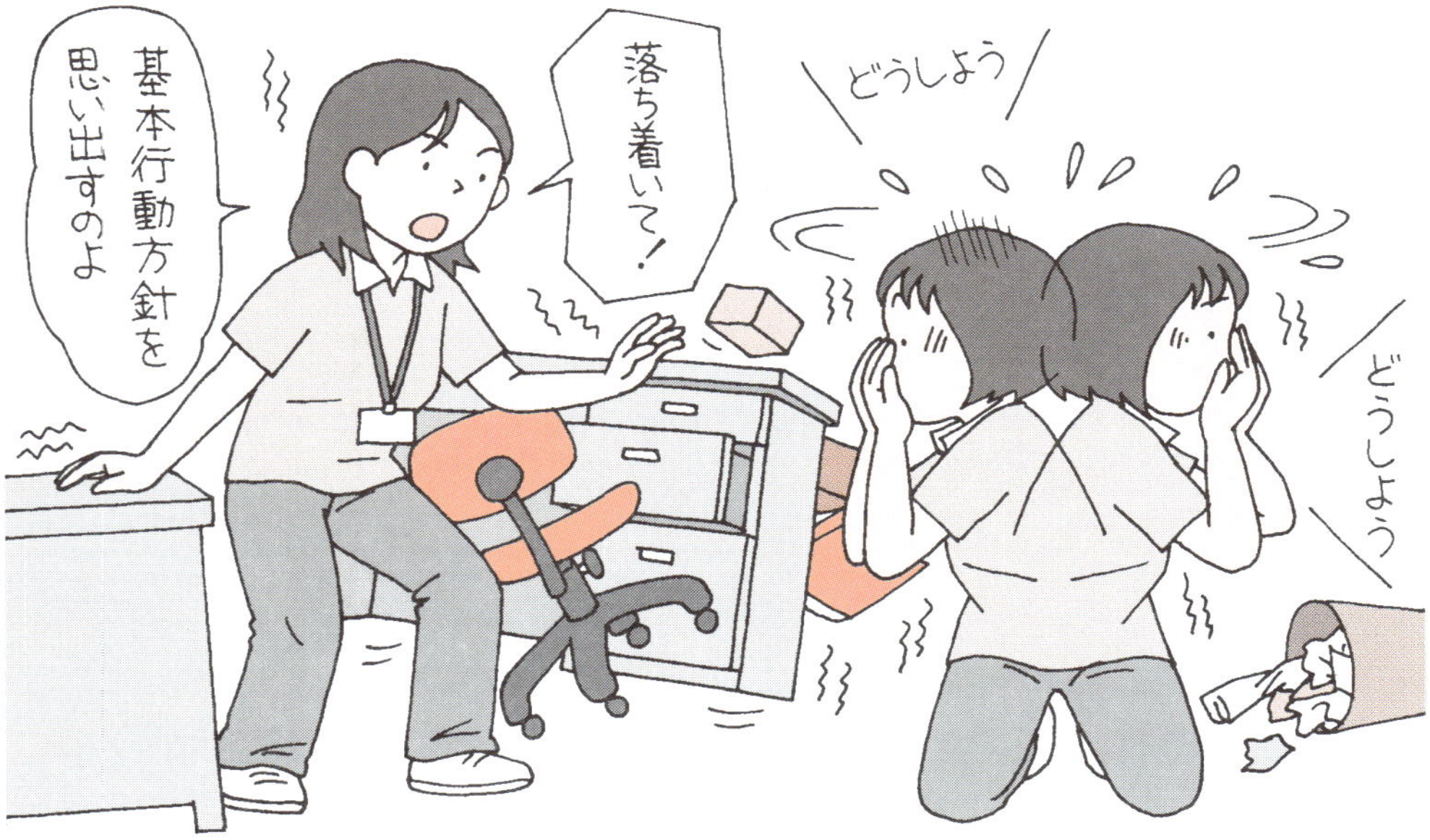
落ち着いて！
基本行動方針を思い出すのよ
どうしよう
どうしよう

震災は時と場所を選ばない

地震への対応は、発生時に職員がどのような業務を行っているかによって異なります。そのため、マニュアル化していない施設がほとんどです。少なくとも、これから示すように地震が発生した瞬間から、その直後の避難行動（特に津波）や火災への対処など、発生後1日程度の対策は、各施設でマニュアル化しておきましょう。

まずは、上の表のように「地震発生時の基本行動方針」を決めることが先決です。基本行動を決めたあと、あらゆる業務中に地震が起きたことを想定して、「この業務中の職員は、こう行動するべきではないだろうか」と、職員間で話し合いながら細部をマニュアル化していくといいでしょう。

地震発生時に何をしているか

場　面	発生時の状況
デイルーム	テーブルやソファですごしている利月者を見守っている
居室で介助中	移乗や排泄の介助などをしている
入浴介助中	複数の職員で複数の利用者の入浴を介助している
排泄介助中	トイレ内で１対１の排泄介助をしている
車イス移動介助中	利用者の車イスを押して移動している
エレベーター	移動介助中に利用者とエレベーターに乗っている
厨房で調理中	調理員が調理をしている
食事介助中	大食堂またはユニットで食事介助をしている
夜勤業務中	利用者が眠っている居室を巡回中
車両運行中	通院介助などで利用者を車に乗せて運転している（１対１）

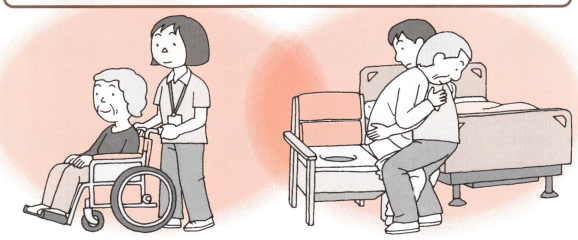

なぜ利用者の身を守れないのか

東日本大震災では、関東地方でもきわめて大きな揺れが起こりました。しかし、東京都内のあるデイサービスでは、デイルームで利用者とすごしていた職員が、「落ち着いてください」と声かけをしただけで、利用者の身を守る行動がとれなかったのです。それはなぜでしょう。

小学生や幼児であれば、先生の指示でテーブルの下にもぐり込むことができます。ところが、体に障害があり車イスを使用している高齢の利用者に「テーブルの下にもぐってください」と言うのは危険であり、現実的には不可能です。

では、どうすればよかったのでしょうか。体が動かない利用者を落下物から完全に守るのは無理かもしれませんが、頭部を保護する対処はできます。

次のページで紹介するのは、当日の職員の動きを検証し、テーブルの下にもぐらなくても頭部を守る方法を考案した都内のあるデイサービスの事例です。

地震発生時の具体的な対応

場面別・地震発生時の対応

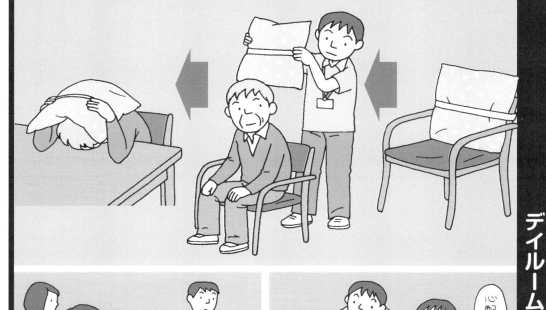

デイルーム

揺れ始め

揺れ始めには、「頭部だけは落下物から保護する」という対処をしなければなりません。しかし、防災頭巾やヘルメットを取りに行っている暇はないのです。「椅子に敷いてある座布団を頭の上に載せて、テーブルに上半身を伏せる」という方法が考えられますが、やってみると椅子に敷いてある座布団はすぐには取れません。椅子の背もたれに座布団をゴムで留めておけば、簡単に取り外して頭部を保護できます。この座布団は、その後避難するときに防災頭巾としても使えるので一石二鳥です

余震が続く中

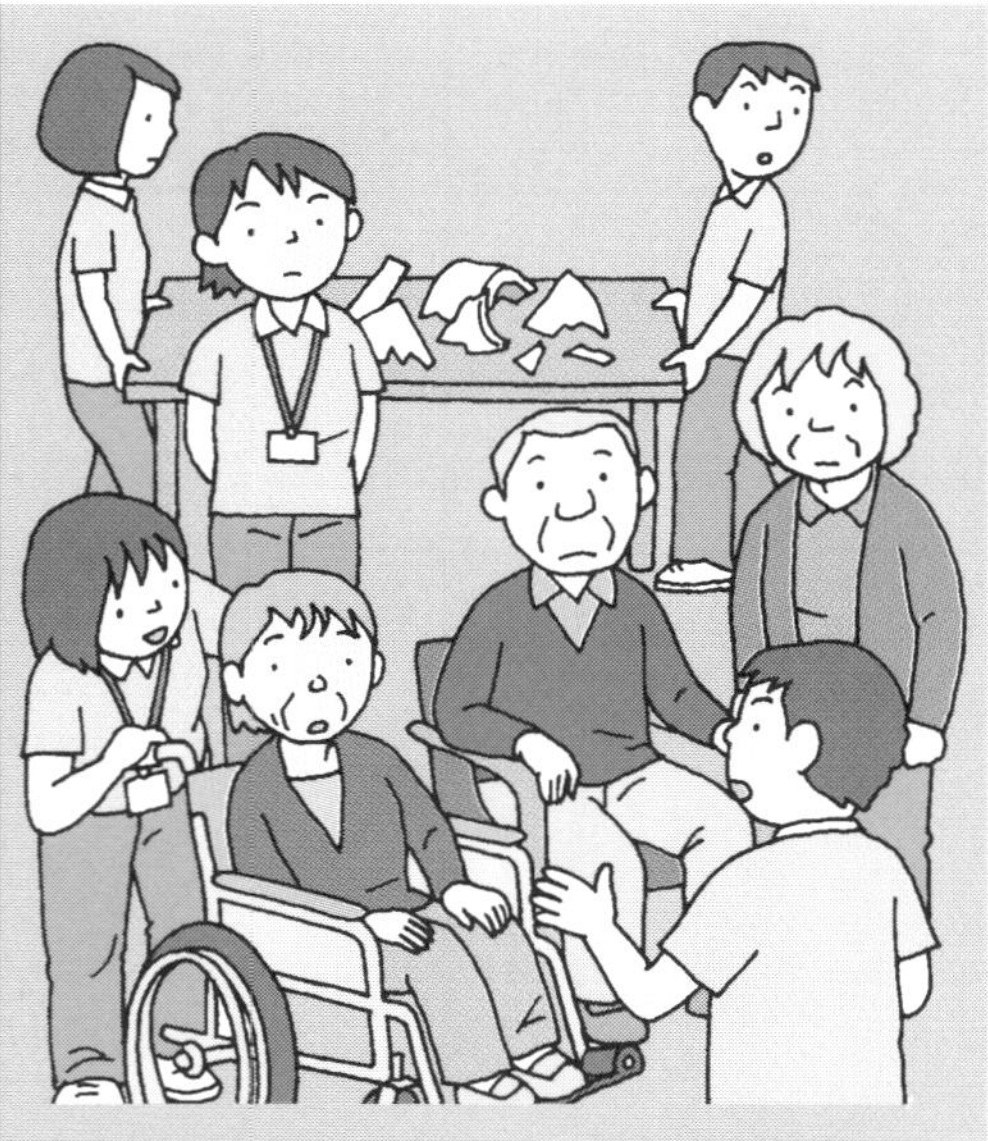

ほかの利用者もデイルームに集合するので、スペースを確保します。破損物があれば、撤去してください

揺れが収まったとき

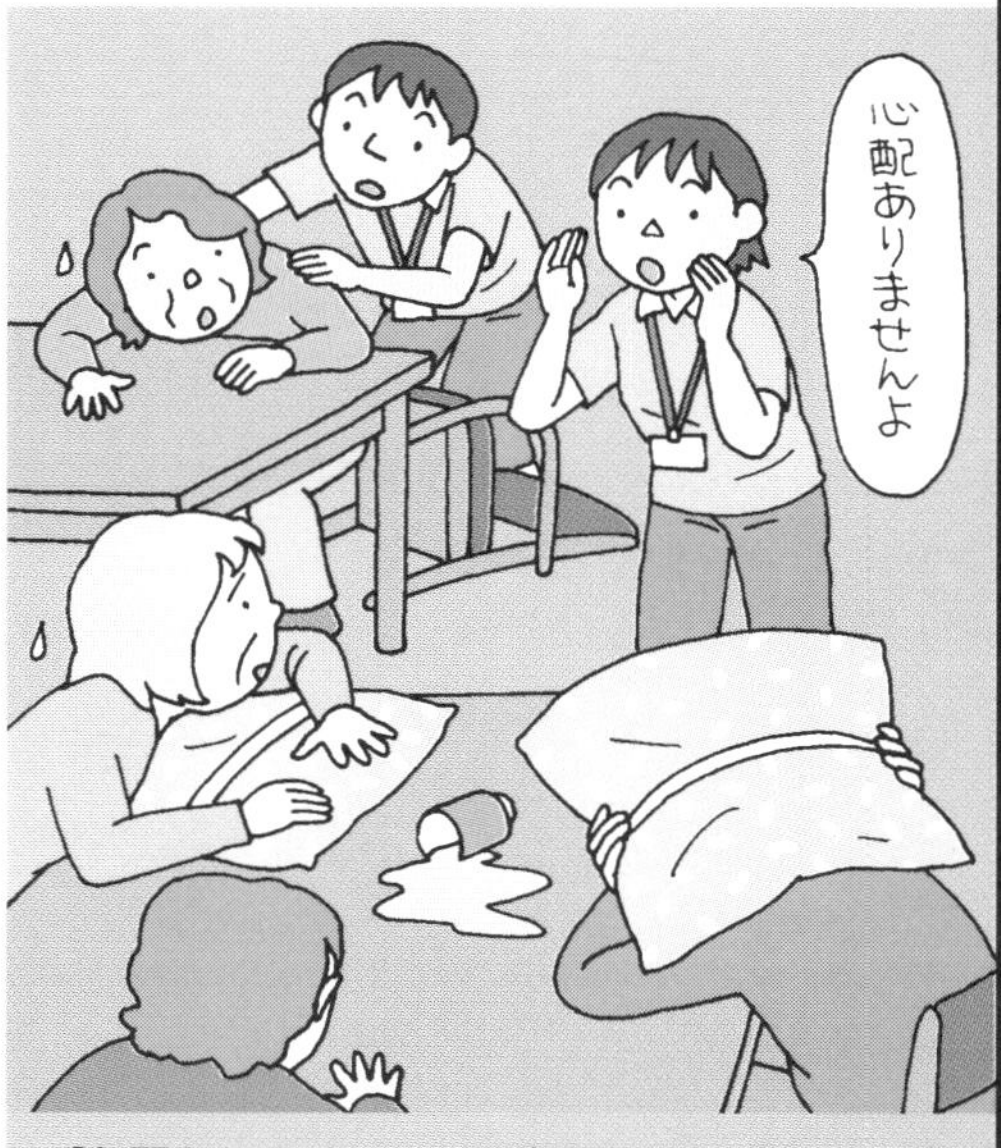

「心配ありませんよ」と声をかけながら、ケガ人がいないか確認します。窓の近くにいる人は窓から離します

居室で介助中

揺れ始め

介助をやめ、ベッドわきにしゃがみ、揺れが収まるまで待つ。ベッド内の利用者が転落しないように見守る

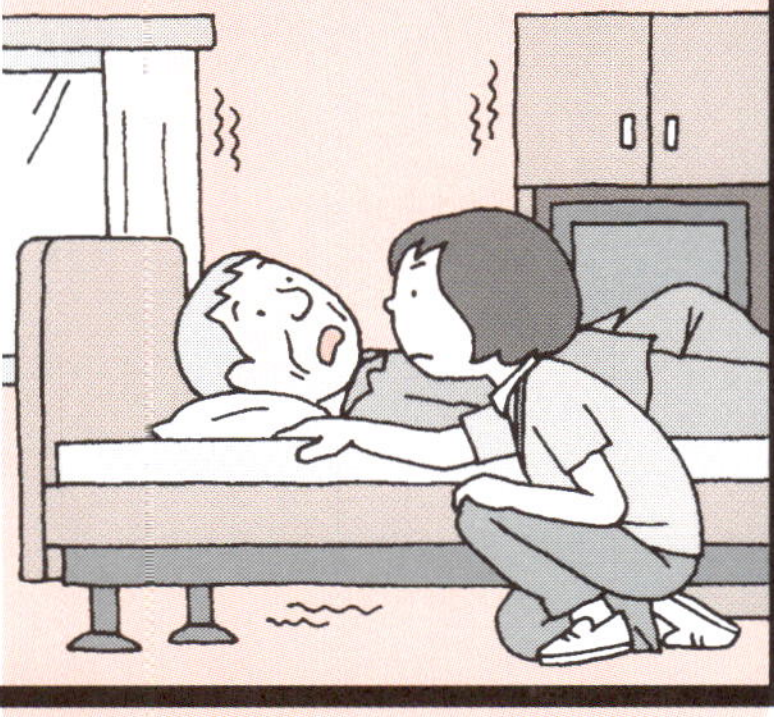

揺れが収まったとき

居室内にケガ人がいないかを確認し、窓に近いベッドにいる利用者は窓から離す

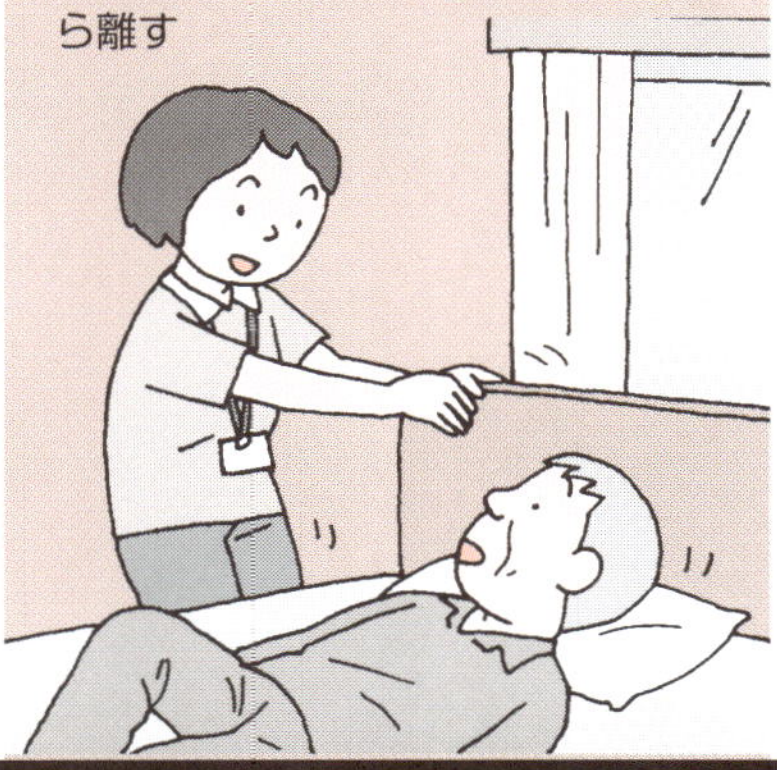

余震が続く中

起きている利用者は、デイルームへ誘導する。眠っている利用者がいる場合は、ベッド柵を付ける

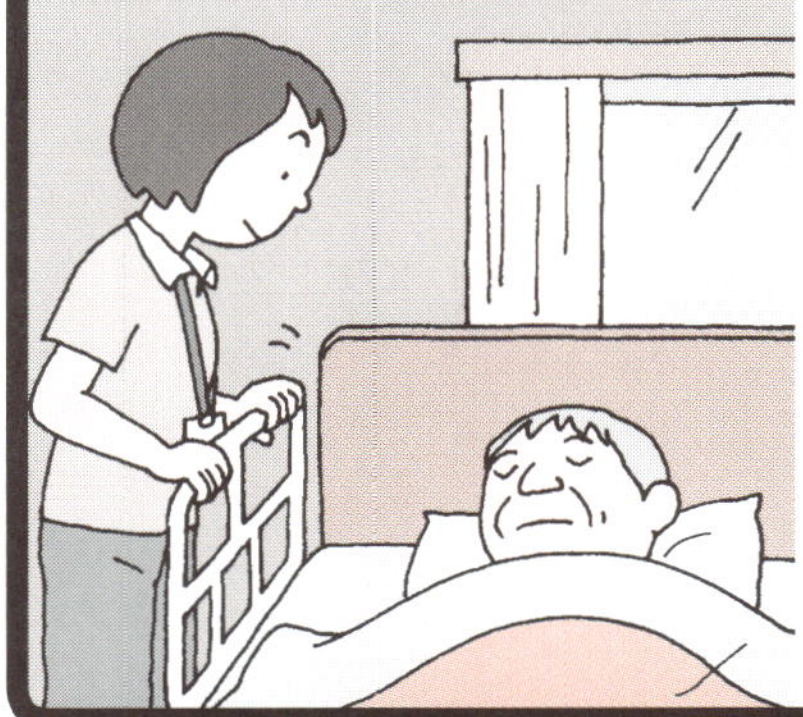

入浴介助中

揺れ始め

利用者が転倒しないようわきにしゃがんで支え、揺れが収まるまで待つ。窓ガラスや鏡から離れる

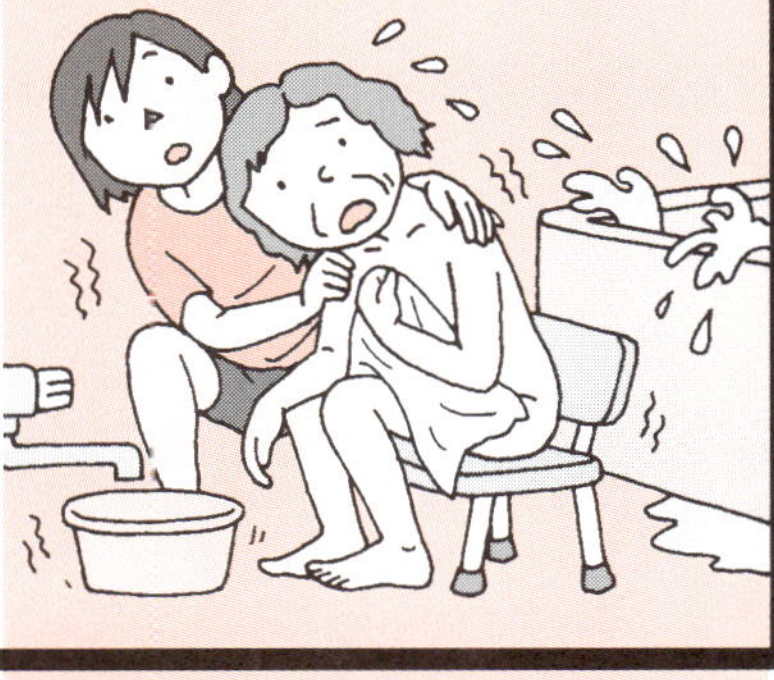

揺れが収まったとき

ケガ人や、浴槽内に溺水者がいれば救護。利用者を車イスに移乗させてタオルをかけ、脱衣所に移動する

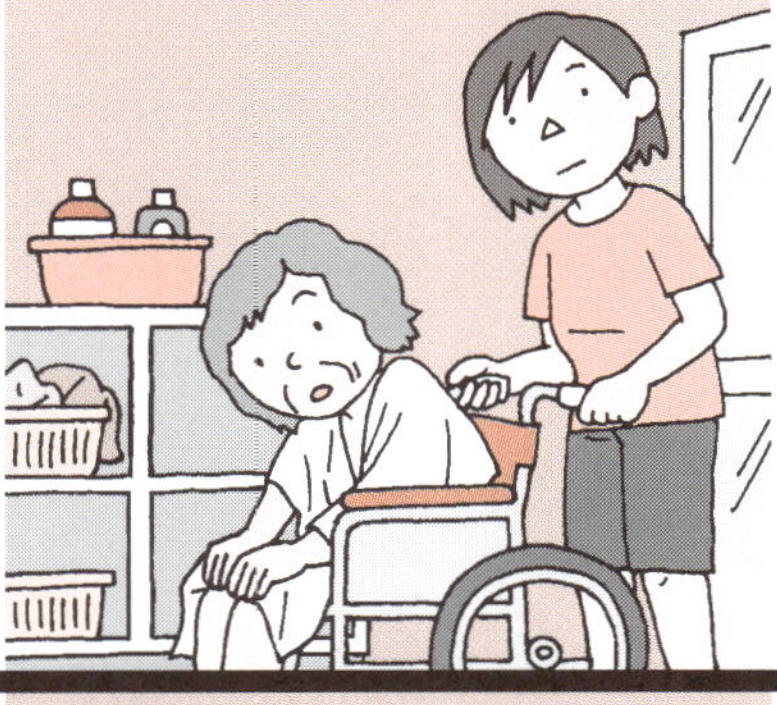

余震が続く中

脱衣所で余震の様子をうかがいながら、慌てずに服を着てもらい、窓から離れてデイルームへ誘導する

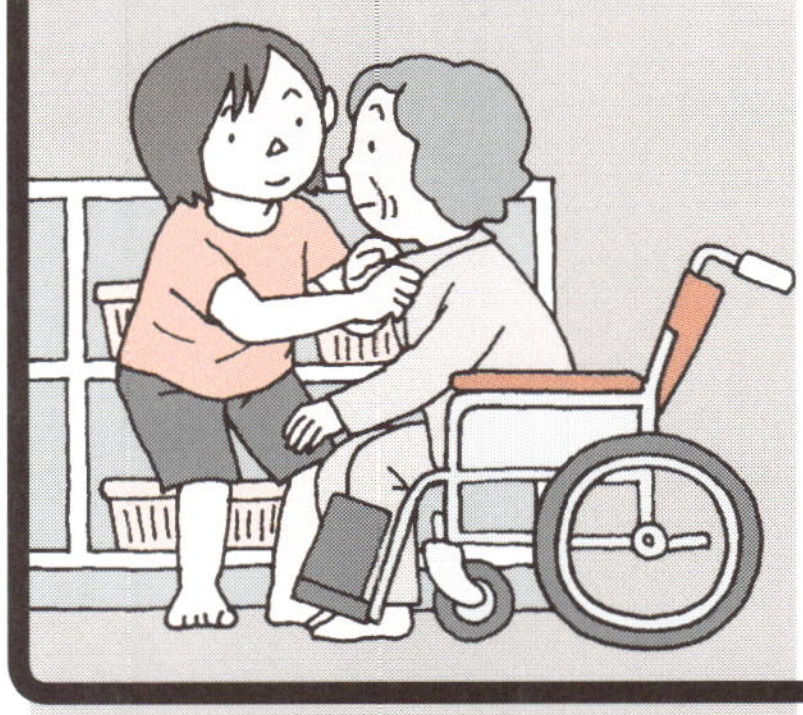

排泄介助中

揺れ始め

利用者が便座から転落しないようわきにしゃがんで支え、揺れが収まるまで待つ。個室のドアは開けておく

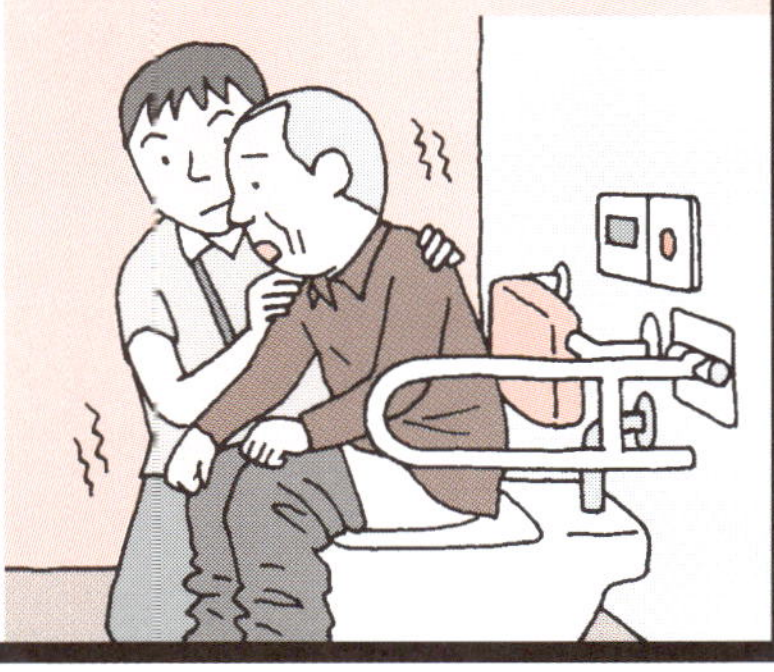

揺れが収まったとき

ケガがないか確認して車イスに移乗させ、トイレから出る。ほかにもトイレ内にケガ人がいないか確認する

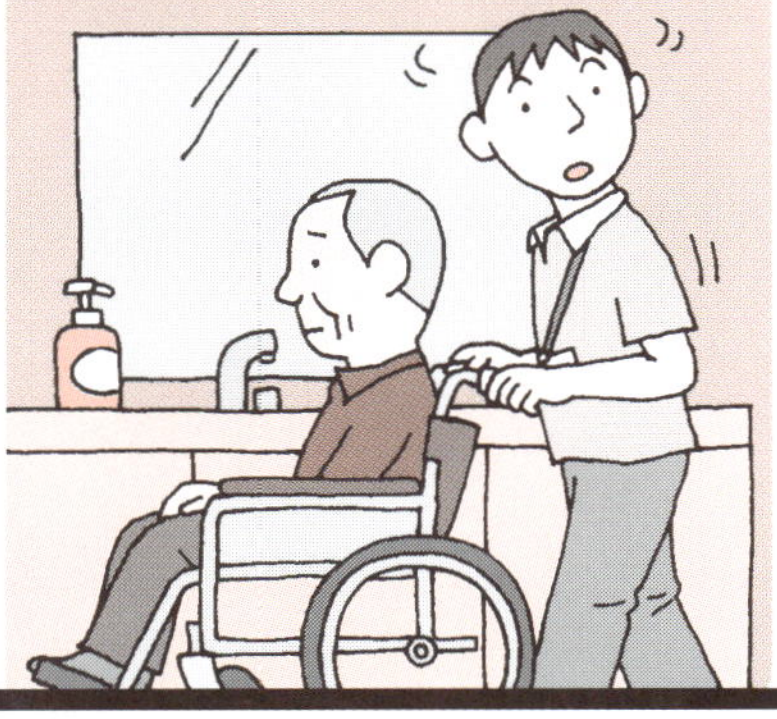

余震が続く中

余震の様子をうかがいながら、デイルームへ誘導する。移動時は、窓から離れる

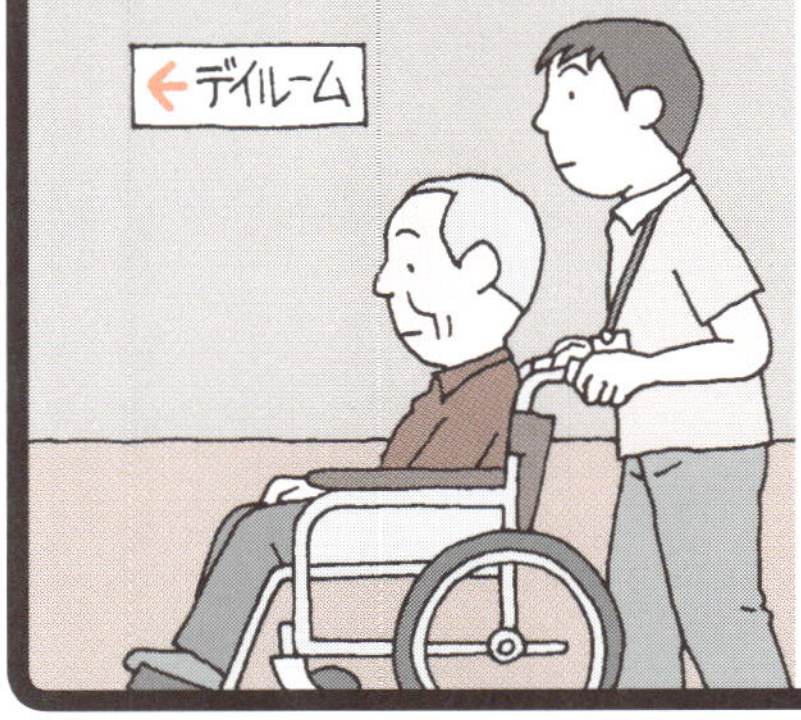

地震発生時の具体的な対応

場面別・地震発生時の対応

車イス移動介助中

揺れ始め

窓から離れ、ストッパーをかける。手すりにつかまり、車イスをつかみながらわきにしゃがみ、揺れが収まるのを待つ

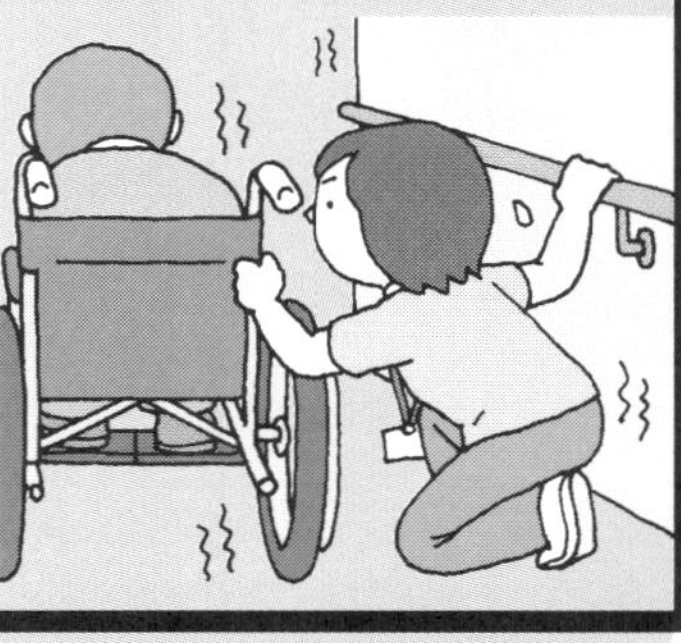

揺れが収まったとき

ケガがないか確認する。周辺の居室に声をかけて、ケガ人がいないか確認する

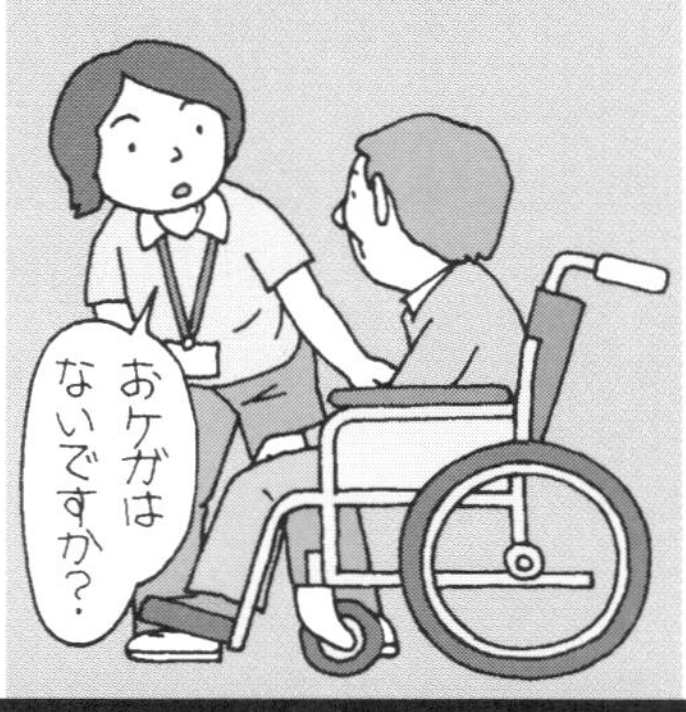
おケガはないですか?

余震が続く中

余震の様子をうかがいながら、デイルームへ誘導する

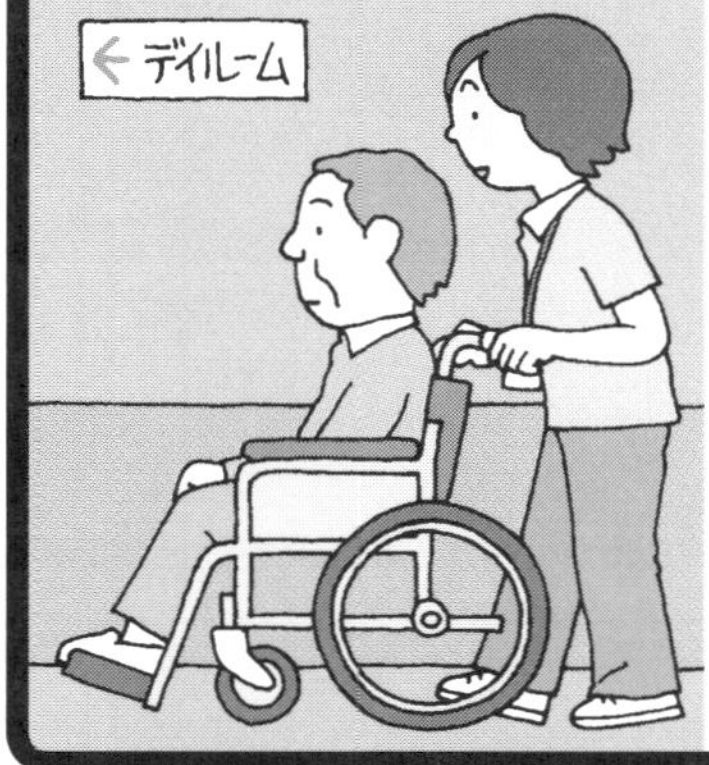
← デイルーム

エレベーター

揺れ始め

全ての階のボタンを押して停止した階で降りる。利用者の車イスを押さえながら、揺れが収まるのを待つ

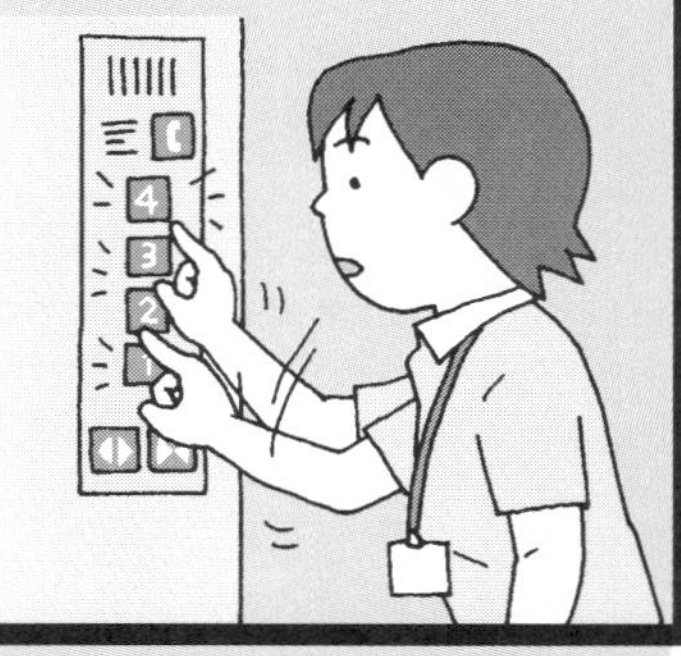

揺れが収まったとき

自動停止したりエレベーター内に閉じ込められたりしたら、インターホンで連絡をとり、救出を待つ

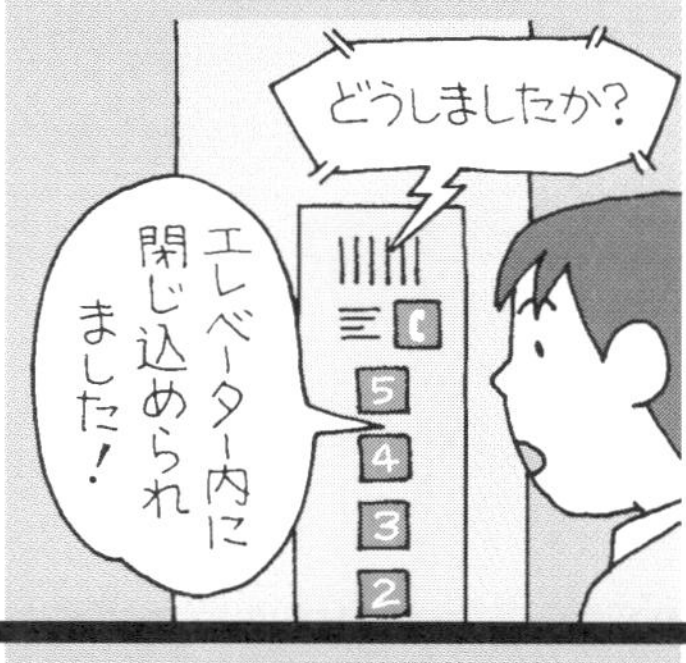
どうしましたか?
エレベーター内に閉じ込められました!

余震が続く中

余震の様子をうかがいながら、デイルームへ誘導する

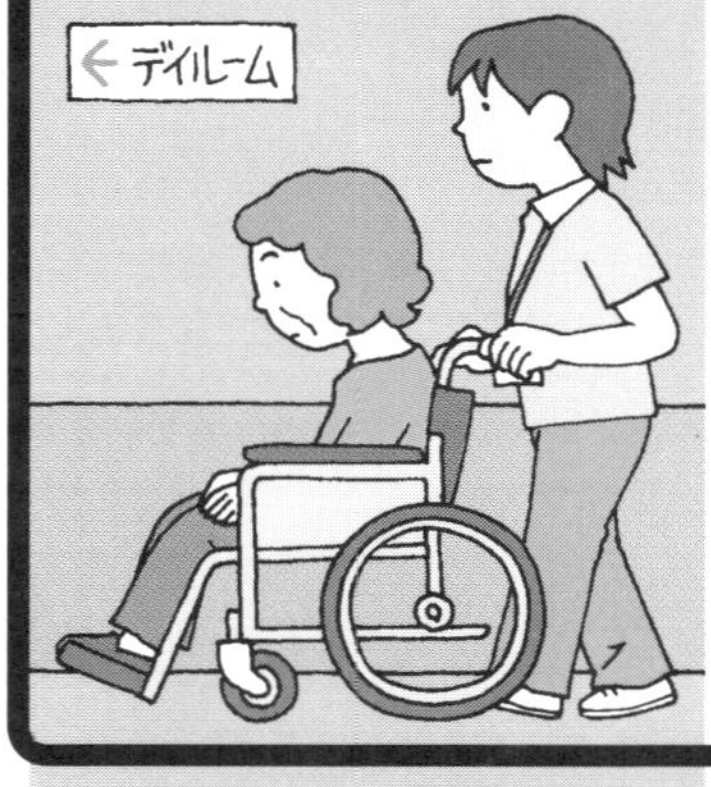
← デイルーム

厨房で調理中

揺れ始め

手に包丁などを持っていたらシンクに入れ、調理台などの下に隠れて揺れが収まるまで待つ。火災が起きていても、身を守る対処を優先する

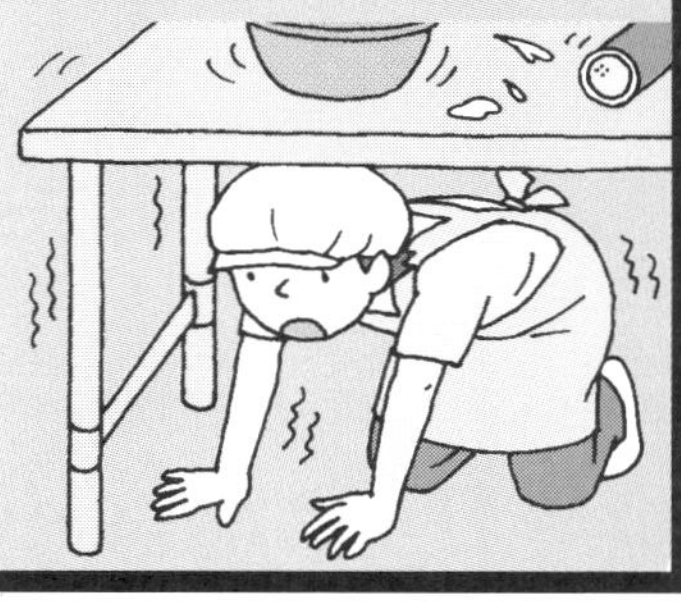

揺れが収まったとき

ついている火を全て消し、火災の有無を確認する。火災が起きていれば、応援を呼んで初期消火を行う。火が天井まで届くようであれば逃げる

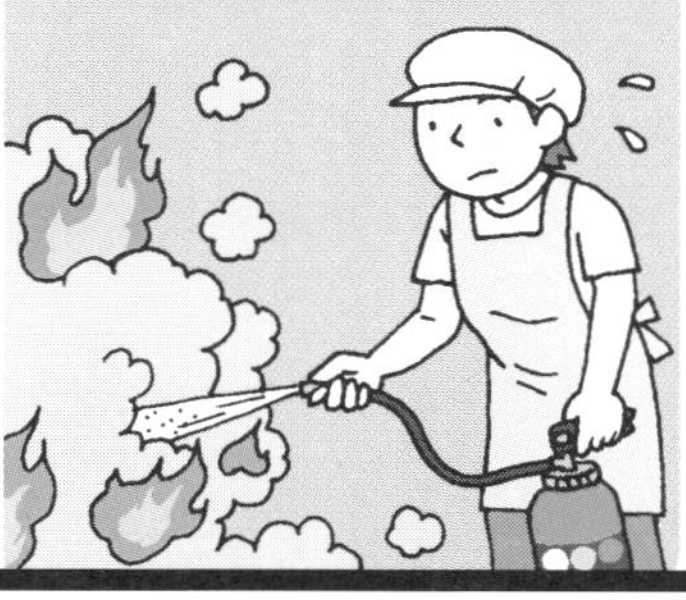

余震が続く中

厨房内の破損箇所や壊れた料理器具などを調べ、電気器具のコンセントを抜く。隣接する食堂内の被害を確認して報告する

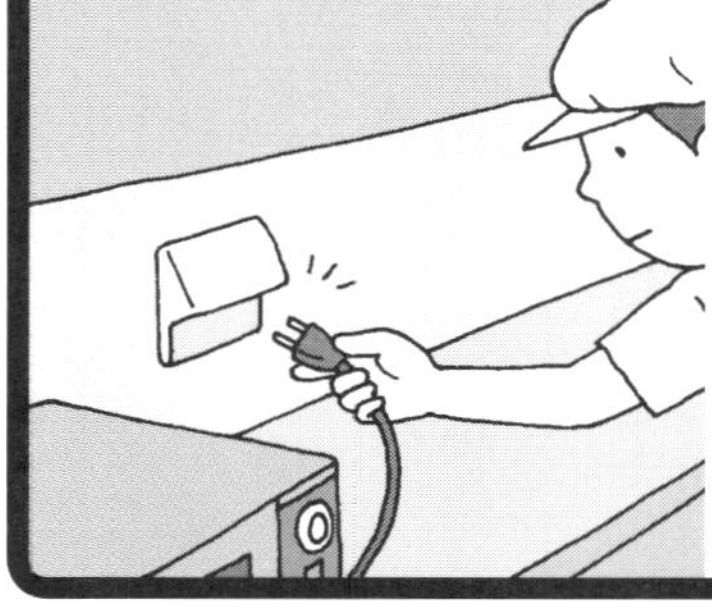

食事介助中

揺れ始め

食事介助をやめ、ほかの利用者にも食事をやめさせる。慌てて誤嚥しないよう落ち着かせ、利用者を支える

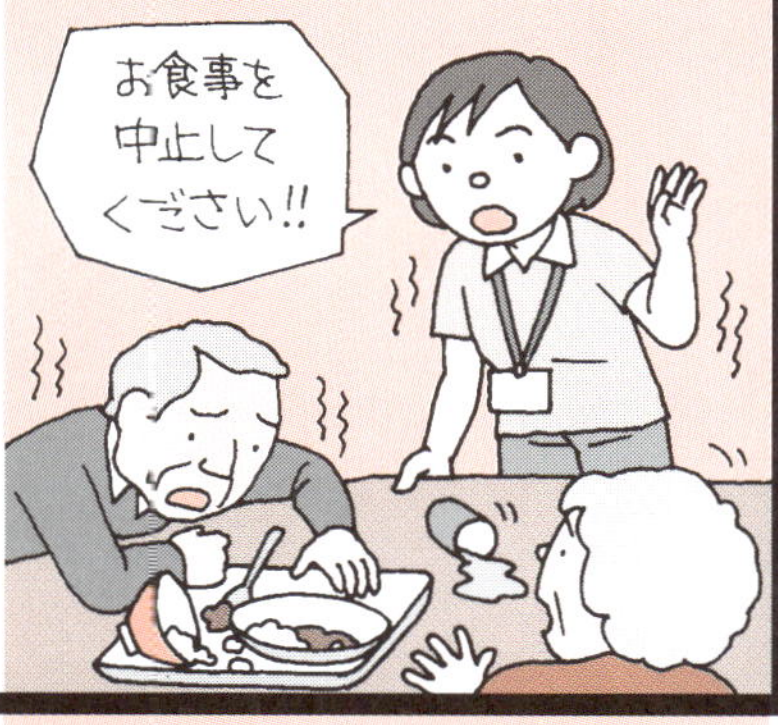
お食事を中止してください!!

揺れが収まったとき

食膳や食器はまとめてテーブルの中央に移動させ、利用者には落ち着いてその場に留まるよう指示する

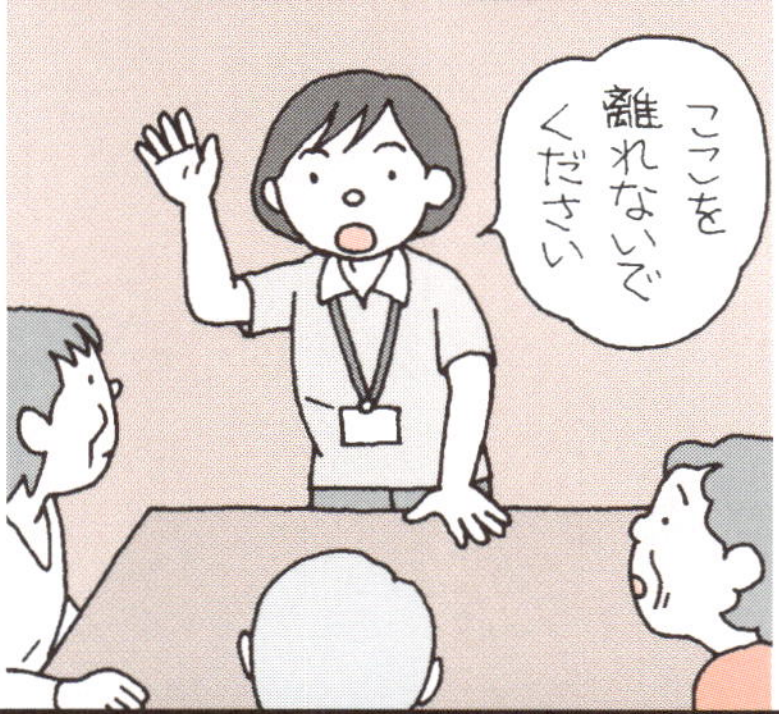
ここを離れないでください

余震が続く中

利用者の見守り役の職員を決め、ほかの職員は居室の巡回・被害確認に向かう

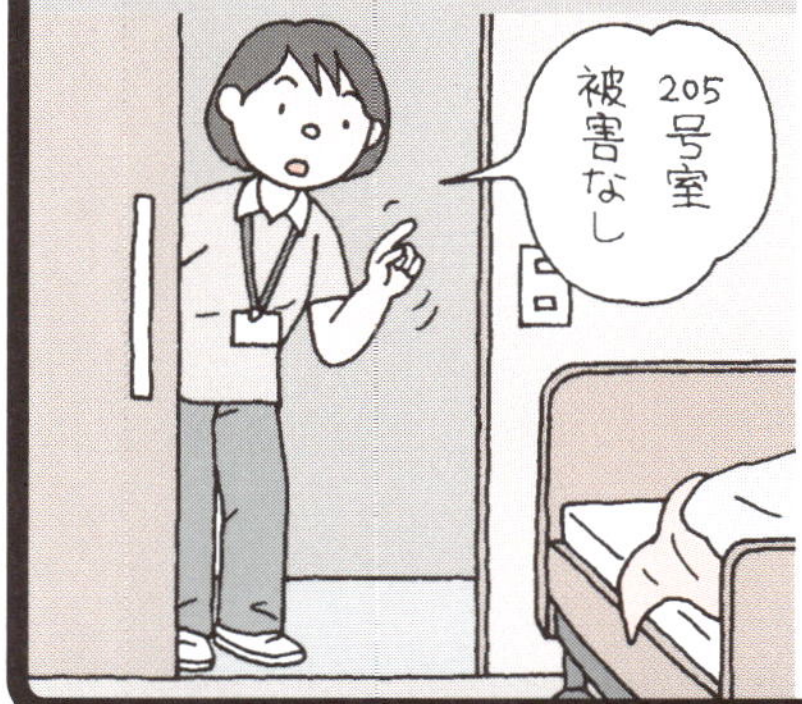
205号室被害なし

夜勤業務中

揺れ始め

その場で自分の身を守る対処を行い、揺れが収まるまで待つ

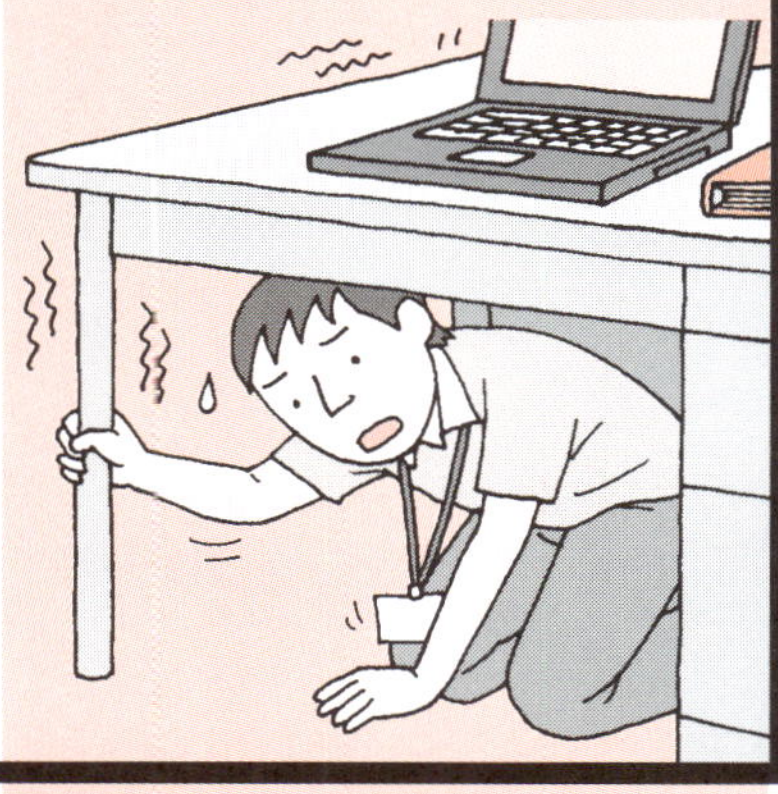

揺れが収まったとき

すぐに居室の巡回を行い、起きた人はデイルームに移動させる。ベッド内の利用者に対しては、転倒物から守るためベッド柵を設置する

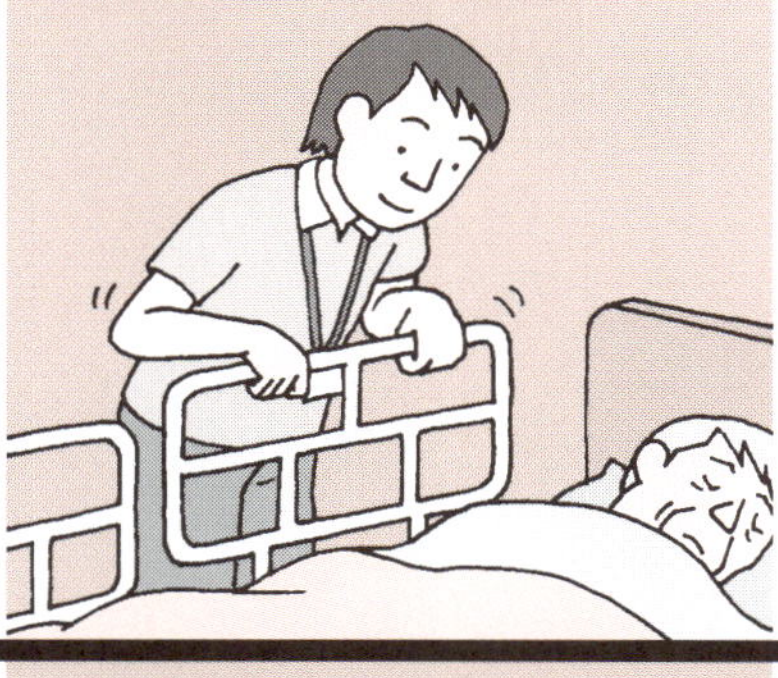

余震が続く中

余震の様子をうかがいながら、起きている利用者はデイルームへ誘導する

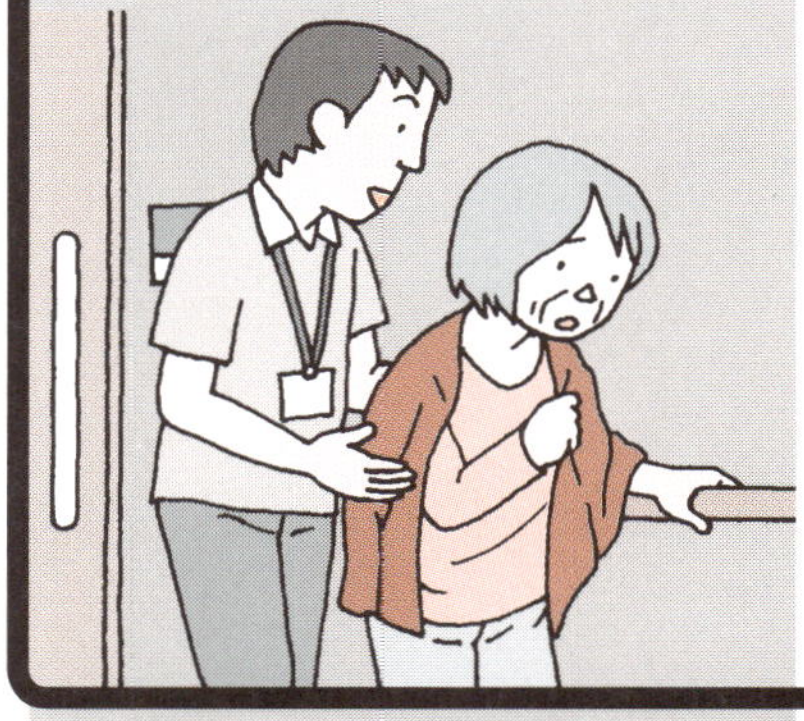

送迎中

揺れ始め

慌てずゆっくり車を道路わきに寄せて、エンジンを停止する。ラジオで情報収集を行い、携帯が通じれば施設に連絡して位置を知らせる

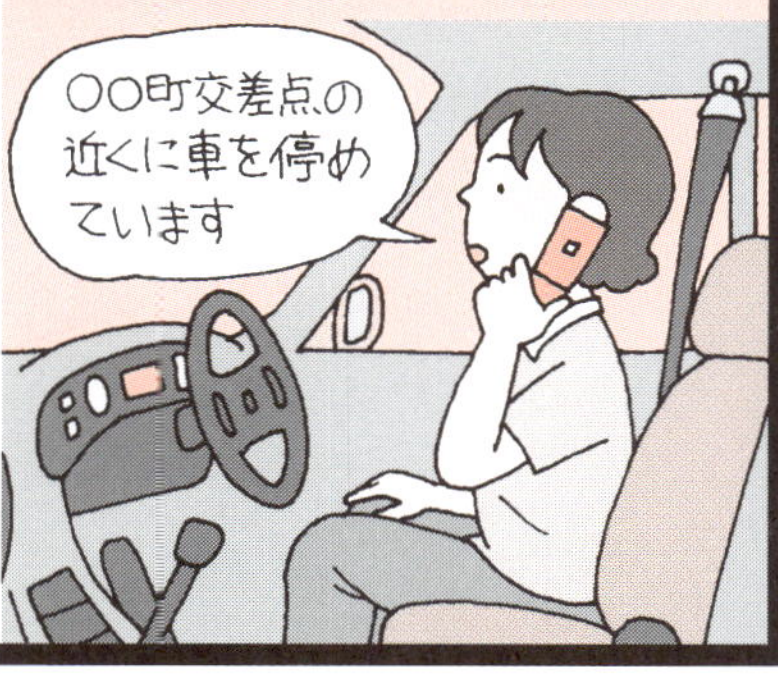
○○町交差点の近くに車を停めています

揺れが収まったとき

避難の必要があれば鍵を付けたまま車から降り、周囲のドライバーに援助を要請して、利用者を車イスで移動できる状態にする

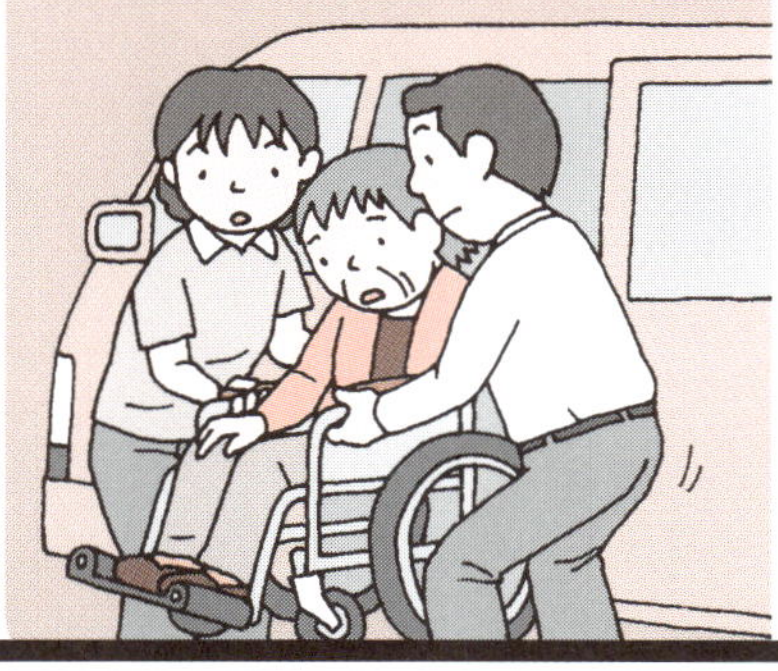

余震が続く中

大津波警報が出ていれば、周囲のドライバーと避難行動を共にする。避難の必要がなければ、施設からの救援を待つ

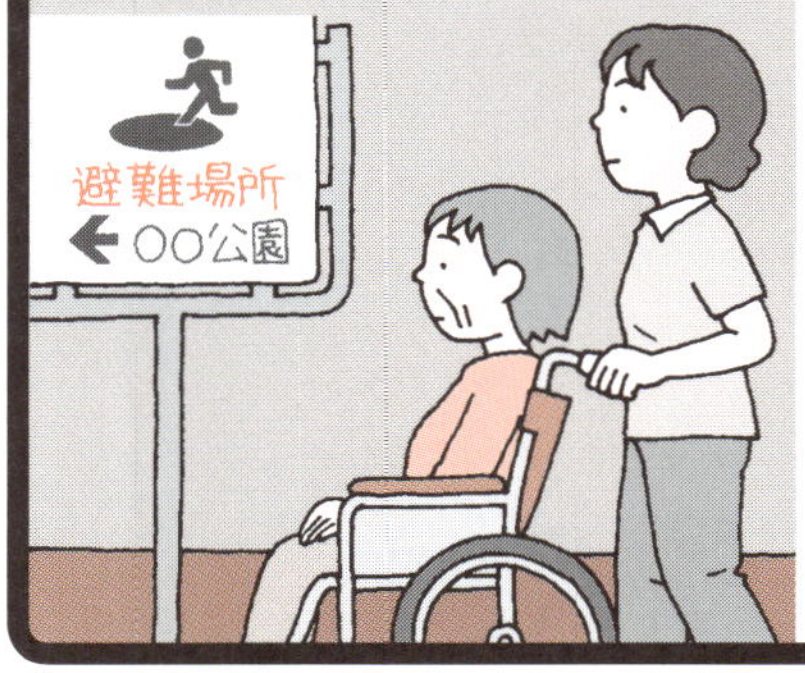

津波からの避難

津波からの避難の難しさは、避難行動ではなく、避難判断にあります

避難を成功させるポイント❶ 迅速な判断

地震直後、大津波警報が発表されたとしても、利用者全員を定められた避難場所へ移す判断ができるでしょうか。「せっかく避難したのに、大津波が来なかったら」「空振りのうえ、避難中に利用者にケガをさせたら」など、人は大きな判断となると迷うものです。そんなとき、避難判断の基準があると迅速に行動に移せます

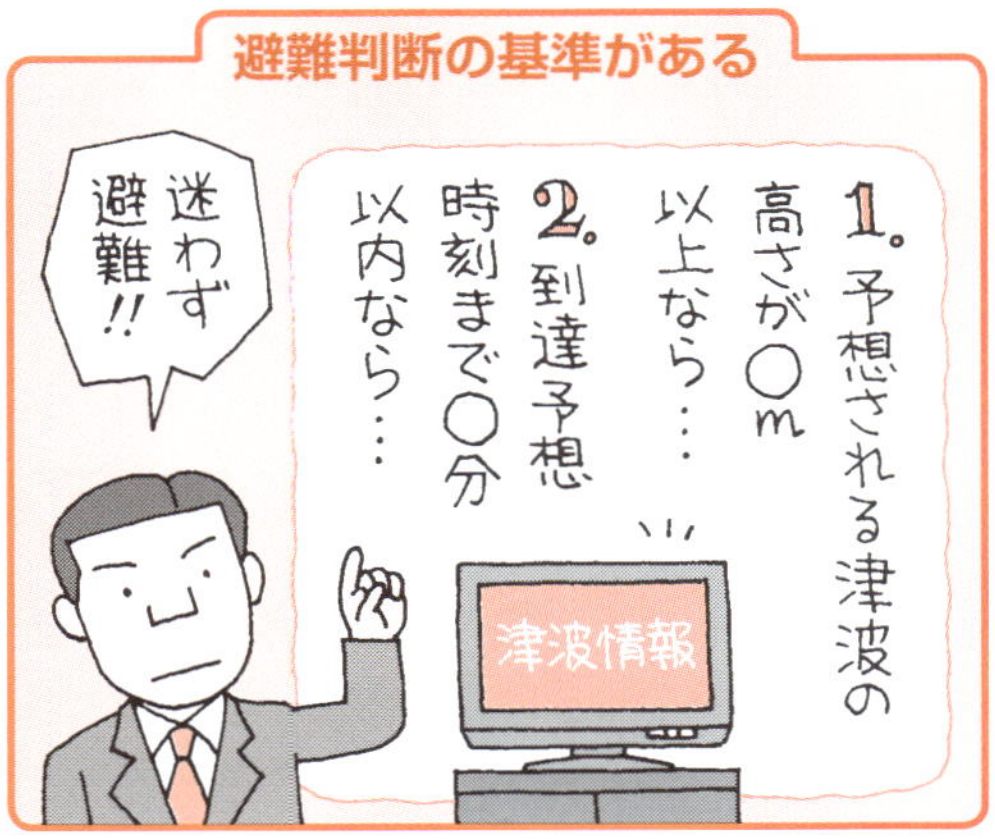
避難判断の基準がある
1. 予想される津波の高さが○m以上なら…
2. 到達予想時刻まで○分以内なら…
迷わず避難!!
津波情報

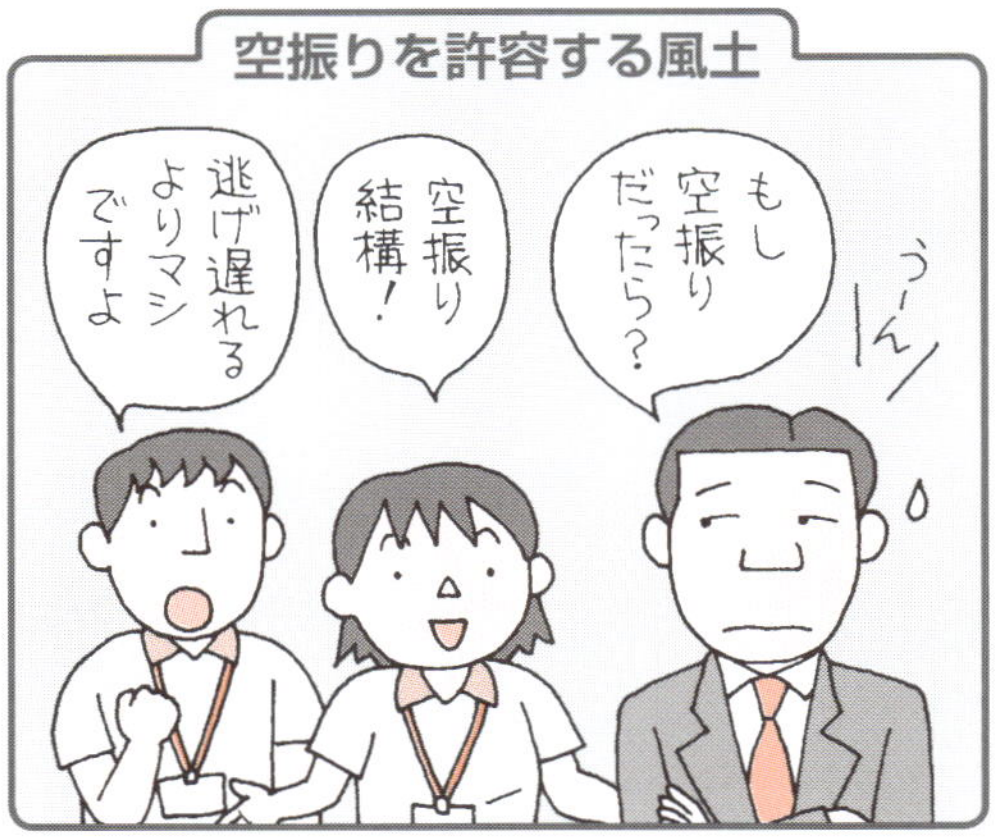
空振りを許容する風土
うーん
もし空振りだったら?
空振り結構!
逃げ遅れるよりマシですよ

避難を成功させるポイント❷ 避難判断に従う

たとえ管理者が避難の判断をしても、職員全員がすぐに従うとは限りません。むしろ、反対意見が出るのがふつうです。判断に迷う微妙な条件下ではなおさらでしょう。仮に反対する職員が多ければ、説得に時間がかかり、即座に判断したことが無駄になってしまいます。管理者への信頼の有無が、ポイントになると言えるでしょう

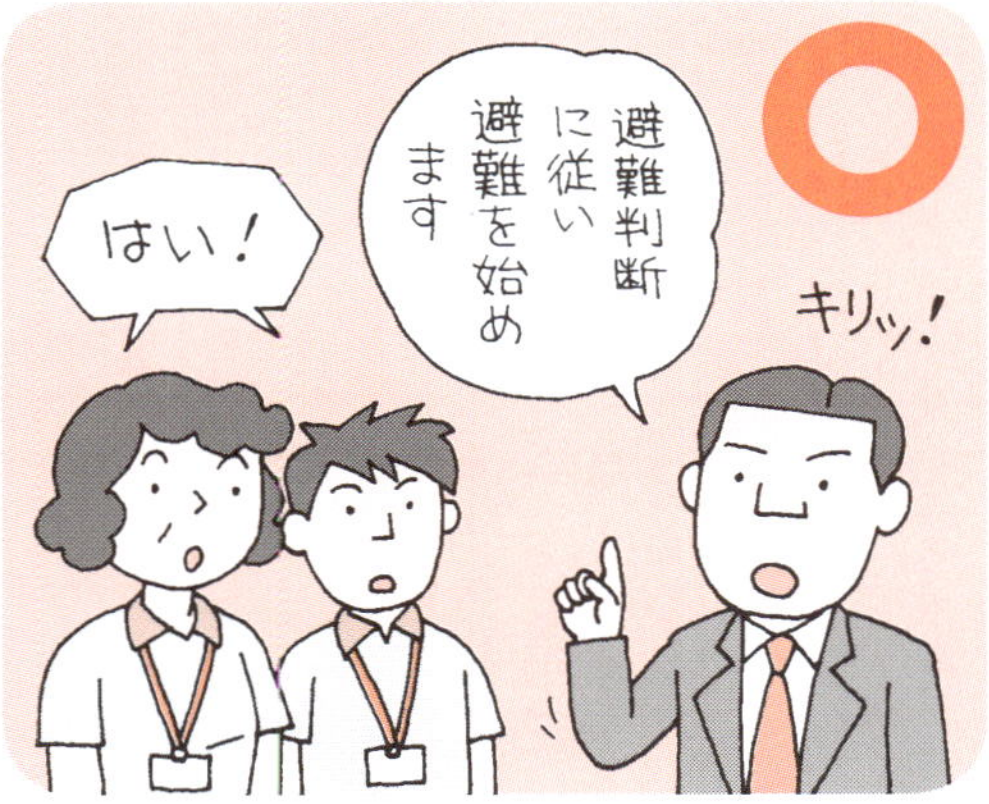
避難判断に従い避難を始めます
はい!
キリッ!

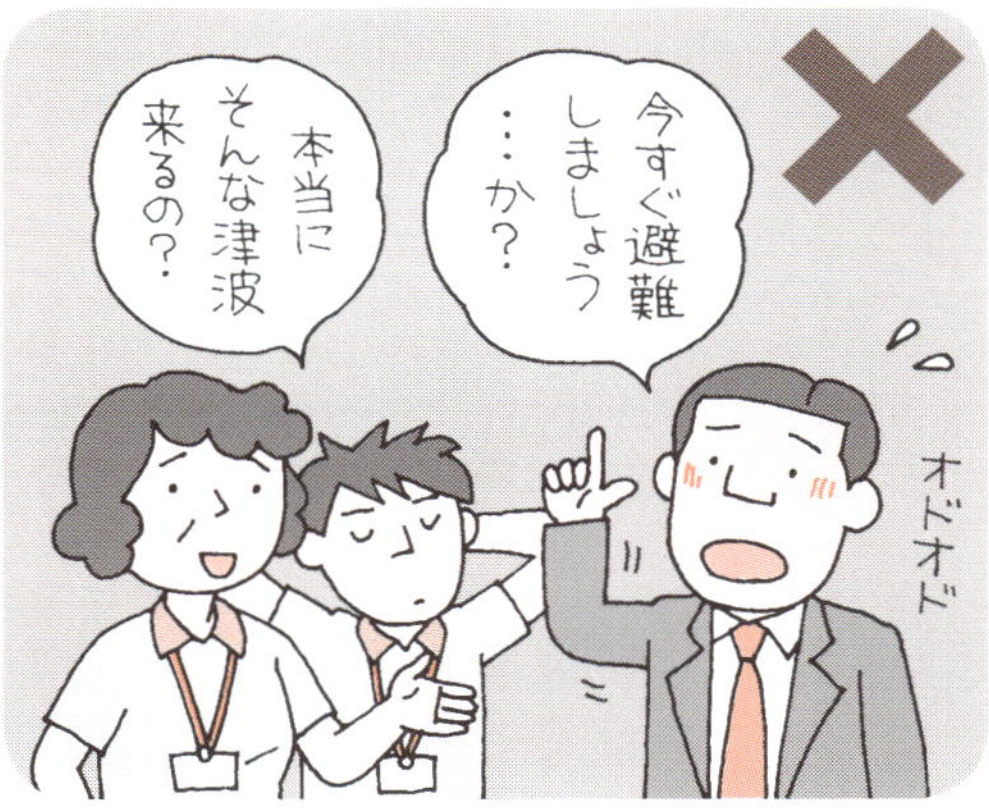
今すぐ避難しましょう…か?
本当にそんな津波来るの?
オドオド

避難判断の難しさと行動に移す勇気

高齢者が100人も入所しているような大規模施設では、地震発生直後に大津波警報が発表されても、即座に利用者全員の避難を判断することは難しいものです。東日本大震災でこの難しい判断を即座に行い、利用者96人と職員48人の全員が避難できた施設があります。

宮城県岩沼市のA特養ホームがそれです。当日、施設長は不在で、避難判断を下したのは事務長でした。事務長は地震直後ラジオで「50分後、仙台港に10mの津波が襲来する」という情報を得ました。施設から200m先の海岸の防波堤は、高さ7mでした。

指定避難所となっている仙台空港ターミナルビルまでは1・5km、施設の利用者96人をピス

避難を成功させるポイント❸ マニュアル作成と訓練

津波避難マニュアルをつくる場合、４階建て以上の介護施設と平屋建ての介護施設（グループホームなど）では、条件が異なります。以下に、大規模施設と小規模施設のマニュアル作成のポイントを示しました。自らの施設の条件に合ったマニュアルをつくってください。また、利用者ごとにどう声かけをしたらいいかも考えておきましょう

４階建て以上の介護施設の避難

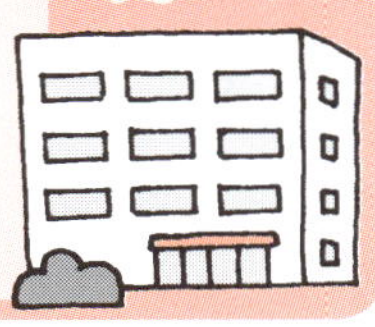

- 責任者が最悪のケースを想定した避難判断を迅速に行う
- 大津波警報発表と同時に、下層階の利用者を上層階の「津波避難フロア」へ避難させる
- 大津波警報では津波の高さは発表されないので、あらかじめ予想される最大波に合わせて津波避難フロアを決めておく
- 地震発生後いつ停電が起こるかわからない。自家発電装置がなければ、エレベーターは使用できない。一般常備の担架では階段を上れないので、ショルダー担架を用意しておく
- 一般的に上層階は要介護度の低い利用者が入所するが、津波の危険がある地域では、職員による搬送が困難な利用者を上層階に配置する必要がある
- 夜間に屋上へ避難する場合、屋上は安全な場所が限られるので、そこから出ないように、床に蛍光塗料で線を引くなどの工夫をする

平屋建ての介護施設の避難

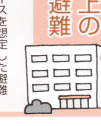

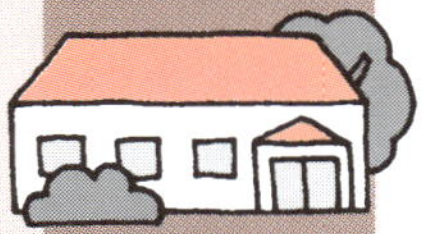

- 責任者が最悪のケースを想定した避難判断を迅速に行う
- 大津波警報発表と同時に利用者を集合させ、避難所へ向かう準備を迅速に行う
- あらかじめ用意した非常用持ち出し袋、ヘルメットなどを準備し、携帯ラジオの電源を入れる
- 自力歩行ができる利用者の誘導班と、移動介助が必要な利用者の移動介助班に分かれて行動する
- 近隣の協力は得られないという前提で、施設の自力による避難計画を立てる
- 都市部以外は、車両での避難も計画に入れておく。もしグループホームにデイサービスが併設されていて送迎車があれば、夜間はデイサービスの送迎車が使えるので、昼間と夜間の避難行動が異なる

トン輸送するのは容易ではありません。前年には、チリ地震の津波騒動が発生していました。そのときにも大津波警報が発表され、避難したのに津波の高さは110cmでした。

このようなとき、人は「高さ10mという情報は信じられるのか。7mの堤防で十分ではないか」「もう少し様子を見てから判断してもよいのでは」と考えがちです。もしそう考えたら、大勢の利用者と職員が亡くなっていたでしょう。

では、全員避難を成功させるポイントはどこにあるのでしょうか。上にまとめた①～③がそれに当たります。

まず、①の迅速な判断には、「避難判断のミスや空振りを許容する風土があること」「避難判断のシミュレーションをしていること」が必要です。また、②の避難判断に従うためには、「本当に津波に呑み込まれてしまうかもしれない」という実感を持つ必要があります。

そのうえで、津波避難マニュアルを作成し、避難訓練をしておけば万全でしょう。

災害発生後の業務継続対策①

総論／排泄物の処理

利用者の生命や生活を守るために、障害を乗り越えて業務を継続しなければなりません

災害後に想定される「業務継続の障害」

1 職員不足

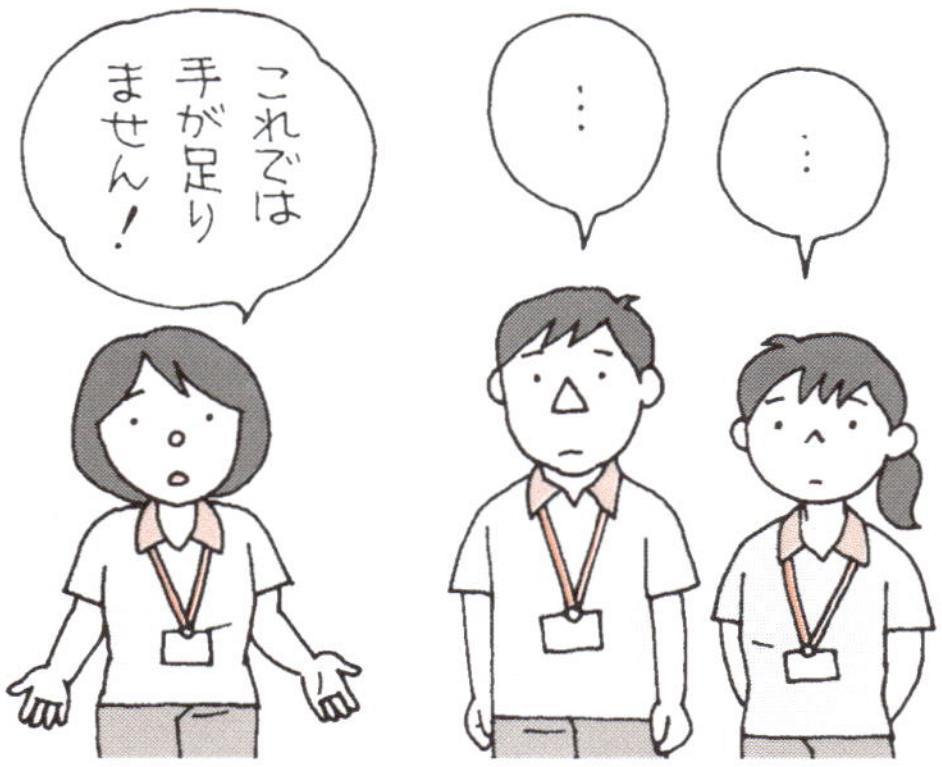

これでは手が足りません！

職員自身や家族が被災すると、働ける職員が減少します。少ない職員で業務を継続するための工夫が必要です

2 ライフラインの障害

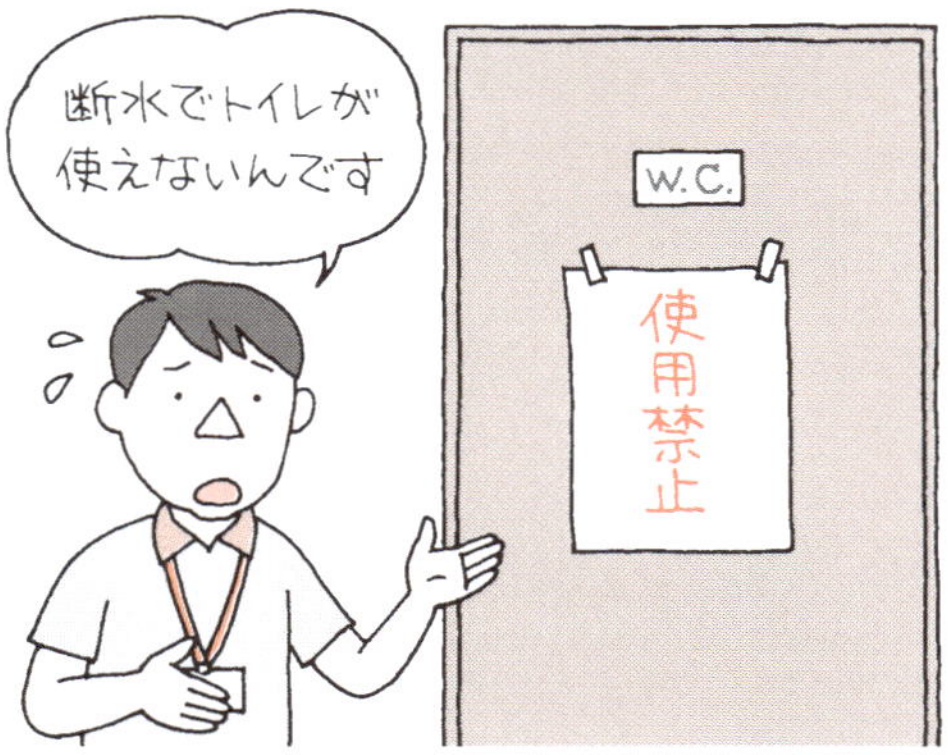

断水でトイレが使えないんです
W.C.
使用禁止

電気、ガス、水道などライフラインの断絶が業務を困難にします。不便な状態が続くことは、職員にとって大きな負担です

3 在宅利用者の受け入れ

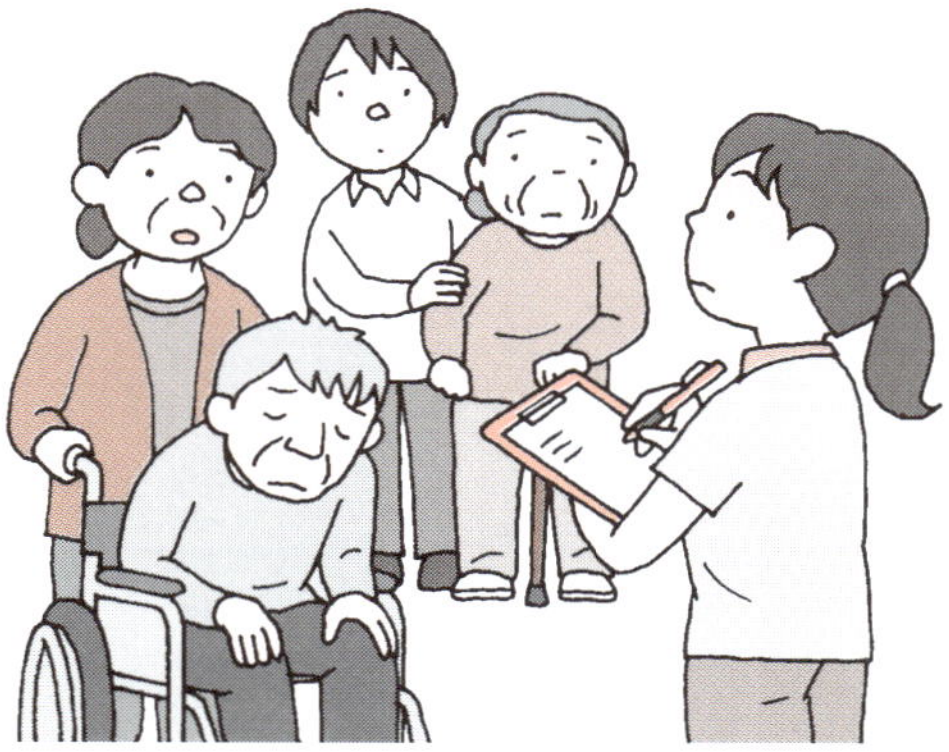

施設によっては、自宅で被災し、避難生活ができない要介護高齢者を一定期間受け入れることになります

4 介護用品の不足

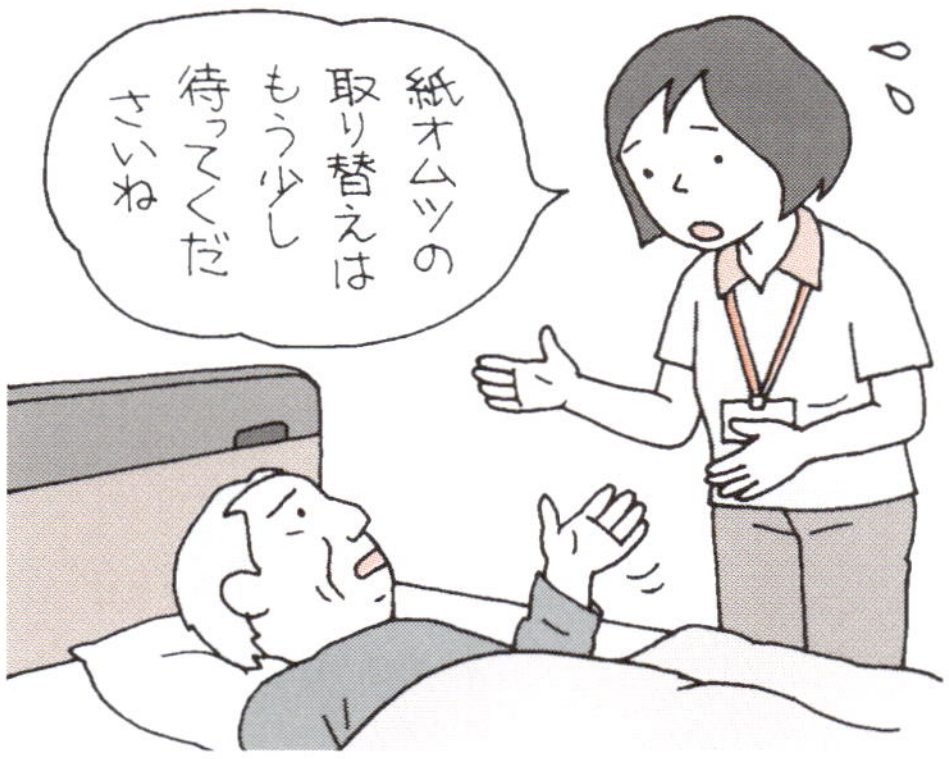

紙オムツの取り替えはもう少し待ってくださいね

日頃何気なく使用している介護用品が不足します。衛生管理が危機的な状況になり、業務に支障が出ます

業務継続によって利用者の命を守る

一般企業では、同時多発テロなどの不可避的な大規模災害から経営を守るための「事業継続計画」策定の必要性が叫ばれています。これは、自己責任で事業と雇用を守るために行われる企業努力です。

介護保険事業においては、介護保険サービスの利用者の生命や生活を守ることが事業継続の目的となります。一般企業のように、経営を守るためだけであってはなりません。

介護保険事業は、公的な制度で運営されていますから、災害後に利用者の生活を守るためのあらゆる努力をしなければなりません。ここでは「災害発生後もいかにしてケアサービスを提供できるか」という意味で業務継続を考えます。

消臭固化剤による排泄物の処理

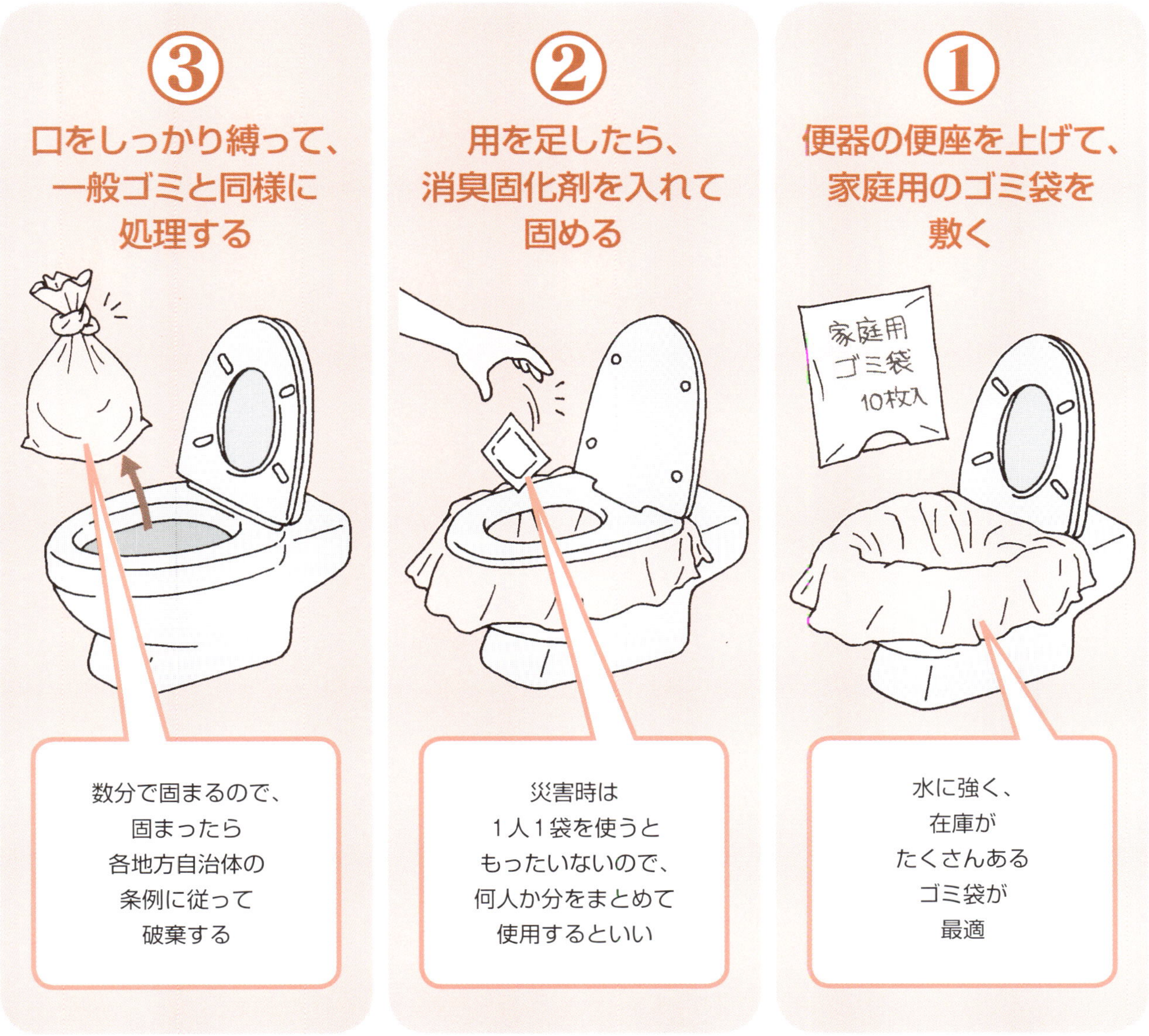
①
便器の便座を上げて、家庭用のゴミ袋を敷く
家庭用
ゴミ袋
10枚入
水に強く、在庫がたくさんあるゴミ袋が最適
②
用を足したら、消臭固化剤を入れて固める
災害時は1人1袋を使うともったいないので、何人か分をまとめて使用するといい
③
口をしっかり縛って、一般ゴミと同様に処理する
数分で固まるので、固まったら各地方自治体の条例に従って破棄する

消臭固化剤を備えておけば安心

災害備蓄品として準備される水は、飲料水が最優先されます。生活用水は二の次になるので、排泄物の処理には使えません。水道が止まっている間、トイレの排水は、次のように考える必要があるでしょう。

●生活用水をまったく使わない
●短時間で処理できる
●衛生的に処理できる

最近では、災害備蓄用のトイレもさまざまな種類があります。便器がついているもの、尿を固められるもの、便を消臭し固められるものなどです。

介護施設には便器は十分にあるので、尿と便を固めることができる消臭固化剤だけを準備しておけば、排泄物の処理で困ることはありません。

上のイラストで紹介したように、十分な量の消臭固化剤とゴミ袋を備蓄しておきましょう。水道が止まった状態でいつものようにトイレを使うと大変なことになるので、消臭固化剤とゴミ袋の備蓄は必須です。

災害発生後の業務継続対策②

食事介助の工夫

災害時における食事の提供には、どんな工夫が必要なのでしょうか

災害時の食事で気をつけるべきこと

1 短時間で必要な栄養を摂取する

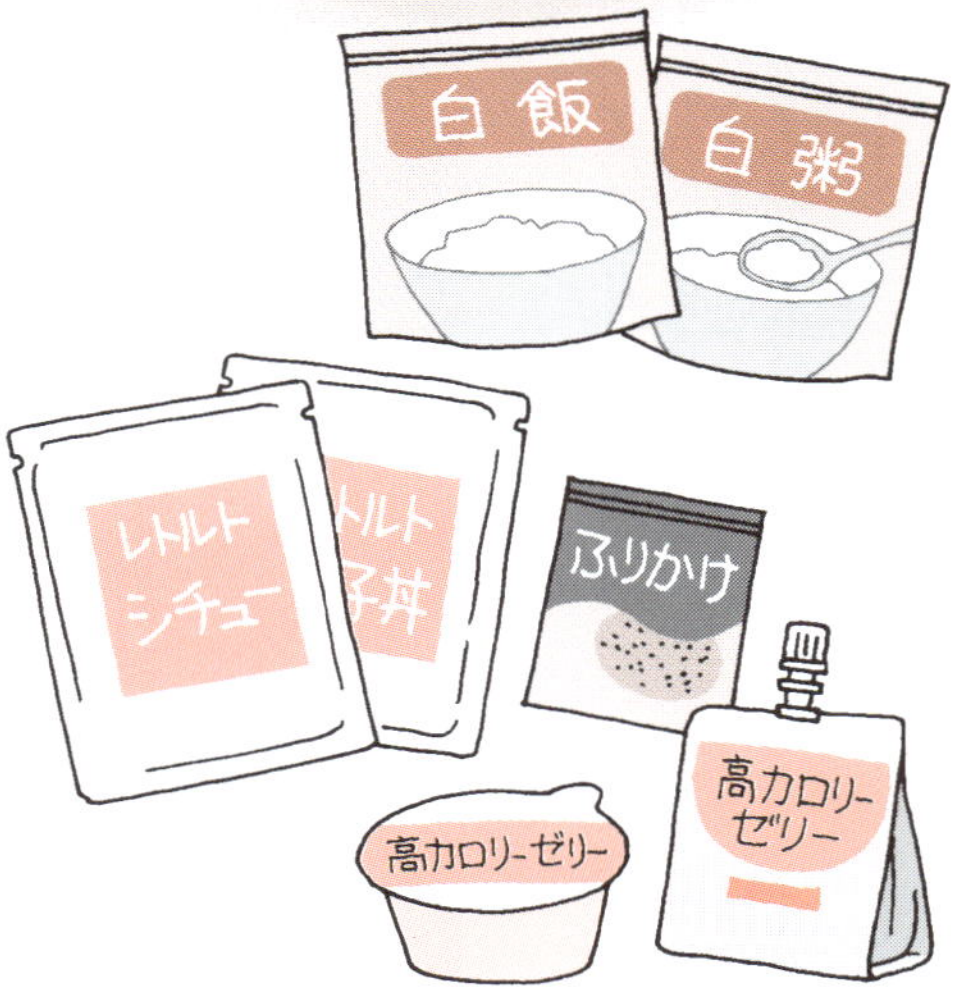

まずはアルファ米で普通食と粥食をつくり、おかずはレトルト食品やふりかけになります。しかし、これでは必要な栄養がとれず低栄養になるので、高カロリーの栄養補助食品を使いましょう。ゼリー状のものをスプーンで口に運べば、短時間で栄養が補えます。

2 高カロリー食を調達するルートの確保

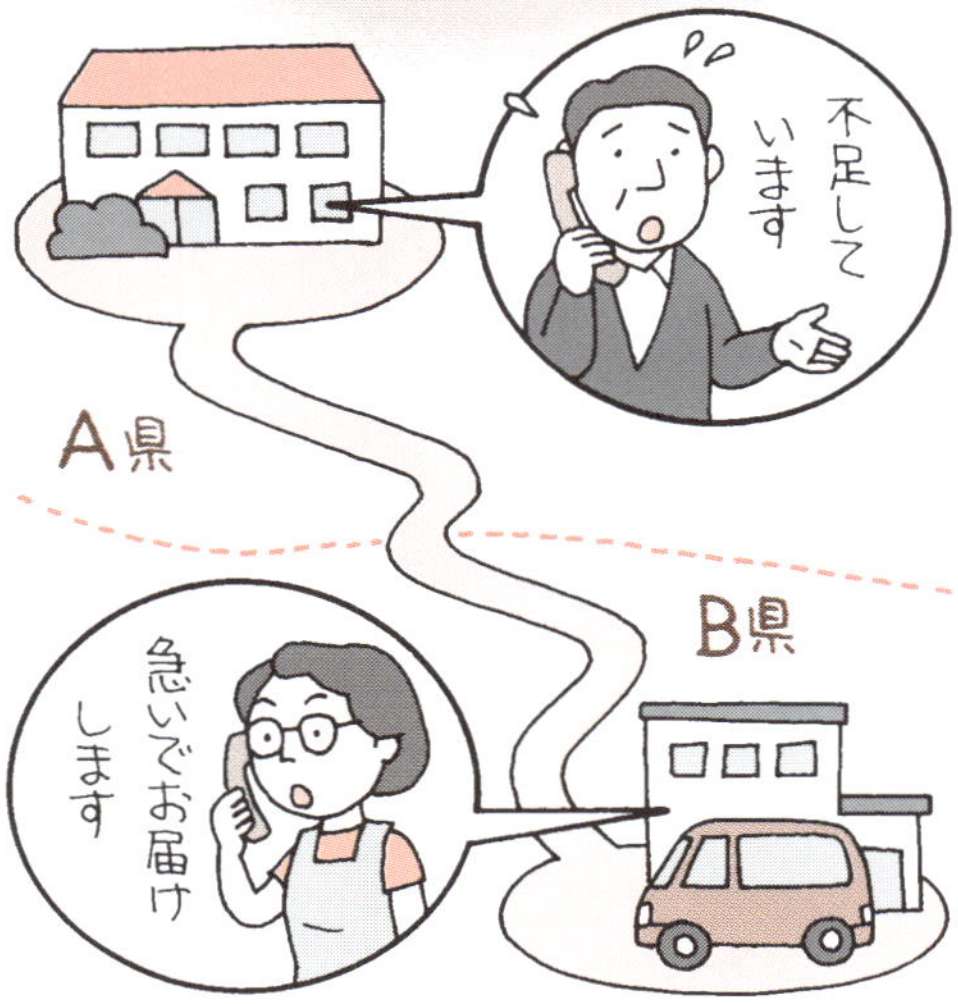

災害復旧が長期化すると、高カロリー食や経口補水液の備蓄が底をつきます。これらの物資は利用者の生命を左右するうえ、手に入りにくいので、同業者に応援を求めるのが得策です。「広域の災害援助協定」を近隣の都道府県の施設と結び、ルートを確保しましょう。

非常時の食事はここが違う

被災後の事業継続で大きな問題となるのは、利用者の食事です。嚥下機能や口腔機能障害がある利用者は、普通食を食べられないうえ、通常どおりの食事介助をする時間と人手が足りません。

そうした中で行う食事介助の工夫は、「必要なカロリーを、どのように全員に短時間で摂取してもらうか」です。平常時であれば、嚥下機能が低下して食事介助に時間がかかる利用者にも、ていねいに時間をかけて介助を行うことができます。しかし、人手が限られた非常時は、効率よく栄養を摂取してもらうことが優先されます。

そのためには、高カロリーの栄養補助食品を上手に取り入れることが必要です。

食事における業務継続のための工夫

1 食事の場所を分散する

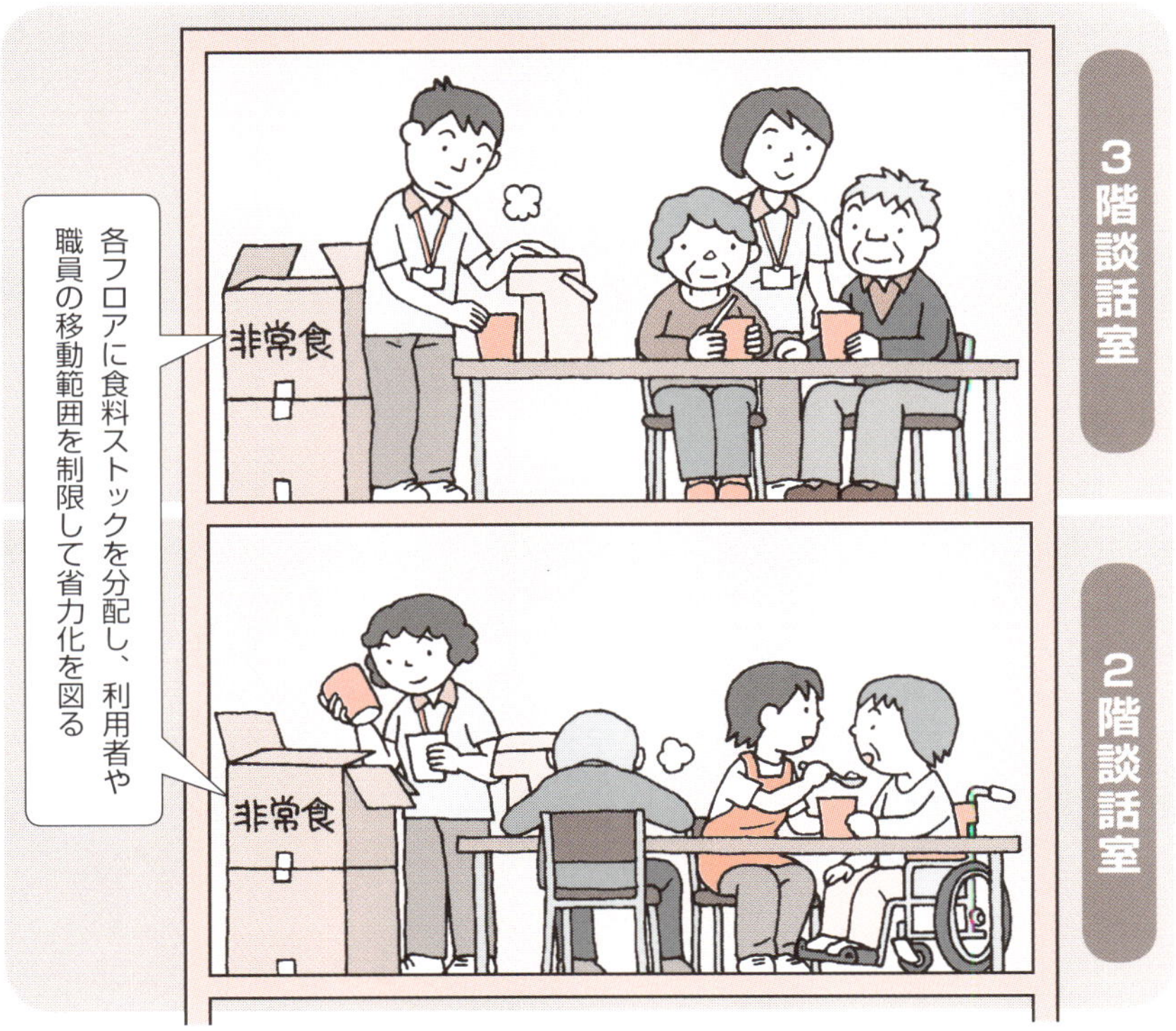

3階談話室
2階談話室
各フロアに食料ストックを分配し、利用者や職員の移動範囲を制限して省力化を図る
非常食
非常食

ユニット化された施設は問題ありませんが、古い施設では食堂が1ヵ所というところもあります。そうなると食堂までの移動介助が大変なので、各フロアの談話室などに非常食を分配します。そこでお茶などを飲めるようにするといいでしょう。

2 平常時と変わらないすごし方を

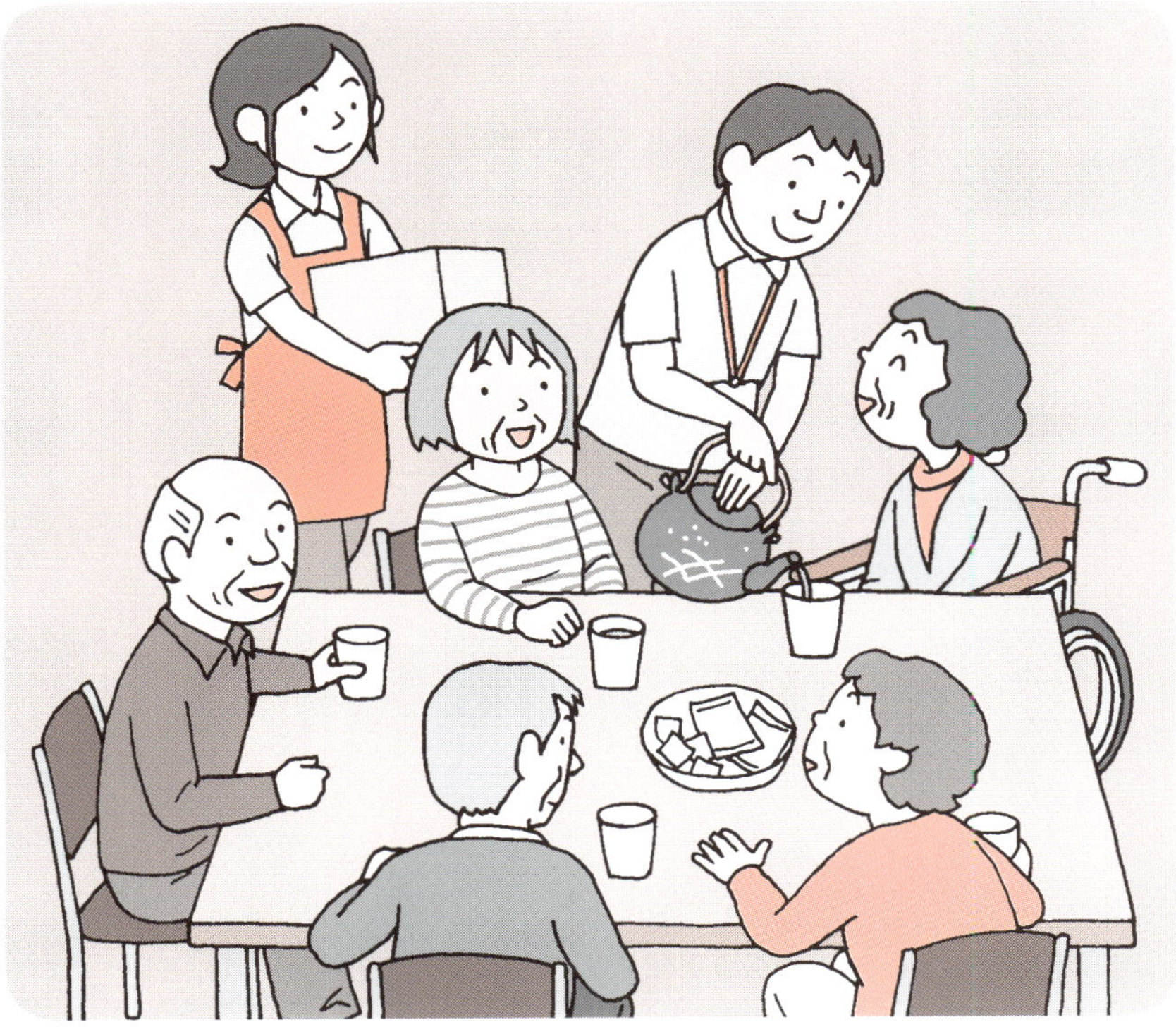

被災すると、職員の手を煩わせたくないと思うためか、日中もベッドですごす利用者が出ます。また、排泄介助の回数を減らすために水分を控えると、結果的に脱水になり職員の負担が増えるのです。できるだけ平常時と変わらないすごし方をしましょう。

暑さと寒さの対策

被災後の健康状態を保つには、非常に重要な対策です

災害時の寒さ対策で用意したい備蓄品と防寒のコツ

備蓄 毛布

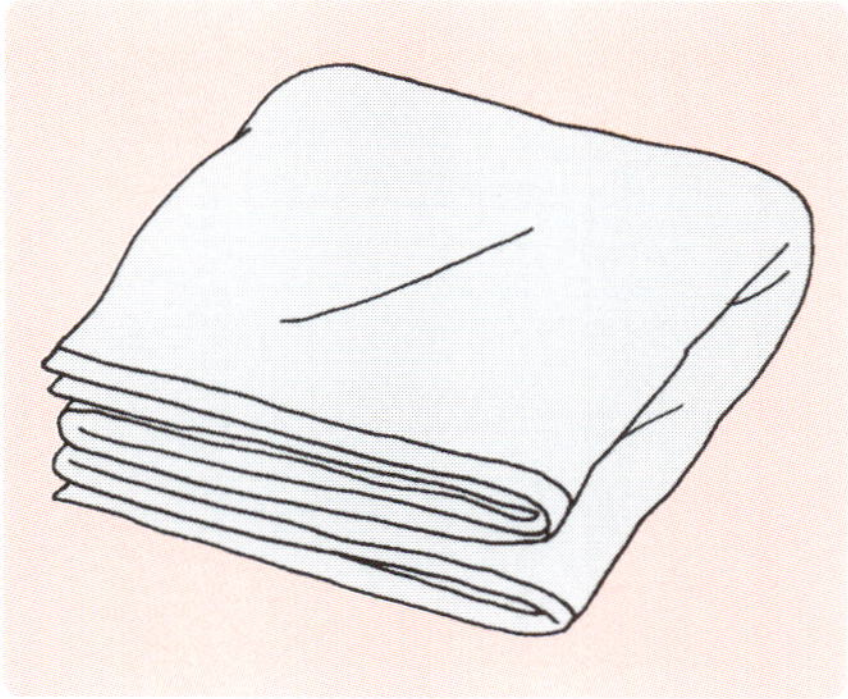

備蓄 湯たんぽ

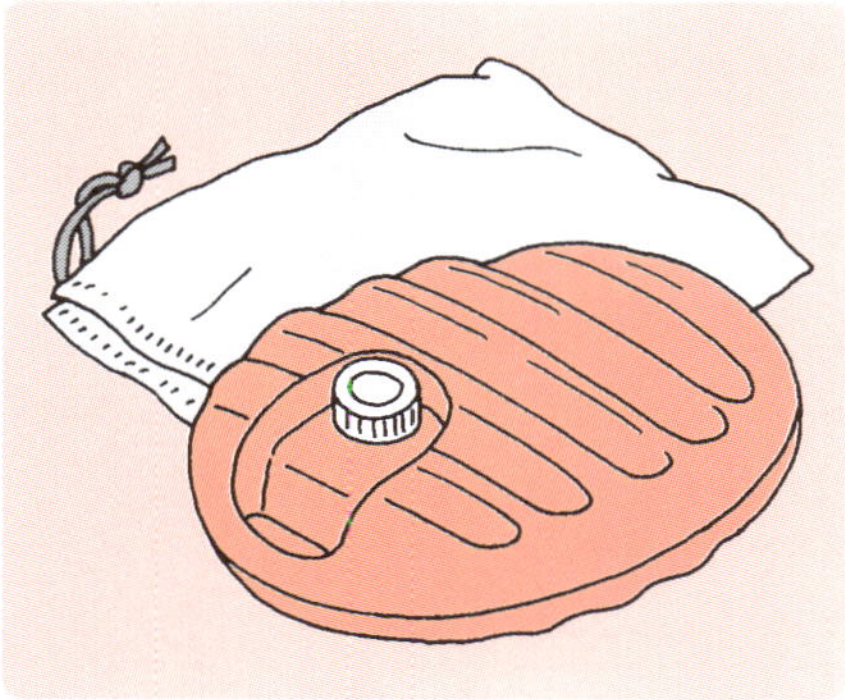

備蓄 使い捨てカイロ

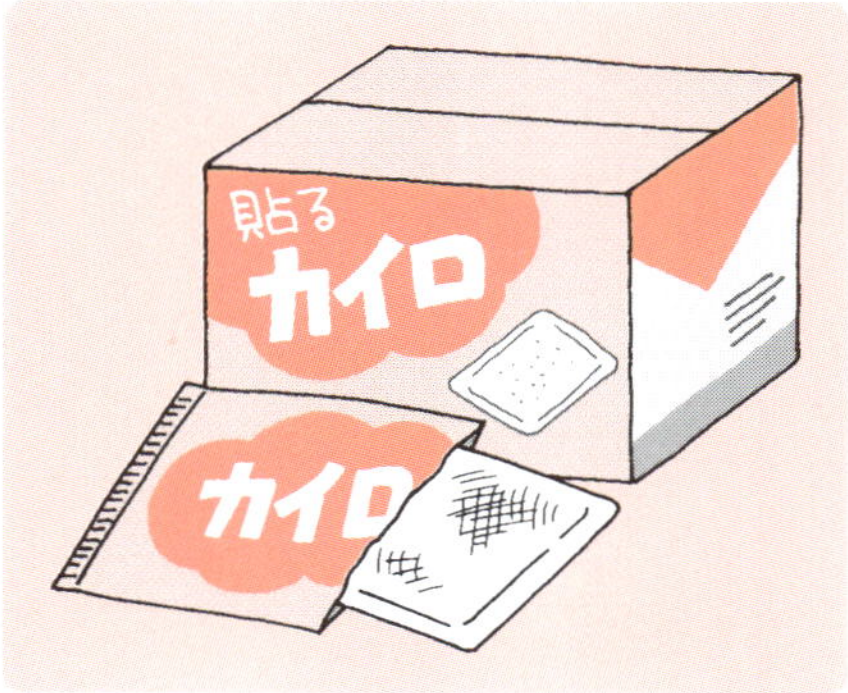

備蓄 お湯を沸かす燃料

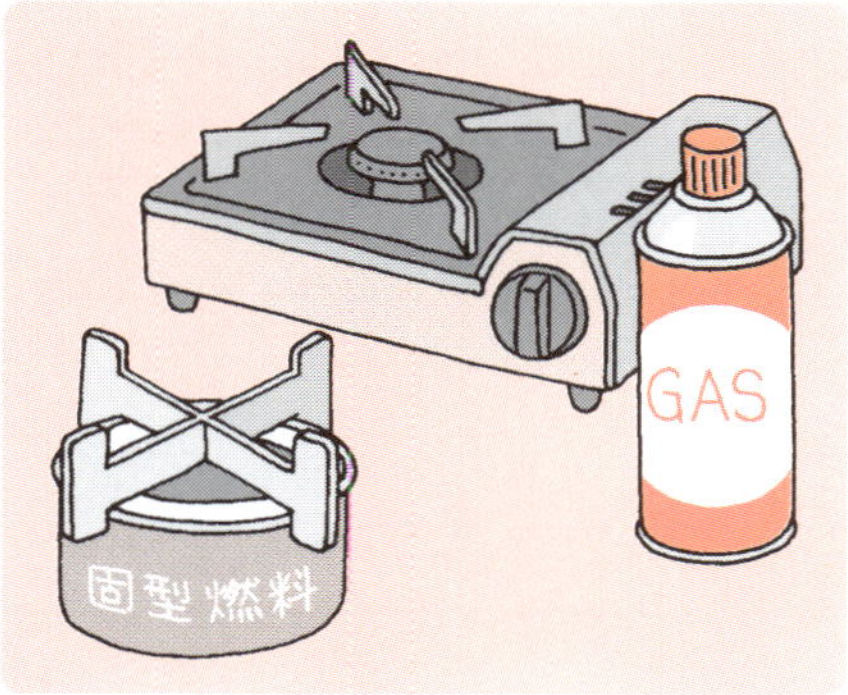

保湿性のある下着

コツ 少々の汗はすぐに乾き、体温を保つのに効果的

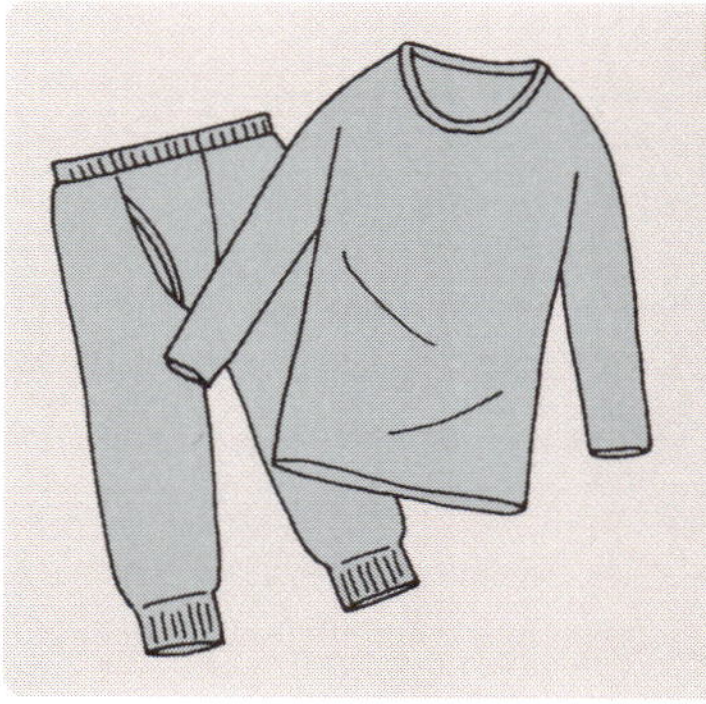

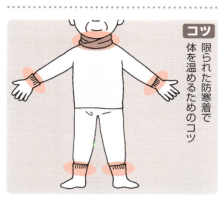

「首」がつく部分を温める

コツ 限られた防寒着で体を温めるためのコツ

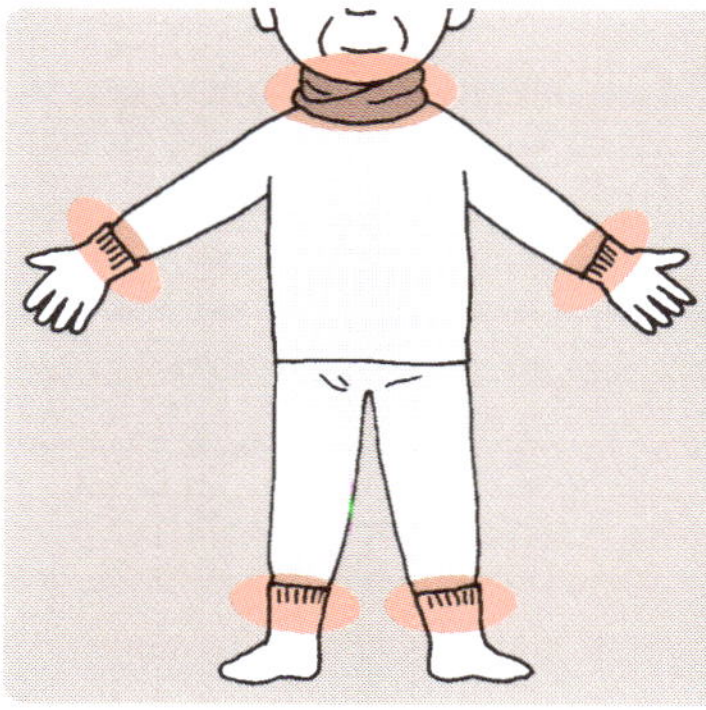

「寒さ」は生命に関わる大問題

大震災のあとは、多くの場合停電が起こります。阪神・淡路大震災の発生は1月17日でしたし、東日本大震災は3月11日でした。こうした寒い時期に長期にわたる停電が起こると、高齢者は寒さによって体力を奪われてしまいます。体力の低下時は感染症にもかかりやすくなるので、被災後の防寒は利用者の生命を守るうえで非常に大切です。

いざというときの寒さ対策に、日頃から備蓄しておきたいものを上に挙げました。介護施設はその立場上、一時的に近隣住民の避難を受け入れる可能性がありますから、多めに備蓄しておきたいものです。

また、着方によっても体の冷えを防ぐことができるので、注意してあげましょう。

災害時の暑さ対策で用意したい備蓄品

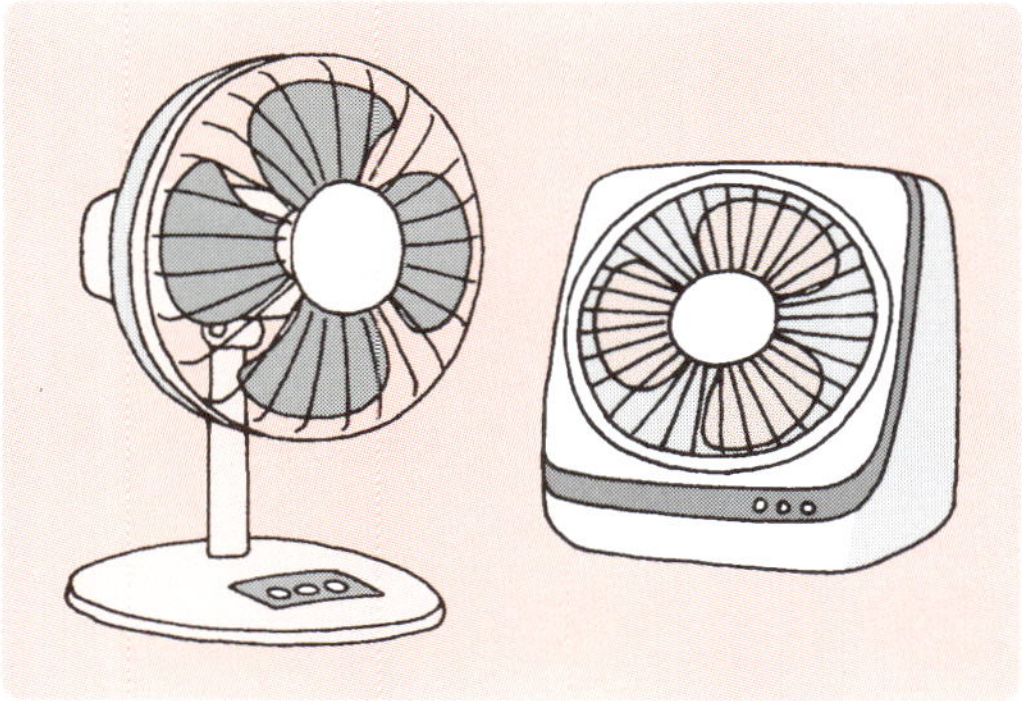
扇風機

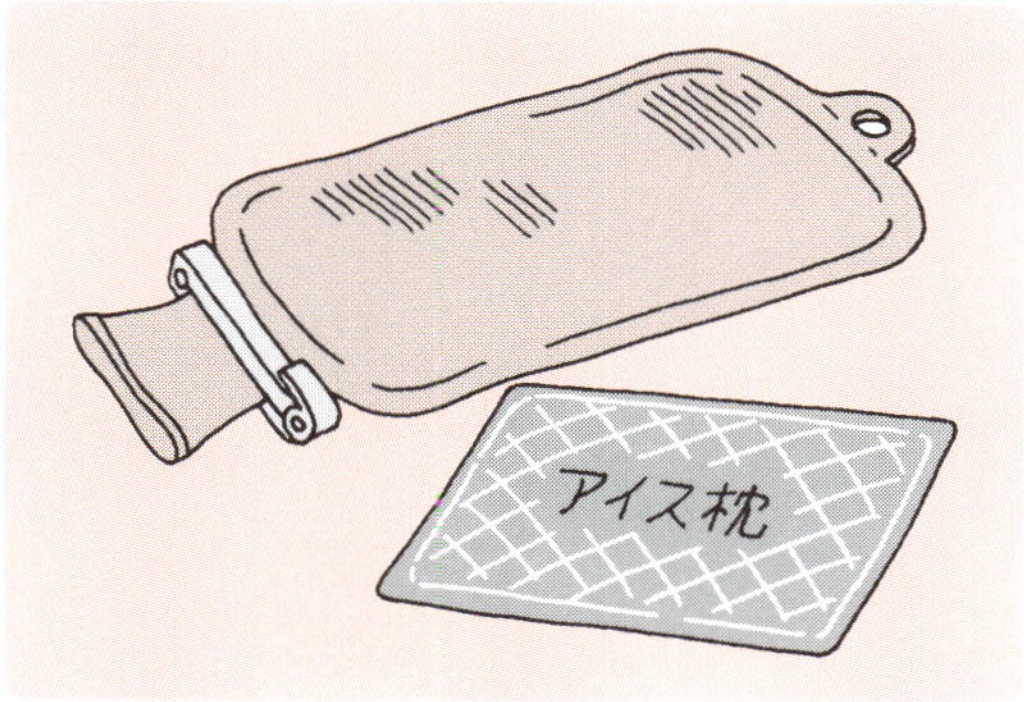
アイス枕
氷枕

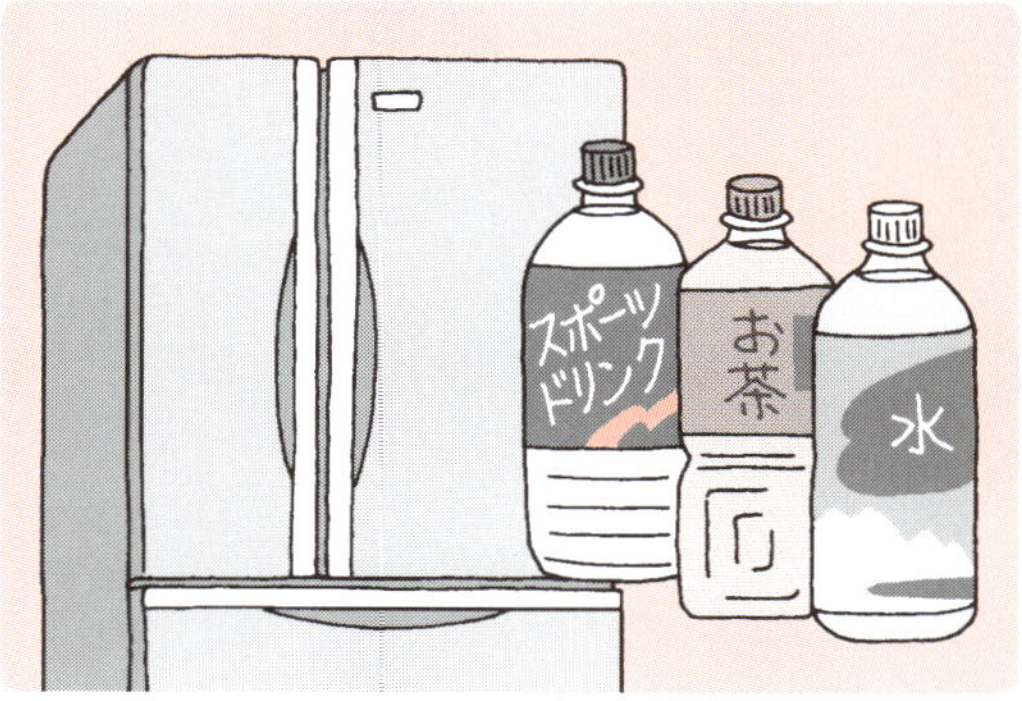
スポーツドリンク
お茶
水
冷えたペットボトル飲料

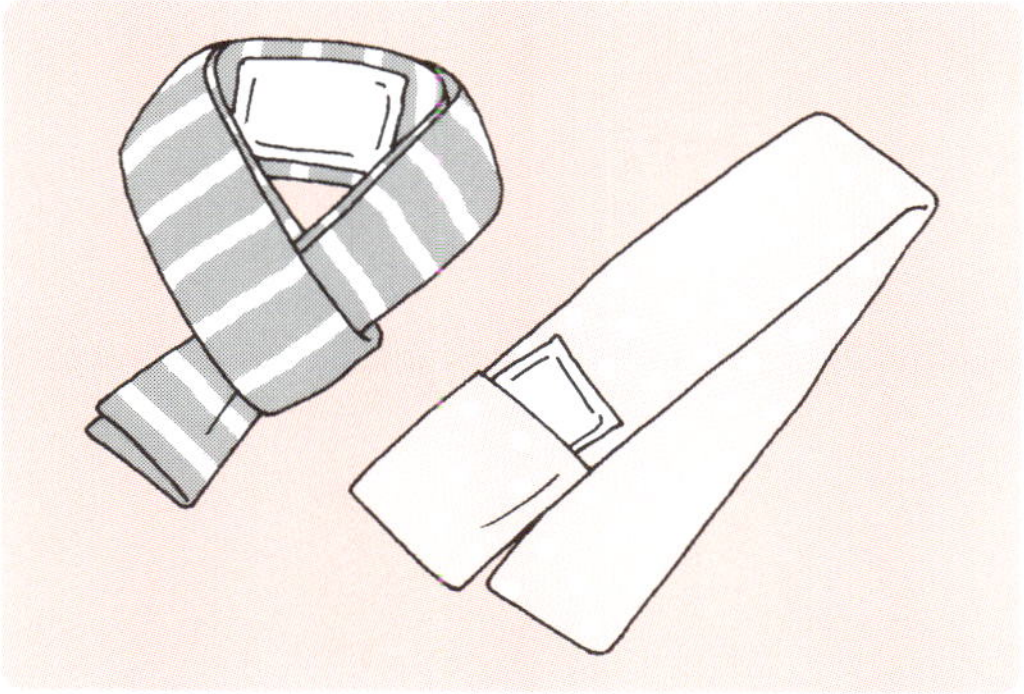
首に巻くタイプの保冷タオル

災害時に必要な電力と暑さ対策用電力一覧

必要な機器	消費電力／台	台数	必要な電力
痰の吸引器	0.1 kW	2台×4フロア	0.8 kW
ナースコール	0.2 kW	1台×4フロア	0.8 kW
業務用冷蔵庫	0.3 kW	2台	0.6 kW
扇風機	0.04 kW	25台	1 kW

合計 3.2 kW

猛暑時災害を想定した暑さ対策を

寒さと同じくらい、被災後のお年寄りに危険をもたらすのが暑さです。寒さに比べて軽視されがちですが、夏場の暑さによる熱中症や脱水症状もお年寄りにとっては非常に危険であることを忘れてはなりません。

夏の暑さをしのぐには、どうしても電力が必要です。水につけるとひんやりする保冷タオルなども有効ですが、それだけで何日ものしのぐには限界があります。エアコンが使えないのであれば、せめて扇風機や、業務用冷蔵庫1台分を動かせるだけの自家発電装置を備えておきたいものです。

たとえば4階建ての介護施設の場合、いざというときにどれだけの電力が必要なのかを考えてみましょう。上の表のように、痰の吸引器やナースコールの電力を考えると最低3・2kWの電力がほしいものです。この施設の場合は、6kVAという中型の発電機を導入すると災害時にある程度対応できます。

コラム⑤

注意報や警報の種類と危険度

注意報や警報には、「インフルエンザ注意報」など気象以外のものもありますが、ここでは気象に関する注意報や警報について取り上げます。

気象庁が発表している危険度は、注意報、警報、特別警報の3ランクです。●注意報：大雨や強風などによって災害が起こる恐れがあるときに出される。●警報：大雨や強風などによって重大な災害が起こる恐れがあるときに出される。●特別警報：大雨や強風などによって重大な災害が起こる恐れが著しく大きいときに出される。

気象庁が発表している注意報は、以下の16種類です。大雨、洪水、強風、風雪、大雪、波浪、高潮、雷、融雪、濃霧、乾燥、なだれ、低温、霜、着氷、着雪。

同じく警報には、以下の7種類があります。大雨、洪水、暴風、暴風雪、大雪、波浪、高潮。

特別警報は6種類です。大雨、暴風、暴風雪、大雪、波浪、高潮。

気象庁は、対象とされる現象の発生が予想される3～6時間前に発表することとしていますが、短時間の強い雨（ゲリラ豪雨など）に関する大雨注意報・警報および洪水注意報・警報については、2～3時間前に発表することとしています。

また、夜間や早朝に警報を発表する可能性がある場合は、夕方に注意報を発表し、その発表文中に「明け方までに警報に切り替える可能性があります」などと明示しています。

このように注意報や警報が事前に発表されるのは、防災機関や住民に伝わって避難行動をとる猶予時間（リードタイム）を確保するためです。しかし、予報が難しい場合は、こうした猶予時間は確保できません。

特別警報は、2013年8月に創設されました。これは、2011年の東日本大震災による津波や台風12号による紀伊半島を中心とする大雨などで、甚大な被害が出たためです。これらの災害では、気象庁が警報を発表するなどの方法で重大な災害への警戒を呼びかけたものの、正確な危険性が自治体や住民に十分伝わらず、迅速な避難につながらなかったことへの反省があります。

特別警報が発表されると、防災機関やテレビ、ラジオなどから「尋常でない大雨や津波等が予想されています」「重大な災害が起こる可能性が非常に高まっています」「ただちに身を守るために最善を尽くしてください」といった情報が伝達されます。

一般的な生活者の反応としては、注意報が出たら「気象情報や外の様子に注意する」「非常用品や避難場所、避難ルートを確認する」、警報に切り替わったら「自治体の避難情報に従い、必要に応じて速やかに避難する」、特別警報が出されたら「ただちに命を守る行動をとる」ことが必要です。

介護施設や介護職のかたは、第5章の本文を参照してください。

第6章

介護施設における感染症対策

第6章のポイント

効率のよい感染症対策を知る

感染症の予防から被害軽減策まで

介護施設とは、抵抗力が落ちてきているお年寄りが集団で生活する場所です。ですから利用者の誰か一人が感染症を発症すると、ほかの場所よりも広がりやすい環境にあります。そんな危険な環境だからこそ、介護施設は正しい感染症対策の知識を持つことが大切です。

ところが、介護施設の感染症対策を調べてみると、間違った対策に労力を使っている施設が意外と多くて驚かされます。利用者の健康保持のためにいくら職員が頑張っていても、効果が上がらない対策内容では意味がありません。

この章のテーマは、「いかに効率よく感染症の広がりを防ぐための対策を行うか」です。「感染症を発生させない」「感染症を持ち込まない」といった予防策から、「感染症をこれ以上広げない」「重症患者を出さない」といった二次感染の防止策まで、幅広い観点で感染症対策を考えていきましょう。

第6章はこんなあなたへ

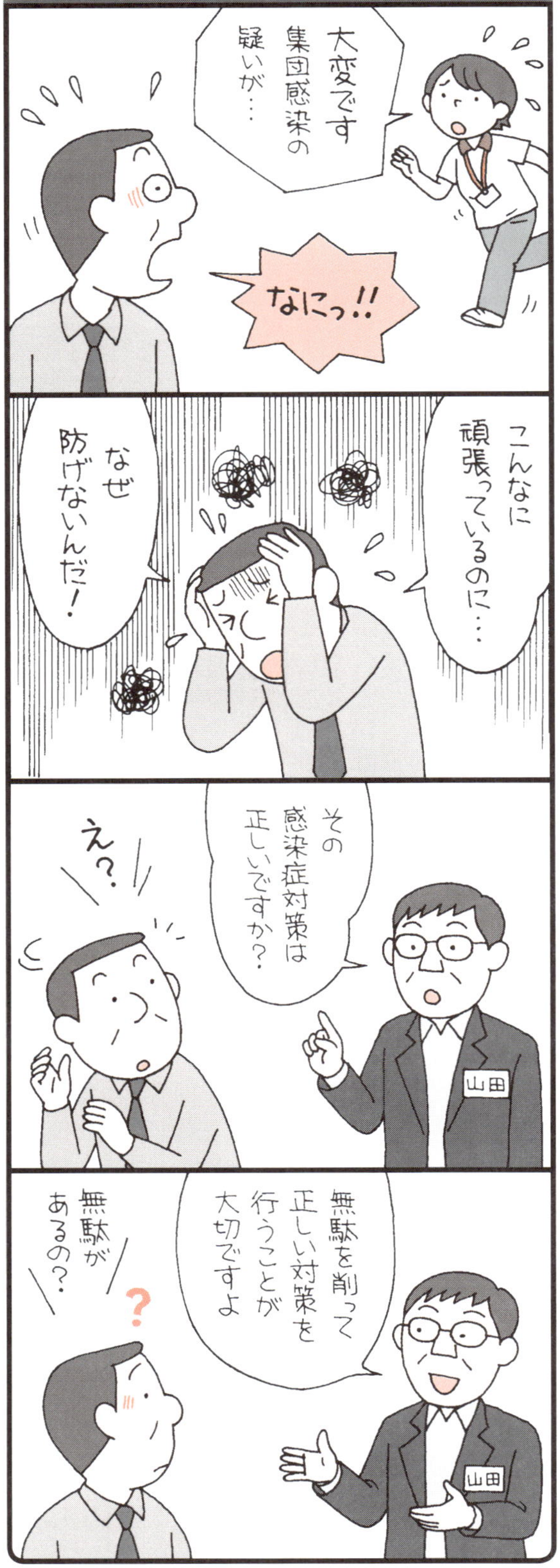
大変です 集団感染の 疑いが…
なにっ!!
こんなに 頑張っているのに…
なぜ 防げないんだ!
その 感染症対策は 正しいですか?
え?
山田
無駄を削って 正しい対策を 行うことが 大切ですよ
無駄が あるの?
?
山田

テーマ	内容	掲載ページ
施設の感染症対策の勘違い	介護施設の感染症対策には、誤解や効果が上がらない対策が意外と多いものです。そうした、よくある間違いポイントを整理します	249←242ページ
感染症対策の基本	施設内で感染症の広がりを防ぐために、職員は何を考え、どう動いたらいいのでしょうか。その基本的な部分をまとめます	253←250ページ
自施設が感染源の感染症予防	自施設内で感染症を発生させないためには、衛生管理が何よりも大切です。効率よく衛生管理を徹底するためのポイントを整理します	259←254ページ
外部から侵入する感染症対策	外部から施設内に新たな感染症を持ち込まないために、職員は何に気をつけてどう動いたらいいのでしょうか	263←260ページ
二次感染防止策	施設内で感染症が出てしまったとき、ほかの利用者への二次感染を効率よく防ぐためにはどう動いたらいいのでしょうか	267←264ページ

感染症の発生形態で責任が異なる

介護事故と同じく、感染症も過失の大きさで施設の責任の有無を判断します

よくある感染症の勘違い

×

利用者が感染症を発症したら、全てが施設側の責任になる

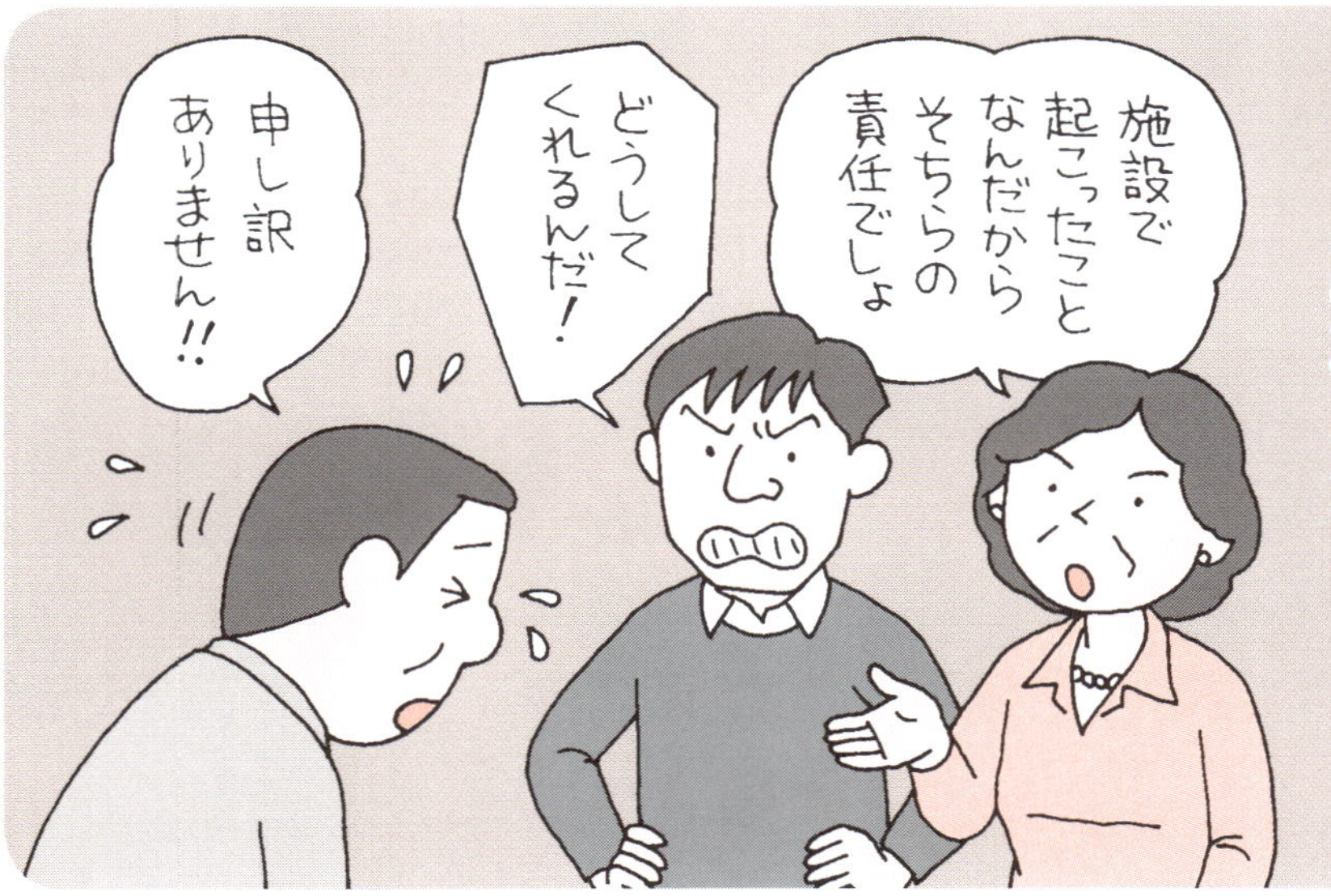
施設で起こったことなんだからそちらの責任でしょ
どうしてくれるんだ!
申し訳ありません!!

×

感染症を防ぐのは無理なので、施設側の責任にはならない

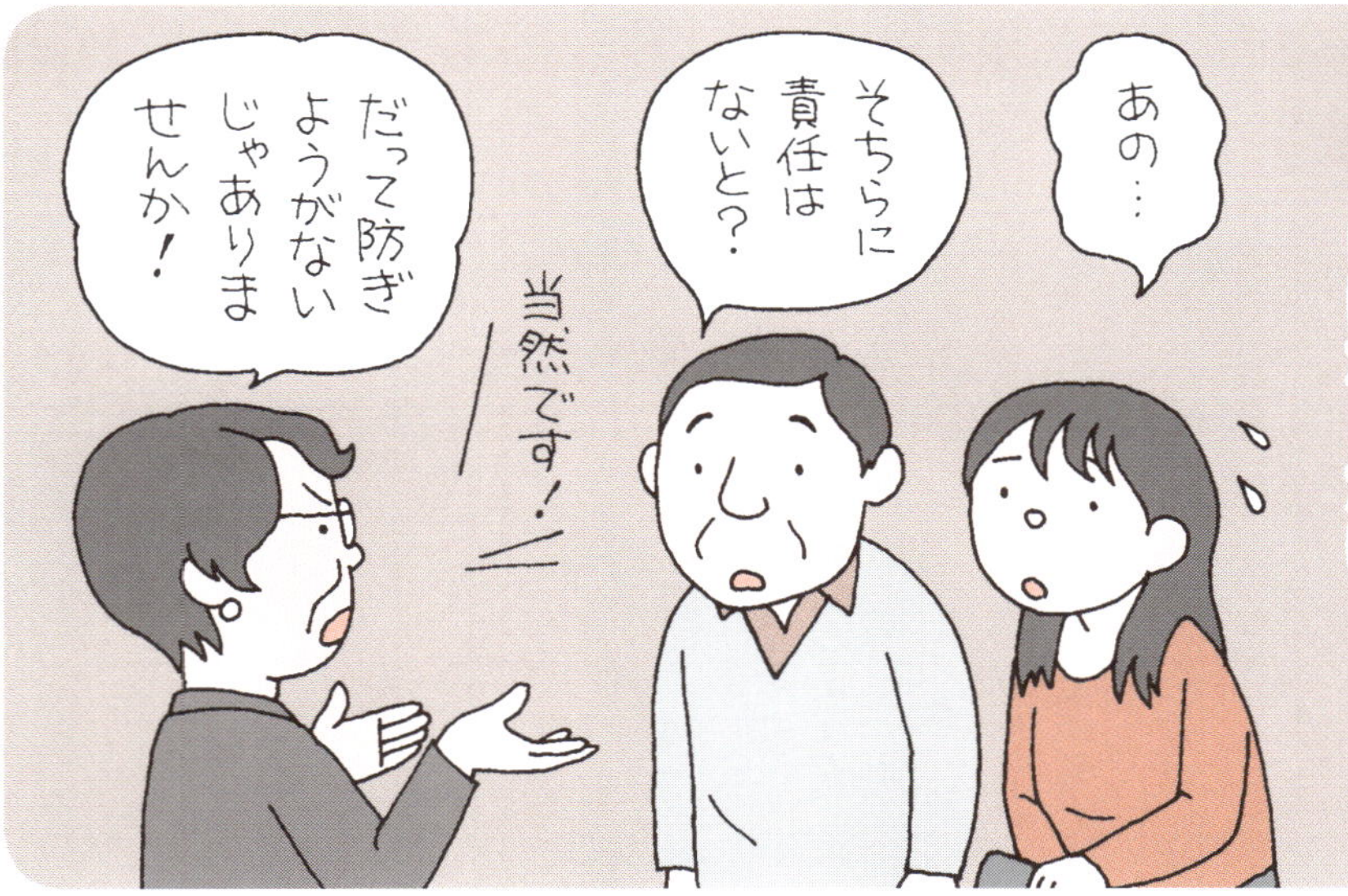
あの…
そちらに責任はないと?
だって防ぎようがないじゃありませんか!
当然です!

2種類に分かれる過失の重さ

感染症や細菌性食中毒などの予防策は、徹底した衛生管理にあることは間違いありません。しかし、介護施設は病院と違って「生活の場」ですから、いきすぎた管理は利用者の生活の自由度を損ないます。自由度を大切にしながら衛生管理を行うには、予防策を2つに分けることが必要です。

①施設の設備や生産物が発生原因の感染症（100％近く施設の過失となる）。防げる事故なので、未然防止に重点を置いてマニュアル化します。

②外部の感染源からの侵入によって起こる感染症（施設の過失を立証するのは困難）。病原体の侵入を完璧に防ぐことはできないので、拡大防止に重点を置いてマニュアル化します。

感染症の正しい区分

過失になりやすい感染症

施設の設備や生産物が発生原因の感染症

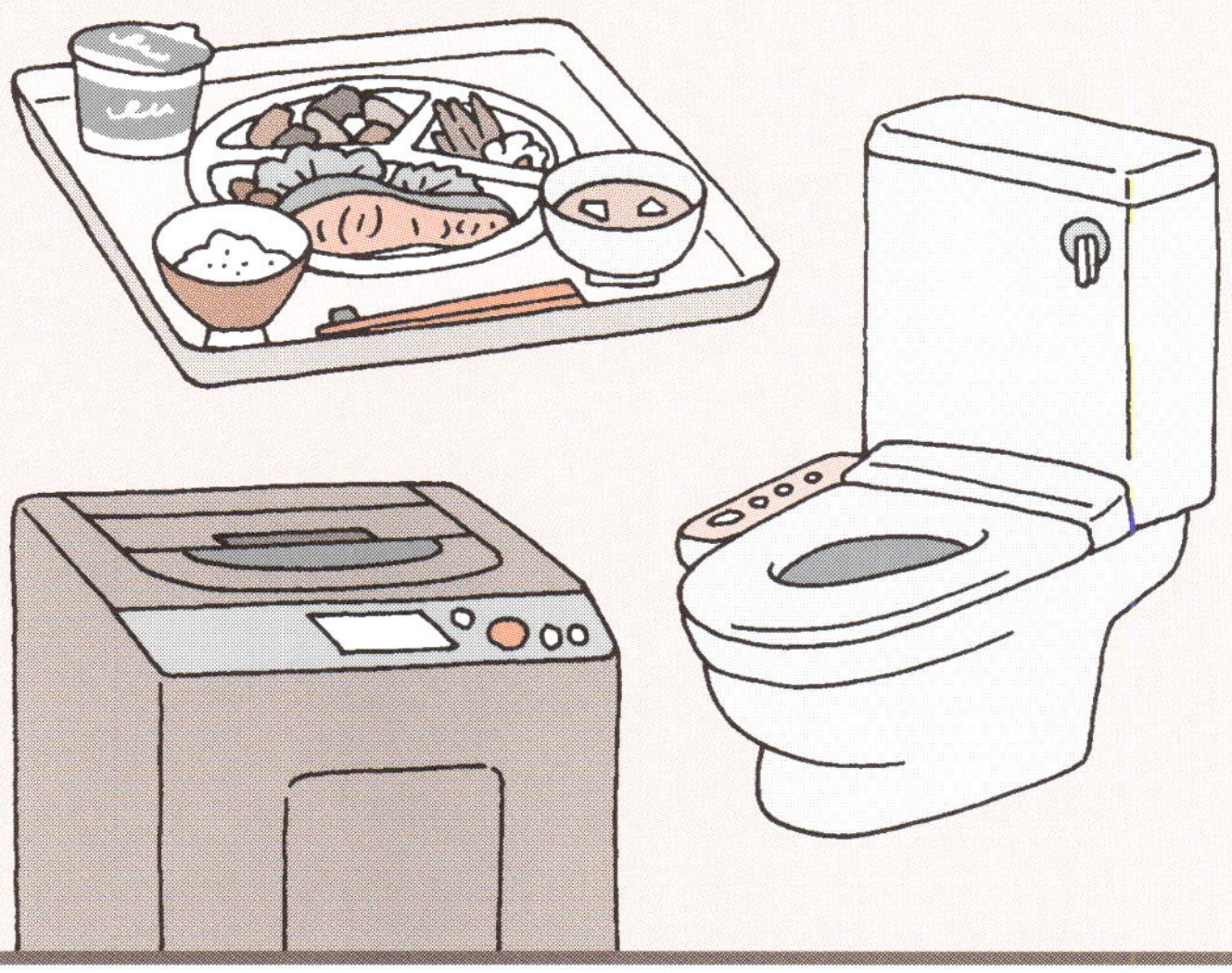

衛生管理の徹底によって防止できるはずなので、未然防止に重点を置く

過失になりにくい感染症

外部の感染源からの侵入によって起こる感染症

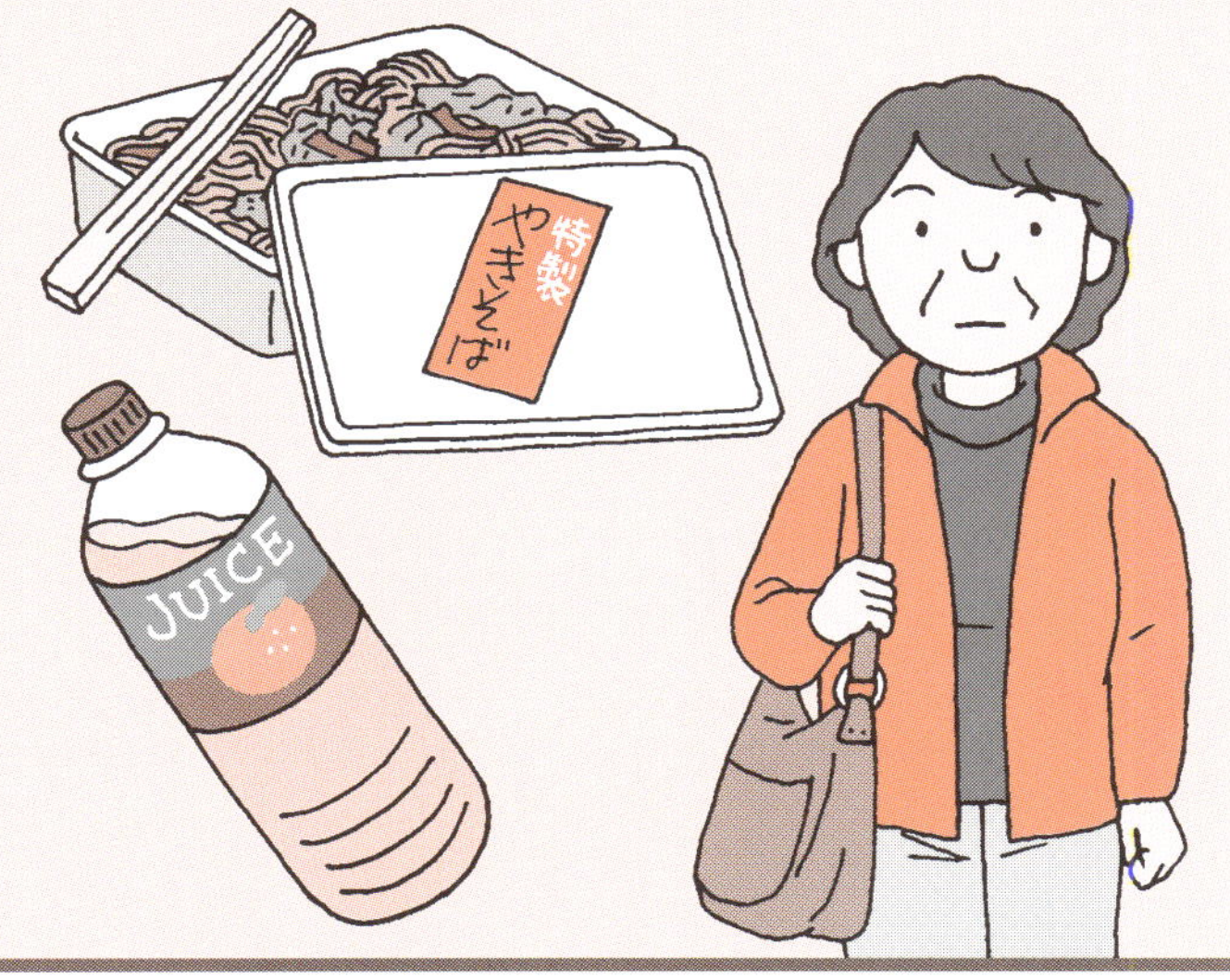

侵入を未然に防ぐのは難しいので、感染を拡大させせない迅速な対応を

マニュアルのつくり分け方

医療機関では、感染防止マニュアルが標準化されています。介護施設がそれと同じことをしたのでは不都合が生じるのですが、施設なりの標準予防策は必要です。医療と介護の感染防止マニュアルの違いについては、244～245ページで詳述するので参照してください。

職員が守るべき標準予防策があることを前提に、242ページの本文で示した①と②のマニュアルのつくり分け方を考えてみましょう。

施設が発生原因の感染症を防ぐためのマニュアルでは、まず設備の衛生管理の徹底が必要です。次に、保管、調理、配膳時、居室内などでの食品の取り扱いルールを定めます。

外部からの侵入を防ぐためのマニュアルでは、手洗いの励行や食料の持ち込みなど、外来者へのルールが必要です。

また、感染者が出たとき迅速に対応できるよう、感染症ごとに対処方法を定めます。

まずは病院の感染症対策を知ろう

施設の感染症対策の参考になるのは、医療機関の院内感染症対策です

スタンダード・プリコーションとは何か

スタンダード・プリコーション（標準予防策）とは、
医療機関で行われる院内感染症対策の基本で、
「特定の感染症や疾病を対象とせず、標準的に講じられる感染症対策」
のことです

その目的は、血液やその他の体液への接触を最低限にすることで、
汗を除く全ての患者の血液、体液、粘膜および損傷した皮膚を
感染の可能性のある対象として対応することにより、
患者と医療従事者双方に対する院内感染の危険性を減少させるものです

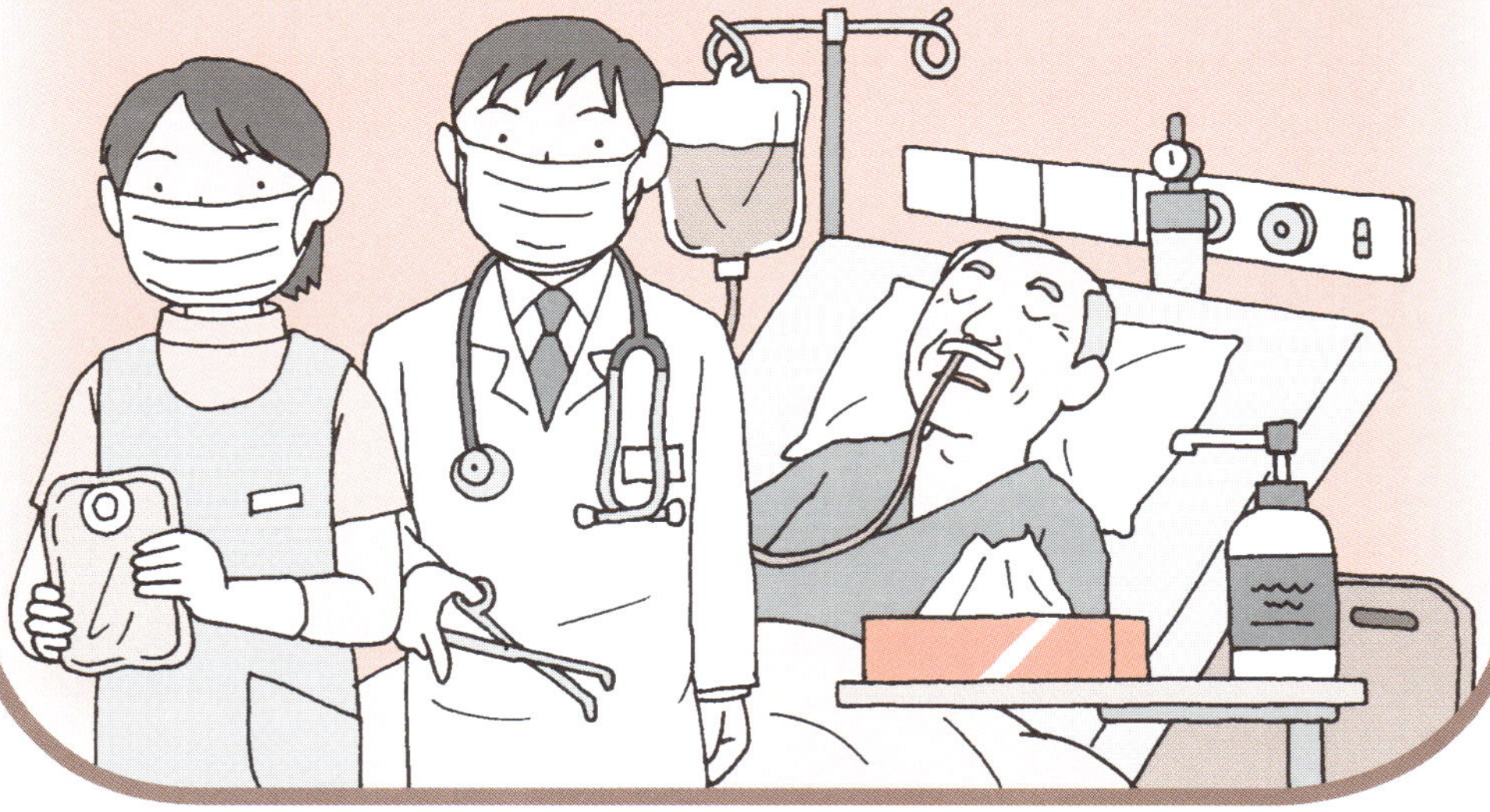

介護施設の独自性をいかに保つか

医療の世界には、245ページで示したように、厳しい院内感染症対策の基本があります。それがスタンダード・プリコーションと呼ばれるものです。

これらは、おもに医療従事者が行う対策ですが、入院患者にもさまざまな影響が出ます。こうした規制だらけの環境にいれば、少なからず自由が制限されることになるからです。

介護施設でも、医療機関のスタンダード・プリコーションを参考に職員が守るべき標準予防策の規定をつくり、それを徹底しなければなりません。しかし、医療と介護では、その内容が異なります。マスク、手袋、ガウンの着用は、利用者に疎外感を与え、精神的に傷つける面もあるので注意が必要です。

院内感染症対策の基本

ここに示したのは「日本医療福祉設備協会管理指針」の抜粋です。
介護施設で感染症対策マニュアルをつくる場合は、あくまでも参考にとどめてください

血液・体液暴露防止対策	●全ての患者の血液、体液、粘膜および損傷した皮膚を感染の可能性のある対象とした防止策をとる　●高リスクである鋭利器具（注射器、メスなど）の取り扱いに注意する　●廃棄物の扱いに注意する　●損傷皮膚をドレッシング材（包帯など）で保護する
手洗い	●院内感染予防対策上、もっとも基本的な行為として位置づける　●手指に付着している微生物等を消毒・除去するためには30秒以上の手洗いを必須とする　●手洗いの原則は「1処置1手洗い」なので、1回の医学的処置に対して1回ごとに手洗いを行う　●日常的手洗いは、食事の前やトイレのあとなどに石鹸《せっけん》と流水で行う　●医療現場での衛生的手洗いは、無菌操作時やその他手指消毒を目的とし、消毒剤と流水により行う
うがい	●うがいは通常食物残渣などの異物と通過菌を洗い流すのが目的である。イソジンガーグルを用いても口腔内の常在菌数は100分の1程度に減少するだけであり、消毒剤による頻繁なうがいは逆に口腔内の常在菌叢《そう》に影響を与える
手袋	●使い捨て手袋は、湿性の体液の取り扱い時（採血、出血予想の注射、容器内排泄物の破棄、失禁患者の身体清拭、採尿バッグの取り扱い、気管内吸引、創の手当て、救急処理排泄物の処理）などでおもに使用する
マスク	●マスクはおもに医療従事者保護の目的で使用する　●マスクはひもの部分のみを持って取り扱い、破棄するとき以外は顔から外さない　●マスクを手で持ち歩いたり、首の回りにかけて歩かない　●使い捨てマスクは、湿ったり汚染したときは随時交換する
ガウン、エプロン	●医療従事者の制服を患者の血液や体液による汚染から保護する目的と、医療従事者の制服から患者を保護するために使用する　●医療従事者に、プラスチックエプロンを着用したまま病棟区域から退出しない
白衣、ナースキャップ、聴診器、花瓶	●白衣は予防衣であるため、汚染されていることを常に認識する　●前ボタン式の白衣は、診療または看護中は常にボタンを留めておく　●ナースキャップのみならず、医療従事者の顔面や頭部は汚染されていることを認識し、仕事中は髪の毛はもとより、首から上には決して触れないよう心がける　●花や花瓶または花瓶の水には微生物が存在するため、花瓶を取り扱った後は、花瓶の外側を乾燥させ、取扱者は必ず手洗いを行う　●花瓶の水は緑膿菌増殖の温床となりうるので、水は毎日交換する
ケアに使用した器具	●器具を操作・洗浄するときは、手袋やプラスチックエプロンを着用する。なお、ディスポーザブル製品の場合は適切に破棄する
リネン	●汚染されたリネンは、周囲を汚染しないように運搬し、適切に消毒する
感染性医療廃棄物	●血液など湿性の体液などが付着した廃棄物は正しく分別し、適正な廃棄容器に適量（75%程度）破棄する
院内清掃	●靴のまま歩く床は感染のリスクが少ないが、血液や体液で汚染された床は消毒が必要で、消毒後清掃および乾燥が必要である
ゾーニング	●病院内を全て同じように清潔に保つことは不可能なので、求められる清潔度に応じて対応を変える必要がある

施設の感染症対策の勘違い③

間違いだらけの感染症の基本知識

効率的な感染症対策を行うには、感染症に関する正確な知識が欠かせません

この設問に正しく答えられるか？

下記の設問は、ある感染症対策研究会での確認テストです。コピーして、施設の研修会で活用してください（247ページに解答と解説を掲載します）

No.	設問（〇×でお答えください）	正解
問1	免疫力の低い人は感染症に感染しやすい	
問2	石鹸で念入りに手を洗えば、手に付着した細菌やウイルスはほぼ100%洗い落とせる	
問3	ヨウ素系うがい薬でうがいするほうが、水でうがいするよりインフルエンザの感染を防げる	
問4	若い人のほうが感染症に感染したとき発症しやすい	
問5	私たちが「風邪をひく」と呼んでいる感冒は、全てウイルスの感染によるものである	
問6	インフルエンザの重症化で起こる肺炎も、本当は別の病原体の感染によって起こっている	
問7	インフルエンザウイルスの付着した食物を食べると必ず感染する	
問8	インフルエンザウイルスは患者の吐いた息から空気感染する	
問9	MRSAは治療する薬がないので、絶対に感染を防がなくてはならない	
問10	ノロウイルスは二枚貝の中など、水分がある場所でなければ生存できない	

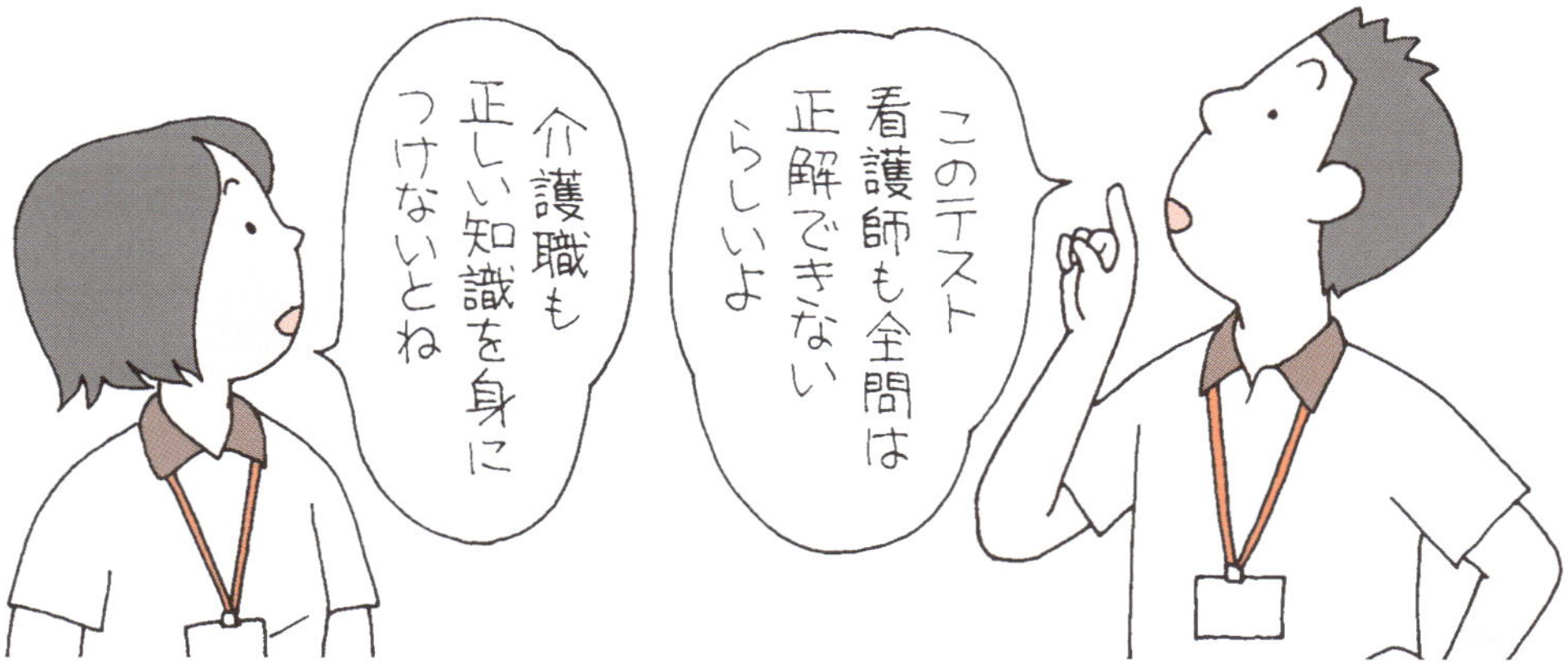

このテスト看護師も全問は正解できないらしいよ
介護職も正しい知識を身につけないとね

これだけは知っておきたい基本知識

①感染症とは？

感染症とは、ウイルス、細菌、真菌、寄生虫などの病原体が体内に侵入することで発症する病気です。これらの病原体が体内で増殖したり毒素を出したりすることで、さまざまな症状が現れます。

②病原体とは？

病原体は種類によって性質や大きさが異なり、感染経路などもそれぞれ異なります。病原体の大きさは、小さい順にウイルス→細菌→真菌→微生物→寄生虫の順です。そのため、細菌が防げるマスクでもウイルスは通過してしまいます。

③感染するとは？

病原体が体内に侵入することを感染すると言います。しかし、感染してもすぐに発症する

テストの解答と解説

246ページの正解は、問4、5、6が〇でその他の設問が×です。間違えた人は、もう一度感染症について学び直しましょう。解説は、下の表を参照してください

No.	解説
問1	「感染症に感染する」とは、感染症の病原体（細菌やウイルスなど）が体内に侵入することであって、発症することではありません。免疫力の低い人は、発症しやすいのであって感染しやすいわけではないのです。感染リスクと発症リスクは、区別する必要があります
問2	都立駒込病院で「念入りな手洗いによる除菌率」を調査したところ、平均除菌率は58.1％でした。ちなみに、擦式手指消毒剤による平均除菌率は57.3％でほぼ同率でした
問3	京都大学のグループが、水によるうがいとヨウ素系うがい薬によるうがいの、インフルエンザ予防効果を調査しました。その結果、両者とも予防効果は同率で、発症率が40％減少することが実証されました
問4	高齢者は長年の生活でさまざまな感染症に感染し、体内に病原体の抗体をたくさん持っているので感染しても発症しにくいのです。若年者は高齢者に比べて抗体が少ないので、発症する可能性が高くなります
問5	私たちが日常的に風邪をひいて病院に行っても病原体の検査などしませんが、実は風邪（感冒）も原因はすべてウイルスです。ライノウイルス、RSウイルス、コロナウイルス、エンテロウイルスなど実に多くの種類があります
問6	インフルエンザに感染し発症しても、インフルエンザで肺炎が起こるわけではありません。インフルエンザによって体力や免疫力が低下するために、ほかの病原体により肺炎を発症します。肺炎球菌性の肺炎の８割を予防できるので、インフルエンザの重度化予防に肺炎球菌ワクチンが使われるのです
問7	一般にインフルエンザウイルスは、上気道（鼻腔から喉頭付近までの気道）の粘膜から体内に侵入し、消化器官からは侵入しません。食べ物から上気道を経て侵入することもないわけではありませんが、可能性は低いでしょう。また、インフルエンザウイルスは、唾液や消化液に分解されてしまう性質もあります
問8	インフルエンザウイルスは、ウイルスだけで空中を浮遊することはありませんから、厳密には空気感染は起こりません。しかし、セキやくしゃみなどで飛び散った飛沫の水分が蒸発して飛沫核となり、空中を浮遊し感染することがあります。これを飛沫感染と呼び、空気感染とは区別しています
問9	MRSA（メチシリン耐性黄色ブドウ球菌）は、抗生物質メチシリンへの薬剤耐性を持った細菌です。発症するとほとんどの抗生物質が効かないので、病院内では厳重な院内感染防止策が必要とされますが、一般生活者の免疫レベルで発症することはありません。常在菌でもあり、私たちの周囲には保菌者がたくさんいます
問10	ノロウイルスは経口感染し、十二指腸や小腸などで消化器感染症（感染性胃腸炎）を起こす病原体です。感染経路としては、食物への付着による感染のほか、嘔吐《おうと》物や糞便の接触感染と、発症者の吐瀉《としゃ》物が乾燥して空気中に舞い上がり、大量の感染者を出すことがあります

わけではありません。発症しない期間（潜伏期間）があり、長期間発症しないこともあります。体内に病原体を持っている人をキャリアと呼びます。

④発症するとは？

病原体が体内で増殖し細胞の破壊などの損傷を与えると、症状が出現します。これが発症（または発病）です。一般に免疫力の高い人は発症しにくく、免疫力の低い人（高齢者、幼児、妊婦、基礎疾患のある患者など）は発症する可能性が高くなります。また、一度感染して回復した人は、体内に抗体ができるため、次に感染しても発症しにくくなります。

⑤感染経路とは？

病原体が体内に侵入する経路のことで、病原体によって決まっています。たとえば、ノロウイルスは口から消化器官を通じて体内に侵入しますが、インフルエンザウイルスは上気道の粘膜から体内に侵入します。

⑥感染症の種類

医師が保健所へ届け出る義務がある法定感染症は、1～5類に分類されています。

施設の感染症対策の勘違い④

外部からの侵入を防ぐには限界がある

外部から入ってくる感染症は、未然防止策と拡大防止策で対応します

未然防止策から拡大防止策へ

感染症の侵入を未然に防ごうとするのは当然だが、その先を考えておく

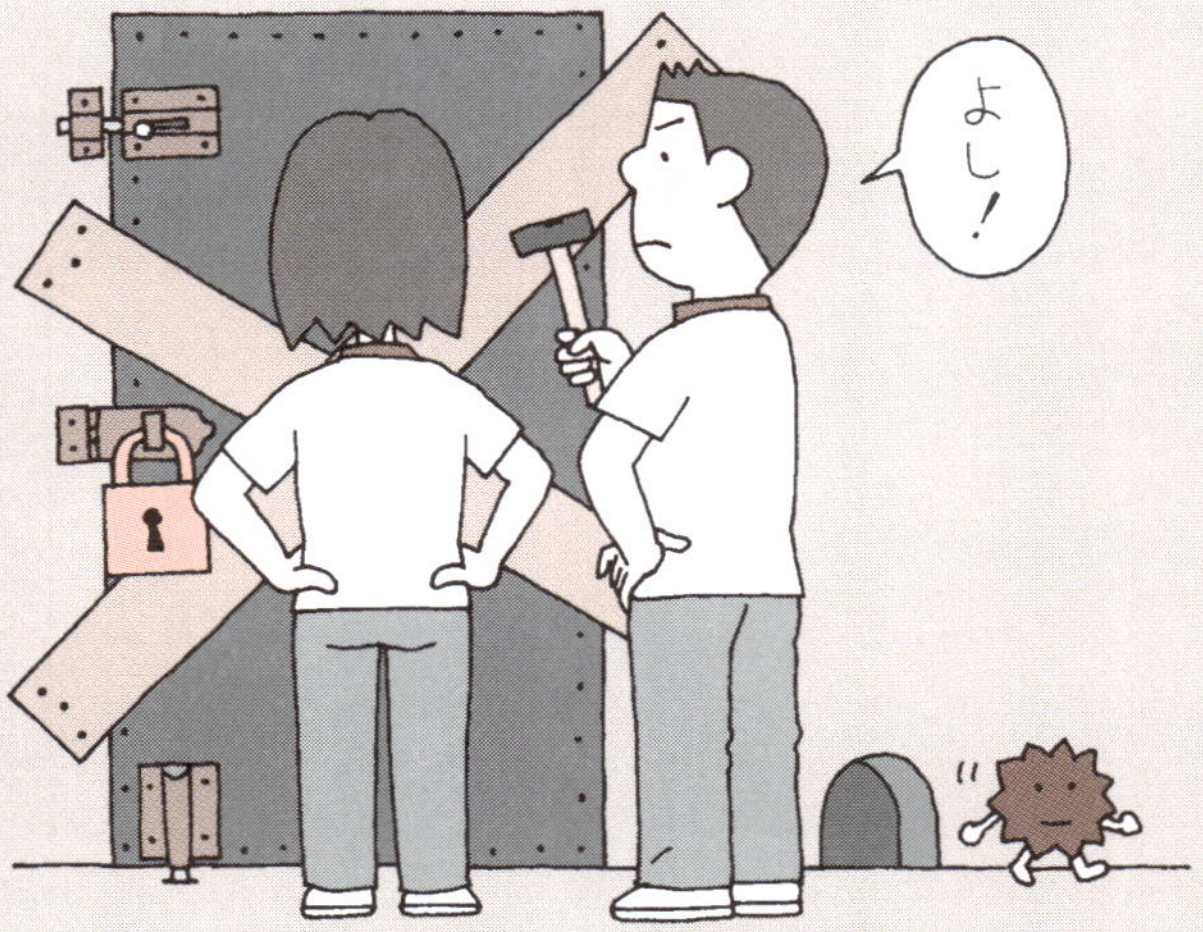

外部との関係を遮断しすぎると弊害が大きい。未然防止策にばかり固執していると、万一、施設内に感染症が侵入した場合に発見が遅れるという弊害もある。

それよりも感染症の発生を迅速に発見し、二次感染を防ぐほうが大切

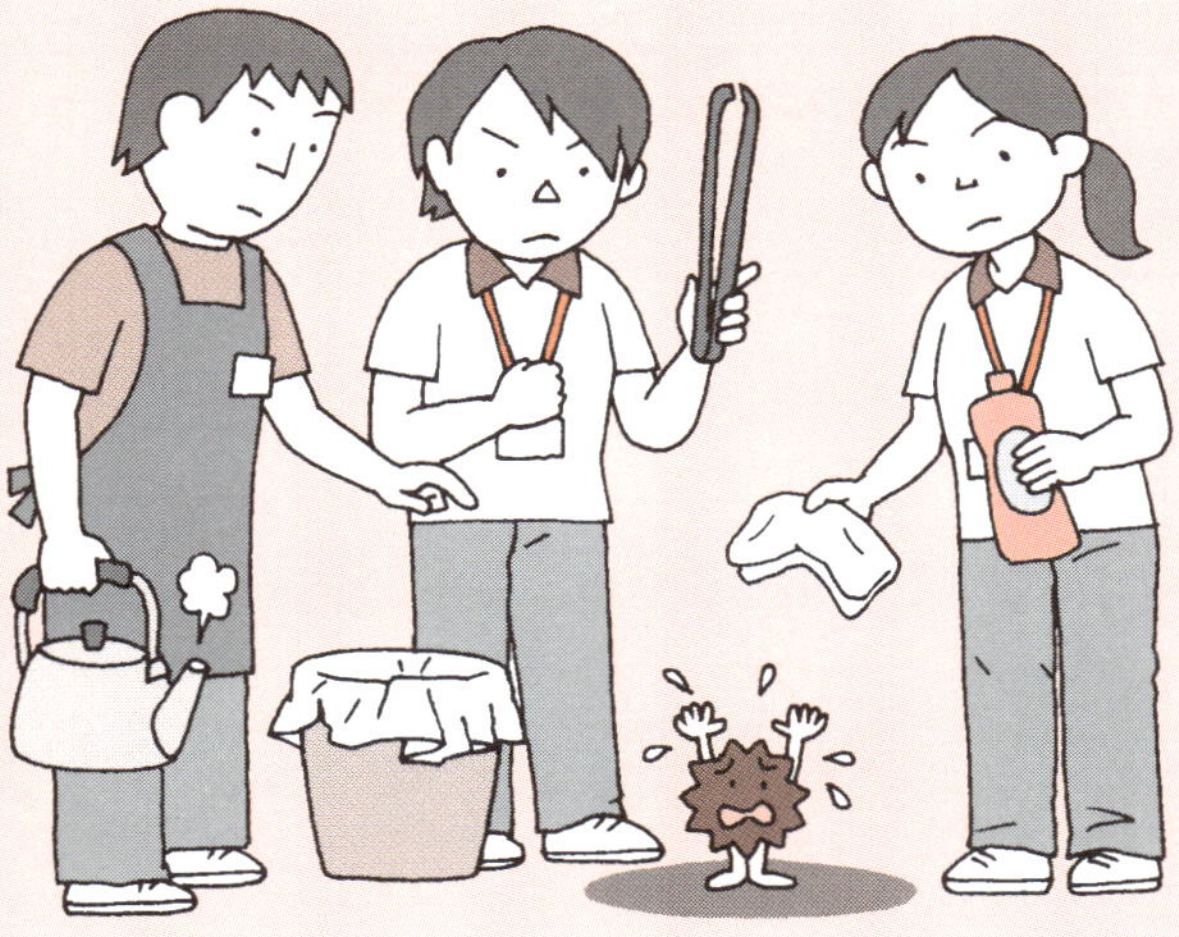

外部からの感染は起こるものと考え、発生時のマニュアルを用意しておく。特に、おもな感染症の罹患時に現れる特徴的な症状を研修しておくことは大切。

家族の面会制限は注意が必要

介護施設は地域に開かれている必要があるので、外部からの感染を防ぎたいからといって、完全に侵入経路を遮断することは不可能です。上のイラストのように、未然防止策に固執しすぎず、むしろ二次感染の防止に力を入れましょう。

家族への面会制限の徹底も、好ましくありません。感染症を怖がるあまり、未発生時点で家族の面会を制限（拒否）したとして、家族から訴訟寸前の強いクレームを受けた施設があるので注意が必要です。すでに感染症にかかっている利用者と体調不良の利用者のみ、面会の自粛を依頼しましょう。

２４９ページのようなポスターをつくり、手洗いやうがいに協力してもらうと効果的です。

外来者への依頼

エントランスに手洗い設備を設け、下記のような注意喚起ポスターを設置しましょう。
面会者用スリッパが不衛生な施設が多いので、そうした施設は改善が求められます

来苑者の皆様へ

特別養護老人ホーム○○苑　施設長

感染症・食中毒の防止に関するお願い

平素は当施設の運営にご協力をいただき厚く御礼申し上げます。

さて、今年も食中毒や感染症の多発する時期を迎えました。皆様もご存じのとおり、当施設には抵抗力のないお年寄りがたくさんおり、O-157などの細菌性食中毒や感染症が発生すると、入所者の生命に関わる重大な問題となります。

当施設では入所者の皆様の健康を守るため、調理の衛生管理や職員の手洗い・うがいの励行など、感染症・食中毒の防止に対して厳しく取り組んでおります。つきましては、ご面会のため来苑される皆様にも、感染症・食中毒の防止のため下記の注意事項を厳守いただき、ご協力を賜りたくお願い申し上げます。

感染症・食中毒の防止のためにご協力いただきたいこと

感染症の防止について

- 感染症にかかっているかたは、居室への入室をご遠慮ください。
- ご家族で感染症にかかっているかたがいらっしゃいましたら、職員までお申し出ください。
- 来苑されたかたは、玄関近くの手洗い所で手洗いとうがいをしてください。
- 風邪などで体調不良のかたは、マスクを着用してください（マスクは事務室でお渡ししています）。

食中毒の防止について

- 食べ物の持ち込みについては極力ご遠慮ください。
- 食べ物をお持ちいただいたかたは、職員に申し出て指示に従ってください。
- お持ちいただいた食べ物で召し上がらず残った場合は、必ずお持ち帰りください。
- お持ちいただいた食べ物を、同室の入所者に配ること（お裾分け）はご遠慮ください（飲み込みの機能に問題があるかたがおり、危険な場合があります）。

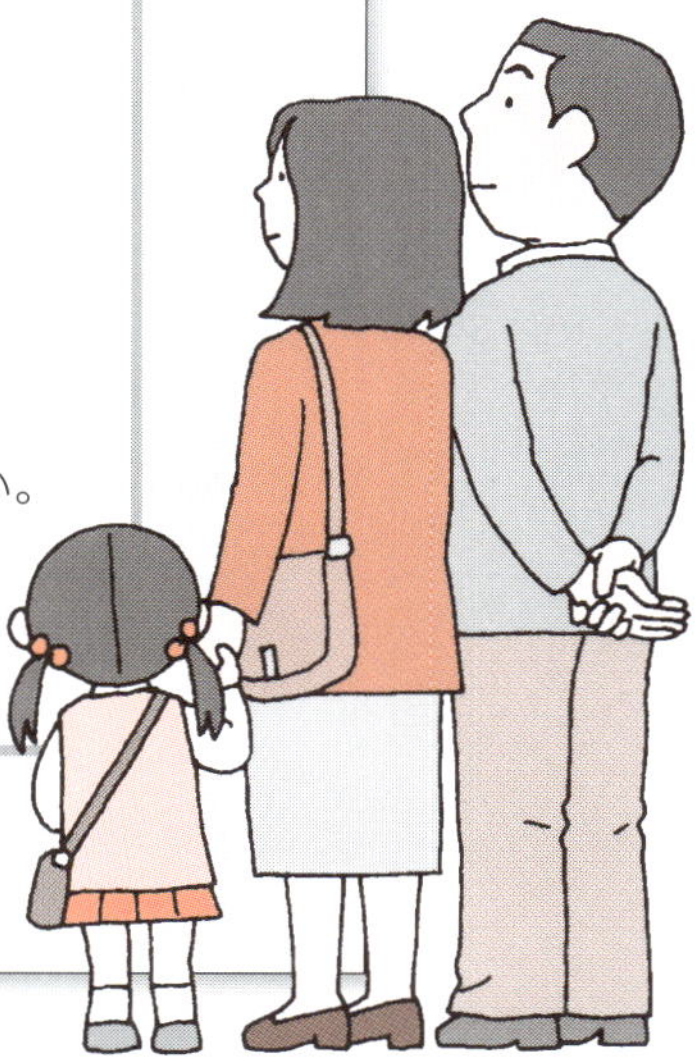

施設のリスクには3つの要素がある

「感染リスク」「発症リスク」「重度化リスク」を分けて考えると効果的です

基本となる3つのリスク

重度化リスク
発症したときに生命に関わる重篤な症状になるリスク
- 重度化しやすい人に対する重度化対策
- 合併症を防止する対策

発症リスク
病原体が体内に侵入したときに発症するリスク
- 発症しやすい人に対する発症防止策
- 免疫力の低下を防止する対策

感染リスク
病原体に接触し、体内に病原体が侵入するリスク
- 施設環境や職員からの感染対策
- 面会者など施設外からの感染対策
- 発症者が出たときの二次感染対策

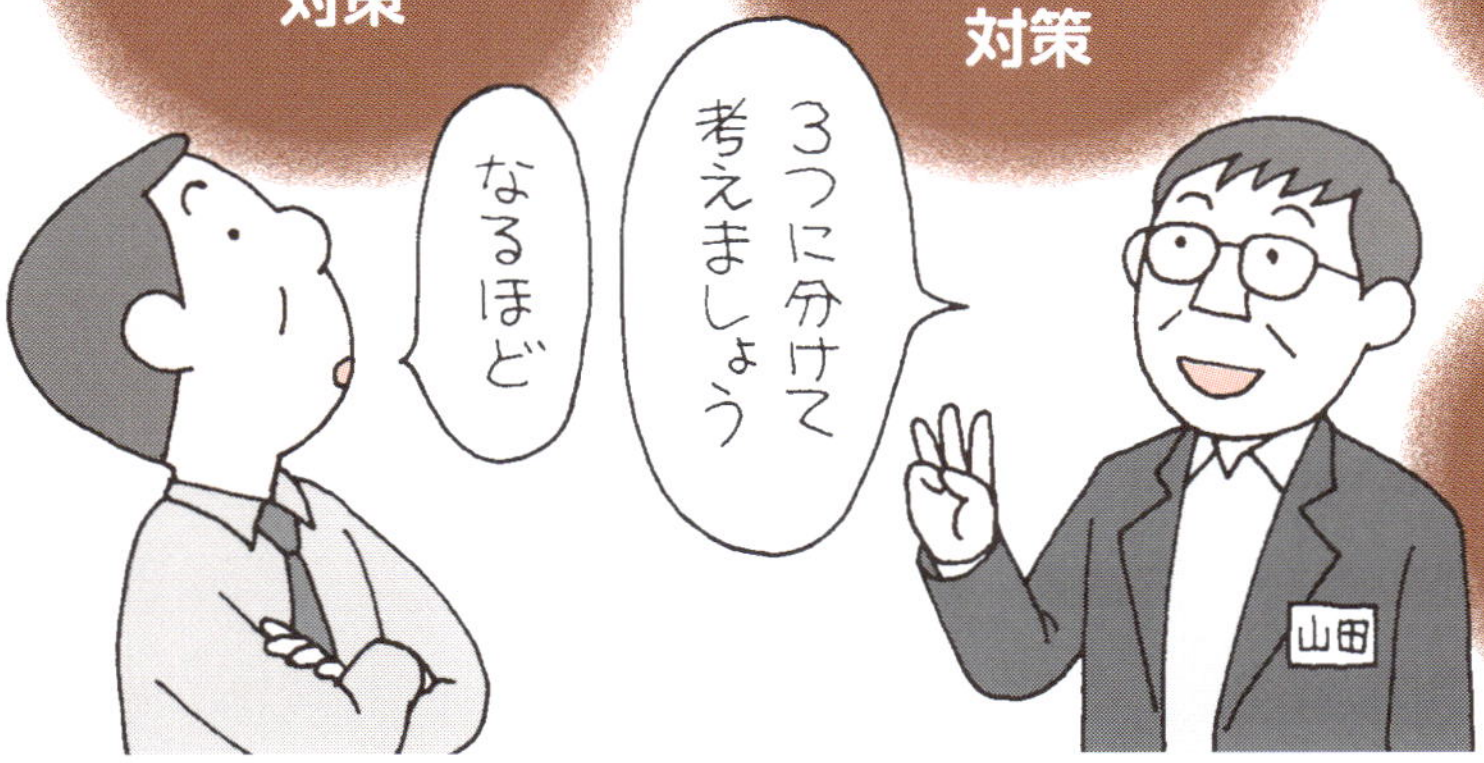

3つに分けて考えましょう
なるほど
山田

施設の感染症対策の考え方

ある施設長が言いました。

「昨年は当施設では恥ずかしいことにノロウイルスの感染者を12人も出しました。今年は気を引き締めて、ノロウイルスもインフルエンザも絶対施設に入れないようにします」

しかし、施設職員も家族も施設の外で生活しているのですから、外部からの侵入を完全に防ぐことは不可能です。侵入対策ばかり強調せず、3つに分けて対策を立てましょう。

1つ目は、感染リスクへの対策です。これは病原体の体内への侵入を防ぐ対策ですから、衛生行動や感染者との接触防止が基本になります。

具体的には、頻繁に手洗いを行う、利用者へも手洗いとうがいを徹底する、居室の温度と湿

より重い責任を問われるケース

感染症が発生してしまった場合、施設がより重い責任を問われるのは以下のようなケースです
（外部からの感染だけが、やや軽いケースになります）

重度化に対する施設の責任

✕ ノロウイルスの疑いがある利用者が現れたが、対応が遅れたために重度化して死亡した

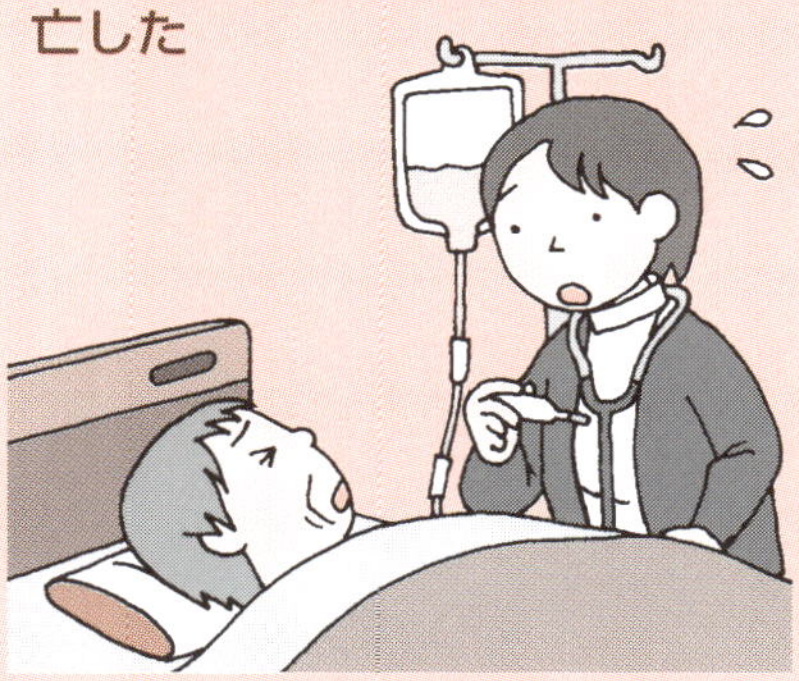

発症に関する施設の責任

✕ 利用者がインフルエンザを発症したとき、胃瘻《いろう》で免疫力が低下している同室の利用者に感染した

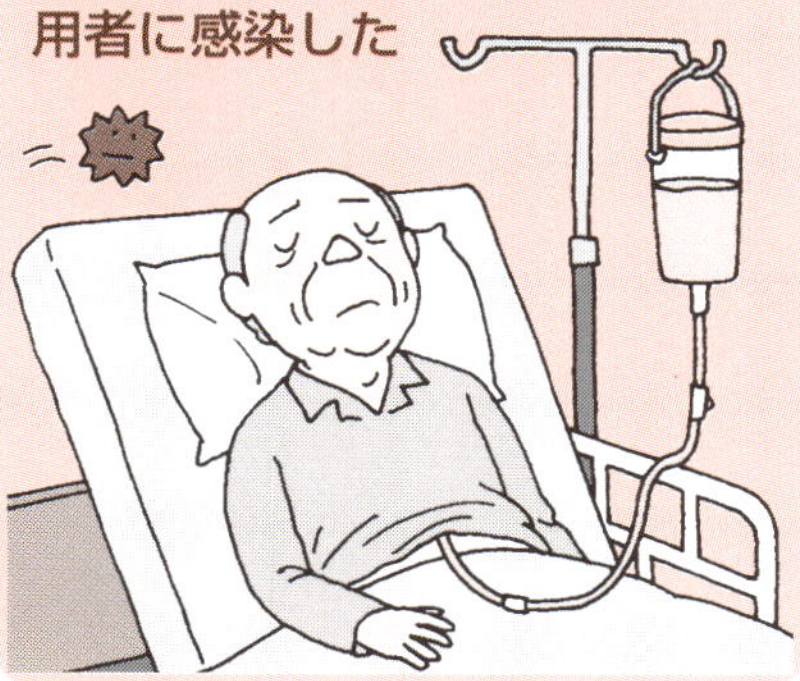

感染に対する施設の責任

✕ 施設の食事が原因で利用者が集団でノロウイルスに感染した

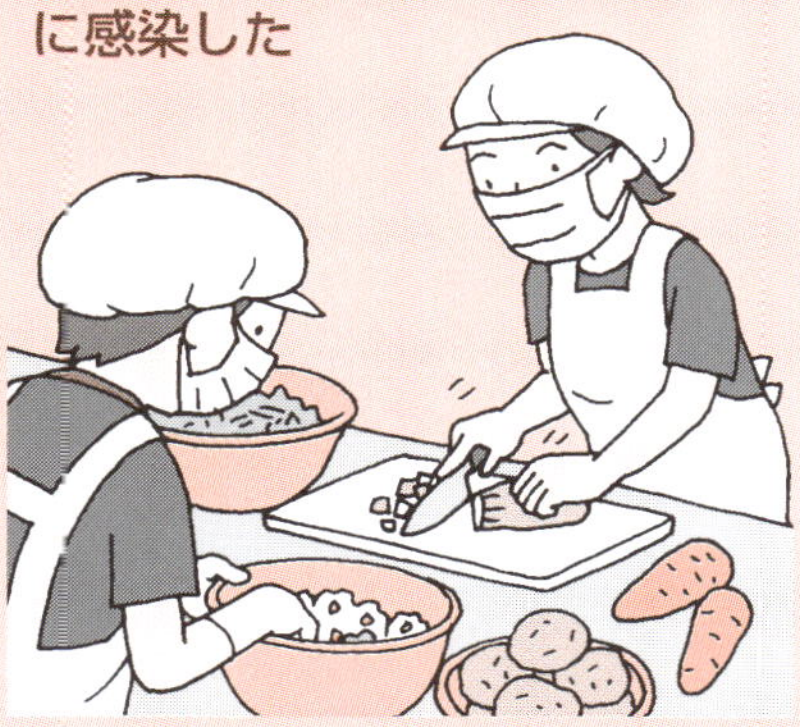

✕ 肺炎球菌ワクチンの接種をすすめられたが徹底せず、インフルエンザを発生した利用者が肺炎で死亡した

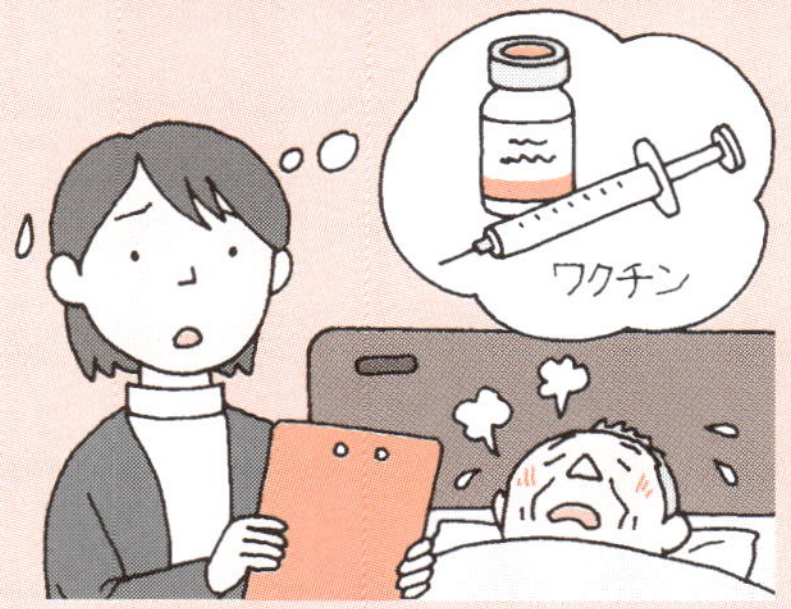

△ 面会に来た家族から、利用者がインフルエンザに感染した

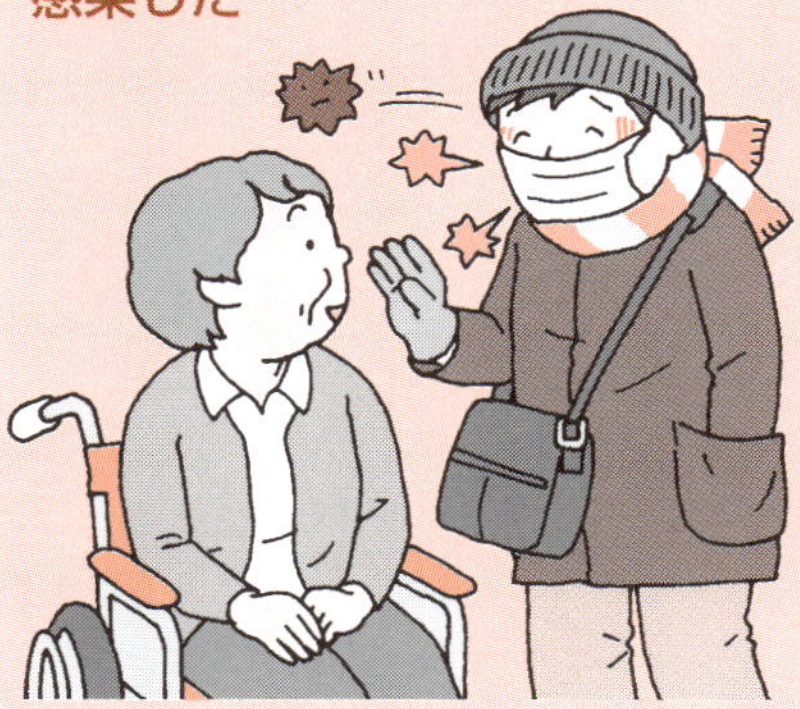

✕ 1人目のノロウイルス発症者が嘔吐したとき処理を誤り、利用者が集団で二次感染した

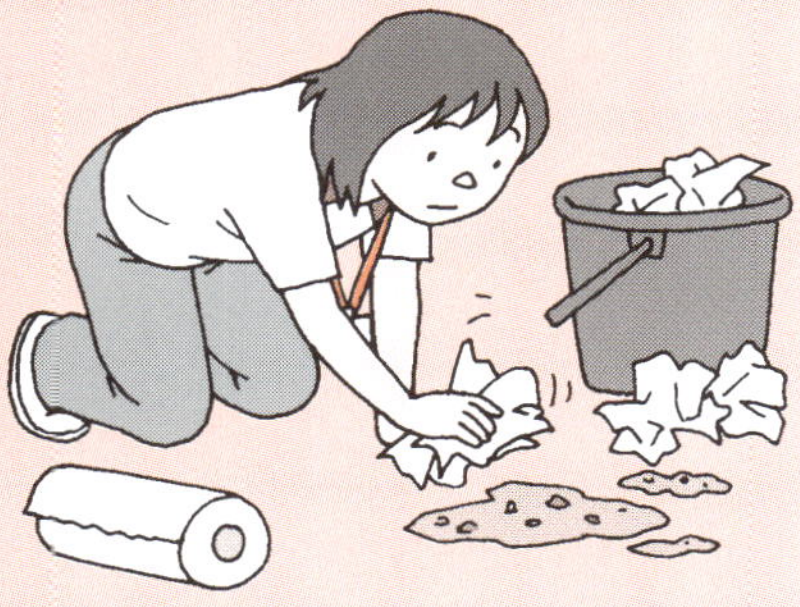

度を高めに設定してインフルエンザウイルスの不活性化対策を行う、などです。通院時は病院の待合室での長時間滞在を避け、できるだけ車内にとどまりましょう。施設内に発症者が出たら素早く隔離し、二次感染を防ぐことも大切です。

　2つ目は、発症リスクへの対応ですが、ここでは予防ワクチンの接種がもっとも効果的な対策になります。ワクチンによって体内に抗体をつくると、抗体が侵入してきたウイルスを不活性化してくれるので発症を抑えます。ただし、接種したワクチンの型が感染したインフルエンザと異なると発症することがあるので注意が必要です。

　そのほかの一般的な発症リスク対策としては、免疫力の維持があります。好きな食べ物を積極的に提供したり、カロリーを高めにしたりするなどの低栄養防止策が効果的です。

　3つ目は、重度化リスクへの対策になります。介護施設で注意すべき重度化リスクは、「肺炎の併発」と「持病の悪化」なので気をつけましょう。

感染症対策の基本②

感染症対策より総合衛生管理を

職員の労力と対策の効果を比較検討してみましょう

施設のチグハグな取り組み

不合理な手洗いを強要する

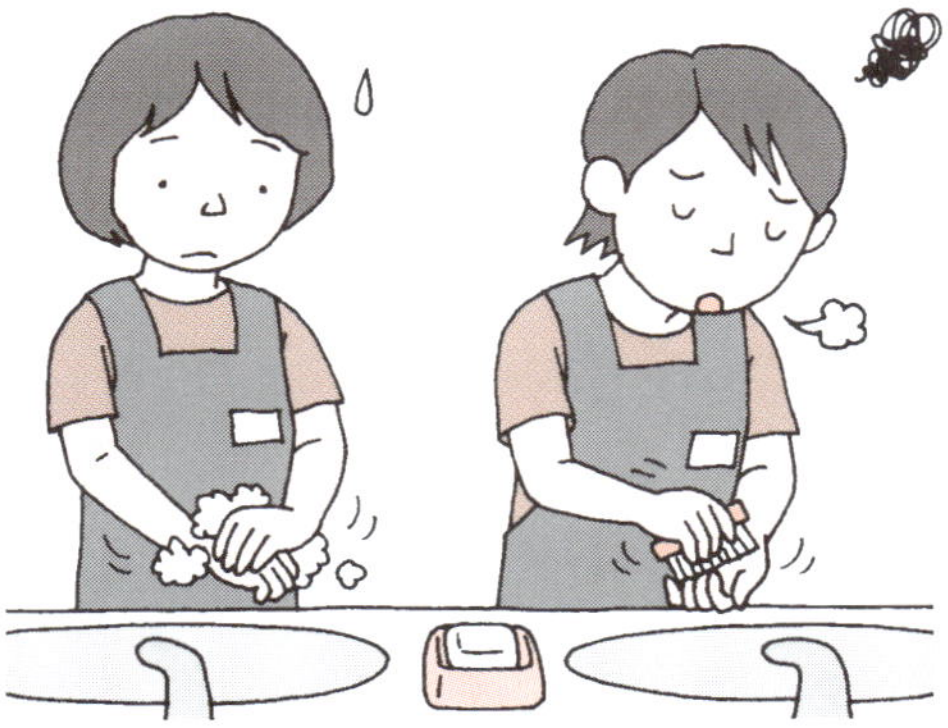

ある施設では、逆性石鹸とブラシを使って職員に「正式な手洗い」をさせています。これは手術前に医師が行う方法で、大変時間がかかり、介護職には非現実的な手洗いと言えます

面会者に手を洗えと言うが

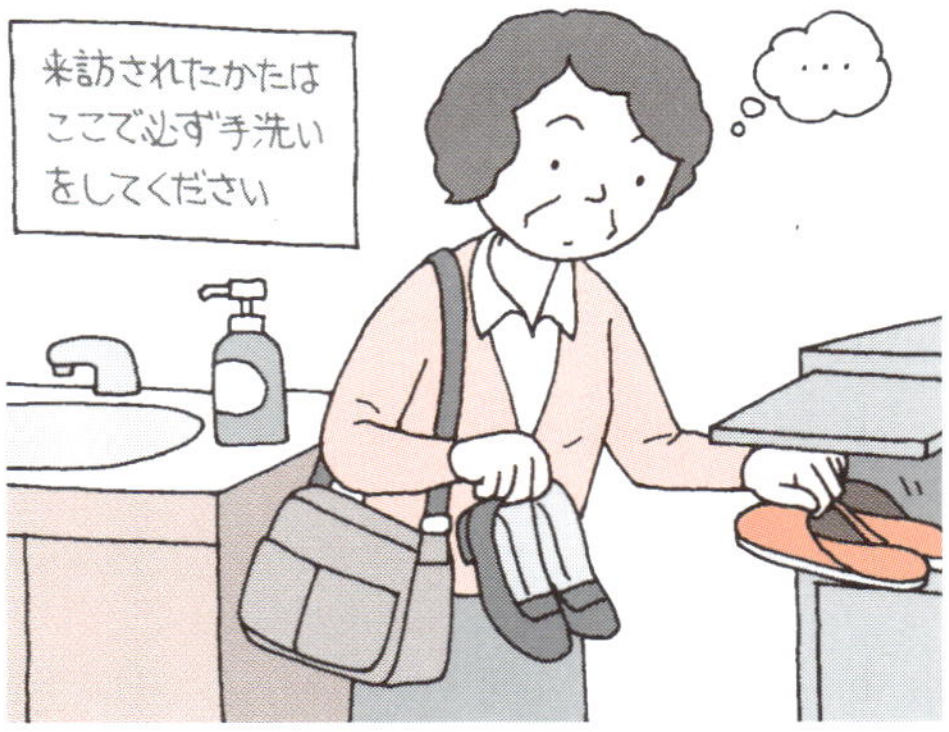

来訪されたかたは
ここで必ず手洗い
をしてください
…

ある特養では、面会時に玄関わきの特設の洗面台で手を洗わせています。しかし、その洗った手で靴を脱いで汚れたスリッパにはき替えねばならず、何のための手洗いかわかりません

加湿器をいっぱい並べても

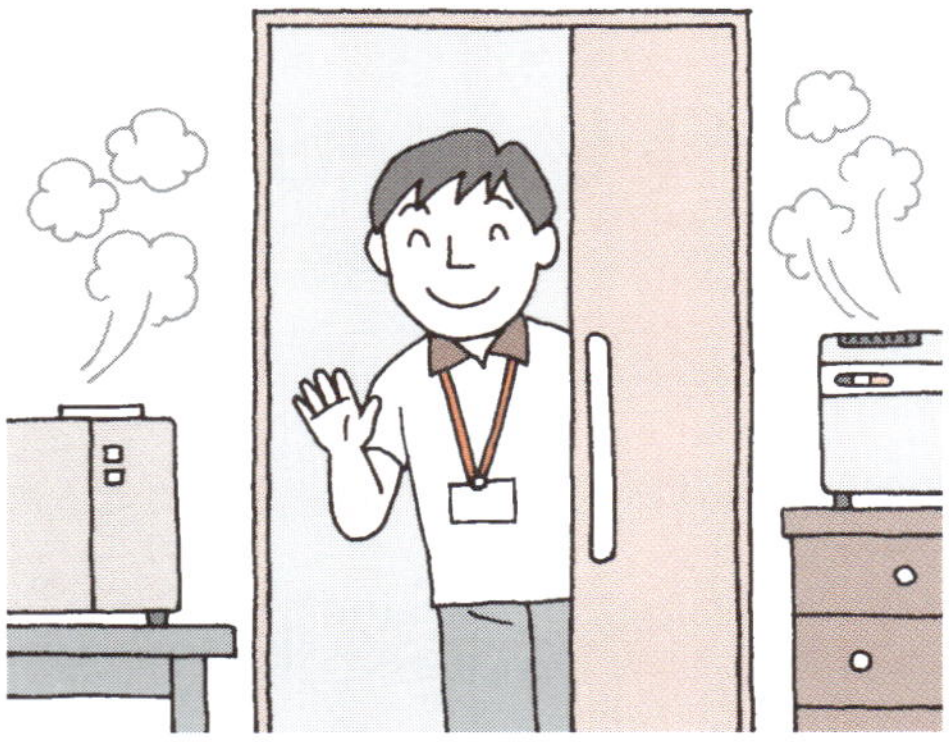

冬季にはインフルエンザ対策として、家庭用加湿器をたくさん並べる施設が多いものです。しかし、ほとんどインフルエンザの予防に必要な湿度に達していません。また、ほかの感染症には逆効果です

面会を控える要請をしても

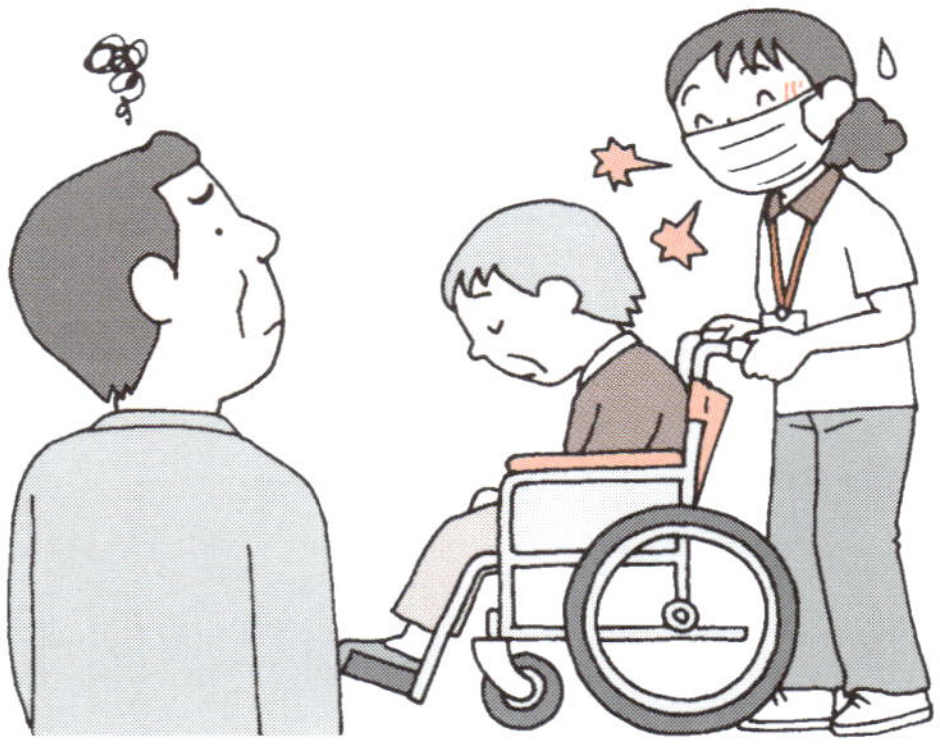

利用者の家族に「インフルエンザが流行しているので、面会を控えてください」と書かれた手紙が来ました。ところが、職員がマスク姿でセキをしているので説得力がありません

何を優先させるかが非常に重要

厚生労働省が出している「特養の運営基準」には、「感染症防止対策の指針」を整備することという項目があります。そのため、施設では感染防止の取り組みをアピールしなければならないとあって、家族に面会を控えるよう注意を促すなどの対策に躍起です。

しかし、どう見ても的外れな取り組みがあり、職員の労力と効果のバランスを欠いたものも少なくありません。つまり、外部からの感染防止ばかりに注意を奪われていて、肝心の施設の衛生管理の基本がなおざりにされているのです。

上にイラストで、施設のチグハグな対応例を示しました。それに対して253ページのイラストは、実際に施設が行うべき

施設の総合衛生管理対策の基本

設備の衛生管理は盲点だらけ

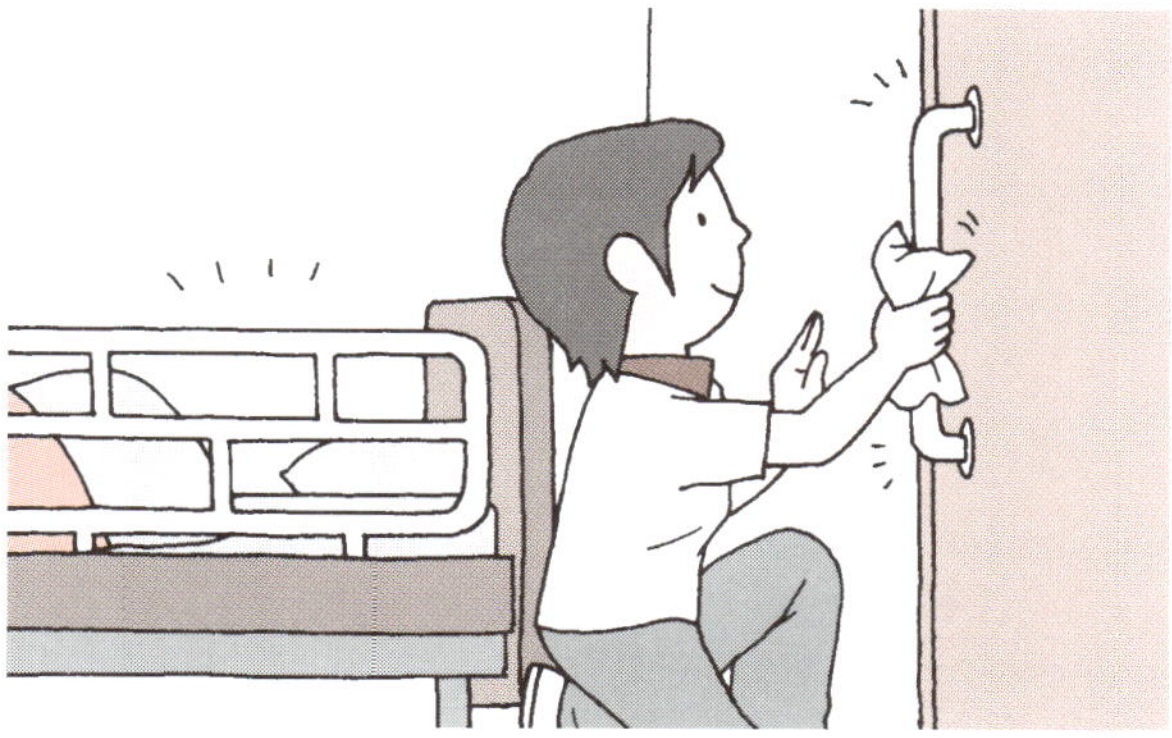

利用者の居室の清掃は、外注業者に任せている施設が少なくありません。ひどい施設では、１週間に１回です。これでは雑菌が繁殖するので、手すり、ベッド柵、ドアなど利用者がさわる場所は、職員が頻繁に清掃を行いましょう

厨房の衛生管理が基本中の基本

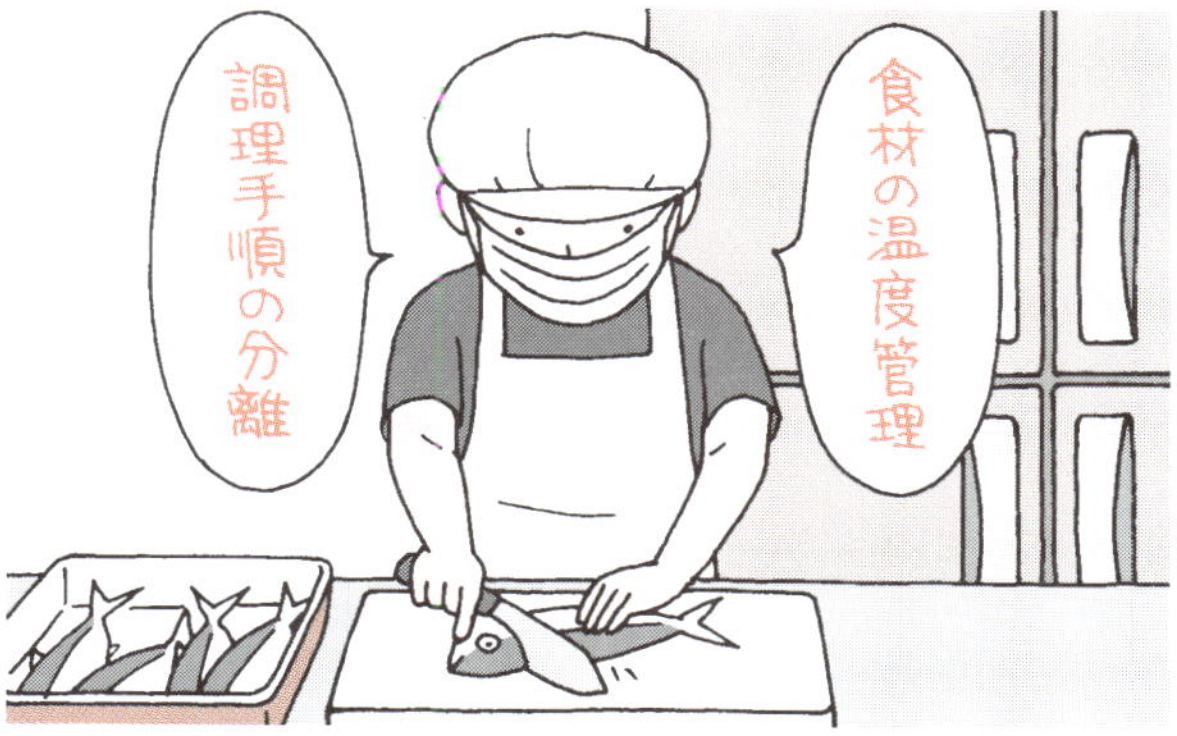

厨房の衛生管理には、「食材の温度管理」と「調理手順の分離」という２つの基本ルールがあります。後者は、肉や魚を切った包丁やまな板でサラダの野菜を切らないといったことです

外部からの感染防止には限界が

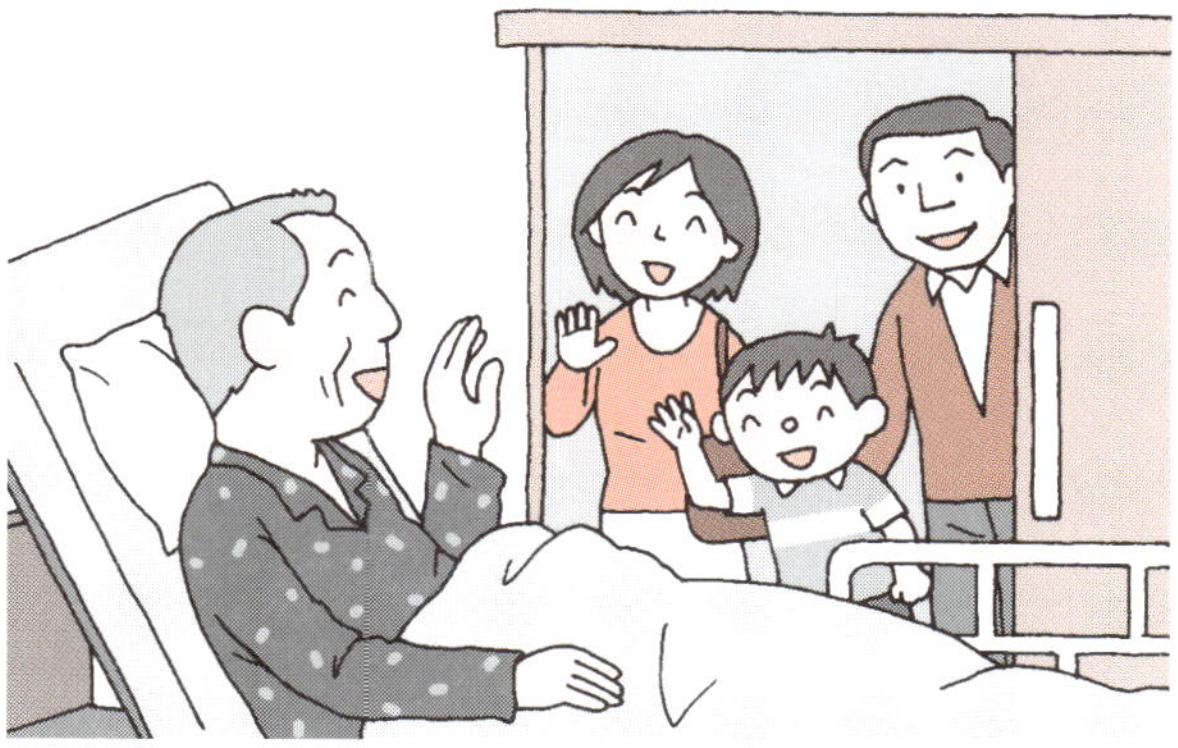

施設には、家族の面会を制限する権利はありません。協力をお願いするという形が基本です。「面会禁止」などを強制するとトラブルになるので、感染症発生時の初期対応に力を入れましょう

忘れられがちな職員の衛生管理

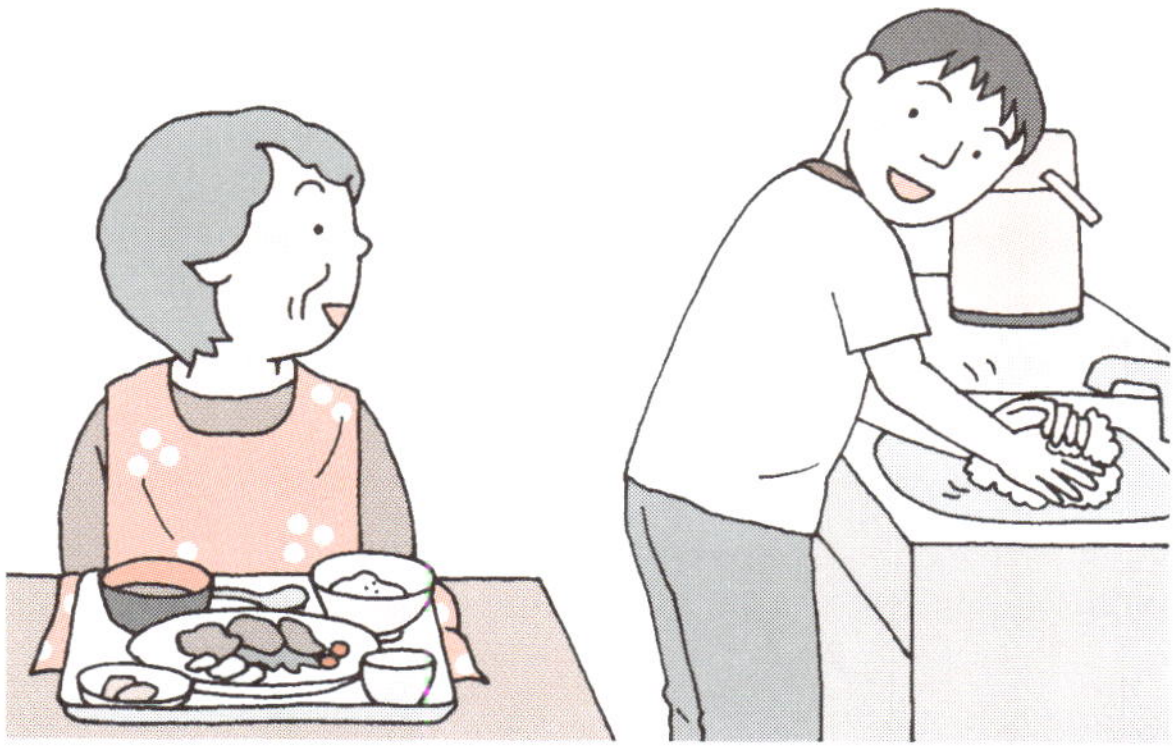

手洗いなど介護職員の衛生管理は、「完璧な除菌よりも頻回な除菌」を目指しましょう。手術を行う医師ではないので、「簡単でもいいから１介助１手洗い（手指消毒）」にすると長続きします

現実的なマニュアルづくりが必要

		防止策	具体的内容
優先順位	1	自施設を感染源とする感染症・食中毒 ⇒確実に施設の責任を問われる	①食事の衛生管理 ②設備の衛生管理 ③職員の衛生管理
	2	外部の感染源からの侵入による感染症・食中毒 ⇒不可抗力性が高く完全に防ぐことは困難	①感染者の面会制限 ②利用者の抵抗力を上げる ③感染症が発生したときの二次感染の防止

対策です。つまり、行うべきは感染症対策よりも総合衛生管理対策だということになります。

どんなに外部からの侵入防止対策を講じても焼け石に水です。施設は、日頃の衛生管理をきちんと行ったうえで、「感染症発生時の初期対応」に重点を置かなければなりません。

食事の衛生管理

介護施設では、食事の衛生管理基準が甘すぎるのが実情です

こんなところに気をつけて

調理器具などの減菌方法

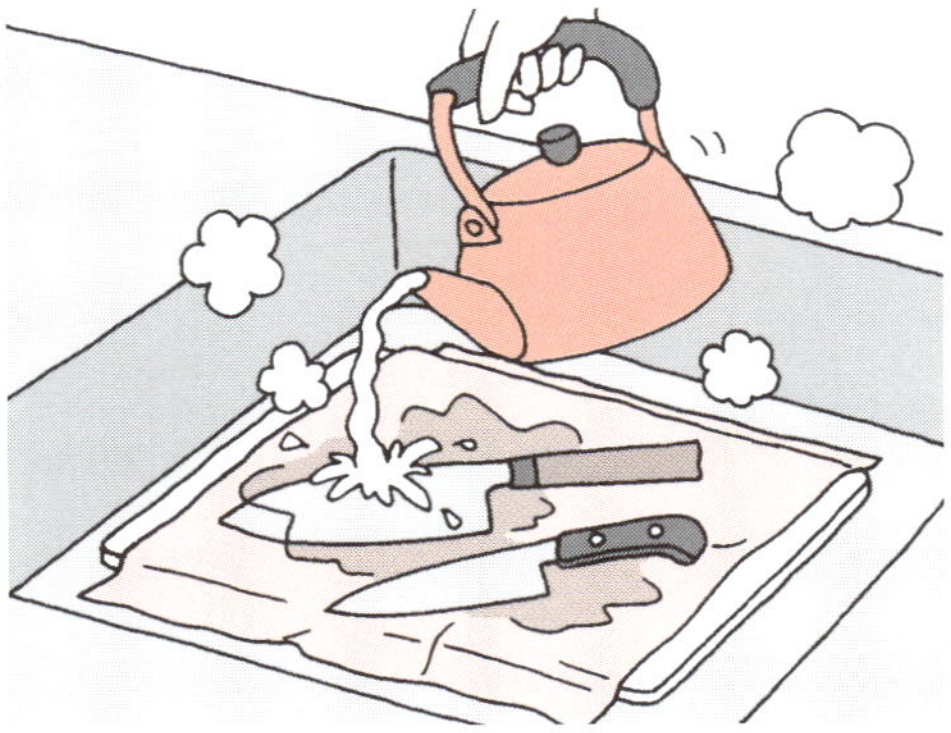

包丁やまな板などの減菌方法は加熱処理が正解で、消毒剤や洗剤ではありません。O-157は75℃で1分、ノロウイルスは85℃で1分など、おもな病原体の熱処理温度と時間を覚えましょう

調理服を着用する順序

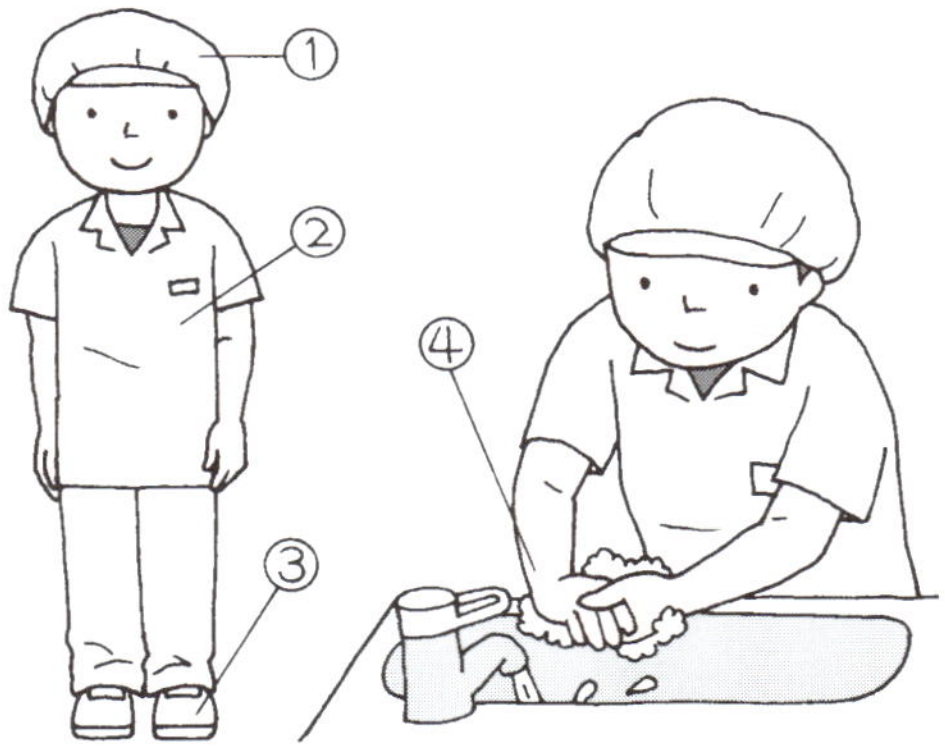

調理帽をかぶり、服を着替え、靴をはき替え、その後に手をよく洗います。この順序が逆になると靴の雑菌が服に付き、髪の毛が服に落ちたり髪の塵が服に付いたりしてしまいます

厨房の床を清潔に保つ

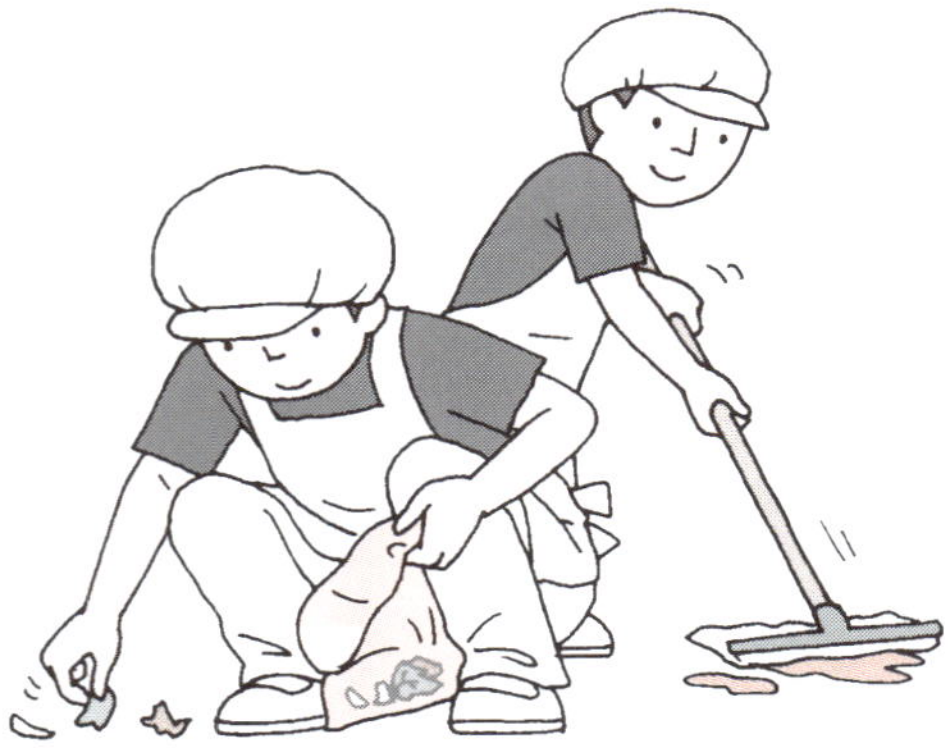

厨房の床は、通常コンクリートにタイル張りです。水を流すことを前提にしているためですが、食材の破片が床に落ちたままだと大変不衛生なので、こまめな掃除が必要です

食材や製品などの温度管理

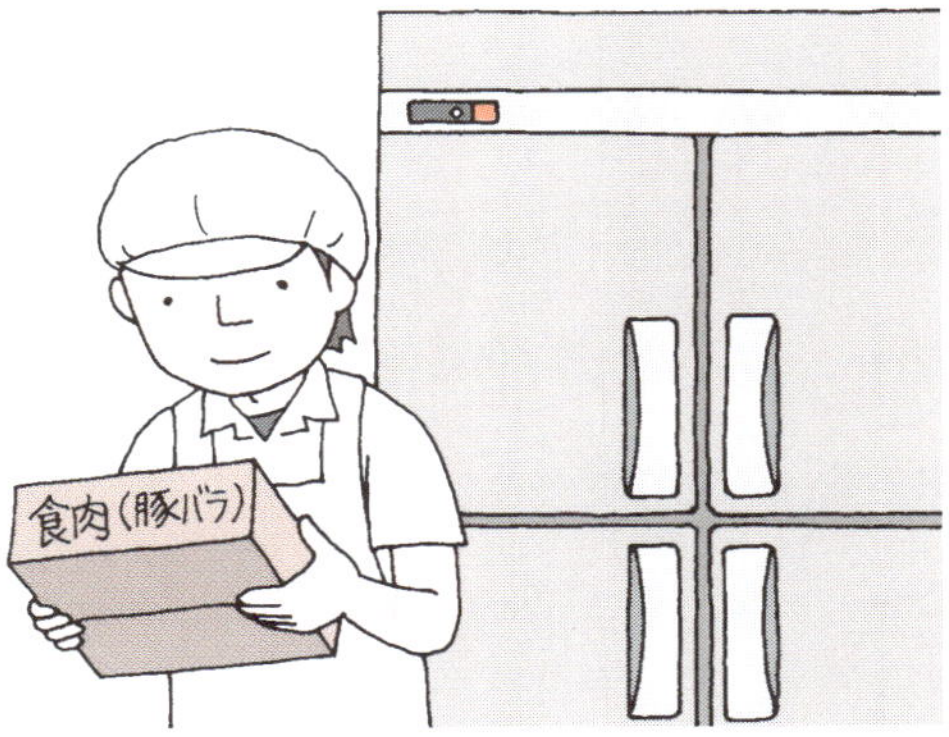

厚生労働省の「大量調理施設衛生管理マニュアル」では、食肉10℃以下、生食カキ10℃以下、液卵8℃以下が基準とされていますが、介護施設ではそれより2℃以上低くしたいものです

食事の衛生管理は施設運営の基本

一般の給食業者は、厚生労働省の「大量調理施設衛生管理マニュアル」の遵守が求められています。しかし、このマニュアルは健常者に対する衛生管理の基準なので、免疫力の低い幼児や高齢者などの施設では、もっと厳しくあるべきだという識者もいるほどです。

たとえば、食材を冷蔵庫で管理する場合の温度も、基準より2℃以上低くしないと、食中毒を起こしかねないと指摘されています。介護施設の衛生管理者は、そのことを十分意識した運営を心がけましょう。

また、食材受け入れ➡食材洗浄➡調理➡盛りつけ➡保存、の全ての調理工程を分離し、その都度、調理器具を熱処理または交換する必要もあります。

食堂と配膳の衛生管理

食事介助する職員の衛生管理

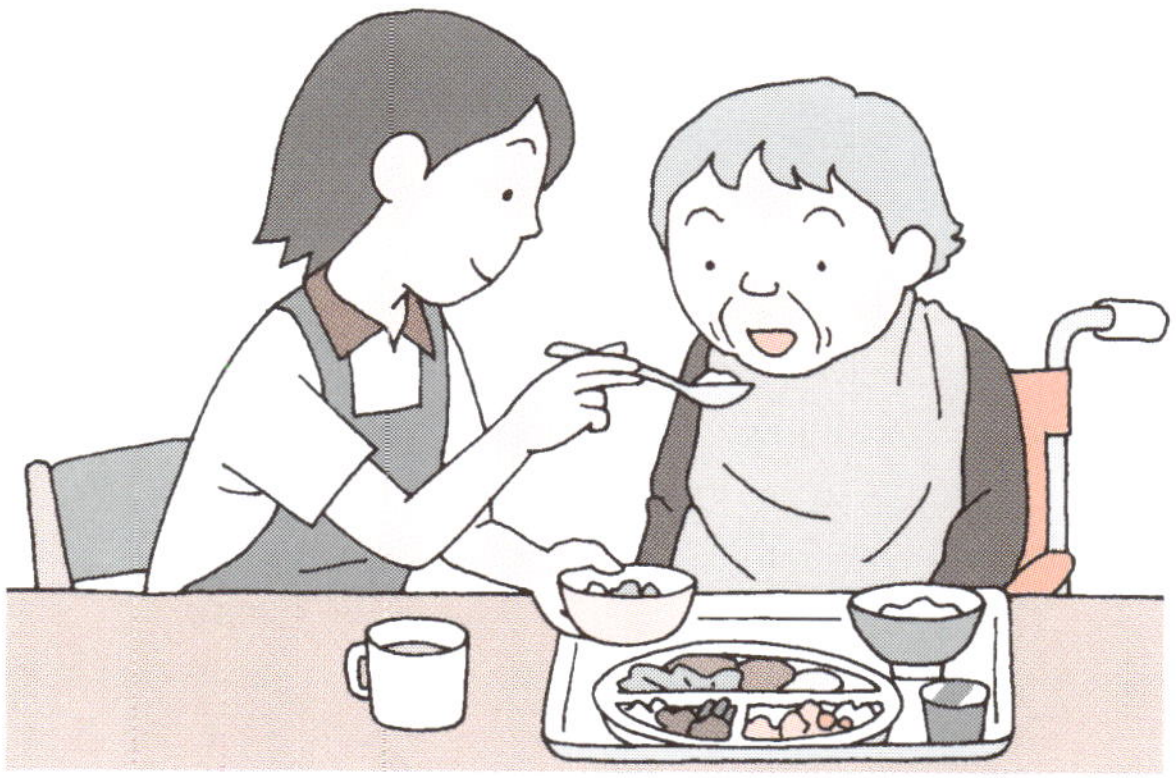

介護職は、排泄介助時にはいている靴や着ている服で食事介助をしています。これではせっかく手洗いをしても意味がないので、せめて食事介助用のエプロンを着用しましょう

食堂の衛生環境はどうか

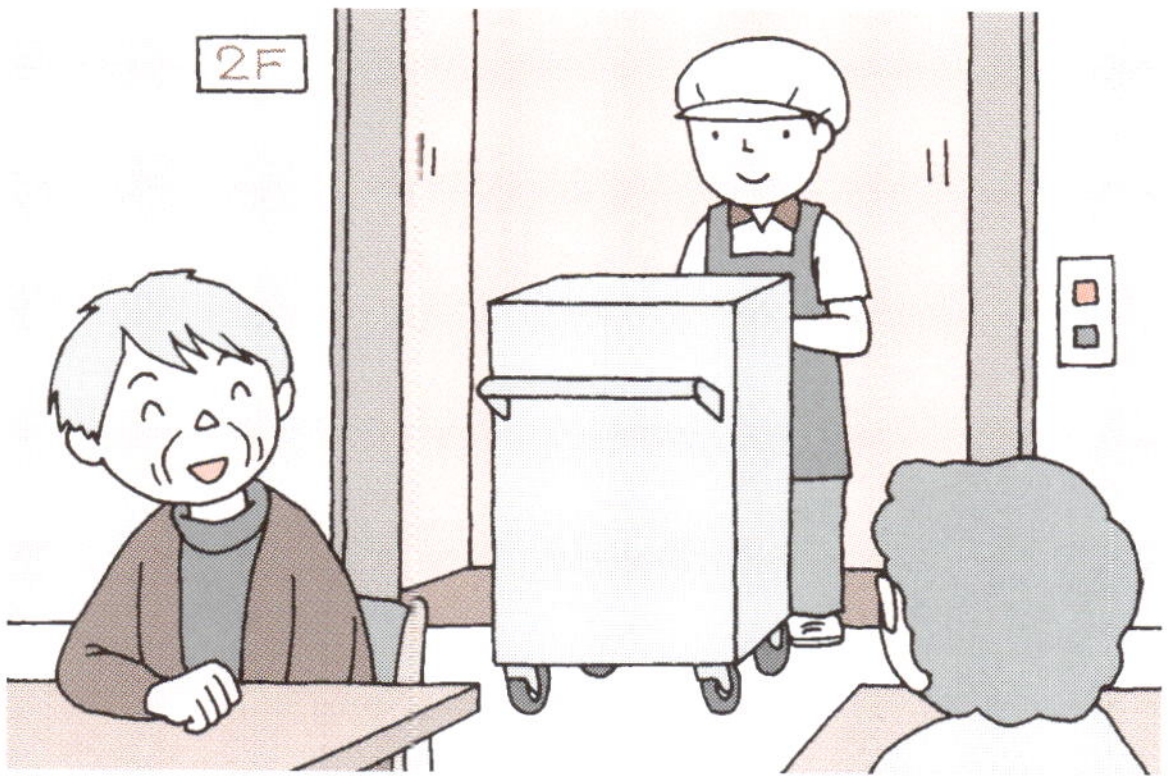
2F

玄関を入ったエントランスやデイサービスを行うパブリックな空間と食堂との間に、仕切りの扉がない施設は問題があります。食堂は2階以上の居住スペースに設けましょう

食堂の清掃状況は要確認

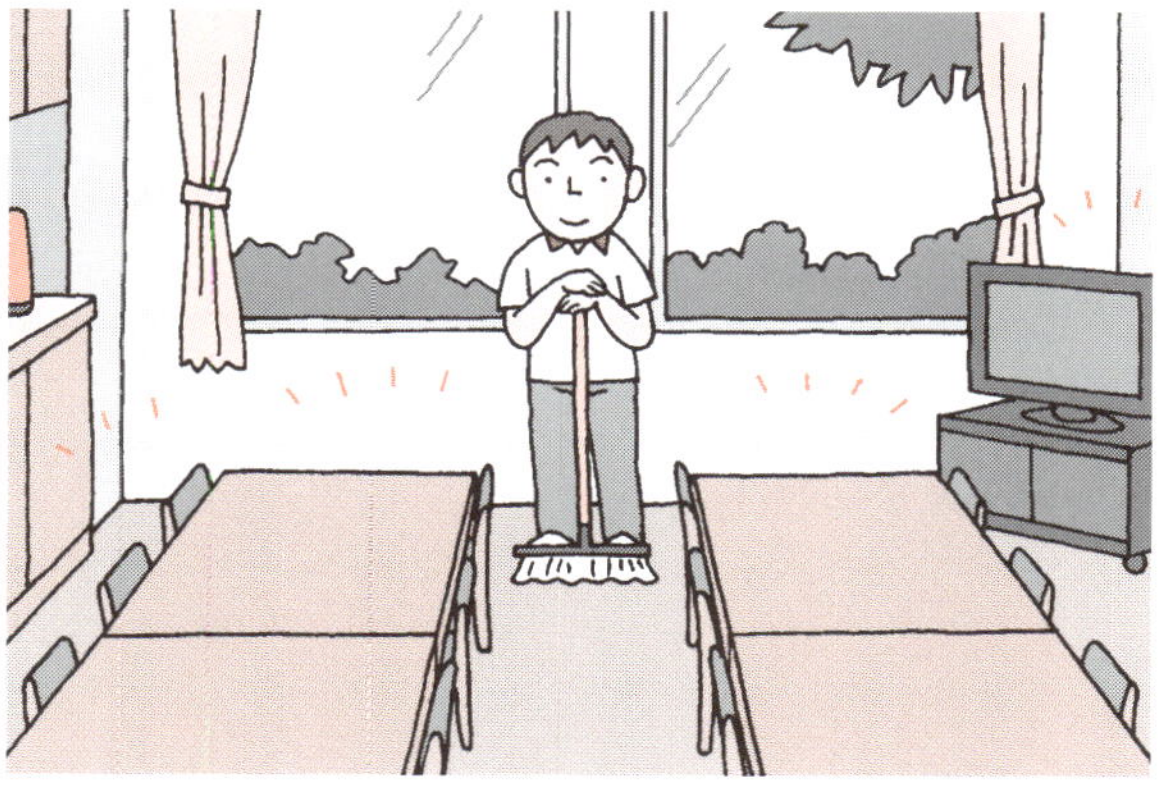

食堂のテーブルは配膳前にクロスでふきますが、椅子や床はどうでしょう。食堂のすぐ横に使わなくなったステージがあり、そこはほこりだらけという施設も少なくありません

帽子を着用して配膳する

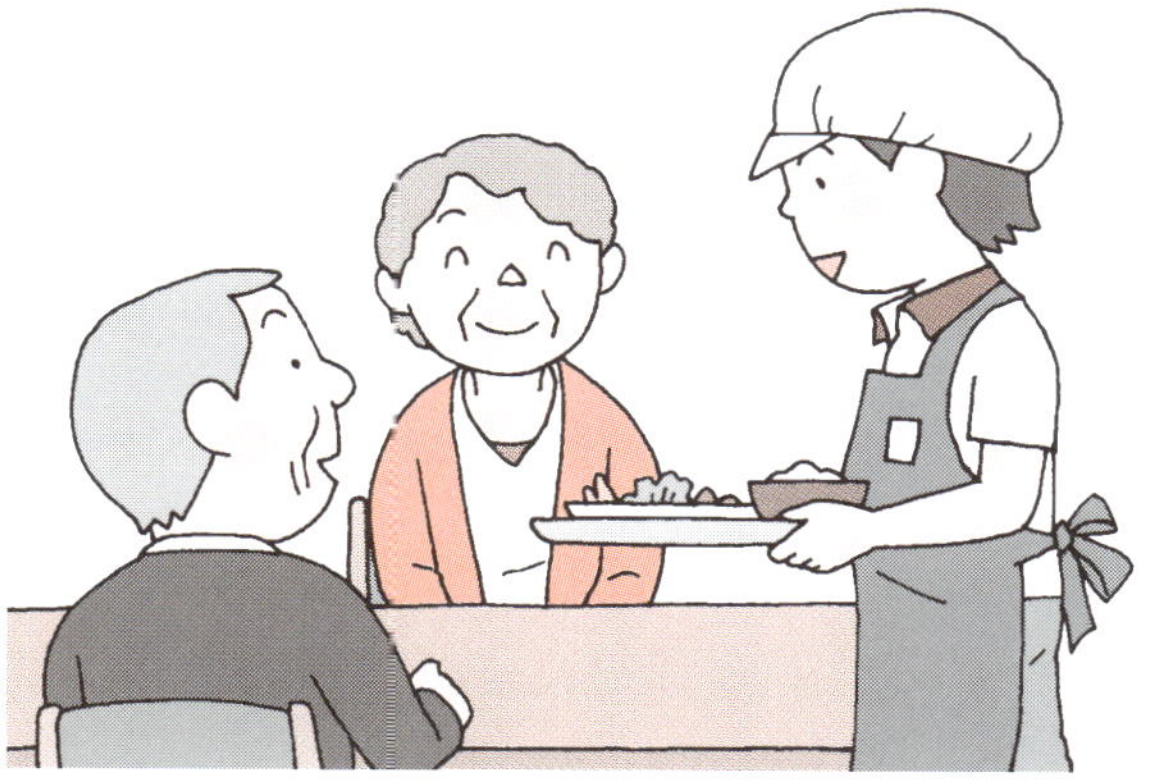

厨房の調理員は、髪の毛が食事に混入しないように帽子をかぶっています。小学校の給食当番でさえかぶっているのに、食堂で無帽の職員が食事を配膳しているのは問題です

居室に持ち込まれた食べ物について

施設が感染源というわけではありませんが、家族が持ち込んだ食べ物によって食中毒が起こることもあります。そのため、食べ物の持ち込みを禁止したり、全て職員に申し出てもらう施設もあるようです。

家族にお願いする場合、持ち込みは可として、食べ残しだけは持ち帰ってもらいましょう。同室の入所者へのお裾分けは、飲み込みの機能が低下したお年寄りもいるので禁止が妥当です。

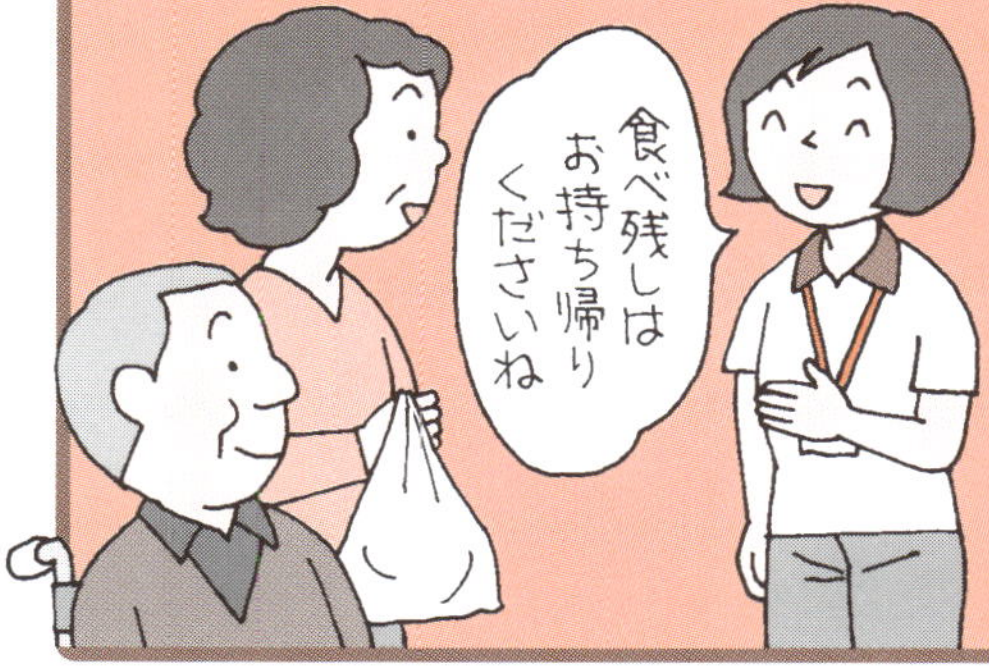
食べ残しはお持ち帰りくださいね

設備の衛生管理

設備の清掃は業者任せにせず、職員がルールを決めて行いましょう

居室などの清掃規則（一例）

■居室の衛生管理（定期清掃）

1. 居室床の掃き掃除⇒毎日
2. タンス、整理ボックス、オーバーテーブル、ベッド柵のふき掃除 ➡ 毎日
3. ベッドパッドの乾燥消毒 ➡ 週１回以上
4. マットレスの乾燥消毒 ➡ 年１回以上
5. ポータブルトイレ、尿器 ➡ 使用の都度洗浄、週１回消毒
6. 殺菌灯による居室の消毒 ➡ 月１回30分程度
7. 居室内換気⇒換気システムを使用し適切な温度と湿度を保つ
8. 湯のみ、水のみ、歯ブラシ、コップの消毒 ➡ 週１回
9. 体温計、冷却枕、爪切り、耳かき ➡ 使用の都度アルコール綿でふいて消毒
10. シーツ、オムツなどのリネン類の交換には、周囲を汚さないようランドリーボックスやバケツを利用する
   ※便や尿で汚染されたものは、その都度消毒を行う

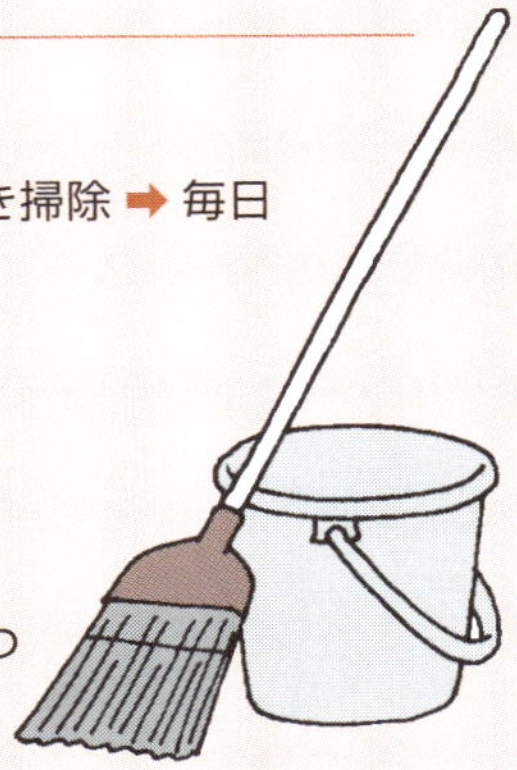

■居室以外の建物設備の衛生管理

1. 廊下、階段の掃き掃除 ➡ 毎日
2. 廊下、階段の手すり、ドアノブなどの清拭消毒 ➡ 週１回
3. 食堂の掃き掃除、備品の清拭消毒 ➡ 毎日

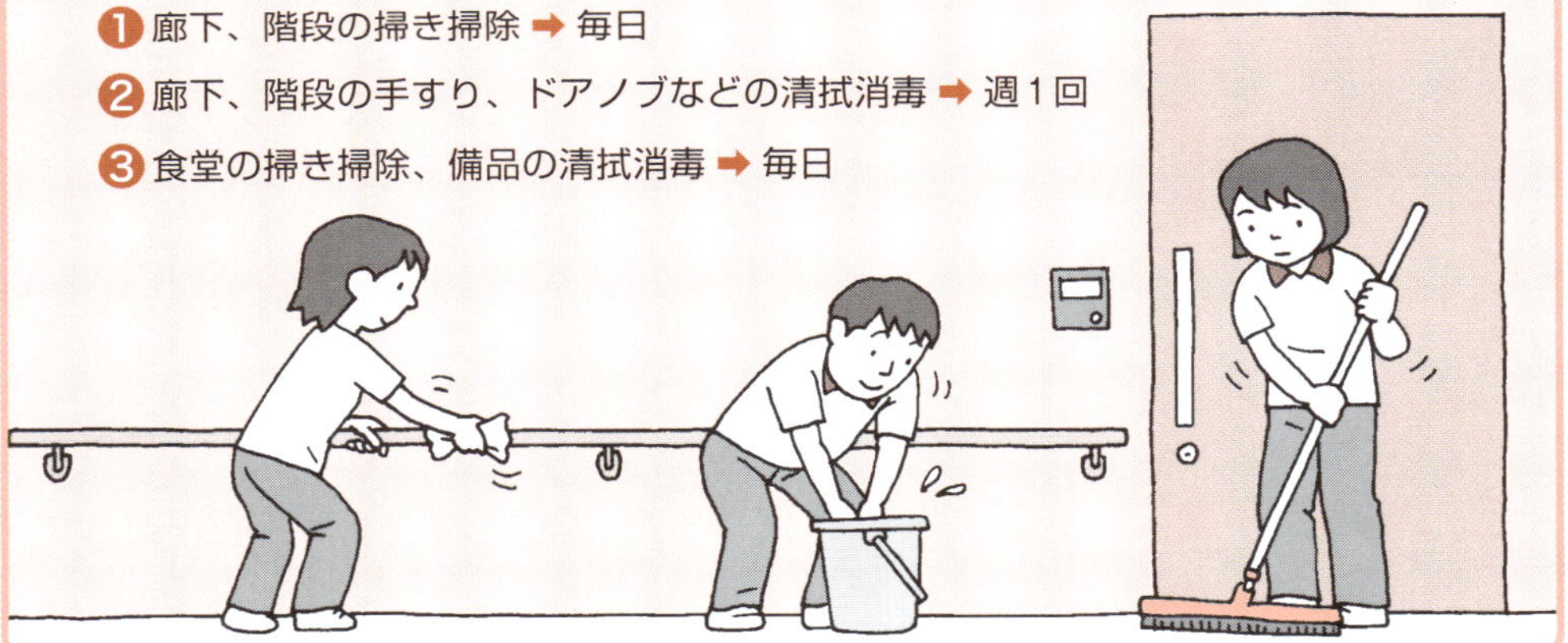

トイレと浴室の衛生管理はどうか

外食チェーンのトイレは、３時間おきにアルコール系の洗剤でふき掃除をしたうえ、チェック表に清掃実施者の氏名を書き込むのがルールです。介護施設のトイレ清掃は、どのように管理されているのでしょうか。チェック表が掲示されたトイレは、あまり見かけません。

浴室に循環式浴槽を使っている施設は、レジオネラ属菌が繁殖しないように、保健所から定期検査が義務づけられています。そのため、比較的管理されているものです。しかし、洗い場や入浴用具などの清掃はどうでしょうか。浴室とトイレはノロウイルスの二次感染の危険性が高い場所なので、薄めた次亜塩素酸ナトリウムの使用も視野に入れる必要があります。

家庭用加湿器はこんなに非効率

■コスト高で効果が低い家庭用加湿器

従来型の多床室で、家庭用の比較的大きな加湿器を１部屋に１つ、11月から３月まで稼働させている施設があります。家庭用加湿器１台では、多床室の湿度は高くても30％くらいにしかなりませんから、50％の湿度が必要なインフルエンザ予防にはなりません。電気代や給水にかかる職員の人件費は莫大で、コスト倒れの対策と言えます。

■温度20.5～24℃、湿度50%以上では、6時間後のインフルエンザウイルス生存率は3～5%

季節性インフルエンザが流行する毎年11月～３月には、特別養護老人ホームでは加湿器がフル稼働します。インフルエンザウイルスは、湿度が高くなると生存率が著しく低下することがわかっているからです。まだ感染者が出ていない介護施設でも、今後感染者が出れば加湿器に頼るかもしれません。このインフルエンザウイルスの性質は過去に論文で発表されており（右の表参照）、これを見ると温度20.5～24℃、湿度50％以上で６時間後の生存率が下がることがわかります。

温度	湿度	6時間後生存率
20.5～24℃	50％以上	3～5％
	20％	66％
7～8℃	50％以上	35～42％
	23％	63％
32℃	50％	0％に近い
	20％	17％

■ある特養での加湿器稼働のコスト計算

【施設の概要】①特養：入所120名、短期入所15名 ②デイサービス42名 ③ケアハウス50名 ④訪問介護事業所 ⑤居宅介護支援事業所 地上５階建て、加湿器稼働期間５ヵ月間（11月～３月）

【家庭用加湿器】110台（スチーム式80台、ミスト式30台）、給水回数１台１日平均３回、給水と洗浄時間平均５分

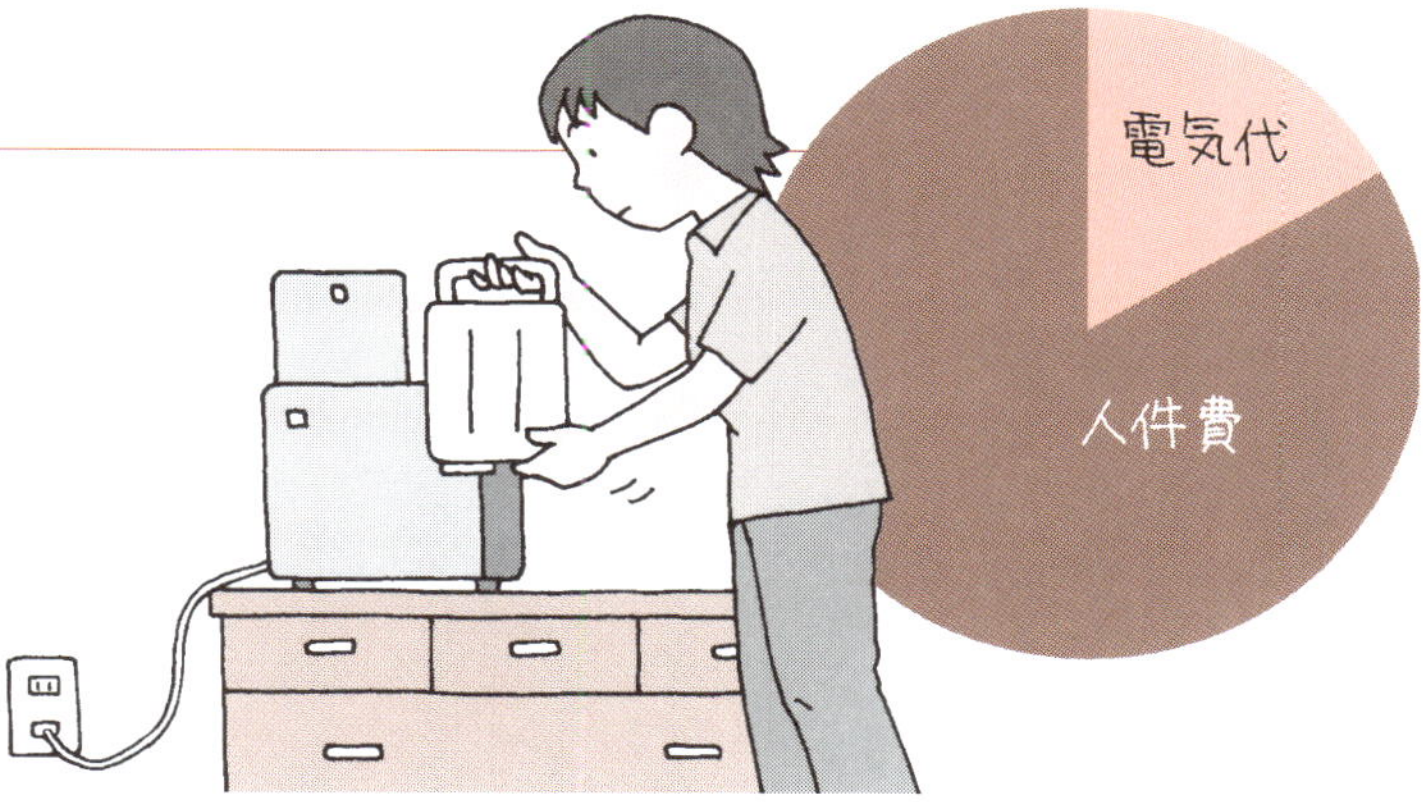

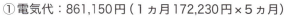

①電気代：861,150円（1ヵ月172,230円×5ヵ月）
１ヵ月電気料金：スチーム式1,872円×80台＋ミスト式749円×30台　合計172,230円
（電気消費量はスチーム式は200W、ミスト式は80W、電力料金単価13円／1kw時、24時間30日稼働として計算）

②人件費：4,248,750円（1ヵ月849,750円×5ヵ月）
１ヵ月の人件費：１日３回×５分×110台×30日＝825時間（１ヵ月の労働時間）×1,030円　合計849,750円
（平均月収34万円、時給換算1,030円として計算）

1シーズンの1施設にかかる
家庭用加湿器の総費用
5,109,900円

※上記コスト計算には、加湿器の買い替え費用は含んでいません

自施設が感染源の感染症予防③

職員の衛生管理

たとえば、排泄介助を行った服で食事介助をしていないでしょうか

日常の社会生活における注意点

日常の衛生行動を徹底する

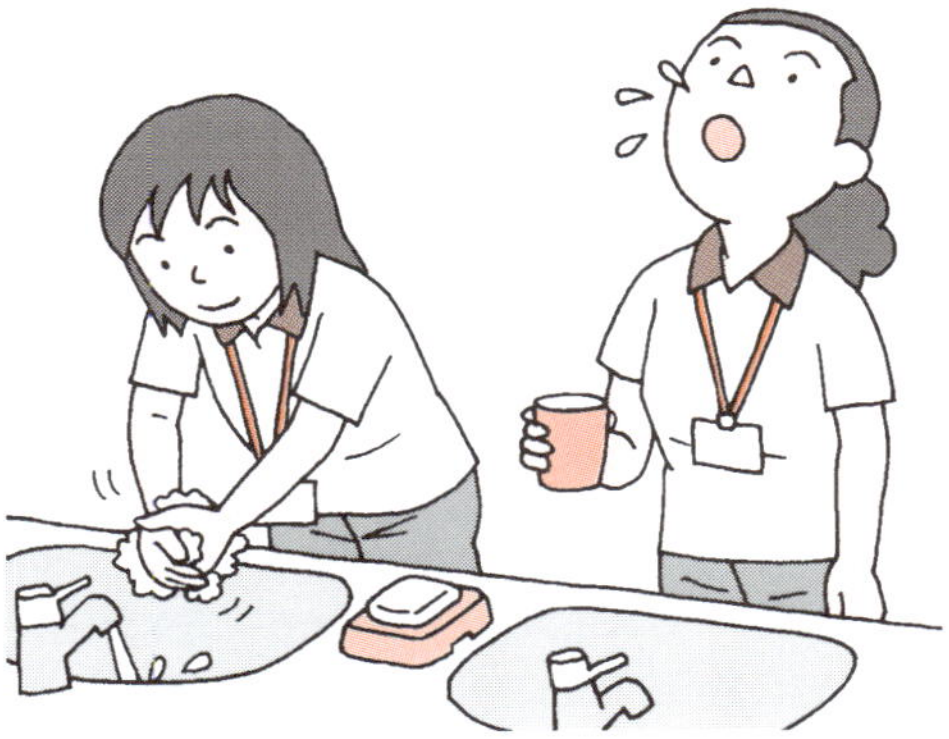

手洗いやうがいを徹底的に行いましょう。薬用石鹸は殺菌力が優れているわけではないので、ふつうの石鹸を使って「ていねいに汚れを洗い流す」という手洗いの基本を守ってください

流行期は行動に気をつける

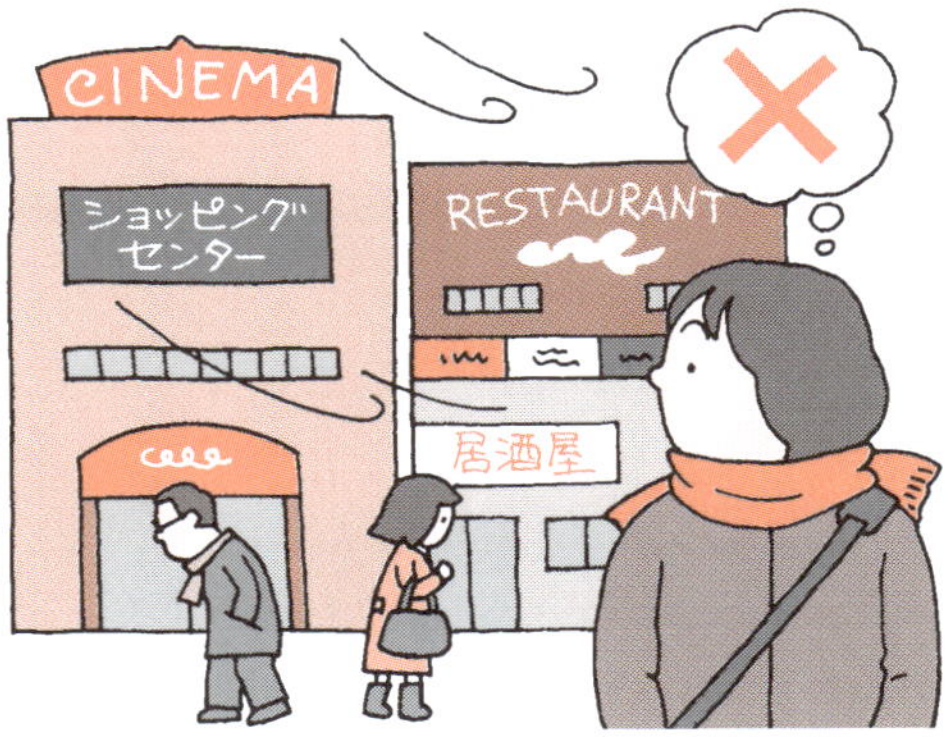

CINEMA
ショッピングセンター
RESTAURANT
居酒屋

インフルエンザなどが流行している時期は、居酒屋などの人ごみを避けたほうが賢明です。感染リスクの高い場所へは出向かないよう申し合わせましょう

治癒後すぐに出勤しない

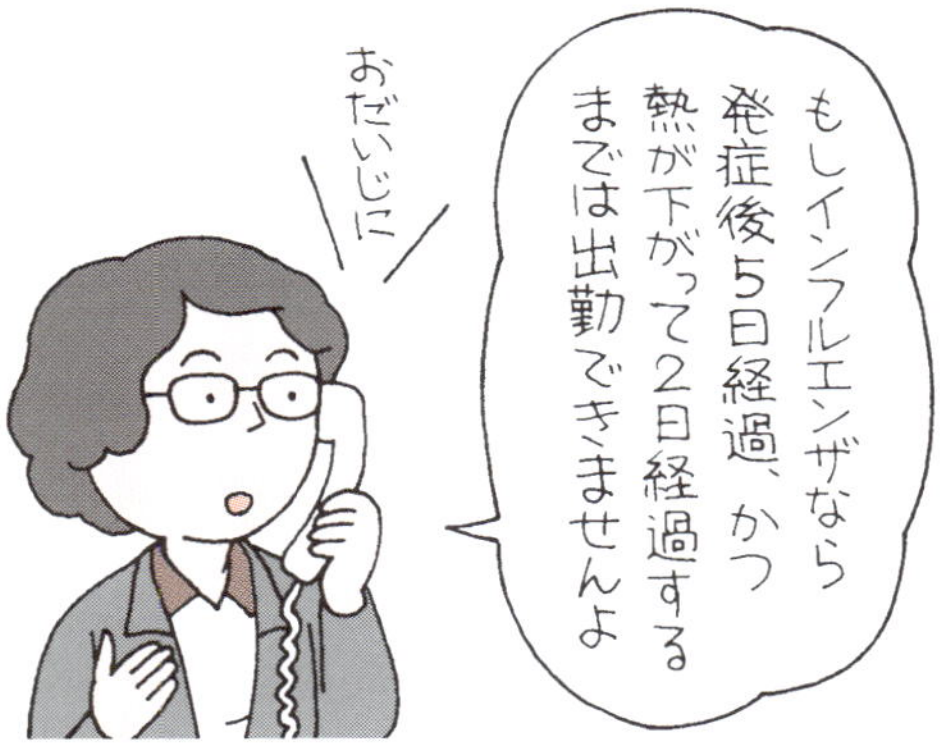

もしインフルエンザなら発症後5日経過、かつ熱が下がって2日経過するまでは出勤できませんよ
おだいじに

感染症は、症状が回復して本人が治癒したと思っても、感染の危険が残っている時期があります。感染症ごとに決められた感染期間は、出勤を控えなければなりません

感染症への特別な配慮を

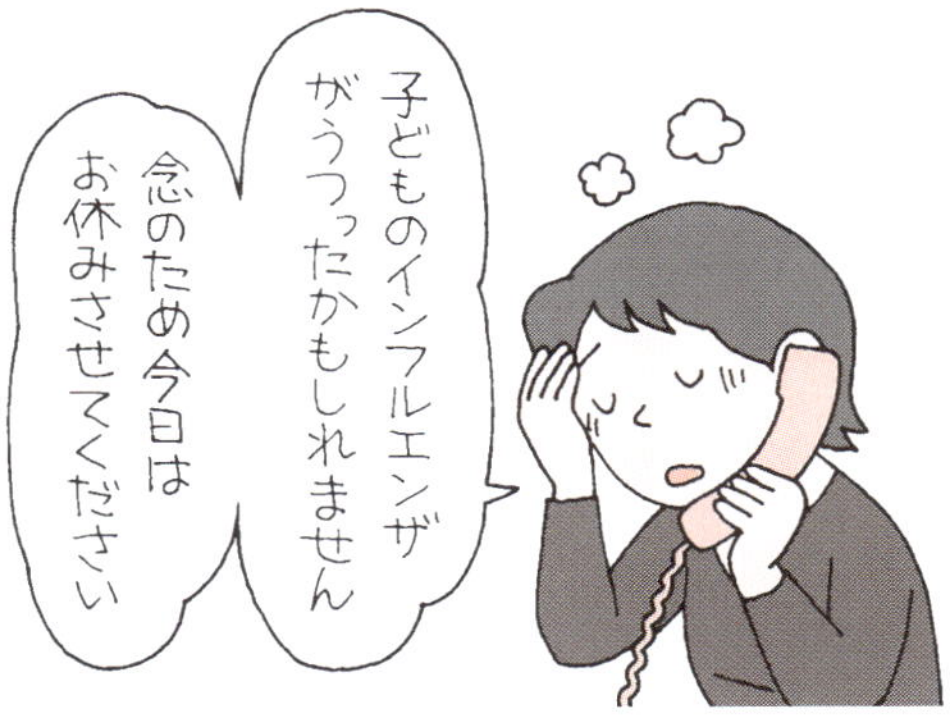

子どものインフルエンザがうつったかもしれません
念のため今日はお休みさせてください

子どもの学校で感染症が流行したら、感染リスクが迫っています。体調が悪いのに無理して出勤しないよう、通常の有給休暇のほかに特別休暇を設けている施設もあります

職員の感染症はゼロにはできない

介護施設の職員は、家族も含めて通常の社会生活を送っています。そのため、感染症のリスクを完全にゼロにすることはできません。日常生活の中でできる限り感染リスクを減らし、感染したと思ったら出勤を控えましょう。職員が感染源となることだけは、何としても避けなければなりません。

「生活の場」である介護施設の感染症対策としてまず必要なことは、特定の感染者が出ていない平常時に標準的な衛生管理を行うことです。そのためには、職員の衛生行動の習慣化や研修などによる正しい知識の習得が欠かせません。

職員が正しい知識を持つと、利用者に不必要かつ過剰な生活制限をする必要がなくなります。

職員が感染源となることをいかに防ぐか

感染症の知識を身につける

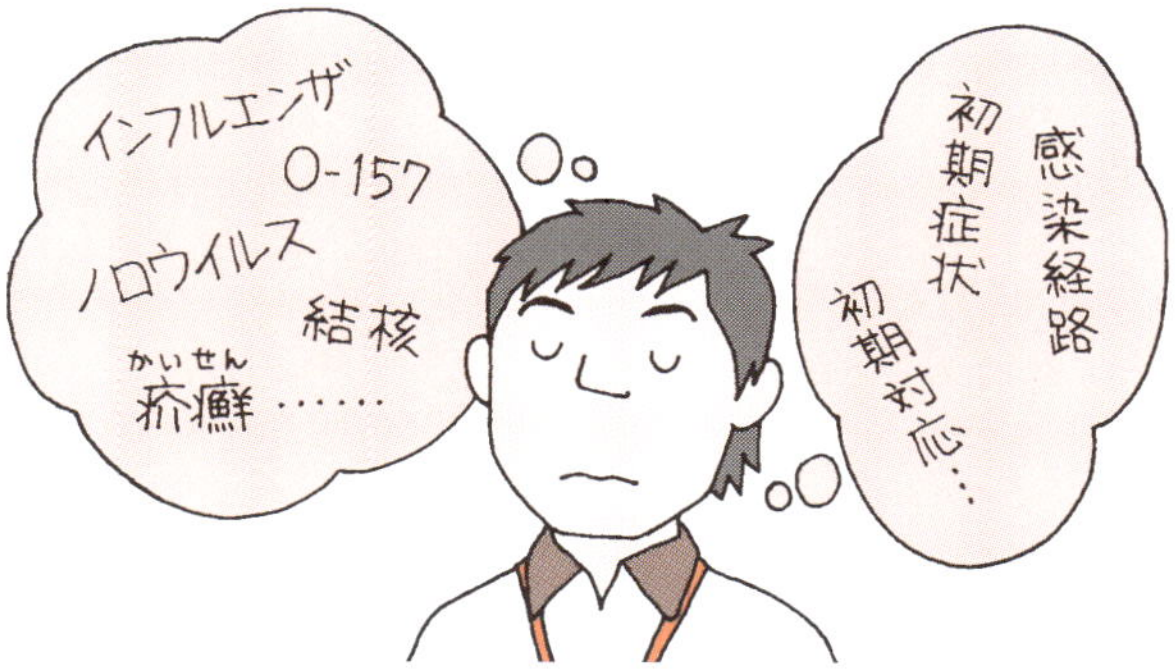

介護施設の職員は、平常時から介護施設で問題となる感染症の初期症状や感染経路などの知識を身につける必要があります。そうすることで、発症の兆候に素早く気づけます

職員にワクチン接種を行う

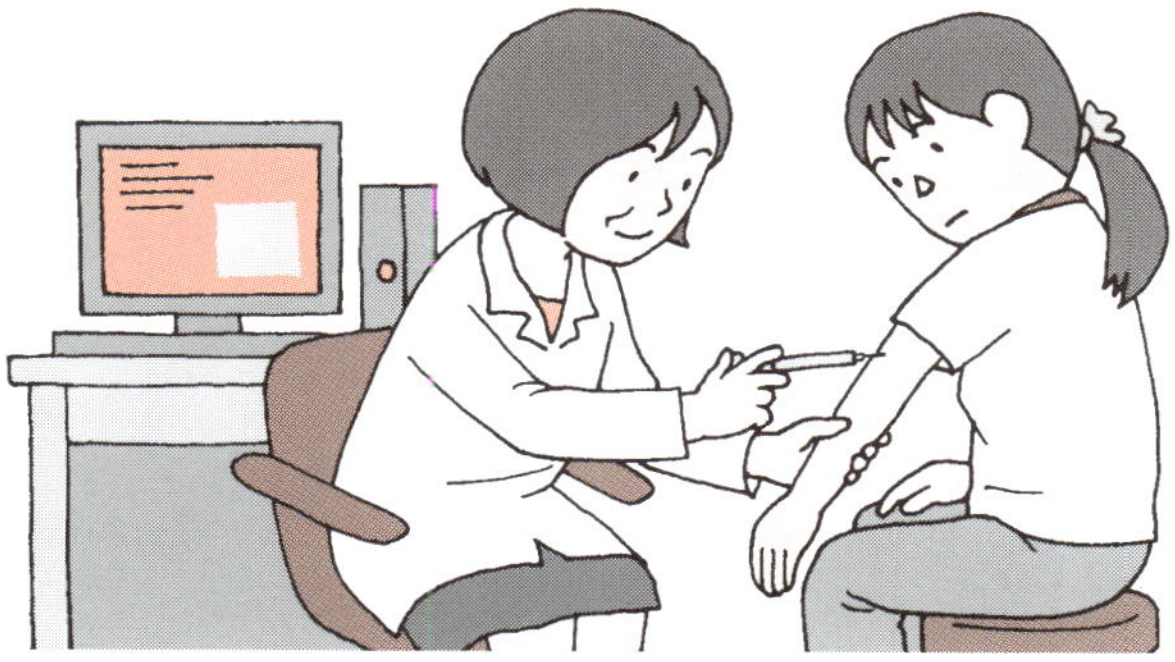

ワクチン接種によって予防が可能な一般的な感染症に対しては、職員のワクチン接種が望まれます。ただし、体質の問題などがあるため、強制すべきではありません

うがいによる感染症防止

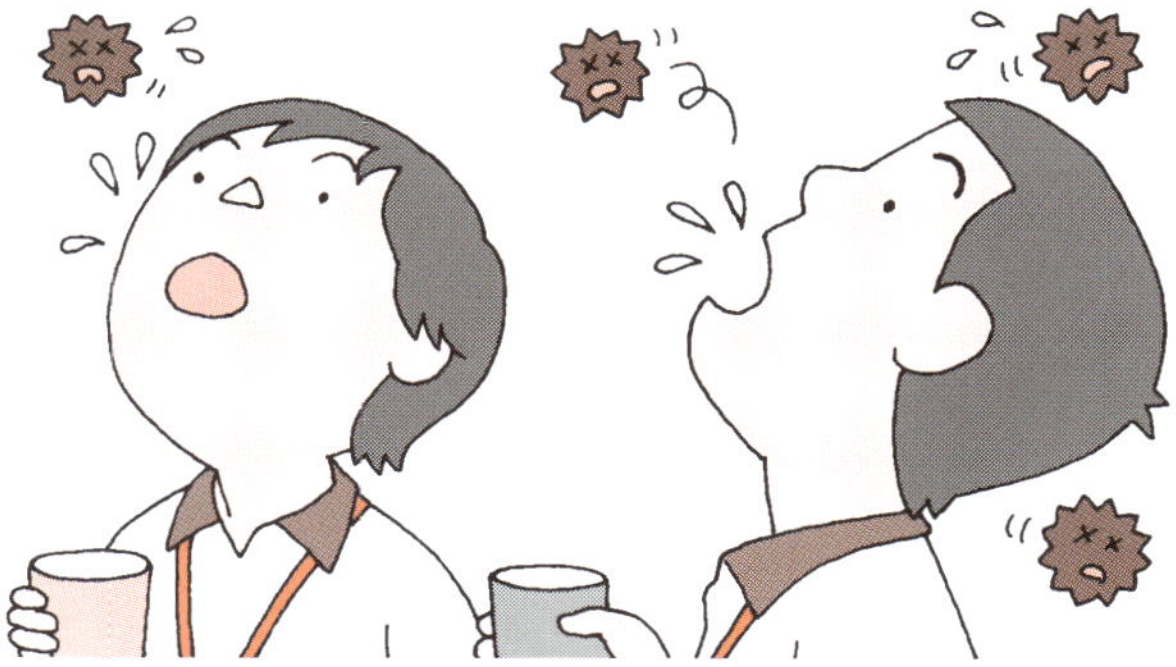

インフルエンザは上気道から体内に侵入するため、うがいの効果が高いと言われます。水だけでも十分な効果があるので、職員は常にうがいをするよう心がけましょう

手洗いと消毒を使い分ける

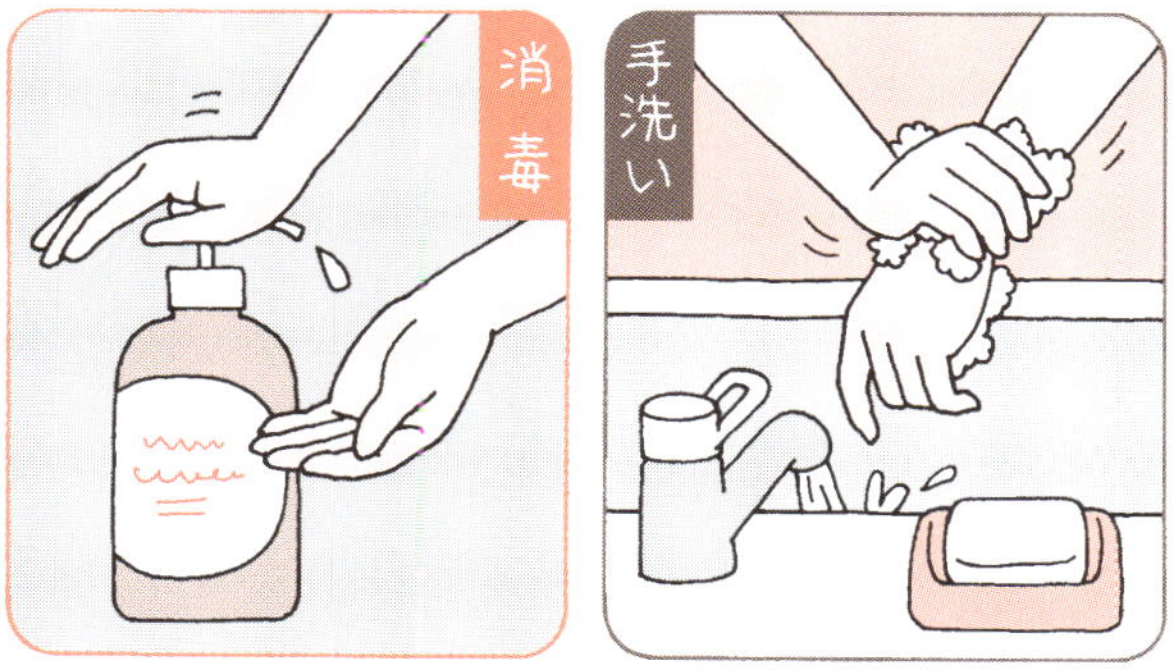

１ケアごとの手洗いが理想的ですが、時間の制限などで難しいものです。連続したケアではアルコール系手指消毒剤を使い、ひと区切りついたら入念な手洗いをしましょう

食事介助の服装と手洗い

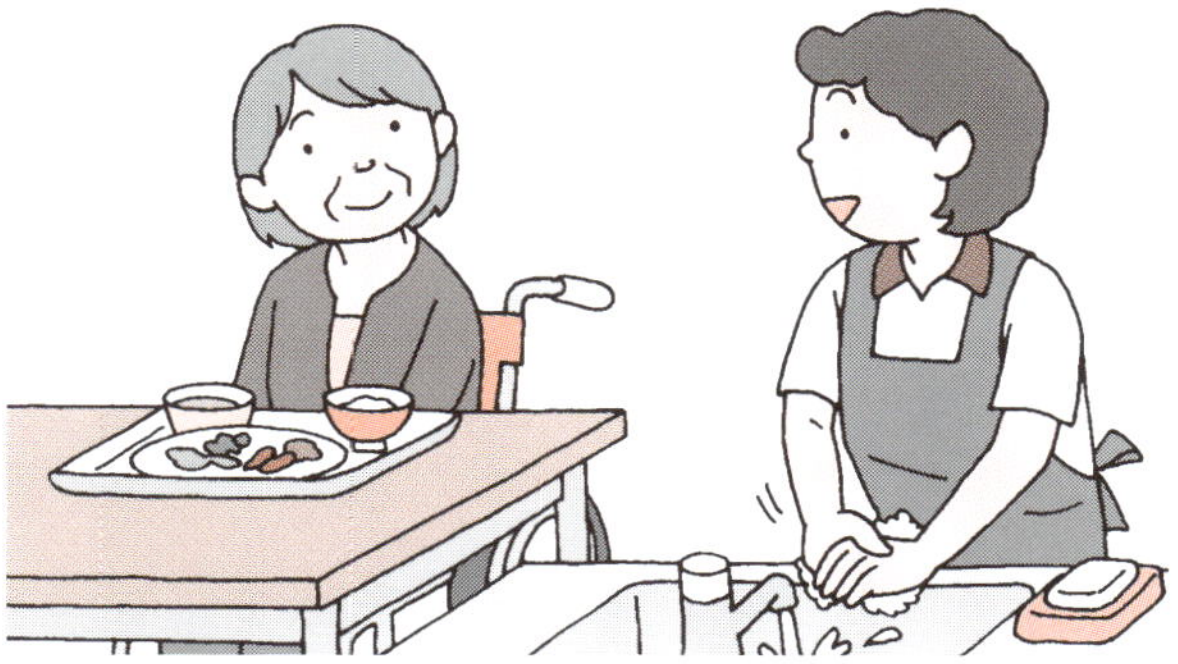

排泄介助で汚染されたエプロンを着けたまま食事介助をしてはいけません。必ず食事介助用のきれいなエプロンに替え、入念な手洗いをしてから食事介助を行いましょう

排泄介助後は必ず消毒を

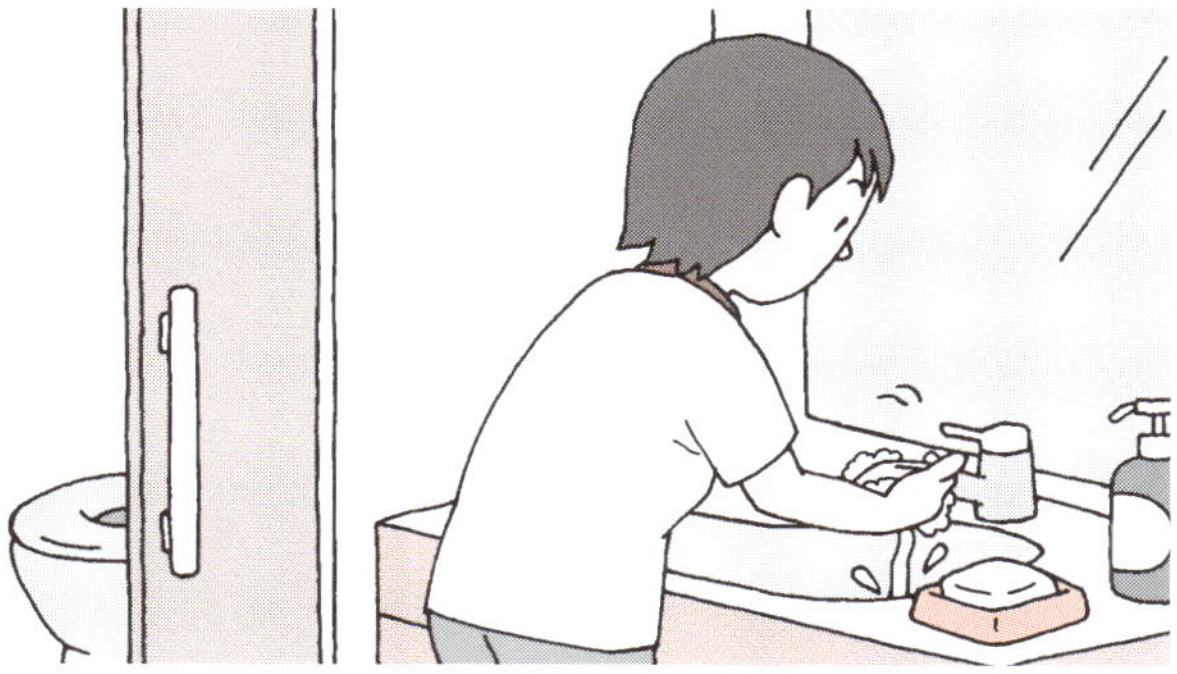

石鹼で入念に手洗いをしたあと、アルコール系消毒剤で手指を消毒しましょう。排泄の失敗でトイレが汚染したら、清掃後に次亜塩素酸ナトリウム溶液などでトイレを消毒します

家族の面会制限はトラブルのもと

感染防止策は必要ですが、面会するかどうかは家族の自主的な判断に任せるべきです

面会拒否がトラブルになった例

利用者の状況

Aさん
95歳女性、要介護5
既往症：多発性脳梗塞、胃瘻造設、アルツハイマー型認知症、慢性関節リウマチ

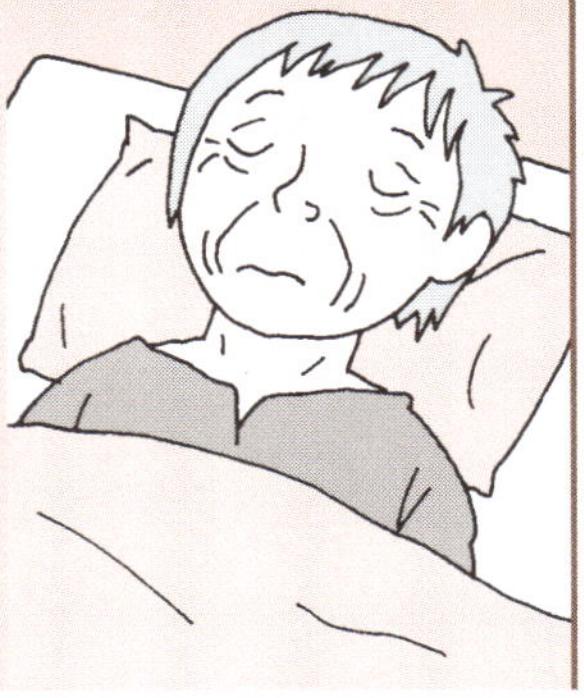

ＡＤＬ：全介助で自発動作はほとんどなし、発語不可、食事は経管栄養、排泄はオムツ、重度の認知症
服　薬：統合失調症治療薬、精神安定剤、抗血栓薬

トラブル内容

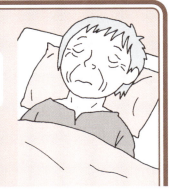

Ａさんが入所している特別養護老人ホームでは、インフルエンザの流行に備え、11月から各居室に加湿器を設置したり、家族に極力面会を控えてもらうなどして感染防止に努めていました。ところが年が明けた1月5日、入所者3人がインフルエンザに罹患。発症者には居室への配膳を行うなどして隔離したものの、その後新たに7人の入所者が発症しました。

Ａさんも1月13日に38℃の発熱を確認しましたが、熱はそれ以上は上がらずほかの症状もないことから、看護師は風邪で受診の必要はないと判断しました。1月15日、娘さんが面会に来た際、施設側はインフルエンザ発症者がいることを理由に面会を拒否、Ａさんについては、「風邪で38℃の熱があるが心配ない」と説明しました。

ところが3日後の夜中、Ａさんの容態が急変。朝方、病院へ搬送し、施設長は娘さんに連絡しました。娘さんが病院へ駆けつけると、医師は「肺炎で今夜が峠です。どうしてこんなになるまで放っておいたのか……」と告げました。Ａさんは2日後に死亡。医師は、インフルエンザ感染による肺炎の併発が死因と診断しました。

娘さんは「私の面会を断ったのは、母のインフルエンザ感染を隠すためだったのではないか」と主張。看護記録の提出と説明を求めたところ、受診前の午前零時に著明な喀痰《かくたん》と喘鳴《ぜんめい》があり、血中酸素濃度が88％まで下がっていたことが判明しました。娘さんは、施設の過失を追及する姿勢です。

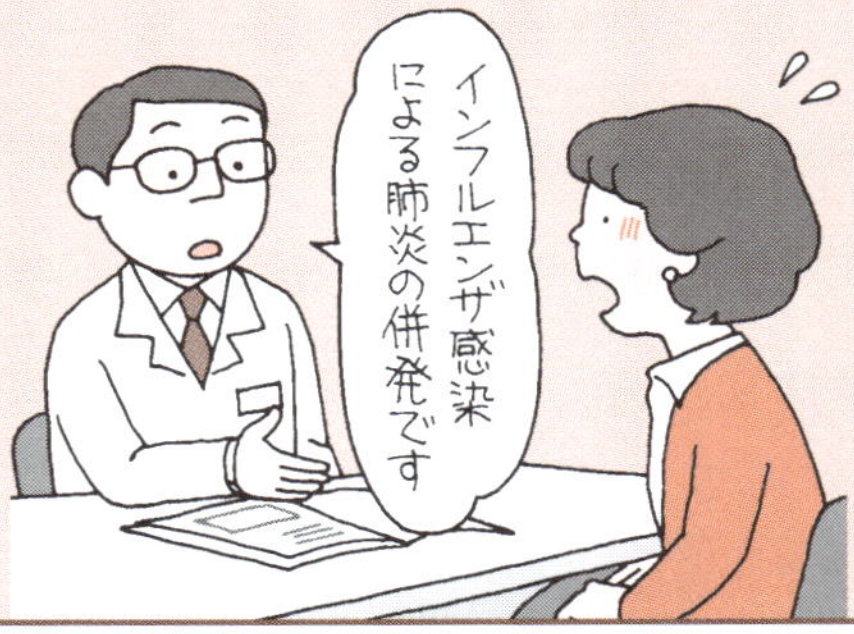
インフルエンザ感染による肺炎の併発です

侵入防止には力を入れすぎない

介護施設には抵抗力が低下したお年寄りが暮らしていますが、ノロウイルスやインフルエンザが即生命に影響するような重篤な患者というわけではありません。施設は治療の場ではなく生活の場であり、利用者は毎日の生活をしていますから、「感染症対策」と称して、面会制限など自由な生活を制限しても、あまり効果はありません。

それよりも、職員の手洗いを徹底するなど基本的な衛生管理を充実させたほうがはるかに効果的です。入所者の中にインフルエンザ発症者がいる場合、施設側は来訪者にマスク着用や手指消毒、うがいなどの感染防止策をお願いしたうえで、面会するかどうかは家族の自主的な判断に任せましょう。

ここが問題！　正しい対処法は!?

ポイント 1　インフルエンザと肺炎の併発を見落とした

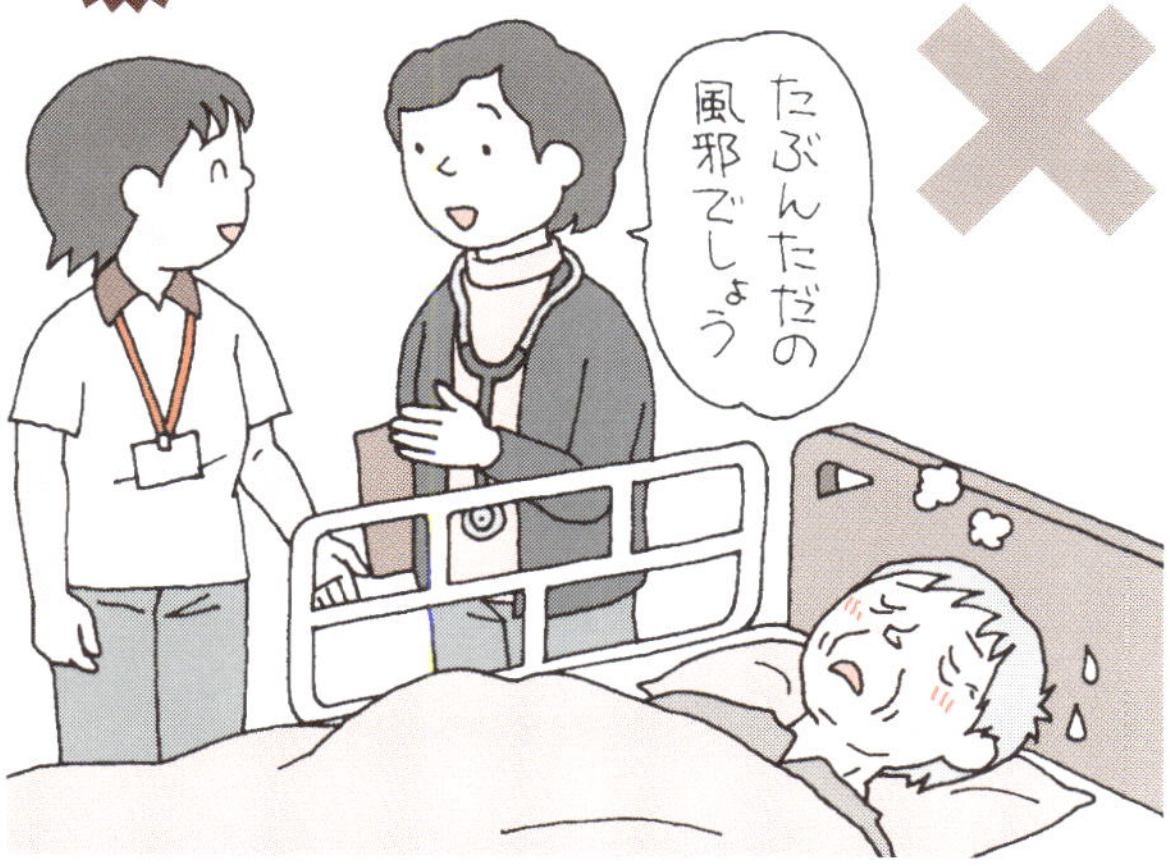

体力や免疫力が低下した高齢者は、顕著な症状が出ないケースが多いものです。Ａさんの場合、深夜の急変発見から翌朝受診するまでの短い時間で、これほど重篤な状態になるとは考えられません。本当はもっと以前から肺炎を発症していたのに、著明な症状がなかったために気づくのが遅れた可能性があります。肺炎に対する受診の遅れとＡさんの死亡の因果関係が立証されれば、おそらく施設の過失として責任を問われるでしょう。

ポイント 2　Ａさんの娘さんの面会を断ってしまった

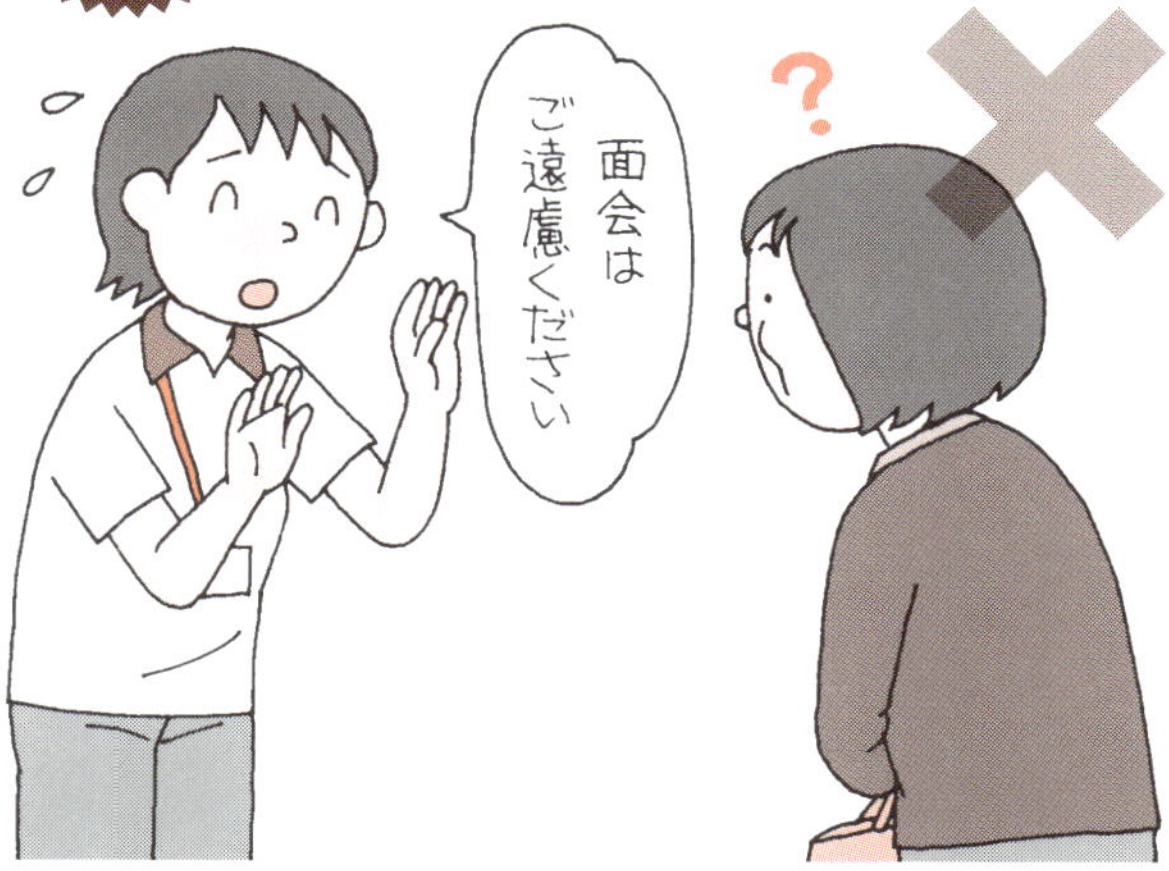
面会はご遠慮ください

介護施設よりも厳重な感染管理が要求される病院でさえ、家族の面会を制限できるのは本人が重篤な状態で医師の指示があった場合など、ごく限られたケースだけです。この事例のように、面会を拒否している期間に本人に重大な変化が起これば、家族から「施設は知られたくないことがあるので面会させなかった」と疑われ、トラブルになります。夜中に容態が急変したのに翌朝まで連絡しなかったことも、不信感を強めたことでしょう。

ポイント 3　感染症発症後の経過観察がおろそかだった

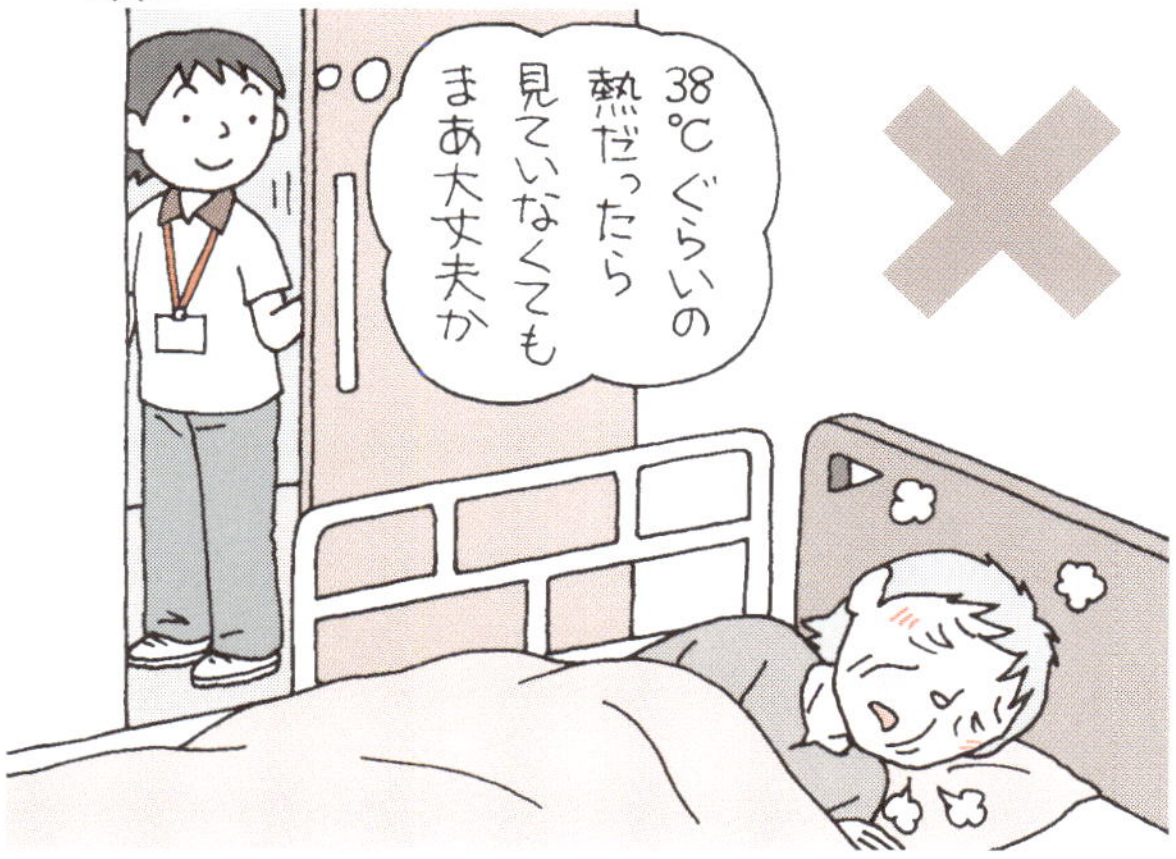
38℃ぐらいの熱だったら見ていなくてもまあ大丈夫か

ある施設では重度化対策として、寝たきりに近い入所者には、介護職が巡回時に表情や呼吸の状態を観察し、変化があれば看護師に報告してバイタルチェックを行うルールを決めています。高齢者はバイタル値の個人差が大きいので、平常時の数値の一覧表をつくり、平常時との差が大きい場合は受診させているのです。医療機関のように施設内を汚染・清潔の区域に分け、清潔度に応じた感染症対策や衛生管理を行う必要もあります。

ポイント 4　効果を検証せず無駄な対策を続けている

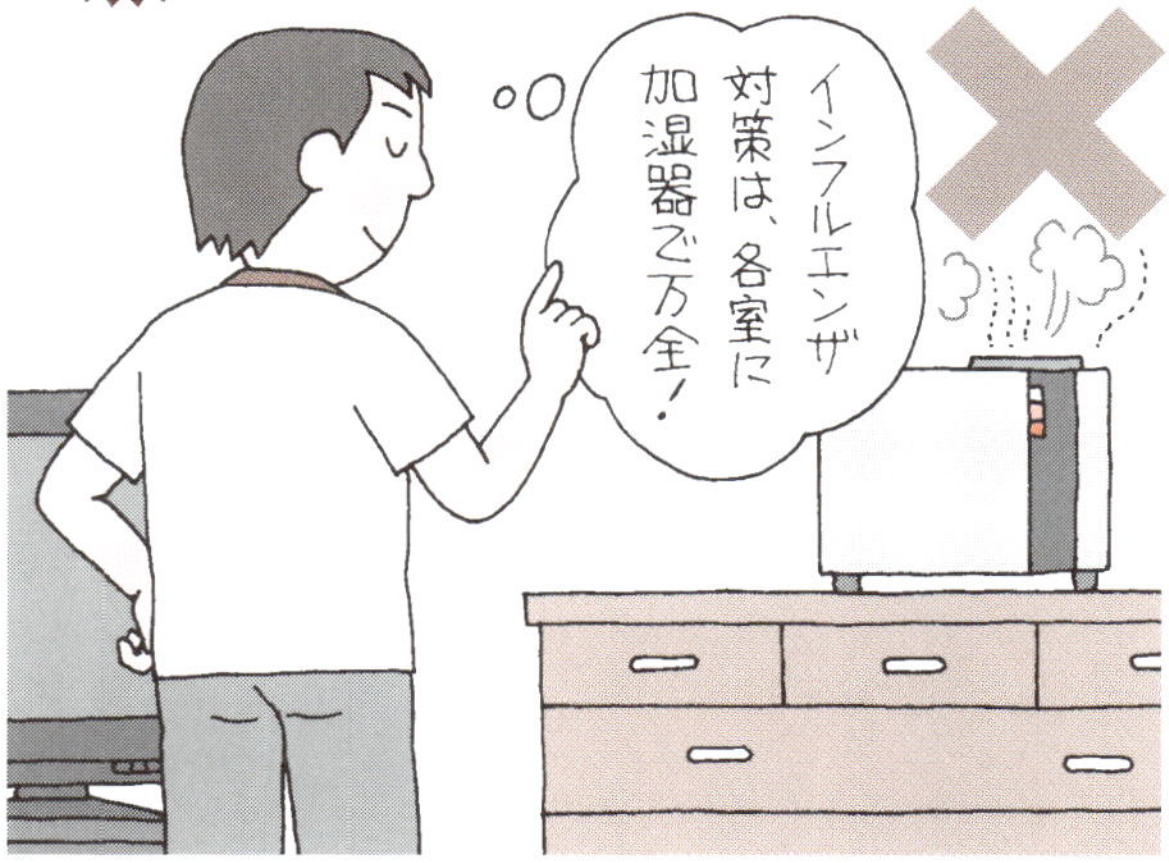
インフルエンザ対策は、各室に加湿器で万全！

介護施設の感染症対策でもう１つ大きな問題は、対策の効果や見落としなどを検証しないまま漫然と実施しているケースが多いことです。この事例では、加湿器によるインフルエンザ対策（せいぜい30％台の効果しかない）や居室への配膳がこれに当たります。また、よく見受けるのは外来受診の際、医療機関の狭い待合室にお年寄りを１時間以上滞在させていることです。必ず送迎車の中で待機し、順番がきたら呼んでもらいましょう。

どこを重点的に守るべきか

見落としがちな危険度の高い場面とは？

利用者を外部の感染から守るには

何度もくり返していますが、大切なことは利用者の生活の自由を束縛せずに、感染症の脅威から守ることです。そのためには、外部との接触ルートは（食事、設備、職員の衛生管理に比べて）、比較的ゆるやかにして、生活上のリスクを甘受していく必要があります。

問題は、その意識を職員間で共有し、家族にも理解してもらうことです。家族がそれを理解して、感染症の流行期間中は自主的に面会を控えてくれるようになると、施設の感染症対策はスムーズになります。

263ページの表は、どの対策を重点的に行えばよいかを導き出すための検討シートです。それぞれの施設で検討し、効率的な対策を行ってください。

施設の外部からの感染（職員からの感染を除く）

1 利用者が施設外で感染する

もっとも感染リスクが高い病院の待合室

- 待合室に長時間滞在しないよう、診察受付時に看護師に呼び出しをお願いして、車の中で待機する。

外出や外泊

- 「外出・外泊時の感染防止について」というお知らせを家族に渡す
- 家族の手による「手洗い・うがいの励行」をお願いする
- 人ごみや不潔な場所への出入りを避けるよう注意を促す
- 家族自身にも健康管理に気を配ってもらい、体調が悪い人との接触を避けるようお願いする
- 食事にはできる限り生ものや貝類を避けてもらう

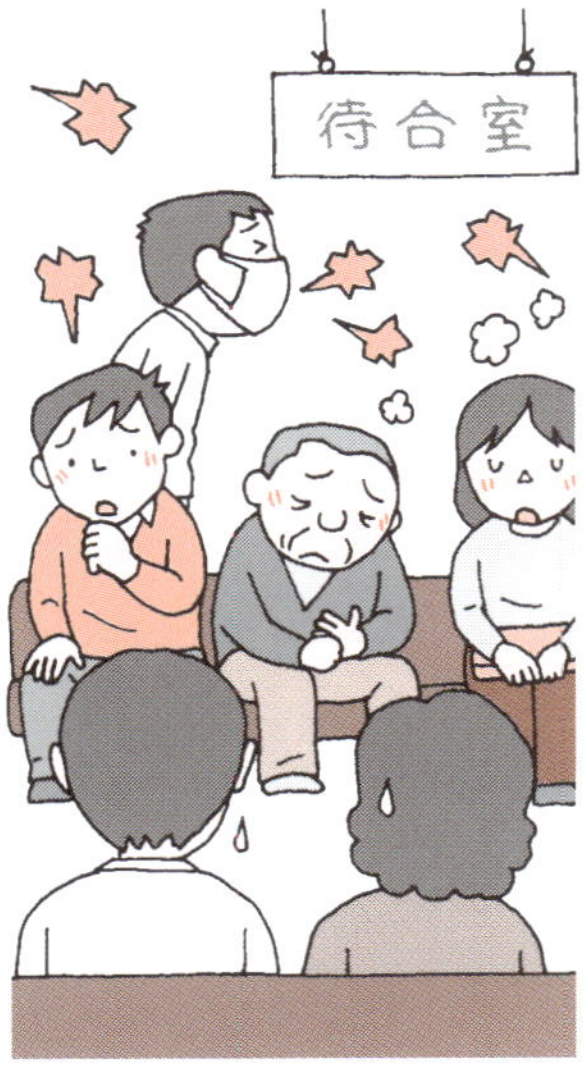

2 施設外の感染者との接触

家族や知人の面会

- あくまでも家族の自主的な節制を促し、強制しない

利用者が接触する外部の関係者

- ボランティア、居室の清掃係、マッサージ、理美容など直接利用者と接触する可能性

ショートステイ利用者が感染源のケース

- ショートステイ利用予定の家族には感染症の兆候を伝え、もし感染の可能性があれば利用を控えてもらうよう、事前に通知しておく

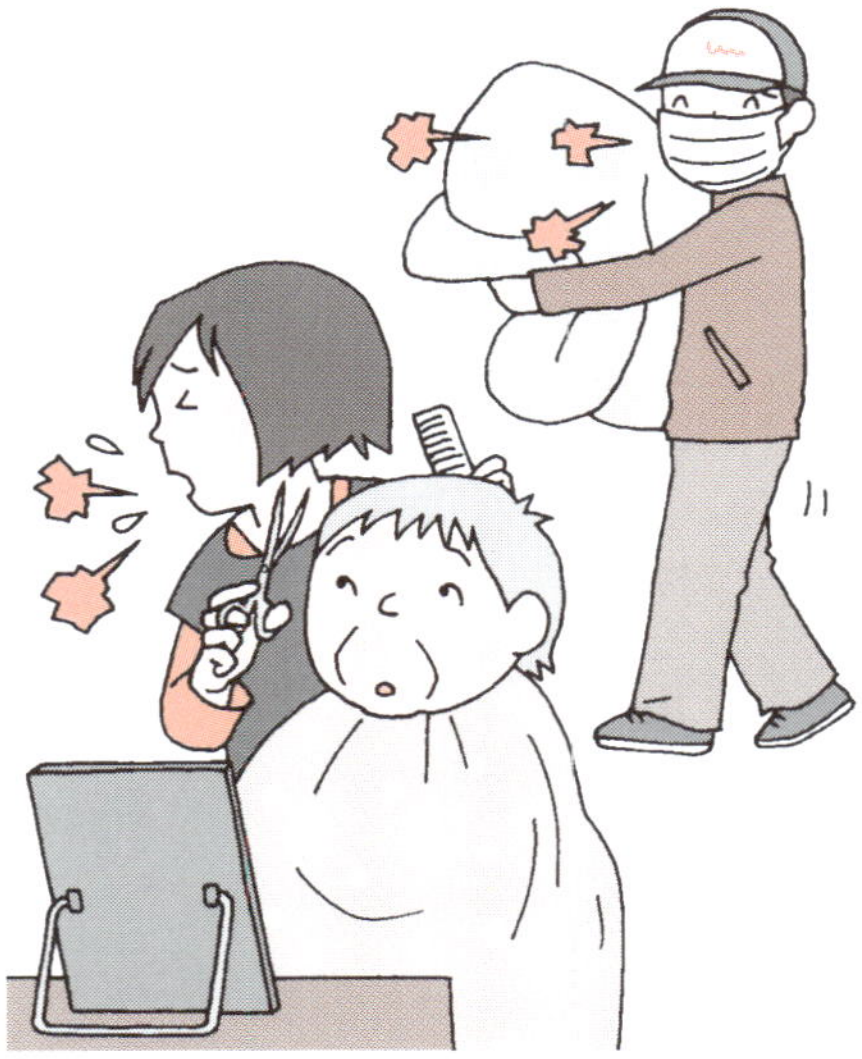

感染症対策検討シート

右側の「職員負担」「デメリット」「効果」「検討結果」を空欄にして、施設内で感染症対策の負担と効果を比較してみましょう。デメリットとは、これらの対策で利用者が受ける不利益を言います

対策区分	具体策	職員負担	デメリット	効果	検討結果
施設に細菌やウイルスを持ち込まない対策	体調不良の面会者を規制する（文書で依頼する）	大	大	小	×
	体調不良の面会者を規制する（ポスターを掲示する）	中	大	小	×
	面会者に対し受付付近で手の消毒をお願いする	中	小	小	○
	面会者に対しマスクを着用するようにお願いする	中	大	小	×
	体調不良の職員の出勤を規制する	―	大	中	○
	職員出勤時に手洗い・うがいを励行する	小	なし	中	○
細菌やウイルスを増殖させない対策	低免疫力の利用者に対して重点的に口腔ケアを行う	中	なし	大	◎
	低免疫力の利用者のみ、ベッドまわりのふき掃除を毎日行う（委託業者へ依頼）	―	なし	大	◎
	居室での食事やおやつをできるだけ減らし、ベッドまわりの衛生管理を徹底する	なし	なし	中	◎
細菌やウイルスを低免疫力の利用者の体内に侵入させない対策	低免疫力の利用者のみ、大型加湿器を設置し湿度管理を徹底する	―	なし	大	◎
	介助時には必ず手袋を着用する	大	大	小	×
	汚物の処理などのときには、専用のガウンを着用する	大	大	小	×
	排泄の介助などは終了する都度手洗いを行う	中	なし	大	○
	低免疫力の利用者だけ1つのエリアに集めて、そのエリアだけ衛生管理を徹底する	小	大	中	×
利用者の免疫力を向上させる対策	低免疫力の利用者の食事介助を見直し、低栄養状態にならないように徹底する	中	なし	大	◎
	昼間は居室から出てもらい、レクリエーションに参加するなど精神活動を活発にする	中	なし	大	◎
	感染症を理由に入浴回数を減らすなどの規制をいっさいしない	小	なし	大	◎
	高カロリー食を頻回に摂取する	大	なし	小	×

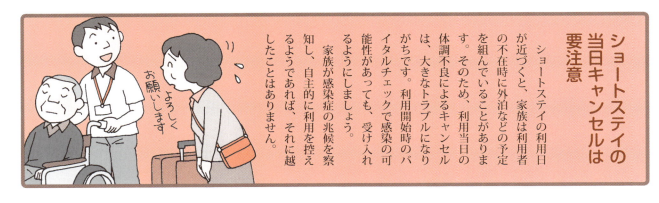

ショートステイの当日キャンセルは要注意

ショートステイの利用日が近づくと、家族は利用者の不在時に外泊などの予定を組んでいることがあります。そのため、利用当日の体調不良によるキャンセルは、大きなトラブルになりがちです。利用開始時のバイタルチェックで感染の可能性があっても、受け入れるようにしましょう。

家族が感染症の兆候を察知し、自主的に利用を控えるようであれば、それに越したことはありません。

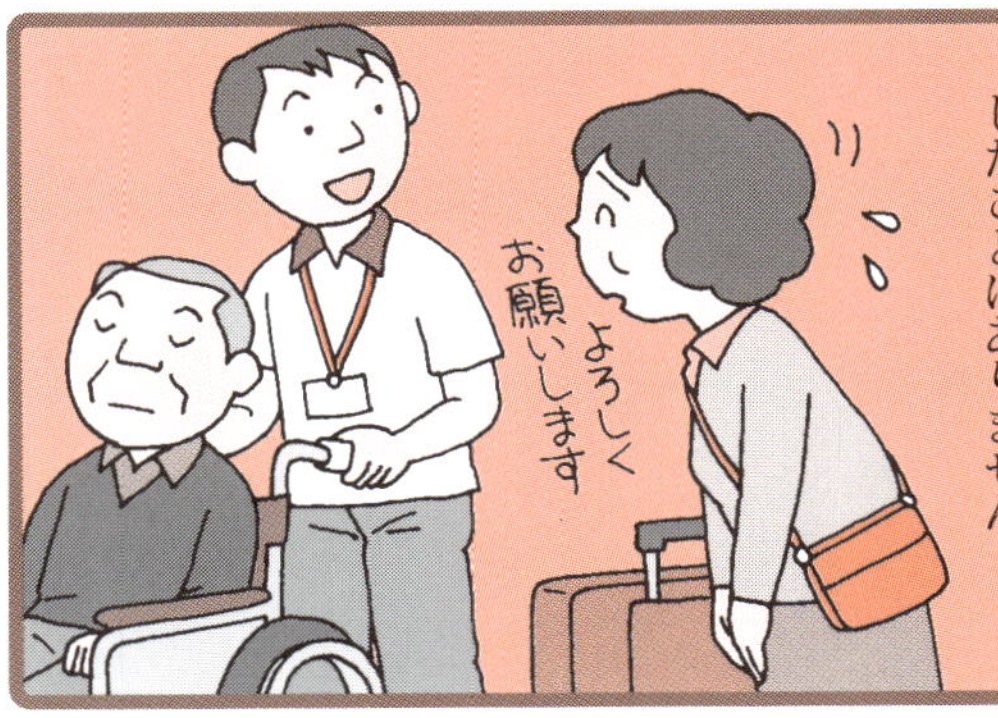

二次感染防止策①

1人目の感染者が出たとき

感染症の種類によっては届け出義務が発生するので、しっかり診断を受けましょう

二次感染の防止に全力をあげる

介護職が感染症の疑いがある症状を発見したら、看護師への報告と手当ての要請を行い、バイタルチェックなどによって症状を把握します。そこから受診へと進みますが、同時に周囲の利用者への感染防止対策の開始が必要です。その際、利用者を不安にさせないように気をつけなければなりません。

併せて、管理者への報告を行いましょう。確定診断が出るまでは、感染症が発生したものとして、全職員で情報を共有することが必要です。

感染症の診断が確定したら、保健所や自治体への報告と連携を行います（1～3類の場合）。また家族への連絡、感染して潜伏期間にあると考えられる利用者の経過観察を始めます。

感染症の類型

感染症法（感染症の予防及び感染症の患者に対する医療に関する法律）で指定されている感染症です。このうち１～３類には、届け出義務があります

感染症類型	感染症名
１類感染症	エボラ出血熱、クリミア・コンゴ出血熱、痘そう、南米出血熱、ペスト、マールブルグ病、ラッサ熱
２類感染症	急性灰白髄炎、結核、ジフテリア、重症急性呼吸器症候群（病原体がコロナウイルス属SARSコロナウイルスであるものに限る）、中東呼吸器症候群（病原体がベータコロナウイルス属MERSコロナウイルスであるものに限る）、鳥インフルエンザ（H5N1）、鳥インフルエンザ（H7N9）
３類感染症	コレラ、細菌性赤痢、腸管出血性大腸菌感染症、腸チフス、パラチフス
４類感染症	ウエストナイル熱、エキノコックス症、黄熱、オウム病、回帰熱、Q熱、狂犬病、コクシジオイデス症、腎症候性出血熱、炭疽、つつが虫病、デング熱、日本紅斑熱、日本脳炎、ハンタウイルス肺症候群、Bウイルス病、ブルセラ症、発しんチフス、マラリア、ライム病、レジオネラ症、サル痘、ニパウイルス感染症、野兎病、リッサウイルス感染症、レプトスピラ症、ボツリヌス症
５類感染症	アメーバ赤痢、ウイルス性肝炎、クリプトスポリジウム症、クロイツフェルト・ヤコブ病、劇症型溶血性レンサ球菌感染症、後天性免疫不全症候群、ジアルジア症、髄膜炎性髄膜炎、先天性風しん症候群、梅毒、破傷風、バンコマイシン耐性腸球菌感染症、咽頭結膜熱、インフルエンザ、A群溶血性レンサ球菌咽頭炎、感染性胃腸炎、急性出血性結膜炎、クラミジア肺炎（オウム病を除く）、細菌性髄膜炎、水痘、性器クラミジア感染症、性器ヘルペスウイルス感染症、麻しん、手足口病、伝染性紅斑、突発性発しん、百日咳、風しん、ペニシリン耐性肺炎球菌感染症、ヘルパンギーナ、マイコプラズマ肺炎、無菌性髄膜炎、メチシリン耐性黄色ブドウ球菌感染症、薬剤耐性緑膿菌感染症、流行性角結膜炎、流行性耳下腺炎、淋菌感染症、バンコマイシン耐性黄色ブドウ球菌感染症、RSウイルス感染症、急性脳炎、尖圭コンジローマ

1人目の感染者が出たときの対応

- 感染の疑いがある場合は、速やかに受診すること。

- 発症した場合は主任の指示に従うのではなく、その日の出勤者がマニュアルに沿って対応し、二次感染を予防すること。

- 看護師はマニュアル以外に医師からの指示があった場合は介護職に伝え、対応方法を説明すること。
介護職は説明を受けたあと、連絡簿に記入し周知徹底すること。

- 相談員は報告を受けたあと、施設長に報告。
保健所・自治体に報告する（自治体へは事故報告書を記入して提出する）。

保健所・自治体に報告する基準

- 食中毒・感染症（「感染症の予防及び感染症の患者に対する医療に関する法律」に定めるもののうち、原則として1・2・3類とする）
- そのほか、結核の発生時にも報告する（結核については、サービス提供に関連して発生したと認められる場合は所管課に報告が必要）。

- 家族への報告は、感染症の疑いがある段階で連絡し、受診の付き添いを依頼する。看護師も必ず付き添い、施設職員と家族が医師からの説明を聞く。施設側もていねいに対応し、家族の理解を得る。また、不安を抱かせないよう注意する。日々の状況報告も、完治するまで密に連絡すること。

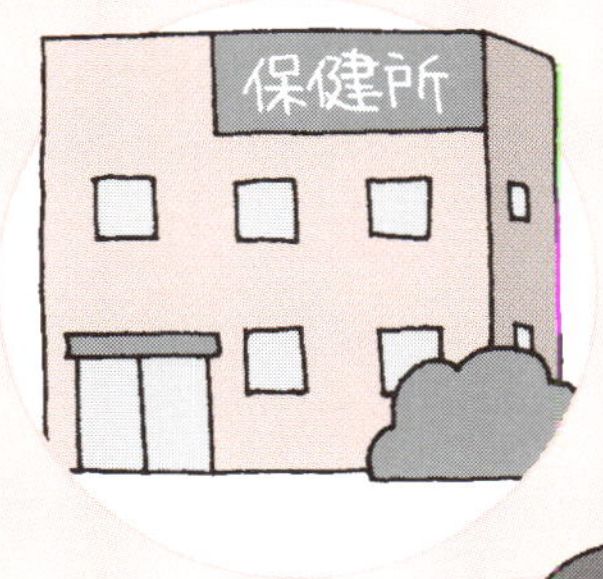

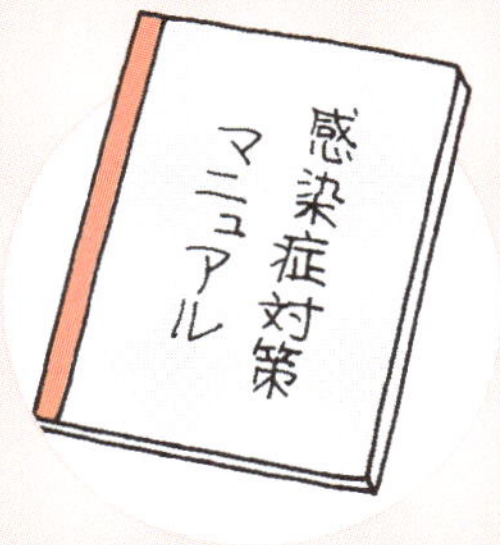

- 感染症が発生した際、職員が必要以上に過敏にならないよう、ふだんから感染症対策マニュアルに目を通しておくこと。職員が過敏になってしまうと、利用者の生活行為を必要以上に制限したり、精神的負担を増大させてしまったりする可能性が高く、生活の質を低下させてしまう。

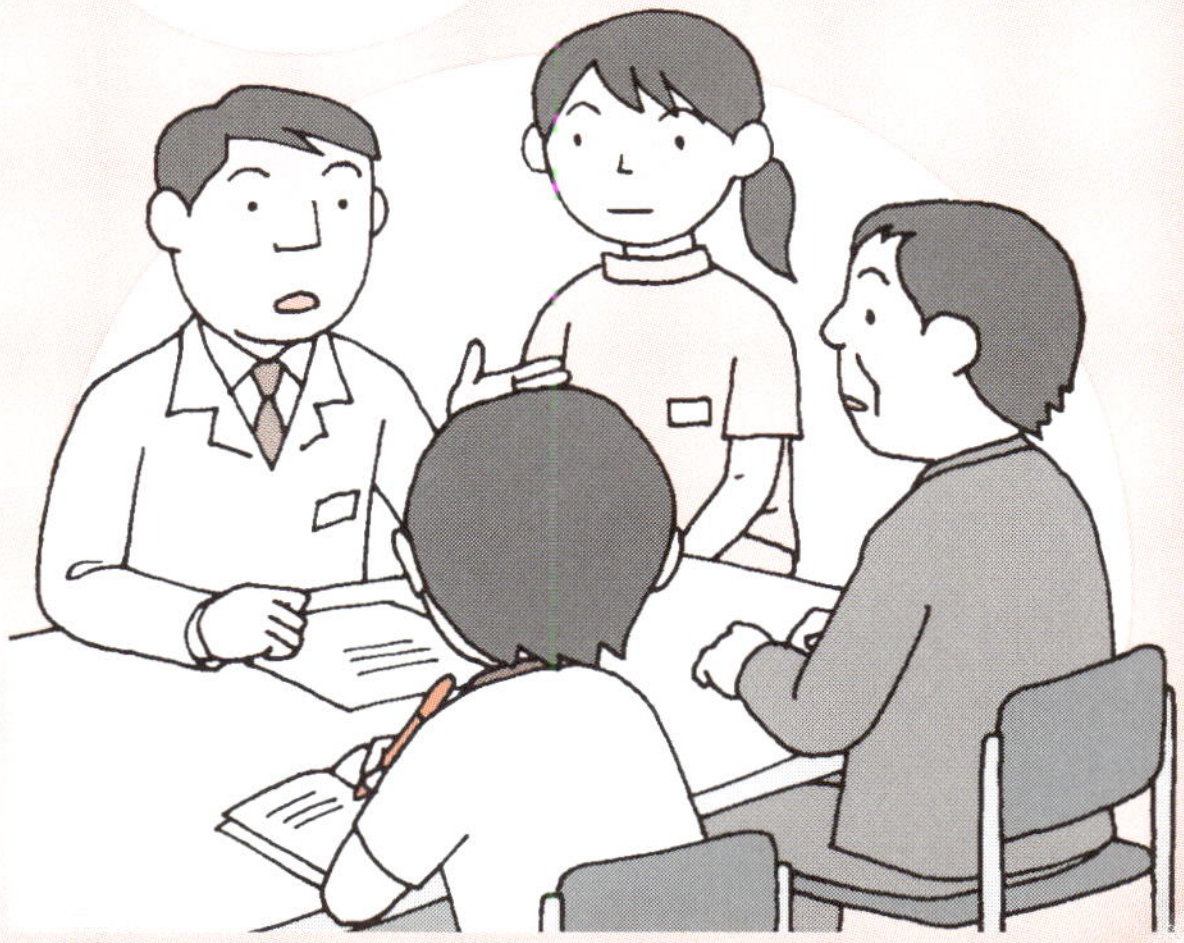

二次感染防止策②

施設内に感染症が広まったら

体力、免疫力を低下させないなど、全力をあげて重度化を阻止しなければなりません

重度化防止の備え

1 体力と免疫力を低下させない生活重視のケア

日常生活習慣を継続する

- 「感染症の発生しやすい時期なので、できるだけ居室から出ないで安静にしていただく」という方針は逆効果
- 生活行為の極端な抑制と過度の除菌・殺菌はかえって免疫力を低下させる

低栄養を防ぐ

- アルブミン値の管理や食事への工夫（好物はよく食べる）などで、栄養バランスのよい食事を摂るよう徹底する。また、精神的に不安定な状態も食欲に影響する

脱水が起こりやすい

- 高齢者は保水能力の低下から脱水状態になりやすく、危険なので常に注意が必要

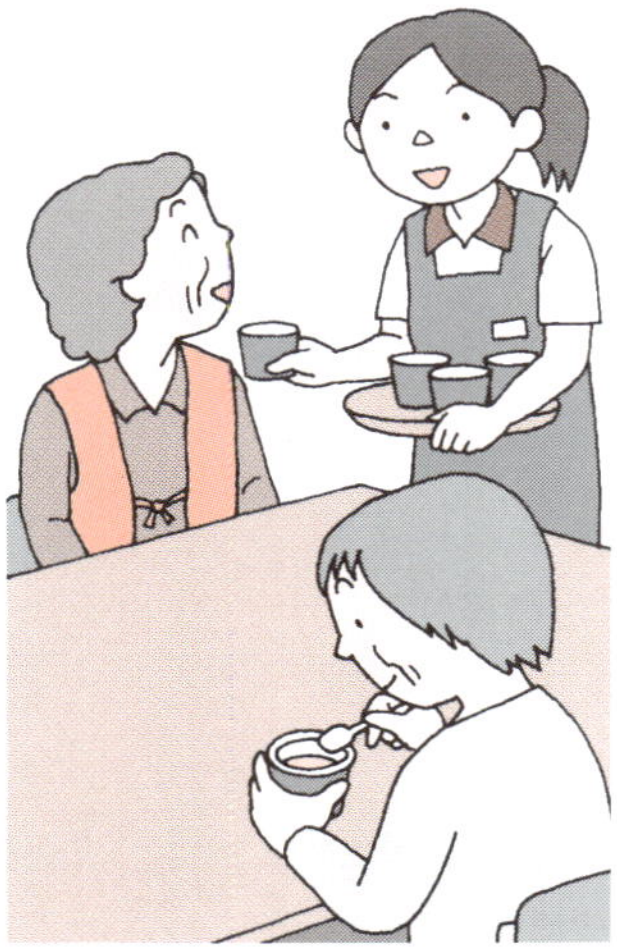

2 免疫力低下者への対応

免疫力が低下している利用者を平常時から把握しておく

- 糖尿病・呼吸器疾患（在宅酸素療法など）・経管栄養の利用者、急に体重が減った利用者

慢性病などで免疫力低下が明らかな利用者への対応

- 利用者に感染症の疑いがあり、同室の利用者の免疫力が低い場合は、一時的な居室移動を検討

3 個別疾患の抗体

どんな疾患に罹患したことがあるのか

- 感染症は一度罹患し治癒すると体内に抗体ができるため、その後感染しても発症しない。しかし、高齢者自身は過去の罹患が不明な場合が多いので、家族から情報を得ておく

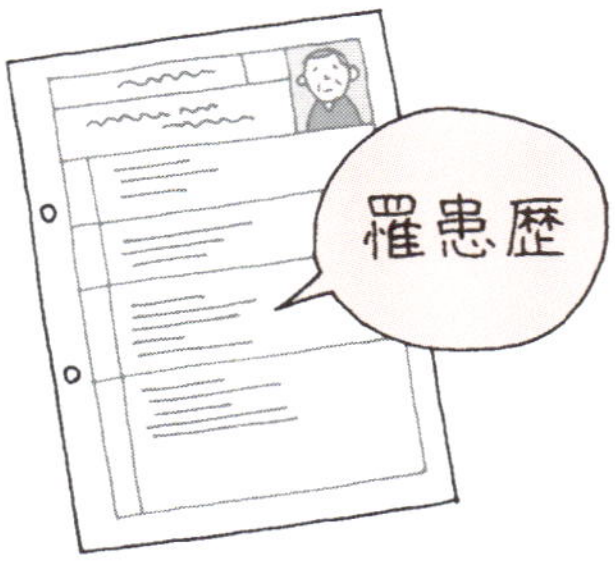

利用者の居室配置にも工夫を

免疫力の低下した利用者に対して特別な配慮を行うことは必要ですが、これらの利用者を一室に集めるとなると、隔離につながる恐れがあるので注意が必要です。しかし、胃瘻や糖尿病で明らかに免疫力が低下した利用者が、元気に歩き回る認知症の利用者と同室ではいけません。どこで居室の線引きをすればいいのでしょうか。

病院では、清潔度による区域分け（ゾーニング）を実施しています。高度清潔区域（バイオクリーン病室・手術室）、清潔区域（一般手術室など）、準清潔区域（分娩室など）、一般清潔区域（診察室、一般病室など）といった区分です。介護施設もその考えを取り入れて、数段階の居室配置を行う方法があります。

重症者に向けた対策

細菌やウイルスを増殖させない対策

❶居室清掃の見直し

居室清掃は外部業者に委託している施設が多く、「清掃の内容については任せっきり」ということが少なくない。清掃の内容をよく聞くと、床の掃き掃除は毎日だが、ベッド柵やキャビネットなどの「ふき掃除は週２回」ということもある（きれい好きな人は毎日、ふつうの主婦でも２日に１回はリビングのふき掃除をしている）。特に免疫力の低い全介助者、経管栄養、低栄養状態の利用者などの居室は、毎日ふき掃除が必要。

❷口腔ケア

口腔ケアの研修を実施し、低免疫力の利用者に対しては１日３回食後に実施する。胃瘻や鼻腔栄養など経管栄養の利用者に対しても、経管栄養実施時に１日３回実施する。

低免疫力の利用者に対する免疫力の向上対策

❶低栄養状態の解消

低免疫力の利用者に対しては栄養状態が低下しないよう、栄養士が特別に栄養管理を実施する。「食事全量摂取」などと記録にありながら、半分以上食べこぼしている利用者なども散見されるので、食事介助についても、適切な介助方法のチェックを行う。

❷免疫力向上対策

人の免疫力を計測することは困難であり、正確には把握できないが、次の利用者は免疫力が低いと言われている。

- 全介助者 ➡ 自発的生活動作がないため免疫力が低下すると考えられる。
- 低栄養状態の利用者 ➡ 体力が一時的に落ちている状態。
- 経管栄養の利用者 ➡ 一般的に口から食べ物を摂取できなくなった利用者は、免疫力が低くなると言われている。
- 糖尿病の利用者 ➡ 病理的要因で免疫力が低下する。

上記の利用者に対しては、できるだけ精神活動・身体活動を活発にするため、次の項目を実施する。「感染症防止のためにできる限り居室ですごす」という対策は、一日の生活リズムや刺激がなくなり、かえって精神活動を低下させ免疫力の低下を招くので注意が必要。

- 昼間はベッド上から移動し、座位をとれる時間をできるだけ多くつくる。
- 全介助者であっても、リクライニング車イスなどを利用し、居室を出てデイルームなどですごす時間をつくり、精神活動が活発になるよう心がける。
- レクリエーションや趣味の活動なども、より活発にできるよう配慮する。

コラム❻

代表的な感染症の初期症状

感染症とは、246ページにあるように病原体が体内に侵入し、増殖して発症する疾患の総称です。たとえ病原体が体内に入っても、本人の防御力（抵抗力）が病原体よりも強ければ、発症しません。したがって、日頃から栄養状態を良好に保ち、体力をつけておく必要があります。

感染症には多くの種類がありますが、介護施設や病院のお年寄りに広がりやすいものと言えば、インフルエンザ、ノロウイルス、O－157、疥癬《かいせん》などが代表的です。これらの症状と対策を見ていきましょう。

インフルエンザ：突発的に発熱し、38℃以上の高熱が続く。寒気がしてガチガチと歯の根が合わないような震えが出る。頭痛。全身の筋肉痛や関節痛。鼻水、のどの痛みやセキなどの呼吸器症状。嘔吐《おうと》や下痢などの消化器症状。中耳炎。熱性痙攣《けいれん》など。

潜伏期間は1～4日（最長7日）。毎年秋から春にかけてA型、B型、C型のどれかが流行するので、予防のためのワクチン接種が推奨されています（接種したら必ず防げるわけではありません）。高齢者がインフルエンザにかかると死亡することもあるので、気管支炎や肺炎を併発しないよう注意が必要です。

ノロウイルス：突然噴水のように嘔吐する。ひどい下痢で水様便が何日も続く。腹痛などの急性胃腸炎症状。頭痛、発熱、悪寒、咽頭痛、筋肉痛などの風邪様症状を伴うこともある。

ノロウイルスの病原菌は、牡蠣《かき》などの二枚貝の内臓に生息しています。感染経路は、おもに①汚染された食物からの感染、②感染者が調理した食品からの感染、③感染者の便や吐瀉《としゃ》物からの二次感染の3パターンです。

③を防ぐには、嘔吐した床などを次亜塩素酸ナトリウムの希釈液で広めに消毒しなければなりません。

O－157：激しい腹痛や下痢。血便などの血性腸炎。まれに腎不全などを伴う尿毒症を起こす。

正式名称は腸管出血性大腸菌O－157で、病原性大腸菌の代表格です。大腸菌はヒトや動物の腸管内にいる常在菌で、保菌者の便などから食品が汚染され、菌が増殖した食品を食べることで大規模食中毒へと発展します。

発熱はほとんどありません。医師からO－157と診断を受けたら、安静と水分補給に努めていると、多くの場合重症化せずに回復します。

疥癬：指の間、わきの下、下腹部、陰部など皮膚のやわらかい部分に赤いブツブツ状の発疹《ほっしん》ができる。しつこいかゆみを訴える。

ヒゼンダニが皮膚に寄生して起こる皮膚病です。熱に弱いので、本人が治るまでふとんは毎日干しましょう。ベッドは消毒液でよくふき、シーツは毎日交換が鉄則です。シーツを洗うときは、50℃以上のお湯に10分間浸してから洗濯し、その後乾燥機に10分以上かけましょう。

第7章

介護現場における虐待に関するトラブル対応

第7章のポイント

明日はわが身

なぜ虐待が起こるのか

　近年、介護現場における虐待事件が大きく報道されることが増えてきました。「そんなことがあってはならない」と思われるでしょうが、介護現場ではまれに虐待事件が起こってしまっているのが現状です。なかには虐待による死亡事件まで起こっていることが、この問題の深刻さを物語っています。

　虐待が起こる原因は、決して簡単ではありません。さまざまな要因が複雑に絡み合って、極限にまで追いつめられた結果が虐待事件なのです。

　この章では、なぜ虐待事件が起こってしまうのか、その原因を多角的に探ります。私が虐待防止セミナーを行っていると、「うちの施設では、絶対にこんなことは起こらない」と考えている管理者が少なくありません。しかし、虐待事件はどの施設にも起こりうる問題です。「対岸の火事」ではなく、「明日はわが身」だと思って読んでいただきたいと思います。

第7章はこんなあなたへ

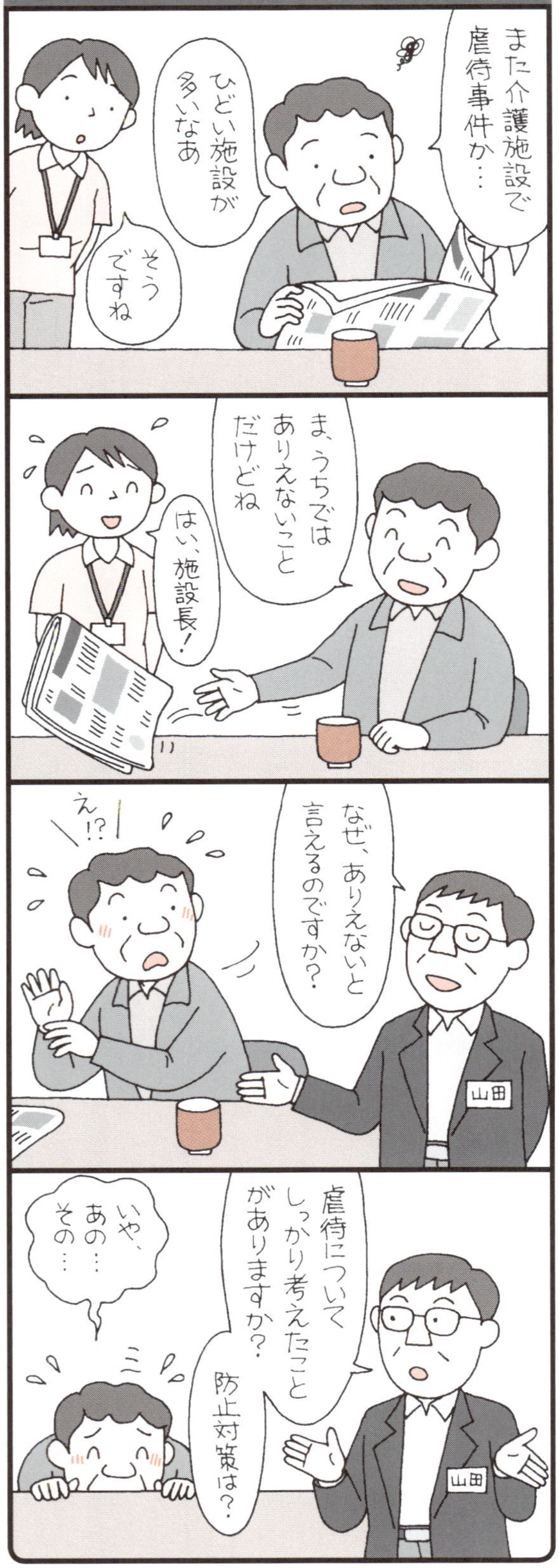
また介護施設で虐待事件か…
ひどい施設が多いなあ
そうですね
ま、うちではありえないことだけどね
はい、施設長！
なぜ、ありえないと言えるのですか？
え！？
山田
虐待についてしっかり考えたことがありますか？
防止対策は？
いや、あの…その…
山田

テーマ	内容	掲載ページ
虐待に対する考え方	介護現場では、虐待の原因について誤解されているのが現状です。そこで虐待事件の真の原因はどこにあるのかを考え、整理します	275←272ページ
組織や業務のしくみと虐待	「こういう条件が重なると、虐待につながりやすくなる」という場面や瞬間があります。それらを整理して、対策を考えます	287←276ページ
職場のモラルの低下と虐待	「虐待が生まれやすい土壌」というものがあります。気づかないうちに職員が虐待をするようになるのは、なぜでしょうか	291←288ページ
職員の個人的な資質と虐待	ごくまれに、「介護に向かない人材」がいるのも事実です。向かない人材を見分けるために、その特徴や対処方法について考えます	295←292ページ

虐待に対する考え方①

どんな施設でも虐待は起こりうる

お年寄りに対する虐待は、皆さんが思っているよりもずっと身近な問題です

経営者・管理者の虐待に対する従来の認識

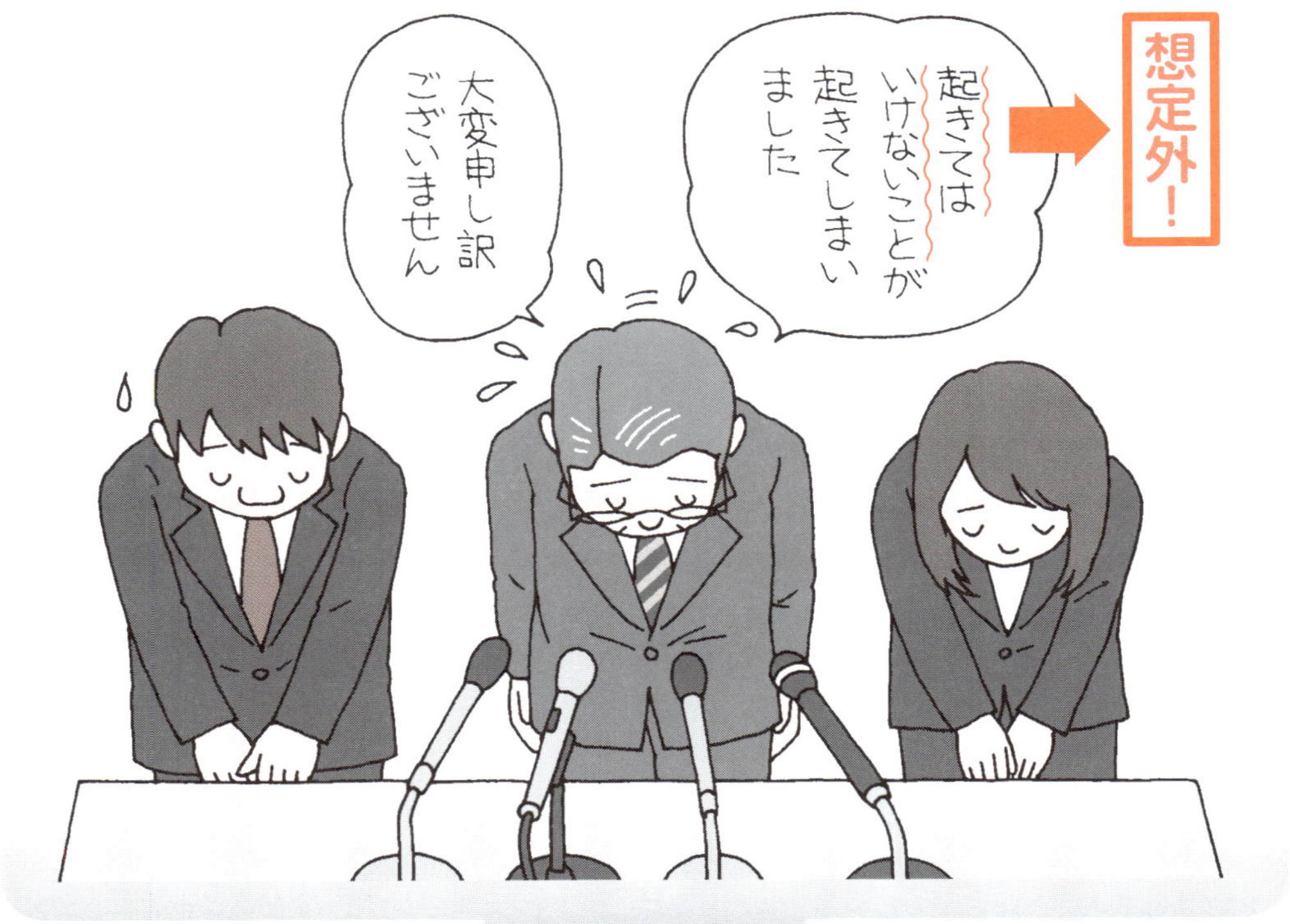
想定外！
起きてはいけないことが起きてしまいました
大変申し訳ございません

虐待が起こる下地

管理者が「虐待は起こるはずがない」と考え、何の対策も講じないから

対策なくして虐待は防ぎきれない

私が介護施設の管理者向けに虐待に関するセミナーをしていて思うのは、「ふつうに仕事をしていれば虐待など起こるはずがない」という、管理者の認識の甘さです。起こるはずがないと思っているから、きちんとした防止対策を立てていません。万が一起こってしまった場合は、「ひどい職員がいた。厳重に処罰しなければ」と、個人に責任を押しつけます。しかし、本当にそれでいいのでしょうか。

私は、介護施設で起こったさまざまな虐待事故を見てきて、「人間の理性には限界があるから、どんな施設でも虐待は起こりうる」と考えています。そしてそれは個人の責任だけでなく、管理者の責任が問われるべき種類の事故なのです。

こんなふうに考えていないか？

虐待するような人は介護職になる資格がない

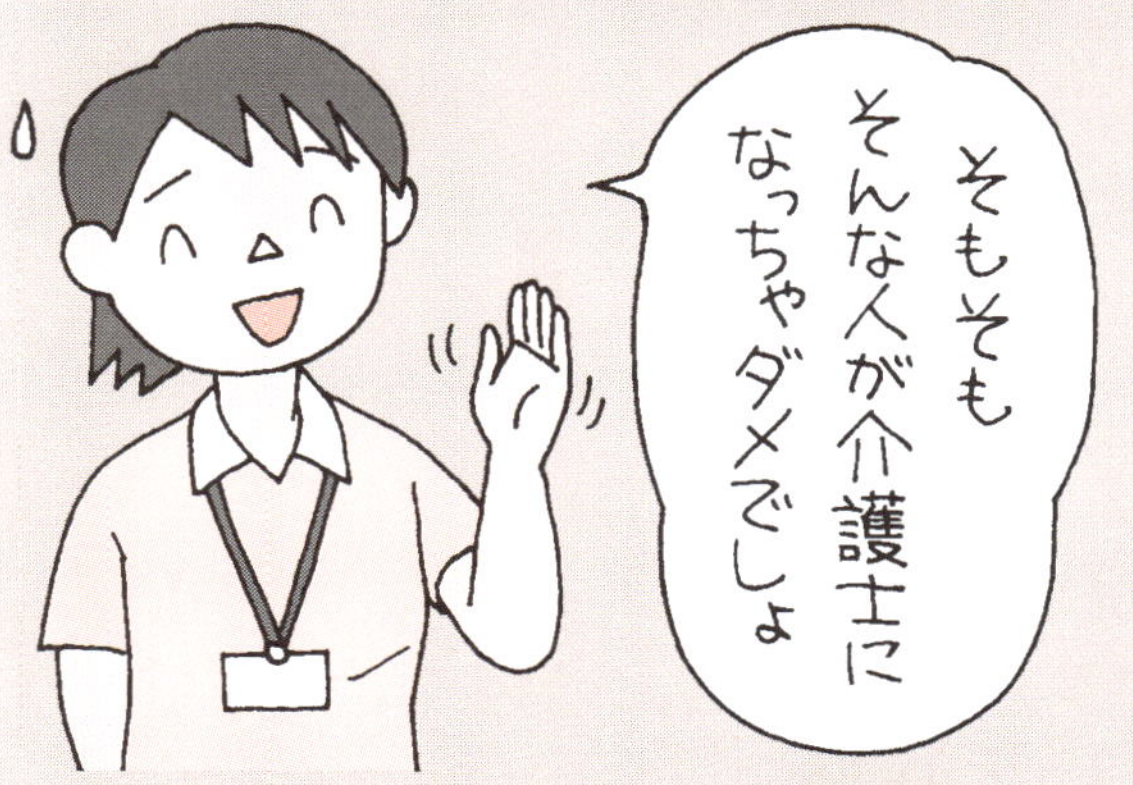
そもそも
そんな人が介護士に
なっちゃダメでしょ

絶対にあってはならないことだ

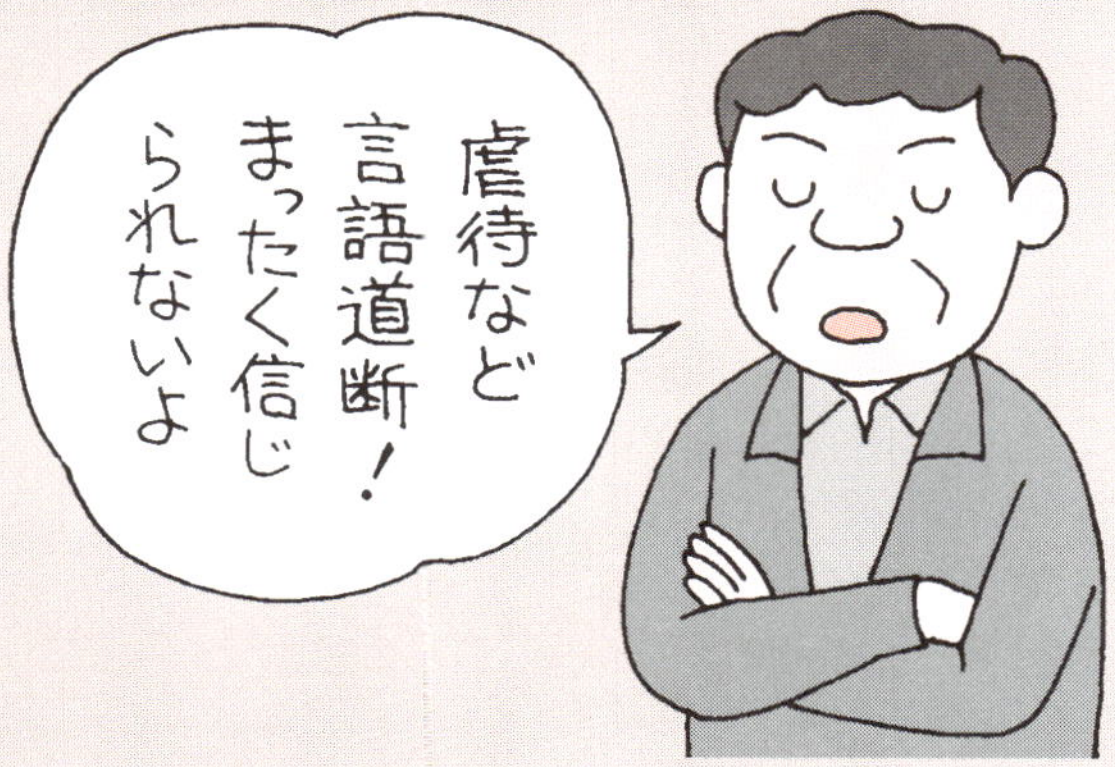
虐待など
言語道断！
まったく信じ
られないよ

認知症の利用者の行動・心理症状も、介護職員なら受容すべきだ

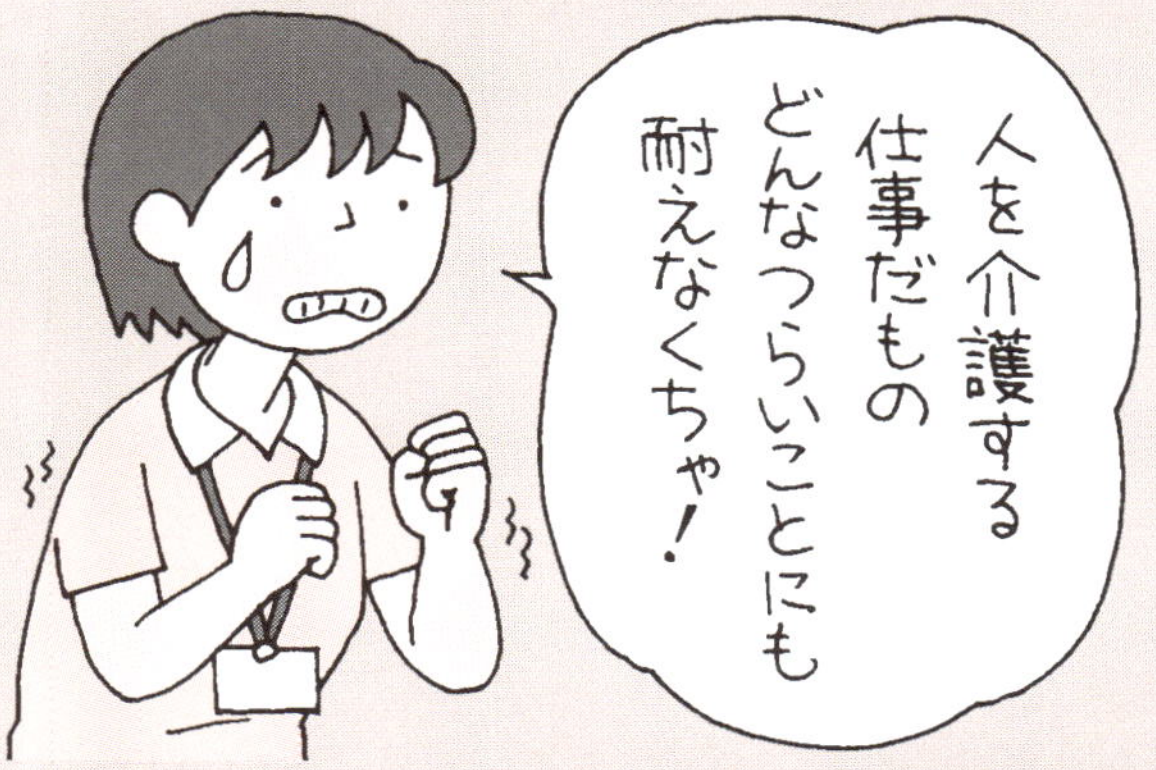
人を介護する
仕事だもの
どんなつらいことにも
耐えなくちゃ！

どんな理由があれ、虐待した職員が悪い

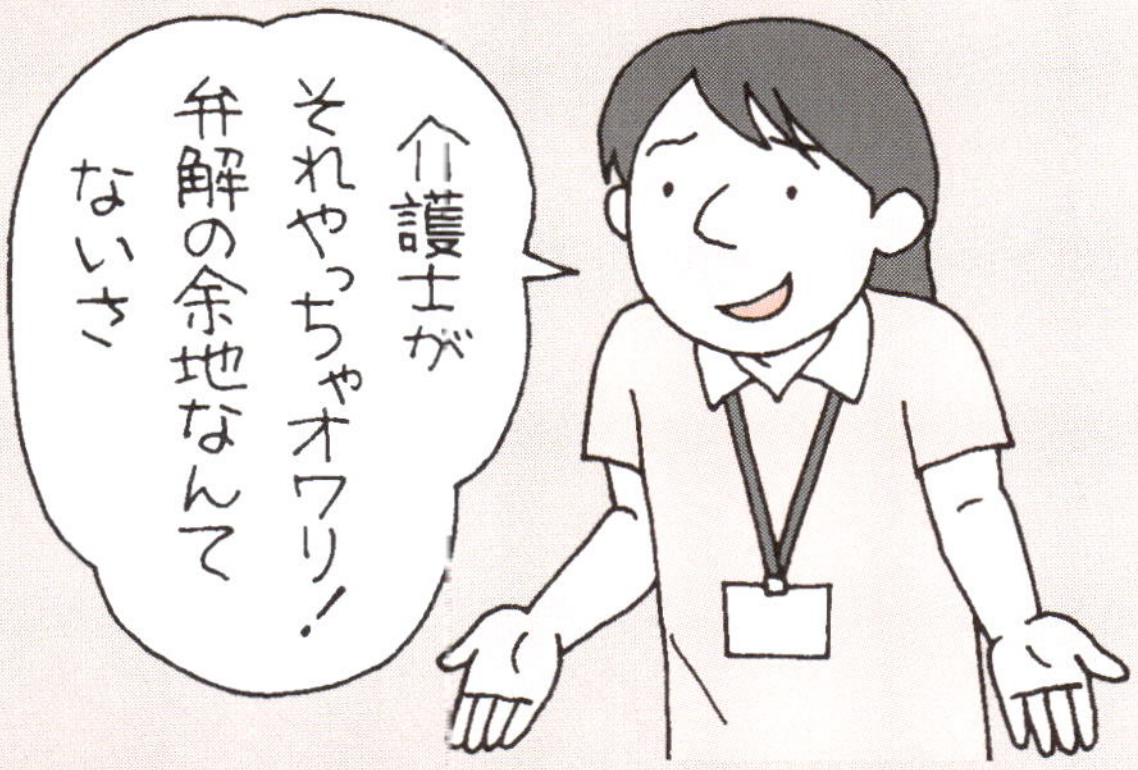
介護士が
それやっちゃオワリ！
弁解の余地なんて
ないさ

虐待に対する見直しポイント

- 虐待事故が起きたとき、「やるべき対策は全てやっていたはず」と言える管理者は１人もいません。その証拠に、改善計画書には「職員全員で毎朝倫理要項を唱和する」と書いているのですから
- 「やるべき対策は全てやっていた」と言えるくらい、しっかりと対策を立てることが大切です！

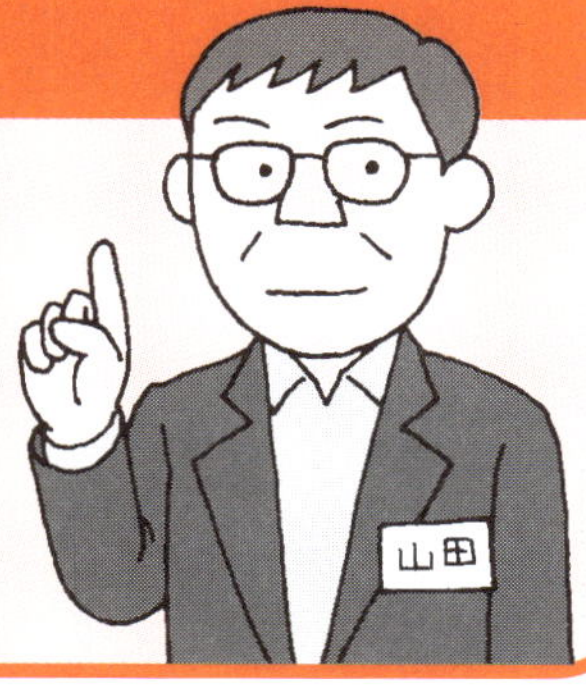
山田

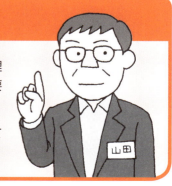

虐待に対する考え方②

虐待は「犯罪」である

認識の甘さを正し、根本原因を探し当てることが大切です

虐待に関するもっとも重要な点

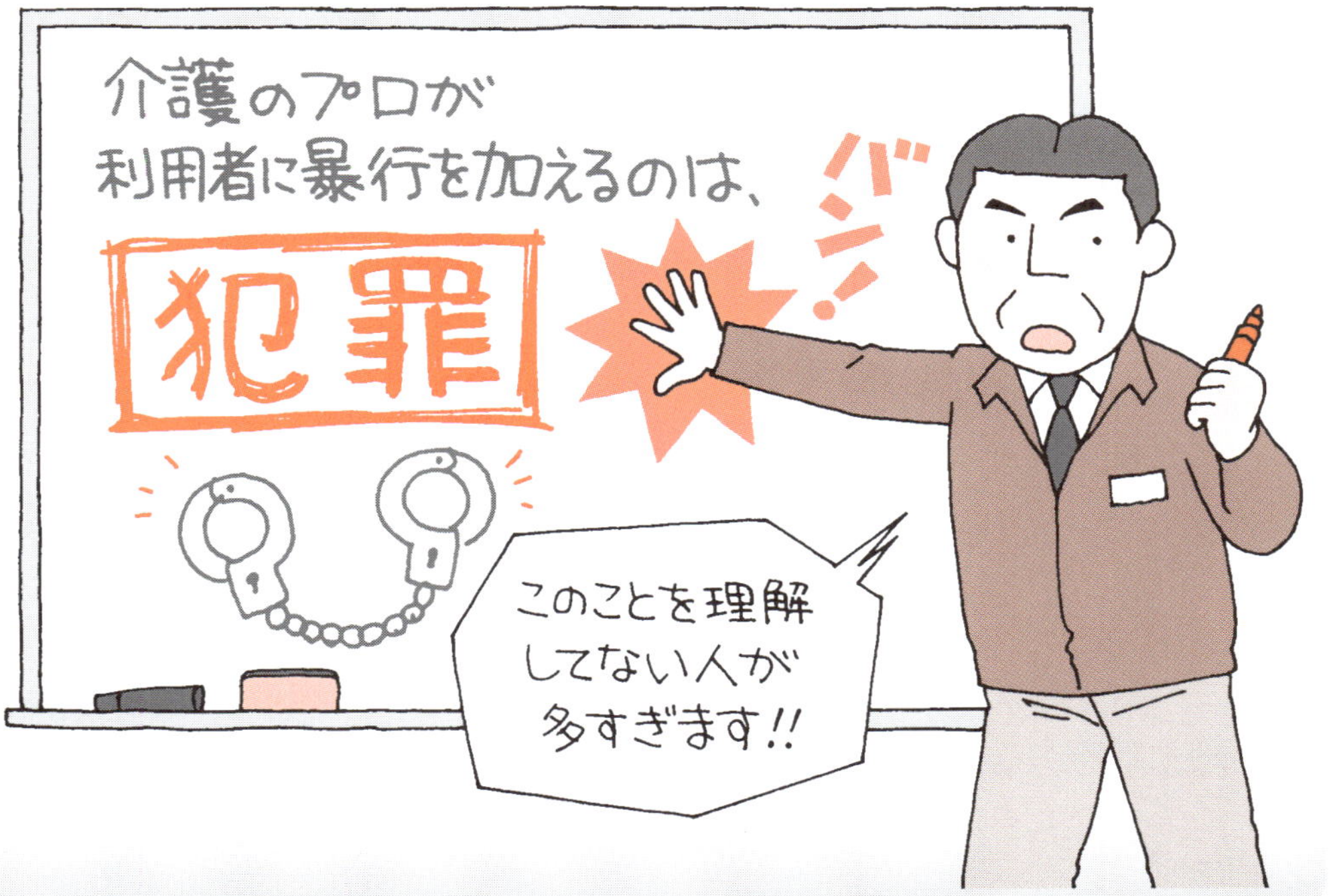

介護のプロが
利用者に暴行を加えるのは、
犯罪
バン!
このことを理解してない人が多すぎます!!

傷害罪

刑法204条

「人の身体を傷害した者は、15年以下の懲役又は50万円以下の罰金に処する」

暴行罪

刑法208条

「暴行を加えた者が人を傷害するに至らなかったときは、2年以下の懲役若しくは30万円以下の罰金又は拘留若しくは科料に処する」

「ストレスが多い」は通用しない

「介護職はストレスが多く、大変な仕事である」ということは、一般的に言われていることです。実際、ある虐待事件で加害者の職員は「ストレスが原因で虐待をしてしまった」と事実を認めました。

しかしこの職員は同時に、「虐待をしているという認識はなかった」「できれば今後もこの仕事を続けたい」とも話していたのです。この言葉からは、「介護現場はストレスが多いので、間違いを犯しても寛大な措置をしてもらえるだろう」という認識の甘さを感じます。

介護に携わる人は、「虐待は犯罪である」という基本を認識するべきです。無抵抗の高齢者に暴力を振るうことは犯罪であり、決して許されません。

虐待の背後にある組織要因

① 追いつめられて、倫理観も理性も働かなくなる場面で起こる虐待

② 職場全体のモラルが低下し、不適切なケアが蔓延《まんえん》して起こる虐待

③ 著しく適性を欠く職員をそのままにしていたために起こる虐待

虐待に対する見直しポイント

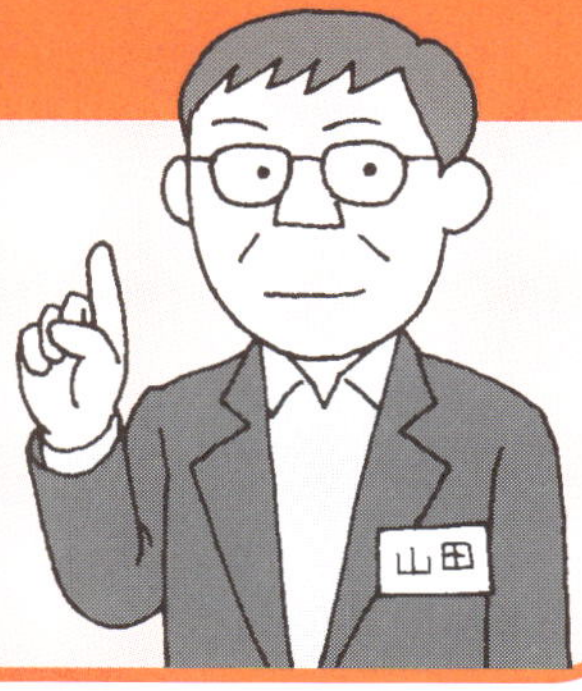

- 虐待の背後にある本当の原因である「組織要因」に気づかないままでいると、いつか虐待事故につながってしまう！
- まずはそれぞれの要因のメカニズムを深く理解し、各施設で組織要因がないかを徹底チェック！
- 危険性があるようなら、ただちに対策を！

対策を立てるべきは「組織要因」

介護施設で虐待事故が発生すると、「こんなひどい人が介護職にいたなんて許せない」などと、全ての原因が加害者本人にあったかのように語られがちです。しかしその事故の背景や原因について深く分析してみると、虐待を行った本人だけが悪いケースはそう多くありません。たいていの場合は、個人の資質以外にも施設側のさまざまな組織要因がありました。

私が今まで見てきた虐待事故の背景にある要因を整理すると、代表的な要因は上記の3つでした。こうした本来の要因に気づかないまま個人の責任ばかり追及していても、虐待事故はなくなりません。

次のページから、それぞれの組織要因について詳しくまとめました。具体的な対策を立てることこそが、虐待事故を防ぐいちばんの近道です。各施設で当てはまる内容がないかよく考え、もしも危険性があるようなら早急に対策を講じましょう。

虐待が起こりやすい場面

皆さんは人生の中で、怒りで我を忘れそうになった経験はありませんか？

理性が失われそうな場面を想定する

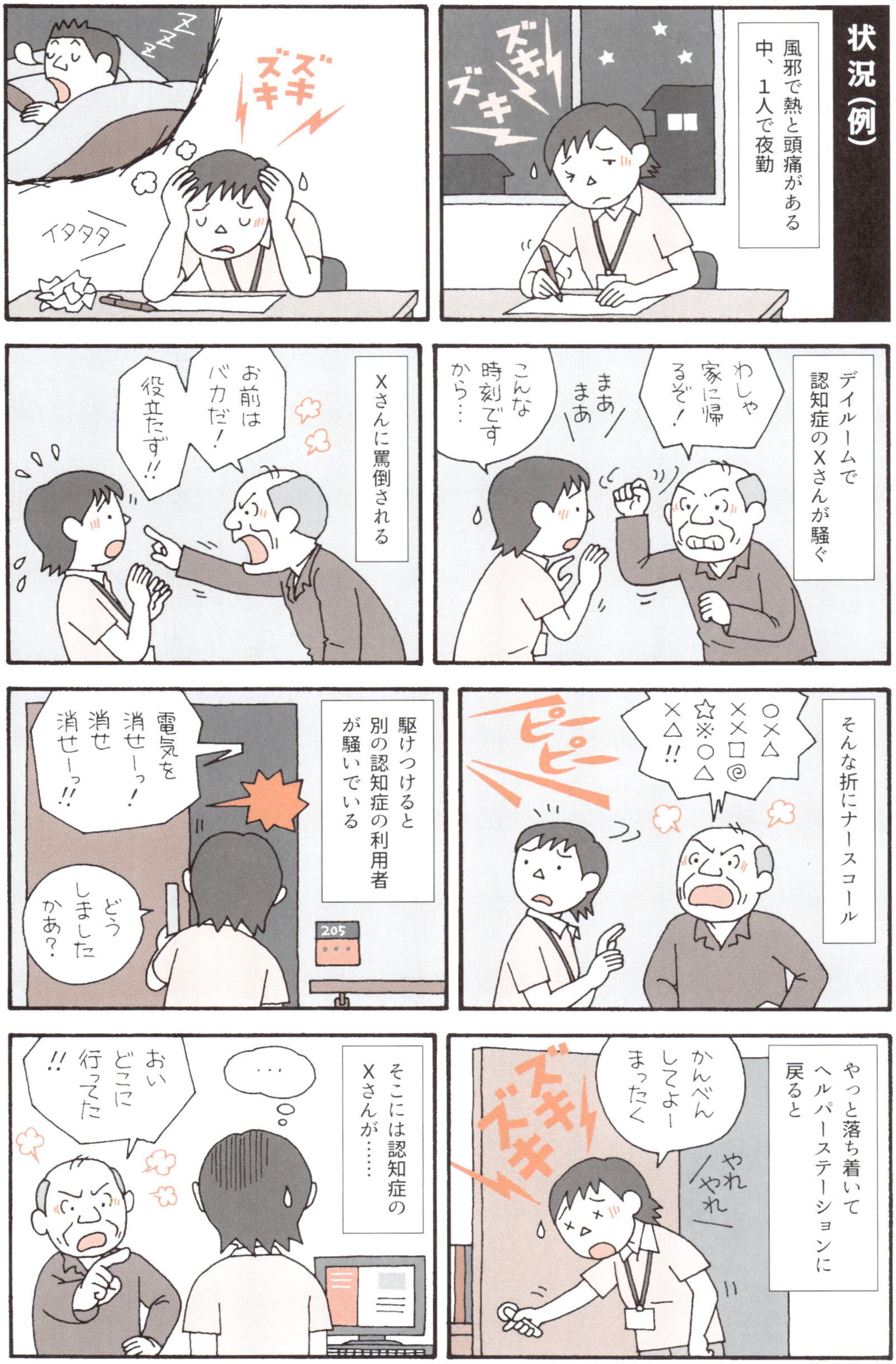
状況（例）
風邪で熱と頭痛がある中、1人で夜勤
ズキズキ
ズキズキ
イタタタ
デイルームで認知症のXさんが騒ぐ
わしゃ家に帰るぞ！
まあまあ
こんな時刻ですから…
Xさんに罵倒される
お前はバカだ！
役立たず!!
そんな折にナースコール
ピーピー
○×△××□◎☆※○△×△!!
駆けつけると別の認知症の利用者が騒いでいる
電気を消せーっ！消せ消せーっ!!
どうしましたかあ？
205
やっと落ち着いてヘルパーステーションに戻ると
かんべんしてよーまったく
やれやれ
ズキズキ
そこにはXさんが……
おい どこに行ってた!!
…

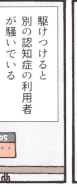

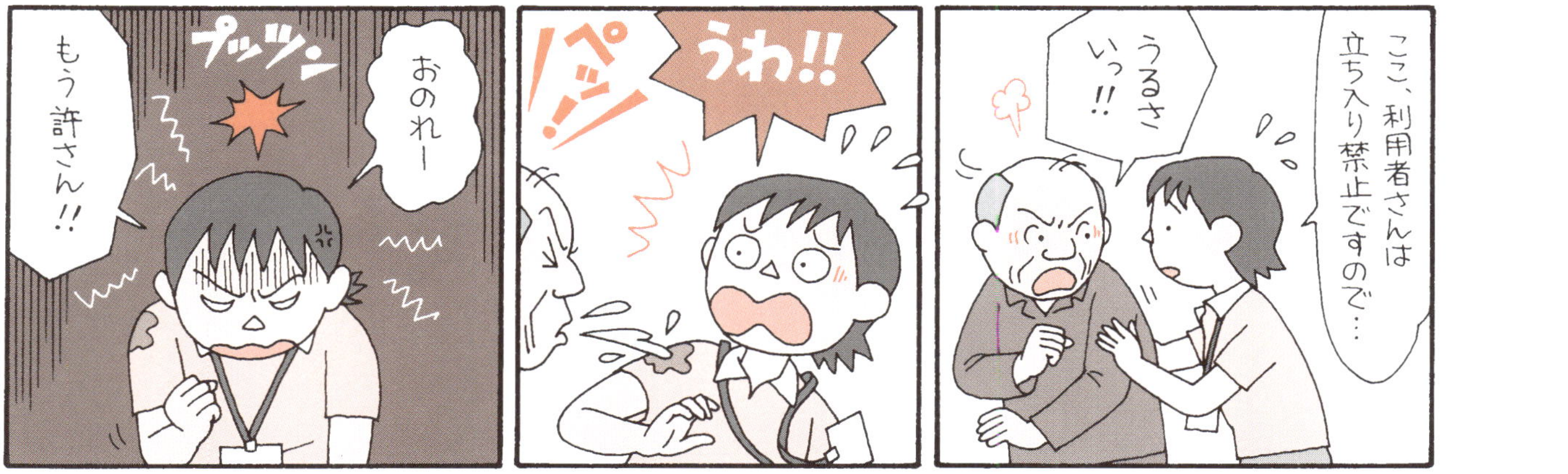
ここ、利用者さんは立ち入り禁止ですので…
うるさいっ!!
うわ!!
ペッ!!
プッツン
おのれー
もう許さん!!

虐待が起こりやすい条件

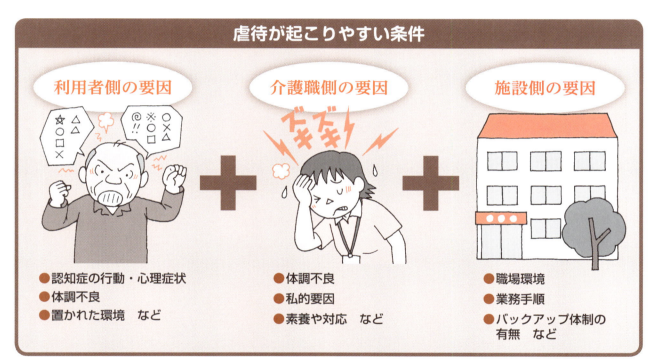

利用者側の要因　介護職側の要因　施設側の要因

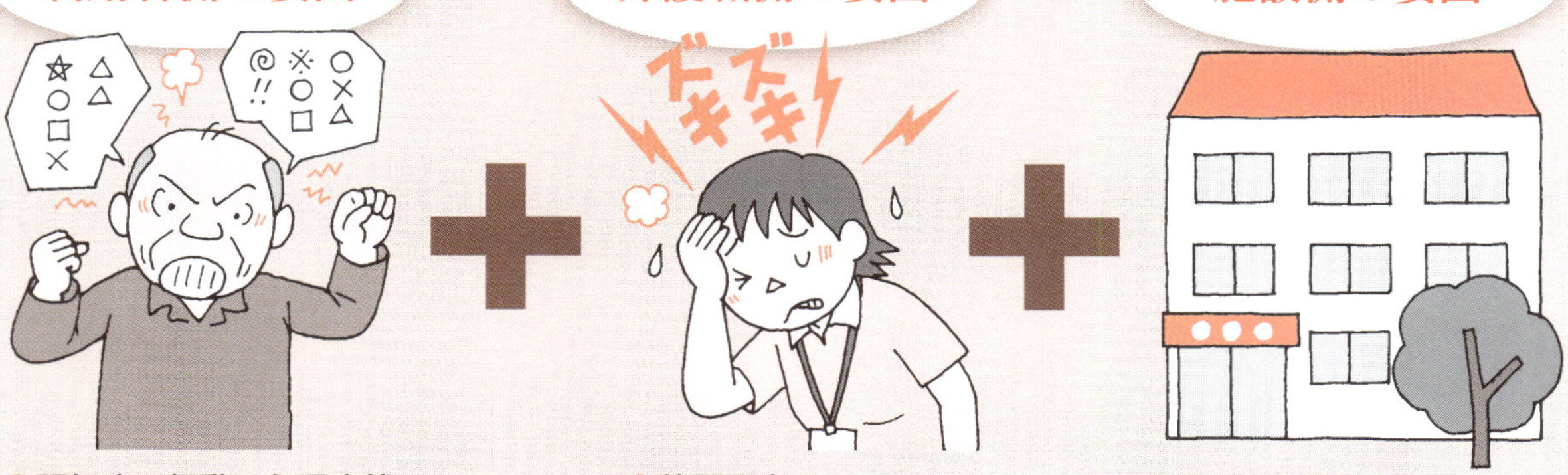
ズキズキ

利用者側の要因
- 認知症の行動・心理症状
- 体調不良
- 置かれた環境　など

介護職側の要因
- 体調不良
- 私的要因
- 素養や対応　など

施設側の要因
- 職場環境
- 業務手順
- バックアップ体制の有無　など

ストレスが重なり理性を失うケース

介護現場で虐待事故が起こる原因はいくつか考えられます。その中の代表的な原因の一つが、「ストレスが重なって、理性が失われてしまった」というパターンです。

日頃は、虐待事故を起こすような人ではなかったとしても、人生にはさまざまなことが起こります。偶然いくつもの悪条件が重なってどうしようもない精神状態に陥り、認知症の利用者などに図らずも暴力を振るってしまうということは、誰にでも起こりうることです。

こうした「いくつもの悪条件」をさらに詳しく分類してみると、上に示したように「利用者側の要因」「介護職側の要因」「施設側の要因」と大きく3つに分けられます。次のページからは、それぞれの要因に対する内容の細かい分析と、対処方法の解説です。虐待事故が起こる前に改善できる要因には適切に対処し、虐待に結びつかないように対策を立てましょう。

利用者との心の距離のとり方

認知症などで行動・心理症状がある利用者とうまく向き合っていくためには

職員をイライラさせる利用者の特徴（例）

介護職にアンケート調査を行った結果、職員の理性を失わせやすい利用者のBPSDには一定の傾向があることがわかりました。それをまとめたものが、下の一覧です。「執拗にくり返す行為」や「悪意を感じる行為」に対して、職員はイライラする傾向にあります

①同じ行動をくり返す

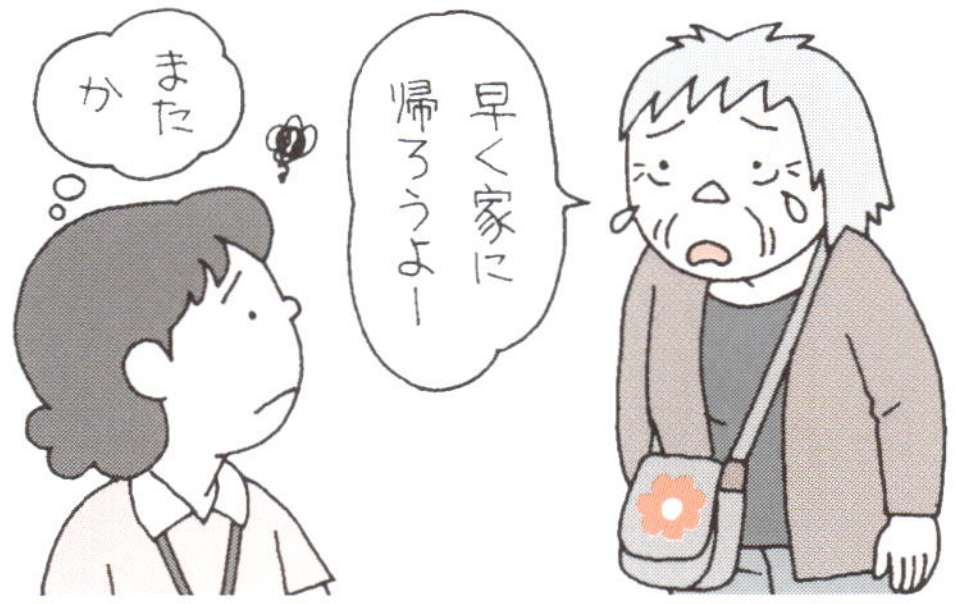
早く家に帰ろうよー
またか

②暴力・暴言

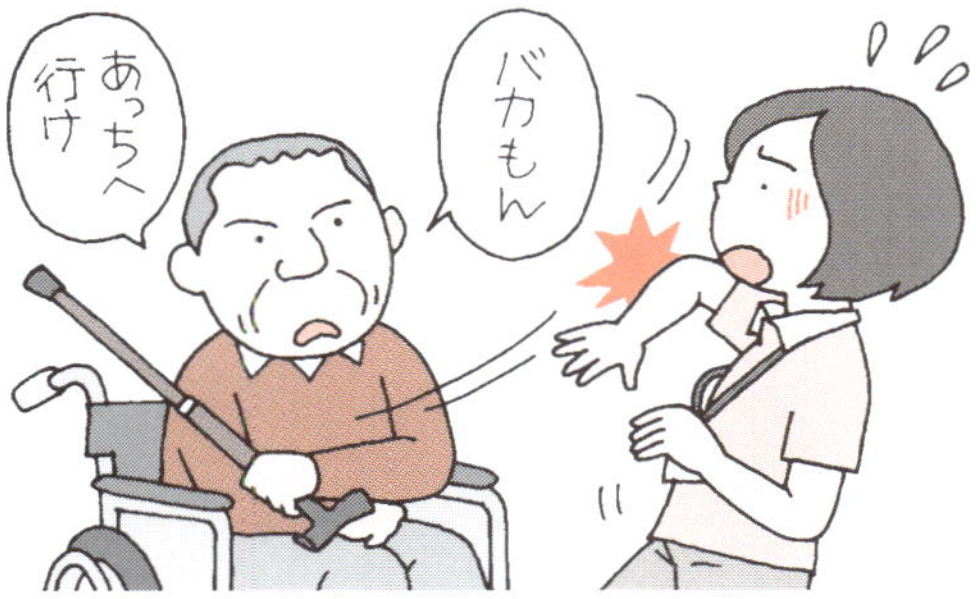
バカもん
あっちへ行け

③頻繁なナースコールやトイレコール

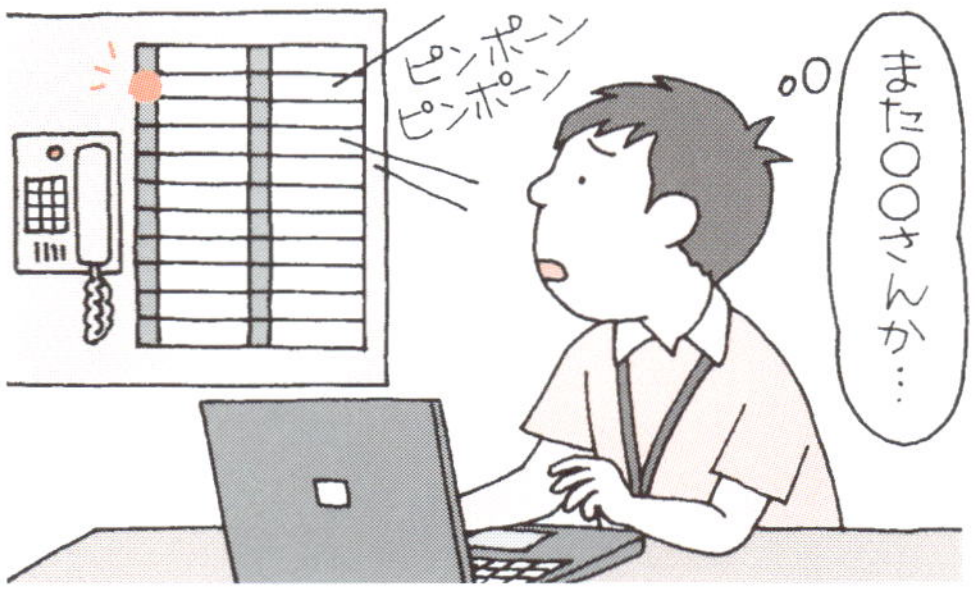
また○○さんか…
ピンポーン
ピンポーン

④不潔行為

（弄便・痰《たん》、つば吐きなど）

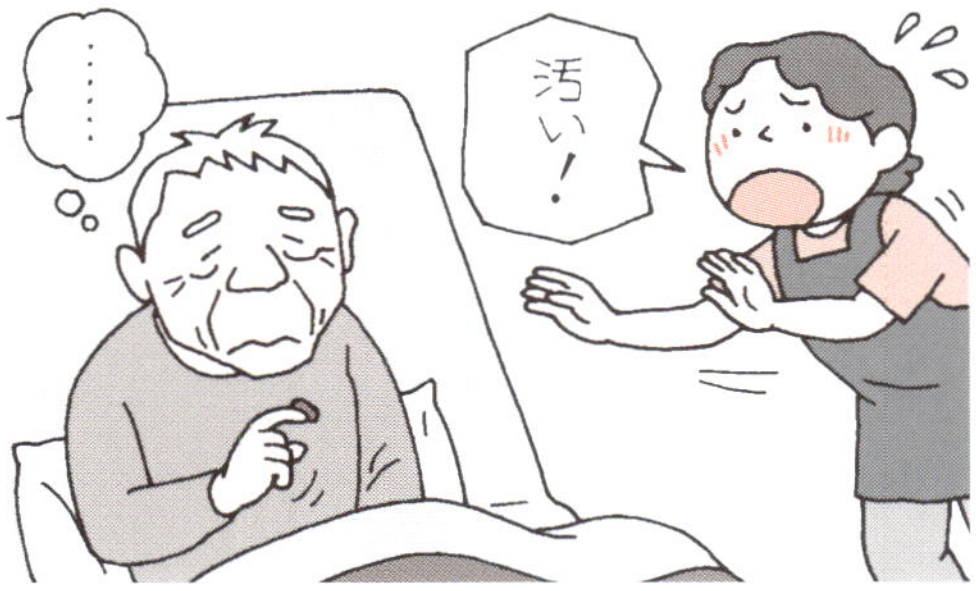
汚い！
……

⑤指示に従わない

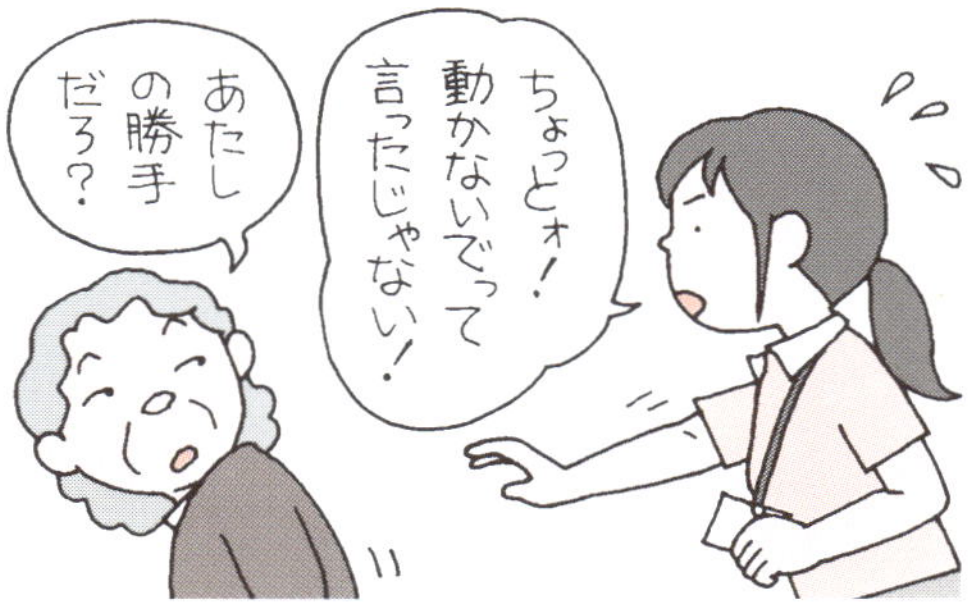
ちょっとォ！動かないでって言ったじゃない！
あたしの勝手だろ？

⑥食事に時間がかかりすぎる

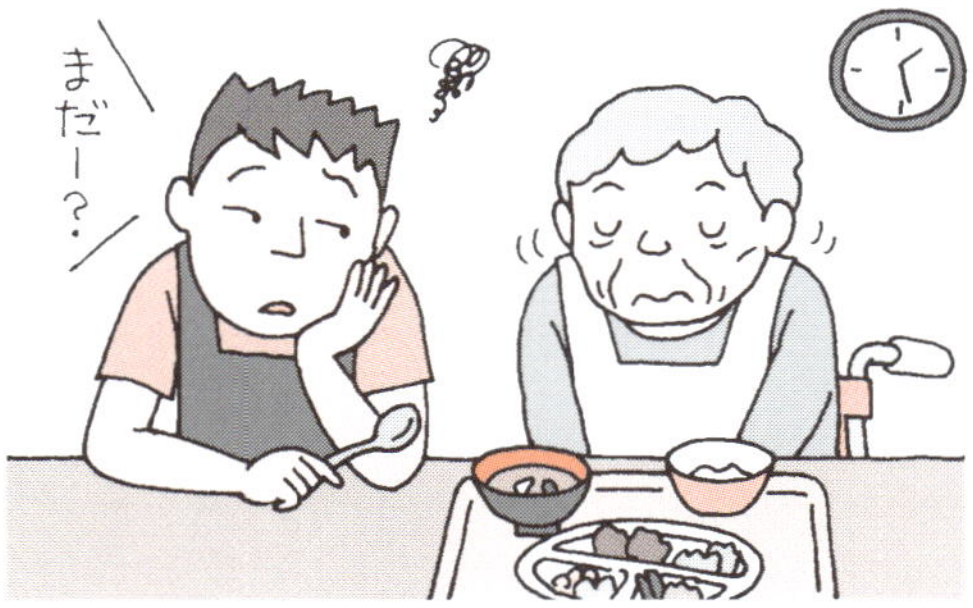
まだー？

⑦薬を飲まない

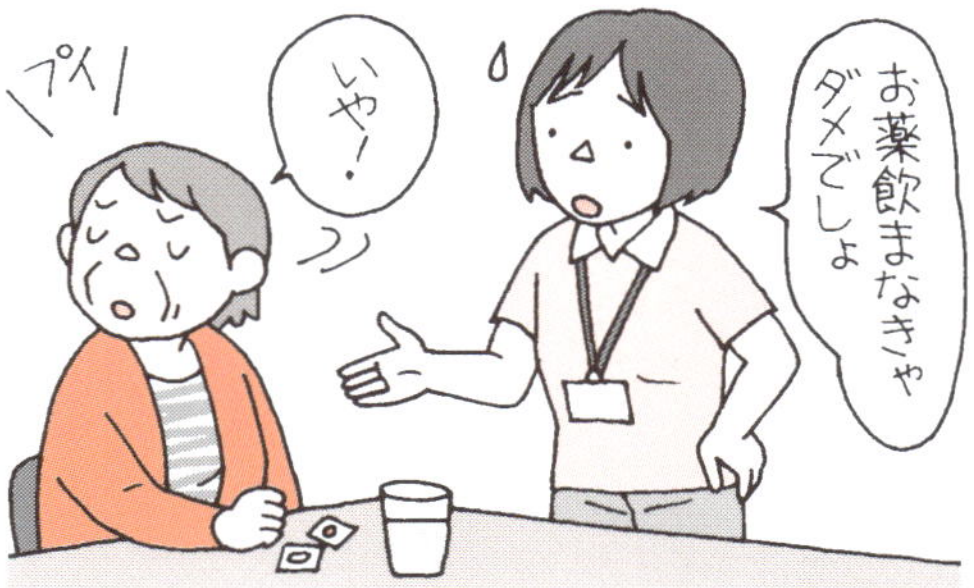
お薬飲まなきゃダメでしょ
いや！
プイ

⑧セクハラ行為

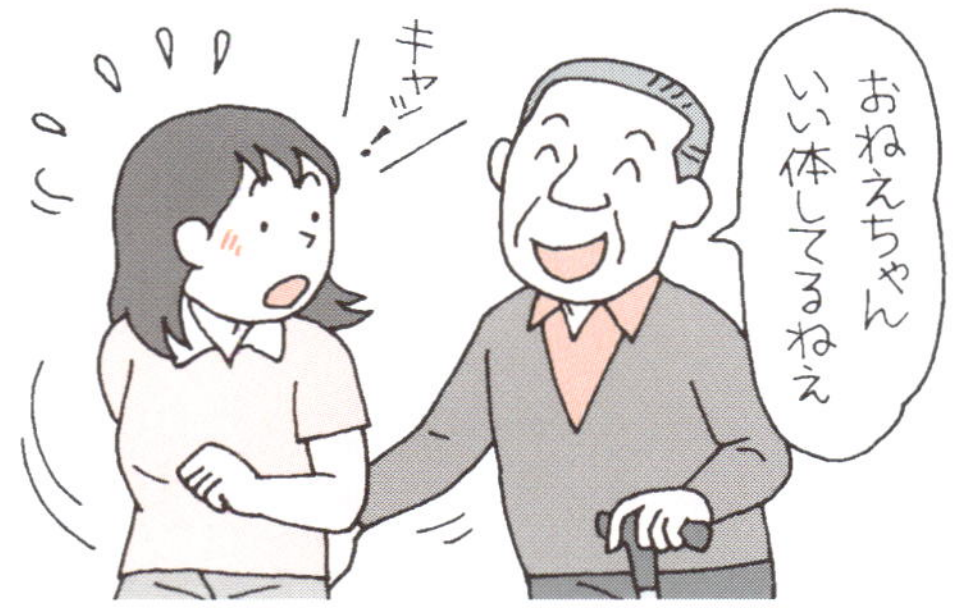
おねえちゃんいい体してるねえ
キャッ！

虐待を回避するための基本的な対処

①一度だけソフトに対処する

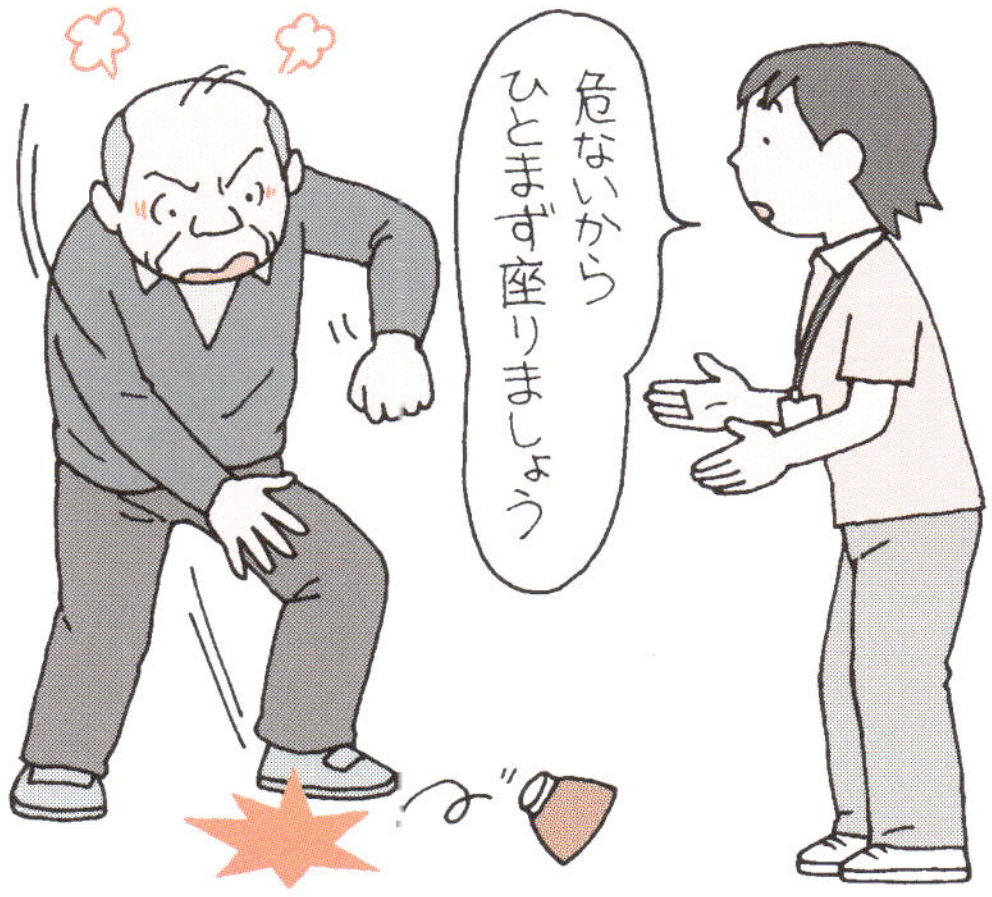
危ないから
ひとまず座りましょう

行動・心理症状を沈静化させる方向で、言葉でソフトに対応して様子を見ます。このときに「それはイヤですよね。わかります」などの共感の言葉を添えながら沈静化できればベストです

②それでもやめなければ、いったん引く

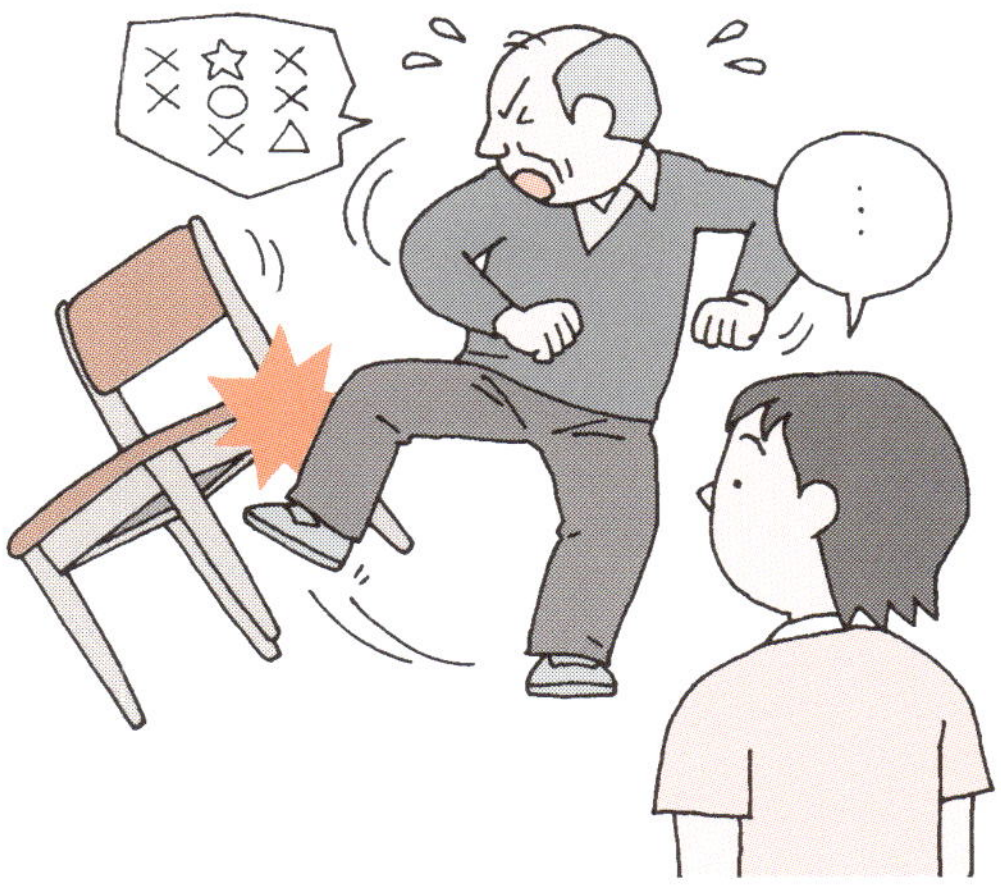
…

相手が行動・心理症状をやめないからといって、こちらが同じ対処をくり返さないようにします。それが火に油を注ぎ、相手が同じ行為をくり返す場合があるからです

③ほかの職員を呼び、協力して対処を考える

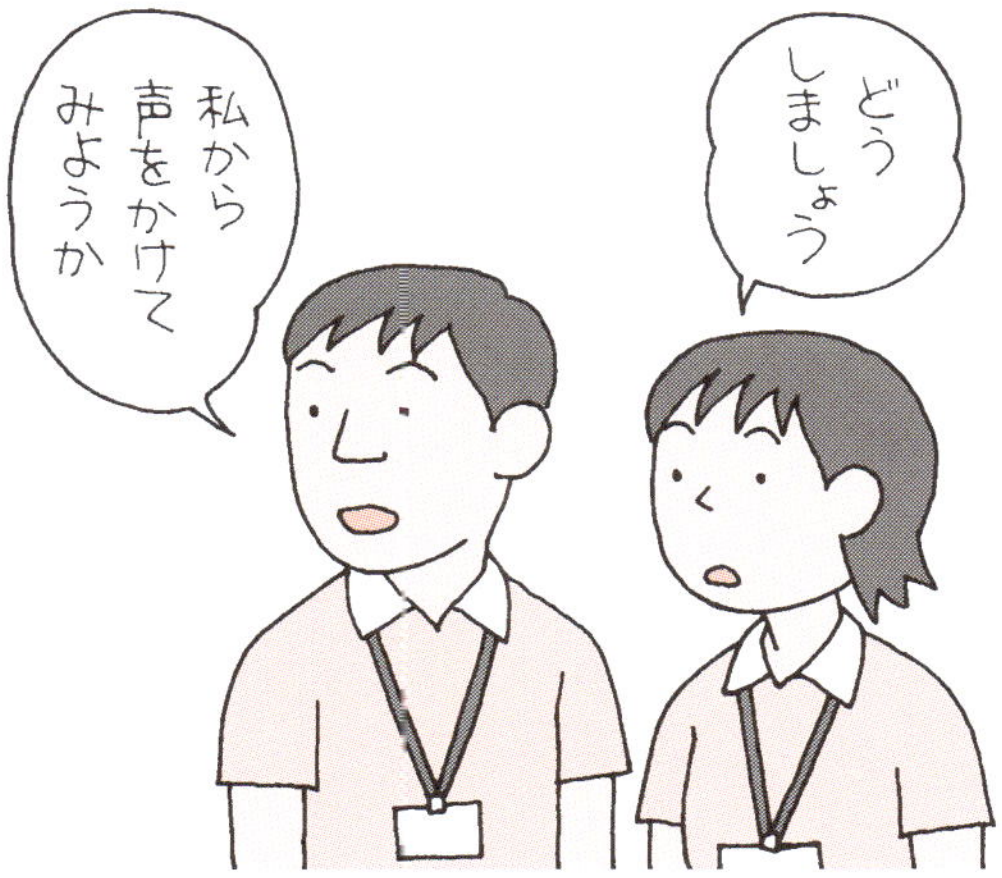
どうしましょう
私から声をかけてみようか

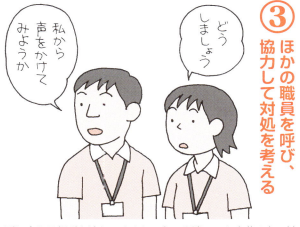

話し合える相手を連れてきましょう。間違っても自分１人で対処しようと頑張ってはいけません。ほかの職員と一緒に話し合うだけで、状況を客観的に見ることができるものです

④ほかの利用者から離し、気長に落ち着かせる

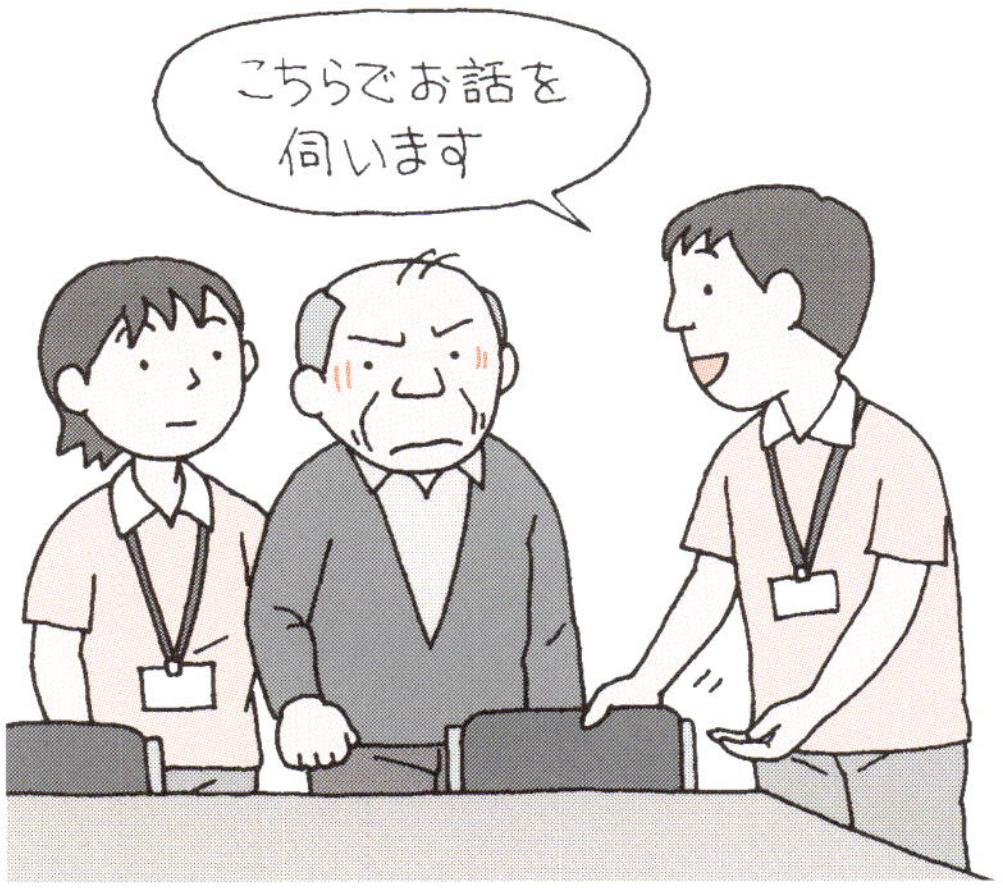
こちらでお話を伺います

ほかの利用者に危険が及ぶ可能性がある場合は、いったん引き離します。安全が確保できたら、距離を置きながら気長に構えることが大切です。その空気感が伝わって落ち着くこともあります

要因の代表格、行動・心理症状

虐待事故を引き起こす利用者側の要因にはいくつか考えられますが、代表格が「認知症の利用者の行動・心理症状」です。

日頃穏やかな介護職であっても、「執拗なくり返し」や「悪意を感じる行為」にはイライラしがちであることはお伝えしました。この2点を併発しやすいのが、認知症の行動・心理症状だからです。

278ページの一覧にあるような行為が始まったら、理性を失って虐待事故に結びつかないように、上手に心と体の距離をとりながら対処します。具体的な方法が、上に挙げた4点です。その場では無理に抑えたり、焦ったり、正面から応戦しないように気をつけましょう。

複数人で話し合いながら対処をすると、客観的に状況を見ることができて心の距離が保てるものです。慌てて無理に抑えつけるのではなく、相手が落ち着くまで気長に構えられれば、まず虐待には至りません。

利用者との心の距離のとり方

よりよい対処方法の検討

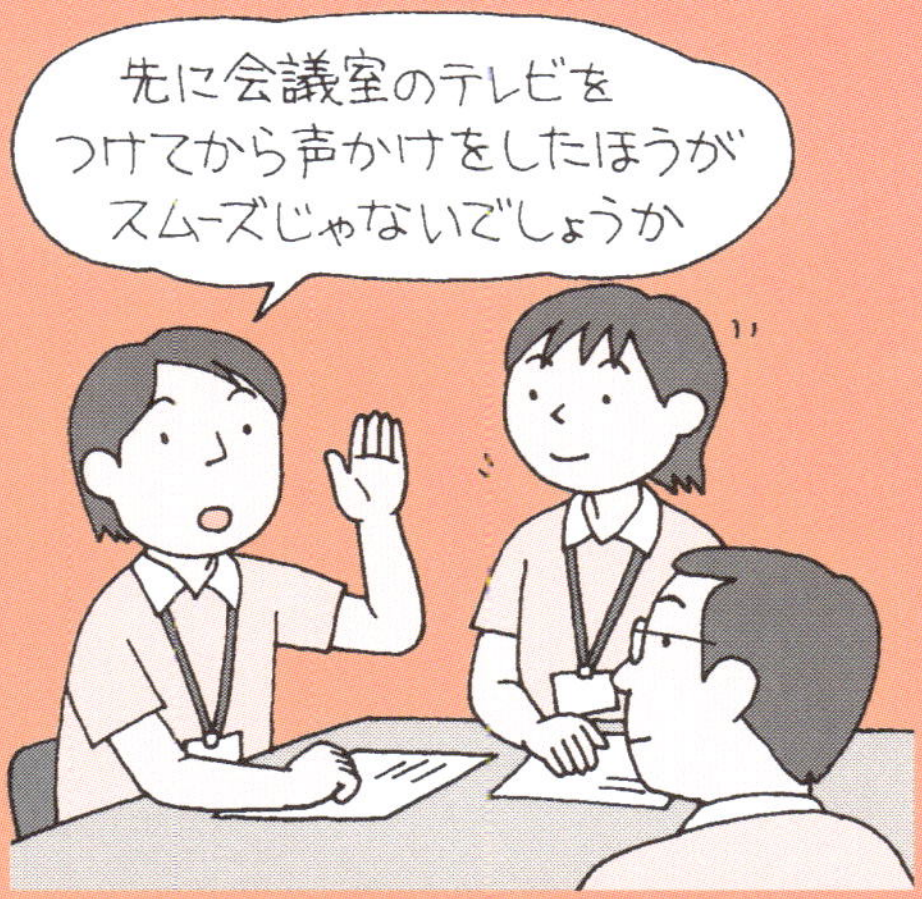
先に会議室のテレビを
つけてから声かけをしたほうが
スムーズじゃないでしょうか

対処の内容について意見を出し合い、よりよい対処方法がなかったかを考えます。対応した職員を批判するためではなく、あくまで次に同じようなことが起こった場合によりよい対応をするための議論です

利用者の言動を記録する

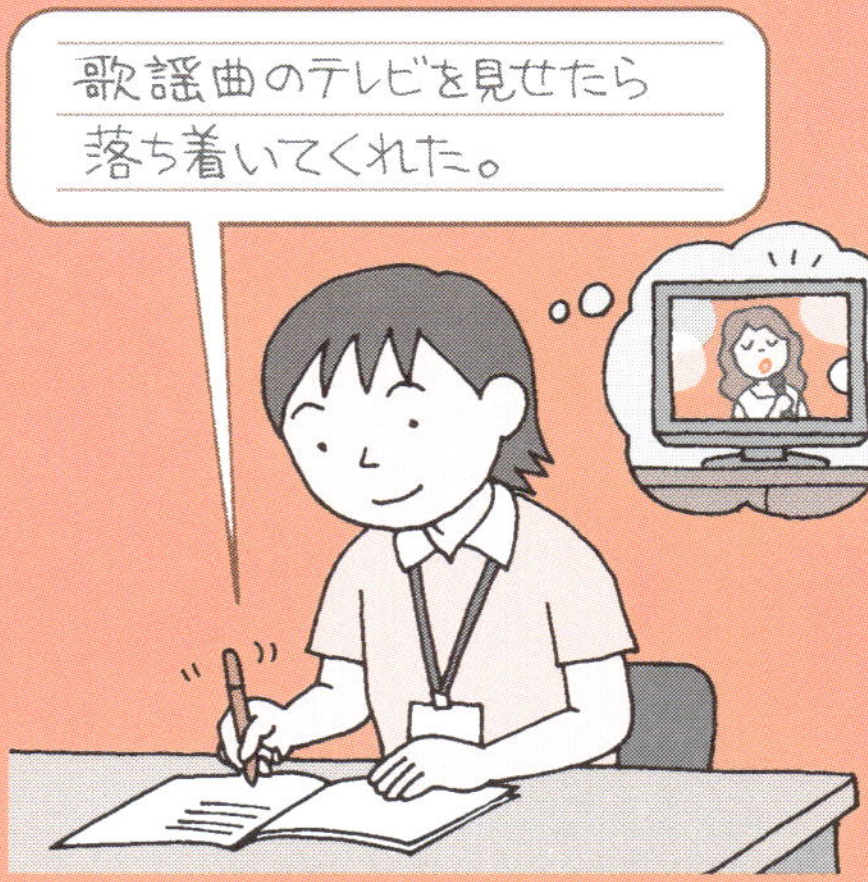
歌謡曲のテレビを見せたら
落ち着いてくれた。

複数の職員で対処するような事態が起こったあとは、経緯をできるだけ詳しく記録します。これらの記録を参考にしながら対処内容の検討を行い、今後の対処方法の模索や根本原因の究明などを行うためです

問題となる根本原因を改善する

利用者の環境

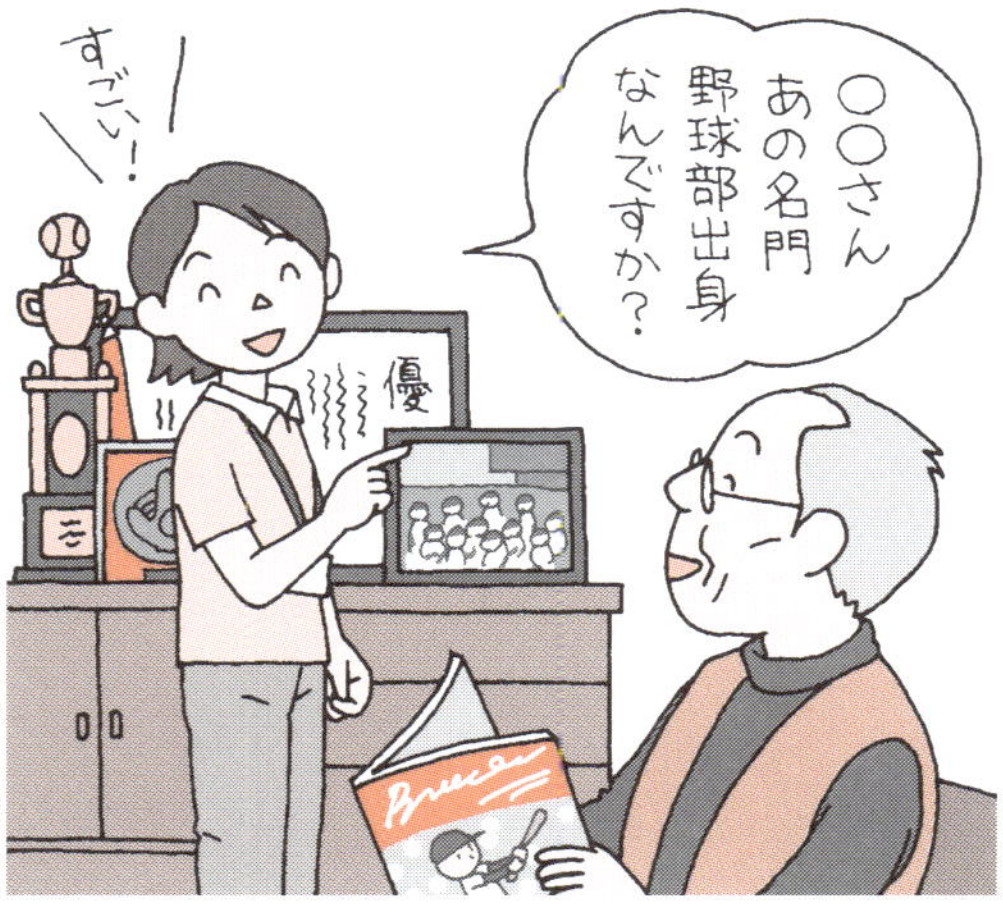
すごい！
○○さん
あの名門
野球部出身
なんですか？

居室環境や生活習慣などが原因で、行動・心理症状が起こるケースも考えられます。家族に話を聞くなどして、自宅で暮らしていたときの環境や習慣をできる範囲で再現する、私物を持って来てもらう、何かの役割を施設で担当してもらう、などの方法を試してみるのもいいでしょう

利用者の体調

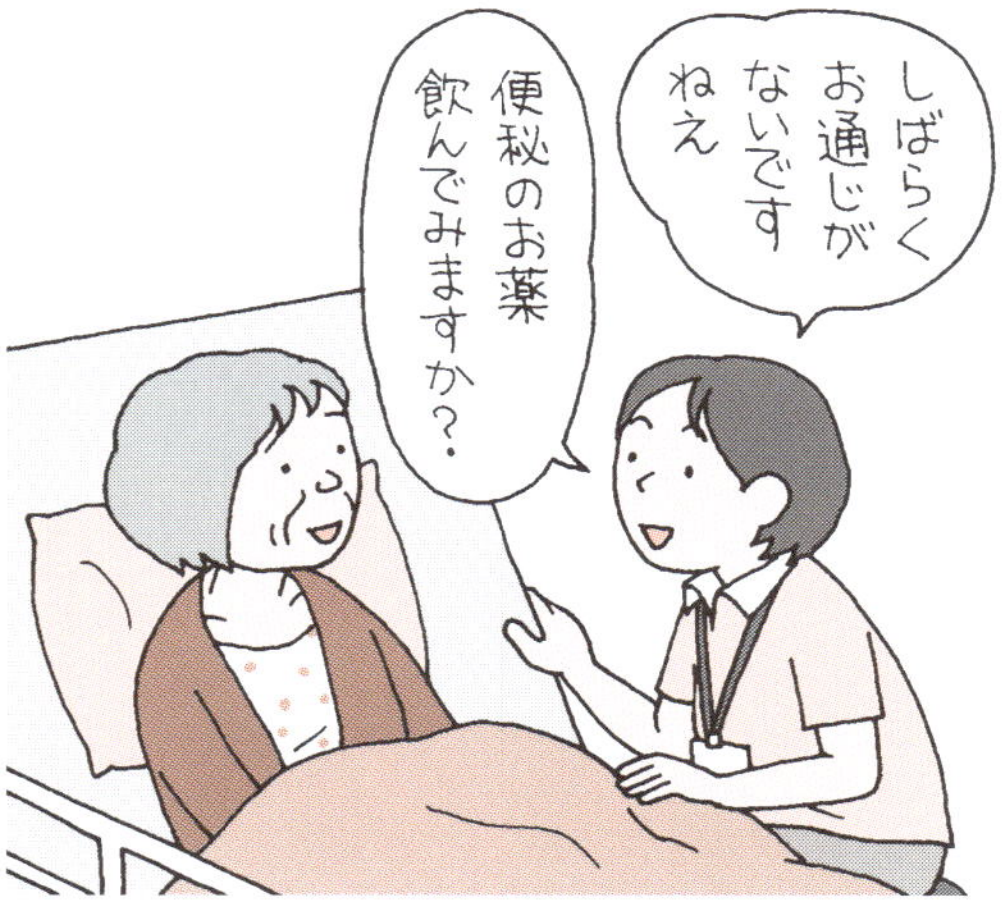
しばらく
お通じが
ないです
ねえ
便秘のお薬
飲んでみますか？

便秘や脱水、発熱などの体調不良によって、行動・心理症状が発生するケースがあります。また、リスペリドン（抗精神病薬）などの薬も暴力などを引き起こす原因の一つです。排便を促す、脱水や発熱に気をつける、薬をやめるなど、行動・心理症状の根本的な対策を考えましょう

家族からのハラスメントが、利用者虐待につながることも

―施設の善意が現場を追い込む？―

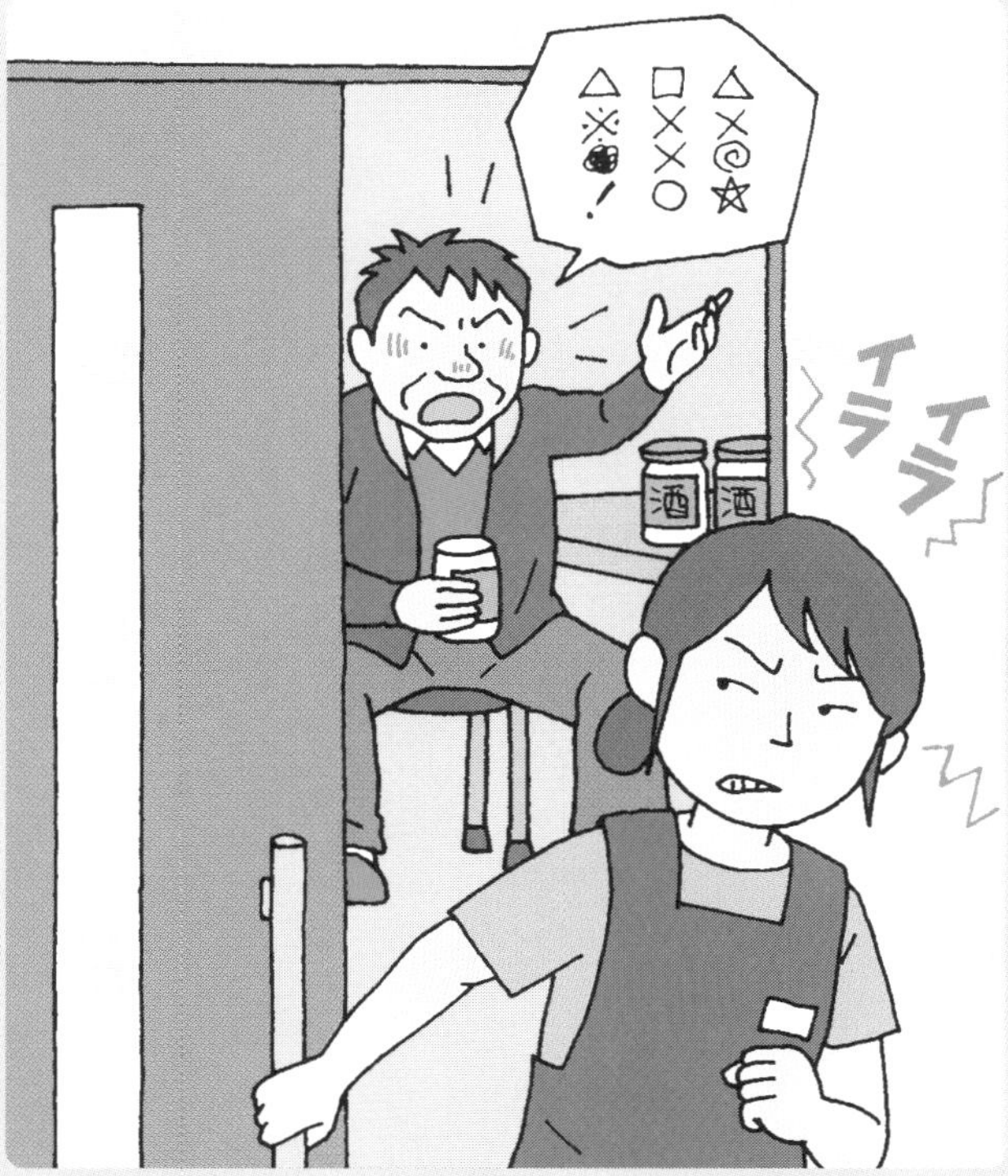

認知症があるMさん（78歳女性）が、介護付き有料老人ホームに入所してきました。ところが、ほどなくしてMさんの次男が居室に入り浸るようになったのです。次男は頻繁にMさんの居室に泊まり、酒を飲んで酔っ払うこともありました。

そのうえ、職員が行う居室の掃除に対して理解しがたい注文をつけたり、介助のときも細かい要求をします。そして自分の要求が通らないと、職員に暴言を吐き罵倒するのです。

担当の職員たちは、次男の過剰な要求や横暴な態度に耐えかねて、施設長に対応してほしいと懇願しました。しかし施設長はトラブルになることを恐れて何もしませんでした。

その後も状況は改善せず、半年経ったある日のことです。次男がいないときにMさんが行動・心理症状を起こし、担当の職員がMさんに暴力を振るってしまいました。担当職員は市に虐待通報され、解雇処分となってしまったのです。施設長は、「信頼していた職員に裏切られ残念だ」と話しました。

しかしこれは、本当に担当職員個人の資質の問題なのでしょうか。確かに有料老人ホームは特養や老健と違い、近親者が居室で飲食をしても簡単に制限することはできません。しかし、「次男が泊まり込むと利用者の睡眠の質を確保できないので、容認できない」など、何かしらの理由をつけて対応策を講じることはできたはずです。

人は耐え難い精神的苦痛を味わうと、本能的に防衛機制という心理的作用が働くことがあります。その作用の一つが、「置き換え」です。自分に精神的苦痛を与える対象に抵抗することができないとき、その対象に近いものに置き換えて、攻撃対象とするケースなどを言います。雇い主である母親にひどい扱いを受けたベビーシッターが、母親のいない間に子どもに暴力を振るうというケースがこれに該当する例です。

今回の事件は、次男の職員に対するハラスメントが原因で職員が追いつめられてしまいました。このような極限状態まで職員を追いつめた責任は、次男のハラスメントを放置した管理者にはないのでしょうか。

介護職側にもいろいろな事情がある

介護職と言っても人間ですから、耐えられなくなってしまうことも

介護職側の「理性を失いかねないおもな要因」

介護職の性格

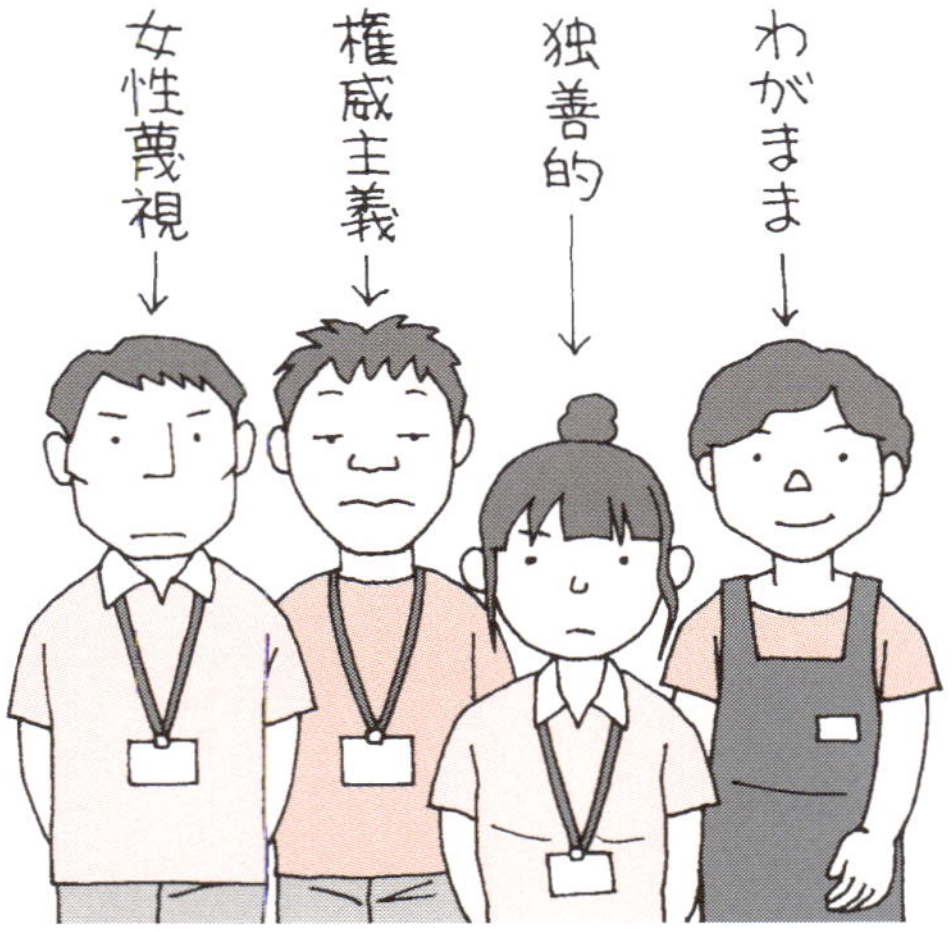
女性蔑視
権威主義
独善的
わがまま

相手の理不尽な行為に対する耐性（我慢する力）には個人差があります。通常、上のような人は我慢強くないと言われますが、我慢強いだけでも危険です。「誰でもこんな場面は耐えられないんだ」と思える人のほうが、楽な気持ちで助けを求められるからです

介護職の対応力のなさ

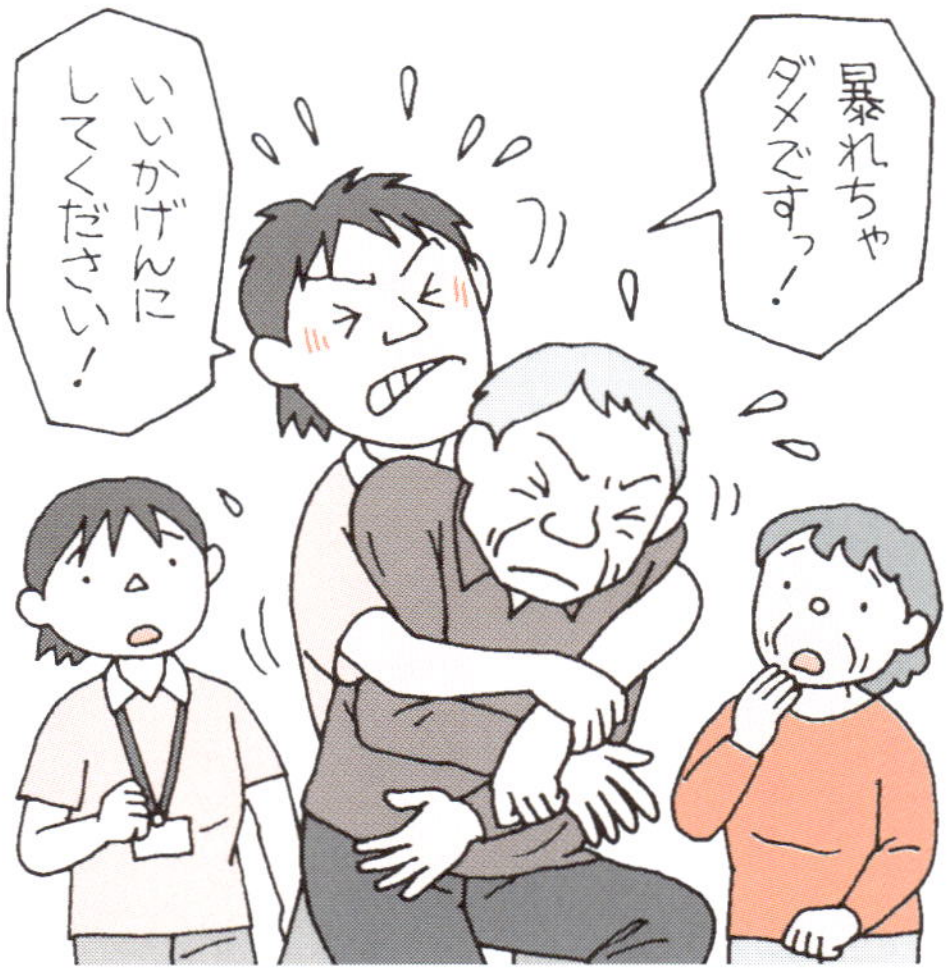
暴れちゃダメですっ！
いいかげんにしてください！

利用者が介護拒否や暴力に出たときの対応は、研修などで学んでいれば慌てません。しかし、そのようなまとった研修は少なく、個人の判断に任されがちです。しばらく様子を見ればおさまるようなケースでも、経験のない職員は慌ててしまうものです

介護職の私的要因

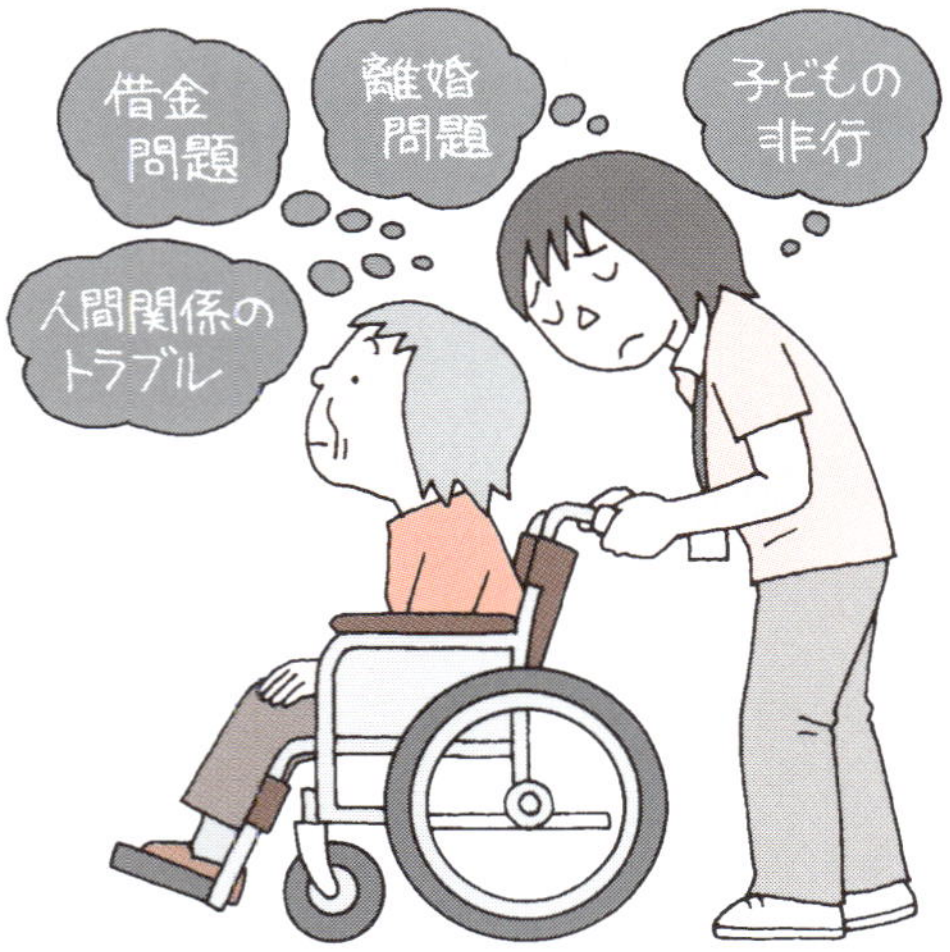
借金問題
離婚問題
子どもの非行
人間関係のトラブル

家庭での心配事などで頭がいっぱいのときは、仕事が投げやりになりがちです。「心配事があるので仕事を代わってください」というわけにはいきませんが、そういうときには十分余裕を持って仕事をするよう心がけ、同僚にも協力を依頼しましょう

介護職の体調不良

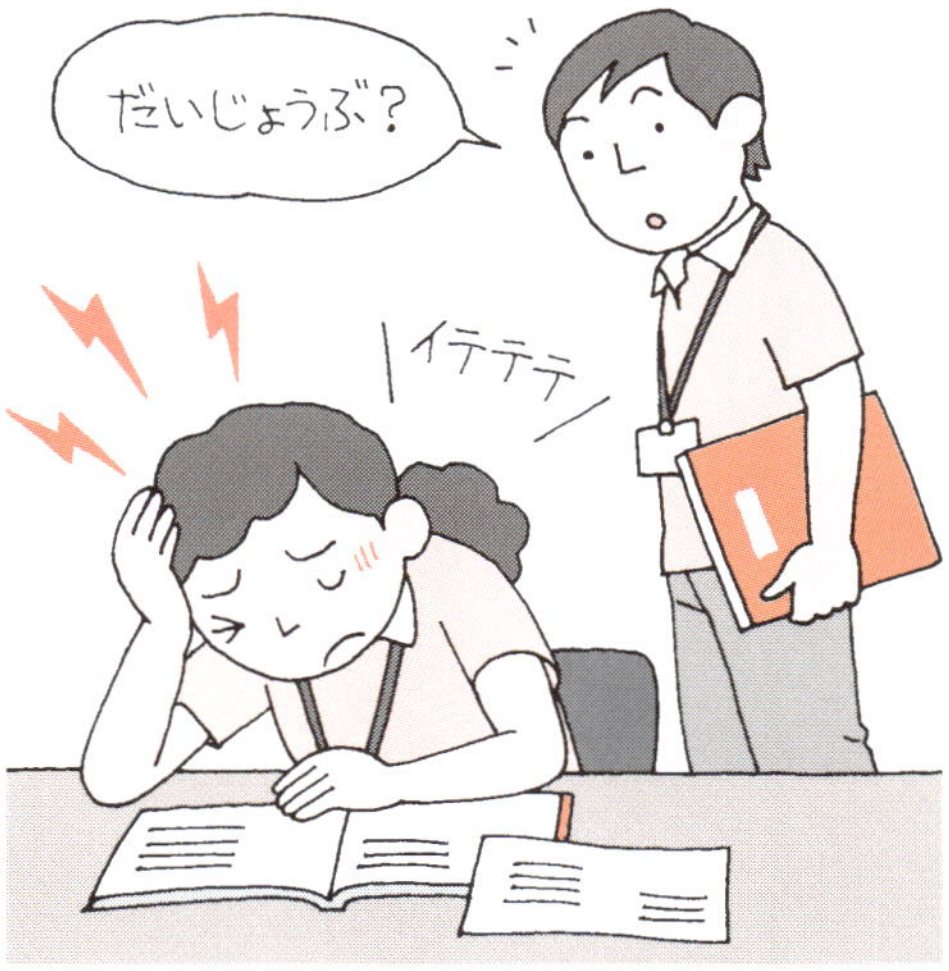
だいじょうぶ？
イテテテ

頭痛や発熱などの体調不良があると、人は耐性がなくなり、利用者のちょっとした行為にも反感を抱いてしまうものです。また、介護職は神経症などメンタル面でのトラブルを抱えることもあります。心身が不調のときは、必ず上司に相談しましょう

理性を失いそうな場面での基本的対処

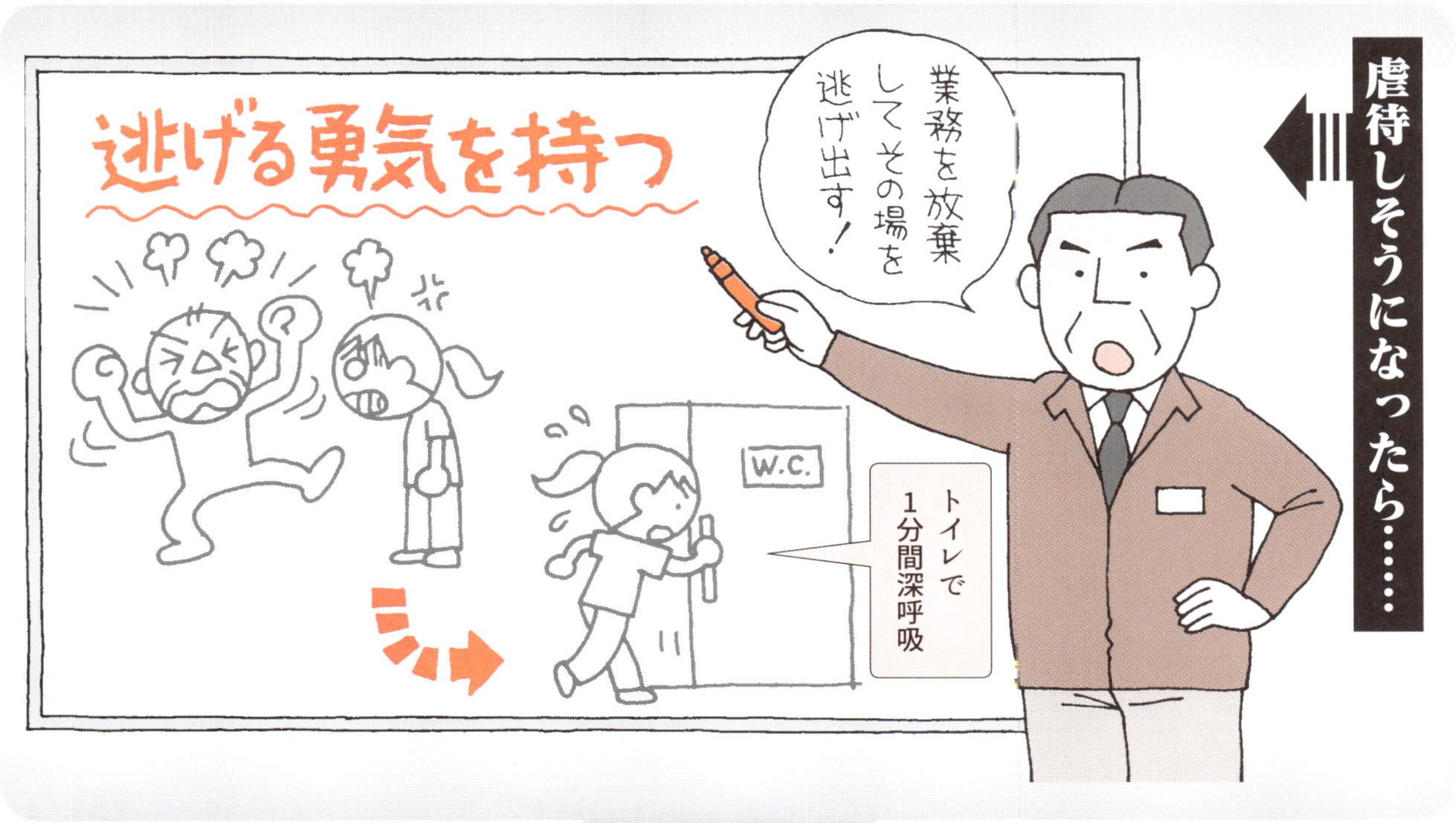

虐待しそうになったら……
逃げる勇気を持つ
業務を放棄してその場を逃げ出す！
W.C.
トイレで1分間深呼吸

職員全員で認識を徹底

「虐待しそうになったら、業務を放棄してその場を逃げ出せ！」を周知徹底させましょう。利用者に対する感情がコントロールできなくなったら、いったんその場から離れないと、今度はその「職員が危ない」のです

倫理観では防ぎきれない

「まじめで几帳面、自分の理性に自信がある人」がかえって危ないのです。耐えられなくなっても、その場を放棄して逃げることができません。職員の倫理観だけでは、虐待事故は防げないことを知っておきましょう

理不尽な行為への無理な対応は禁物

世間では通常、「介護施設で虐待が起こった」と聞くと、無条件に「虐待をした介護職が悪い」と思いがちです。それは正しい推論ではありますが、介護現場の実情を知らないことによる誤解を含んでいます。

不適切な人材による悪質な虐待は後述するので省き、ここで述べるのは、まじめで几帳面な職員ほど虐待事故を起こしやすいという一面です。そういう人は、耐えられなくなっても逃げることができません。逃げるほうが虐待するよりはるかにいい、と教える必要があります。

職員に対して理不尽な行為をしてくる認知症の利用者に、完璧に対応できる能力（耐性）を持つ人など、実際には少ないものです。管理者が、「虐待するくらいなら逃げろ」と言うのは、職員を危険から守ることでもあります。職員も、虐待に対する処罰を知っていたら、無理に対応して一生を棒に振ろうとは思わないはずです。

施設側に必要なバックアップ体制

ほとんどの施設は、介護保険法で定められた最低限の人員配置しかしません

施設側の要因１：職場環境

【夜勤の人員配置問題】

深刻な虐待の多くは夜勤帯に起こります。介護保険法では利用者数に対する夜勤職員の数を定めていますが、ほとんどの施設は最低限の人員配置しかしないので、夜勤の職員は何かあるとパニックに陥りがちです

一般的な施設の夜勤割合

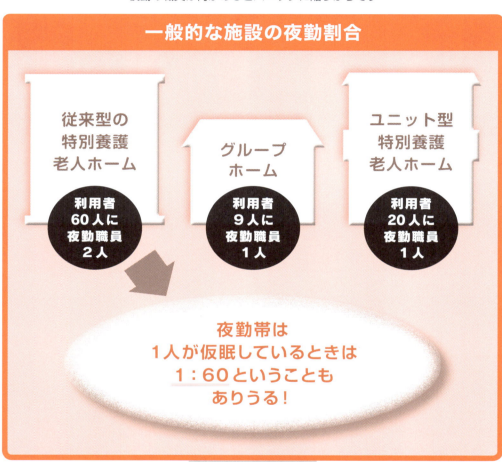

従来型の特別養護老人ホーム
利用者60人に夜勤職員２人

グループホーム
利用者９人に夜勤職員１人

ユニット型特別養護老人ホーム
利用者20人に夜勤職員１人

夜勤帯は１人が仮眠しているときは１：60ということもありうる！

新規開設から２～３年以内の施設が危ない！

100床の施設を開設するとなると、開設ぎりぎりまで職員が集まらない。
必要な約30名の介護職のうち、未経験かつ無資格の職員が20名もいたりする。
知識や技術修得のための研修期間はわずかで、働きながら学ばざるをえない。

【職員のストレス管理問題】

施設では、職員による虐待が起こらないように、よくストレス対策や認知症の利用者への対応策を講じます。
しかし、それでは不十分です。認知症ケアなど理性が失われそうな場面では、
組織的なバックアップ体制をとる必要があります

職員のうつ病の兆候（行動面）

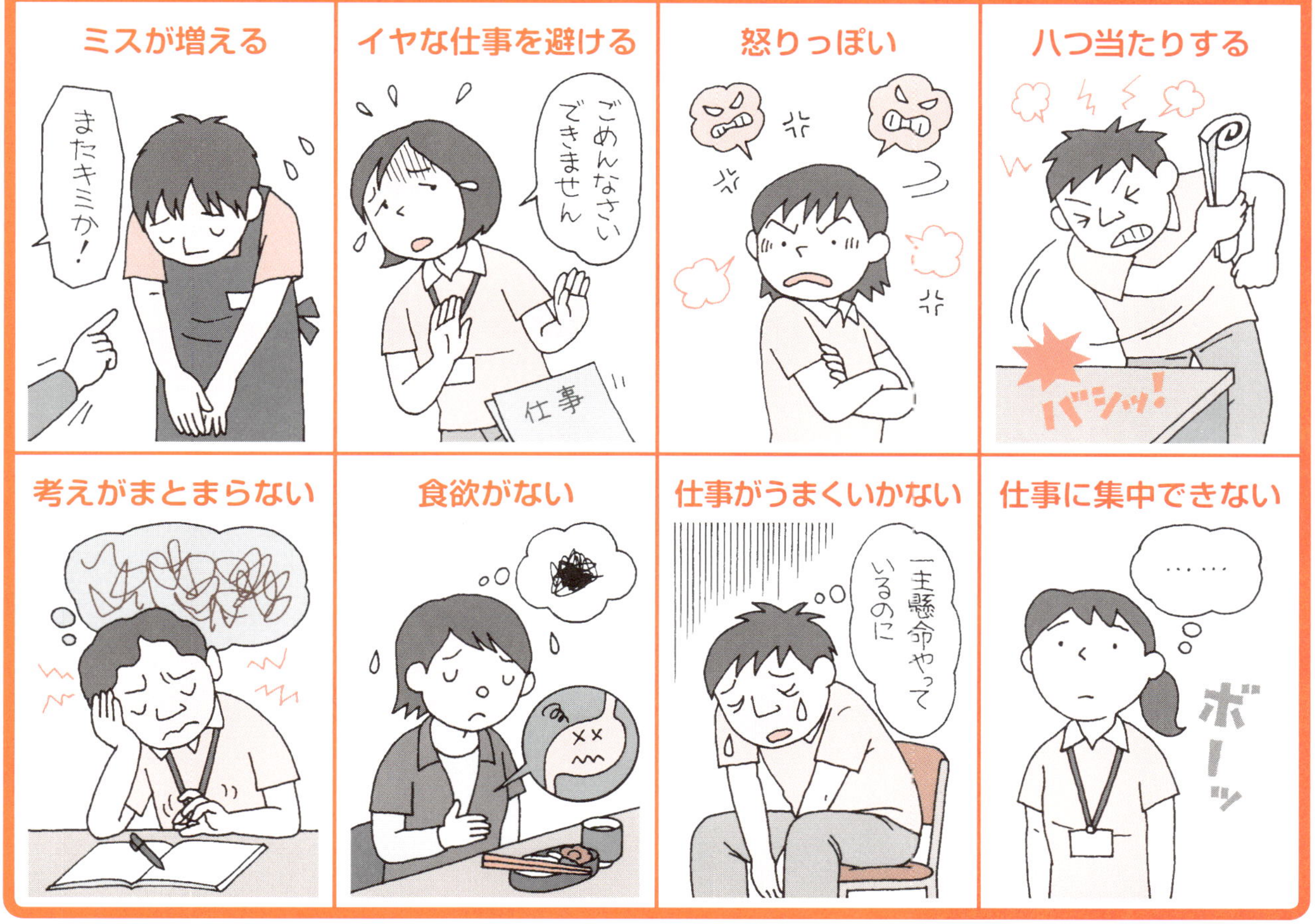

ミスが増える
またキミか!
イヤな仕事を避ける
ごめんなさい できません
仕事
怒りっぽい
八つ当たりする
バシッ!
考えがまとまらない
食欲がない
仕事がうまくいかない
一生懸命やっているのに
仕事に集中できない
……
ボーッ

職場環境の改善は虐待防止に不可欠

虐待を起こす大きな要因の一つは、夜勤帯の人員配置です。右ページのイラストに示したのは、介護保険法における最低基準割合ですが、ほとんどの施設では定められた最低限の人員配置しかしていません。これでは、夜勤の職員は大変です。

1人で夜勤をしているとき、偶然複数の利用者が問題を起こせば、1人での対応は不可能でパニックに陥ります。また、ナースコールで頻回に呼ばれたとき、居室への移動距離が長いと負担になりますが、これも施設側の問題です。

職場環境の過酷さから神経症やうつ病になるケースは少なくないので、管理者や直属の上司は、その兆候を早期に察知しなければなりません。上司から話を聞いてもらうだけでストレス軽減につながり、気持ちが軽くなることがあります。

うつ病の初期症状は行動面にも現れるので、上のような変化を察知することが大切です。

施設側の要因2：業務手順

利用者は施設内で集団生活を送っているわけですが、
そもそも好んで介護施設の利用者になったお年寄りは多くありません。
ですから「お風呂の時間です」と言われても、入る気になっていなければ従ってくれないものです。

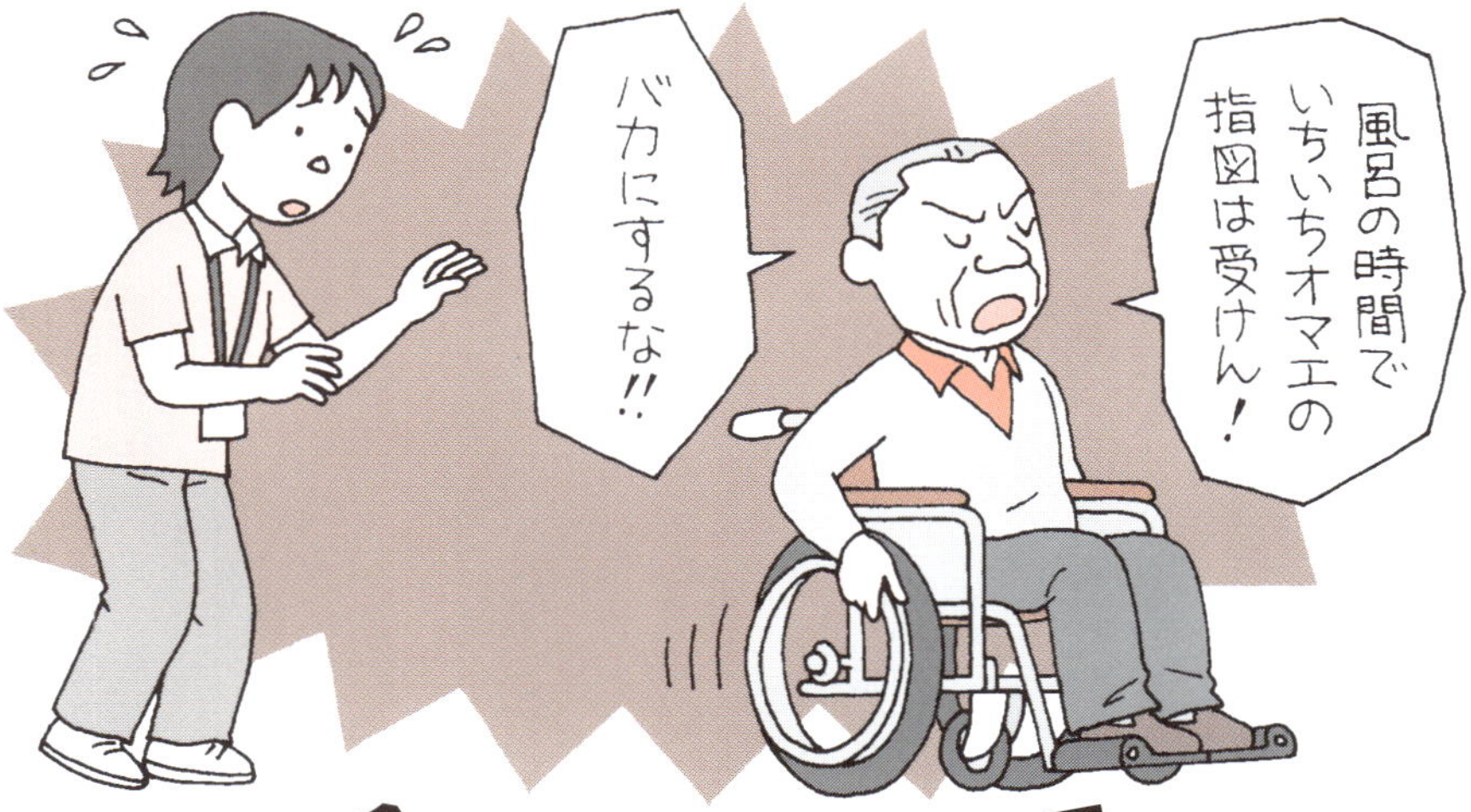
風呂の時間で
いちいちオマエの
指図は受けん!
バカにするな!!

介護拒否が起こる

×

業務手順に時間的制約がある

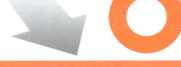

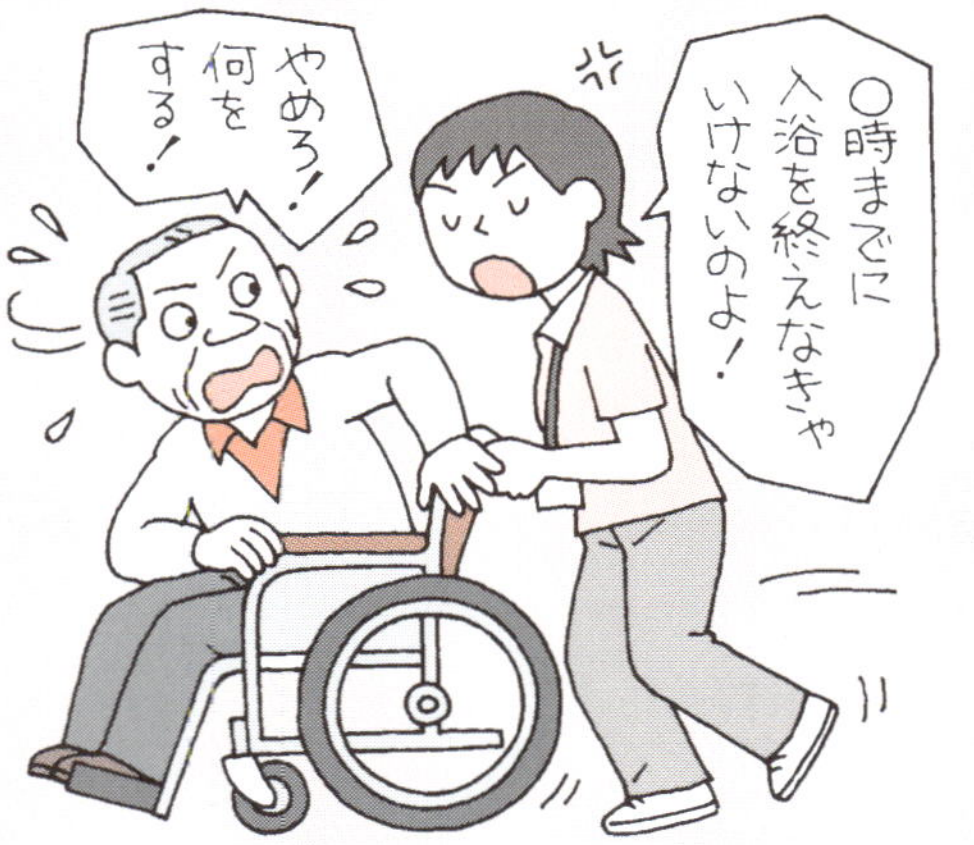
○時までに
入浴を終えなきゃ
いけないのよ!
やめろ!
何をする!

「時間内に入浴介助を終了しなければならない」などの時間的制約があると、「無理をしてでも介助しなければ」という一方的な対応になり、拒否や暴力をエスカレートさせる結果となります。余裕のない業務の組み方では、「とにかく何とかしなければ」と焦るばかりで、冷静な判断力が失われていくものです。

○

業務手順に余裕がある

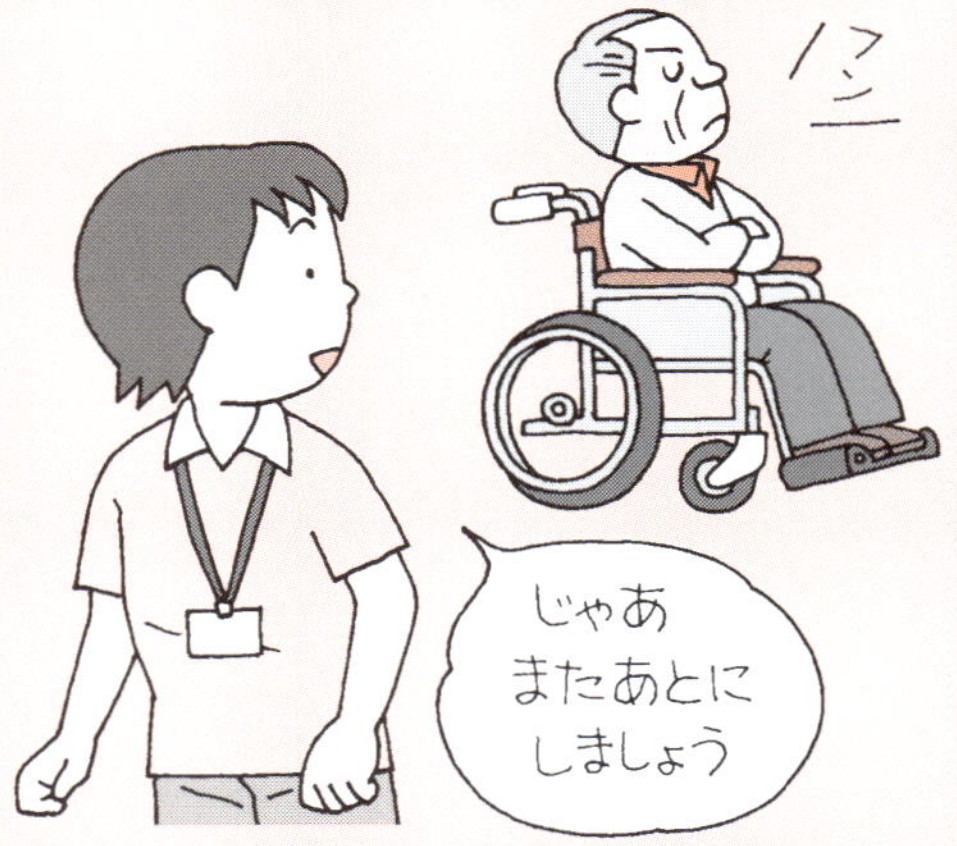
じゃあ
またあとに
しましょう

介助場面で起こる拒否や暴力などの行為に対しては、その場を退散して介助を中断する（ひと呼吸置いてみる）という対応がいちばんです。よく起こる入浴拒否に対しても、少し中断して相性のいい職員が時間を置いて誘い直すなど、ゆとりを持った対応を心がけると、結果的には時間がかからないものです。

施設側の要因3：バックアップ体制

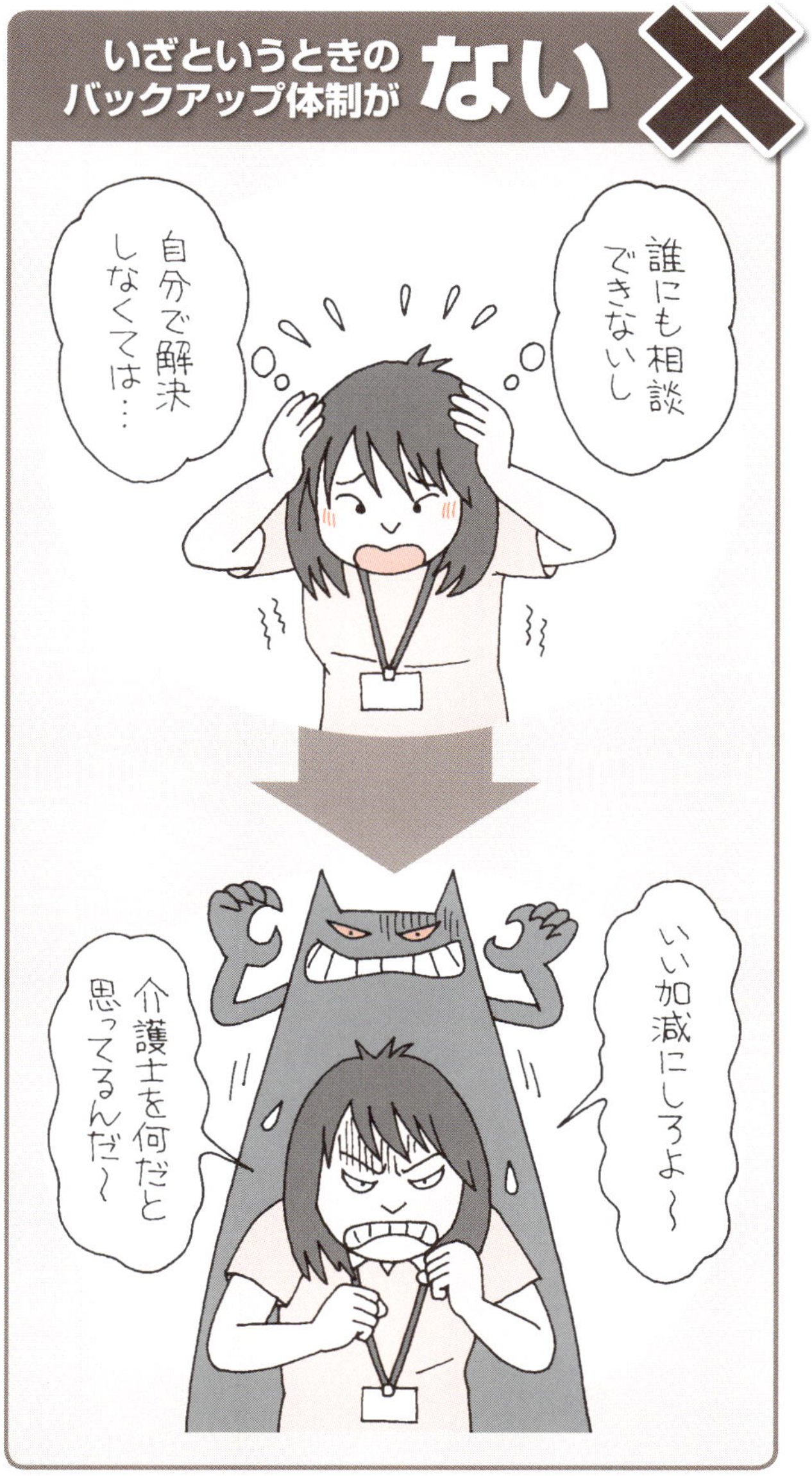
いざというときのバックアップ体制がない
誰にも相談できないし
自分で解決しなくては…
いい加減にしろよ〜
介護士を何だと思ってるんだ〜

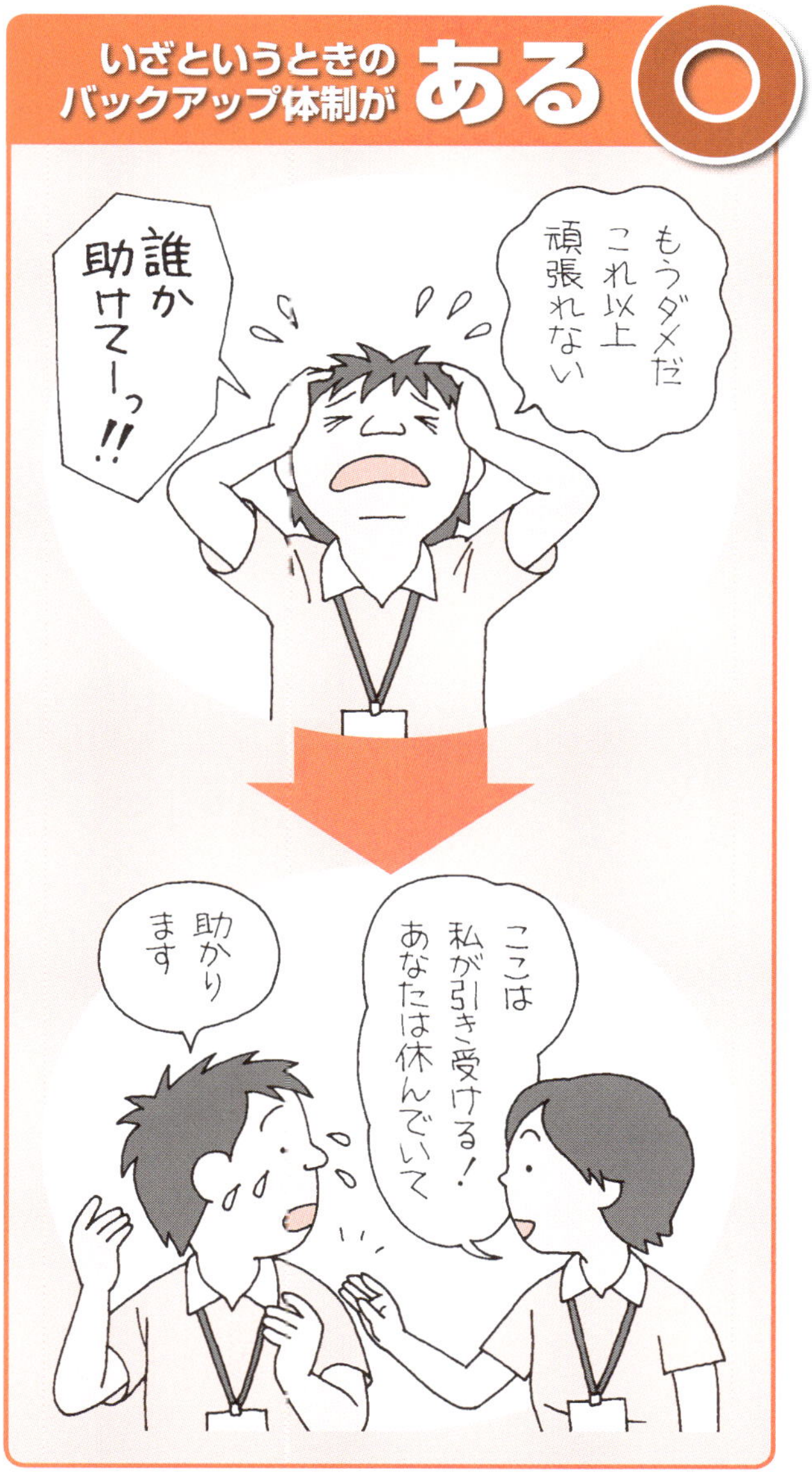
いざというときのバックアップ体制がある
もうダメだこれ以上頑張れない
誰か助けてーっ!!
ここは私が引き受ける！あなたは休んでいて
助かります

サポートする人が控えている安心感

介護職は、何か緊急事態が起こったとき、「自分1人しかいない」という状況だと大変な緊張を強いられます。その結果、何としても自分で解決しなければならないという強迫観念から、利用者に対してつい無理な対応をしてしまうのです。

一方、「いつもあなたの代わりが控えていて、大変なときはサポートできます」という業務体制が組んであれば、緊急事態であっても安心感を持って対応することができます。その意味では、どこにもサポートしてくれる人がいない小規模施設の1人夜勤は、虐待が起こりかねない危険な環境なのです。

あるグループホームは、定員9人でしたが必ず2人の夜勤を置いていました。当時の施設長が「1人夜勤は過酷だ」という考えの持ち主で、自分もシフトに入りながら2人夜勤体制を支えていたのです。こうしたバックアップ体制を、どこの施設でも考える必要があります。

職場全体のモラル低下

まったく問題のなかった人も、職場の環境で変わってしまうことがあります

職場のモラルが低下するメカニズム

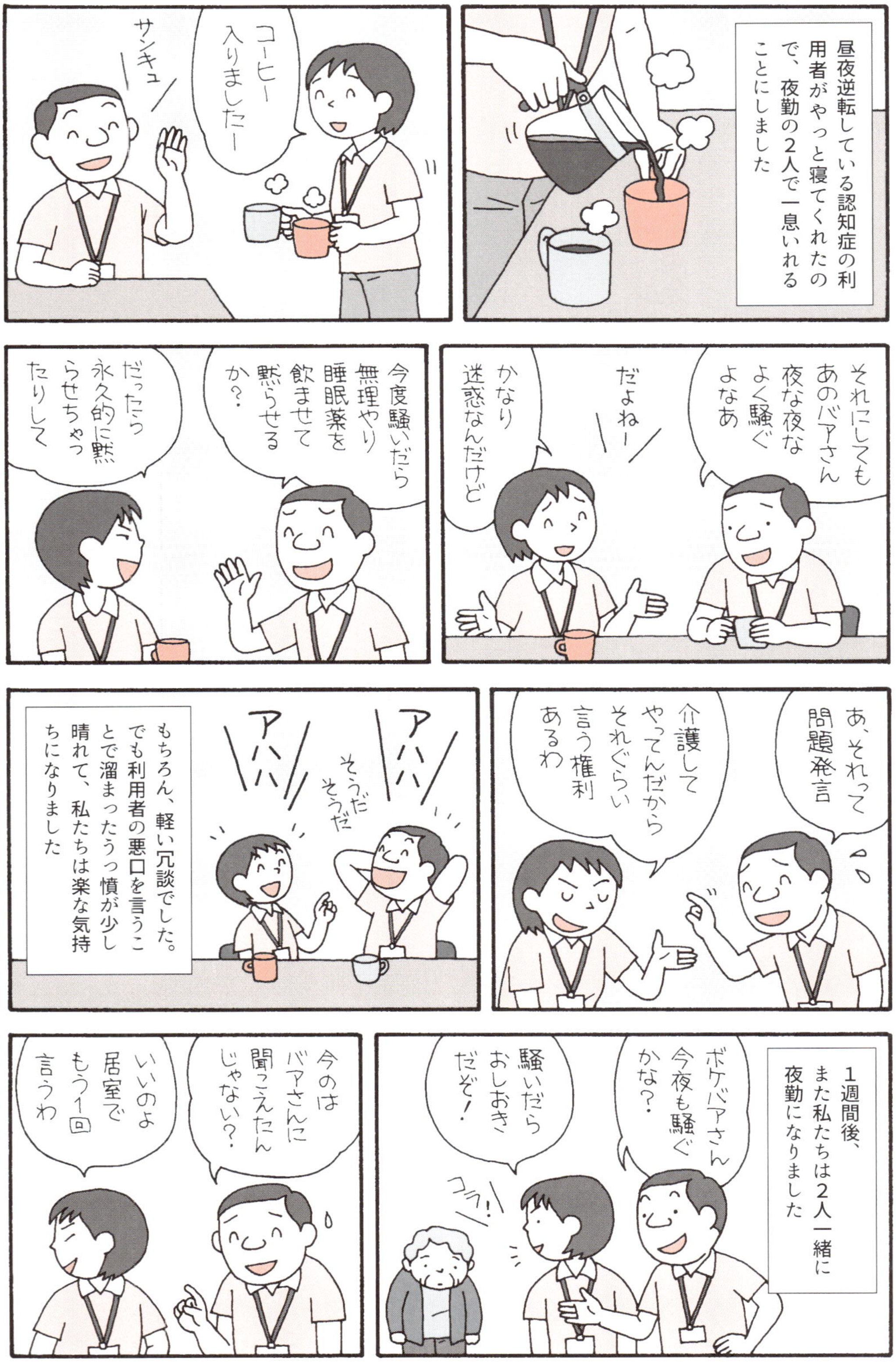
昼夜逆転している認知症の利用者がやっと寝てくれたので、夜勤の2人で一息いれることにしました
コーヒー入りましたー
サンキュ
それにしてもあのバアさん夜な夜なよく騒ぐよなあ
だよねー
かなり迷惑なんだけど
今度騒いだら無理やり睡眠薬を飲ませて黙らせるか?
だったら永久的に黙らせちゃったりして
あ、それって問題発言
介護してやってんだからそれぐらい言う権利あるわ
アハハ
アハハ
そうだそうだ
もちろん、軽い冗談でした。でも利用者の悪口を言うことで溜まったうっ憤が少し晴れて、私たちは楽な気持ちになりました
1週間後、また私たちは2人一緒に夜勤になりました
ボケバアさん今夜も騒ぐかな?
騒いだらおしおきだぞ!
コラ!
今のはバアさんに聞こえたんじゃない?
いいのよ居室でもう1回言うわ

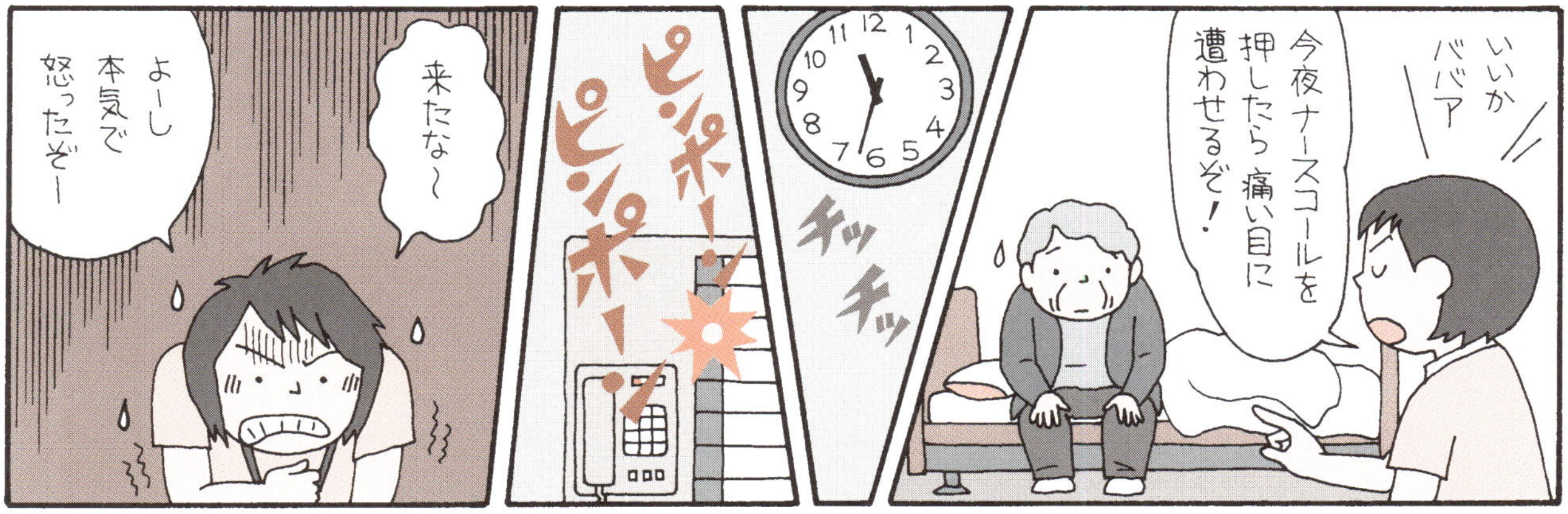
いいか ババア
今夜ナースコールを押したら痛い目に遭わせるぞ!
チッ チッ
ピンポ-!
ピンポー!
来たな~
よーし本気で怒ったぞ~

職場のモラルが低下するプロセス

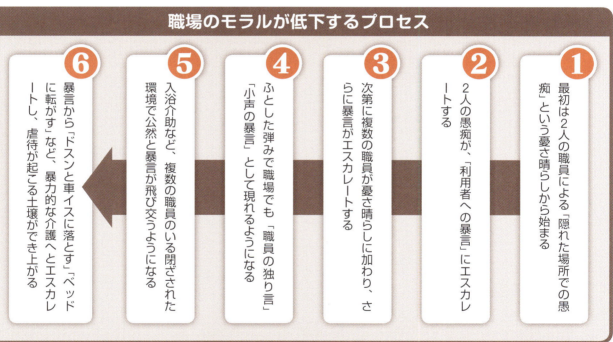

1. 最初は2人の職員による「隠れた場所での愚痴」という憂さ晴らしから始まる
2. 2人の愚痴が、「利用者への暴言」にエスカレートする
3. 次第に複数の職員が憂さ晴らしに加わり、さらに暴言がエスカレートする
4. ふとした弾みで職場でも「職員の独り言」「小声の暴言」として現れるようになる
5. 入浴介助など、複数の職員のいる閉ざされた環境で公然と暴言が飛び交うようになる
6. 暴言から「ドスンと車イスに落とす」「ベッドに転がす」など、暴力的な介護へとエスカレートし、虐待が起こる土壌ができ上がる

職場のモラル低下は気づきにくい

このマンガを見てもわかるように、職場のモラルの低下は職員同士のほんのささいな愚痴から始まります。それが日常化していくことで、「私たちは大変なんだ」という被害者意識が連帯感を生み、価値観にまで影響を及ぼすのです。

こうなると愚痴は愚痴だけではとどまらず、いつしか暴言や暴力にエスカレートしていきます。乱暴な介助など虐待の前触れがあったとしても、「あの利用者が悪い」「私たちは大変なんだから、仕方がない」と自分たちを正当化してしまい、内部にいるとその異常性に気づけなくなってしまうのです。

集団心理から発生する行動なので、一部のモラルの高い職員が努力をしても止めることができません。結局、モラルの高い職員が辞めてしまいます。

このように職場のモラルの低下は管理者の気づかないところで徐々に進行するため、防止するのは非常に困難です。

被害者意識とストレスへの対策

職場の負の連鎖を断ち切り、よい雰囲気に変えるにはどうすればいいのでしょうか

対策１：ていねいなあいさつの励行

大変簡単で、効果が高い方法があります。それが「ていねいなあいさつの励行」です。
職員間でのあいさつだけでなく、利用者や家族に対するていねいなあいさつを徹底します。
そうすると、いったい何が起こるのでしょうか

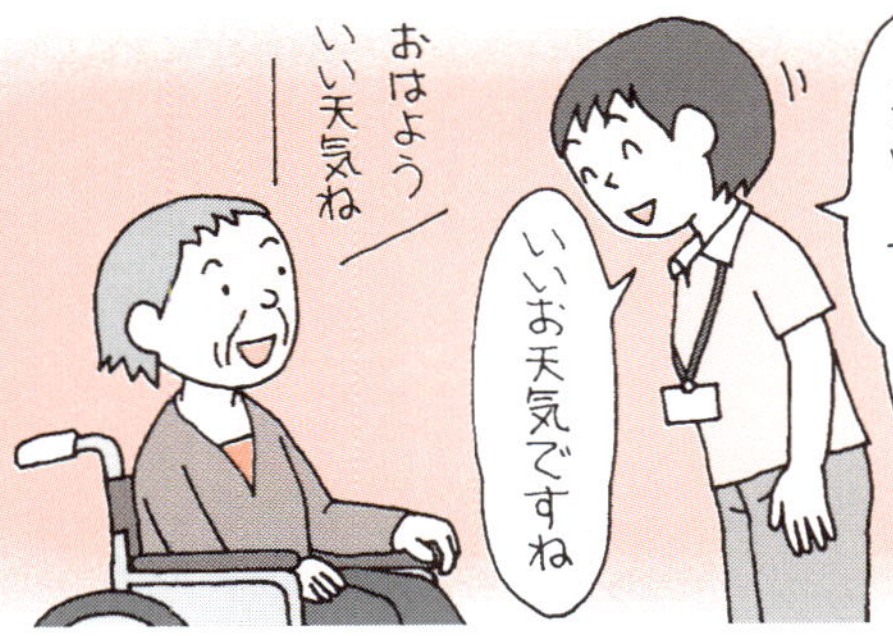

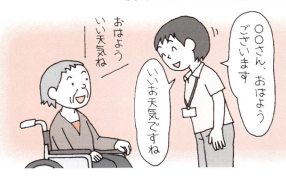

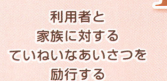

1 利用者と家族に対するていねいなあいさつを励行する

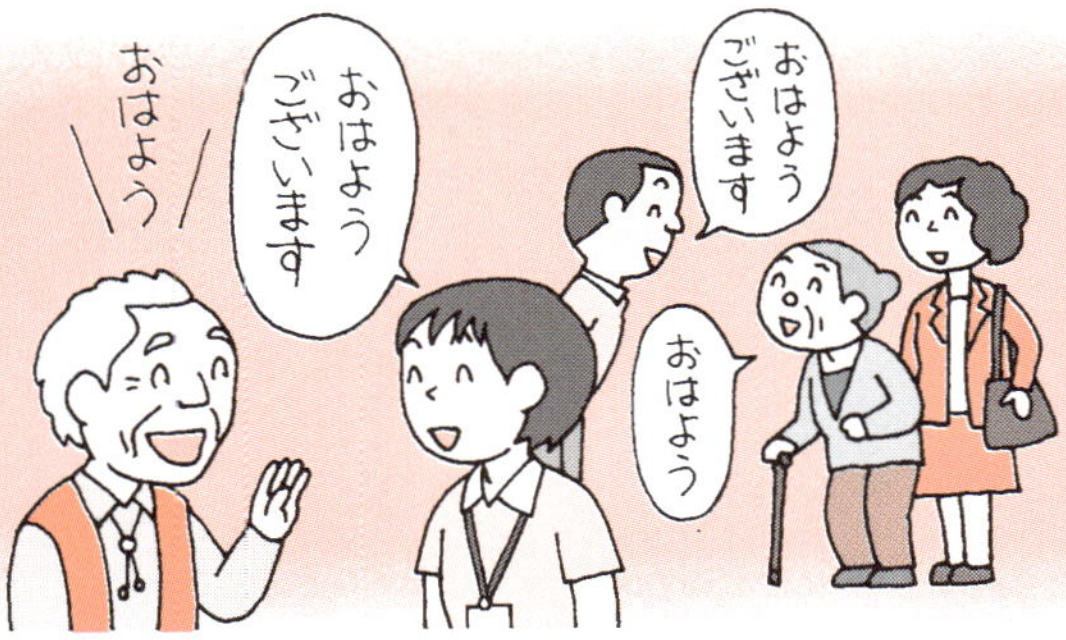

2 ていねいなあいさつを続けていくと職場の雰囲気がよくなり、職員のモラルが高まる

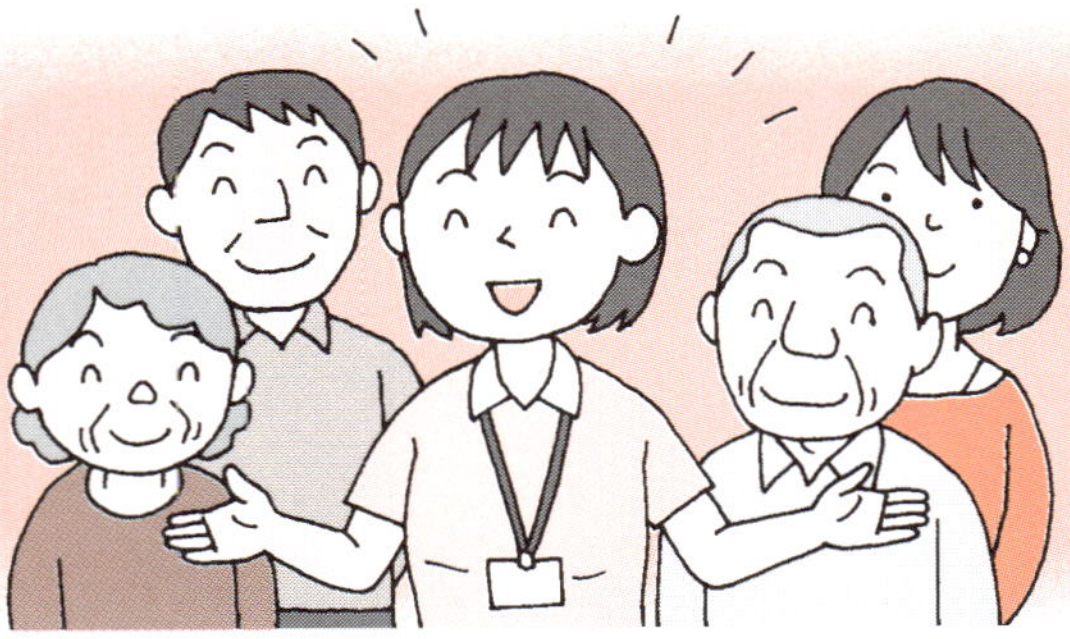

3 ていねいなあいさつが、他者に対する尊敬といたわりの気持ちを醸成する

職場のモラルを自然に上げるには

介護職が抱える被害者意識やストレスを愚痴にするのではなく、上手に消化するにはどうしたらいいのでしょうか。

まずは、ていねいなあいさつによって「利用者に対して、温かいスタッフでありたい」という職員の心を醸成しましょう。

次に、認知症に対する理解を深めましょう。認知症の行動・心理症状のメカニズムがわかると上手な対応がしやすくなり、その結果「やらされている」という意識が薄れて能動的に動けるようになるからです。

それだけではなく、モラルを低下させる職員に対する是正指導も忘れてはいけません。モラル低下の防止は、結局のところ管理者のマネジメント能力が問われる問題なのです。

対策２：認知症に対する理解を深める

利用者に対する接遇勉強会を開催

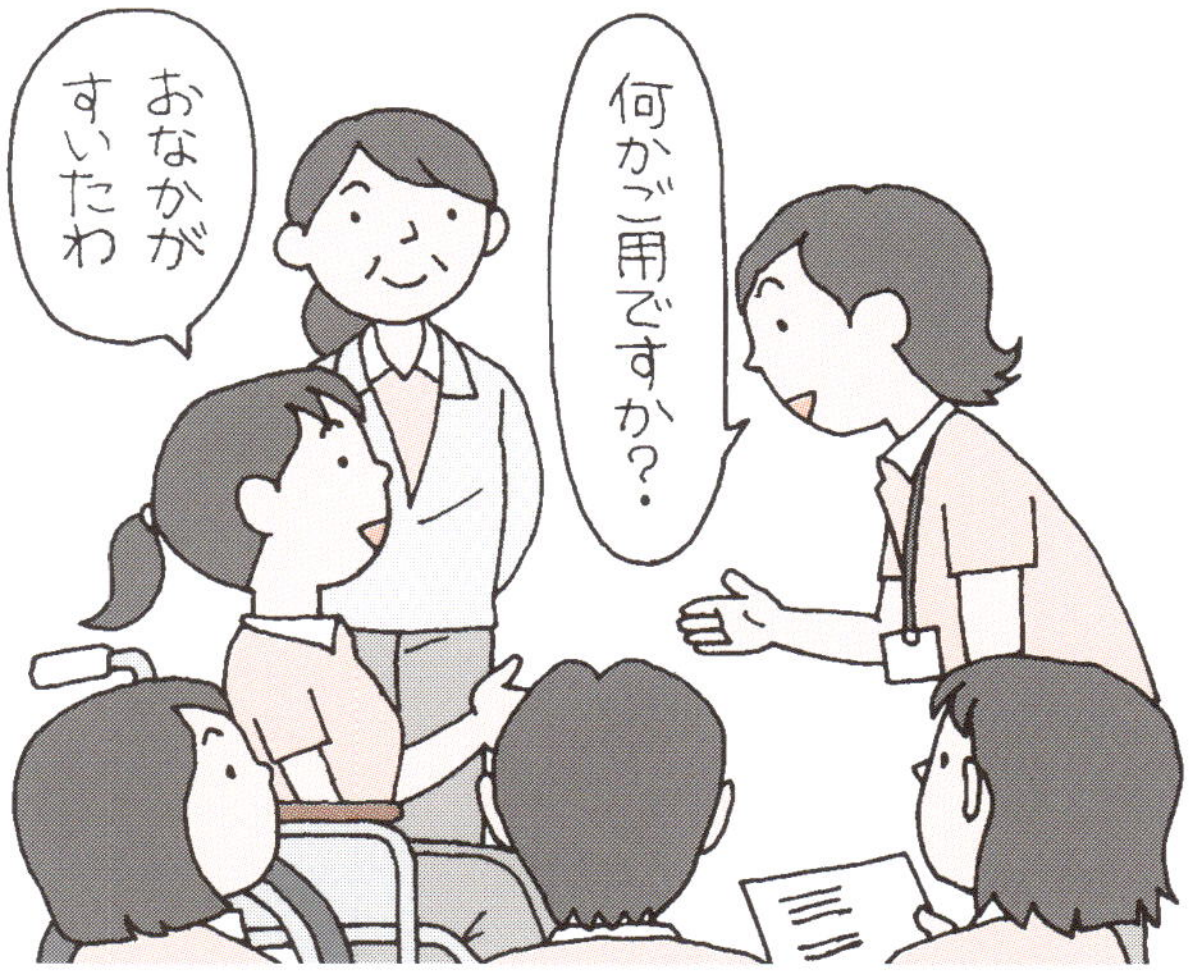
何かご用ですか？
おなかがすいたわ

職場のモラル低下を防ぐために、接遇向上に取り組む。現場での個人指導だけでなく、毎日の朝礼など職場全体で言葉遣いの確認を行い、職員全員の接遇意識を高めていって定着させる

認知症に関する勉強会を開催

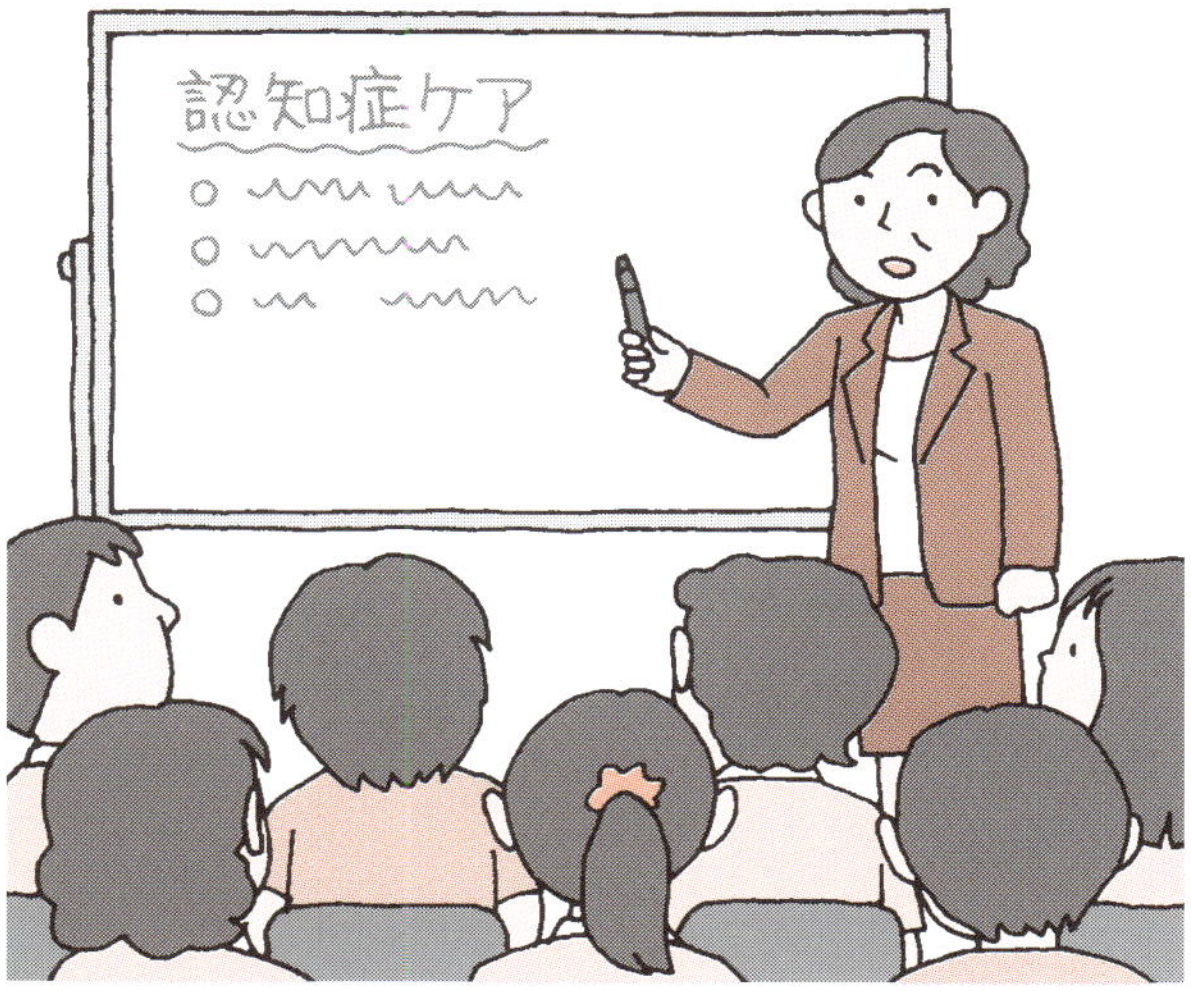
認知症ケア

施設内で「認知症ケア向上委員会」などを組織し、認知症ケアについて本格的に学ぶ。認知症のBPSD（行動・心理症状）の原因改善などについて、全職員を対象に定期的に勉強会を開く

対策３：管理者が是正させる

兆候が見えてきた場合の対処方法を決めておく

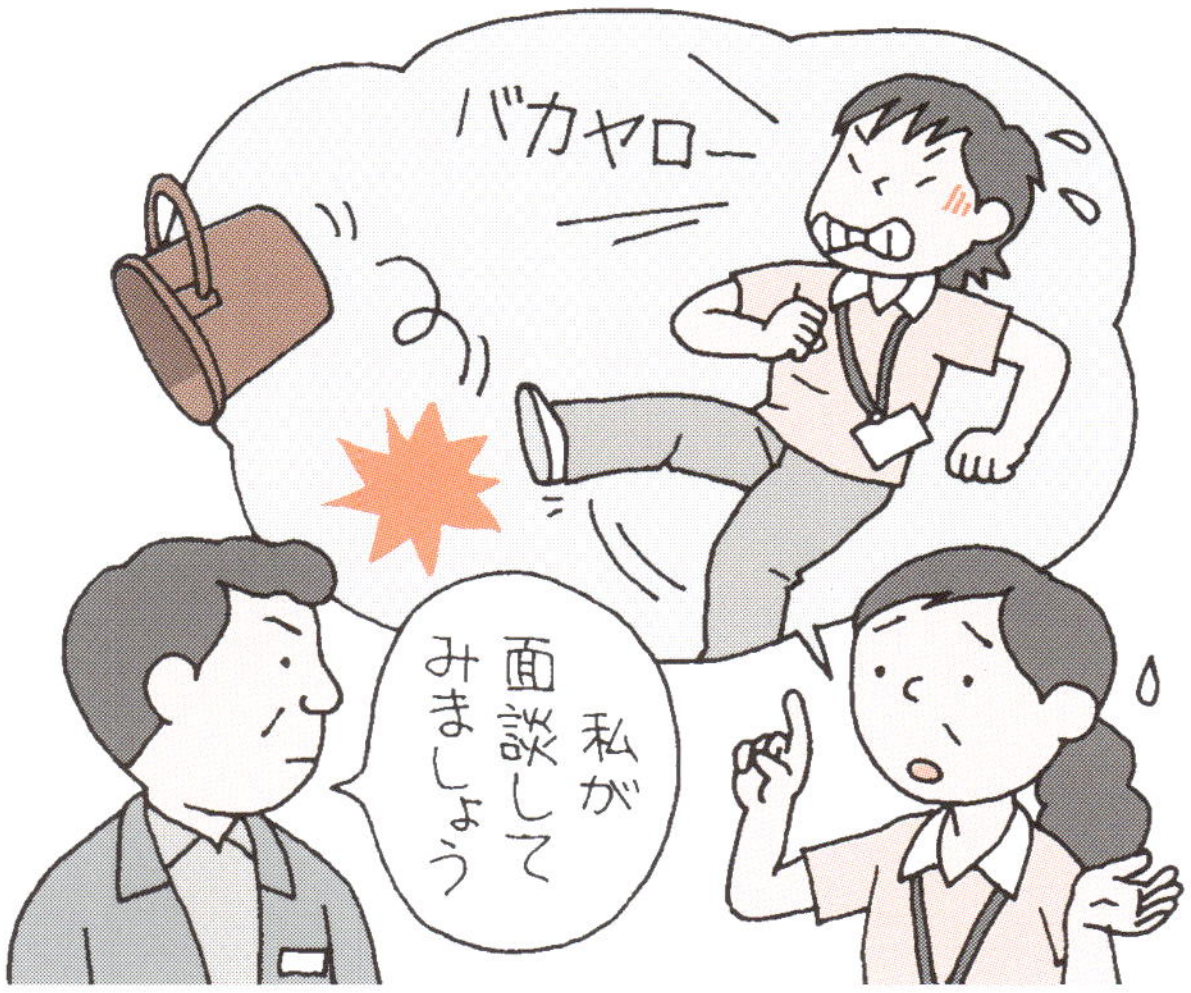
バカヤロー
私が面談してみましょう

秘密の憂さ晴らしでとどまらず、「乱暴な言葉遣い」「物に当たる」「粗雑な介護」などの兆候が見えたときの対処について、管理者と話し合っておく

現場主任と管理者で、初期のうちに芽を摘み取る

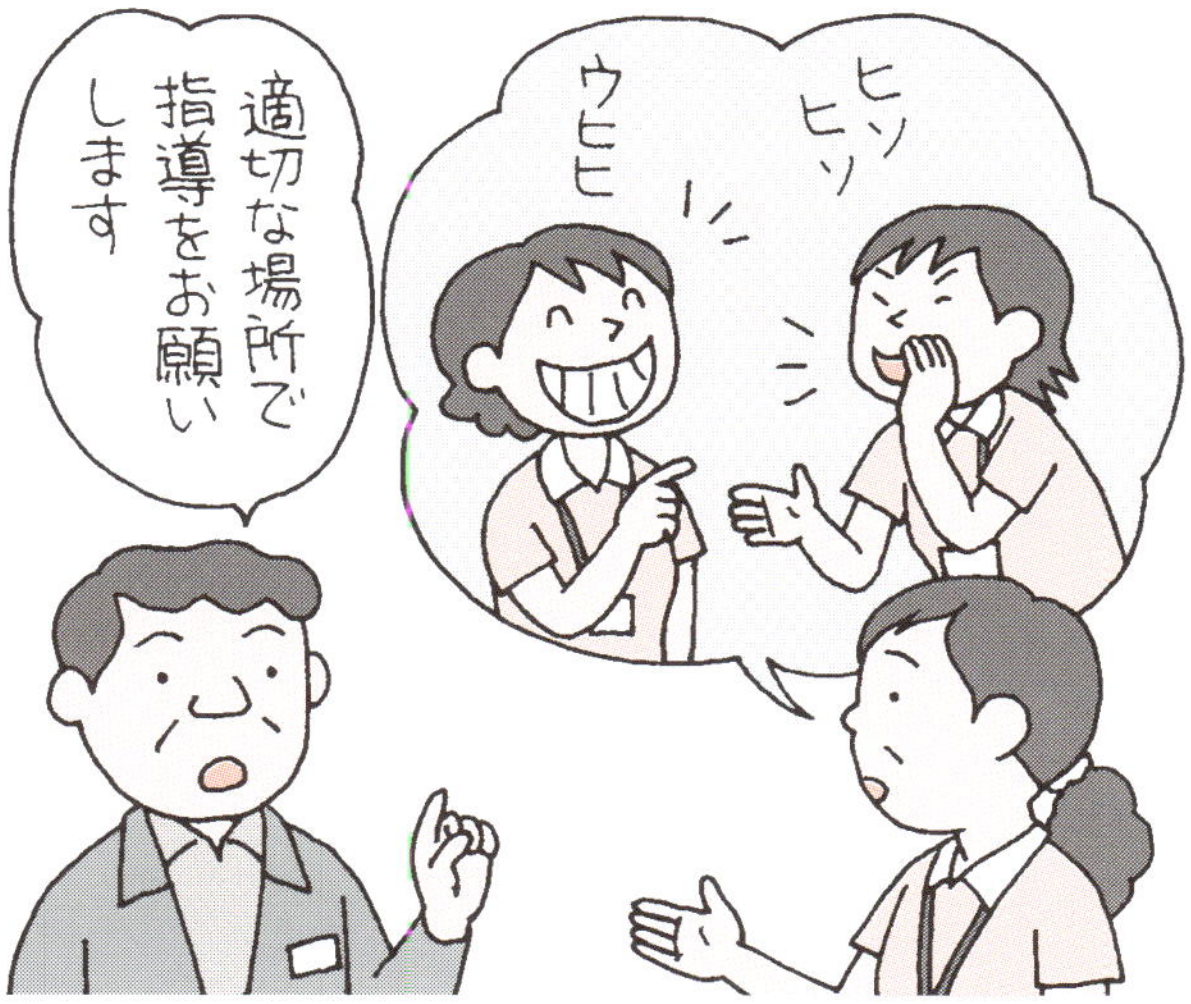
ヒソヒソ
ウヒヒ
適切な場所で指導をお願いします

現場にいる主任クラスの職員が介護職たちの「秘密の憂さ晴らし」の段階で気づき、すぐに是正指導ができるように管理者と対策会議を開いておく

適性を欠く人材とは

結局のところ介護というものは、誰にでもできる仕事ではないのです

人は誰も、それほど強くない

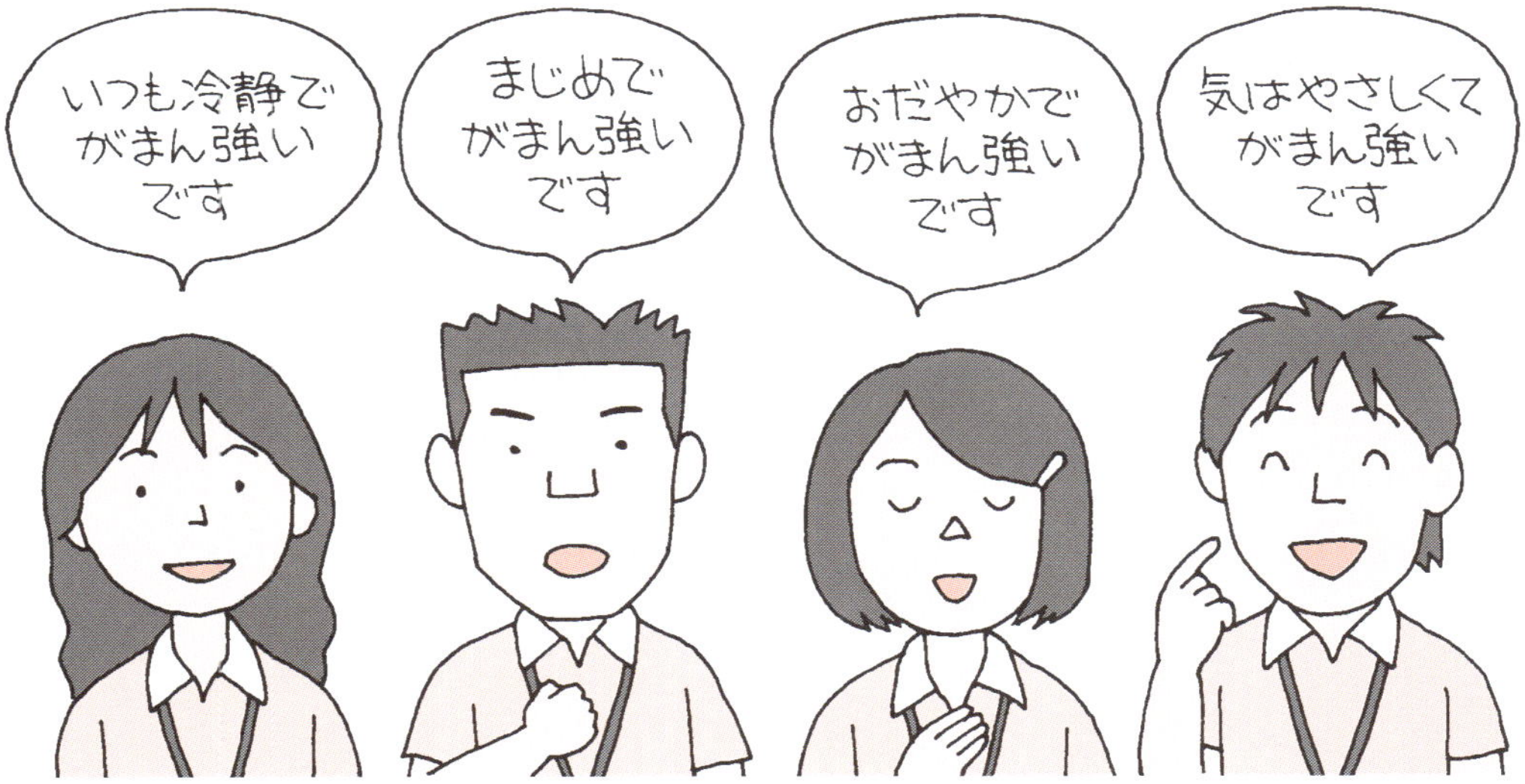
いつも冷静でがまん強いです
まじめでがまん強いです
おだやかでがまん強いです
気はやさしくてがまん強いです

自らを「がまん強い」と評価している人

ほとんどの人
基本的にあまり差はなく、追いつめられた場合にはそれほど強くはない

ごく一部
特殊な訓練を受けたため本当にストレス耐性が強い人

介護職で備えていると得する資質

人間の人格は、生まれ持った性格や成長過程で培ってきた資質が影響します。その資質によって、向いている仕事や向かない仕事があるわけですが、介護職に向いている資質とはいったいどんなものでしょうか。

ある人が、「介護職として備えていると得な資質は、高齢者を自然に受け入れられることだ。そしてそれは、成長過程で置かれていた環境で自然に身についた資質だ」と言いました。つまり祖父母と暮らした経験がある人は、比較的介護職に向いている人が多いと言えます。

これは、この資質がないと介護職が務まらないということでなく、いわば「乗り越えるべき山を1つ免除される程度の得をする資質」です。

困った方向に性格が偏っている人

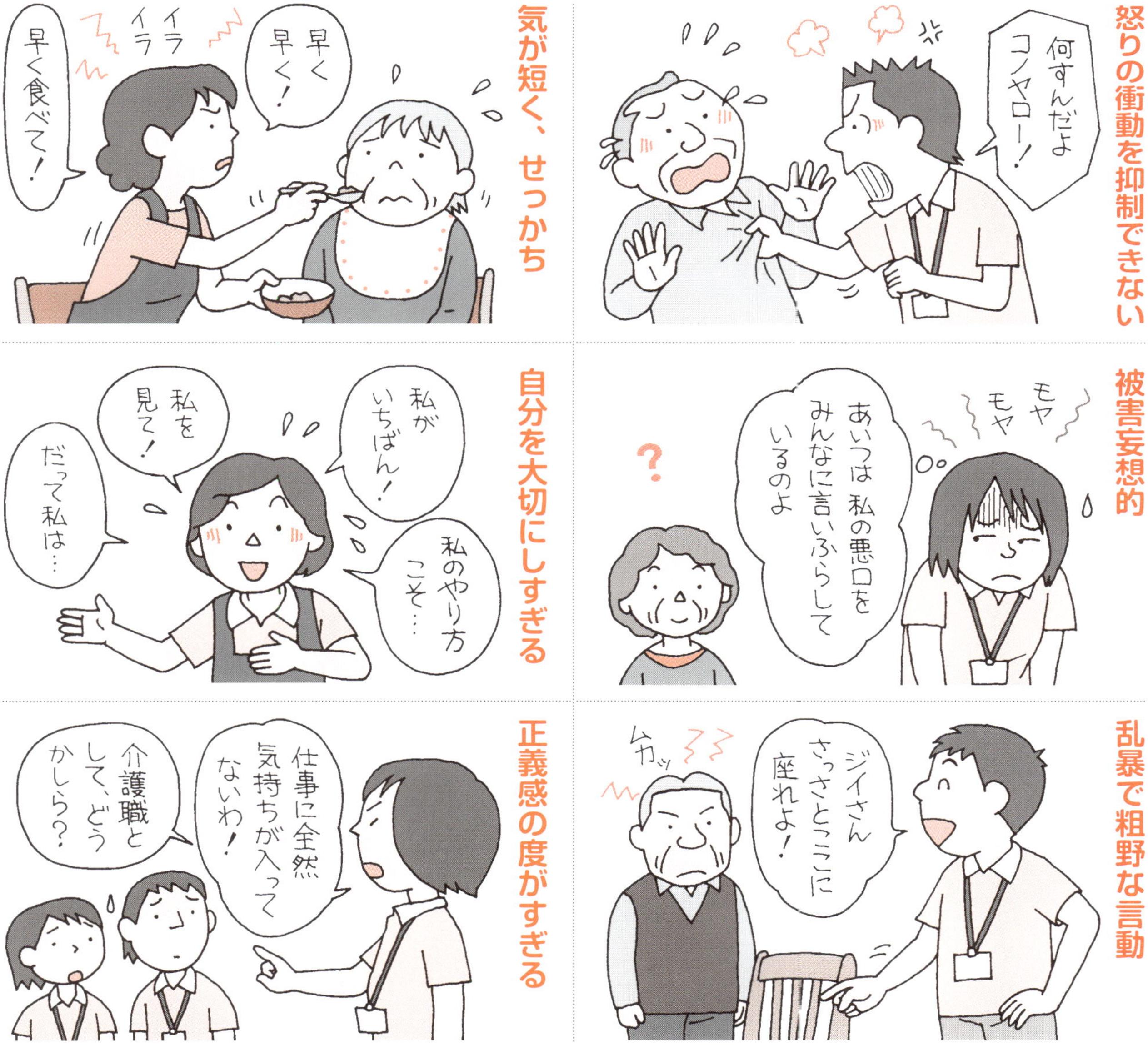
怒りの衝動を抑制できない
何すんだよコノヤロー！
気が短く、せっかち
早く早く！
イライラ
早く食べて！
被害妄想的
あいつは私の悪口をみんなに言いふらしているのよ
モヤモヤ
？
自分を大切にしすぎる
私がいちばん！
私を見て！
私のやり方こそ…
だって私は…
乱暴で粗野な言動
ジイさんさっさとここに座れよ！
ムカッ
正義感の度がすぎる
仕事に全然気持ちが入ってないわ！
介護職として、どうかしら？

介護職に就いては困る性格とは

介護職は、人を相手にする仕事です。しかも体が自由に動かなかったり、認知症のお年寄りを相手にします。ですから向かない人にとっては非常に厳しい仕事であり、誰にでもできる仕事ではありません。

介護職としての適性を著しく欠く人格は、虐待などの不適切な行為をする危険性が高くなります。職員教育や職場のサポートではカバーできないので、早期に見つけ出して配置転換などをすることが必要です。

介護職としての適性を著しく欠く人というのは、上のイラストに挙げた「困った方向に性格が偏っている人」などです。違う職場では問題なく働けても、対人関係が大切な介護の現場であると難しいことがあります。

そのような性格の人を発見したら、管理者は294〜295ページのように適切な人事を行わなければなりません。それが、虐待を事前に防止することにつながるのです。

適切な人事と虐待の早期発見

職場の質を守る正しい人事を行うことは、リーダーの大切な役割です

適性を欠く人材への対応方法を決めておく

採用はしたものの、実際に働いてみたらどうしても介護職に向かない職員がまれにいるものです。その場合、職場としてどのように対応するかガイドラインをつくっておくと、いざというときに適切に対応しやすくなります

1 職場を預かるリーダーが是正指導をする

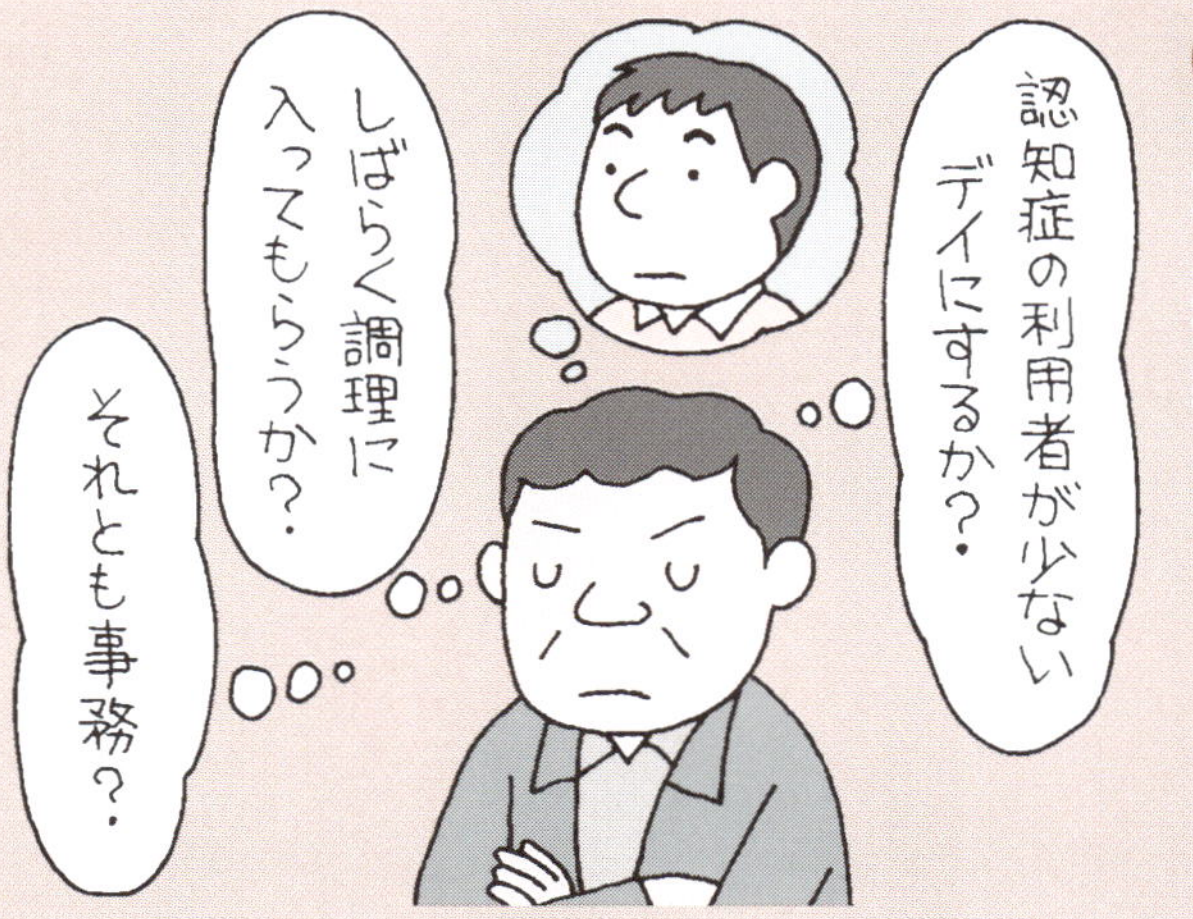
認知症の利用者が少ないデイにするか？
しばらく調理に入ってもらうか？
それとも事務？

お互いが並列関係にある同僚は、暴言などの不適切な言動に気づいたとしても注意しにくい立場です。だからといってそのまま放っておけば、エスカレートすることもありえます。職員の不適切な言動や行動が見られた場合は、現場のリーダーが毅然として是正指導を行うことが大切です

2 改善されなければ配置転換を行う

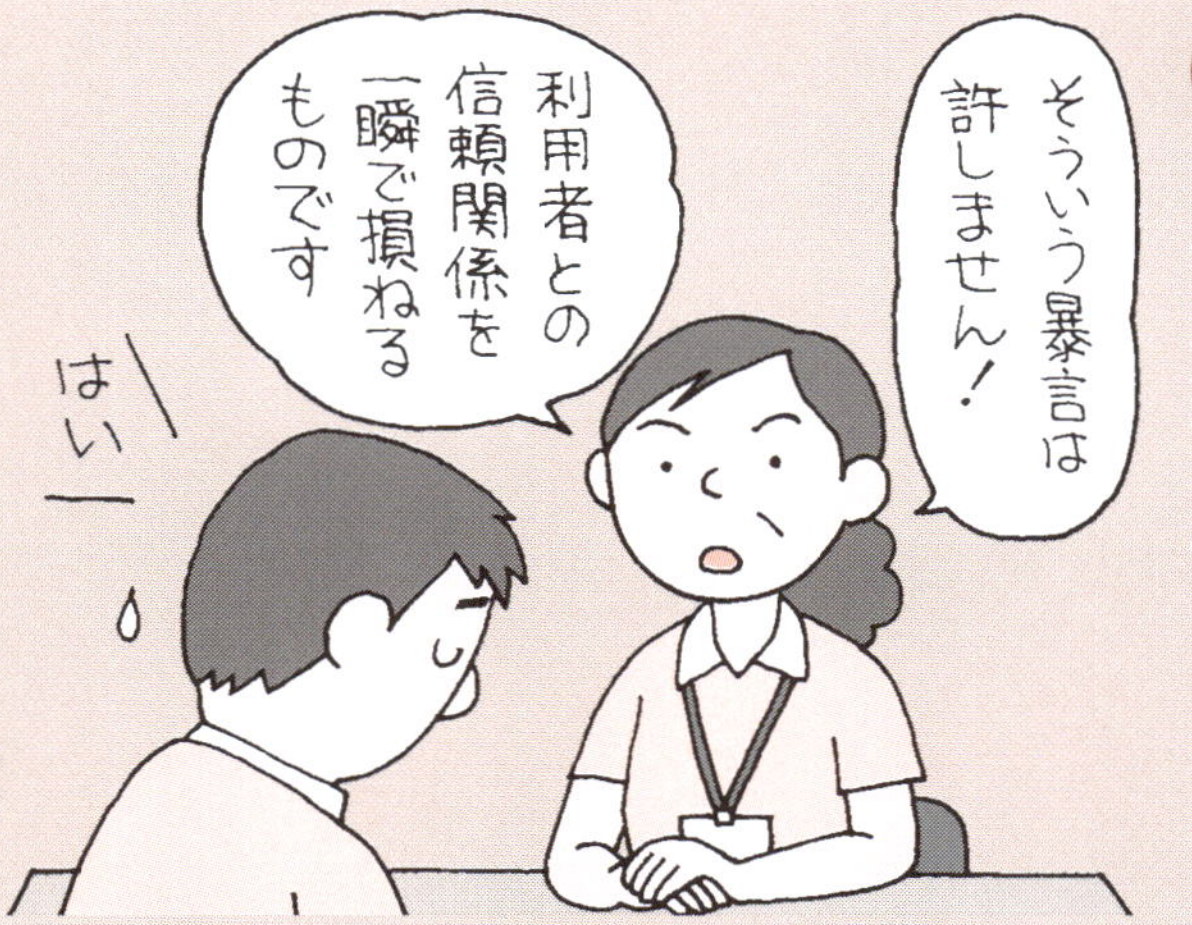
そういう暴言は許しません！
利用者との信頼関係を一瞬で損ねるものです
はい―

性格的に認知症の利用者への対応に適性を欠くと判断された場合は、配置転換を行う必要があります。なかには認知症の利用者に対してだけでなく、介護職自体に適性がない職員がいるのも事実です。その場合は、直接介護を行わない部門への配置換えを考えなくてはなりません

適性を欠く人材への対応の仕方

「たまたまその日は体調が悪くて、イライラして怒鳴ってしまった」ということではなく、故意や悪意から利用者を虐待する職員がまれにいます。介護に適性を欠く人材がいたら、どうしたらいいのでしょうか。

キツい性格だからといって、腫れ物にさわるように扱ってはいけません。まずは職場のリーダーが、介護でやっていいことと悪いことをしっかりと教える必要があります。

教えても聞き入れずに、自分の正当性ばかりを主張して改善が見られないようであれば、配置転換を行うしかありません。適性がない人を、いつまでも利用者の介護に当たらせるのは危険です。その際は、労務管理上の手続きに注意しましょう。

管理者が適切に対応する

人事に関して気をつけなければいけないのは、施設側が労務管理上適切な対応をすることです。
たとえ職員の資質に問題があったとしても、「辞めてもらって構わない」といった対応をしてはいけません。
必ず、本人が納得できるようにしましょう

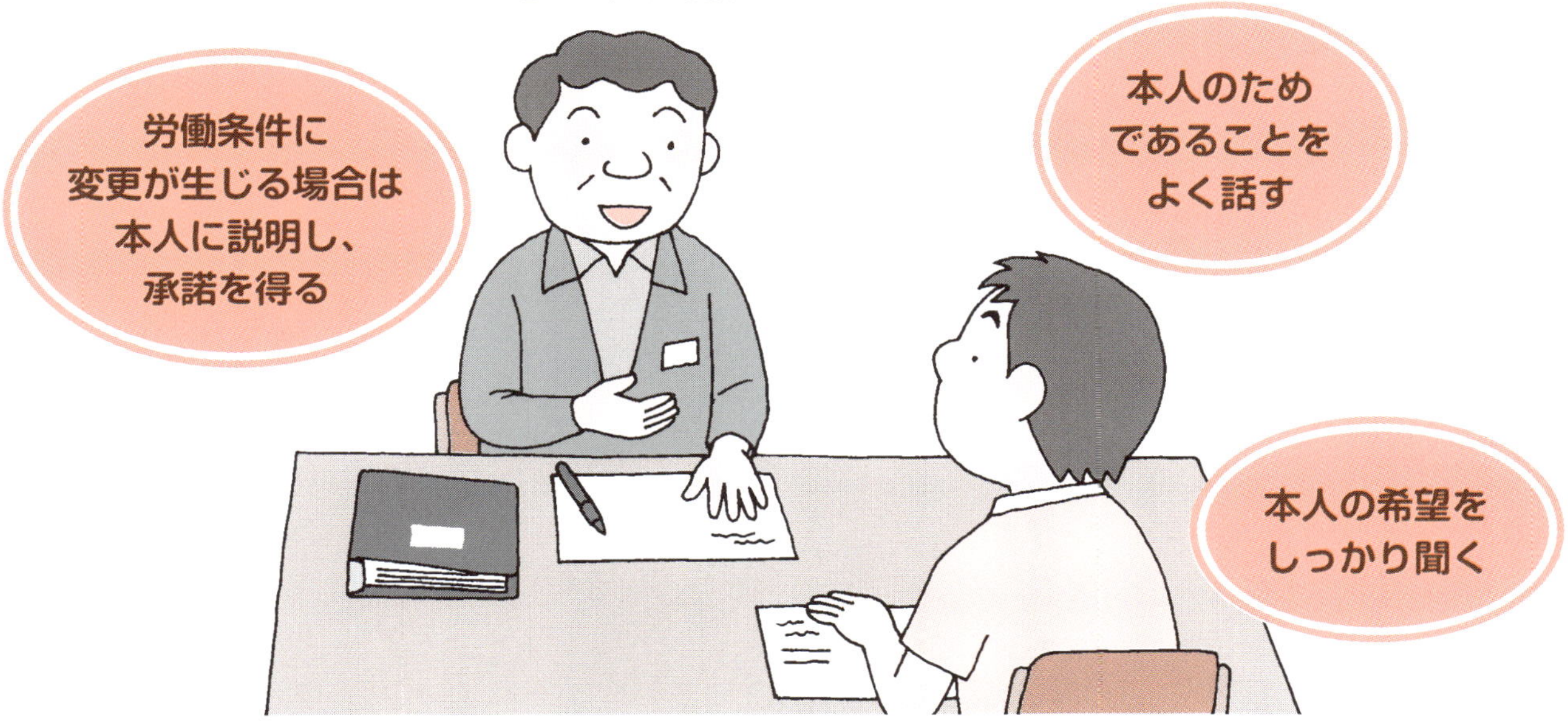

労働条件に変更が生じる場合は本人に説明し、承諾を得る
本人のためであることをよく話す
本人の希望をしっかり聞く

早期発見が抑止力になる

職員による故意（悪意）の虐待は、多くの場合は小さな加害行為から始まります。周囲に発覚することを怖れているので、最初は小さなこと（小さな傷やアザとなるような致傷行為）から始まることがほとんどです。小さな虐待を何度かくり返して様子を見て、それが発覚しないようであれば徐々にエスカレートしていきます。

虐待事故を起こさないためには、職場において「どんな小さな傷やアザでも見逃さない」という体制が必要です。小さな傷でもすぐに見つかる体制は、虐待事故の大きな抑止力になります。たとえ原因が不明であっても、「どうしてこんなところに傷ができたのだろう。今後みんなで注意して見るようにしよう」と、いちいち大事になることがわかれば、それ以上エスカレートできなくなるからです。

管理者はたとえ小さくても複数の原因不明の傷やアザが見つかったら、軽く考えてはいけません。虐待を疑って、関係者全員から事情を聞くなど具体的に行動することが大切です。

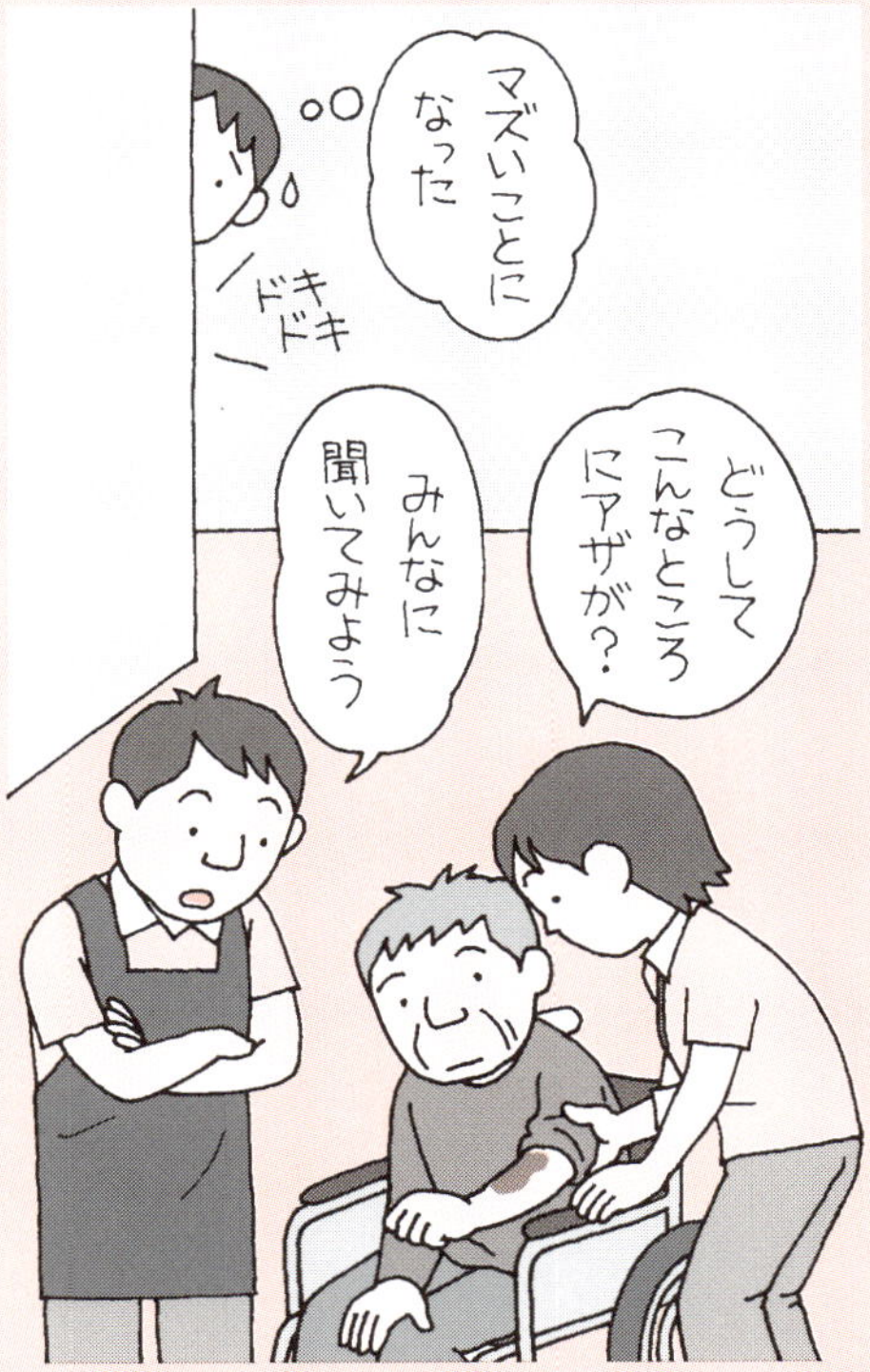

どうしてこんなところにアザが?
マズいことになった
みんなに聞いてみよう
ドキドキ

コラム⑦

高齢者虐待防止法の規定事項

いわゆる高齢者虐待防止法（正式名称は「高齢者虐待の防止、高齢者の養護者に対する支援等に関する法律」）は、高齢者（65歳以上）に対する次の5種類の行為を虐待と規定しています。虐待を発見した人には通報義務があり、通報者情報の守秘義務に違反した者は1年以下の懲役または100万円以下の罰金、立ち入り調査などを拒んだ者は30万円以下の罰金が科せられます。

①身体的虐待

お年寄りがケガをする、またはケガをする恐れのある暴力を加えること。

【具体例】平手打ち／つねる／殴る／蹴る／無理やり食事を口に入れる／やけどを負わせる／ベッドに縛りつける／意図的に向精神薬を過剰に服用させておとなしくさせる、など

②介護放棄（ネグレクト）

長時間の放置、お年寄りが衰弱するような極端な減食、養護者以外の同居者による虐待行為を見逃すなど、養護を著しく怠ること。

【具体例】十分な水分や食事を与えていない／入浴させず異臭がする／室内にゴミを放置する／介護や医療サービスを相応な理由なく制限したり使わせない、など

③心理的虐待

お年寄りに対するひどい暴言を吐き、極端に拒絶的な対応をすること。そのほか、お年寄りに心理的外傷を与える言動を行うこと。

【具体例】怒鳴る、ののしる、悪口を言う／排泄の失敗などを嘲笑し、それを人前で話して恥をかかせる／バカにして子どものように扱う、など

④性的虐待

お年寄りにわいせつな行為をすること、またはお年寄りにわいせつな行為をさせること。

【具体例】キス、性器への接触、セックスなどを強要する／排泄の失敗に対して懲罰的に下半身を裸にして放置する、など

⑤経済的虐待

お年寄りの養護者または親戚が、お年寄りの財産を不当に処分すること。または、お年寄りから不当に財産上の利益を得ること。

【具体例】本人の自宅などを無断で売却する／年金や預貯金を本人の意思・利益に反して使用する／日常生活に必要な金銭を渡さない、など

高齢者虐待防止法では、以上の内容の虐待を防ごうとしています。意図的な虐待にとどまらず、意図しなくても虐待に当たる場合があると、この法律は明言しているのです。法案の作成過程の調査では、虐待を自覚していない虐待者が半数以上、虐待を自覚していない被虐待者が3割もいました。

この法律が施行されたのは、2006年4月1日です。それ以降、厚生労働省は市区町村から受けた報告を取りまとめ、家庭内の虐待と施設内の虐待の件数を公表しています。

索引

※類語を含む。適宜（　）によって補足。

た

な

は

索引

索引

アルファベット

あ

か

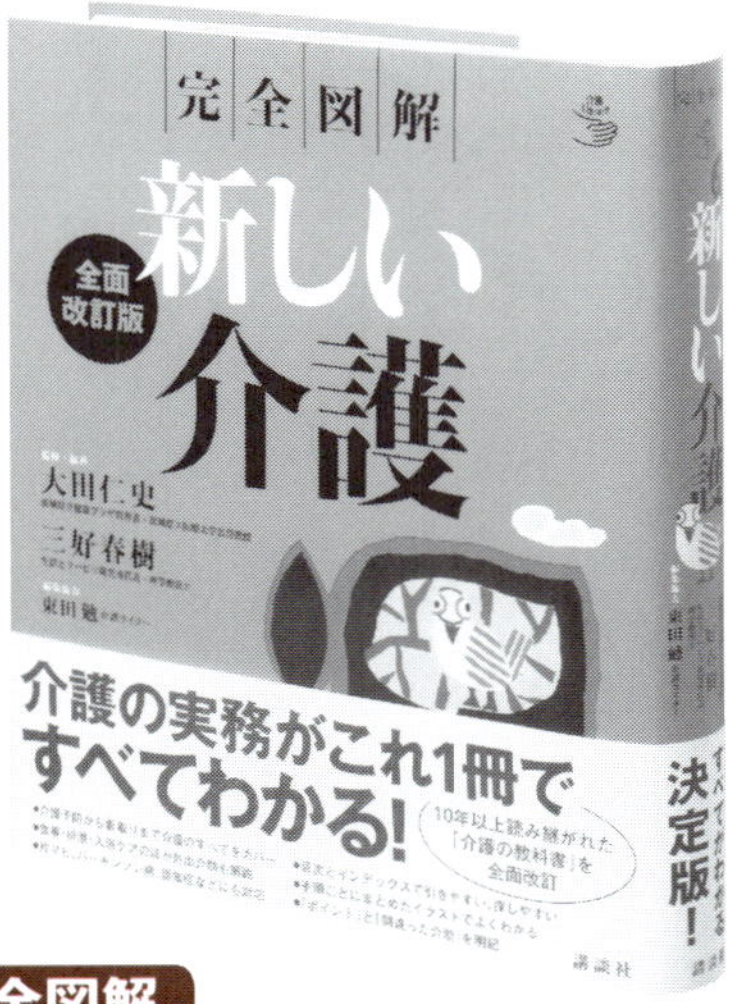

介護実技

完全図解

新しい介護 全面改訂版

介護予防から終末期まで、あらゆる状態の介護実技を網羅した、施設にも家庭にも欠かせない一冊。原則的な対応にとどまらず、さまざまなアレンジ方法の紹介も充実させました

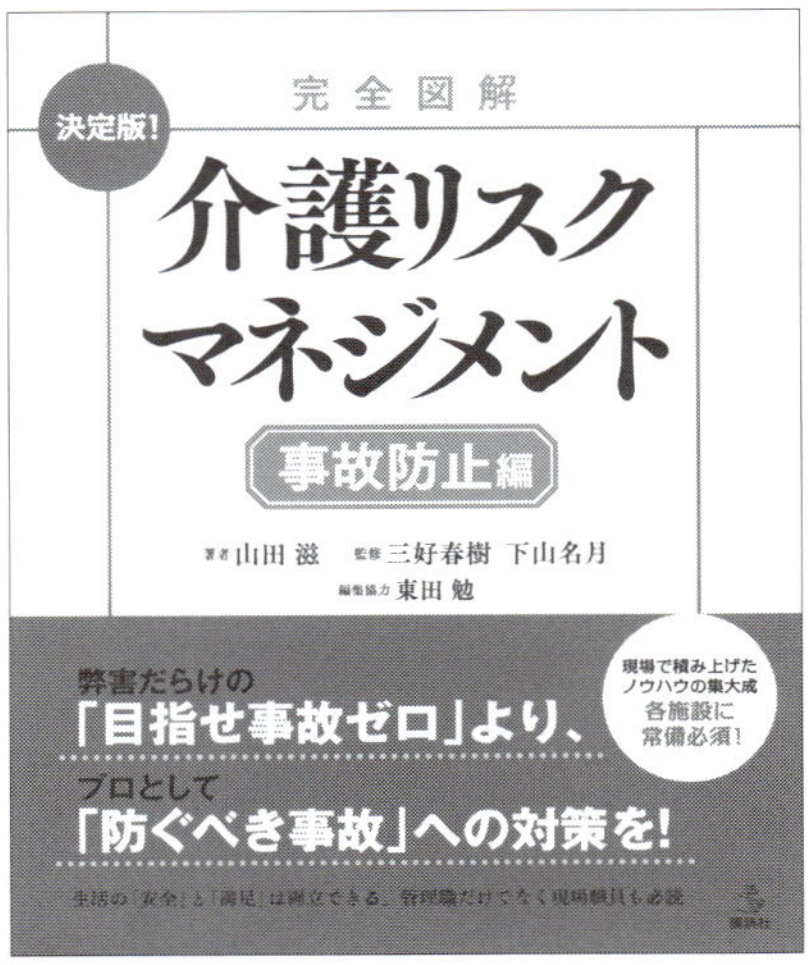

リスクマネジメント

完全図解

介護リスクマネジメント 事故防止編

「目指せ事故ゼロ」から、「〝防ぐべき事故〞を確実に防ぐ」へ。介護リスクマネジメントの専門家が、さまざまな事例を取り上げながら、あるべき「事故防止活動」と真の「安全な介護」について解説します

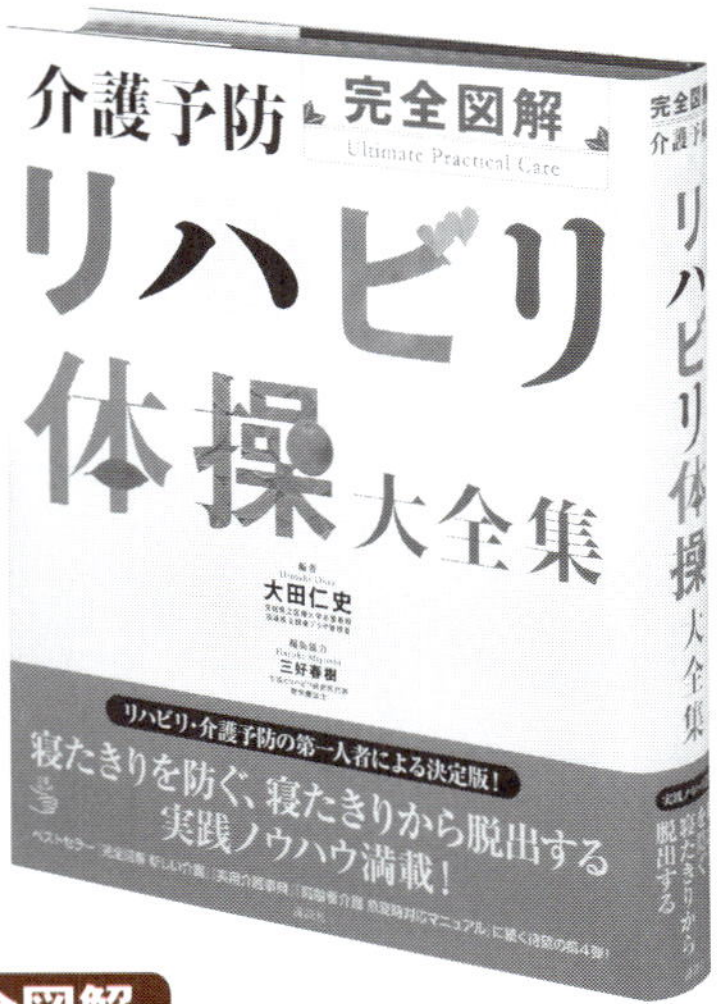

リハビリ体操

完全図解

介護予防 リハビリ体操 大全集

介護予防の第一人者が、長年の臨床経験とリハビリテーション医学に基づいて考案した全343の体操を完全網羅。片マヒがある人から健常な高齢者まで、幅広い層の方々が利用できます

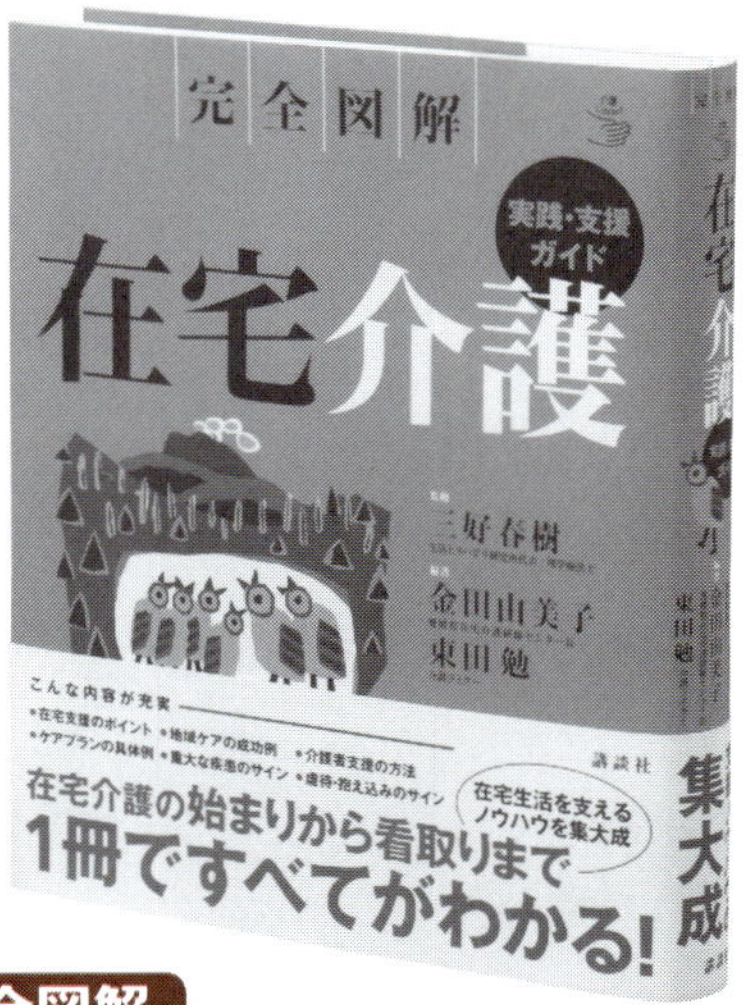

在宅支援

完全図解

在宅介護 実践・支援ガイド

在宅での介護に欠かせない介護の基本技術、仲間づくり、そして間違いのない施設選びのポイントまで、介護家族だけでなく、支えるケアマネジャー・介護職にも役立つ一冊です

用語・知識

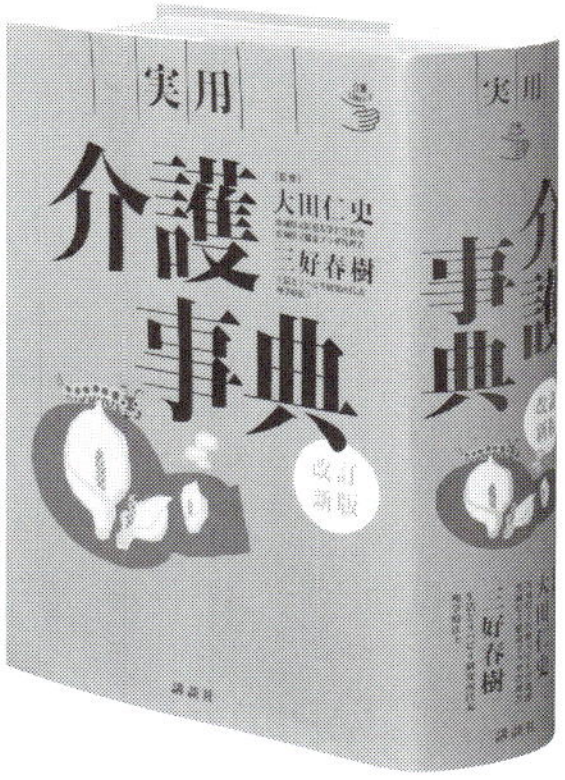

実用

介護事典 改訂新版

介護の世界で唯一といわれた『実用介護事典』を大幅改訂。介護保険制度関連用語を大幅に拡充して、新たに335語を追加収録しました。ケアマネジャーなどの資格取得と実務に使える介護職必携の一冊です

認知症介護

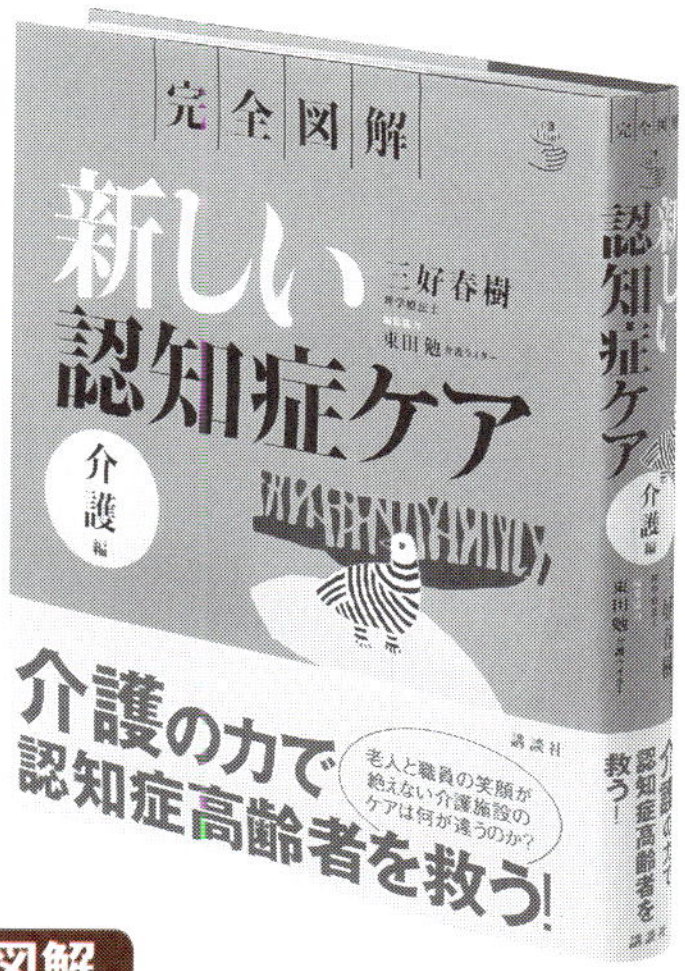

完全図解

新しい認知症ケア 介護編

当事者の立場に立ったケアを提供すれば、認知症の人も落ち着いて、相互にいい関係が生まれます。介護業界の注目を集める施設の取材を交えた、新しい認知症ケアのノウハウ集です

認知症医療

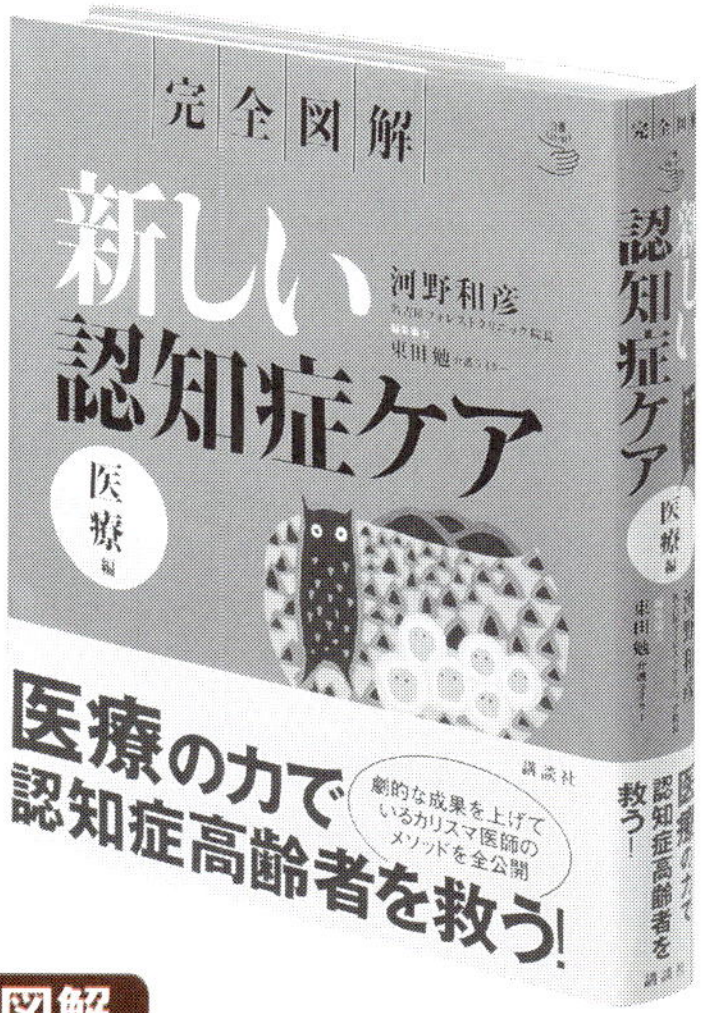

完全図解

新しい認知症ケア 医療編

日本でもっとも認知症患者を診断・治療している河野和彦医師による「介護職と家族のための認知症百科」。治療薬の効用や副作用、認知症診断法などをとことんわかりやすく解説

介護保険制度

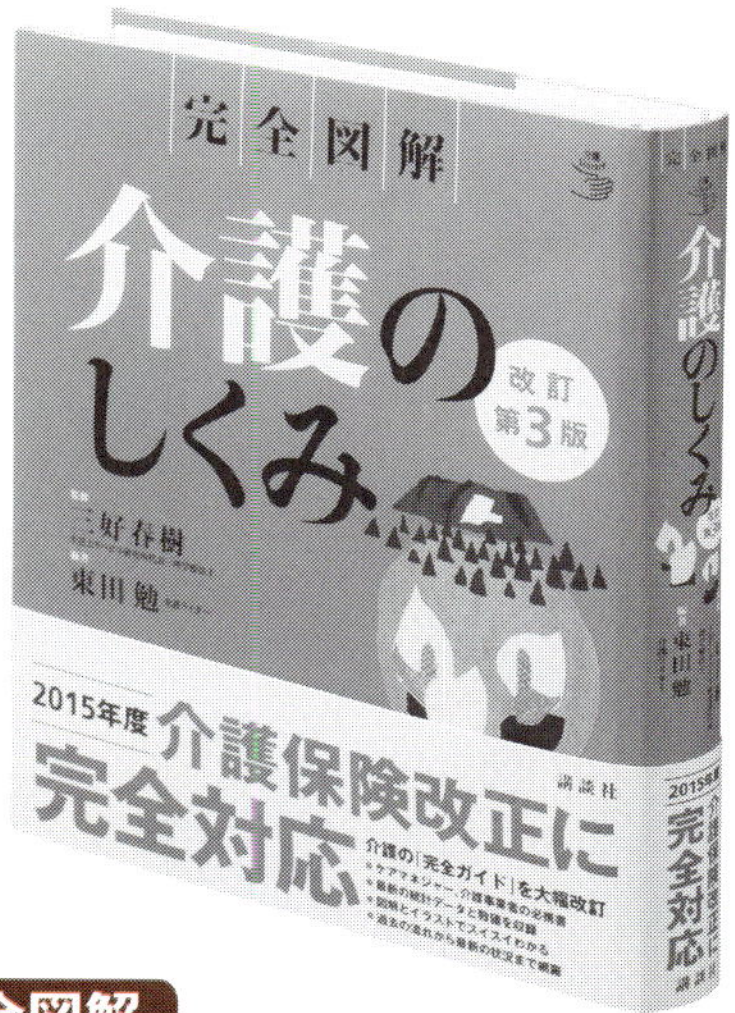

完全図解

介護のしくみ 改訂3版

複雑な介護保険制度を充実した図解、データとイラストで解説。介護の全体像がスラスラわかります。ケアマネジャーなど介護の資格のとり方、介護保険制度以外のサービスの解説も豊富です

【著者】

山田 滋（やまだ しげる）

介護と福祉のリスクコンサルタント。株式会社安全な介護代表取締役。早稲田大学法学部卒業後、現・あいおいニッセイ同和損害保険株式会社入社。介護・福祉施設の経営企画・リスクマネジメント企画立案等に携わる。2006年より現・株式会社インターリスク総研主席コンサルタント。2014年、株式会社安全な介護設立。現場で積み上げた実践に基づくリスクマネジメントの方法論は、「わかりやすく実践的」と好評。各種団体や施設の要請により年間約150回のセミナーをこなす。著書に『改訂版 安全な介護 ポジティブ・リスクマネジメント』（下山名月氏と共著／ブリコラージュ）、『介護事故対応パーフェクトガイド』（日経BP社）、『現場から生まれた 介護福祉施設の災害対策ハンドブック』（中央法規出版）など。

【監修】

三好春樹（みよし はるき）

生活とリハビリ研究所代表。1974年から特別養護老人ホームに生活指導員として勤務後、九州リハビリテーション大学校卒業。ふたたび特別養護老人ホームで理学療法士としてリハビリの現場に復帰。年間150回を超える講演と実技指導で絶大な支持を得ている。著書に『認知症介護 現場からの見方と関わり学』『関係障害論』（以上、雲母書房）、『完全図解 新しい認知症ケア 介護編』『完全図解 新しい介護 全面改訂版』『介護タブー集』『認知症介護が楽になる本 介護職と家族が見つけた関わり方のコツ』『その認知症ケアは大まちがい！』『最強の老人介護』（以上、講談社）など多数。

下山名月（しもやま なつき）

生活とリハビリ研究所研究員。介助技術指導のスペシャリスト。民間デイサービス「生活リハビリクラブ」を経て、現在は講演・講座、施設の介護アドバイザーとして全国で活動。普通に食事・普通に排泄・普通に入浴という、当たり前の生活を支える「自立支援の介護」を提唱し、人間学に基づく精度の高い理論と方法は介護シーンを大きく変えている。著書に『遊びリテーション学』（三好春樹氏、上野文規氏と共著／雲母書房）、『新しい排泄介護の技術』（上野文規氏と共監修／中央法規出版）など。

【編集協力】

東田 勉（ひがしだ つとむ）

1952年生まれ。コピーライターとして制作会社数社に勤務後、フリーライターとなる。2005年から2007年まで介護雑誌の編集を担当。医療、福祉、介護分野の取材や執筆多数。著書に『完全図解 介護のしくみ 改訂第3版』『その認知症ケアは大まちがい！』（以上、三好春樹氏との共著／講談社）、『親の介護をする前に読む本』『認知症の「真実」』（以上、講談社現代新書）など。

介護ライブラリー

完全図解《かんぜんずかい》 介護《かいご》リスクマネジメント

トラブル対策編《たいさくへん》

発行日 2018年2月14日 第1刷発行
2023年9月5日 第2刷発行

著者 山田《やまだ》 滋《しげる》

監修 三好春樹《みよしはるき》 下山名月《しもやまなつき》

編集協力 東田《ひがしだ》 勉《つとむ》

発行者 髙橋明男

発行所 株式会社 講談社
〒112-8001 東京都文京区音羽2-12-21

電話 出版 03-5395-3560
販売 03-5395-4415
業務 03-5395-3615

KODANSHA

印刷所 凸版印刷株式会社

製本所 株式会社若林製本工場

N.D.C.367.7 303p 27cm
ISBN978-4-06-282473-6